CASHA SCHILLING

CASHA'S BEAUTY-WELT

ZAUBERHAFT SCHÖN IM HANDUMDREHEN

vgs EGMONT

Die Informationen und Anleitungen in diesem Buch sind von Autorin und Verlag nach bestem Wissen und Gewissen sorgfältig erwogen und geprüft, stellen aber keinen Ersatz für eine medizinische Betreuung jeglicher Art dar. Autorin und Verlag übernehmen keinerlei Haftung für etwaige Personen- oder Sachschäden, die sich aus dem Gebrauch oder Missbrauch der in diesem Buch vorgestellten Tipps und Informationen ergeben.

Bildnachweis: S. 10, 19, 29, 35, 40, 56, 85, 98, 105, 107, 111, 132, 135: Jan Scheutzow, München; 16, 100, Umschlagrückseite: Privatarchiv Casha Schilling; S. 49, 54, 68, 123, 131: Eric Tevenet, München; S. 13, 64: mauritius images/Herbert Kehrer; S. 20: mauritius images/Erika Martina Schumann; S. 23, 42, 73, 74, 83: mauritius images/Foodpix; S. 33, 42, 90, 124: mauritius images/age; S. 37, 38: mauritius images/Hüttner + Consorten; S. 39, 113, 115: mauritius images/Botanica; S. 48: mauritius images/Image Source; S. 60, 81, 130: mauritius images/Nora Frei; S. 62: mauritius images/West Studios; S. 66, 118: mauritius images/Haag + Kropp; S. 71, 141: mauritius images/Food and Drink; S. 76: mauritius images/Brigitte Protzel; S. 89: mauritius images/Busse Yankushev; S. 96: mauritius images/Nonstock; S. 102: mauritius images/Alexander Kupka; S. 117: mauritius images / Pierre Bourrier; S. 126: mauritius images/COMSTOCK; S. 137: mauritius images/J.Bauer; S. 17: Getty Images/Photo Alto Agency; S. 52: Getty Images/Stockbyte

Illustrationen: Michael Hülse, Hamburg

1. Auflage
Redaktion: Yvonne Tiedt
Lektorat: Katharina Tilemann, Köln
Produktion: Susanne Beeh
Umschlagabbildung: Michael Hülse, Hamburg
Umschlaggestaltung: hilden_design, München, www.hilden.design.de
Layout und Satz: Carmen Strzelecki, Köln
Druck: Westermann Druck, Zwickau
ISBN 978-3-8025-1759-4

www.vgs.de

Casha powered by:
Guido, Diami,Lexi, vgs (Redaktion Ratgeber) und
allen beteiligten Teamworkern

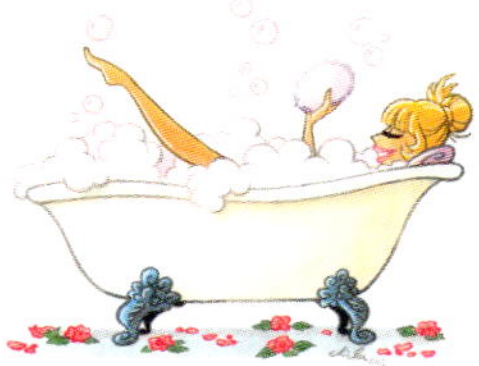

INHALT

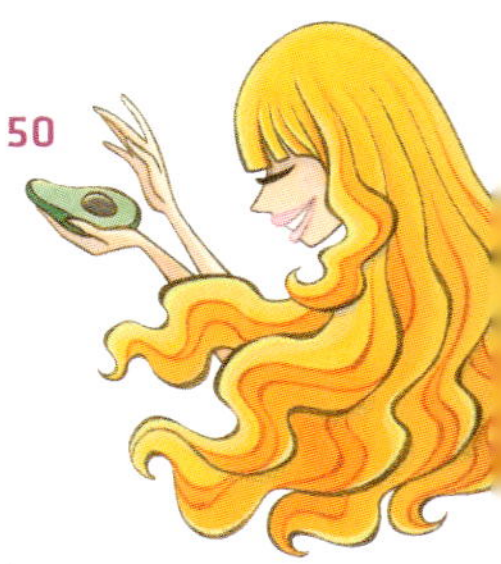

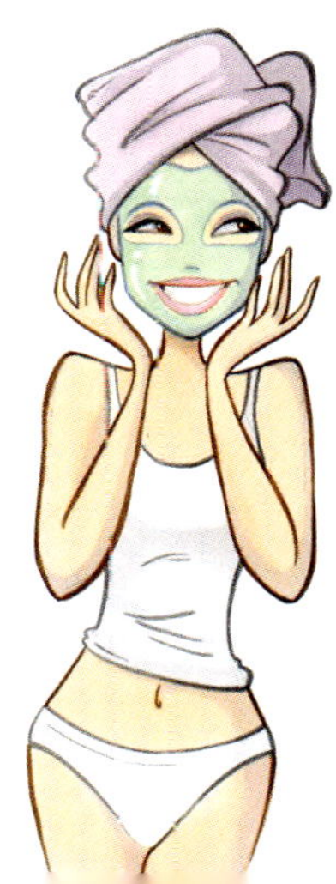

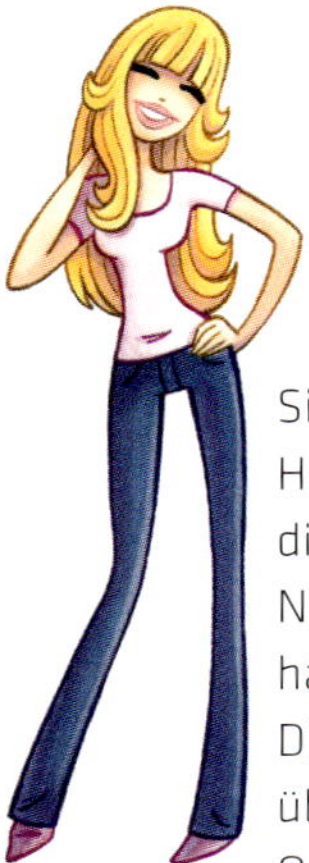

HALLO SCHÖNHEIT!

Sind Sie gerade entspannt wie nach einem herrlichen Urlaub? Fühlen Sie sich wohl in Ihrer Haut? Sprühen Sie vor guter Laune und strahlen in jede Himmelsrichtung? Könnten Sie die Welt umarmen und ihr sagen, dass Sie sich in ihr wohlfühlen?
Nein? Sie sind niedergeschlagen und haben das Gefühl festzustecken, und Ihr Gemüt hängt genauso herunter wie Ihre Haare? Sind Sie unausgeglichen und möchten 1000 Dinge an sich verändern, wenn Sie nur könnten? Ein neuer Haarschnitt wäre lange schon überfällig, und Ihre Haut sieht im Moment auch nicht gerade rosig aus?
O. k., Sie müssen dringend etwas für sich tun, um sich wieder besser zu fühlen!
Ich zeige Ihnen ein paar Sachen, die Sie inspirieren und vor allem schön machen. Ganz schnell anwendbar, unkompliziert, nicht teuer, aber dafür mit Soforteffekt!
Was ich Ihnen rate, habe ich alles ausprobiert. Einiges ist von meinen klugen, weisen Großmüttern, deren Energie in diesem Buch mit enthalten ist. Aber ich will hier nicht mit dem erhobenen „Beauty-Zeigefinger" das „einzig Richtige" predigen! Hier geht es nicht um das „Must-have", nicht darum, perfekt zu sein. Denn genau das sollen Sie nicht! Sie sollen sein, wie Sie sind. In Ihrer ganzen Pracht. In Ihrer ganzen Schönheit. Denn Sie sind bereits schön. Ich zeige Ihnen nur mit ein paar Tricks und Kniffen, wie Sie noch schöner werden.
Erwecken Sie neue Kraft in sich und senden Sie Ihr Licht in die Welt – damit feiern Sie das Leben!

Wecken Sie die Göttin in sich selbst!

Lassen Sie sich fallen in die Fluten sinnlicher Pflege und entdecken Sie die Liebe zu sich selbst! Verwöhnen Sie sich und Ihren Körper mit Achtsamkeit. Er trägt Sie durch dieses Leben. Kehren Sie Ihr inneres Licht und somit Ihre innere Schönheit nach außen. Schönheit – das ist auch die Lust am Leben und die Lust an den Dingen, die das Leben zu bieten hat.
In diesem Buch finden Sie nicht nur Tipps für das tägliche Beauty-Programm für Haut und Haare, Wohlbefinden und Entspannung. Sie werden Bereiche entdecken, die auf den ersten Blick nichts mit Schönheit zu tun haben. Sie werden jedoch schnell merken, dass sie großen Einfluss auf Ihr Fühlen und Ihre Energie haben werden. Denn Schönheit ist vor allem das Resultat inneren Einklangs mit sich selbst und der Umwelt.

Alles Liebe
Ihre
Sascha

FOREVER YOUNG AND SEXY

JUNGSEIN IST EINE GEISTESHALTUNG

Hätte ich das Rezept für ewige Jugend inklusive Erfolgsgarantie in der Hosentasche, glauben Sie mir, ich würde es sofort an mir selbst ausprobieren und ein Patent anmelden. Denn auch ich klage, je nach tagesabhängigem Launepegel, über temporäre Pickelattacken, hängende Backentaschen, Elastizitätsverlust an den Oberschenkeln und, und, und ...
Die Liste ist lang. Dabei finde ich mich eigentlich ganz okay!
Bei „Gesprächs-Happenings" mit gleich gesinnten Freundinnen stellen wir am Schluss immer wieder fest: Die Männer interessiert das alles gar nicht. Die fühlen sich eher genervt durch zu viel Unsicherheit und Übellaunigkeit aufgrund zu intensiver Fehlersuche am gottgegebenen Äußeren. Sie sehen die „kleinen Fehler" an uns nicht. Oder wollen sie vielleicht auch gar nicht sehen, da sie die damit verbundene Diskussion scheuen, die unweigerlich folgen würde, wenn sie uns darauf aufmerksam machen würden. Nein, im Ernst: Was sollte ein Mann denn auf die Frage antworten: „Schatz, findest du nicht, dass ich zu dick bin?" Oder: „Ich sehe heute wirklich furchtbar aus, meinst du nicht auch?" Stellen Sie sich vor, er sagt: „Ja, stimmt!" Spätestens das wäre der Moment, an dem Sie zum ersten Mal über eine Schönheitsoperation nachdenken. Ich glaube, Männer sehen das alles nicht so eng. Entweder blicken sie über unsere „kleinen Unebenheiten" hinweg oder – im besten Fall – fangen irgendwann an, unsere Schwächen zu lieben. Vielleicht bleibt ihnen auch keine andere Möglichkeit.
Es ist viel einfacher, sich NICHT perfekt zu fühlen. Das entspannt langfristig! Lassen Sie los. Ich weiß, das ist die schwerste Übung überhaupt. Dass „Loslassen" kein aktiver Vorgang ist, macht die Sache umso schwieriger. Vielleicht liegt darin der Sinn des „Reifens"! Ich sage bewusst nicht des „Alterns". Ein grauenvoller Ausdruck im Hinblick auf die Verjugendlichung unserer Gesellschaft und die Auflösung der Altersgrenzen. Die 40er von heute sind die 30er von morgen. Noch zweifeln Sie, aber Ü-50-Partys werden bald die Regel sein!
Sich sexy zu fühlen, ist eine Frage des Bewusstseins – und der Fähigkeit, sich selbst zu spüren. Unabhängig von Jugend und Aussehen.
Männer können uns inspirieren und uns bestätigen. Sexy fühlen wir uns aber nicht nur, wenn wir Komplimente von ihnen bekommen, sondern wenn wir uns selbst als sexy empfinden und die Lust am eigenen Körpergefühl entdeckt haben.
Leider sind die meisten von uns in der Regel im Mangelzustand. In dieser Bedürftigkeit erwarten wir ständig, dass jemand anders uns das gibt, was wir brauchen. Wie ist es aber, wenn wir uns selbst all das geben und zuteil werden lassen, was wir benötigen? Wir befreien uns und auch unseren Partner von unseren Erwartungen. Was dann meist

passiert, ist, dass wir es wie selbstverständlich plötzlich bekommen. Geben und Nehmen ist dann eine pure Freude und hat nichts mehr mit Erwartungen zu tun. Fangen Sie an bei sich selbst. Gehen Sie achtsam mit sich um. Schenken Sie sich mehr Aufmerksamkeit. Beschenken Sie sich mit Liebe. Ihr Körper ist der Ausdruck Ihres Inneren. Sind Sie nicht zufrieden mit sich, wird Ihr Körper sehr schnell reagieren und Ihr Unbehagen sichtbar manifestieren. Verlieren Sie keine Zeit.
Ehren Sie sich und Ihren Körper – den Tempel Ihrer Seele und Ihres Bewusstseins.

Verwöhnen Sie sich selbst

Gehen Sie zu jeder Zeit sorgsam mit sich um! Stellen Sie öfter mal ein Verwöhnprogramm für Body & Soul zusammen, um sich schön und sexy zu fühlen. Erlauben Sie sich in Ihre Träume abzutauchen und mit Ihren Fantasien zu verschmelzen.
Legen Sie eine entspannende CD ein, nehmen Sie sich die Zeit für ein wohliges Bad mit duftendem Badeöl. Spüren Sie sich und Ihren Körper! Inszenieren Sie Ihr Pflegeritual zu einem ausgiebigen, sinnlichen Vergnügen. Abrunden können Sie die Zeremonie mit aromatischen Massageölen oder reichhaltigen Körpercremes. Ich nehme ätherische Öle, entweder als zusätzliche Essenz im Badewasser, zum anschließenden Massieren der Haut oder in der Duftlampe. Beschäftigen Sie sich gedanklich mit jedem Zentimeter Ihres Körpers, den Sie in Ihr wohltuendes Pflegeritual mit einbeziehen. Genießen Sie den „Ist-Zustand" Ihres Daseins. Kuscheln Sie sich anschließend in eine schöne, flauschige Decke und lassen Sie die Entspannung des Bades und Cremens nachwirken, bei einer Tasse heißem Tee – hängen Sie doch einfach mal Ihren Gedanken nach!

Lachen, bis der Arzt kommt

Lachen stärkt das Immunsystem und verlangsamt den Alterungsprozess. Selbst trockene Wissenschaftler wissen um diese heilende und verjüngende Methode.

Sex hält jung

Beim Sex werden Hormone frei, die das Risiko, vorzeitig abzuleben, um 36 Prozent verringern. Regelmäßiger Sex hält also frisch, macht fröhlich und lässt Sie jünger aussehen. Nix wie ran!

Gedanken sind frei

Nicht nur aktiver Sex bewahrt die Zellen vor dem Prozess des Älterwerdens, auch der bloße Gedanke daran stimuliert: HGH, das Wachstumshormon, wird freigesetzt – und das hilft beim Abbau von Fettgewebe und featured jugendliches Aussehen. Es soll ver-

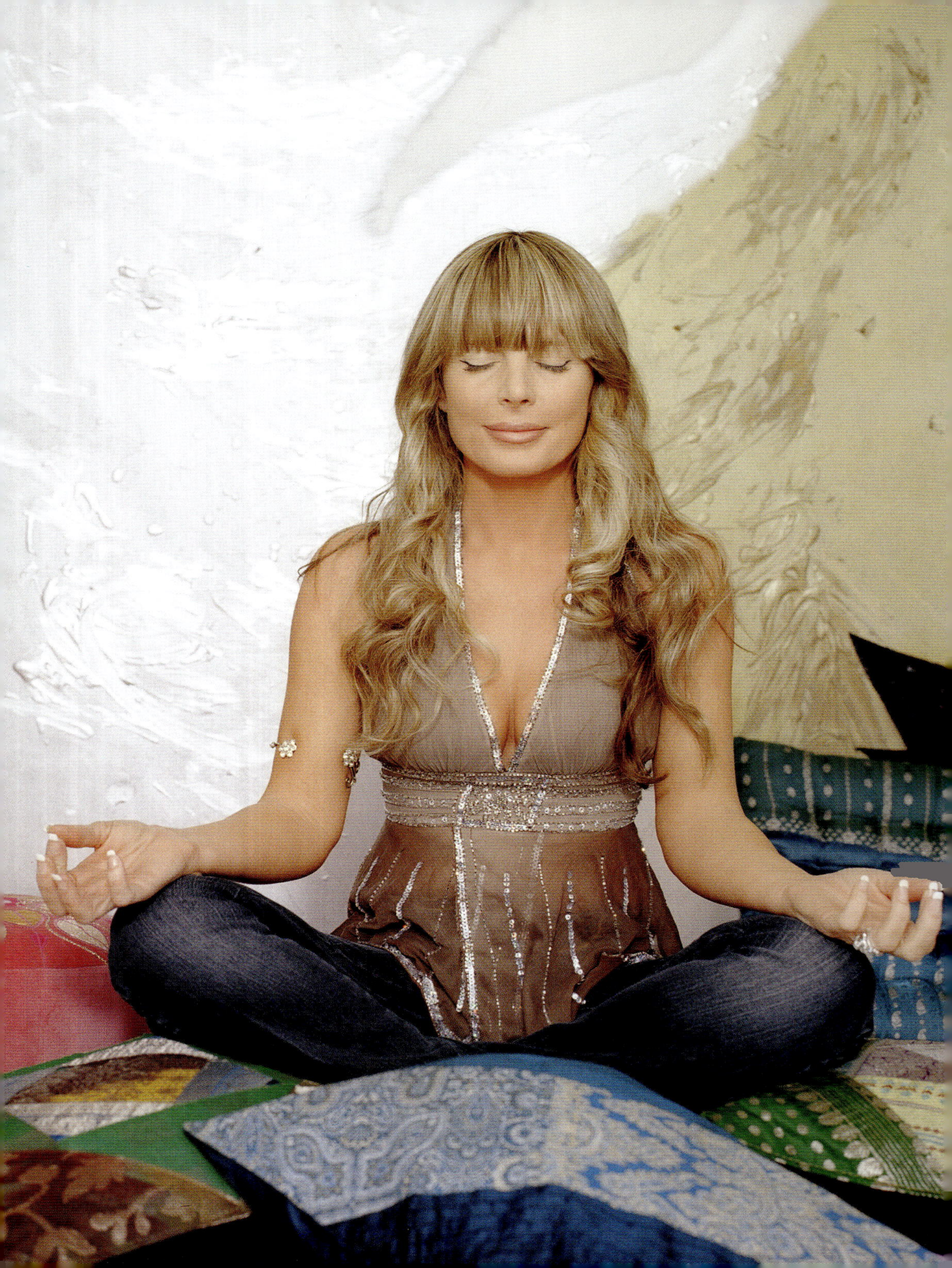

antwortlich sein für faltenfreie Haut und ein schnelleres Wachstum der Haare. Ab dem 31. Lebensjahr verringern sich die Werte allerdings alle zehn Jahre angeblich leider um 24 Prozent.

Social life

Nicht unwichtig ist das soziale Umfeld. Einzelgänger sind anfälliger für Krankheiten und altern schneller. Der Umgang mit Menschen hält jung und lebendig.

Sauerstoff ist ein Beauty-Elixier

Wer sich regelmäßig an der frischen Luft aufhält, pumpt jede Menge Sauerstoff in seine Lungen: 95 Prozent über die Atmung, fünf Prozent über die Haut. Sauerstoffhaltige Cremes können den Zellen den Wirkstoff direkt zuführen. In den Zellen bewirkt der Sauerstoff einen Teilungsimpuls, sodass die Haut wieder jünger und frischer wirkt.

Sorgenvoll

Ängste, ungelöste Probleme und Alltagsschwierigkeiten ... Schluss damit!
Sie beschleunigen den Alterungsprozess enorm. Vertrauen Sie auf das Leben und lassen Sie die Sorgen los!

Fünf-Minuten-Wellness

Zwischendurch, auch wenn wenig Zeit zur Verfügung ist, immer mal wieder eine kleine Pause einbauen.
Schließen Sie die Augen und atmen Sie tief ein und aus. Konzentrieren Sie sich auf Ihren Unterbauch und atmen Sie genau dort hinein. Denken Sie dabei entweder an etwas besonders Schönes, an etwas, das Ihnen Freude macht – oder versuchen Sie, sämtliche Gedanken aus Ihrem Kopf zu verscheuchen. So können Sie sich auch bei viel Stress kleine, meditative Inseln schaffen, die Sie für einen Moment wegtragen und Ihnen Ruhe geben.

Haltung bewahren

Viele Menschen haben einen Job, bei dem sie sitzen. Dabei sackt der Körper meist zusammen anstatt sich gerade zu halten. Konzentrieren Sie sich öfter darauf, dies zu korrigieren. Damit rüge ich mich auch selbst. Erst wenn mein Kinn am Bauch hängt, kehre ich wieder zurück in eine erhabenere Position. Ein gebückter Mensch wirkt auf jeden Fall älter als ein aufrecht gehender!

Sanftes Training

Da ich selbst nicht gerade der „Sportlichsten eine" bin, rate ich natürlich nicht zum Extrem-Sport. Was ich aber lernen musste, war, mir die richtige sportliche Betätigung auszusuchen. Gehen Sie nicht verbissen mit sich und Ihrer Leistung um. Erwarten Sie keine Höchstleistungen. Es soll Spaß machen!
Bewegung soll den Körper in Schwung bringen, Sie aktiver machen, die Gesundheit fördern.

Dauerlauf

Der gute, alte Dauerlauf hält nämlich jung! Warum? Durch die stetige Bewegung der Muskeln produziert der Körper u.a. Somatotropin, ein Wachstumshormon, das dafür sorgt, dass Muskeln aufgebaut und gleichzeitig Fettzellen abgebaut werden. Ebenso halten die Wachstumshormone die Haut jung. Darüber hinaus fördert das Laufen den Abtransport der Schlacken aus dem Körper und ist langfristig gesehen das einzige Mittel gegen die unliebsamen Cellulite-Dellen. Außerdem wird beim Joggen Serotonin ausgeschüttet – ein perfektes Mittel gegen schlechte Laune.
Allerdings sollten Sie Ihren Bewegungsdrang unter Kontrolle halten. Jeden Tag mehr als eine Stunde ist zu viel. Denn das bewirkt, dass vermehrt Freie Radikale entstehen. Und Sie wissen – das sind die natürlichen Feinde aller Frauen!

Keine Angst vorm Zahnarzt

Durch regelmäßige Kontrolle vermeiden Sie organische Krankheiten, denn kranke Zähne wirken auf das gesamte Immunsystem und können es langfristig schwächen. Entzündungen des Zahnfleischs können Arterien anschwellen lassen und so zu Herzerkrankungen führen. Durch das Maß, in dem Sie Ihre Zähne und das Zahnfleisch pflegen, entscheiden Sie selber, wie lange Sie Ihre Zähne behalten und in welchem Zustand. Was Sie nicht beeinflussen können, sind familiäre Veranlagungen. Die sind wesentlich am Allgemeinzustand der Zähne beteiligt.

Cry baby

Durch Weinen bauen Sie Stresshormone ab, und die innere Spannung lässt nach. Lassen Sie Ihren Tränen also freien Lauf. Das ist eine natürliche Abreaktion des Körpers.

Vorsicht bei Extremdiäten

Bei extremen Schwankungen des Körpergewichts werden auch die elastischen Fasern der Haut in Mitleidenschaft gezogen. Massagen, Sport und Körperpflege können hier vorbeugen. Gewichtsschwankungen bis zwei Kilo sind jedoch unbedenklich.

Adäquates Aussehen

Für jedes Alter und jeden Anlass gibt es das entsprechende Outfit.
Die goldenen Regeln:

- Bei kurzem Rock kein zu stark ausgeschnittenes Dekolleté zeigen.
- Bei aufwendigem Make-up keine zu extrovertierte Kleidung.
- Zu „hyper-jugendlich" kann in jedem Alter schnell lächerlich wirken.
- Vorsicht auch bei High Heels mit ultrakurzem Rock.
- Weniger ist mehr – und das Styling sollte Ihrem Typ entsprechen.

Halb so schlimm

Forscher haben herausgefunden, dass wir uns immer mit unserem gegenwärtigen Aussehen am schönsten finden. Und nicht in der Vergangenheit! Wenn Sie sich also das nächste Mal unattraktiv finden, müssten Sie eigentlich nur mal ein Fotoalbum zur Hand nehmen und sich alte Bilder mit Stylingsünden und irren Hair-Dos ansehen. Da steigt die momentane Laune erheblich an. Bei mir jedenfalls klappt das!

INSIDE BEAUTY – WAS VON INNEN JUNG UND FIT HÄLT

Das hält jung

Handelsüblicher Kopfsalat ist reich an Mineralien und Vitaminen. Machen Sie sich einen Tee daraus! Einen Kopfsalat putzen, die Blätter in 1 Liter kochendes Wasser eintauchen und kurz aufquellen lassen. Den Salat entfernen, den Sud abkühlen lassen und jeden Abend vor dem Zubettgehen trinken.

Forever young

Die Amalaki-Frucht, in Deutschland als Früchtepulver im Reformhaus erhältlich, gilt in Indien als Verjüngungsmittel. 5 Gramm mit Wasser anrühren und täglich trinken.

Nach jeder Mahlzeit

… sollten Sie 1 Teelöffel Sanddornextrakt oder 1 Glas Sanddornsaft zu sich nehmen. Beides ist auf jeden Fall im Reformhaus erhältlich.
Die Vitamin-C-Rakete gibt den nötigen Kick, macht fit und beugt u.a. auch roten Erkältungsnasen vor.

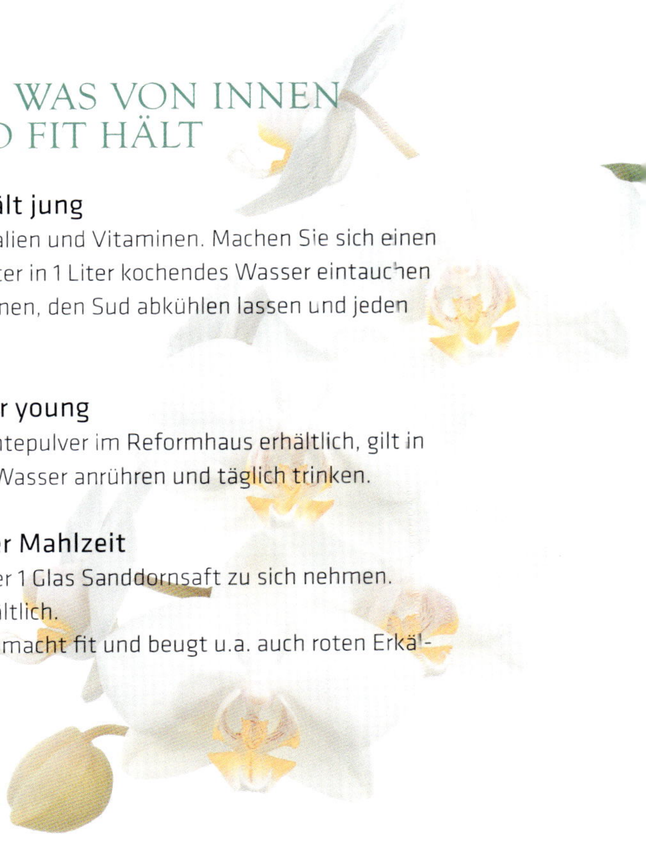

Morgens und abends

Bereiten Sie sich einen Fichtentee zu. Frische Maitriebe der Fichte in 1 Liter Wasser ca. 2 Stunden einweichen. Alles aufkochen und erneut 10 Minuten ziehen lassen. Abseihen und heiß trinken. Das hält jung.

Sauer macht lustig und schön

Morgens und abends 1 Esslöffel Sauerampfersaft (Reformhaus) einnehmen.
Oder: Sauerampfer als Salat zubereiten. Mit einer Vinaigrette aus Essig und Öl, Salz und Pfeffer sowie einer Prise Zucker, sonst wird's bitter.
Sauerampfer wirkt blutreinigend, regt die Darmtätigkeit an und ist eine Vitamin-C-Bombe.

Schluckweise

Trinken Sie möglichst täglich einen Weißdorntee. Eine Handvoll Weißdornblüten mit 1 Liter Wasser aufbrühen. 10 Minuten ziehen lassen und nach Geschmack süßen. Das belebt die Lebensgeister und erhält den Organismus jung.

Teestunde

7 Teelöffel Huflattich mit 300 Milliliter Wasser aufkochen. 10 Minuten ziehen lassen, süßen und warm trinken. Auch diesem Trank sagt man eine verjüngende Wirkung nach.

Treibstoff

Zerkauen Sie vor jeder Mahlzeit 1 Teelöffel Wacholderbeeren. Das regt den Stoffwechsel an, fördert die Durchblutung und bringt auch den Kreislauf in Schwung.

Geruchsfrei

Knoblauch hält unseren Organismus jung. Das wussten schon unsere Großmütter. Um allerdings starke Geruchsbildung zu vermeiden, gibt es Knoblauchtabletten.

Jungbrunnen

1 Esslöffel Brennnesselblätter mit 1 Tasse kochendem Wasser aufbrühen. 5 Minuten ziehen lassen. 1 Kapsel Kieselerde (Drogeriemarkt) darin auflösen und je nach Gusto süßen oder nicht. Regelmäßig trinken. Eignet sich hervorragend als Schlaftrunk.

BEAUTY-QUICKIES

DAS ERSEHNTE DATE UND NICHT VORBEREITET? KEIN PROBLEM!

Ich frage mich, ob es ein Gesetz gibt, dass genau zu dem Zeitpunkt, wenn man es am wenigsten gebrauchen kann, das passiert, was man am meisten befürchtet: die Laufmasche in sündhaft teuren Strümpfen (billigere Modelle halten merkwürdigerweise immer länger, aber das will man nicht wahrhaben!); der berühmte Fingernagel, der erst dann einreißt, wenn man im Begriff ist, das Haus zu verlassen; der Pickel, der nur dann an exponierten Stellen des Antlitzes sprießt, wenn man etwas Wichtiges vorhat ... Oder das Spiegelbild, das an manchen Tagen mit dem inneren Bild, das man von sich hat, einfach nicht übereinstimmen will. Die durchtanzte Nacht mit wenig Schlaf und leider auch etwas zu viel Alkohol fordern ihren Tribut – und der ist sichtbar. Zu sichtbar! Und dann kommt er ... der Anruf, auf den Sie gewartet haben.
ER ist dran ... und fragt, ob Sie heute Abend ganz spontan Zeit hätten. Obwohl Sie ihn eigentlich ein wenig hinhalten wollten, als Strafe dafür, dass er sich so lange nicht gemeldet hat, sagen Sie stotternd zu – völlig verdrängend, was Sie gerade im Spiegel gesehen haben. Und dann ist auch noch Sonntag, die Läden haben geschlossen.
Die Zeit läuft. Unmöglich, etwas zu besorgen. Keine Creme, keine Maske, kein kleines Zaubermittel, um anbetungswürdig wie ein Wunder über IHN hereinzubrechen.

Ein tiefer Blick – und Ihr Traummann schmilzt dahin! Mit ein paar Beauty-Quickies gelingt Ihnen das auch nach einer langen Partynacht – ganz ohne Augenringe und Tränensäcke ...

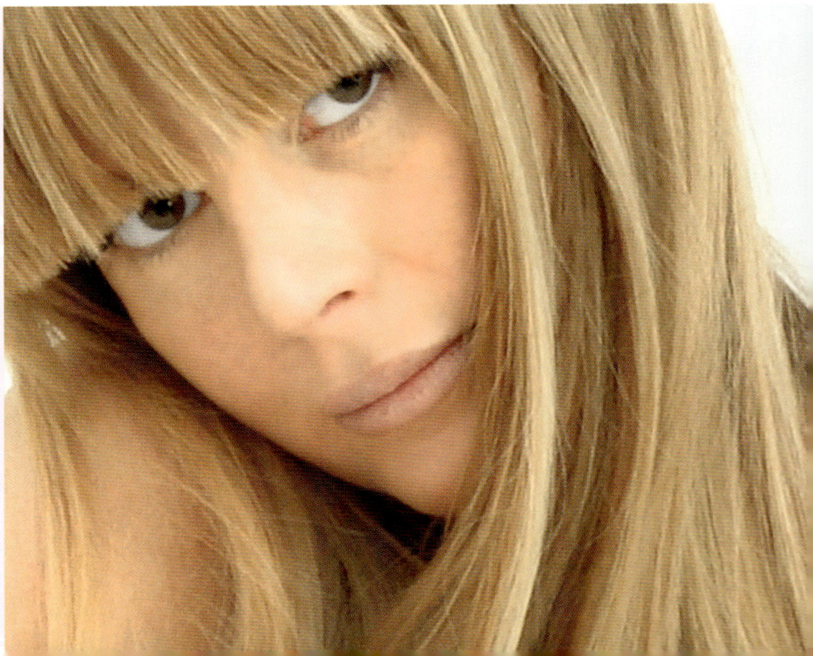

TRAUMHAFT SCHÖN IN 20 MINUTEN

WERDEN SIE ZUR BEAUTY-QUEEN!

Diese schnellen Schönmacher katapultieren Sie mit einer Einwirkzeit von je 20 Minuten in den Beauty-Himmel. Suchen Sie sich eine der Blitzkuren aus. Danach klappt's nicht nur mit dem Nachbarn, sondern auch mit dem Date!

FRISCHE BRISE FÜRS GESICHT

Reinigungsmaske

Je 1 Tropfen Nelken-, Eukalyptus- und Kamillenöl in 1 Liter warmes Wasser träufeln und umrühren. Einen Waschlappen hineintauchen und einige Minuten aufs Gesicht legen. Das säubert die Poren.

Vorsicht! Ätherische Öle sollten niemals pur auf die Haut aufgetragen werden, da das Risiko einer allergischen Reaktion zu hoch wäre.

Nastrowje

... das strafft! Den Saft einer Zitrone mit 30 Milliliter Wodka vermengen und die Flüssigkeit vorsichtig mit den Fingerspitzen oder einem Wattepad in die Haut von Gesicht und Hals einklopfen. Die Tinktur trocknen lassen, nicht abwaschen. Wenn Ihnen das Gefühl auf der Haut zu unangenehm ist und Sie die Maske doch abwaschen wollen, dann nach 20 Minuten.

Lift up

2 Eiweiß schaumig schlagen. Den Eischnee aufs Gesicht auftragen, sodass Sie aussehen wie Hui Buh, das Schlossgespenst! Die Verwandlung währt allerdings nur kurz. Nach 20 Minuten Einwirkzeit die Maske mit lauwarmem Wasser abnehmen (siehe Überschrift!). Das Ergebnis ist ein „Lifting en nature"!

Straffe Gesichtshaut (Variante)

Diesmal schlagen Sie für die Maske wieder 2 Eiweiß schaumig, geben aber zusätzlich noch 1 Spritzer Zitronensaft dazu. Die Zitrone ist ein zusätzlicher Lifting-Booster. Träumen Sie nun unter der Maske 20 Minuten davon, wie schön der Abend sein wird. Danach die erstarrte Maske mit lauwarmem Wasser wieder abwaschen.

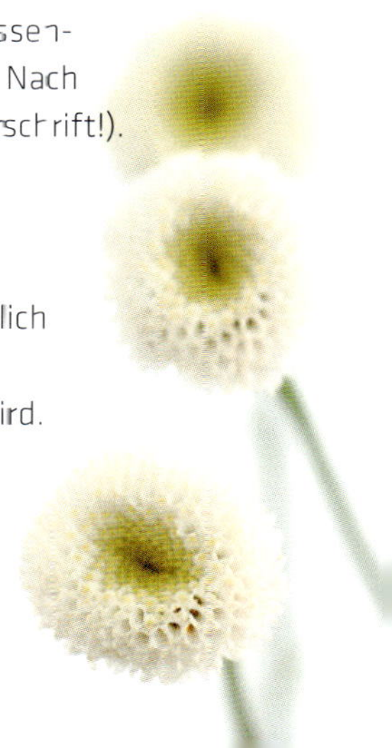

Haut im Glück

Eine Salatgurke schälen, das Kerngehäuse entfernen und das Fleisch pürieren. Das Gurkenmus auf Gesicht, Hals und Dekolleté auftragen, wo es 20 Minuten bleiben sollte. Diese Gurkenmaske ist nicht nur erfrischend, sondern durchfeuchtet die Haut ganz intensiv. Empfehlenswert auch im Winter bei trockener Heizungsluft.

Quark zur Entspannung

10 Milliliter frischen Zitronensaft, 1 Eigelb und 1 Esslöffel Quark miteinander verrühren. Die Paste auf das Gesicht auftragen und einwirken lassen. Der Quark soll nicht auf der Haut antrocknen. Mit lauwarmem Wasser abspülen. Das entspannt die Gesichtszüge bei müder und erschöpfter Haut, und Rötungen gehen zurück.

Strawberry Fields Forever

4 bis 5 Erdbeeren zerdrücken, mit 1 Esslöffel Ihrer Hautcreme vermischen und aufs Gesicht auftragen. Die Erdbeermaske kühlt und erfrischt, der Teint wird rosig und zart.

Vitaminbombe

Bei müder und schlaffer Haut verstärken Vitamine die Durchblutung und verhindern die schnelle Verhornung der Haut. Dieser kräftige Mix aus Vitaminen, Mineralstoffen und Spurenelementen wirkt gegen freie Radikale und sorgt für gesundes, frisches Aussehen – und zwar nicht nur im „Akutfall", wenn diese Maske ein sofortiges Ergebnis zeigt. Sie lässt bei regelmäßiger Anwendung die Haut extrem glatt werden, sodass sie generell jünger und gestraffter wirkt.
Und so geht's: Verrühren Sie 1 Esslöffel Ihrer Hautcreme mit 1 Teelöffel Karottensaft und 1 Spritzer Zitro-nensaft. Statt Zitronensaft können Sie auch Orangensaft benutzen. Das Gemisch auf Gesicht und Hals auftragen und einziehen lassen. Den verbleibenden Rest nach 20 Minuten mit einem Papiertuch abtupfen.

Erfrischende Zitrone

Nicht nur als Samstagabend-Soforthilfeprogramm, sondern auch nach einer schlaflosen Nacht oder einem stressigen Tag im Büro erfrischt diese „Blitzmaske" aus Zitrone und Joghurt: Das Fruchtfleisch einer Zitrone pürieren, mit 1 Löffel Joghurt verrühren und auftragen. Nach 20 Minuten fühlt sich nicht nur gestresste Haut wieder unglaublich frisch an.

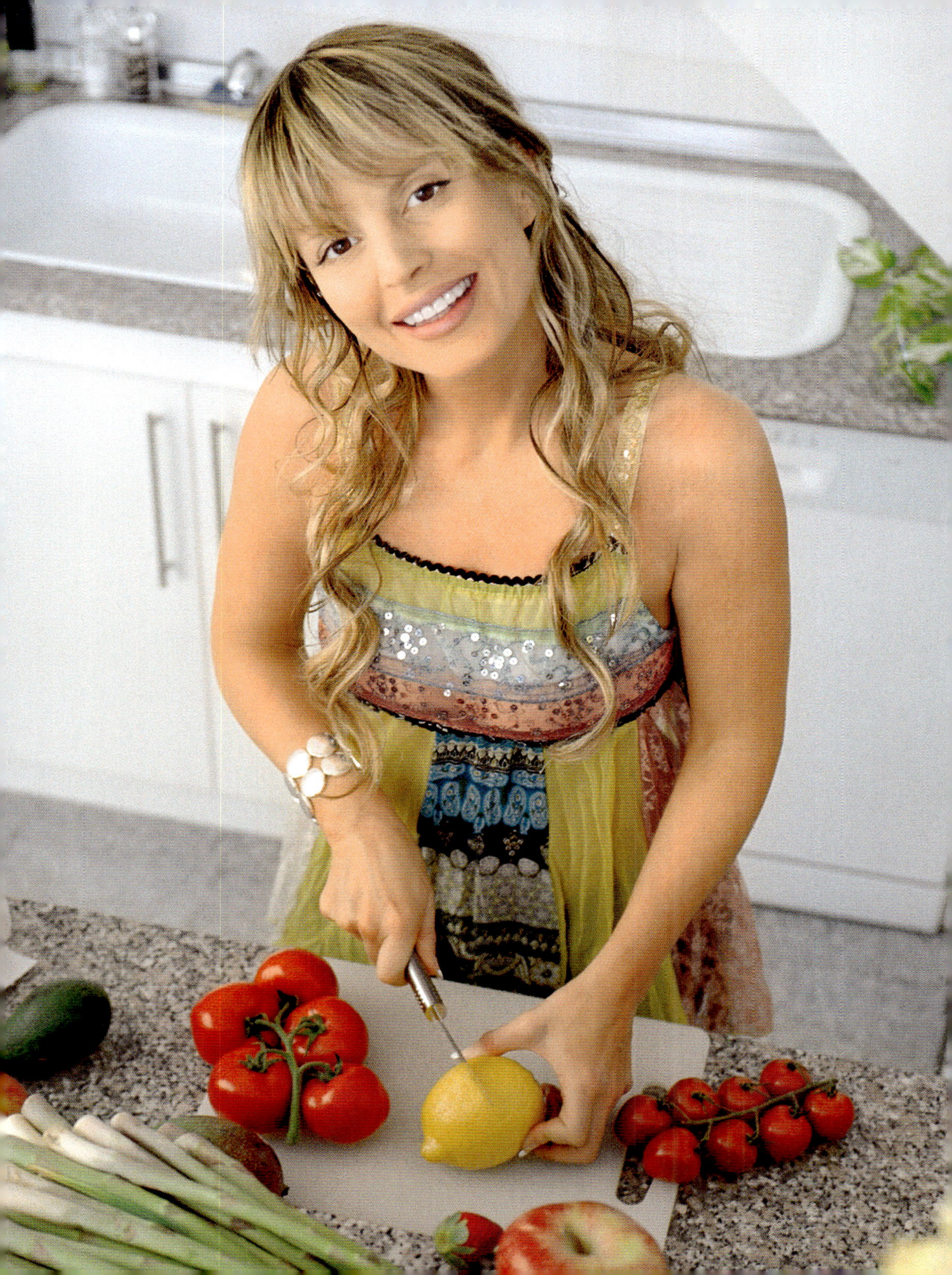

! ! !

Es ist übrigens ratsam, bei den Zutaten für die Rezepte immer Bioprodukte zu verwenden, da diese keine Schadstoffbelastungen haben.

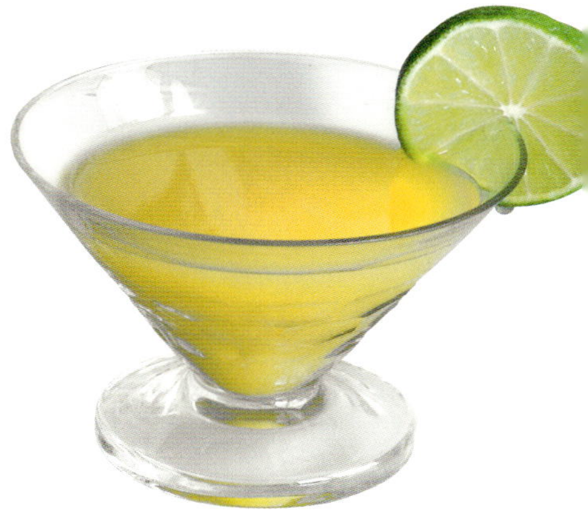

MUNTERMACHER

… WÄHREND DIE WEEKEND-EMERGENCY-MASKEN EINWIRKEN:

- Hoch dosiertes Magnesium entspannt nicht nur die Körpermuskeln, es glättet auch die Gesichtsmuskeln spürbar.
- Trinken Sie 1 Glas frisch ausgepressten Zitronensaft mit einem ½ Teelöffel Honig. Es kann natürlich auch Orangensaft sein, wenn Ihnen das Ganze zu sauer ist. Die konzentrierten Vitamine in Kombination mit der Süße des Honigs gehen direkt ins Blut. Macht fit und kurbelt die Lebensenergie an.
- Frischen Ingwer schälen, aufschneiden und auspressen (ich nehme dazu eine Knoblauchpresse). Wie viel Ingwer Sie aufschneiden, bleibt Ihrem Geschmack überlassen. Mir reichen ca. 2 Zentimeter der geschmacksintensiven Knolle. Den Saft in ein Glas geben und mit Wasser auffüllen. Dieser Drink bringt den Stoffwechsel in Gang und regt die Verdauung an. Darüber hinaus stärkt er das Immunsystem und beugt Erkältungskrankheiten vor. Ist also multifunktional!
- Das Fruchtfleisch einer Papaya, 1 Teelöffel Leinsamen, den Saft einer Grapefruit und einer Orange miteinander verquirlen. Mit diesem Mix werden Sie garantiert wach.

DAS MACHT IHNEN SCHÖNE AUGEN

Red Eyes Blues

Lassen Sie lauwarmes Wasser über 2 Kamillenteebeutel laufen. Auf die Augen gelegt, beruhigen sie die geplatzten Äderchen und machen den Blick strahlend. Hervorragend geeignet als Add-on, zusätzlich zu einer der Gesichtsmasken. Lassen Sie diese „Augenmaske" wie alle anderen Masken ebenfalls 20 Minuten auf den Lidern.

Tränensäcke stehen „Derrick" am besten – nicht Ihnen!

Hier ein super Tipp, um nach einem feuchtfröhlichen Abend oder einer schlaflosen Nacht die Augen wieder so richtig klar zu bekommen: 2 Schwarzteebeutel kurz unter warmes Wasser halten. Auf die Augenlider zunächst unbedingt ein Zelltuch legen, darauf dann erst die beiden Teebeutel. Durch das Zelltuch wird die zarte Haut rund ums Auge geschützt und es kann nicht zu Verfärbungen kommen. Machen Sie 20 Minuten ein Nickerchen, und Ihr Blick wird unwiderstehlich!

Ringe sind schöne Geschenke, aber nicht unter den Augen!

Legen Sie 1 Scheibe Salatgurke auf jedes Auge. 15 Minuten Einwirkzeit. Das erfrischt und nach 20 Minuten sind die dunklen Ränder unter den Augen verschwunden.

Kartoffeln auf den Augen?

Kein Witz, sondern ein probates Mittel gegen Augenringe und Schatten unter den Augen. Rohe Kartoffelscheiben unter bzw. auf das Augenlid legen. Entspannen Sie sich auch hier ca. 20 Minuten und legen Sie sich währenddessen bequem aufs Sofa.

HAARE NICHT VERGESSEN!

Fettig?

Pfefferminztee kochen und warten, bis er leicht abgekühlt ist. Dann die Haare ganz normal shampoonieren und mit Wasser ausspülen. Anschließend den ca. 3 bis 5 Minuten gezogenen Tee über die Haare und vor allem die Kopfhaut laufen lassen. Abtrocknen – fertig!

Trocken?

Haare glänzen schnell wieder, wenn man ein wenig Olivenöl in die Haarspitzen gibt.

Glanzlos?

Nach dem Waschen das Haar einfach mit Bier spülen. Der Schopf glänzt und die im Bier enthaltene Stärke festigt das Haar auf völlig natürliche Weise – man braucht danach keine Stylingprodukte mehr. Übrigens: Keine Angst! Der Biergeruch verschwindet beim Trocknen.

Eins, zwei, drei – schnelle Zauberei

Keine Zeit mehr für ausgiebiges Waschen und Hairstyling? Braucht das Haar nur einen Kick, weil das Volumen fehlt? Nicht nur auf Reisen habe ich immer ein kleines Thermal-Spray bei mir (gibt's in der Apotheke). Wichtiges Utensil in meiner Handtasche! Ich sprühe mir das Thermal-Spray nicht nur ins Gesicht, um mich zu erfrischen, sondern auch in die Haare. Es trocknet nicht aus und macht selbst müde Haare, die platt am Kopf liegen, wieder fit.

Duftig?

... wird es mit einem Spritzer Ihres Lieblingsparfums. Haare sind ein wunderbarer Duftträger. Nur nicht zu viel des Guten, denn der natürliche Duft Ihrer Haut hat mehr attraktive Information für Ihr Gegenüber als jedes synthetische Aroma!

UND DER BODY?

So bekommen Sie eine Haut wie Samt und Seide

Bevor Sie ins Kleid schlüpfen, stellen Sie eine Mischung aus Körpercreme und Ihrem üblichen Make-up her (vielleicht mit Glanzpartikeln?). Nachdem Sie sich eingecremt haben, warten Sie ein paar Minuten, bis die selbst gemachte „Tinted Bodylotion" eingezogen ist. Die Haut sieht danach total ebenmäßig aus. Vor dem Zubettgehen sollten Sie allerdings duschen!

Fruchtig

3 Äpfel schälen, Kerngehäuse entfernen und pürieren. Mit 5 Esslöffeln Maisstärke glatt rühren. Den Brei auf der Körperhaut verteilen und nach 15 Minuten abduschen. Das im Apfel enthaltene Pektin sorgt für die erhöhte Aufnahmefähigkeit der Haut für die nachfolgende Feuchtigkeit in Form einer reichhaltigen Pflege. Der frische Apfelduft erinnert an Sommer!

Ellbogen nicht vergessen!

Obwohl man sie selbst ja kaum sieht, bedürfen auch Ellbogen der Pflege. Manche sind schuppig und ähneln in einigen Fällen der Haut von Elefanten! Um sie weicher zu machen, lässt sich Folgendes tun: 1 Zitrone in zwei gleiche Hälften schneiden und mit beiden Ellbogen in das Fruchtfleisch stützen. Ca. 5 Minuten lang. Abwaschen und schön dick eincremen.

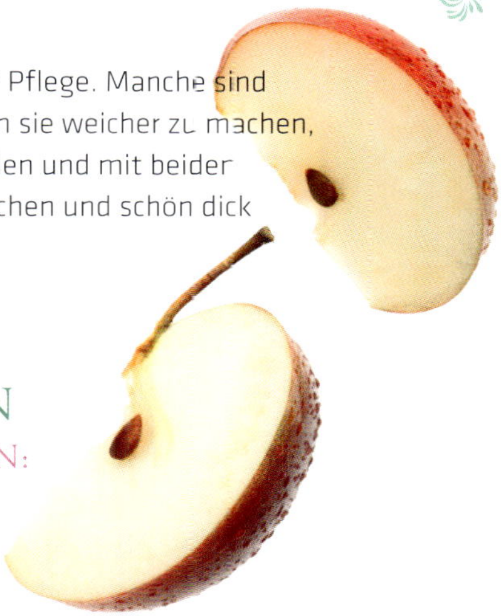

SCHÖNE AUSSICHTEN
DEKOLLETÉ NICHT VERGESSEN:
SO SETZEN SIE ES IN SZENE!

Blickfang

Das Dekolleté wirkt praller und straffer, wenn Sie sich mit Eiswürfeln über Hals und Busenbereich streichen, bevor Sie sich ankleiden.
Geheimtipp: Ein Anti-Cellulite-Gel einklopfen. Das strafft ebenfalls. Dient auch wirkungsvoll als „Langzeittherapie“, wenn Sie täglich die Partie rund um den Busen damit einreiben.

DER MORGEN DANACH
ODER
NOCH WENIGER ZEIT ALS VORHER

Es ist 6:30 Uhr. Die Vögel zwitschern. Bereits im Treppenhaus werden die Schuhe ausgezogen. Nein, nicht wegen der Nachbarn, sondern wegen der Blasen an Ihren Füßen. Die Schuhe sind zwar viel zu eng, aber auch viel zu schön. Das müssen Sie jetzt büßen.
Kaum durch die Haustür, merken Sie, dass Sie ihn vergessen haben. Nein, nicht den

Casha's besonderer Tipp

Denken Sie daran, liebe Freundinnen, guter Atem ist das A und O. Wenn man sich näherkommen sollte, wäre es ein fataler Fehler, wenn ein Date unter schlechtem Atem leiden würde. Schnelle Abhilfe schafft da intensives Zähneputzen. Und zwar nicht nur die Zähne, sondern ganz besonders die Zunge in die Reinigung mit der Zahnbürste mit einbeziehen. Ist zwar ein bisschen gewöhnungsbedürftig, aber supereffektiv. Denn auch auf der Zunge lagern sich Bakterien ab, die unangenehm riechen können.

Auch lästiger Körpergeruch vergeht im Handumdrehen, wenn Sie sich folgenden Badezusatz zubereiten: Ins Badewasser schütten Sie 1 bis 2 Liter Tomatensaft aus dem Supermarkt. 20 Minuten darin gebadet – und sämtliche Ausdünstungen sind auf wundersame Weise verschwunden. Dieses Hausmittelchen ist von meiner Großmutter. Früher habe ich darüber gelacht. Heute weiß ich, ihre Tipps waren die besten.

Kennen Sie auch das fahle, müffelnde Gefühl nach dem Aufwachen oder exzessiven Feiern, als wäre eine Kamelherde durch Ihren Mund gewandert? Lösen Sie in einem kleinen Glas Wasser 1 Teelöffel Backpulver auf. Den Mund kräftig ausspülen und damit gurgeln. Nimmt sofort den schlechten Atem. Hochwirksam auch bei Knoblauch- oder Zwiebelatem. So können Sie jeden Kuss genießen.

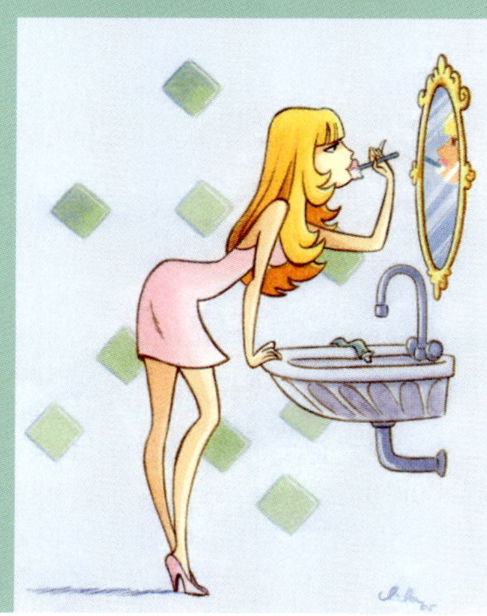

Traumtypen. Den Termin um acht Uhr! Das heißt Krisenbewältigung. Und zwar sofort. Kleider runter und ab in die Dusche. Zum Haarewaschen reicht's nicht mehr. Doch zuvor gründlich abschminken.

KATER STATT SCHMUSEKATZE

WACHMACHER NACH EINER LANGEN NACHT

Gegen Kater und Kopfweh hilft ein nasser Lappen im Nacken. Effektiv: Zusätzlich den Akupressurpunkt in der Mitte der Handgelenksfalte 3 Minuten lang leicht drücken.

- Je 2 Tropfen Grapefruit- oder Rosmarinöl in einen ½ Liter lauwarmes Wasser geben. Waschlappen darin eintauchen und damit den Solarplexus (kurz unterhalb der Brust, in der Mitte zwischen den Rippenbögen) ein paar Minuten stimulieren. Können Sie auch unter der Dusche machen. Dann die Öle direkt auf den Waschlappen träufeln und Wasser darüberlaufen lassen. Erst dann dürfen die Öle in Hautkontakt treten.
- 3 Tropfen Pfefferminzöl in eine kleine Schüssel mit Wasser geben. Finger darin eintauchen und das erfrischende Minzöl in die Kopfhaut einmassieren.
- Eukalyptusöl lockert verspannte Muskeln und regt die Durchblutung an. Es erfrischt den Geist und belebt die Sinne. Ich habe immer eine kleine Flasche in der Handtasche und reibe mir öfters unterwegs oder wenn ich am Computer sitze, ein wenig davon auf den Nacken.

DIE GEHEIMNISSE DER WIEDERAUFERSTEHUNG

DER 12-PUNKTE-SOS-PLAN

1. Zwei Teelöffel in den Kühlschrank legen. Bitte nicht ins Gefrierfach!
2. Unter der Dusche: Wechselduschen, damit Ihr Kreislauf wieder in Schwung kommt. Für Hartgesottene: kräftige Bürstenmassage mit sanften Bewegungen.
3. Nach dem Abtrocknen: Gesicht, Hals und Dekolleté mit Eiswürfeln, auf die Sie vorher einen Tropfen Salbeiöl geträufelt haben, abreiben. Das zieht die vergrößerten Poren, die nach durchzechter Nacht entstehen, wieder zusammen.

4 Alternative! Den Saft von 1 Zitrone auspressen und ein paar Tropfen (den Rest aufbewahren, er wird später noch verwendet!) sanft mit den Fingerkuppen auf dem Gesicht verteilen und einmassieren. Die Fruchtenzyme der sauren Frucht bewirken, dass die Poren, die durch den Schlafentzug erweitert waren, sich wieder schließen – zaubern aber zusätzlich einen unerhört frischen Teint, als wäre nichts passiert.

5 Augentropfen gegen rote Augen. (Sollten immer in der Handtasche sein). Man weiß nie!

6 Die Teelöffel aus dem Kühlschrank holen und 3 Minuten auf die geschlossenen Lider legen. Die Löffel dürfen nicht zu kalt sein, denn sonst kleben sie auf der Haut. Und das kann sehr schmerzhaft werden.

7 Danach das Gesicht mit einer belebenden Feuchtigkeitscreme eincremen.

8 Da zu wenig Zeit zum Haarewaschen geblieben ist, wird das Haar mit einer Mixtur aus Wasser und Orangenöl eingesprüht. Ich habe für solche Fälle immer eine kleine Pflanzen-Sprühflasche parat. Mit Wasser aufgefüllt, gebe ich zusätzlich maximal 3 Tropfen des Öls hinzu. Das reicht aus, um einen frischen Duft in die Haare zu stäuben und sie von Rauch oder sonstigen Gerüchen zu befreien.

9 Um die bald aufkommende Müdigkeit wieder zu bekämpfen, den Körper mit den Handflächen von unten nach oben abklopfen.

10 Den Rest des Zitronensafts von vorhin mit erfrischendem kaltem Wasser auffüllen, plus 1 Teelöffel Honig. So haben Sie den perfekten Good-morning-ich-bin-noch-am-Leben-Drink.

11 Für den unweigerlich kommenden Energieknick im Laufe des Tages und bei jedem erneuten Müdigkeitsanfall stecken Sie vorsichtshalber Traubenzucker ein.

12 Zum Schluss wählen Sie die Garderobe aus. Dabei sollten Sie auf helle, pastellige Farben statt dunkler Töne setzen.

DIE KÜCHE ALS BEAUTY-FARM

MASKENHAFTES AUS OBST UND GEMÜSE, KRÄUTERN UND GEWÜRZEN

NATÜRLICHE SCHÖNMACHER, DIE ES ÜBERALL ZU KAUFEN GIBT, DIE WENIG KOSTEN, ABER BESONDERS WIRKUNGSVOLL SIND

In vielen Kosmetikprodukten ist enthalten, was konzentriert und frisch zubereitet eine echte Push-up-Wirkung auf die Haut haben kann. Denn in frischem Obst, echten Kräutern, aromatischen Gewürzen und knackigem Gemüse steckt die ganze Kraft der Natur. Es macht mir Spaß, bei sommerlichen Temperaturen auf dem Markt shoppen zu gehen und danach zu Hause in entspannter Atmosphäre gesunde Natur-Powermasken für mein ganz spezielles Haut-Verwöhn-Programm zuzubereiten. Denn: Meine Küche ist die beste Beautyfarm!

BEAUTY-VERGNÜGEN AUS DEM OBST- UND GEMÜSEKORB

Bei müdem Teint verstärken Vitamine die Durchblutung, straffen die Haut und verhindern eine schnelle Verhornung. Ein Mix aus Vitaminen, Mineralstoffen und Spurenelementen beugt gegen freie Radikale vor und sorgt für gesundes Aussehen.

Soforthilfe-Programm

Nicht nur bei Bedarf, sondern auch regelmäßig zweimal die Woche angewendet, zaubert diese Maske eine seidenzarte, frische Haut: 1 Esslöffel Tagescreme mit 1 Teelöffel ausgepresstem Karottensaft und 10 Milliliter frischem Zitronensaft anrühren. Das Ganze dick auf Gesicht und Hals auftragen und einwirken lassen. Den Rest nach 15 Minuten mit einem Papiertuch abtupfen. Den restlichen Zitronensaft trinke ich, während ich die Maske mixe, denn Vitamin C geht sofort ins Blut und ist ein toller Muntermacher.

Urlaub für trockene Haut

Eine Mischung aus 2 reifen Bananen, 2 Esslöffel Sahne, 1 Esslöffel Quark und 1 Eigelb auf das Gesicht auftragen und die Augen dabei aussparen. 30 Minuten braucht die Haut, um dabei zu regenerieren. Anschließend abwaschen.

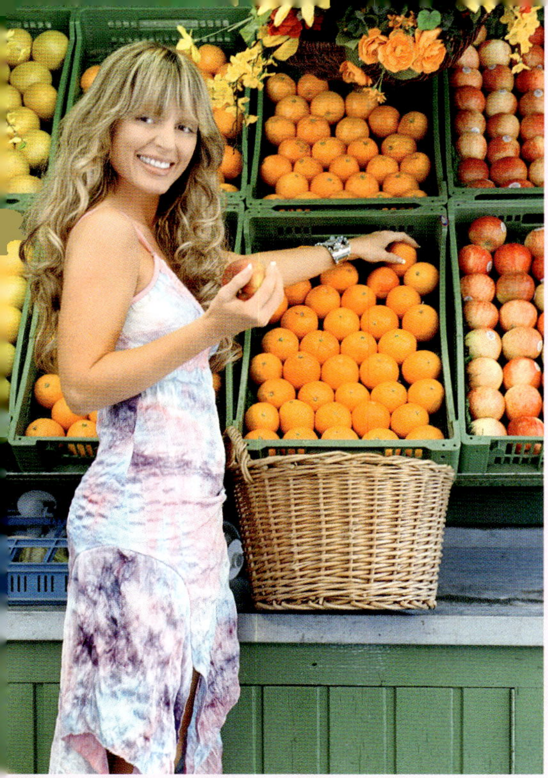
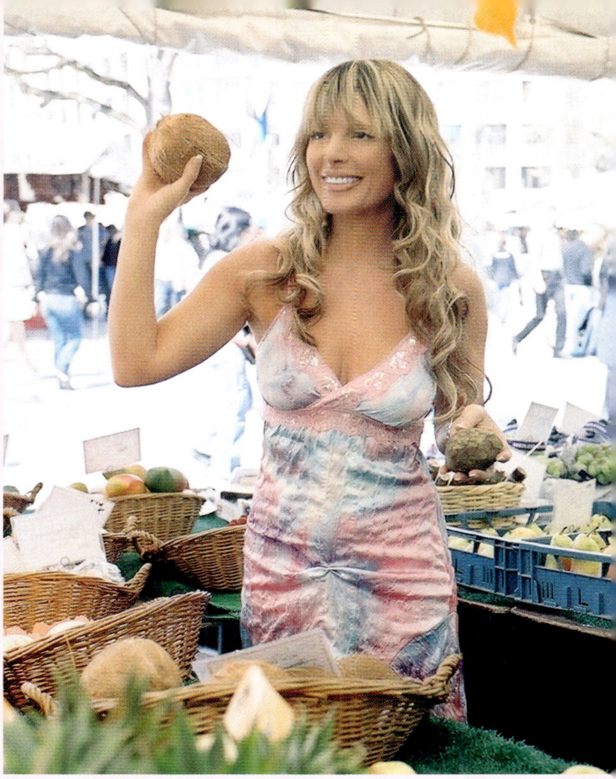
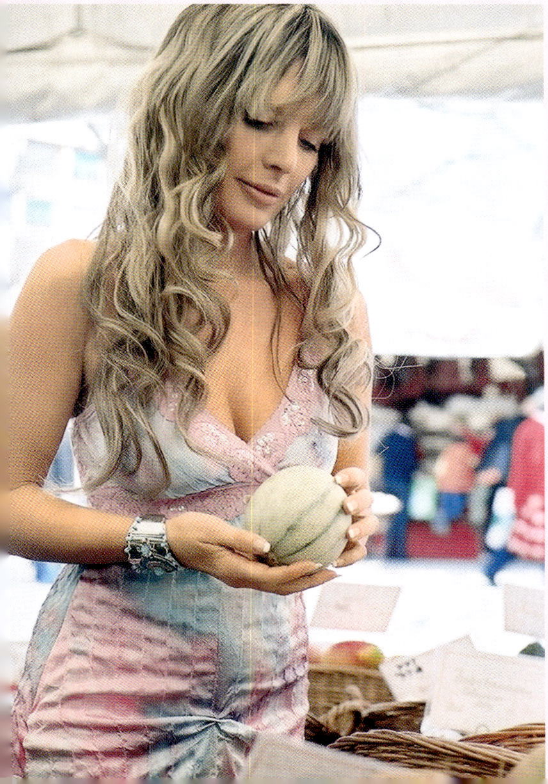
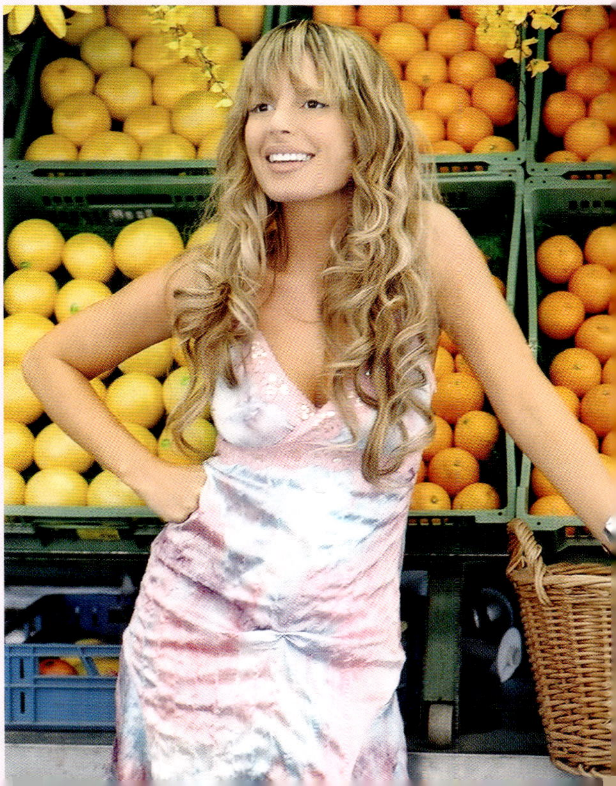

Blass?

Frische ins Gesicht zaubert das fein pürierte Fruchtfleisch eines Apfels. Mit 1 Esslöffel Honig verrühren und auftragen. Das Ergebnis nach 20 Minuten Einwirkzeit ist eine streichelzarte, rosige Haut.

Erfrischend

... und wirksam, wenn die Haut fettig zu sein scheint. Ganz besonders während der Periode, wenn die Haut oft zu Unreinheiten neigt:
2 Tomaten kurz in kochendes Wasser tauchen. Die Haut abziehen, Kerne entfernen und das Fruchtfleisch im Mixer pürieren. Auf das gereinigte Gesicht auftragen und mit einem Handtuch – falls etwas danebentropft – 20 Minuten aufs Sofa legen und die Lieblings-CD hören. Anschließend die Maske wieder abspülen.

Sauer sind nur die Zitronen

Mit dieser Zitronen-Cognac-Tinktur wird ein fahler Teint wieder frisch.
Dazu nehmen Sie: 2 Teelöffel Zitronensaft, ½ Tasse Milch und 1 Teelöffel Cognac. Alles leicht erwärmen und mit Wattepads auf das Gesicht auftragen. Während ca. 20 Minuten wiederholt die Tinktur auftragen. Anschließend mit einem Waschlappen abwaschen.

Schmeckt nicht nur gut

Die Apfel-Sauerrahm-Maske gibt der Haut ein Frische-Erlebnis der besonderen Art. Das zerriebene Fruchtfleisch eines Apfels mit 2 Esslöffeln Sauerrahm vermengen und 30 Minuten auf der Haut belassen.

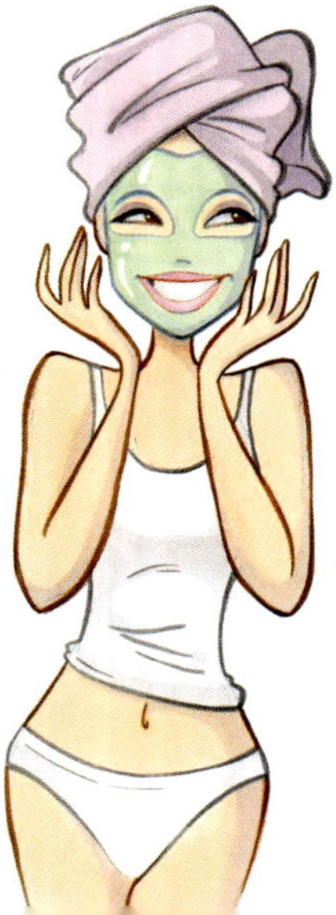

Verwöhnmaske

Sie brauchen dazu 4 Erdbeeren, ½ geschälte und entkernte Salatgurke, 1 Teelöffel Honig, 2 Teelöffel Joghurt und – last but not least – 6 Mandeln. Die Mandeln in der Küchenmaschine zerkleinern, restliche Zutaten hinzufügen. Und das Ganze zu einer streichfähigen Masse pürieren. Die Maske für ca. 20 Minuten auf das Gesicht auftragen.

Rosigen Teint

... zaubert eine Apfelmaske. Das Fruchtfleisch eines sauren Apfels wird in der Küchenmaschine püriert. Dazu kommen 2 Esslöffel Honig und 1 Spritzer Zitrone. Auf dem Gesicht sollte die Maske ca. 15 Minuten verbleiben.

Banana-Split

Bei strapazierter Haut: 2 Esslöffel Quark und 1 zerdrückte Banane vermengen und auf dem gereinigten Gesicht verteilen. 20 Minuten trocknen lassen und mit Wasser abwaschen.

Für trockene Haut

Das Fruchtfleisch einer Avocado zerdrücken und mit 4 Esslöffeln Sahnequark zu einer Creme verrühren. Diese Maske auf das Gesicht auftragen und 20 Minuten einziehen lassen. Während der Einwirkzeit am besten die Beine hochlegen und entspannen! Der Erholungseffekt steigert sich dadurch um ein Vielfaches!

Und für besonders trockene Haut: Die Avocadomaske zusätzlich noch mit 3 Tropfen Avocadoöl und 3 Esslöffeln flüssiger Sahne verquirlen.

Frisches Früchtchen

100 Gramm rote und 100 Gramm grüne Trauben zerdrücken, vermengen und dick auf Gesicht und Hals auftragen. Das strafft das Bindegewebe und hilft sowohl bei trockener als auch bei unreiner Haut. Die Maske soll 15 Minuten einwirken. Abwaschen – fertig!

Dreimal schön

... mit einer Traubenmaske: Grüne kernlose Trauben zerdrücken und mit 1 Eigelb und 2 Esslöffeln Honig vermengen. Auf Gesicht und Hals aufstreichen. Mit einem Waschlappen waschen Sie die Maske 20 Minuten später wieder ab.

1. Die Trauben sorgen dank ihrer Fruchtsäuren für den Peeling-Effekt.
2. Das Eigelb glättet und nährt.
3. Honig wirkt antibakteriell und somit Unreinheiten entgegen.

Gurkenpüree

... gegen fettige Haut und bei verstopften Poren: 1 Salatgurke in der Küchenmaschine pürieren. Die Masse vorsichtig (Achtung, es tropft!) auf das Gesicht – oder auch am ganzen Körper – auftragen. Mindestens 25 Minuten einwirken lassen. Das revitalisiert die Haut.

Winter-Soforthilfe

Durch zu viel Heizungsluft trocknet unsere Gesichtshaut extrem aus. Ähnlich wie die Maske vorher, aber diesmal wird die Gurke als eine Art Lotion zubereitet: Salatgurke pürieren und das Fruchtfleisch durch ein Sieb filtern. Den so gewonnenen Saft in einer kleinen Schüssel auffangen, auf Wattepads träufeln und bis zehnmal hintereinander das Gesicht damit abreiben. Diese Anwendung lässt auch stark strapazierte Haut, die völlig ausgetrocknet ist, schnell wieder fit und gut durchfeuchtet werden.

Linseneintopf

Linsen über Nacht einweichen, dann zerdrücken und mit etwas Honig vermischen, sodass eine sämige Masse entsteht – und zwar genug, damit dieser „Linsenbrei" dick auf Gesicht, Hals und Dekolleté aufgetragen werden kann. 20 Minuten einziehen lassen. Abwaschen und über ein pralles Hautbild staunen.

BEAUTY-VERGNÜGEN AUS DEM KÜHLSCHRANK: SAHNE, MILCH, QUARK UND EIER

Milchbad für glatte Haut

Ein Milchbad oder Molkebad entspannt, macht schön und beruhigt trockene, empfindliche Haut. Ursachen sind der Milchzucker, der ein toller Feuchtigkeitsbinder ist, und jede Menge Vitamine, Mineralien, Milchsäure, -fett und -eiweiß. All diese Bestandteile sind für die Regeneration und Ernährung der Zellen wichtig:
Tauchen Sie Ihr Gesicht in eine Schüssel, gefüllt mit 1 Liter frischer Vollmilch. Wer das nicht mag, der kann sich eine Kompresse aus einem flauschigen Waschlappen oder Watteballchen machen. Tauchen Sie den Waschlappen in das Milchbad und tupfen Sie Ihr Gesicht einige Minuten zart damit ab. Lassen Sie die Milch leicht antrocknen, danach das Gesicht mit warmem Wasser wieder abspülen.

Aufbaupflege

... für trockene Haut leistet die Maske aus Haferflocken und Milch: 1 ½ Esslöffel Haferflocken und 3 Esslöffel heiße Milch verrühren, bis ein sämiger Brei entsteht. Noch warm reichlich davon auf das Gesicht auftragen. Eine Einwirkzeit von 10 Minuten ist schon ausreichend, den Rest mit Papiertüchern abnehmen und anschließend das Gesicht sanft abwaschen.

Die Haut kann aufatmen

Überflüssiger Fettglanz kann mit 1 Esslöffel Magerquark, 1 Teelöffel Honig, 1 Teelöffel Zitronensaft und 2 Teelöffeln Frischmilch nachhaltig reduziert werden, wenn man diese Maske zweimal wöchentlich wiederholt. Super, vor allem bei unreiner Haut.

Stop till u drop

Vermengen Sie ½ Tasse Milch, 4 Esslöffel Mandelöl, 1 Eiweiß und 3 gemahlene Mandeln. Das Gemisch 20 Minuten einwirken lassen – es nährt pflegebedürftige Haut und entspannt sie zugleich.

Gerötete Haut

... normalisiert sich schnell, wenn man 1 Eigelb, 1 Esslöffel Magerquark und 1 Esslöffel Heilerde zu einem streichfähigen Brei vermischt und diesen 15 Minuten auf dem Gesicht einwirken lässt.

Zu viel zugemutet?

Ist die Haut gereizt? Buttermilch wie eine Lotion oder ein Gesichtswasser auf einen Wattepad geben und im Gesicht verreiben. Die milchige Lotion bleibt auf dem Gesicht. Sollte es Ihnen jedoch zu unangenehm sein, können Sie natürlich alles wieder abwaschen.

Heilsam

6 Esslöffel Sahne mit 3 Esslöffeln Heilerde vermischen und zusätzlich 1 Tropfen natürliches Rosenöl hineinträufeln. Diese Maske reinigt die Poren und lässt die Gesichtshaut zart strahlen.
Probieren Sie einmal aus, die Anwendung nicht mit Wasser, sondern mit Milch abzuwaschen. Gefällt Ihnen das nicht, können Sie immer noch mit Wasser nachspülen.

Q for Lips

Sahnequark über Nacht oder wann immer es geht, auf die Lippen streichen ... und Ihr Mund wird zur puren Versuchung!

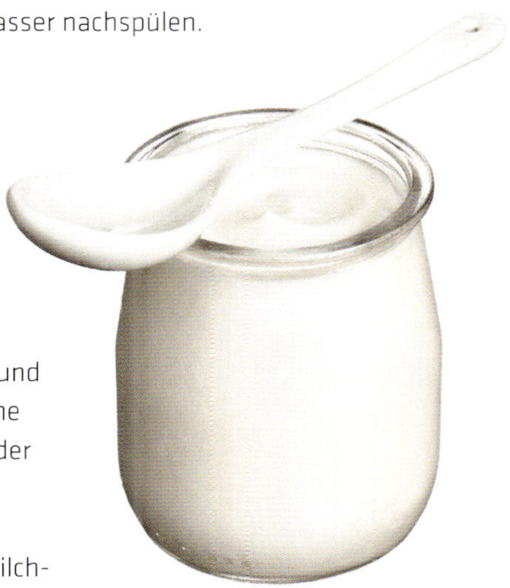

Milky Way

20 Milliliter frische Milch, 20 Milliliter gekühltes Wasser und einen Eiswürfel im Mixer pürieren. Wattepads damit tränken und 10 Minuten auf die Augen legen, sodass die Milch ihre heilsame Wirkung entfalten kann. Hilft besonders bei Entzündungen oder roten Augen.
Milch macht aber nicht nur Augen, sondern auch strapazierte Gesichtshaut im Nu wieder besonders zart. Das Geheimnis: Milchzucker bindet die Feuchtigkeit und schützt die Haut vor dem Aus-

trocknen. Nicht öfter als einmal in der Woche anwenden. Die Milch-Maske hat auch einen leichten Peeling-Effekt!

Tea for two

20 Milliliter Milch kurz aufkochen, 1 Teebeutel mit schwarzem Tee darin schwenken. Nicht ziehen lassen! Die Milch wieder kalt werden lassen. Zwei Wattepads darin tränken und 20 Minuten auf die Augen legen. Wirkt abschwellend, hilft gegen rote Augen und blustert kleine Fältchen wieder auf.

Best of Bauernhof

Babyzarte Haut durch frische Molke aus dem Bioladen. Mit einem Watteballchen, einem Waschlappen oder mit den Fingerspitzen auf das Gesicht auftragen und ca. 15 Minuten einwirken lassen. Wer keine frische Molke bekommt, kann auch Molkepulver nehmen und dies mit etwas Wasser anrühren. Molke regt die Durchblutung an, stärkt das Bindegewebe und ist deshalb auch für den Körper wunderbar geeignet.

Milchmädchenrechnung

... ist das gewiss keine: Für einen strahlenden Teint 20 Milliliter frische Milch, 1 Teelöffel Zitronensaft und 1 Teelöffel Cognac miteinander verrühren. Erwärmen Sie diese Flüssigkeit so weit, dass sie von der Temperatur her angenehm für die Haut ist. Zum Auftragen können Sie einen Pinsel nehmen oder die Fingerspitzen. Kurz einziehen lassen, erneut aufstreichen, noch einmal kurz einziehen lassen und dann abwaschen.

... AUS DEM KRÄUTER- UND GEWÜRZREGAL

Klärende Maske

2 Esslöffel Tonerde in eine kleine Schüssel geben und mit 7 Esslöffeln stark aufgebrühtem grünem Tee vermengen. Unbedingt abkühlen lassen. Den Brei mithilfe eines Pinsels auf das Gesicht auftragen. Nach 20 Minuten mit einem Waschlappen abwaschen.

Feuchtigkeits-SOS-Lösung

3 Tropfen reines Karottensamenöl in die übliche Tagescreme einrühren und dick auf Hals, Dekolleté und Gesicht auftragen. Karottensamenöl bekommen Sie in Läden, die ätherische Öle führen, vorwiegend aber in gut sortierten Bioläden.

Reinigungsmaske

Je 2 Tropfen Nelken-, Eukalyptus- und Kamillenöl in eine Schüssel mit ca. 1 Liter warmem Wasser geben. Einen Waschlappen in das warme Ölwasser tauchen und anschließend einige Minuten aufs Gesicht legen. Mit einem trockenen Tuch die Ölreste entfernen.

Petersilien-Augenbad

... ist was für Fortgeschrittene – und in seiner Wirkung fantastisch.
3 Esslöffel klein geschnittene Petersilie mit einem ½ Liter kochendem Wasser aufbrühen.
2 bis 3 Stunden ziehen lassen, abseihen und mit dem Sud zwei Wattepads tränken. 10 Minuten auf die Augen damit.
Die Vorbereitung macht ein wenig Arbeit, dafür gibt's aber auch ein sensationell strahlendes Ergebnis, als wären Ihre Augen zwei Scheinwerfer!

Falten? Nein danke!

Ca. 1 Handvoll Schafgarbenblätter, 2 Tropfen Pfefferminzöl und ein bisschen Wasser zu einer cremigen Masse verrühren. Die Maske auf das Gesicht auftragen und 20 Minuten einwirken lassen.
Regelmäßige Anwendung ist Grundvoraussetzung – nach einem Mal sieht man noch nichts. Also, dranbleiben!

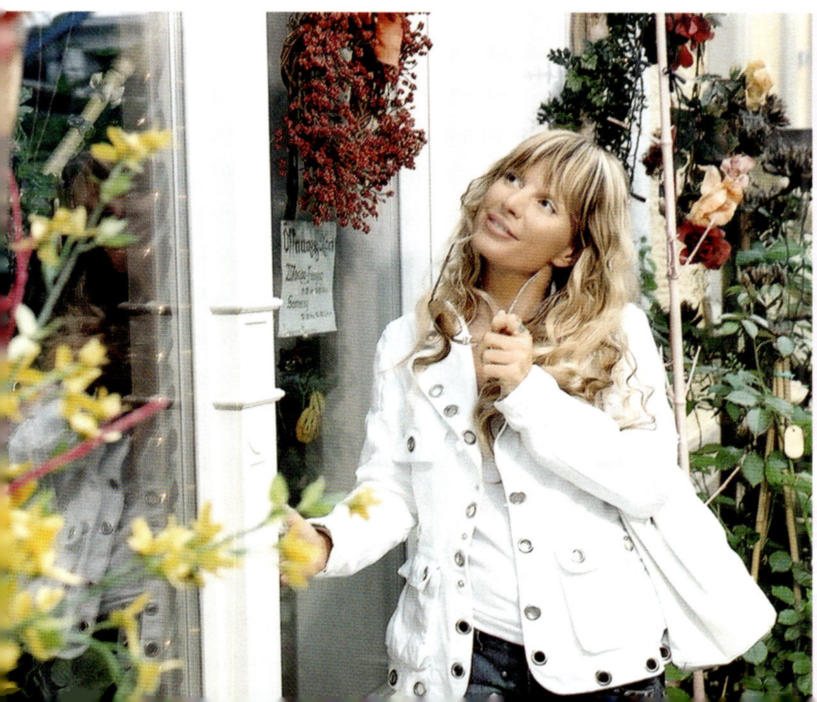

In meinem Lieblingskräuterladen finde ich Zutaten für luxuriöse Masken und viele tolle Treatments.

Gut durchblutete Haut

Täglich 1 oder 2 Tassen Majorantee trinken: 2 Esslöffel Majoranblätter auf 1 Tasse kochendes Wasser geben. 5 Minuten ziehen lassen und je nach Geschmack mit Honig süßen. Nach einiger Zeit bekommen Sie ein ebenmäßiges, glattes Hautbild. Ungelogen!

Startrick

Um die Haut zu beruhigen und gleichzeitig zu glätten, gibt es diese Maske aus grünem Tee und Honig: 20 Milliliter kochendes Wasser in eine kleine Schüssel geben und 1 Teebeutel mit grünem Tee darin 10 Minuten ziehen lassen. Der Tee muss abgekühlt sein, bevor 1 Eigelb, 1 Esslöffel Olivenöl, 1 Esslöffel saure Sahne und 2 Teelöffel Honig darin verrührt werden. Diese Masse auf das Gesicht streichen und nach 20 Minuten mit warmem Wasser abwaschen.

Unreine Haut

Haben Sie Schlüsselblumen zu Hause? Wenn nicht, dann besorgen Sie sich unbedingt welche, sollten Sie die Neigung zu Pickeln und unreiner Haut haben. Schlüsselblumen bekommt man wie alle Kräuter und Blütenessenzen im Kräuterladen, in der Apotheke oder auf Wochenmärkten oder sogar im Internet.
Brühen Sie 50 Gramm Schlüsselblumen mit 2 Tassen Wasser auf und lassen Sie den Sud 1 Stunde stehen. Dann die Blütenmasse ausdrücken und diese mit Quark verrühren, sodass ein fester Brei entsteht. Auf die T-Zone im Gesicht auftragen und 20 Minuten leicht antrocknen lassen. Mit einem Waschlappen entfernen.

Goodbye Pickel

Brennnesselblätter sollten Sie immer im Haus haben, für die Zubereitung eines Tees. Denn Brennnesseltee wirkt stark entwässernd und entgiftend. Bei abnehmendem Mond getrunken, lässt sich seine Wirkung noch verstärken.
Für die Maske nehmen Sie 1 Handvoll Brennnesselblätter, übergießen sie mit kochendem Wasser und lassen das Ganze 5 bis 7 Minuten ziehen. Den Tee trinken Sie und die noch warmen, aufgequollenen Blätter streichen Sie auf das Gesicht. Nach 15 Minuten abwaschen.

HONEYMADE – HONIG MACHT SCHÖN

DAS SÜSSE PRODUKT DER BIENEN IST DER BESTE PUSH-UP FÜR EMPFINDLICHE HAUT

Besonders in der kalten Jahreszeit gönne ich mir die SOS-Power-Pflege aus der Natur und verwöhne meine Haut und meine Sinne mit pflegenden Honigträumen. Honig ist ein Allround-Genie und hat feuchtigkeitsspendende sowie stimulierende Eigenschaften. Wie ein Jungbrunnen soll Gelee Royale wirken. Damit füttern Honigbienen ihre Königin – und die lebt 50-mal länger als ihre Untergebenen! Auch Propolis ist das Erzeugnis fleißiger Bienen. Dieses Harz hält den Bienenstock frei von Bakterien. In Cremes verwendet, wirkt es entzündungshemmend und beruhigend. Wie ein schützender Kokon aus wohltuender Pflege legt sich der erlesene Cocktail heilsam um meine Haut.

Milk and honey

1 Liter Milch und 5 Esslöffel Honig ins Badewasser. Macht die Haut streichelzart.
Variante: Statt Honig können Sie auch Mandelöl in die Fluten träufeln.
Toll bei zunehmendem Mond, da die Haut zu dieser Zeit besonders aufnahmebereit und das Bad daher äußerst nährend ist.

Lifting

Erwärmen Sie vorsichtig 3 Esslöffel Honig, bis er streichfähig ist – nicht heiß. Den Honig unter ein schaumig geschlagenes Eiweiß heben und 3 Esslöffel Gerstenmehl unter die Masse rühren. Aufs Gesicht auftragen und nach 30 Minuten mit warmem Wasser entfernen.

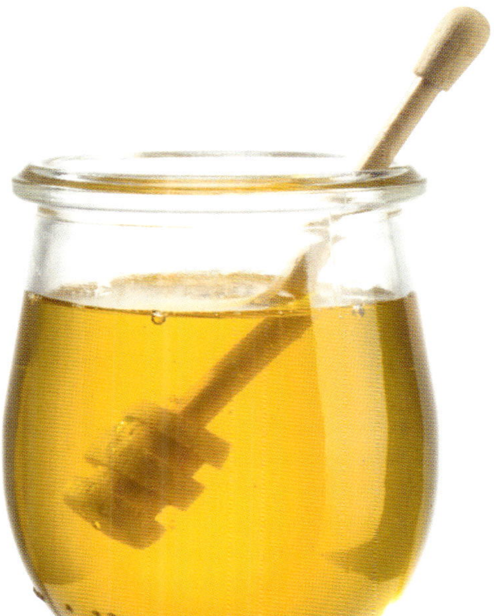

! ! !
Machen Sie vor dem Auftragen der jeweiligen Maske ein Peeling. Das optimiert die Aufnahme der Wirkstoffe.

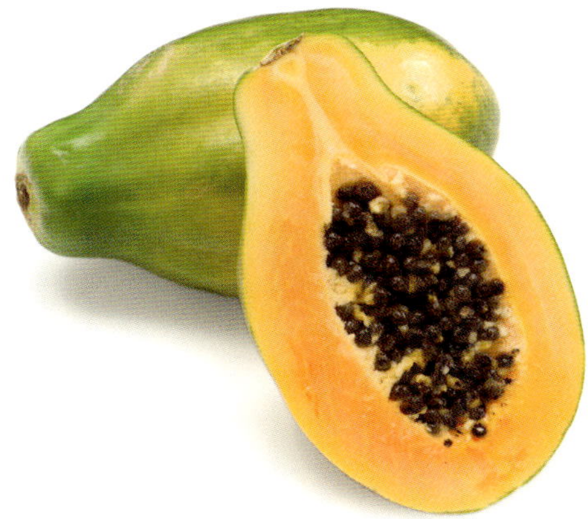

Sweetie

4 Esslöffel Honig, 100 Milliliter Ananassaft, das Fruchtfleisch einer pürierten Papaya und 1 Esslöffel fettarmen Joghurt in eine kleine Schüssel geben. Alles miteinander verrühren und sofort aufs Gesicht damit. Eine Viertelstunde einwirken lassen und anschließend mit warmem Wasser abwaschen.

Spröde?

Bei beanspruchter, spröder Haut sind einige Tropfen Honig im Badewasser eine wahre Wohltat und machen wieder unerhört geschmeidige Haut.

Home Spa

10 Esslöffel Honig, 10 Milliliter Sahne und 5 Esslöffel Quark miteinander verrühren und auf den Körper auftragen. Wenn möglich, lassen Sie bitte dieses Treatment einige Minuten auf dem Körper. Legen Sie sich nun mitsamt der Honigmixtur ins Badewasser, so wird aus der Maske ein Badezusatz. Und Ihre Haut wird samtig und seidig!

Honigmaske bei trockener Haut

Hierfür möglichst naturbelassenen Bienenhonig aus dem Bioladen nehmen. Aus der Dose direkt auftragen und so lange im Gesicht lassen, bis der Honig angetrocknet ist. Mit lauwarmem Wasser abspülen.

Honey meets Quark

Hiermit hat müde Haut keine Chance: 3 Esslöffel Quark mit 1 Esslöffel Honig verrühren und auf Gesicht und Hals auftragen. Nach 30 Minuten vorsichtig mit Wasser abwaschen.

GESICHTSDAMPFBÄDER

Einmal pro Woche ein Dampfbad fürs Gesicht – das entschlackt und befreit von Hautschüppchen und Unreinheiten. Danach wirken Masken und Pflege umso intensiver, da die Poren sich öffnen und die Wirkstoffe besser in die Haut eindringen können. Halten Sie Ihr Gesicht über den emporsteigenden Wasserdampf und bedecken Sie Ihren Kopf, wenn Sie mögen, zusätzlich mit einem Handtuch. Setzen Sie bitte die zarte Haut Ihres Gesichts nicht länger als ca. 10 Minuten dem Dampf aus und achten Sie darauf, dass es nicht zu heiß wird. Lieber etwas weiter weg von der Schüssel bleiben. Der ideale Abstand sollte ca. 20 bis 25 Zentimeter zwischen Gesicht und Schüsselrand betragen.

… mit Rosen

Eine Handvoll Rosenblätter in eine Schüssel geben und mit kochendem Wasser überbrühen. Ihre Haut wird „rosig“ und kräftig durchblutet.

… mit Salbei

Bereiten Sie den Aufguss mit 2 Esslöffeln Salbeiblättern zu – das klärt den zu Unreinheiten neigenden Teint.

… mit Kamille und Basilikum

Besonders entzündungshemmend und reinigend wirkt ein Dampfbad, in das jeweils 2 Esslöffel Kamille und Basilikum gegeben werden.

… mit Fenchelwurzeln

Brühen Sie eine Handvoll Fenchelwurzeln auf. Die Haut wird beruhigt und das Hautbild ebenmäßig.

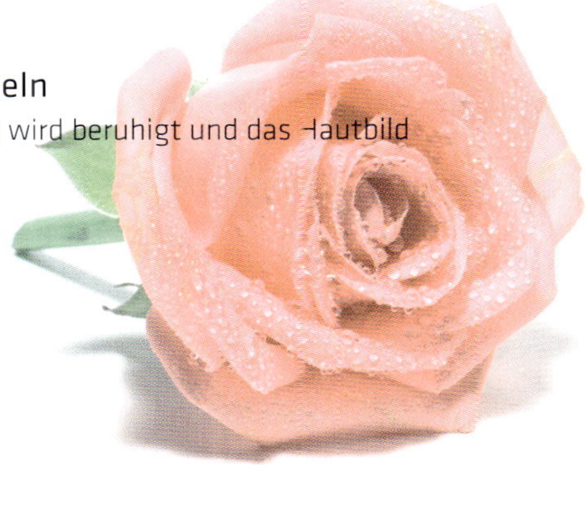

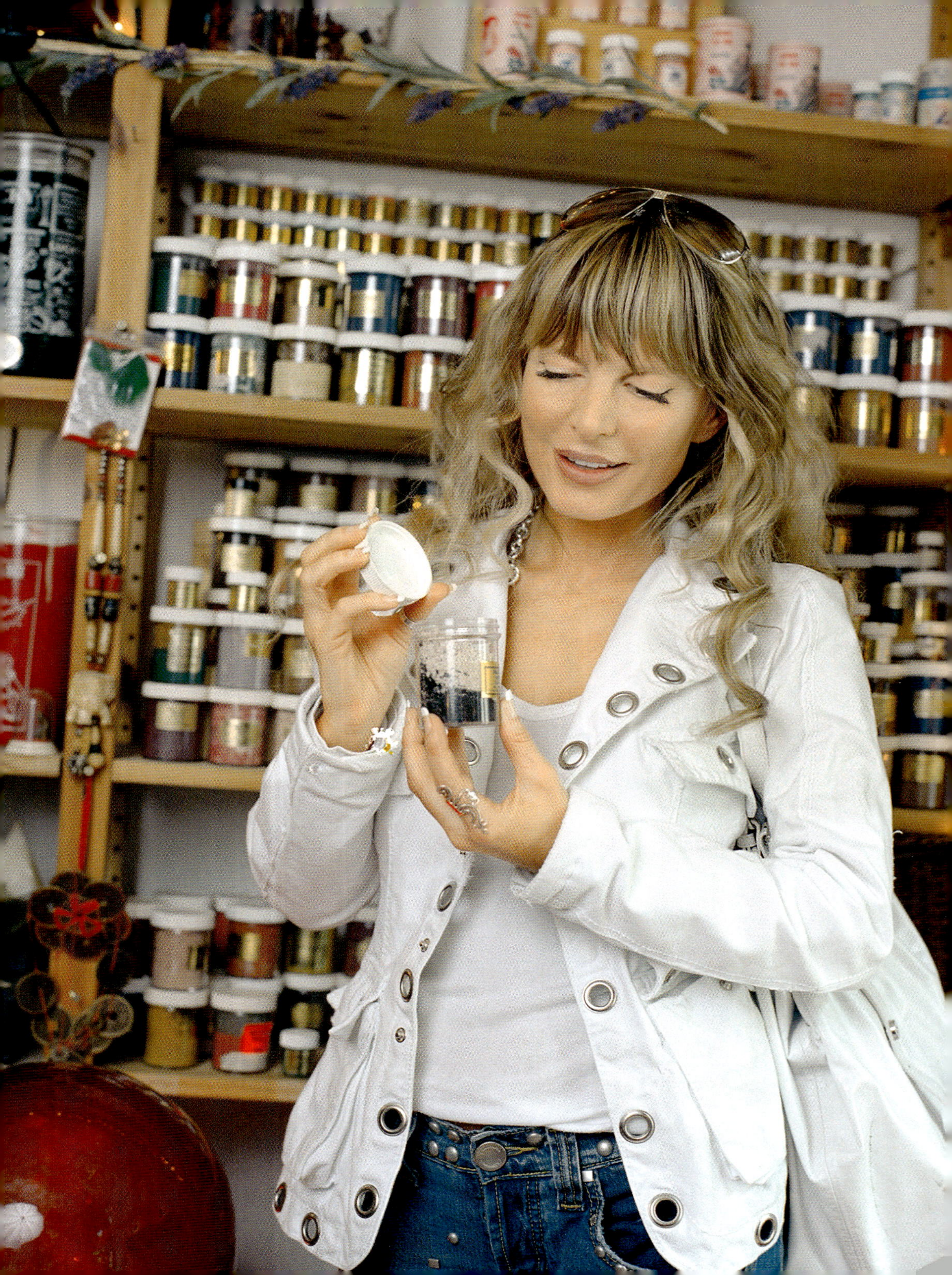

AUGENBLICK MAL! FOR YOUR EYES ONLY

Der Blick in den Spiegel verrät mir, dass ich in letzter Zeit zu lange vorm Computer saß und definitiv zu wenig geschlafen habe. Die Indizien dafür finden sich direkt unter meinen Augen, in Form von dunklen Augenringen und Schwellungen. Bei 10.000 Blinzelvorgängen pro Tag ist die sensible Augenregion besonders anfällig für Fältchen. Ein Energiekick ist angesagt!

Teelöffeltrick

Unter lauwarmes Wasser gehalten und anschließend aufs Auge gelegt, „bügelt" ein Teelöffel Fältchen weg. Gekühlt im Eisschrank aufbewahrt, nimmt er Schwellungen: Einfach den gekühlten (nicht tiefgefrorenen!) Teelöffel 3 Minuten über jeweils ein Auge stülpen.

Müde Augen erfrischen

½ Teelöffel Kräuter (Augentrost, Lindenblüten oder Fenchel) mit 125 Milliliter kochendem Wasser übergießen, ziehen und abkühlen lassen. Zwei Wattepads mit dem Sud tränken und auf dem Handrücken ausdrücken, bevor man sie für etwa 10 Minuten auf die geschlossenen Lider legt. Es gibt auch fertige Augenpads, die bereits mit abschwellenden Wirkstoffen getränkt sind.

For good looking babies

Im Kühlschrank gelagerte, mit Gel gefüllte Beißringe für Babys lassen geschwollene Augenlider wieder auf Normalgröße abschwellen. Zur Not tut es auch ein gut gekühltes Frotteetuch.

Für mehr Durchblick

Zu lange gefeiert? Rote Augen? Grünen Tee abkochen und abkühlen lassen. Wattepads darin tränken und auf die Augen legen. Ein kleines Nickerchen für 15 Minuten ist dann noch mal erlaubt!

Rote Äderchen

3 Esslöffel klein geschnittenes Petersilienkraut mit ½ Liter kochendem Wasser aufbrühen. 3 Stunden abkühlen und ziehen lassen. Abseihen und mit dem Sud zwei Wattebällchen tränken. 10 Minuten auf die halb geschlossenen Augen legen.

!!!

Mindestens zwei Liter pro Tag! Wer viel Wasser trinkt, transportiert Schlacken aus dem Körper, die – neben der Veranlagung – auch verantwortlich für Augenringe sind.

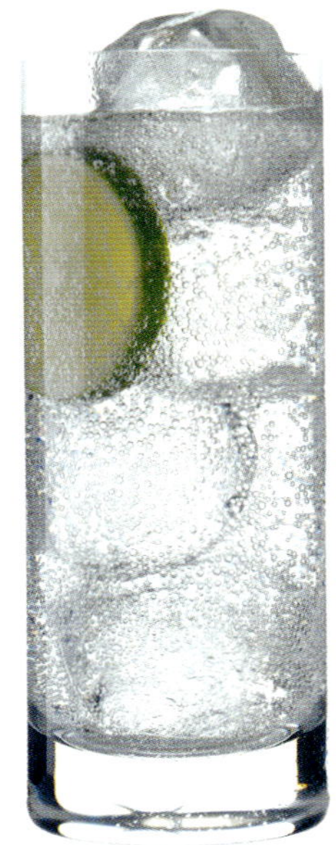

Augenringe ade!

1 Kartoffel schälen. 2 Scheiben 20 Minuten auf die Augenlider legen.

Geschwollene Augen?

Mag vielleicht unbequem klingen, aber ein zusätzliches Kissen für den Kopf fördert das Abfließen der Lymphflüssigkeit, die sich über Nacht gerne im Kopfbereich ansammelt.

Gehen Sie in Deckung: Für einen strahlenden Blick ist Mogeln erlaubt!

1. Nehmen Sie bei Augenrändern eine Camouflage, die auf den Hautton abgestimmt ist. Das kaschiert! Vergessen Sie nicht, weniger ist mehr! Leicht mit den Fingern einklopfen. Nicht zu dick auftragen, sonst werden kleine Fältchen sichtbar.
2. Bei Schwellungen: Eine Augencreme oder einen Concealer mit lichtreflektierenden Pigmenten zur Hand nehmen. Sie brechen das Licht und mogeln Augenringe optisch weg.
3. Rote Äderchen um die Augenpartie: Cover Cream blaustichig und einen Ton heller als den eigenen Hautton nehmen. Das bringt Ihre Augen garantiert wieder zum Strahlen.
4. Zusätzlich einen weißen Kajal benutzen. Das öffnet den Blick und macht die Augen größer.

4 LIPS. AUCH LIPPEN BRAUCHEN NACHHALTIGE PFLEGE

1 Die Lippen sollten Sie tagsüber ebenfalls mit UV-Schutz abschirmen. Sie können dafür ruhig Ihre Sonnenpflege nehmen.

2 Pflanzliche Lippenpflegestifte sind zarter zu sensiblen Lippen und hinterlassen keinen Fettfilm.

3 Raue Lippen? Wundcreme aus dem Medizinschrank leistet nicht nur im Winter tolle Dienste.

4 Antibakteriell und entzündungshemmend: Einen Klecks Honig über Nacht einwirken lassen. Das beschert ultraweiche Lippen beim Aufwachen. Damit nichts verschmiert: Ein Zelltuch auf die ungefähre Größe des Mundes ausschneiden und schützend über die Lippen legen.

Casha's besonderer Tipp

Beauty-Tipp für trockenes Haar und Seidenglanz: Eine Avocado entkernen, mit einem Löffel das Fruchtfleisch herausschaben und in einer kleinen Schüssel zu Mus zerdrücken. Für die Extraportion Pflege gebe ich noch 1 Esslöffel Avocadoöl dazu und verteile die Masse im Haar. Das Ganze sollte 40 Minuten einwirken.

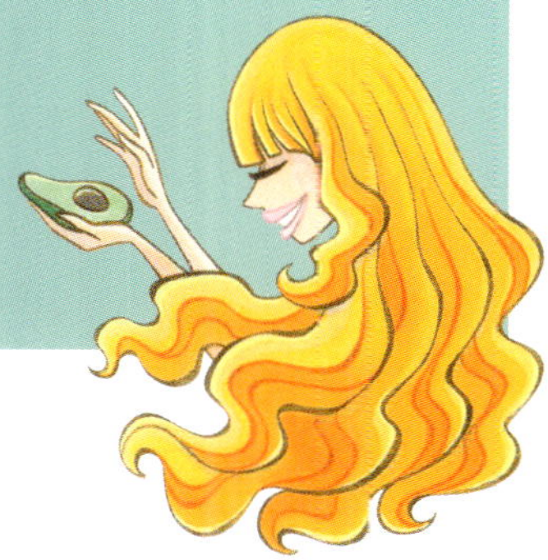

BOOSTER FÜR DIE HAARE – NATURELLEMENT!

Schnelle Hilfe bei fettigem Haar

Eine Handvoll frische Pfefferminze mit 1 Liter Wasser überbrühen. Abkühlen lassen. Die Haare während dieser Zeit waschen und den Pfefferminzsud darüber geben. Nicht mehr nachspülen.

Stumpfes Haar?

2 Esslöffel Thymian mit 1 Tasse Wasser aufkochen und 15 Minuten ziehen lassen. Abseihen und dem Thymian-Brei 1 Eigelb hinzufügen. Alles vermengen und in den Haaren verteilen. Einwirkzeit 20 Minuten. Danach ausspülen.

Schuppen

Thymian ist ein ausgezeichnetes Anti-Schuppen-Mittel. Wenden Sie bei Schuppen die oben genannte Kur regelmäßig an und Sie werden sehen, die Kopfhaut erholt sich. Wenn die Schuppen bereits auf die Schulter fallen, besteht verschärfter Handlungsbedarf – vor dem Waschen diese Tinktur in die Kopfhaut einmassieren: 10 Milliliter Wasser mit 2 Esslöffeln Essig und 5 Esslöffeln Pfefferminze aufkochen und 15 Minuten ziehen lassen. Das Ganze mindestens 20 Minuten einwirken lassen.

Bringt dunkles Haar zum Leuchten

3 Beutel Schwarztee mit 2 Tassen Wasser aufkochen. 10 Minuten ziehen lassen und die Haare nach dem Waschen damit spülen.

Bleached blonde

7 Esslöffel Kamille oder 4 Beutel Kamillentee mit 500 Milliliter Wasser aufkochen. 20 Minuten ziehen lassen. Abseihen. Die Haare in den Kamillensud tauchen und hin und her bewegen. Mehrmals wiederholen, damit die Haare einen sonnigen Schimmer bekommen.

Alles Essig

Waschen Sie Ihr Haar wie üblich und spülen Sie es anschließend mit Essigwasser aus – auf 1 Liter lauwarmes Wasser 5 Esslöffel Essig – das gibt einen wunderschönen Glanz.

HÄNDE HOCH!

GEPFLEGTE HÄNDE ZU BEKOMMEN, IST LEICHTER, ALS SIE DENKEN!

DIE RICHTIGE „ABREIBUNG“

Der Starter und somit die Basis für die strapazierte Haut der Hände ist ein Peeling. Es gibt natürlich fertige Produkte, die wunderbar sind. Aber stellen Sie doch im „Handumdrehen“ Ihr ganz spezielles Handpeeling selber her.

Meersalzpeeling

3 Esslöffel grobes Meersalz in eine kleine Schüssel geben und 3 Esslöffel Olivenöl hinzufügen. Wenn Sie einen Mörser besitzen, bringen Sie ihn zum Einsatz und zerstoßen Sie die groben Körner, bevor Sie das Öl hinzugießen. Mit sanften Bewegungen auf Handrücken und Handinnenflächen auftragen und 10 Minuten einwirken lassen. Abspülen. Anschließend, und das ist sehr wichtig, die Hände ganz dick eincremen! Am besten mit einer sehr fetthaltigen Creme, Melkfett eignet sich zum Beispiel gut.
Noch intensiver wird das Peeling so: Die Meersalz-Öl-Mischung sanft einmassieren, abspülen und eincremen. Damit diese Creme tief in die Haut eindringen kann, ziehen Sie Baumwollhandschuhe an. Am nächsten Tag wachen Sie mit pfirsichzarter Haut auf.

Zuckerpeeling

4 Esslöffel Zucker und 2 Teelöffel Handcreme miteinander vermengen und sanft einmassieren. Einige Minuten einwirken lassen. Macht die Hände geschmeidig und zart. Nach dem Abwaschen eincremen.

HANDPACKUNGEN

Verwöhnprogramm

Das Fleisch einer Avocado zerdrücken, mit 1 Esslöffel Honig und 10 Milliliter Mandelöl vermischen und auf die Hände damit. Je länger die Einwirkzeit, umso besser.

Samtweiche Haut über Nacht

Auf den Handrücken dick Honig verstreichen, Baumwollhandschuhe überziehen und über Nacht einwirken lassen. (Tipp: Im Drogeriemarkt gibt es auch Einweghandschuhe aus

Gummi, die Sie für diesen Zweck „missbrauchen" können. Dann sollte die Einwirkzeit allerdings deutlich kürzer sein: Mit ihnen reichen 1 bis 2 Stunden, um selbst aus rissigen Händen wieder streichelzarte zu machen.) Nach dem „Hand-Treatment" den Honig abwaschen und die Hände dick eincremen.

Quarkmaske

5 Esslöffel Quark (keine Magerstufe) mit 2 Eiweiß und 2 Esslöffeln Oliven- oder Jojobaöl vermengen. Die Masse auf die Hände streichen und Handschuhe (siehe oben) anziehen. 30 Minuten einwirken lassen. Im Unterschied zu Baumwollhandschuhen bekommt die Haut in Gummihandschuhen keine Luft. Deshalb eignen sich Gummihandschuhe besser für einen Beauty-Quickie! Wer Zeit hat, kann die Packung auch ohne Handschuhe 1 Stunde wirken lassen. Nicht kleckern!

Cleopatra-Milchbad

1 Liter Milch in eine Schüssel geben und 6 Esslöffel eines Pflegeöls Ihrer Wahl zugeben (z. B. Weizenkeim-, Oliven-, Jojobaöl). Hände darin ca. 10 Minuten baden. Danach abtrocknen und eincremen. Sie können dieses Handbad zusätzlich mit 30 Millilitern Sahne intensivieren. Besonders im Winter werden trockene, raue Hände dadurch wieder soft wie die Cleopatras.

Babyzarte Hände

1 Liter Buttermilch in eine Schüssel geben und die Hände 10 Minuten darin baden.
Lust auf mehr? Reiben Sie Ihre Hände zuvor mit Olivenöl ein.

Rissige Haut?

Butter auf die Handrücken streichen, Handschuhe anziehen und über Nacht einwirken lassen. Riecht nicht gerade berauschend, ist aber effektiv. Das ist schon am nächsten Morgen sichtbar!

Profitrick

1 geschälte Kartoffel weich kochen und zerdrücken. Mit 10 Tropfen Olivenöl vermengen und als Maske auf die Hände auftragen. 20 Minuten einwirken lassen, abwaschen und eincremen.

Für Eilige

Wenn es mal ganz schnell gehen soll: Feuchtigkeitsmaske fürs Gesicht einfach auch für die Hände benutzen.

! ! !

Bei Händen ist es ebenso wichtig wie bei der Pflege der Füße: Benutzen Sie am besten eine fetthaltige bzw. nährstoffreiche Creme. Die Hände werden ständig beansprucht, ihre Haut wird stark strapaziert. Also besser eine Extraportion Pflege, um sie schön zu erhalten.

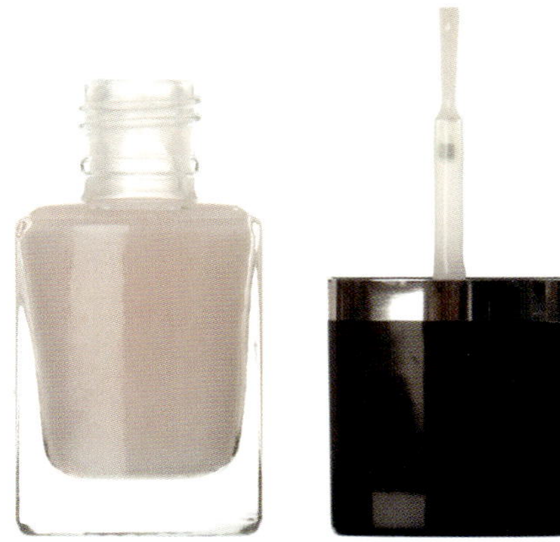

MONDÄN ODER DEZENT?

Jeder, wie er möchte. Ich lasse meine Nägel mit lichthärtendem Gel verstärken. Seitdem brechen sie weniger und reißen nicht so schnell ein. Hierzu werden meine Nägel zunächst mit einer Feile leicht aufgeraut. Anschließend wird die erste Schicht lichthärtendes Gel mit einem Pinsel auf die Nägel aufgetragen und unter einer UV-Lampe gehärtet. Dann folgt die zweite Schicht. Ist diese ebenfalls fest, beginnt das Modellieren mit der Feile. Diesmal entscheide ich mich für den French Look. Dazu wird nur die Spitze des Nagels zusätzlich mit weißem Lack überzogen. Die letzte Schicht lässt die Nägel dann traumhaft glänzen.

Zeigt her eure Hände: Alle zwei Wochen lasse ich mir die künstlichen Nägel neu auffüllen, denn meine natürlichen Nägel sind dann ca. 2 mm gewachsen und der Übergang wird sichtbar. Auf diesen Termin freue ich mich, denn top gestylt zeige ich meine Hände gerne wieder her.

Natürlich oder falsch?

Ob Nude Look, Glitzersteine oder Leoprint, manche Nägel sind wahre Kunstwerke. Entscheiden Sie, worauf Sie Lust haben und was am besten zu Ihrem Typ passt.

AUSGEFEILTE TECHNIKEN

- Keine Metallfeilen bitte! Sie erhitzen sich zu stark. Sogar harte Nägel reißen zu leicht ein.
- **Normale bis starke Nägel** vertragen fast alle Feilen.
- **Für weiche Nägel** empfiehlt sich eine Glasfeile.
- **Trockene, brüchige Nägel** brauchen Feilen mit feiner Körnung.

Auf den richtigen Dreh kommt es an:

- Immer vom Nagelrand zur Mitte feilen.
- Nie nach unten feilen. Nur bei Babys oder dann, wenn Sie ganz extrem dünne Nägel haben.
- Die Spitze der Nägel leicht abrunden.
- Der Nagelbogen darf seitlich nicht zu steil abfallen, sonst wächst der Nagel nicht richtig heraus. Die Folge sind kleine Entzündungen, die nicht sein müssen.
- Eckig oder oval? Das bleibt Ihnen und Ihrem persönlichen Geschmack überlassen.

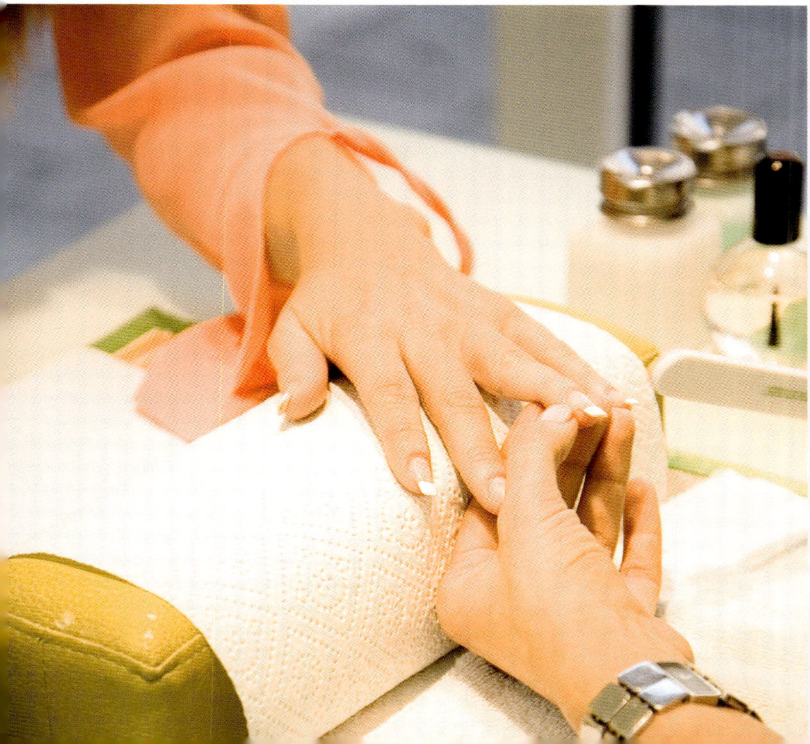

Nichts geht über eine professionelle Maniküre – lassen Sie sich mal verwöhnen!

SACH- UND LACKGESCHICHTEN

Vor dem Lackieren

Die Nägel mit Nagellackentferner oder reinem Zitronensaft reinigen. Wenn die Nägel anschließend rot oder in sehr kräftigen Farben lackiert werden, vorher Unterlack auftragen. Denn die in starken Farben enthaltenen Farbpigmente färben die Nägel meist sehr gelblich. Das sieht nicht schön aus und ist mit einem Unterlack ganz einfach zu vermeiden. Empfehlenswert sind auch Nagelhärter. Sie erfüllen den gleichen Zweck, haben aber noch den praktischen Nebeneffekt, dass sie die Nägel widerstandsfähiger machen.

Lackieren

Unbedingt die erste Nagellackschicht trocknen lassen, bevor die zweite aufgetragen wird. Bei herkömmlichem Nagellack dauert das ca. 15 Minuten. Wenn die erste Schicht gut gehärtet ist, trocknet die zweite umso schneller und der Nagellack hält länger. Achten Sie darauf, welches Produkt Sie kaufen. Nagellack oder Nagellackentferner sollten nach Möglichkeit kein Aceton enthalten. Das lässt die Nägel auf Dauer brüchig werden. Falls möglich, verwenden Sie Nagelprodukte mit Teflon.

Casha's besonderer Tipp

„Ich liebe Überlack, weil das richtige Produkt den Nagellack nicht nur schneller trocknen lässt, sondern auch dafür sorgt – selbst wenn es kein teures Produkt ist –, dass der Lack brillant glänzt. So werden die Hände ins rechte Licht gesetzt. Außerdem sieht jedes Schmuckstück, ob Armband oder Ring, an der Hand erst so richtig glamourös aus, wenn die Hände top gepflegt sind."

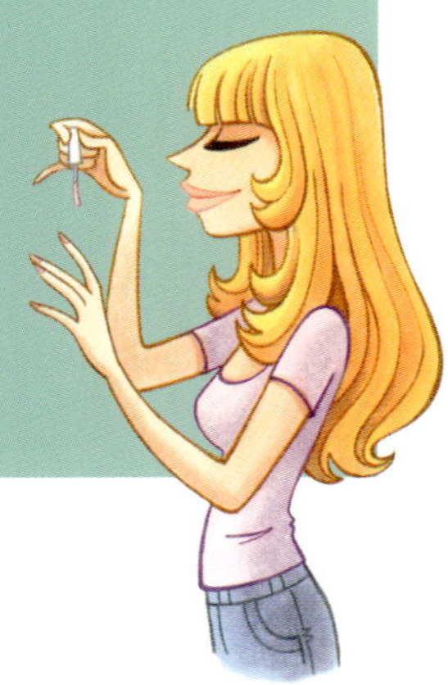

Wenn doch mal was danebengeht

Nagellackentferner auf ein Wattestäbchen geben und kleine Schmierereien damit einfach und schnell entfernen – fertig ist der Lack!

FIRST AID

- **bei eingerissenen Nägeln:** Die Stelle mit einem Nagelkleber behandeln. Eine dünne Schicht genügt schon. Danach ganz vorsichtig mit einer sanften Feile glätten.
- ... oder mithilfe eines winzigen Stücks Teebeutel, das Sie auf den Riss legen, und Nagelkleber darübergeben. Vorsichtig glatt feilen. Achtung: Nagelkleber ist tückisch! Schwupps, kleben die Finger zusammen! Bitte ganz achtsam damit umgehen
- **bei weichen Nägeln** (durch Schwangerschaft, Stress oder einfach Veranlagung) empfehle ich das Einreiben mit einem Vitamin-E-haltigen Öl.
- **Abgesprungener Nagellack?** Die Stelle sehr vorsichtig feilen, bis sie ganz glatt ist. Anschließend den Bereich mit einem flachen Klecks Nagellack ausbessern und, nachdem dieser getrocknet ist, den ganzen Nagel nochmals lackieren.

VERFÄRBUNGEN

Nägel

... lassen sich easy und mühelos mit Reinigungstabletten für dritte Zähne reinigen. Ein Schälchen mit Wasser nehmen, die Tablette darin auflösen und die Fingerspitzen eintauchen. Geduld, ihr Lieben! Es dauert ein bisschen, bis die Verfärbungen verschwinden. Jeden Tag wiederholen – bis das gewünschte Ergebnis eintritt.

Gelbe Flecken am Zeige- und Mittelfinger?

Das betrifft die Raucher: Zitrone aufschneiden und das Fruchtfleisch auf die verfärbten Stellen reiben. Täglich wiederholen. Seien Sie nicht ungeduldig. Mit der Zeit geht die gelbe Farbe wirklich weg.

! ! !

Stumpfe und brüchige Nägel mit Hufpflegemittel aus dem Reitsport einreiben. Das macht sie wieder glänzend und stark. Bei blassen Nägeln kann die Ursache schlechte Durchblutung sein.

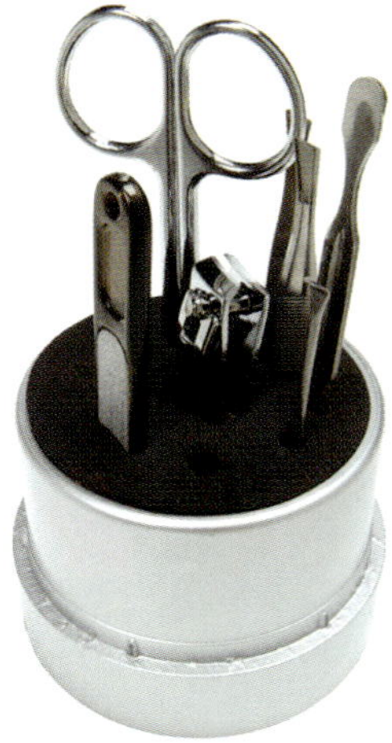

Nagelhaut

Meine Mutter sagte mir: „Wenn du einmal damit anfängst, deine Nagelhaut zu schneiden, musst du es immer wieder machen." Sie wächst ungleichmäßig nach und irgendwie sieht das gar nicht schön aus.
Haben Sie aber nun damit angefangen, massieren Sie die Nagelhaut öfter mal mit Öl (hierfür eignet sich eigentlich jedes Pflegeöl). Vermeiden Sie aber in Zukunft, die empfindliche Nagelhaut zu schneiden. Sie ist dafür da, den Nagel zu schützen. Wenn sie geschnitten wird, kann der Nagel an dieser Stelle leicht verletzt werden. Das Ergebnis sind unförmige, gerillte und brüchige Nägel. Besser ist es, während der Maniküre die zarte Nagelhaut mit einem Orangenhölzchen ganz sachte zurückzuschieben.

HANDMASSAGE

Vor dem Fernseher oder bei der Pause im Büro, an einer roten Ampel, im Stau, beim Telefonieren mit einer Freundin – nutzen Sie die Gelegenheiten und machen Sie aus der Handmassage ein kleines „Beauty-Ritual"!
Verteilen Sie etwas Handcreme auf den Fingerspitzen Ihrer rechten Hand und streichen Sie mit leichtem Druck die Innenseite Ihrer linken Hand entlang, von der Handwurzel bis zum Ende des Handtellers. Widmen Sie dem Daumenballen besondere Aufmerksamkeit: Lassen Sie den Daumen der rechten Hand um den Ballen kreisen. Hier den Fingerdruck erhöhen. Anschließend jeden einzelnen Finger zwischen Daumen und Zeigefinger der rechten Hand sanft entlanggleiten lassen. Machen Sie nun dasselbe mit der anderen Hand.

HAUTSACHE

STYLE HIN ODER HER: DIE HAUT IST UNSER WICHTIGSTES KLEIDUNGSSTÜCK!

Sie trägt uns durch unser ganzes Leben, bei Wind und Wetter, bei seelischen Hochs und mentalen Tiefs. Wir sollten uns ihrer wahrlich bewusster werden und sie noch mehr hegen und pflegen, um sie gesund und schön zu erhalten.
Dazu gehören ausreichend Schlaf, gesunde Ernährung mit frischen Produkten, viel Wasser und vor allem gute Laune! Denn das Erscheinungsbild unserer Haut ist meist auch ein Gradmesser unseres momentanen emotionalen Zustands. Wenn ich schlecht drauf bin, sehe ich um Jahre älter aus und gehe mit hochgezogenem Kragen durch die Stadt in der Hoffnung, von niemandem gesehen zu werden, den ich kenne. Aber meistens passiert an solchen Tagen genau das. Sie ahnen es bereits. Glauben Sie, mir würde einer dieser „feinen" Bekannten begegnen, wenn ich frisch geschniegelt und super zurechtgemacht bin? Auch die Kombination aus feierfreudiger Lebensbejahung, wenig Schlaf, einem Gläschen hier, einem Gläschen da entzieht der Haut Frische. Was dem Gesicht mit 18 Jahren noch nichts ausmacht, kann mit 38 in einer Katastrophe enden. Der Körper steckt einfach irgendwann weniger weg ...
Achten Sie auf die Pflegeprodukte, die Sie auswählen. Sind Ihnen Preis und Aufmachung eines Präparats wichtig, frei nach dem Motto: Je höher der Preis, desto mehr sind Sie sich

Casha beim Creme-Test – sinnliche Hautpflege ist das A und O in jedem Beauty-Programm!

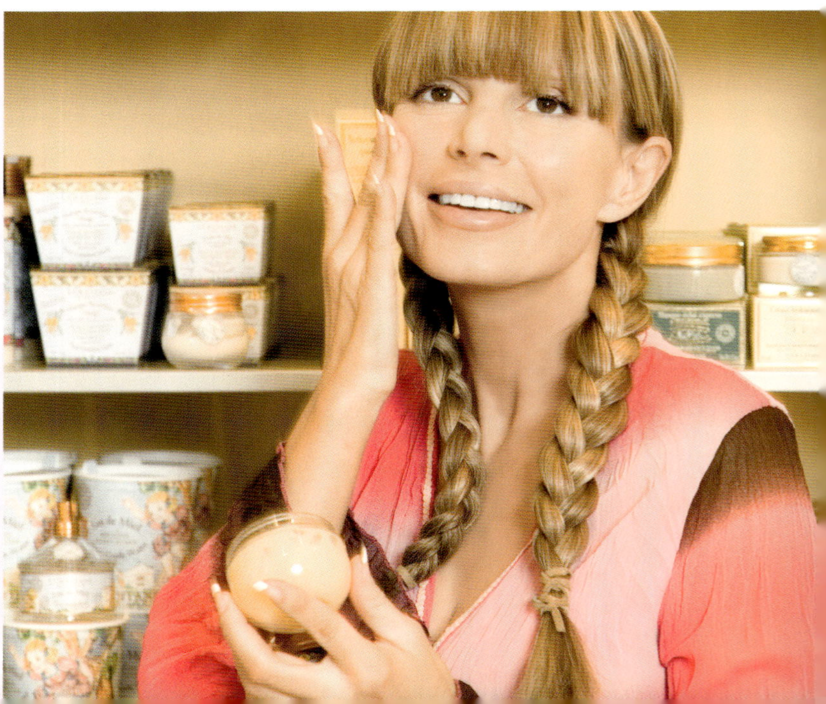

„selbst-wert"? Wir treffen uns bei der Haptik eines geschwungenen Tiegels oder einer ergonomisch geformten Cremedose, der ich nicht widerstehen konnte, weil sie so berückend luxuriös ins feinstoffliche Umfeld meiner Badezimmer-Accessoires passte. Aber Spleen beiseite. Die Gewichtung bei der Wahl der passenden Präparate liegt doch wohl eher in der Wirkungsweise.
Hören Sie in sich hinein: Haben Sie ein ausgeprägtes ökologisches Bewusstsein oder brauchen Sie Kosmetik in Hülle und Fülle, um für „alle Fälle" gewappnet zu sein?
Selbst das, was Sie förmlich auf dem Leib tragen, hat Einfluss auf Ihre Haut. So können synthetische Stoffe nicht nur Allergien hervorrufen, sondern auch die Poren verstopfen und den natürlichen Ausscheidungsprozess der Haut, beispielsweise beim Schwitzen, behindern. Außerdem können Rückstände scharfer Waschmittel an der Kleidung durch die Poren aufgenommen werden. Deshalb ist die porentiefe Reinigung Ihrer Haut so wichtig. Intensive Körperreinigung wie Peelings und Dampfbäder oder ein Saunabesuch sind wunderbare Methoden, um zu entgiften. Das stimuliert auch die Lymphknoten und reinigt das Lymphgefäßsystem.

WISSENSWERTES ÜBER UNSERE HAUT

Unsere Haut ist ein sensibles und zugleich strapazierfähiges Organ. Sie besteht aus drei Schichten, 3 bis 5 Millimeter dick. Jeder Quadratzoll besteht aus ca. 19 Millionen Zellen, 600 Schweißdrüsen, 90 Fettdrüsen und 65 Drüsen. Die Haut wird von 19.000 Nervenzellen und 5,7 Metern Blutbahnen versorgt und von Millionen winzig kleiner Bakterien bevölkert. 300 Rezeptoren sorgen dafür, dass wir Berührung, Schmerz, Kälte, Wärme und Druck spüren können.
Und sie ist unser größter Wasserspeicher im Körper, dem täglich 2 bis 3 Liter Wasser zugeführt werden sollten. Trinken Sie, liebe Freundinnen des gepflegten Äußeren! Wasser ist wirklich ein Schönmacher. Machen Sie daraus ein Ritual. Und nicht nur aus Gründen der Eitelkeit und für die Schönheit der Haut: Für Ausscheidungsorgane wie die Nieren ist die Zufuhr von Flüssigkeit überlebenswichtig.
Die Haut ist auch unser größtes Organ. Sie misst 1,5 bis 2 Quadratmeter und ist in der Lage, sich alle vier Wochen zu erneuern. Sie schafft neuen Zellen Raum, die in tieferen Schichten produziert werden. Je nach Größe des Menschen schützt die Haut uns vor Krankheitserregern und schafft einen perfekten Temperaturausgleich, indem sie den Körper im gesunden Zustand konstant auf derselben Temperatur hält, knapp 37 Grad.

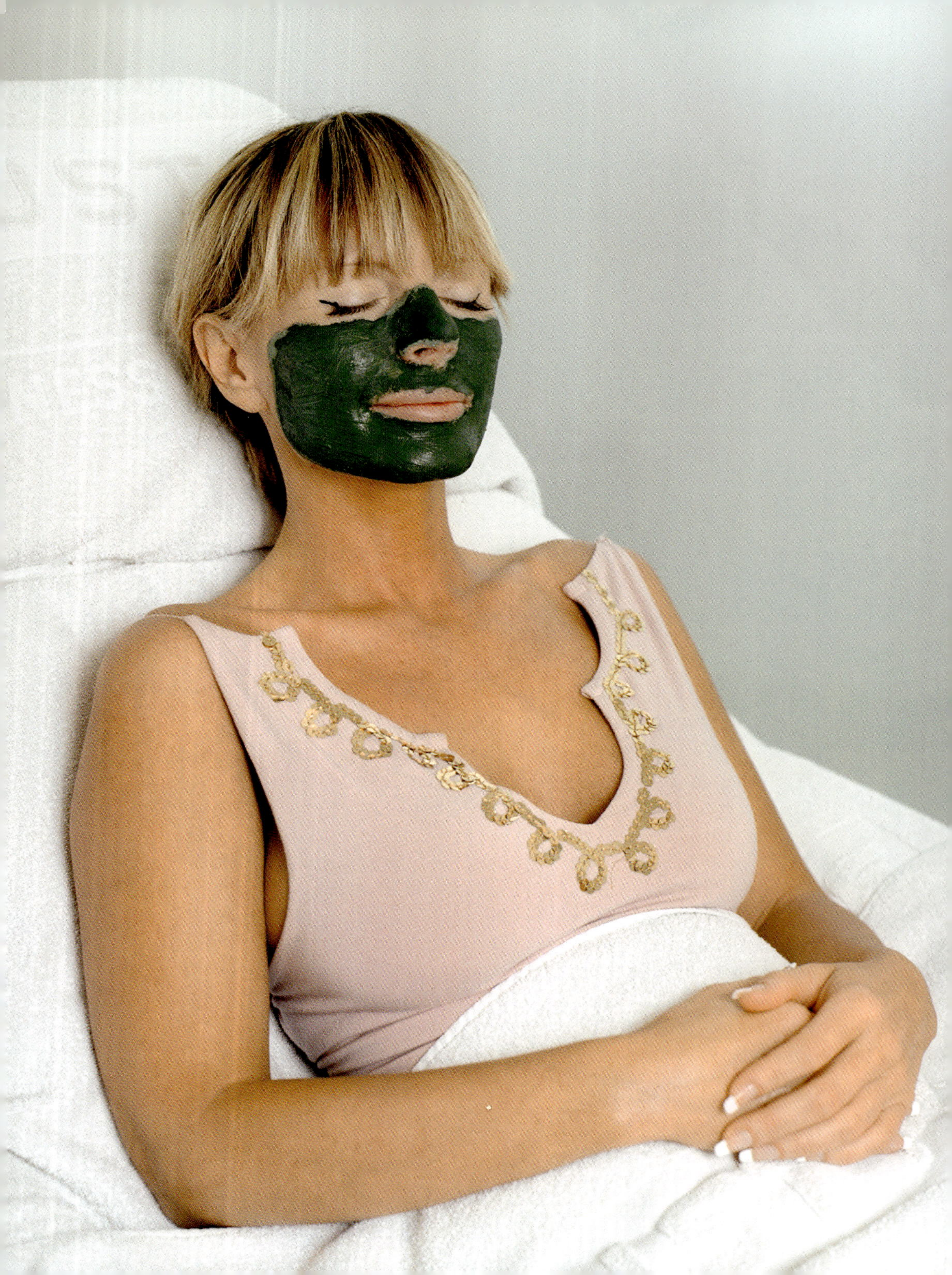

WELCHER TYP SIND SIE?

Das sollten Sie wissen, damit Sie Ihre Pflegeprodukte genau darauf abstimmen können. Gönnen Sie sich ab und an einen Besuch bei der Kosmetikerin. Sie kann durch eine genaue Analyse feststellen, welcher Hauttyp Sie sind. Wichtig ist die altersgemäße Pflege. Um die 30 haben Sie eine andere Hautstruktur als mit 20 oder mit 40. Und was mit 40 nützt, kann mit 20 schaden. Wird die Haut zu früh überversorgt, gewöhnt sie sich an die reichhaltige Pflege, und Sie können ihren steigenden Bedürfnissen später nicht mehr nachkommen. Oder die Haut ist bei zu viel Zuwendung nicht mehr richtig aufnahmebereit für die Pflegestoffe. Nicht unwichtig ist auch die tägliche Umgebung. Sind Sie der Sonne ausgesetzt oder halten Sie sich hauptsächlich in klimatisierten Räumen auf? Feiern Sie viel? Rauchen Sie? Besteht Ihr Leben aus zu viel Stress? Sind Sie emotional ausgeglichen?
Wirklich erforderlich für ein schönes Hautbild ist es, die Gesichtshaut immer gut zu reinigen. Das heißt allerdings nicht, dauernd zu rubbeln und zu bürsten, und auch nicht, die normale Handseife fürs Gesicht zu benutzen. Im Gegenteil, verwenden Sie möglichst sanfte Produkte, auch wenn die Haut gar nicht so empfindlich zu sein scheint.
Jede Region des Körpers benötigt eine spezielle Pflege und Ihre ganze Aufmerksamkeit. Es gibt kein Produkt für alles. Und Sie müssen nicht alles kaufen, was die Kosmetikindustrie bereithält. Das ist oftmals nur totaler Hype, und die Wirkung bleibt hinter der Erwartung weit zurück. Vielmehr ist es so, dass der grundsätzliche Zustand der Haut sehr abhängig ist von den Genen.
Es gibt unendlich viele Produkte mit den verschiedensten Wirkstoffen. Mir wird selbst immer ganz schwindelig, wenn ich vor einem Regal stehe und diese Vielfalt wie eine Betonwand auf mich einzustürzen droht. Ich bin dann völlig verwirrt über das unglaubliche Angebot, die Versprechungen einzelner Firmen und die sensationellen Ergebnisse, die mein Leben von heute auf morgen zu einem einzigen, nicht enden wollenden Erfolg werden lassen, wenn ich nur diese Creme benutze. Männer werden, am Straßenrand niederkniend, meiner Schönheit huldigen, sich vor mir verneigen und mir bis zu ihrem Lebensende verfallen sein. Ach ja …
Zurück zur harten Realität, denn das Glück wartet bereits an der Kasse in Form einer gesalzenen Rechnung. Gott sei Dank entzieht sich mein Selbstbewusstsein der Frage, ob mein persönliches Selbstwertgefühl gleichzusetzen ist mit dem Endbetrag auf meinem Parfümerie-Kassenbon. Denn es ist doch immer wieder dasselbe. Nach einigen Tagen Anwendung dieser vielversprechenden Artikel aus dem vermeintlichen „Beauty-Himmel" holt mich der Blick in den Spiegel – in der Sekunde – auf den Boden der Tatsachen zurück.

Und das ist auch gut so. Es gibt fabelhafte Produkte – aber bitte erwarten Sie keine Wundermittel!
Die meisten Frauen haben leider immer etwas an sich auszusetzen. Das macht dauerhaft schlechte Laune und das ist nun wirklich extrem unattraktiv! Finden Sie nicht auch?

ÜBERS RICHTIGE REINIGEN

Ob Sie Make-up benutzen oder auch nicht, die regelmäßige Reinigung morgens und abends ist super wichtig! Entscheiden Sie sich auf jeden Fall für ein seifenfreies Präparat. Neben der täglichen Reinigung sollte mindestens einmal wöchentlich auch ein Peeling zum Einsatz kommen, um abgestorbene Hautschüppchen zu entfernen. Alternativen oder zusätzliche Helfer sind Reinigungsmasken mit Peeleffekt, um die Toxine und Giftstoffe aus den Poren abzutransportieren, damit die Haut wieder gut durchatmen kann. Regelmäßig angewendet haben Talg & Co. – und damit auch Pickel oder Mitesser – keine Chance mehr.

Cleansing-Öl

... verträgt fast jeder Hauttyp, da sich Öl mit Wasser in eine Art Milch verwandelt. Gut für trockene und sensible Haut. Auch stark deckendes Make-up lässt sich damit problemlos entfernen.
Für die Reinigung reifer oder extrem strapazierter Haut sind diese Wasser-in-Öl-Emulsionen sehr geeignet, da diese den Säureschutzmantel der Haut erhalten. Genauso effektiv sind Reinigungscremes, die mit wertvollen pflanzlichen Ölen wie Jojoba, Soja oder Süßmandel angereichert sind.

Reinigungsmilch

Für empfindliche und sehr trockene Haut, da die Milch keine aggressiven Waschsubstanzen enthält. Diese Präparate trocknen nicht aus, reinigen sehr gut und versorgen die Haut mit nährenden, pflegenden Inhaltsstoffen.

Reinigungswasser

Vorsicht bei zu trockener Haut. Unbedingt auf die Inhaltsstoffe achten. Denn meistens enthalten sie austrocknende Substanzen wie z.B. Alkohol. Lieber ein Mittel mit beruhigenden Inhaltsstoffen verwenden.

Lotion (auch Tonic genannt)

Damit sollten Sie nicht sparen. Ich habe es früher nicht für nötig gehalten, nach der Reinigung noch zusätzlich eine Lotion aufzutragen. Aber seit ich erfuhr, dass sonst die Kalkrückstände des Wassers auf meinem Gesicht zurückbleiben, verwende ich sie jeden Tag. Eine Lotion bringt den pH-Wert binnen einer Minute wieder in Balance, sodass die Haut sofort erneut optimal geschützt ist. Ohne Lotion würde die Haut etwa eine halbe Stunde dafür brauchen. Je nach Produkt verfeinert eine Lotion die Poren und wirkt beruhigend oder belebend. Besonders Frauen mit fettiger Haut sollten allerdings darauf achten, dass sie keine alkoholhaltige Lotion in ihrem Pflegeprogramm haben.

Splashen

… ist besonders bei trockener, fahler Haut zu empfehlen. Während des Abreinigens wird das Gesicht zehn- bis 20-mal abwechselnd mit kaltem und dann mit warmem Wasser bespritzt. Dadurch werden die Kollagenfasern angeregt. Die Haut lebt auf!

Peelings

… sind für alle Hauttypen geeignet. Die ganz Empfindlichen unter Ihnen sollten sich jedoch sehr genau informieren und entweder ein äußerst mildes Produkt kaufen oder lieber sanfte ausprobieren, wie zum Beispiel das Peeling aus der Sonderedition „Casha's Beauty Lieblinge" von Dr. RA Eckstein Biokosmetik, mit dem Sie sich sowohl zu Hause als Home-Spa-Anwendung als auch von Ihrer Fachkosmetikerin verwöhnen lassen können.
Peelings lösen abgestorbene Hautschüppchen und zaubern einen rosigen Teint. Am behutsamsten wirken Enzymprodukte. Robustere Haut verträgt Peelings mit Schleifpartikelchen.

Wie weiß ich, ob ich die richtige Reinigungspflege benutze?

Wenn 10 bis 15 Minuten nach der Gesichtsreinigung ein Spannungsgefühl auf der Haut entsteht, dann wechseln Sie besser das Produkt. Möglicherweise ist es nicht sanft genug und trocknet zu stark aus.

CREME DE LA CREME

Nachtcremes

… unterstützen die Regeneration, denn in der Nacht ist die Zellteilungsrate achtmal höher als am Tag. Die Regenerationsprozesse laufen auf Hochtouren. Darum ist die Nachtruhe für die Haut auch so wichtig.

Fettige Haut

... braucht Feuchtigkeit. Wegen der Talgüberproduktion sollte unbedingt darauf geachtet werden, dass der Haut kein Fett zugeführt wird. Gut geeignet sind leichte Hydrogels oder ein ölfreies Fluid speziell für fettige Haut.

Feuchtigkeitscremes

... sind natürlich für jeden Hauttyp wichtig. Besonders für trockene Haut. Feuchtigkeitsspender wie Ceramide oder Hyaloronsäure schleusen Wasser in die trockene Haut und legen Feuchtigkeitsdepots an. Tagescremes sollten ausreichenden UV-Schutz haben.

Großporige Haut

Durch den Einsatz von AHA- und BHA-(Alpha- und Beta-Hydroxysäure)haltigen Cremes, auch bekannt als Fruchtsäurecremes, wird die Hornschicht der Haut dünner und gleichzeitig die Zellerneuerung beschleunigt. Das Resultat ist ein feineres und glatteres Erscheinungsbild, die Haut ist besser durchfeuchtet. Aber Vorsicht: Sonnenbäder vermeiden, da Pigmentstörungen auftreten können!

Zieht besser ein

Feuchte Haut ist gequollen und aufnahmebereiter als trockene – also in dem geeignetsten Zustand, Feuchtigkeitscremes, in Aufwärts- und Kreisbewegungen, aufzutragen. Um die Hautpflege möglichst schonend zu gestalten und die Aufnahme der Wirkstoffe zu verbessern, sollte die Haut sanft behandelt werden: An Stirn und Wangenpartie die Präparate mit kreisenden Bewegungen leicht einarbeiten, um die Augenpartie herum mit den Fingerkuppen der Mittelfinger sanft einklopfen und bei der Halspartie die Pflegecremes immer mit der gesamten Hand-innenfläche von oben nach unten ausstreichen.

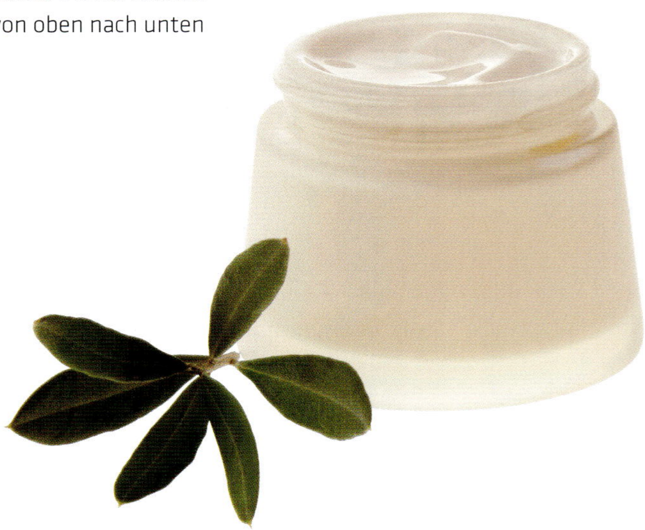

Haltbarkeit von Cremes beachten

Aufgedruckte Mindesthaltbarkeitsdaten gelten für ungeöffnete Tiegel und Tuben. Angebrochene Cremes sollten immer gut verschlossen und möglichst innerhalb von 4 bis 6 Monaten aufgebraucht werden, besonders, wenn sie bei Zimmertemperatur aufbewahrt werden. Je wärmer, desto schneller können enthaltene Öle ranzig werden oder sich Bakterien im Tiegel bilden. Bei Naturkosmetik gilt dies umso mehr, dort ist die Haltbarkeit noch begrenzter.

Für gute Durchblutung

... sollten Sie eine kleine „Zusatzbehandlung" von 2 Minuten einbauen. Denn man kann das tägliche Eincremen einer Nährstoffcreme hervorragend mit einer wohltuenden Massage verbinden – und schlägt gleich zwei Fliegen mit einer Klappe:
1. Mit den Handinnenflächen auf beiden Gesichtshälften breitflächig von der Nase über die Wangen in Richtung Ohren streichen. 2. Von der Nasenwurzel ausgehend, mit dem Zeige-, Mittel- und Ringfinger fächerförmig über die Stirn zum Haaransatz streichen.
3. Mit beiden Mittel- und Ringfingern Halbkreise um die Mundpartie zeichnen. 4. In einem Zug über Nasenrücken und Augenbrauen streichen.

WIE NEUGEBOREN: PEELINGS FÜR DAS GESICHT – SELBST ANGERÜHRT

Sugar Babe

3 Esslöffel braunen Rohrzucker mit etwas Olivenöl vermischen. Das Gesicht mit diesem Gemisch sanft einreiben. Kurz einwirken lassen, anschließend abwaschen.

Meerespower

In der Handinnenfläche etwas feinkörniges Meersalz mit einigen Tropfen Olivenöl vermengen. Mit den Fingerspitzen nicht länger als 1 bis 2 Minuten in die Gesichtshaut einmassieren und unter fließendem Wasser abwaschen. Gehen Sie sanft mit sich um! Die Nasenflügel und die Kinnpartie nicht vergessen!

Fruchtbombe

Das Fleisch einer Papaya im Mixer pürieren und auf Dekolleté und Gesicht auftragen. Nicht rubbeln! Nach ca. 10 Minuten wieder mit Wasser abspülen.

Peeling mit Kamilledampfbad

Wählen Sie eines der vorgeschlagenen Peelings aus und tragen Sie es auf Ihr Gesicht auf. Für das Dampfbad heißes Wasser in eine große Schüssel gießen und 1 Teebeutel Kamille hinzugeben. Beugen Sie sich nun mit einem Handtuch über dem Kopf über die Schüssel und lassen Sie den aufsteigenden Dampf ca. 10 Minuten einwirken. Die Hornschüppchen lösen sich, die Haut wird durchblutet. Nebenbei beruhigt das Dampfbad noch die Atemwege und durchfeuchtet die Nasenschleimhäute.

Peeling aus ungekochten Haferflocken

4 Esslöffel Haferflocken mit etwas Wasser zu einem festen Brei anrühren und aufs Gesicht streichen. Sanft einmassieren, kurze Zeit einwirken lassen und danach abwaschen.

Seesand-Mandelkleie

Für trockene, aber auch für fettige Haut geeignet. Beides gibt es im Drogeriemarkt. Bitte sanft einmassieren, denn die Seesand-Kleie hat eine natürliche, aber auch sehr starke Wirkung.

Tiefenreinigung

Hierfür nehmen Sie ca. 100 Gramm Mandel-Kleie, 3 Esslöffel Babyöl, 2 Esslöffel Naturjoghurt und den Saft von ½ Orange. Nicht länger als 1 Minute in kreisenden, sanften Bewegungen in die Haut einmassieren. Kurz einwirken lassen, abspülen.

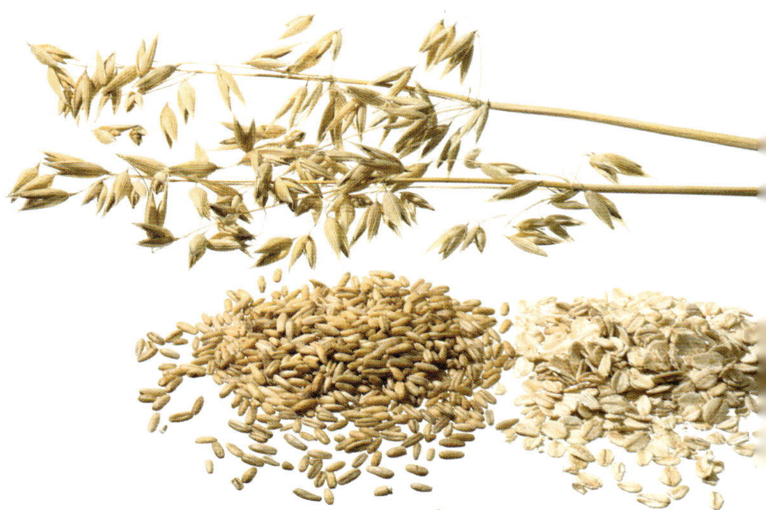

Reinigungsmasken

... sind grundsätzlich für jeden Typ geeignet, empfehlen sich aber besonders für die zu Unreinheiten neigende, fettige Haut, da die Talgproduktion reguliert wird. Am besten zweimal wöchentlich. Die Masken lösen ebenso wie ein Peeling Verhornungen, Hautschüppchen und klären die Poren. Cleansing-Masken sind oft schonender und sanfter als Peelings.

SIEBEN SÜNDHAFT SCHÖNE MASKEN

Straffend

1 Eiweiß steif schlagen und vorsichtig 1 Esslöffel Buttermilch unterheben. Großzügig aufs Gesicht auftragen. Nach 20 Minuten abwaschen.

Sensible Seiten

2 Esslöffel leicht angewärmten Honig mit 2 Esslöffeln Quark vermengen. Auf Gesicht, Hals und Dekolleté auftragen. Nach 15 Minuten mit lauwarmem Wasser entfernen.

Saft- und kraftlos?

1 große, noch warme, nicht geschälte Pellkartoffel zerdrücken, mit 1 Eigelb und 1 Esslöffel Milch verrühren. Den streichfähigen Brei warm auftragen und ungefähr 15 Minuten auf der Haut lassen.

Die Haut lebt auf

1 Handvoll Erdbeeren pürieren oder mit der Gabel zerdrücken, 3 Esslöffel Sahnequark und 1 Teelöffel Olivenöl untermischen. 15 Minuten einwirken lassen.

Das hat was ...

½ Avocado, 2 Esslöffel Buttermilch, 1 Esslöffel Quark und ½ Bund Petersilie pürieren. Die Maske aufs Gesicht auftragen und 15 Minuten einwirken lassen. Mit warmem Wasser abspülen.

... und das pusht

100 Gramm Sahnequark, 1 Eigelb und 1 Teelöffel Olivenöl vermengen. Die Mischung aufs Gesicht auftragen und nach 15 Minuten mit kaltem Wasser abspülen!

FOR MILLION-DOLLAR-BABYS

Gold gilt seit jeher als Inbegriff von Luxus. In kleinste Teilchen zerlegt, ist die Wirkung der weichen und sehr kleinen Moleküle des Blattgolds auf den Körper spürbar. Bereits im 14. Jahrhundert lobte Paracelsus die Heilkräfte des Edelmetalls, und die heutige Wissenschaft belegt, dass viele Funktionen im Körper vom Fluss der Elektronen gesteuert werden. Gold wirkt harmonisierend auf diese elektrischen Eigenschaften des Körpers: Durch seine energetische Ladung regt es die Lebensenergie an und entfaltet so seine positive Wirkung auf den Organismus. Gold erneuert, vitalisiert und schützt vor freien Radikalen. Die Abwehrkraft und Widerstandsfähigkeit der Haut wird gestärkt. Gold als Mikropartikel hemmt den Verlust an Kollagen und Elastin. Bis heute wird dem Edelmetall nachgesagt, es habe eine magische Kraft zur Verjüngung der Haut.

Schwelgen Sie im Luxus mit einer „Fünf-Sterne-De-Luxe-Beauty-Kostbarkeit": einer Maske aus 24 Karat Gold! Besorgen Sie sich im Bastelgeschäft echtes 24-karätiges Blattgold. Kostenpunkt: ca. 30 €. Das Gold reicht insgesamt für ca. 10 Anwendungen.

Tragen Sie zunächst ein sanftes Peeling auf und bereiten Sie Ihre Haut mit einem Gesichtsdampfbad vor. Nach 10 Minuten haben sich die Poren so weit geöffnet, dass sie besonders aufnahmefähig sind für das edle Gold-Treatment. Mit einem warmen, feuchten Waschlappen das Peeling entfernen. Die Haut nun nicht (!) abtrocknen, sondern die feinen, federleichten Goldplättchen auf das noch feuchte Gesicht legen. Wer möchte, kann natürlich auch Hals und Ausschnitt mit einbeziehen.

30 Minuten sollte das pure Gold intensiv einwirken. Abspülen und die Haut mit einer hochwertigen Creme nochmals verwöhnen. Sie werden sich fühlen wie eine Königin!

Viele Kosmetikprodukte enthalten jetzt Inhaltsstoffe, mit denen wir uns sonst schmücken. Gold pflegt nicht nur. Als Bestandteil in Cremes und Make-ups reflektiert es das Licht. Die Haut erscheint dadurch ebenmäßiger und jünger.

Silber wirkt in kleinsten Nanopartikeln antibakteriell, glättet und beruhigt die Haut. In vielen Masken findet sich Silber als Ingredienz.

Diamanten in Puderform gibt es mittlerweile in einigen Peelings. Sie exfolieren nicht nur sanft, sie beleben auch das Hautbild und bringen es zum Schimmern.

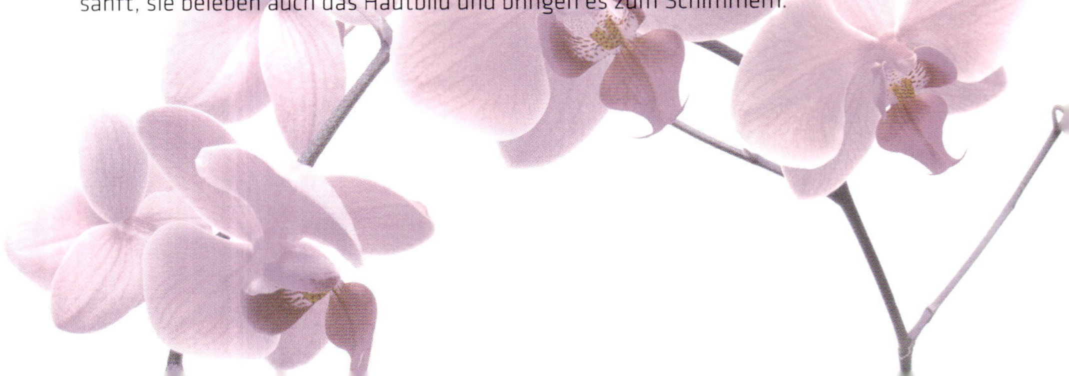

DOS AND DON'TS FÜR DIE HAUT

Do!

- Fragen Sie nach Proben und Testmustern der Produkte, die Sie zu kaufen beabsichtigen. Vorher ausprobiert, wissen Sie, ob Sie diese überhaupt vertragen. Bei mir ist immer auch der Geruch entscheidend. Eine Creme, die nicht gut duftet, mag ich nicht.
- Sie kennen den Tipp bereits schon zur Genüge ... Aber auch auf die Gefahr hin, dass ich Ihnen damit auf den Keks gehe, werde ich nicht müde, darauf hinzuweisen: Trinken Sie so viel pures Wasser wie möglich. Am besten ohne Kohlensäure. Das bläht den Magen nicht so sehr auf und übersäuert ihn nicht.
- Das Gesicht jeden Morgen mit einem Eiswürfel benetzen. Die Poren werden kleiner und die Durchblutung der Haut gefördert.
- In der Nacht regeneriert sich die Haut. Dann ist die Zellteilung am stärksten. Wählen Sie eine Nachtcreme, die Ihren Hautbedürfnissen angepasst ist und die Haut entsprechend nährt. Bitte nachts keine Tagescreme verwenden. In dieser sind meist Lichtschutzfaktoren enthalten, die die Haut während der Nacht nur unnötig belasten.
- Heizungsluft oder starke Sonneneinwirkung trocknen die Haut aus. Tupfen Sie Sesamöl auf das Gesicht – und ruhig auch auf alle anderen trockenen Stellen Ihres Körpers. Es macht die Haut wieder streichelzart. Das gilt auch bei leichten allergischen Hautreaktionen oder Reizungen. Sesamöl beruhigt selbst empfindlichste Haut.
- Im Winter wird die Haut extrem strapaziert. Drinnen sind die Räume meist überhitzt, draußen ist es klirrend kalt. Verwenden Sie für die empfindliche Gesichtshaut ein fettreiches Produkt. Auch der Körper braucht in dieser Zeit eine Extraportion Pflege.
- Morgens nach dem Aufstehen muss das Gesicht genauso gereinigt werden wie abends. Vielleicht nicht so intensiv, aber durch den nächtlichen Stoffwechsel entstehen Ablagerungen auf der Gesichtshaut. Die müssen weg!
- Achten Sie darauf, dass es während der Nachtruhe im Schlafzimmer schön dunkel und das Fenster geöffnet ist. Die Dunkelheit sorgt dafür, dass sich die Haut richtig ausruht und regeneriert. Das geöffnete Fenster lässt Sauerstoff in den Raum und fördert den Schlaf.
- Guter **Sex** ist auch ein exzellentes Schönheitsmittel. Regelmäßiger Sex hilft, frisch zu bleiben. Ich bin der Meinung: Alles, was Spaß macht, macht auch schön!
- **Lachen Sie!** Am besten, sooft es geht.

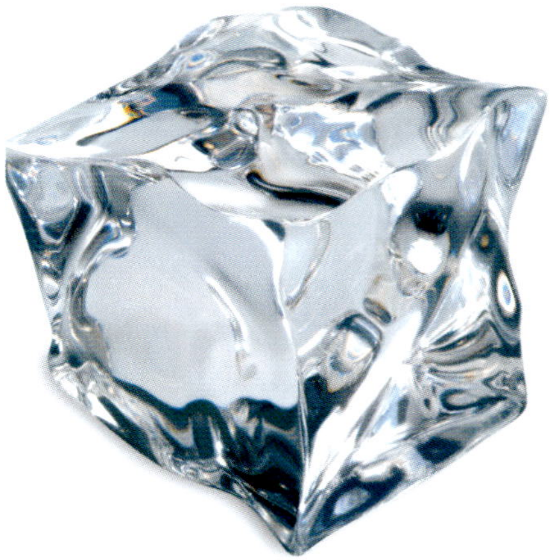

- Beim Auftragen der Augencreme ruhig auch die Lippen mit eincremen. Das festigt die zarte Partie um den Mund und minimiert kleine Mimikfältchen. Wind, Sonnenbestrahlung und mangelnde Pflege trocknen die Lippenhaut aus. Lippenpflegestifte schützen und verhindern, dass die hauteigene Feuchtigkeit verdunstet. **Chronisch trockene Lippen** sollten mit einem Pflegestift auf Naturölbasis (z.B. Rizinus-, Mandel- oder Jojobaöl) oder einem Klecks Honig behandelt werden.
- **Eiswürfelmassage** für eine gute Durchblutung: Destilliertes Wasser mit einem Schuss Zitronensaft anreichern und einfrieren. Um die Durchblutung der Haut zu verbessern, die Eiswürfel in ein Leinensäckchen oder ein Geschirrhandtuch geben und die Haut mit kreisenden Bewegungen damit massieren. Der Kälteschock bringt die Blutgefäße dazu, sich schnell zusammenzuziehen. Die Zitrone hat eine adstringierende Wirkung auf die Haut.

Don't!

- Wer sensible, zu **Couperose** (erweiterte, durch die Haut schimmernde rote Äderchen) neigende Haut nicht weiter belasten will, sollte starke Temperaturstürze vermeiden. Gefahrenzonen sind Sauna, Solarium und klimatisierte Räume. Auch der Genuss von Nikotin, Alkohol und scharf gewürzten Speisen kann die „Errötung“ der Äderchen begünstigen.
- **Stundenlange Sonnenbäder** ohne ausreichenden UV-Filter.
- Vorsicht vor zu heißem Wasser **beim Reinigen** Ihrer Haut. Rote Äderchen können entstehen und Poren zu groß werden.
- Zu viel **Sonnenbank** lässt die Haut frühzeitig altern. Gegerbte Haut sieht nicht wirklich jugendlich aus. Eine leichte Tönung wirkt jedoch gesund und strahlt Frische aus. Überlegen Sie sich also beim nächsten Termin, den Sie buchen, ob der wirklich sein muss. Ist man es gewöhnt, ständig braun zu sein, kann man gar nicht mehr aufhören. Zu schnell verliert man die Einschätzung über den eigenen Bräunungsgrad und fühlt sich blass, obwohl das gar nicht so ist.

- Ständig **wechselnde Pflegeprodukte** können die Haut zu stark irritieren. Die Folge sind oft rote Flecken und Überempfindlichkeit.
- Beim **Einmassieren** von Cremes oder Masken die feine Gesichtshaut nicht zu stark malträtieren und zerren. Das wäre kontraproduktiv! Es soll eine Wohltat für die Haut sein.
- Zu viel Alkohol, zu viel **Stress**, zu viele Zigaretten und zu wenig Schlaf sind einfach Killer für rosige Haut, Ladies!
- Hüten Sie sich auch vor **missgünstigen Gedanken**. Wir sind alle keine Engel aber ich sage Ihnen: Was Sie denken, gräbt sich früher oder später in Ihr Gesicht!
- Too much is **too much**. Ein Zuviel an Pflege muss nicht immer gut sein. So kann z.B. aus Peelings, die man zu oft anwendet, weil die Haut schnell schuppt, ein Teufelskreis entstehen, denn: Je öfter man peelt, desto schneller bilden sich wieder Schüppchen. Ein- bis maximal zweimal in der Woche ein Peeling ist ausreichend. Lieber reichhaltige Pflegeprodukte an die Haut lassen und vielleicht bei der Kosmetikerin eine genaue Hautanalyse durchführen, um zu ermitteln, woran es liegt.
- **Früher** glaubte man, zu viel Make-up schade der Haut und verstopfe die Poren Mittlerweile sind die Produkte aber so pflegend, dass sie nahezu bedenkenlos angewendet werden können. Benutzen Sie Make-up aber nicht täglich. Lassen Sie der Haut auch mal eine Pause.

DIE PICKEL-AMBULANZ

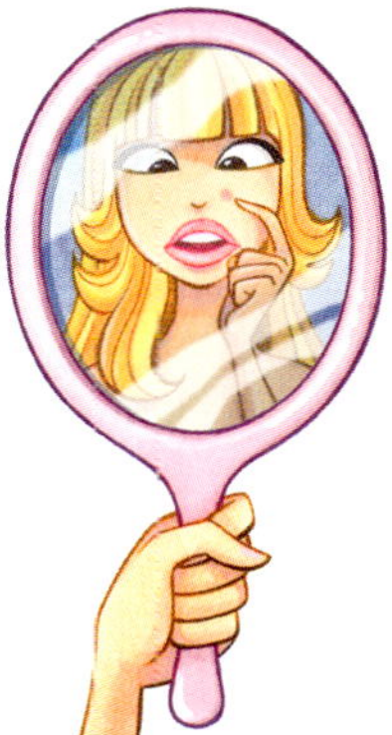

Die Theorie, Zucker oder Junkfood sei schuld an den ungeliebten Unreinheiten, stimmt nicht ganz! Frauen, die gänzlich auf Zucker verzichten, können sich dennoch mit unreiner Haut plagen. Ich ernähre mich zwar weitestgehend gesund, esse aber trotzdem alles, was Spaß macht. Und dazu gehören nun mal auch Süßigkeiten. Wenn man allerdings dazu neigt, vom bloßen Hinschauen schon einen Pickel zu bekommen oder zuzunehmen, sollte man zwar trotzdem nicht auf etwas verzichten, aber sich vielleicht nur eine Klitze-Kleinigkeit davon gönnen, damit kein Frust aufkommt. Denn das ist das Schlimmste, was passieren kann. Ruhig mal ein Stück Schokolade essen, mit Genuss, und dafür am nächsten Tag einen Obsttag einlegen. Verzichten Sie auf nichts, was Spaß macht! Man muss es ja nicht übertreiben. Auf die Portion kommt's an. Ein bis zwei Kilo zu viel ist nicht die Welt. Ein wohlgeformter femininer Körper wirkt weiblich und sieht lecker aus.

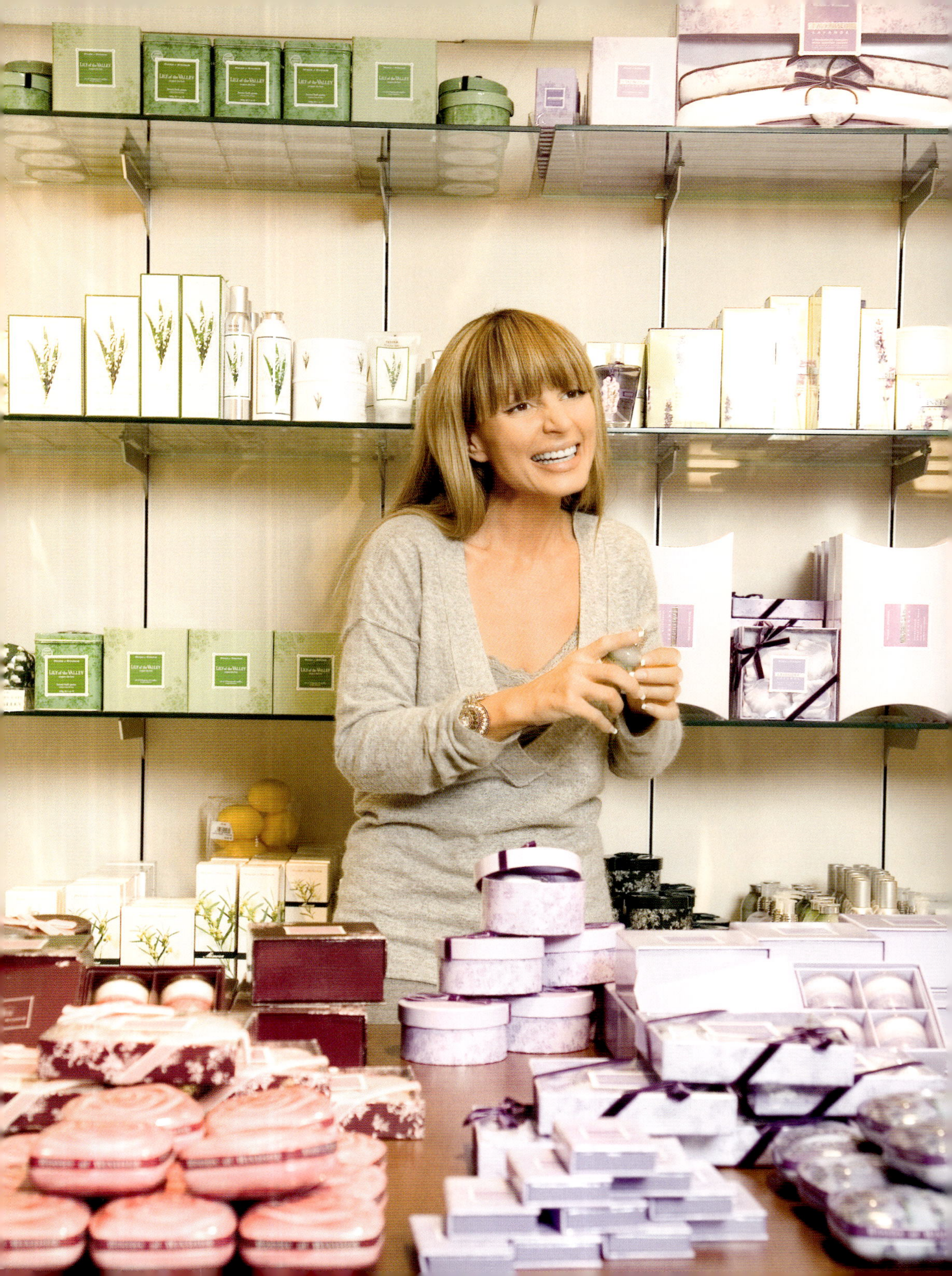
LILY of the VALLEY

S.O.S.-TIPPS: SCHNELLES EINSATZKOMMANDO FÜR REINE HAUT

Erste Hilfe: Arnikatinktur auftupfen. Die gibt es in der Apotheke. Mehrmals am Tag wiederholen.

Stündlich wiederholen! Einen Spritzer Zitronensaft auf die betroffenen Stellen auftragen.

Verschreibungspflichtig: Azelainsäure in Form einer Salbe öffnet verstopfte Poren. Sprechen Sie mit Ihrem Hautarzt.

Make-up nicht direkt auf den Pickel auftragen. Besorgen Sie sich einen Abdeckstift, der entzündungshemmend ist. Ein grünlicher Concealer eignet sich dazu am besten, da er die Rötungen verschwinden lässt. Außerdem nicht zu viel Make-up auftragen, auch wenn Sie die Stelle kaschieren möchten. Das macht es nur noch schlimmer und den Pickel umso sichtbarer.

Das hilft: Lavendelöl beruhigt die entzündete Hautstelle. Auf ein nasses Wattestäbchen 1 Tropfen Lavendelöl geben und den Pickel damit abtupfen. Dreimal täglich wiederholen.

Natur pur: Teebaumöl desinfiziert den Pickel und lässt ihn schneller abheilen.

Anti-Pickelstift: Vorsicht! Nicht auf die umliegende Hautregion schmieren. Das kann zu sehr austrocknen.

Aloe Vera als Gel oder Salbe auf den Pickel geben. Oder „en nature“: Ich habe von meiner Freundin Pratibha eine Aloe-Vera-Pflanze geschenkt bekommen und schneide, wenn ich es brauche, ein kleines Stück von einem der Blätter ab. Damit streiche ich über die entsprechende Hautstelle, und der Pickel verzieht sich. Ungelogen! Das funktioniert auch hervorragend bei Schürfwunden oder leichten Verbrennungen. Ich kann nur jedem empfehlen, sich so eine heilende Pflanze zuzulegen. (Außerdem ist so etwas ein tolles Geschenk für eine liebe Freundin.)

Homöopathie: Calcium Sulfuricum gegen entzündete Pickel, Silicea bei eitrigen Pickeln

MASKENBALL

2 Esslöffel Heilerde mit 100 Gramm Quark vermengen. Die Masse auf das Gesicht oder speziell auf die entzündeten, gereizten Hautstellen auftragen. Nicht antrocknen lassen, sondern nach ca. 20 Minuten mit warmem Wasser abwaschen. Das heilt und stabilisiert.

Handelsübliche Hefe zum Backen mit etwas Milch oder Wasser zu einem streichfähigen Brei verrühren. Dick auf das Gesicht auftragen und so lange darauflassen, bis das Ganze fast hart geworden ist. Mit einem Waschlappen gründlich abwaschen und danach die Haut mit einer Feuchtigkeitscreme verwöhnen.

Eine Handvoll Weintrauben zerdrücken und mit 1 Esslöffel Haferflocken vermischen. Die Maske auftragen, 15 Minuten einwirken lassen und mit lauwarmem Wasser abspülen.

AUCH DAS NOCH …

Stars and stripes

Um Entzündungen beim Ausdrücken von Mitessern zu vermeiden, empfiehlt es sich, die lästigen Talgpfropfen auf Nase, Stirn und Kinn mit Anti-Komedonen-Strips zu entfernen. Diese Strips arbeiten nach dem Prinzip „Anfeuchten, Aufkleben und Abziehen“. In Phase 1 verbinden sich die im Strip steckenden Polymere mit den Mitessern, die beim Abziehen dann aus der Pore entfernt werden. In Phase 2 werden die behandelten Hautpartien mit einem antibakteriellen Tuch desinfiziert.

Große Poren?

Es gibt ein ganz einfaches Gesichtswasser: 10 Milliliter Zitronensaft, Apfelessig oder Rotwein. Einen Wattebausch damit tränken und das Gesicht sanft abreiben.

Duftlampe im Einsatz gegen Pickel

Nicht wundern, auch auf diese eher ungewöhnliche Art kann man etwas gegen Pickel tun: Aromatisches Mandarinenöl als Raumduft klärt ganz nebenbei auch die Poren, Salbeiöl bekämpft Mitesser.

Tröpfchen für Tröpfchen

Träufeln Sie 2 Tropfen reines Salbeiöl in den Tiegel Ihrer üblichen Tagespflege. Der Salbei reguliert die Talgproduktion und wirkt antiseptisch.

Aromatherapie

Wacholderbeerenöl gegen Unreinheiten und Mitesser. 2 Tropfen in ein Schüsselchen mit warmem Wasser geben, die Fingerspitzen darin eintauchen und damit das Gesicht massieren. Das Wasser-Öl-Gemisch muss nicht wieder abgewaschen werden.

Something to drink

Bitte jeden Morgen ein kleines Glas Holundersaft trinken! Am allerbesten vor dem Frühstück auf nüchternen Magen. Holunder ist eine Vitamin-C- Bombe und zudem stark blutreinigend.

Cool

Wer Pickel hat, neigt leider meist auch zu fahlem, blassem Teint. Lassen Sie bereits morgens einen Eiswürfel über Ihr Gesicht gleiten, bis er ganz geschmolzen ist. Das regt die Blutzirkulation an und erfrischt die Haut so, dass sie danach rosig und gesund strahlt.

Drücken Sie gerne an den Pickeln herum?

Saubere Hände sind ein „Muss" beim Ausdrücken von Pickeln oder Mitessern! Verwenden Sie bitte immer Papiertaschentücher oder zwei Zelltücher, die Sie sich um die Fingerspitzen wickeln. Behandeln Sie nach der Prozedur die einzelnen Stellen mit einem nassen Wattestäbchen, auf das Sie einen Tropfen Teebaumöl geträufelt haben.

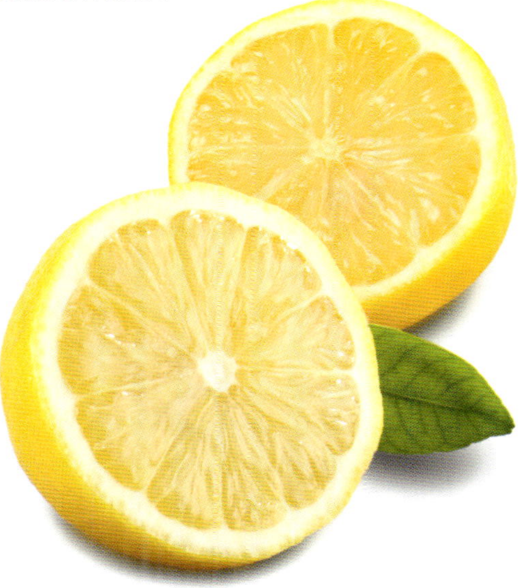

DIE ZEHN HIMMLISCHEN GEBOTE FÜR IRDISCHE BEAUTY-GÖTTINNEN

„Sie sollten nicht ..."

1 **... geschminkt ins Bett gehen.** Während Sie schlafen, regeneriert sich die Haut und startet den Entgiftungsprozess.

2 **... ständig ins Gesicht greifen**. Stay away! Keime können leicht übertragen werden und zu Entzündungen führen.

3 **... an den Augen reiben.** Auch hier gilt: Hände weg! Das Make-up verschmiert, und die wenigen Stützfasern werden zerstört. Das führt unweigerlich irgendwann zu Falten. Lassen Sie sich auch beim Abschminken der Augen Zeit. Das zahlt sich langfristig aus. Pflegeprodukte sollten besser eingeklopft werden. Das ist sanfter als cremen.

4 **... übertreiben mit der Mimik.** Die zeichnet sich, in Form von Falten, irgendwann ins Gesicht. Je nach Gewebedichte und dem Druck, der auf das Netz aus Kollagenfasern ausgeübt wird, erscheint eine Falte 15 Jahre, nachdem sie angelegt wurde.

5 **... zu viel pflegen.** Gut abgestimmte Pflegeprodukte, die sich ergänzen, nützen Ihrer Haut mehr als ein Arsenal an Tuben und Tiegeln, die die Haut am Ende überstrapazieren können. In Ihrem Schrank sollten entsprechend Ihrem individuellen Hauttyp altersgerechte Beauty-Produkte stehen.

6 **... Pickel mit den Händen ausdrücken.** Wenn Sie's schon nicht lassen können: Bitte über beide Zeigefinger ein Zelltuch stülpen!

7 **... austrocknen!** Ein wahrer Schönmacher ist Wasser! In stiller Form das Nonplusultra und Beauty-Komplize der Models. Die trinken allerdings mindestens 3 (!) Liter am Tag.

8 **... den Bogen überspannen**. Weniger ist mehr. Seien Sie dezent in Look und Farbe. Zurückhaltung macht Sie interessanter und umgibt Sie mit einer besonderen Aura.

9 **... traurig sein!** Herunterhängende Mundwinkel wirken alles andere als sexy oder schön. Versuchen Sie, das Lebenswerte im Leben zu sehen. Lebenslust ist das allerbeste Beauty-Rezept!

10 **... zu viel rauchen.** Das rächt sich mit fahlem, blassem Teint. Jahre später wird die Haut runzelig und altert vorzeitig! Das muss nicht sein!

INSIDE BEAUTY: DAS MACHT DIE HAUT VON INNEN SCHÖN

Die Gesundheit und Schönheit strahlender Haut, glänzender, voller Haare und fester Fingernägel ist nicht zuletzt das Ergebnis Ihres Lebenswandels und vor allem Ihrer Ernährung.

Fahle Haut: Vitamin A regeneriert die Zellen und lässt Ihren Teint strahlen. Gemüse wie Süßkartoffeln und alle Kohlsorten enthalten viel davon. Sojabohnen und Beerenfrüchte wie z.B. Johannisbeeren, Heidelbeeren, Himbeeren und Blaubeeren sind das Dream-Team der Vitamin-C-Lieferanten und mobilisieren einen müden Teint.

Dehydrierte Haut, die zu Fältchen neigt: Achten Sie besonders auf eisenreiche Nahrung, zusätzlich auf Magnesium und Kalzium – das hält die Haut jung und bindet Feuchtigkeit, so z.B. Gemüse wie Rotkohl und Radicchio-Salat. Avocados und kaltgepresstes Olivenöl sind reich an pflanzlichen Fettsäuren. Essen Sie viel Fisch! Effektiv sind lachsrote Fischsorten wie Hummer, Lachs und Krebse. Aber auch Eier, Milch und Butter braucht die Haut, um prall auszusehen. Achtung bei Süßigkeiten: Zucker baut Kollagen ab! Besser

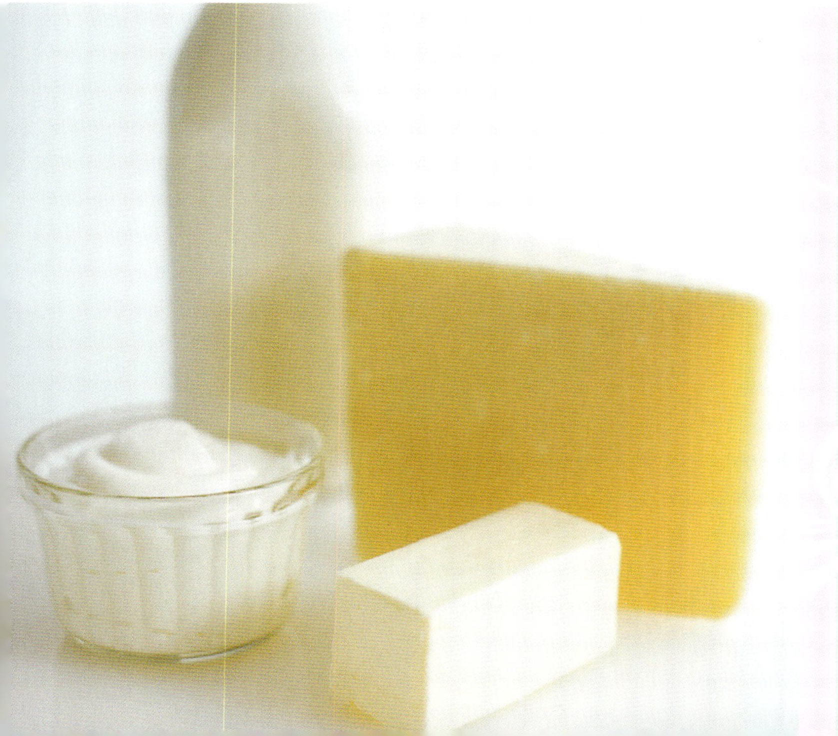

Milch und Milchprodukte sind echte Beauty-Hits – nicht nur als Bestandteil vieler toller Masken und Treatments, sondern auch auf dem Speiseplan!

!!!

Kein Ammenmärchen: Haferflocken sind ein probates Mittel, um in Sachen Haare und Haut zu einem „glänzenden Ergebnis“ zu kommen. Also, essen Sie sich einfach schön!

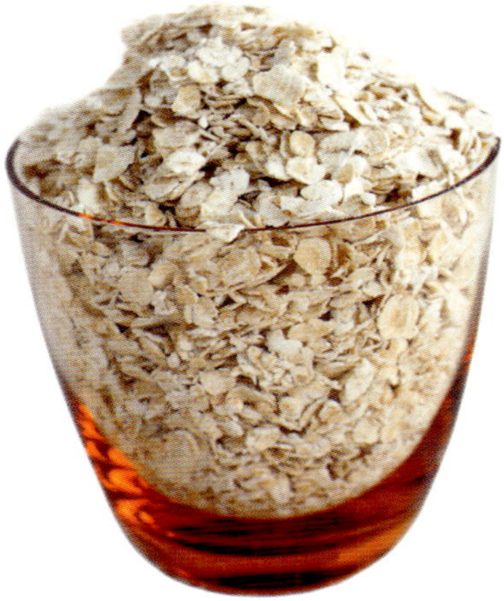

sind kleine Snacks wie Nüsse. Walnüsse sind die Anti-Aging-Agenten schlechthin. Super: getrocknete Früchte wie Aprikosen, Mangoscheiben und Bananenchips. Außerdem nicht vergessen, viel stilles Mineralwasser und Früchtetee zu trinken!

Geschwollene Augen: Bringen Sie Ihren Kreislauf in Schwung! Dadurch wird die angestaute Gewebeflüssigkeit in den Lymphen abtransportiert. Vorsicht bei zu viel Salz – das lagert sich ab! Essen Sie stattdessen viel Rohkost und Obst: Bananen, Kiwis, Orangen, Grapefruits. Eine der größten Vitamin-C-Bomben ist übrigens die Petersilie. Auf der roten Liste stehen Sojaprodukte, die bringen die empfindliche Haut rund um die Augen zum Anschwellen.

Unreine Haut: Bereits 30 Milligramm Zink pro Tag verhindern Pickel. Vermeiden Sie Zucker im großen Stil! Das steigert die Pickelgefahr enorm. Auch sollten Sie fettige Fertiggerichte wie Pommes frites oder Pizza von Ihrem Einkaufszettel streichen. Essen Sie lieber Austern, Melonen, Karotten, Paprika, Champignons, Gurken und Tomaten. Vollkornbrot sollte Weißbrot ersetzen. Vorsicht auch bei Käse, Eiern und Milch sowie Limonade, Cola und überzuckerten Säften.

Nahrungsergänzung für schöne Haut: Selen und Zink, Omega-3- und Omega-6-Fettsäuren. Wunderbare Unterstützung, die der Haut hilft, Schutz aufzubauen und Mängel auszugleichen.

DAS DEKOLLETÉ ... KOMMT OFT ZU KURZ

Die Sonne lacht, die Haut ist schön gebräunt, ob „Sunshine en nature" oder aus der Steckdose: „Frau" zeigt natürlich gerne, was sie hat. Ein schönes Dekolleté erfordert allerdings auch die richtige Pflege. Die Haut über Brustbein und Busen ist dünn und empfindlich. Deswegen sind nicht nur eine regelmäßige Pflege und ausgiebiger Sonnenschutz so wichtig, sondern auch eine gesunde Lebensweise und Ernährung zur Verbesserung der Hautstruktur und Vorbeugung von Falten.

Most important

Cremen, cremen, cremen! Die Haut am Dekolleté besitzt nicht viel Unterhautfettgewebe und ist deswegen besonders anfällig für Austrocknung durch häufiges Duschen und Baden, durch Temperatureinflüsse und Sonneneinstrahlung. Nach jedem Baden oder Duschen und vor allem nach dem Sonnenbad sollten Sie die Haut eincremen, um ihr die nötige Feuchtigkeit zurückzugeben und somit der Faltenbildung entgegenzuwirken. Je nach Hauttyp sollten Sie eine Lotion oder eine reichhaltige Creme verwenden. Auch gerne mal fetthaltig, besonders im Winter.

Gehen Sie sorgsam mit Ihrer Haut um. Statt wild zu cremen, reicht ein sanftes Einklopfen, z.B. mit speziellen Präparaten, die zusätzlich eine bruststraffende Wirkung haben. Solche Pflegeprodukte müssen regelmäßig angewendet werden, damit ein Erfolg sichtbar wird.

30 Minuten vor einem Sonnenbad sollten Sie Ihr sensibles Dekolleté sowie den restlichen Körper besonders sorgfältig mit einem Produkt mit hohem Lichtschutzfaktor eincremen, um die Haut gut zu schützen und Sonnenbrand, der sie schneller altern lässt, vorzubeugen.

Wechselwirkung

Kalte Güsse regen die Durchblutung an. Und die sorgt für die optimale Versorgung der Haut mit Nährstoffen von innen, den Abtransport von Schlackenstoffen und lässt die Haut rosig erscheinen. Außerdem wird sie auf diese Weise gut vorbereitet für die anschließende Pflege von außen. Machen Sie bei jedem Duschen oder Baden wechselwarme Güsse. Das strafft die Haut. Wichtig: Enden Sie immer mit einem kalten Brausestrahl!

Peelings und Masken

Häufig ist auch die Haut am Dekolleté rau und schuppig. Doch traut man sich oft nicht ran, weil sie hier besonders empfindsam ist und schnell zu Rötungen neigt. Mit einem su-

! ! !

*Geheimtipp:
Auf dem Dekolleté täglich ein Anti-Cellulite-Gel einklopfen – als „Langzeittherapie" sehr wirkungsvoll!*

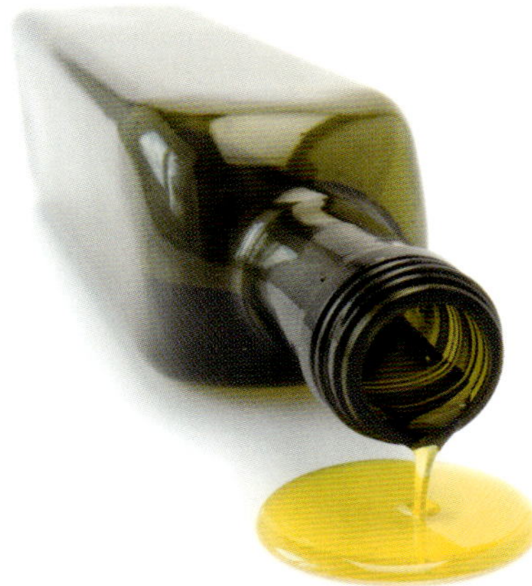

persanften Peeling speziell für diese zarte Region lassen sich aber auch hier abgestorbene Hautschüppchen entfernen. Beziehen Sie das Dekolleté in Ihr tägliches Pflegeprogramm mit ein. Und: Regelmäßig eine reichhaltige Maske ist ein Muss!

Schöne Aussichten

Das Dekolleté wirkt praller und straffer, wenn Sie mit Eiswürfeln über Hals und Busenbereich streichen.

Mit Ölwickeln verwöhnen

Effektiv sind Ölwickel: 5 Esslöffel angewärmtes Öl (z.B. Mandel-, Avocado-, Sonnenblumen-, Weizenkeim- oder Olivenöl) mit der gleichen Menge flüssigem Honig mischen und mit einem Maskenpinsel auf der Region zwischen Kinn und Schlüsselbein verstreichen. Anschließend wird die Partie mit einem feuchten Baumwolltuch abgedeckt und mit einem weichen Frotteetuch umwickelt. Nach einer halben Stunde wieder abnehmen. Reste mit dem feuchten Halswickel abwaschen. Direkt danach eincremen.

HAAR-
GENAU

WASCHEN, SPÜLEN, TROCKNEN – ABER RICHTIG!

DAS RICHTIGE WASCHEN

Gehören Sie zu denen, die sich eine geballte Ladung Shampoo aufs Haupthaar klatschen? Nur wenn Ihr Haar wirklich lang ist, brauchen Sie etwas mehr, ansonsten reicht eine kirschgroße Menge. Das Shampoo nie in feuchtes, sondern nur in richtig nasses Haar einarbeiten. So lässt es sich nicht nur besser verteilen, sondern Sie brauchen auch weniger. Massieren Sie die Kopfhaut ausgiebig – und vor allem sanft! Nicht wild rumschrubben, lediglich vorsichtig mit den Fingerspitzen langsam auf der Schädeldecke hin und her bewegen. Das fördert die Durchblutung, belebt das Wachstum der Haare und verhindert, dass die Poren verstopfen. Fett und Hautschuppen haben so keine Chance.

DAS RICHTIGE SPÜLEN

Spülen Sie Ihr Haar gründlich aus, hören Sie nicht auf, wenn der Schaum weg ist! Alle Shampooreste sollten aus dem Haar entfernt sein. Profis raten zu panthenolhaltigen Shampooprodukten für mehr Glanz.

DAS RICHTIGE TROCKNEN

Die Haare nie mit dem Handtuch trocken rubbeln! Stattdessen das Wasser vorsichtig auspressen und abtupfen. Wenn Sie das Haar im feuchten Zustand kämmen, dann bitte an den Haarspitzen anfangen, die Haare zu „entheddern" und langsam nach oben durcharbeiten. Knötchen lassen sich so besonders leicht herauslösen.

Wenn es Ihre Zeit zulässt, nicht sofort zum Föhn greifen. Behalten Sie ruhig das Handtuch noch ein bisschen um den Kopf. Ihrem Haar tut es gut, wenn Sie es einige Minuten an der Luft trocknen, ehe Sie anfangen zu stylen oder zu föhnen. Wenn es leicht angetrocknet ist, wird es durch die heiße Föhnluft weniger beschädigt als im nassen Zustand. Denken Sie daran, die Haare lieber mit kühlerer Luft zu trocknen. Der Zeitaufwand ist unwesentlich – das Ergebnis aber schonender, und obendrein bekommt das Haar mehr Volumen und sichtbar viel, viel mehr Glanz!

! ! !

Wenn ich genügend Zeit habe, verzichte ich ganz aufs Föhnen und gönne meinen Haaren ein bisschen Ruhe. Wenn sie fast trocken sind, drehe ich sie auf einige weiche Papilloten, die ich über Nacht im Haar lasse. Morgens habe ich im Handumdrehen superschöne Locken, ohne meine Haare strapaziert zu haben und ohne den geringsten Zeitaufwand. Probieren Sie's aus.

LOVE IS IN THE HAIR: HANDMADE-SHAMPOOS

Normales Haar

Verrühren Sie 1 Eigelb mit 1 Teelöffel Honig und geben Sie 1 Teelöffel Weinbrand hinzu. Fertig!

Glanz-Maximierer

Fügen Sie Ihrer üblichen Menge Shampoo 1 Eigelb hinzu. In einer kleinen Schüssel mit dem Schneebesen schaumig schlagen.

Extraportion

Vitamin-E-Kapseln aufstechen und in die Tagesportion Shampoo mischen. Darin sind jede Menge zusätzliche Nährstoffe, mit denen das Haar versorgt wird.

Top secret

3 Esslöffel Ascorbinsäure mit etwas warmem Wasser vermengen, sodass daraus ein Brei wird. Massieren Sie diesen Brei wie ein Shampoo in die Kopfhaut ein. Sofort wieder ausspülen. Die Zitronensäure reduziert Fett und Talg.

Fettiges Haar

... braucht 1 Eigelb, 1 Teelöffel Weinbrand oder Wodka und 2 Tropfen Rosmarinöl, um typgerecht gereinigt zu werden. Schön schaumig schlagen!

Casha's besonderer Tipp

Fügen Sie Ihrem Shampoo 1 bis 2 Tropfen Rosenöl hinzu. Oder einfach 1 Spritzer Ihres Lieblingsparfums. Haare sind ein hervorragender Duftträger. So hinterlassen Sie immer Ihre ganz persönliche Note!

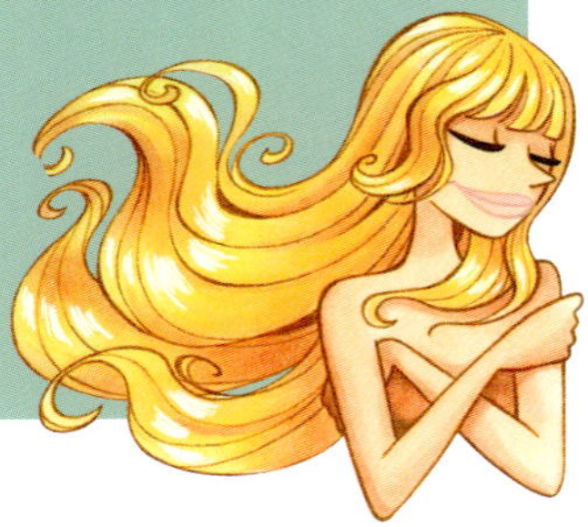

Fülle und Halt

Reichern Sie Ihr Shampoo (eine Flasche mit ca. 250 Millilitern) mit einem Beutel handelsüblichem Gelatinepulver an. Gut schütteln! Das sorgt für Volumen. Außerdem sparen Sie anschließend den Festigerschaum. Nur für feines, dünnes Haar geeignet.

Frische

... und ein belebendes Gefühl kommen ins Haar mit Pfefferminzshampoo. Es reinigt die Kopfhaut und gibt ein belebendes Gefühl. Außerdem riecht es sehr lecker. Verrühren Sie hierfür 2 Eigelb mit 3 bis 4 Tropfen Pfefferminzöl.

Schuppen oder trockene Kopfhaut

... bekommen Sie in den Griff mit einem Schneebesen und Ihrem „Homemade-Shampoo", bestehend aus 1 Eigelb, 1 Teelöffel Weinbrand und 2 Tropfen Thymianöl.

Lavendelshampoo für trockenes Haar

Ein Dufterlebnis! 3 Tropfen Lavendelöl und 2 Eigelb werden schaumig aufgeschlagen und ins Haar gegeben.

Glanzloses Haar

... gehört der Vergangenheit an mit einem Mix aus 1 kleinen Schnapsglas voll Cognac und 1 Eigelb. Der Geruch des Alkohols verfliegt. Machen Sie sich keine Sorgen!

HAIRLICHE HELFER: HAARBÄDER, TINKTUREN UND SPÜLUNGEN

TROCKENES HAAR

Kein Wunder

... denn es wirkt: 4 Esslöffel Thymianblätter mit 1 Liter kochendem Wasser überbrühen und 10 Minuten ziehen lassen. Sud abseihen und warm, nicht heiß, übers Haar laufen lassen. Danach nicht mehr ausspülen. Das gilt im Übrigen für alle Tinkturen.

Startrick

Hollywood-Stars nehmen zum Ausspülen ihrer Haare stilles Mineralwasser. Das ist weicher und im Gegensatz zum Leitungswasser nicht kalkhaltig. So werden die Haare schonender gepflegt, es macht sie softer und glänzender. Und durchkämmen lassen sie sich auch besser!

SCHUPPEN

Leise rieselt der Schnee

Kopfhaut vor der Haarwäsche mit verdünntem Zitronensaft einreiben. Auf 10 Milliliter Wasser 2 Tropfen Zitronensaft. Danach wie üblich waschen.
Aber Vorsicht, Ladys: Zitrone kann die Haare hin und wieder etwas aufhellen – bei Blondinen oft ein willkommener Effekt.

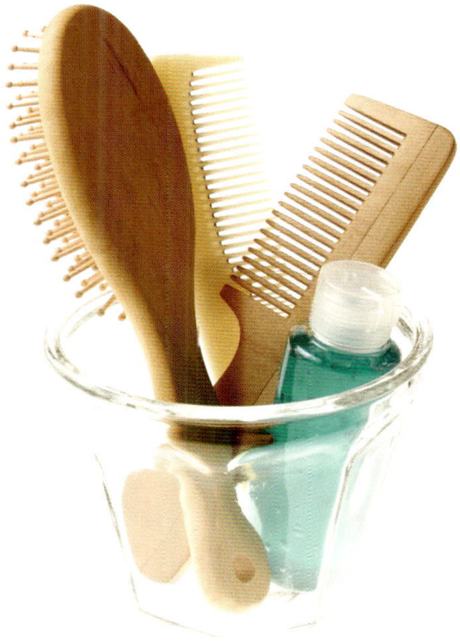

Tolles Ergebnis

Die Kopfhaut mit Rosmarintee einreiben.
Regelmäßige Anwendung ist das A und O!

Der Tee macht's!

1 Liter Tee aus Ringelblume und Brennnessel aufgießen und 10 Minuten ziehen lassen, damit die Mixtur ihre Wirkung entfalten kann. Übers Haupt gießen. Nicht mehr ausspülen, sondern wie gewohnt stylen.

Wunderbar

1 Handvoll Lindenblüten mit 1 Liter kochendem Wasser überbrühen. 1 Stunde ziehen lassen, bis der Tee abgekühlt ist, und abschließend übers Haar geben. Regelmäßig angewendet, löst er sogar das schuppigste Problem.

Klassiker

Klettenwurzelhaarwasser vor dem Haarewaschen in die Kopfhaut massiert, fördert das Abstoßen der abgestorbenen Hautschüppchen am Kopf. Sie lösen sich beim Waschen dann ganz leicht und sanft heraus.

STUMPFES HAAR

Glanzstück

1 Liter Wasser mit 4 Esslöffeln Essig vermischen. Ein perfektes Haarbad für spiegelnde Leuchtkraft!

Shiny hair

... mit 1 Liter leicht abgekühltem schwarzem Tee. Die Spülung nur bei braunem Haar verwenden!

Magischer Glanz

Dafür sorgen Zitronen. Geben Sie den Saft einer Zitrone in 1 Liter Wasser. Bitte nicht die Kopfhaut damit massieren, sondern nur leicht in die Haare einkneten. Der Säuregehalt verschließt die Schuppenschicht der Haare und lässt sie seidig schimmern. Kurz einwirken lassen – ausspülen.

Blondes have more fun

Lauwarmen Kamillentee übers Haar gießen – und die Blondreflexe intensivieren sich.

... oder doch eher die Brünetten?

200 Milliliter kalt gewordenen Kaffee über das trockene Haar geben. Auswringen und unter einer Klarsichtfolie ca. 20 Minuten ganz entspannt einwirken lassen. Danach wie gewohnt ausspülen.

! ! !

Wochenend-Tipp:
Vereinbaren Sie doch mal mit einer Freundin ein Kopfmassage-Date! Massieren Sie sich gegenseitig mit einem herrlich duftenden und entspannenden Öl aus der Aromatherapie, z.B. Ylang-Ylang oder beruhigender Lavendel, den Kopf: 10 Milliliter Oliven- oder Mandelöl mit 3 Tropfen Ihres Lieblingsöls in einem Schüsselchen vermischen. Die Fingerspitzen eintauchen und mit sanften Bewegungen auf die Kopfhaut massieren. Lassen Sie sich Zeit. Je länger die Massage, desto höher der Relaxfaktor. Danach die Haare waschen und mit einer Haarmaske verwöhnen.

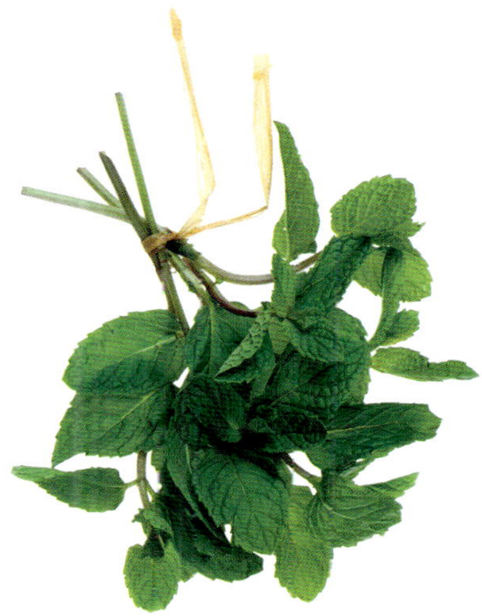

FETTIGES HAAR

Es wirkt!

1 Handvoll frische Minze mit 1 Liter Wasser aufkochen. Abkühlen lassen und durch ein Sieb geben. Den Sud anschließend wie eine Spülung über Ihre Haare laufen lassen. Sollten Sie keine frische Minze haben, tun es auch 3 Beutel Pfefferminztee.

Abhilfe

... schafft auch dies: 1 Handvoll Birkenblätter mit 1 Liter kochendem Wasser übergießen und etwa 1 Stunde darin ziehen lassen. Abseihen. Den Sud über die Haare gießen.
Vorsicht bei blondem Haar: Hier kann es zu gelb-bräunlichen Verfärbungen kommen. Bei anderen Haarfarben ist das nicht sichtbar, bei ihnen kann das Rezept auf jeden Fall ohne Reue verwendet werden.

Fertigmenü

Thymiantinktur aus dem Reformhaus. Vor dem Waschen mit den Fingerspitzen in die Kopfhaut und Haare einmassieren.

! ! !

Haarkuren wirken weit intensiver durch Körperwärme. Basteln Sie sich einen schicken Turban aus Alu- oder Klarsichtfolie und einem Handtuch. Chic, chic!

GLÄNZENDE AUSSICHTEN: HAARMASKEN

Die Kopfhaut nur sparsam mit einer Kur oder Spülung in Berührung bringen! Denn zu viele Nährstoffe können die sensible Kopfhaut zu stark einfetten. Dafür aber gerne eine Extraportion auf die Haarlängen und die Spitzen. Wenn Sie Ihre Haare während des Badens waschen, bitte nicht die Haare in der Badewanne ausspülen. Die Fette und Schmutzpartikel, die im gebrauchten Badewasser sind, verkleben die Haare und machen sie nicht richtig sauber. Es sei denn, Sie benutzen die Brause und spülen die Haare gründlich aus.

TROCKENES HAAR

... liebt Nährstoffe satt

1 reife, zerdrückte Avocado ins Haar einarbeiten und 40 Minuten einwirken lassen.
Bei sehr trockenem Haar zusätzlich 3 Tropfen Avocadoöl in das Fruchtmus rühren.

Wahnsinnsglanz

2 reife Bananen zerdrücken, 5 Tropfen Mandelöl dazugeben und diese Maske 40 Minuten auf dem Haar lassen.

Professionell

1 Eigelb, eine kleine Menge Wasser und Avocadoöl zu einem Brei vermengen und in die Haare einmassieren. Die Maske sollte 15 Minuten einwirken.

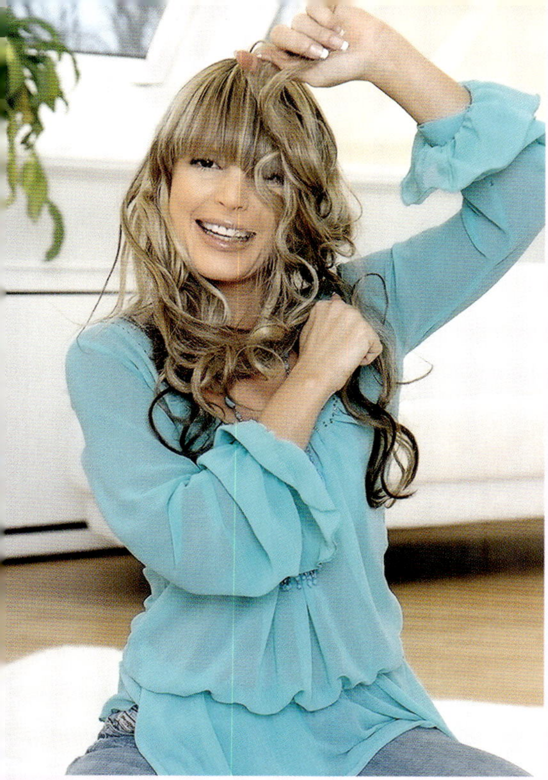
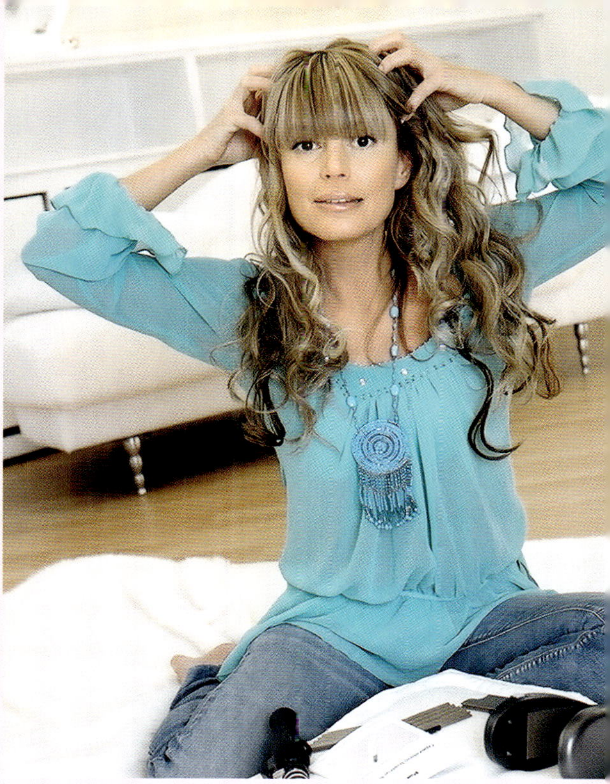
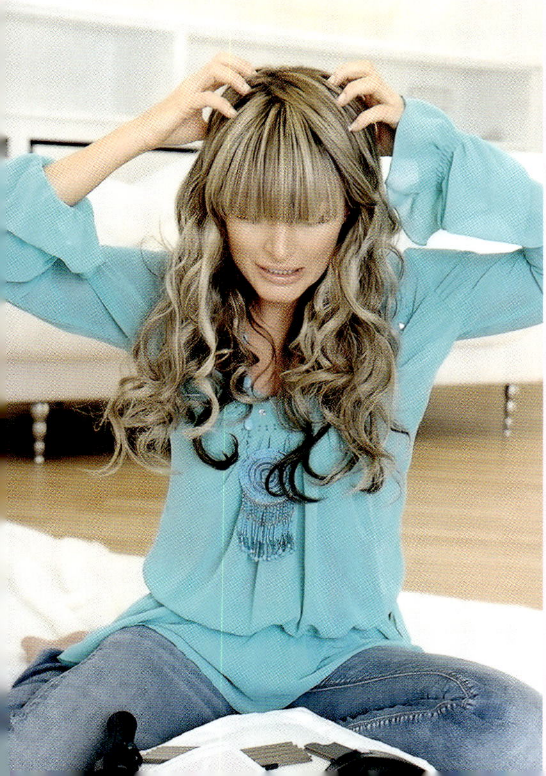
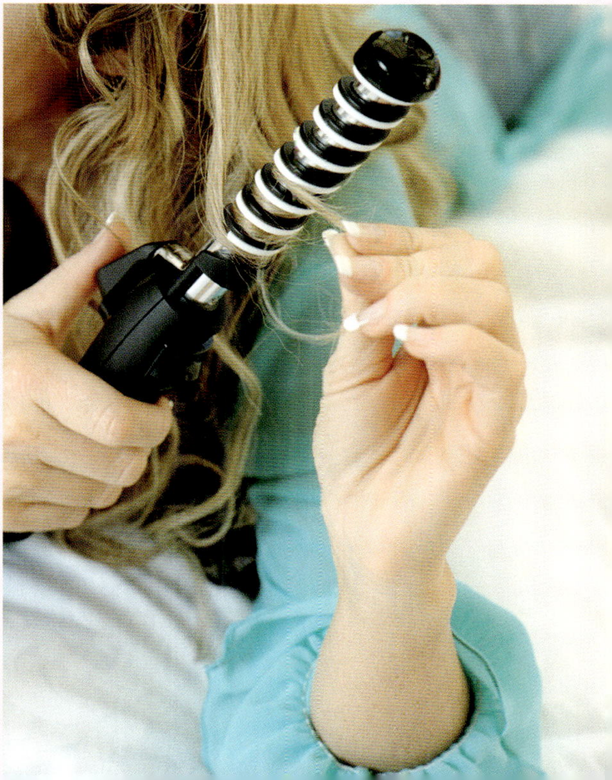

KRAUSES HAAR

... wird geschmeidiger mit Sheabutter oder Kernölen. Als Kernöle bezeichnet man alle Öle, die aus Kernen gewonnen werden, beispielsweise Kürbiskernöl, Maisöl, Sonnenblumenöl etc. Aber Vorsicht: Zu viel davon macht die Haare schlapp und fettig. Einmal in der Woche eine Haarkur damit reicht aus. Hierzu die Haare gut einölen und 30 Minuten einwirken lassen.

Oily

½ Tasse Olivenöl ins trockene Haar einkneten und 20 Minuten einziehen lassen. Danach 1 Eigelb und 1 Teelöffel heißes Wasser mit 7 Tropfen Lavendelöl aufschlagen, bis eine schaumige Creme entsteht. Diese Masse auf das eingeölte Haar aufstreichen und weitere 20 Minuten einwirken lassen. Zum anschließenden Waschen benötigen Sie kein Shampoo: Die Haarkur einfach mit Wasser aufschäumen.

Sie wollen den ultimativen Energiekick für Ihr Haar?

Dann brauchen Sie: 7 Teelöffel Olivenöl, das Fruchtfleisch einer Avocado, 3 Esslöffel Aloe-Vera-Gel und 1 Esslöffel Zitronensaft. Nach 20 Minuten hat Ihr Haar neue Kraft getankt.

Glanzrolle

6 Esslöffel Olivenöl mit dem Saft einer Zitrone mischen und auf die feuchten Haare auftragen. Handtuch oder Folie um den Kopf schlingen und 30 Minuten einwirken lassen, dann mit klarem Wasser gründlich ausspülen.

Volle Packung

1 Eigelb und 3 bis 5 Esslöffel Weizenkeimöl (je nach Haarlänge) vermischen und aufs Haar auftragen. Eine Duschhaube aufsetzen oder ein Handtuch darumwickeln (Sie wissen schon, wegen der Wärmeentwicklung) und satte 45 Minuten ziehen lassen. Anschließend mit Shampoo auswaschen.

STRAPAZIERTES, GESCHÄDIGTES HAAR

Nahrung fürs Haar

Fügen Sie farblosem, neutralem Hennapulver 2 Teelöffel Olivenöl und 1 Eigelb hinzu. Aufs Haar geben und ca. 15 bis 20 Minuten einwirken lassen.

Stress lass nach

1 Avocado pürieren und mit 2 Eigelb sowie 1 Teelöffel Olivenöl verrühren. Die Mischung in den Haarspitzen verteilen und 15 Minuten später alles mit Shampoo herauswaschen!

Warm Oil

Leicht angewärmtes Oliven- oder Mandelöl in die Haarspitzen einreiben. Das pflegt und hält sie geschmeidig. Diese Haarkur können Sie während der Nacht einwirken lassen: Handtuch um die Haare wickeln und zum Schutz der Bettwäsche noch ein Handtuch auf dem Kopfkissen platzieren. Ist Ihnen das zu mühsam, weil das Ihre nächtliche Ruhe stört, dann wenden Sie das ölige Treatment 1 Stunde vor dem Haarewaschen an. Öl einkneten und direkt Alufolie um den Kopf wickeln. Durch die Wärme, die unter der Folie zirkuliert, dringen die pflegenden Öle schneller ins Haar.

Breitseite

In 150 Milliliter Olivenöl geben Sie 1 Handvoll Rosmarinnadeln. Über Nacht ziehen lassen und am nächsten Tag die Masse in die Haare einkneten. 15 Minuten einwirken lassen und die Haare wie gewohnt waschen.

Ganz geschmeidig

Stumpfes Haar bekommt schnell wieder neue Spannkraft, wenn Sie ca. 20 Gramm frischen Thymian in 200 Milliliter Wasser aufkochen. Kalt werden lassen, die Tinktur mit 1 Eigelb vermischen und ins vorher gewaschene Haar einmassieren. 20 Minuten einwirken lassen.

Multitalent

Der „Alleskönner" Arganöl hat besonders gute reparierende Eigenschaften. Für Haut und Haar multifunktional einsetzbar. In diesem Fall das Öl leicht erwärmen, es genügt schon, wenn Sie ein kleines Schälchen einige Minuten auf die warme Heizung stellen. Das angewärmte Öl wird Strähne für Strähne ins Haar eingearbeitet. Turban um den Kopf schlingen und die Kur so lange wie möglich in den Haaren verbleiben lassen. Gut ausspülen.

HAARAUSFALL

Haarausfall?

Termin vereinbaren, und zwar beim Frauenarzt! Denn das Verlieren von Haaren ist bei den meisten Frauen hormonell bedingt. Gehen Sie lieber zum Gynäkologen und schildern Sie ihm das Problem. Im Profi-Friseurgeschäft gibt es darüber hinaus Produkte, die flankierend das Problem von außen lösen könnten.

Orientalisches Rezept

2 Handvoll weißer Lilienblätter in ½ Liter Wasser abkochen. Abseihen und die gekochte Masse in ¼ Liter Olivenöl nochmals einweichen. Eine Stunde stehen lassen. Danach den Brei durch ein Sieb streichen und die gewonnene Flüssigkeit auf die Kopfhaut auftragen. Solange es geht, einwirken lassen. Am besten ein Handtuch um den Kopf wickeln. Abends beim Fernsehen oder beim Telefonieren mit der besten Freundin – und die Zeit vergeht wie im Flug.

Mix it, baby!

Eine Mischung aus 5 Esslöffeln frischer Pfefferminze, 1 Esslöffel Essig und 125 Milliliter Liter Wasser zubereiten und 3 Zentimeter Calendulasalbe oder wahlweise 4 Esslöffel Lorbeeröl dazurühren. Diese Mixtur wird in die Kopfhaut einmassiert und soll 20 Minuten einwirken.

Keine Angst vor Brennnesseln

... und Zwiebeln. Dazu brauchen Sie Brennnesseltee (entweder mit 2 Teebeuteln oder 1 Handvoll frischer Blätter zubereitet) und den Saft von 1 großen oder 2 kleinen Zwiebeln. Miteinander verrühren und 1 Stunde ziehen lassen. Diesen „sehr speziellen Tee" gießen Sie sich langsam über die Haare. Auswringen und den Kopf mit einem Handtuch oder Klarsichtfolie umwickeln. Am besten, Sie schlafen damit. Am nächsten Morgen ausspülen.

PUMP UP THE VOLUME
GOOD TO KNOW: S.O.S-TIPPS FÜR FEINES HAAR

Feines Haar

... braucht Volumen und vor allem den richtigen Schnitt. Durchgestufte Shag Cuts in Kinnlänge sind ideal.

Wenig Haare

Mit einer dicken Rundbürste die noch feuchten Haare aufwickeln, föhnen und auskühlen lassen. Dann die Rundbürste aus der Strähne nehmen und die nächste bearbeiten.

Das mag kein Haar

Vorsicht vor zu heißer Föhnluft! Das schädigt feines Haar zu sehr. Lieber kühler und somit schonender die Haare trocknen.

Haben Sie langes, feines Haar?

Täuschen Sie mit einer Pferdeschwanzfrisur mehr Fülle vor. Toupieren Sie die Haare direkt hinter dem Zopfgummi ganz leicht an.

Mehr Volumen gefällig?

Föhnen Sie Ihre Haare mit zwei oder mehreren Stylingbürsten in verschiedene Richtungen. Haarspray nur in den Ansatz sprühen.

Minibürste

Toupieren Sie einzelne Strähnen Ihrer Haare mit einer Zahnbürste. Das schont feines, dünnes Haar und zaubert im Nu Volumen.

Gewelltes, feines Haar

... wirkt voluminöser und fester, wenn Sie Ihren Haarschnitt mit Strähnen betonen, die optisch hervorgehoben werden, z.B. durch Schaumfestiger mit Curl-Effekt.

Ganz vorne

Betonen Sie nur die vorderen Strähnen Ihrer Haare rund um das Gesicht mit Schaumfestiger.

Soft Stripes

Sanfte hellere Strähnen im Deckhaar wirken optisch schöner und lebhafter und zaubern zudem Fülle.

Täglich waschen?

Nicht zu häufig, wenn es geht. Das ist schwer, denn es sieht schnell ungepflegt aus und hängt strähnig herunter. Häufiges Waschen fördert jedoch die Talgproduktion, und das Haar reagiert immer stärker mit Fett

Silicon Valley

Wenn Sie das Haar dennoch täglich waschen wollen – manche brauchen das fürs Wohlbefinden –, sollten Sie nach Möglichkeit ein Shampoo benutzen, das keine Silikone enthält. Sie beschweren die Haare zusätzlich.

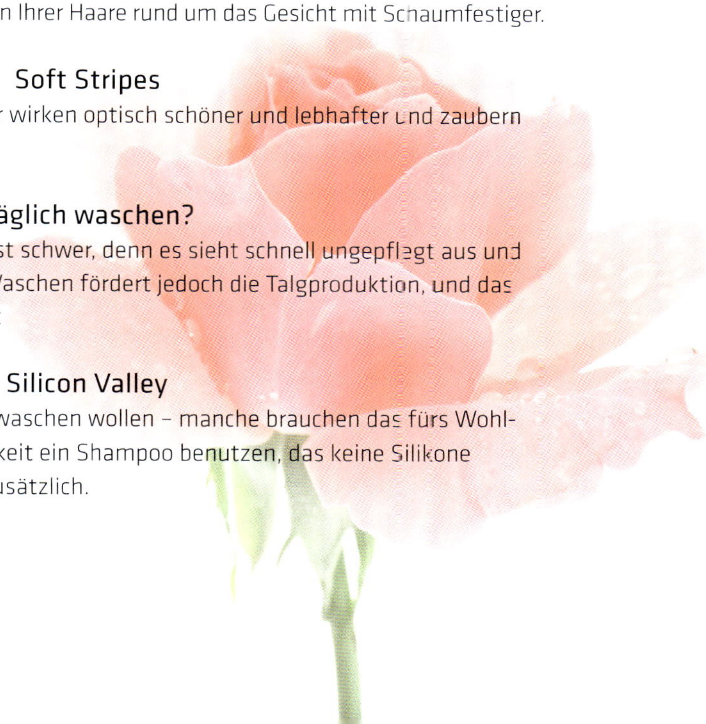

TAKE CARE OF YOUR HAIR: SOME SECRETS

Und danach?

Conditioner bzw. eine Spülung nach der Haarwäsche gehört zum Pflichtprogramm. Die Haare werden leichter kämmbar, lassen sich besser entwirren und sind geschützter.

Wie oft?

Der wöchentliche Plan für strapazierte Haare sollte eine Haarkur vorsehen. Bei normalen Haaren reichen alle zwei Wochen.

Ach was!

Nehmen Sie Haarfestiger bei fettigen Haaren. Der Festiger nimmt durch den Harzfilm das Fett des Haares auf.

Too Hot

Thema Lockenstab: Sollten Sie nicht zu oft benutzen. Die Hitze macht das Haar brüchig und anfällig.

Wenn der Lockenstab zu oft zuschlägt, leiden die Haarspitzen. Spülungen und Haarkuren sind hingegen eine Wohltat für jede Mähne.

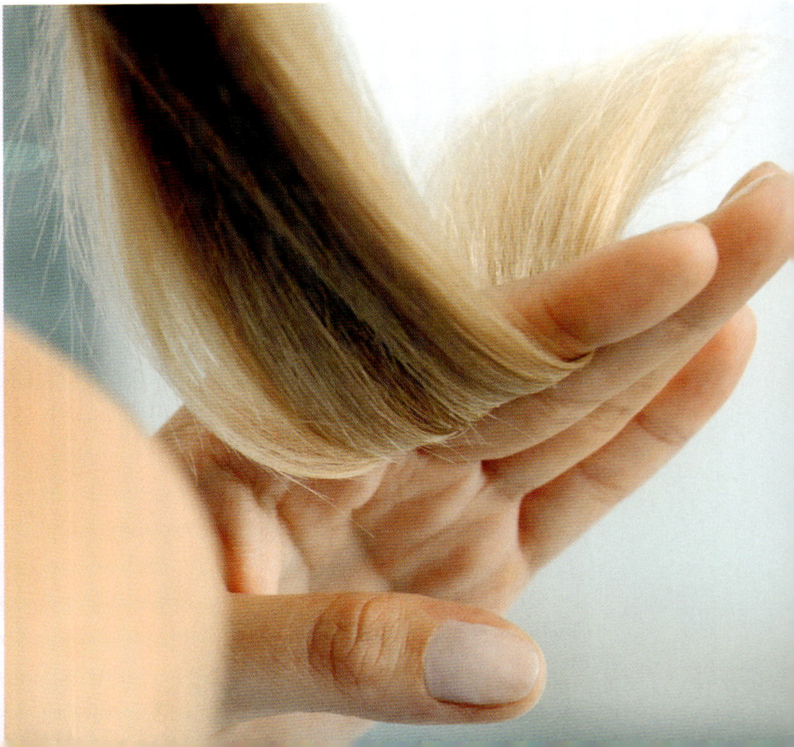

Nights in white satin

Wussten Sie, dass Ihre Haare Glanz behalten, wenn Sie sich in Seide oder Satin betten? Baumwolle absorbiert das Öl und die Feuchtigkeit aus den Haaren – und lässt es so schneller glanzlos und trocken aussehen.

Mehr Aufmerksamkeit

… und Geduld brauchen gefärbte, getönte oder dauergewellte Haare. Behandeln Sie Ihre Haare wie ein „rohes Ei" und überlegen Sie vorher genau, welche Strapazen Sie Ihren Haaren zumuten können. Wenn Sie sich für eine andere Haarfarbe entscheiden, dann sollte keine Dauerwelle folgen. Und umgekehrt.

Bruchstellen

Tragen Sie einen Pferdeschwanz? Positionieren Sie das Haargummi oder das Band immer wieder an anderen, unterschiedlichen Stellen, sonst können die Haare brüchig werden.

Sleek look

Bevor das Glätteisen in Aktion genommen wird: Verwenden Sie eine Lotion, die vorher auf das trockene Haar aufgesprüht wird. Die Investition lohnt sich und der Haarschaft wird wirksam geschützt.

Premiumglanz

Die Richtung macht's. Achten Sie darauf, von der Wurzel in Richtung der Spitzen zu föhnen. Das gibt Glanz, weil es die Schuppenschicht der Haare verschließt.

Kaputte Spitzen

… sollten Sie sofort loswerden. So leid es mir tut, das zu sagen. Spliss kann man nur durch Haareschneiden beseitigen. Leider! Gehen Sie bei kaputten Spitzen lieber zum Friseur. Egal, welche Frisur Sie haben, keine sieht wirklich gut aus, wenn das Haar brüchige Haarspitzen hat, ungepflegt und struppig wirkt.

Der richtige Haarschnitt bei Naturkrause

Um Gottes willen, keinen Stufenschnitt! Diesen Fehler habe ich vor ein paar Jahren gemacht. Das Ergebnis: Ich sah aus wie ein explodierter Handschrubber! Schnell zusammengekaufte Stylingwunder und super Pflegeprodukte, die versprachen, meine Haare zu zähmen, brachten mich fast an den Rand eines Nervenzusammenbruchs. Schockgeprüft glätte ich seit dieser Zeit meine Haare vorwiegend mit einem Glätteisen!

Gehen Sie in jedem Fall zu einem guten Friseur, der weiß, wie man mit einer Naturkrause umgeht. Am schönsten sieht es aus, wenn Sie Ihr Haar lang tragen. Durch die Schwere der Haare hängt sich die Krause etwas aus.
Egal, ob kraus oder glatt: Wie oft ist man nicht zufrieden damit, was man hat? Das ist aber, glaube ich, sehr weiblich. Männer würden niemals länger darüber nachdenken, ob sie mit Locken oder glatten Haaren, braunen oder blauen Augen besser aussehen. Denken Sie daran, wenn Sie das nächste Mal unzufrieden über Ihren Look sind!

Farbecht

Vorsicht bei der Anwendung von Pflegeölen bei gefärbten Haaren. Sie können die Farbe verblassen lassen.

25 Zentimeter

Halten Sie Ihren Föhn in gebührendem Abstand. Zu heiße Luft schädigt die Haare. Es sei denn, Sie föhnen mit milder, kühler Luft.

Leisten Sie sich's doch mal

Gehen Sie zum Friseur und lassen Sie einen Check-up Ihrer Haare machen. Vielleicht brauchen Sie ein ganz anderes Pflegeprogramm, als Sie denken!

Sprungkraft

Nach dem Waschen die trockenen Haare auf Heißwickler drehen. Um die Haare zu schonen, reicht es, nur die Haarspitzen einzudrehen.

Sonnenbestrahlung

Setzen Sie Ihre Mähne nicht der direkten Sonne aus. Es gibt tolle Sachen zum Einsprühen. Einfach geht es auch hiermit: Verteilen Sie etwas Olivenöl in den Handflächen und versorgen Sie damit besonders die Haarspitzen. Sieht auch cool aus.

Ultraviolette Strahlen

Für coloriertes Haar gibt es wasserfeste Sonnenschutzsprays und -shampoos mit UV-Filter, um es vor den gefährlichen Strahlen zu schützen.

Den Männern abgeschaut

Anstelle des Öls können Sie auch Pomade benutzen. Im Männersortiment der Drogeriemärkte erhältlich. Damit übersteht Ihr Haar sogar den einen oder anderen Tauchgang.

Nicht für krauses Haar

Tägliches Bürsten mit einer Naturhaarbürste ist sehr gesund für Kopfhaut und Haare. Gilt für glattes und leicht lockiges Haar. Krauses Haar wird durch die Prozedur leider noch widerspenstiger.

Der Mann im Mond schaut zu

Ich schneide meine Haare nur bei zunehmendem Mond im Löwen oder in der Jungfrau. Sie wachsen schneller und dichter, seit ich mich konsequent daran halte.

No, no, please!

Bitte keine Spülung im Schwimmbad benutzen. Die behandelten Haare wirken wie ein Brennglas und ziehen die Sonnenstrahlen an. In Kombination mit Wasser blustert sich das Haar auf, und das ist sehr schädlich.

HAIR DAMIT!
WAS DEN HAAREN VON INNEN HILFT

Zum Einnehmen bei Schuppen: Homöopathische Mittel Arsenicum oder Sepia.

Lebensmittel mit Vitamin H und Vitamin B essen, die z.B. in dunkelgrünem Gemüse wie Spinat, Linsen, grünen Bohnen, Brokkoli etc. enthalten sind. Auch Proteine sind wichtig für die Haare, am besten regelmäßig Eier, Fisch, Weizenkeime, Olivenöl, Sojaerzeugnisse verspeisen. Lecker zum Knabbern: Nüsse, wie z.B. Mandeln, und Rosinen.

Lebensmittelergänzung: Biotinkapseln aus der Apotheke.

Täglich 1 bis 2 Teelöffel Brennnesselsamen oder Kürbiskerne zu sich nehmen, beispielsweise im Frühstücksjoghurt.

Zink ist immer noch ein bewährtes Hausmittel. Es verhilft nicht nur zu reiner Haut, sondern wappnet auch vor Erkältungen, schützt das Haar und stärkt die Haarwurzeln.

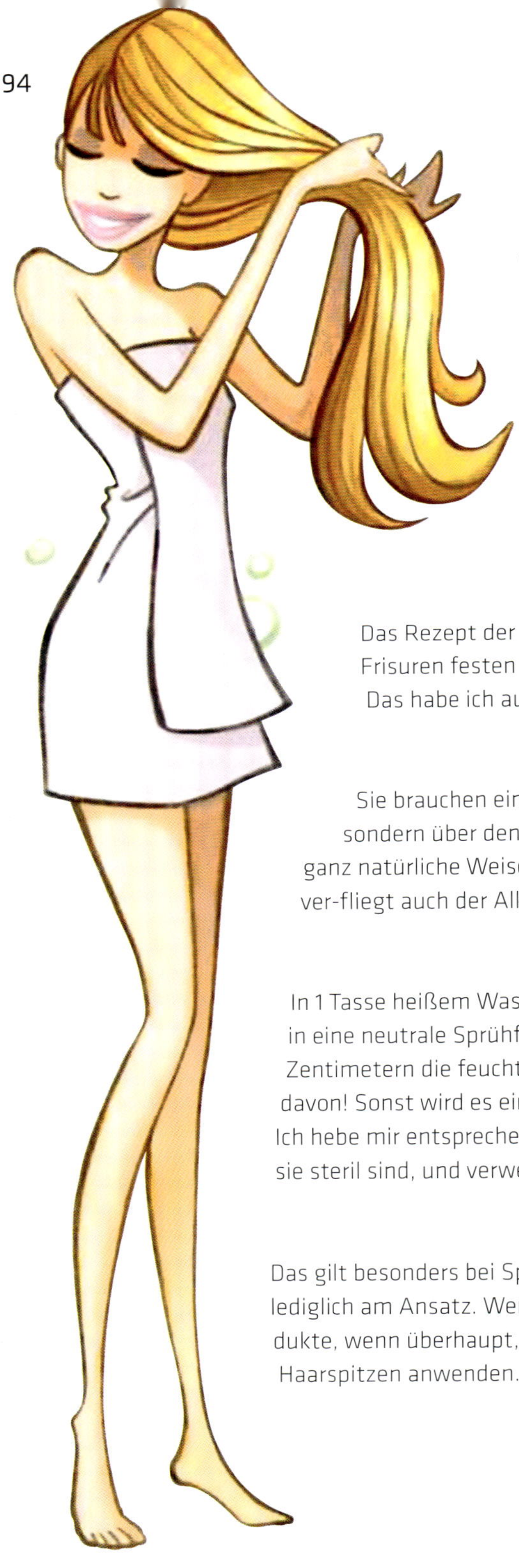

Für besseren Haarwuchs: Täglich Brennnesselsaft trinken. Zusätzlich die Haare nach jeder Wäsche abschließend mit 1 Liter abgekühltem Brennnesseltee spülen.

Vorsicht bei der Einnahme von hoch dosiertem Vitamin A. Das kann Haare brüchig und empfindlich machen.

DAMIT SIE DEN HALT NICHT VERLIEREN

Das Rezept der Punks in den 70er- und 80er-Jahren, ihren Irokesen-Frisuren festen Halt zu geben, ist heute noch so aktuell wie damals. Das habe ich aus gut informierten Kreisen erfahren.

Hochprozentig

Sie brauchen eine Flasche Bier, die Sie nicht in sich hineinkippen – sondern über den Kopf! Die Stärke, die das Bier enthält, festigt auf ganz natürliche Weise die Frisur. Übrigens: Nach dem Trocknen der Haare ver-fliegt auch der Alkoholgeruch.

Sugar sweet

In 1 Tasse heißem Wasser 1 Esslöffel Zucker auflösen, abkühlen lassen und in eine neutrale Sprühflasche füllen. Dann aus einem Abstand von ca. 25 Zentimetern die feuchten Haare damit besprühen. Nur ganz, ganz wenig davon! Sonst wird es eine sehr klebrige Angelegenheit!
Ich hebe mir entsprechende Plastikflaschen immer auf, koche sie aus, damit sie steril sind, und verwende sie noch mal. Es gibt aber auch welche zu kaufen.

Ansatzweise

Das gilt besonders bei Spliss: Benutzen Sie Volumen- oder Schaumfestiger lediglich am Ansatz. Wenn Sie können, sparen Sie die Spitzen aus! Stylingprodukte, wenn überhaupt, dann nur strähnchenweise oder ganz sparsam an den Haarspitzen anwenden.

Do not!
Wenn Sie Glanz wollen, dann dürfen Sie leider nicht toupieren!

Purer Zufall
So wie der Undo-Look sollte auch der Updo-Look nicht perfekt aussehen. Wie zufällig und nicht gewollt, mit „unsichtbaren" Haarklammern feststecken, Haarspray und fertig!

LOCK'N'ROLL – WER LOCKEN MAG

Über Nacht
Haare ganz normal waschen, leicht anföhnen. Den Ansatz mit dem Föhnaufsatz trocken föhnen. Die restlichen Haare dürfen noch leicht feucht sein. Haare in einzelne Strähnen aufteilen und auf Papilloten drehen. Es gibt übrigens auch ganz weiche Lockenwickler, die speziell dafür gemacht sind, um auf ihnen schlafen zu können. Am nächsten Morgen haben Sie eine hinreißende Lockenpracht, ohne Ihr Haar mit heißer Luft arg strapaziert zu haben.
Wenn Sie die Wickler rausgenommen haben, nicht durchbürsten! Teilen Sie die einzelnen Haarsträhnen sorgfältig mit den Fingern, so bleiben die schönen Locken ganz bestimmt länger erhalten.

Manche mögen's wild
Ungezähmte Lockenpracht erreichen Sie, wenn Sie nach dem Waschen eine walnussgroße Menge Schaumfestiger ins handtuchtrockene Haar einarbeiten. Kurz mit dem Föhn antrocknen, auf große Wickler drehen und trocken föhnen. Auskühlen lassen. Wickler entfernen und Haare kopfüber verwuscheln. Fertig!

Aufgedreht
Eingedrehte Haare sollten ganz trocken sein, wenn Sie die Wickler entfernen. Sind sie noch feucht, hängen sie sich zu schnell aus.

Fresh-up
Hände mit etwas Wasser anfeuchten und eine erbsengroße Menge Locken-Schaumfestiger in die Haare kneten.

Big hair

… oder: eine wilde Löwenmähne in ein paar Minuten: Haare waschen, abtrocknen und auf den noch feuchten Haaransatz Volumenfestiger einkneten. Trocken föhnen. Die Haare in einzelne Strähnen aufteilen und mit einem Lockenstab bearbeiten. Nicht kämmen, nicht bürsten. Haare schütteln und mit einer dünnen Schicht Haarspray fixieren.

DAS GROSSE „KAMM BACK"

Toupierhelfer

Ein feiner Stielkamm ist der beste Freund des Big-Hair-Looks.

Zeigt her eure Bürsten

Kämme und Bürsten alle drei Monate gründlich reinigen. Am besten mit Shampoo oder Duschlotion. Bakterien und Fette können sich so nicht festsetzen.

Entwirrungstechnik

Lassen Sie sich beim Kämmen Zeit! Lieber mit einem grobzinkigen Kamm die Haare soft und vorsichtig entwirren. Sie reißen sich sonst unnötig Haare aus.

Lockenpracht

Nicht mit Kamm oder Bürste zu Leibe rücken. Erst vor dem Waschen durchbürsten. Lieber die Finger nehmen, um die Haare zu ordnen.

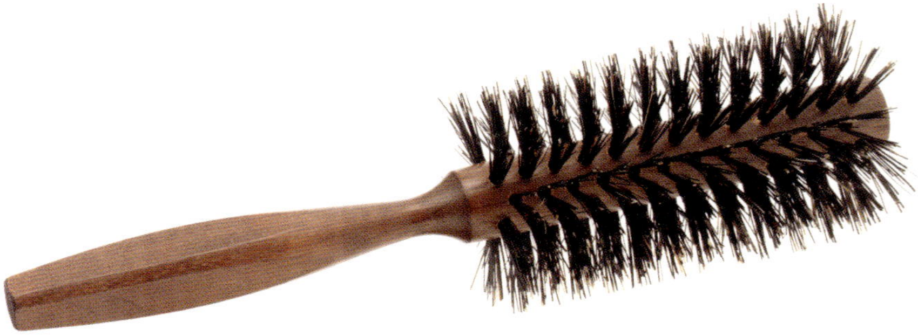

!!!

Glanzoffensive

Bürsten Sie sich Leuchtkraft in lange Haare!

Zunächst die Haare kopfüber bürsten. Nicht vom Ansatz bis in die Spitzen durchbürsten, sondern zunächst die Spitzen, dann die Längen und am Schluss den Ansatz bis zur Mitte der Haare – und erst jetzt, wenn alles „entheddert" ist, bis in die Spitzen bürsten. Optimal ist eine Bürste mit kupferbeschichteten Borsten.

COLOR AND STYLE – FÄRBEN IST LEICHTER, ALS SIE DENKEN

Der beste Zeitpunkt zum Haarefärben

... ist sieben Tage nach Beginn der Periode. Der Grund: Talgdrüsen laufen vor dem Eisprung auf Hochtouren. Die Farbe hält länger, selbst chemisch behandeltes Haar glänzt mehr und bleibt widerstandsfähiger.

Niemals abends

Probieren Sie eine neue Haarfarbe niemals am Abend aus, sondern nur bei Tageslicht. Künstliches Licht trügt oft – und möglicherweise sind Sie am nächsten Tag über das neue Farbereignis auf Ihrem Kopf ein wenig erschrocken!!

Schonend tönen

Wenn Ihre Haare schon sehr strapaziert sind, Sie aber unbedingt eine andere Haarfarbe wollen, dann rühren Sie eine Hennafarbe Ihrer Wahl mit einer handelsüblichen Haarkur für strapaziertes Haar an.

Alternative

Checken Sie bei der Auswahl der Haarfärbeprodukte unbedingt auch die immer größer werdende Palette der Naturfärbemittel. Das ist eine tolle Alternative zu den chemischen

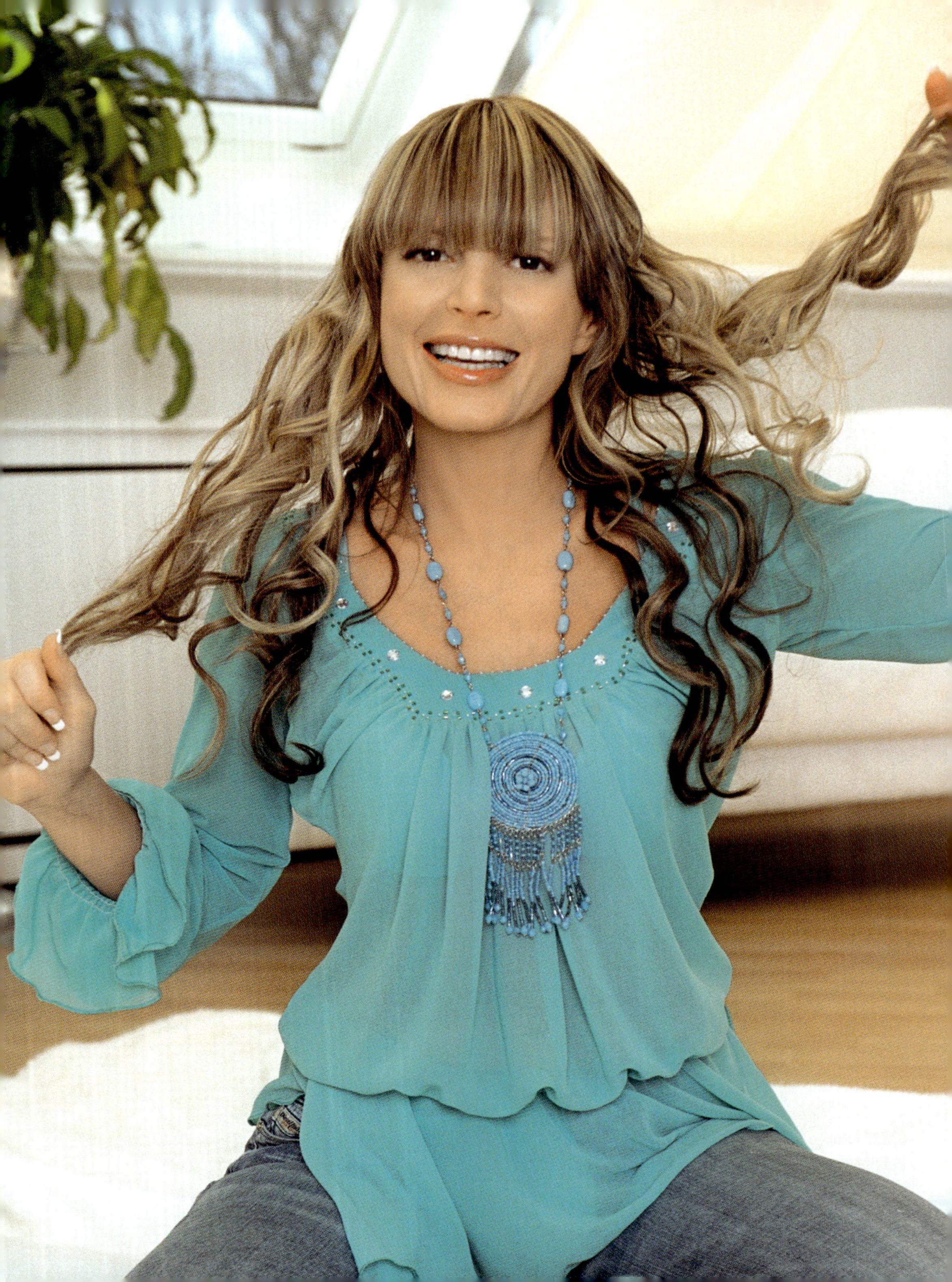

Farbkollegen. Die Biofarben sind oft weicher, die Inhaltsstoffe weit weniger schädlich und allergiegetestet. Gut sortierte Naturläden sind bereits damit bestückt, aber auch einige Drogeriemärkte rüsten dahingehend auf.

Vielfalt

Strähnchen sehen am besten aus, wenn sie nur in einer, maximal zwei Farbnuancen erstrahlen. Mehrere Farben wirken künstlich.

Ansatzweise blond

Wenn Sie gefärbtes oder blondiertes Haar haben, sollten Sie nach ca. vier bis sechs Wochen nur den Ansatz färben und nicht den gesamten Haarschopf der strapaziösen Tortur aussetzen.

Proof

Prüfen Sie 48 Stunden vorher an einer kleinen, verborgenen Stelle, ob Sie gegen das von Ihnen ausgewählte Produkt allergisch sein könnten.

Do not wash

Vor dem Färben sollten Sie Ihre Haare nicht waschen. Der Talgfilm sorgt dafür, dass die Kopfhaut geschützt bleibt, und die Farbe wird anschließend strahlen.

Vorbereitung

Wenn Sie vorhaben zu colorieren, sollten Sie die Haare ein bis zwei Tage vorher mit einer Intensiv-Haarkur verwöhnen, damit sie fit für die Tönung sind.

- Bei Färbemitteln, die man auf das feuchte Haar auftragen soll, das Haar vorher nicht waschen, sondern mit einer Sprühflasche die Haare befeuchten.
- Ziehen Sie sich fürs Färben ein altes T-Shirt an und nehmen Sie Handtücher, bei denen es Ihnen nicht leidtut, wenn es Flecken gibt.

Trockene Spitzen

… nehmen Farbe leider viel schneller an. Füllen Sie eine Sprühflasche mit sechs Teilen Wasser und einem Teil Conditioner, und sprühen Sie kurz vor dem Färben die Mischung auf die Haarspitzen – so wird das Farbergebnis gleichmäßig.

Blondies

... die nachhelfen wollen, können statt strapaziöser Blondierungen auch auf schonende Weise die Haare aufhellen: In einem kleinen Töpfchen ¼ Liter Weißwein zum Kochen bringen. Vom Herd nehmen, 1 Handvoll Kamillenblätter hineingeben und 1 Stunde ziehen lassen. Die abgekühlte Tinktur wie eine Spülung über das gewaschene Haar laufen lassen.

Natürliche Blondreflexe

10 Esslöffel Gin mit dem Saft einer Zitrone mixen, die Haare damit bestreichen und in die Sonne gehen. Mehrere Tage hintereinander wiederholen. Toll im Urlaub am Strand. Die Haare zusammenknoten, hochstecken oder einfach offen tragen, im trendigen Beach-Wet-Look. So können Sie auch einzelne Strähnen hervorheben und sparen sich den Gang zum Friseur.

Einzelne Akzente setzen

Eine Bademütze mit Löchern präparieren. Mit einer Häkelnadel einzelne Haarsträhnen herausziehen und diese mit dem Saft einer ausgepressten Zitrone bestreichen. 30 Minuten drauflassen. Wenn Sie nur einzelne Strähnen bearbeiten, machen Sie selbst empfindliches Haar nicht kaputt.

Manche experimentieren mit Farbe. Die passende Haarfarbe zum jeweiligen Hautton zu finden, ist gar nicht so einfach. Ich bleibe meistens bei meinem Blond, mal lockig, mal glatt – je nach Lust und Laune!

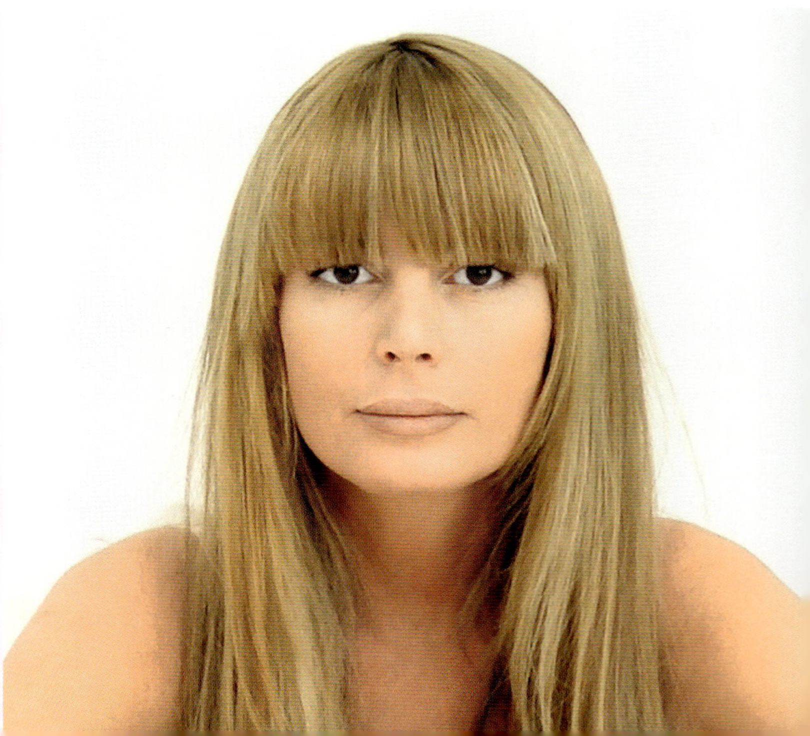

Unfall?

Wenn beim Blondieren die Haare einen orangefarbenen Stich bekommen haben, kann man den Ton mit einer aschblonden Tönung wieder neutralisieren. Tipp: Nehmen Sie immer einen Ton heller als auf der Packung angegeben.

Zu viel Chlor im Schwimmbad erwischt?

Chlor lässt gefärbte Haare grünstichig werden. 2 Kopfschmerztabletten mit Acetylsalicylsäure und Vitamin C zerdrücken und mit Shampoo vermischen. Damit die Haare shamponieren, kurz einwirken lassen und wieder ausspülen. Nimmt dem Schrecken die Spitze – das Grün verschwindet!
Alternative: Der unschöne Grünstich verschwindet auch, wenn Sie Ihrem Shampoo einen Klecks Ketchup beimischen. Ich habe gehört, ein Starfriseur aus Beverly Hills benutzt das gleiche Rezept gegen Schuppen. Ich habe es ausprobiert! Es scheint sowohl gegen Grünstich als auch gegen Schuppen zu helfen!

In den Farbtopf gefallen?

Entspricht das Ergebnis beim Färben nicht Ihren Vorstellungen? Ist die Farbe zu intensiv? Dann benutzen Sie beim nächsten Waschen ein Peelingshampoo. Es löst sanft die Farbpigmente, weil es einen sehr niedrigen pH-Wert hat und flacht so den Ton etwas ab.

ÜBER SIEBEN PERÜCKEN SOLLST DU GEHEN

Probieren Sie in einem Zweithaarstudio doch einmal verschiedenfarbige Perücken auf. Vielleicht finden Sie dort den idealen Farbton für sich. Halten Sie sich einzelne Haarsträhnen an das Gesicht oder setzen Sie sich eine Perücke auf, um verschiedene Farbnuancen besser beurteilen zu können. Die Entscheidung für eine Farbe fällt Ihnen dann leichter und die zeitliche Investition lohnt sich!
Wählen Sie eine Farbe, die mit Ihrem Hautton harmoniert. Haben Sie wie ich Sommersprossen, dann nehmen Sie keine Farbe, die zu stark kontrastiert wie beispielsweise Schwarz. Aber auch keine, die viele aschblonde Anteile hat. Das kann schnell fahl und blass wirken. Bleiben Sie in einer ähnlichen Farbskala wie Ihre eigene Haarfarbe.
Machen Sie lieber keine Experimente. Der Schuss geht allzu oft nach hinten los! Ich bin ein ganz großer Spezialist in Sachen „ungewolltes Farbergebnis". Bis zur Unkenntlichkeit habe ich mich schon verunstaltet, danach fast geweint und geschworen, beim nächsten Mal gehe ich garantiert zum Friseur!

OB BLOND, OB BRAUN …

1 Um den Teint strahlender erscheinen zu lassen, versehen Sie den Pony oder die Haare, die Ihr Gesicht umranden, mit einigen feinen helleren Strähnchen.

2 Haben Sie braunes oder dunkelblondes Haar, dann färben Sie einige Strähnen bernstein- oder goldfarben, und Sie strahlen nicht nur in der Sonne!

3 Sind Ihre Haare kastanienbraun? Dann sorgen erdbeerblonde oder goldfarbene Highlights für mehr Spannung.

4 Wählen Sie niemals eine zu kontrastreiche Farbe für Strähnen. Das sieht sehr unnatürlich und künstlich aus.

5 Ältere Frauen sollten sich nicht zu stark von ihrer natürlichen Haarfarbe entfernen.

6 Ab einem gewissen Alter ist es empfehlenswert, die Haare einen Ton heller zu tragen. Das schmeichelt dem Teint und lässt nicht so „alt“ aussehen.

7 Bei blassem Teint wäre es besser, keine gold-, orange- oder gelbstichigen Blondtöne zu nehmen. Greifen Sie lieber zu dunkelroten oder weinroten Tönungen.

8 Dunklere Färbungen eignen sich sehr gut bei extrem blasser Haut. Hier sieht aber auch sehr helles Blond gut aus.

9 Leicht rosafarbener Teint sollte auf gar keinen Fall von goldblonden oder roten Tönungen umgeben sein. Besser geeignet ist ein aschfarbener Ton.

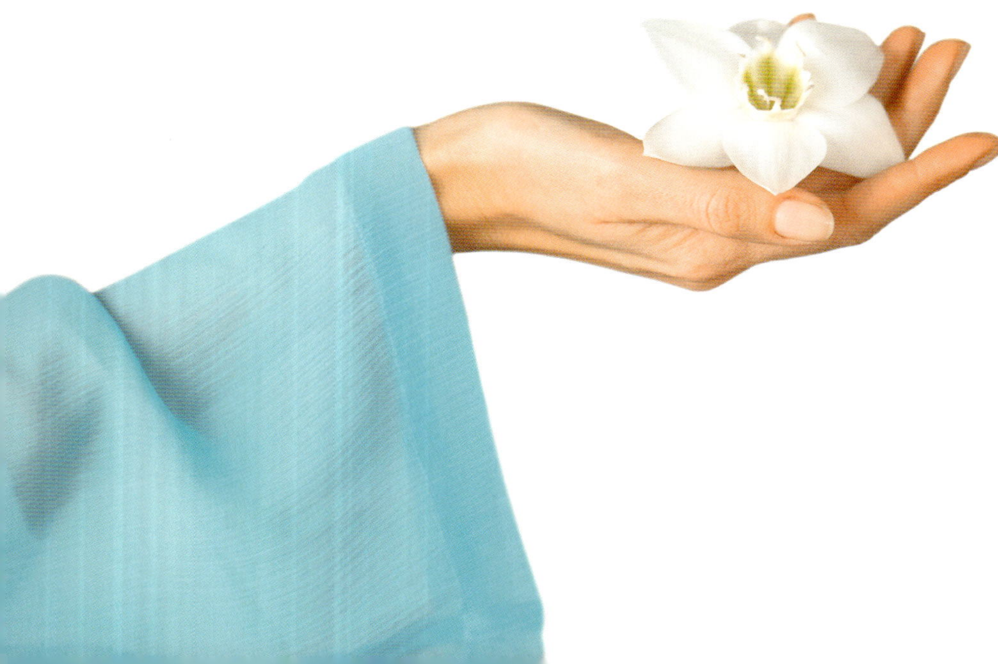

BODY-BEAUTY

SEXY IST …

sich wohl zu fühlen! Empfinden Sie das genauso wie ich? Dann wechseln Sie ins Profilager. Ich verrate Ihnen die Geheimnisse verführerisch makelloser Haut. Lassen Sie sich inspirieren von den pflegenden Beauty-Träumen aus der ganzen Welt.

BODY-PACKUNGEN UND TREATMENTS

Asia Style

Tragen Sie nach einem vorausgehenden Peeling oder einer Bürstenmassage diese feuchtigkeitsspendende Powermaske auf: Das fruchtige Mus einer zerdrückten Papaya auf der gesamten Haut verteilen und zehn Minuten einwirken lassen. (Die Kerne können ruhig mit verarbeitet werden!) Anschließend abwaschen.

Bali lässt grüßen

Diese Kur hilft wegen ihrer durchblutungsfördernden Wirkung auch gegen Verspannungen: Ein ca. 3 Zentimeter langes Stück Ingwer schälen, auspressen (am einfachsten mit einer Knoblauchpresse) und mit 10 Gramm Nelkengewürz und 10 Gramm geriebener Muskatnuss vermengen. Komplettiert wird das Ganze mit dem Saft von ¼ Salatgurke. Diese Mischung auf die feuchte Körperhaut auftragen und ein paar Minuten einreiben, um die Blutzirkulation anzuregen, bevor Sie in ein Bad aus aufgelöstem Meersalz (Drogeriemarkt) eintauchen. Nun verreiben Sie die Paste mit dem Gurkensaft ein paar Minuten. Und dann ab in die Fluten. Das prickelt! Wie viel Meersalz Sie ins Badewasser geben, ist abhängig von der Packungsbeilage des jeweiligen Produkts. Sie können aber auch auf natürliches Meersalz zurückgreifen. Meine Empfehlung liegt dann bei 500 Gramm. Da müssen Sie allerdings kräftig rühren, bis es aufgelöst ist.
Im Meersalzbad sollten Sie mindestens 20 Minuten liegen, so können die im Salz enthaltenen Mineralien ihre Wirkung zur Gänze entfalten.

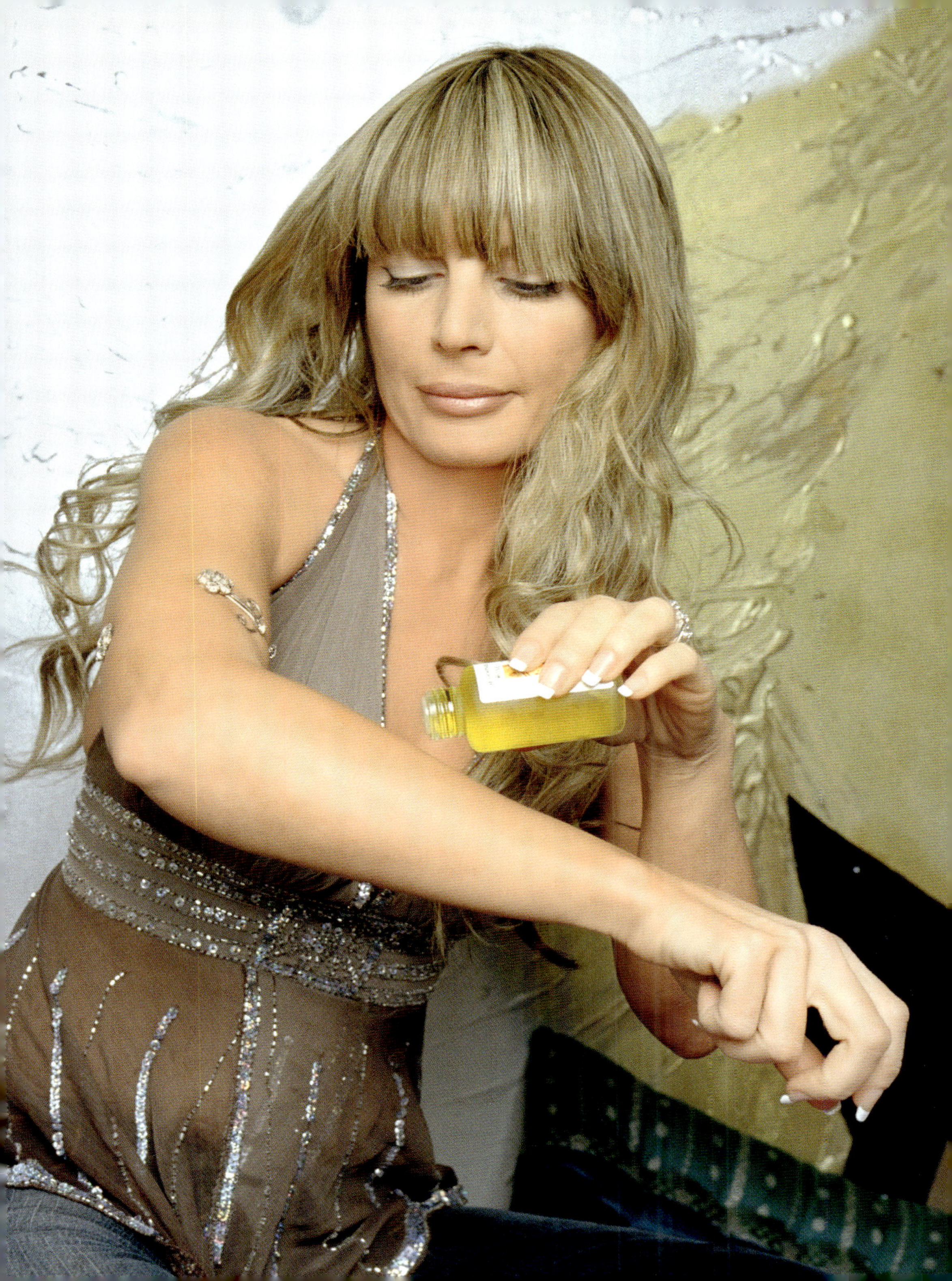

! ! !

Blütenzauber in der Badewanne
Nachdem Sie die Körpermaske abgespült haben, lassen Sie auch die Seele etwas zur Ruhe kommen: Geben Sie 1 Handvoll Rosenblüten ins Badewasser und genießen Sie den Duft! Gesicht und Körper profitieren davon. Das Aroma und die Blütenessenzen wirken porenverfeinernd und, wie der Name schon sagt: Ihr Teint wird extrem rosig!

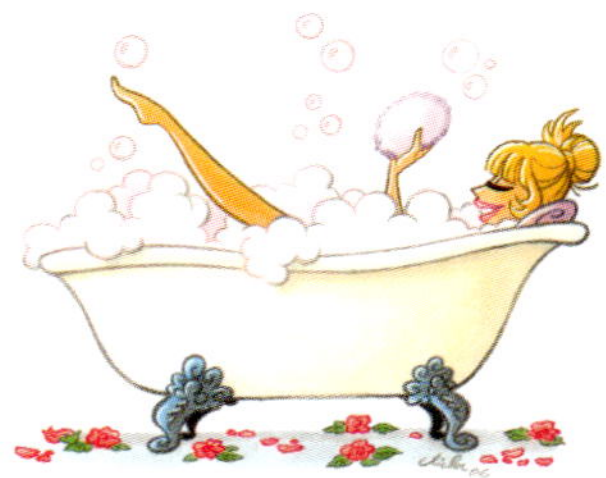

Summer-Cooler

200 Milliliter Kokosmilch, ½ Becher Sahne, 1 zerdrückte Papaya und 1 Spritzer Zitronensaft mit 10 Milliliter Mandelöl vermischen. Diese angenehme Körperpackung auf die Haut auftragen, das Gesicht kann dabei ruhig mit einbezogen werden – auch wenn Sie sich vorkommen wie eine lebendige Piña Colada. Einziehen lassen, solange es geht. Dieses gehaltvolle Treatment pflegt, nährt und erfrischt zugleich. Gut anzuwenden nach intensivem Sonnenbaden, um die Haut zu beruhigen und den Säureschutzmantel wieder auszugleichen.

Thailändischer Coconut-Wrap

Das fein geraspelte Fleisch einer Kokosnuss ganz supersoft in die trockene Körperhaut einmassieren. Darauf dann den Brei von ca. 10 grob geriebenen Karotten auftragen und das Ganze mit leicht angefeuchteten, am besten warmen Baumwolltüchern bedecken. Wickeln Sie sich richtig damit ein, wie eine Mumie. Da die Karotten abfärben, empfehle ich, Küchentücher zu nehmen. 20 Minuten hinlegen und einwirken lassen. Anschließend die Wickel entfernen, abduschen und den entspannten Body mit leicht angewärmtem Kokosnussöl einreiben.

The Girl from Ipanema

1 Papaya schälen, entkernen und das Fleisch zerdrücken. 200 Gramm Quark und 10 Milliliter Honig dazugeben und den Mix auf den mit einem Peeling vorbereiteten Body auftragen. 30 Minuten einwirken lassen. Nach dem Abspülen werden Sie sehen, wie zart Ihre Haut ist.

Javanesische Hochzeitszeremonie aus dem 17. Jahrhundert

Den Körper kurz abbrausen und dann mit gemahlenem Kaffee kräftig abreiben. Das Kaffeepulver auf der Haut lassen und den Inhalt eines Bechers Joghurt, dem man 8 Tropfen Sandelholzöl hinzugefügt hat, auf den Körper auftragen. Anschließend Baumwolltücher auflegen – es bieten sich auch Küchentücher als Körperwickel an. 20 Minuten einwirken lassen. Hinterher dürfen Sie in ein Milchbad eintauchen: Einfach 2 Liter Milch zum Badewasser dazugeben.

Honey-Cream-Wrap aus 1001 Nacht

Geheimtipp aus dem Harem!
Nehmen Sie eine kleine Schüssel und mischen Sie grobes Meersalz mit 10 Milliliter Jojobaöl, 10 Esslöffeln Honig und 250 Millilitern Sahne. Den gesamten Körper mit diesem Mix dick eincremen. Wickeln Sie sich nun in ein großes Badehandtuch ein und lassen Sie die Packung 20 Minuten einziehen. Hinterher sanft abwaschen oder abduschen. Anschließend, je nach Hauttyp, eincremen oder nicht.

Indischer Traum

Ca. 20 Milliliter warmes Sesamöl, 2 zerdrückte Bananen und 1 Becher Joghurt zu einem sämigen Brei vermischen und auf die Haut streichen. 20 Minuten einwirken lassen und

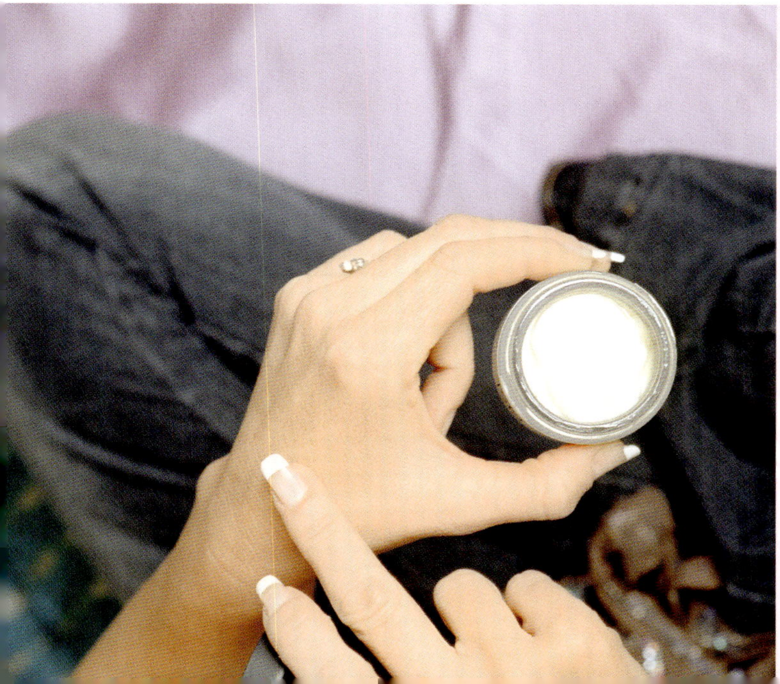

Gönnen Sie Ihrem Körper reichhaltige Pflege, denn er ist ein Tempel! Damit meine Seele gerne darin wohnt, pflege ich meinen Tempel …

anschließend abspülen. Danach den Körper mit leicht angewärmtem Sesamöl eincremen und einziehen lassen. Nicht wieder abspülen. Warten Sie einige Minuten, bis alles eingezogen ist, bevor Sie sich anziehen.

Caribbean Feelings

Vermengen Sie 100 Gramm Milchpulver, 5 Esslöffel Rohrzucker (Biomarkt, Reformhaus), 5 Esslöffel Jojobaöl (oder irgendein anderes Lieblingsöl), 3 Tropfen Orangenöl, 3 Tropfen Lavendelöl und den Abrieb von 1 Orangenschale. Sie werden schon beim Verrühren ein wunderbares Dufterlebnis haben. Reiben Sie nun zunächst ganz zart Ihren Körper damit ein, bevor Sie in die wohltemperierte Badewanne gleiten und dieses Schönheitsbad in vollen Zügen genießen.

Magisches Mauritius

Mauritianerinnen schwören darauf, denn es macht die Haut feenhaft weich!
Das Fruchtfleisch einer ganzen Ananas pürieren, mit Rohrzucker (Biomarkt, Reformhaus) und 1 Becher Joghurt vermischen. Langsam einmassieren und 10 Minuten in die Haut dringen lassen. Abspülen.

In Japan

... verwöhnt man den Körper mit hautstraffenden und entgiftenden Algen.
Algenpackung aus dem Reformhaus mit etwas Wasser anrühren und auf den gesamten Körper auftragen. Klarsichtfolie oder ein Handtuch um den Körper wickeln, damit nichts tropft! 20 Minuten sollten die Algen schon einwirken. Anschließend abspülen.

Frisch angerührt aus Deutschland

10 Milliliter Weizenkeimöl, 1 Eigelb, 150 Milliliter Vollmilch und 2 Tropfen eines ätherischen Duftöls (z.B. Lavendel zur Entspannung, Mandarine zur Erquickung) miteinander verrühren. Auftragen und nach 20 Minuten abspülen. Individuelle und wirkungsvolle lotionartige Körperpackung bei trockener Haut.

ÖLPACKUNGEN

Orient Power Pack

Bei extrem trockener Haut oder präventiv als Anti-Aging-Pack: 10 Esslöffel Honig, je 10 Milliliter Schwarzkümmelöl-, Jojobaöl und Salbeiöl miteinander mischen und ganz dick auf die Haut auftragen. In ein Handtuch einwickeln und möglichst lange einwirken lassen. Wenn Sie keine Lust haben, eine Körperpackung zu machen, können Sie den Honig weglassen und lediglich die Ölmischung über Nacht auf die Haut einwirken lassen.

Tahitianischer Traum

Je 5 Milliliter Sonnenblumenöl, Jojobaöl, Aprikosenkernöl, und Hanföl sowie 100 g Noni-Extrakt (Noni gibt's im Bioladen oder Reformhaus) miteinander vermengen. Anschließend auf dem Herd kurz etwas anwärmen. Aber Vorsicht! Öl darf niemals zu heiß auf die Haut. Sie könnten sich zu leicht verbrennen! Außerdem: Bleiben Sie beim Aufwärmen neben der Herdplatte stehen, Öl ist leicht entflammbar!
Das Ölgemisch nach dem Duschen oder Baden auf die Haut auftragen und sanft einmassieren. Eventuelle Ölreste mit einem Zelltuch abnehmen.

Südfranzösische Körperöl-Packung

Je 30 Milliliter Oliven- und Rosmarinöl vermischen. 1 Spritzer Zitronensaft dazugeben und auf die mit einem Peeling vorbereitete Haut aufstreichen. Frischhaltefolie kunstvoll um den Körper wickeln. (Wenn Sie über sich selbst lachen können, unbedingt ein Foto davon machen. Das Bild ist unschlagbar!) Unter der Folie wird die Haut warm und die Ölmischung kann herrlich intensiv einziehen. Rosmarin regt dabei die Durchblutung der Haut an. Halten Sie es 15 Minuten aus? Je länger, desto besser. Nehmen Sie ein Buch zur Hand oder schließen Sie einfach während der Einwirkzeit Ihre Augen. Das entspannt zusätzlich. Überschüssige Reste hinterher mit einem Zelltuch oder mit dem Handtuch entfernen.

China-Rolle

Diese Packung kommt aus der Aromatherapie. Eukalyptus wirkt anregend und stimulierend und befreit außerdem die Atemwege. Wegen der belebende Wirkung sollten Sie die Anwendung nicht vor dem Schlafengehen machen. Es sei denn, Sie haben sich entschlossen, in dieser Nacht nicht zu schlafen: Den Körper mit 100 Milliliter leicht angewärmtem Sesamöl, dem Sie 5 Tropfen Eukalyptusöl hinzugefügt haben, einreiben und mit Baumwolltüchern oder einem großen Badehandtuch einwickeln. Die Tücher sollen möglichst feucht und so warm wie möglich sein, damit ein leichter Saunaeffekt entsteht. So lange einwirken lassen, bis Sie spüren, dass die Tücher abkühlen. Den möglichen Überschuss an Öl nehmen Sie einfach mit einem Zelltuch ab.
Kleine Anmerkung: Sie können hierzu auch handelsübliches Olivenöl nehmen und mit dem ätherischen Eukalyptusöl anreichern. Geben Sie einfach auf 100 Milliliter warmes Olivenöl 7 Tropfen des Duftöls hinzu.

Scheherazades Beauty-Tipp

Das Treatment beruhigt sehr trockene, leicht irritierbare und empfindliche Haut. Durch das Schwarzkümmelöl wirkt diese Mischung sehr rückfettend und somit nachhaltig pflegend. Je 10 Milliliter Schwarzkümmelöl, Mandelöl und Jojobaöl miteinander vermengen. Wärmen Sie die Öle leicht an (unbedingt die Hinweise im vorigen Rezept beachten!), so können die Wirkstoffe noch besser eindringen. Außerdem fühlt sich warmes Öl auf der Haut angenehmer an als kaltes. Diesen Mix kann man entweder als intensive Ölmassage oder als Packung verwenden. Die Packung sollte 30 Minuten auf die Haut einwirken, den Körper zu diesem Zweck nach Möglichkeit mit einem großen Handtuch oder in Klarsichtfolie einwickeln, damit die Wärme länger erhalten bleibt.

OVERNIGHT-EXPRESS: ÜBER NACHT WEICHE HAUT

Gut gesalbt

Melkfett aus der Apotheke in die Haut massieren. Anschließend einen Jogginganzug anziehen und darin schlafen gehen. Am nächsten Morgen ist Ihre Haut wunderbar zart.

1001 Nacht

Die Haut mit Schwarzkümmelöl zu verwöhnen, ist nicht nur zur Pflege der Haut ein bewährtes Mittel, sondern auch zur Vorbeugung gegen Krankheiten. Im Orient schwört man auf die magische ebenso wie auf die verschönernde Wirkung dieses Öls und sagt ihm nach, es wirke wie ein Jungbrunnen.

Märchenhaftes Marokko

Pflegen Sie Ihre Haut einmal in der Woche mit Arganöl. Dazu das „flüssige Gold des Orients" verschwenderisch auf die Haut auftragen und während der Nacht einwirken lassen. Sie können auch Gesicht und sogar die Haare mit einbeziehen. In diesem Fall sollten Sie sich ein Handtuch auf das Kopfkissen legen.

African Queens

... nehmen für die Schönheit ihrer Haut Kokosnussöl oder Kakaobutter. Dick eincremen und dann ab ins Bett. Der Duft beider Produkte macht das Einkuscheln zum abendlichen Genuss. Sie werden schnell ins Land der Träume entschwinden, aber ohne Schäfchen zu zählen.

Die Haut philippinischer Frauen

... wird wieder weich durch das Öl der Macadamianuss.

Das Geheimnis der Geisha

... ist ein einfaches Leintuch, das man – in warmem Wasser getränkt – 10 Minuten auf Gesicht und Körper erkalten lässt. Danach wird der Körper eingecremt mit einer Mixtur aus 10 Teelöffeln Ihrer normalen Bodycreme, 2 Spritzern Karotten- und 2 Spritzern Zitronensaft.

Vorbeugung gegen Falten

Nachtkerzenöl! Vor allem auf dem Dekolleté und während der Nacht zart unter den Augen verstreichen. Für die Beautypflege von innen: Gibt es auch zum Einnehmen in Kapselform, aus der Apotheke.

Weizenkeimöl

Macht die Haut mitteleuropäischer Frauen nicht nur schön weich, sondern dient auch als Kälteschutz. Das reichhaltige Öl bildet einen Schutzfilm auf der Haut. So kann im Winter nachts das Fenster weit offen bleiben und die durch Heizungsluft gestresste, trockene Haut wird gleichzeitig verwöhnt. Ideal auch als „Unterfütterung" beim Skifahren

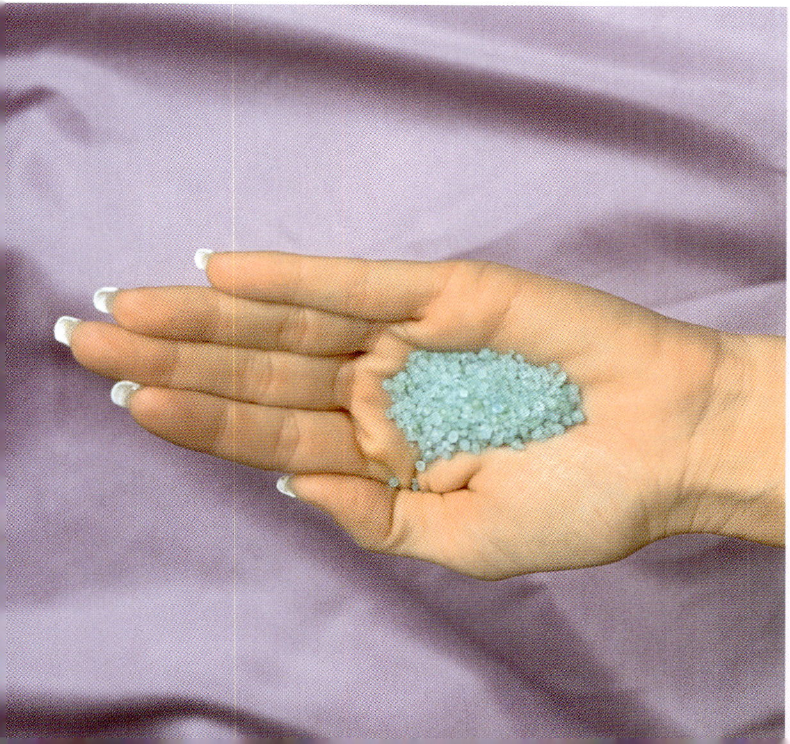

Badesalz im Wasser belebt den Body und ist hautfreundlicher als Schaum, der der Haut Feuchtigkeit entzieht.

Italian Style

In Italien geht ohne Olivenöl gar nichts! Das gilt auch in Sachen Schönheit.
Nach der Reinigung abends etwas Olivenöl erwärmen und die trockenen Partien des Körpers damit einreiben. Ein leicht feuchtes, warmes Handtuch darüberlegen und 30 Minuten einziehen lassen. Anschließend nochmals einölen und wie alle anderen Ölpackungen über Nacht einwirken lassen.

Body Cream

Einfach ein wenig von Ihrer üblichen Bodylotion in einem kleinen Töpfchen im Wasserbad erwärmen und auf die Haut auftragen. Durch die Wärme kann sie schneller und intensiver eindringen. Aber Vorsicht – nicht zu heiß! Das kann nicht nur Ihre Haut, sondern auch die Wirkstoffe verbrennen.

KÖRPERPEELINGS

Alpenglühen

Ca. 2 Liter Vollmilch aufkochen, abkühlen lassen und die Haut, die sich auf der Oberfläche der Milch bildet, mit einem Schöpflöffel abnehmen und auf Ihre Haut auftragen.
Warten, bis die Milch zur Gänze am Körper angetrocknet ist, dann mit den Handinnenflächen abrubbeln.
Milchsäure wirkt auf der Haut wie ein zartes, belebendes Peeling, Milcheiweiß und Milchfette polstern die Haut auf, beleben sie und geben ihr einen wundervollen Frischekick. Für gestresste, empfindliche Haut die beste Kur.

Brasilianisches Peeling

Auf die leicht angefeuchtete Haut ca. 70 Gramm Honig auftragen. Schön einmassieren und nach Möglichkeit ein paar Minuten auf der Haut belassen. Anschließend 1 Handvoll braunen Zucker wie Peelingkügelchen in dem Honig verreiben. Das Gesicht kann dabei ruhig mit einbezogen werden – das Peeling ist sanft genug, auch zu empfindlicher Haut. Am Ende die Zucker-Honig-Masse abbrausen.

Mediterran

Mixen Sie 40 Gramm Meersalz mit 200 Milliliter flüssiger Sahne, mit den Handinnenflächen sanft die Haut damit abrubbeln. Anschließend sportlich abduschen oder in einer wohligen Badewanne entspannen.

Marines Peeling

10 Esslöffel Olivenöl und 10 Esslöffel Meersalz vermischen. Dann geben Sie noch 1 Teelöffel Zitronensaft dazu, und fertig ist die Abreibung! Erst auf dem ganzen Körper verteilen, dann fein einmassieren und abbrausen.

SELBSTBRÄUNER – GOLDEN GLOW FÜR SONNENKÖNIGINNEN

DER SUNSHINE LOOK OHNE SONNE IST DIE GESÜNDERE VARIANTE UND LIEGT VOLL IM TREND

Nonstop braun – wer wünscht sich das nicht? Mit Self-Tanning-Produkten ist es kein Problem, das ganze Jahr über einen verführerischen Sommerteint auf die Haut zu zaubern. Welche Art Selbstbräuner Sie dabei wählen, ist Ihre Entscheidung: Ob in Form von Tüchern, Lotion, Creme oder Gel – finden Sie heraus, welche Konsistenz Sie am liebsten mögen.
Die Vorbereitung ist das Wichtigste. Nichts ist unschöner, als wenn die Haut nach dem Auftragen des Selbstbräuners fleckig und gelbstichig wird. Um das zu vermeiden hier meine Geheimtipps – schließlich bewegen Sie sich ja ab jetzt im Profilager:
Sicher haben Sie schon gehört, dass man die Haut für die Bräunungsprozedur mit einem Peeling vorbereiten sollte. Tun Sie das! Wenn Sie das nicht möchten, reicht auch eine leichte Bürstenmassage. Aber bitte sanft!
Nach dem Abtrocknen die Haut mit einer leichten Feuchtigkeitscreme einsalben. Hierfür aber keine ölhaltige oder allzu fette Creme benutzen, weil sonst das Ergebnis nicht gleichmäßig wird.
Nachdem die Creme ca. 10 Minuten eingezogen ist, nehmen Sie 5 bis 6 dicke Zelltücher oder Papiertaschentücher, legen sie übereinander und machen einen richtigen Knäuel daraus. Geben Sie etwas Selbstbräuner darauf und streichen Sie vorsichtig über Arme oder Beine oder wo immer Sie die braune Hautfarbe haben möchten.
Mit dieser Technik vermeiden Sie, dass Ihre Handinnenflächen mit dem Farbstoff in Berührung kommen, außerdem wird so die Bräunung sehr gleichmäßig. Nach ca. 30 Minuten erneut etwas Selbstbräuner auf den Knäuel Papiertaschentücher geben und die Haut damit einreiben.

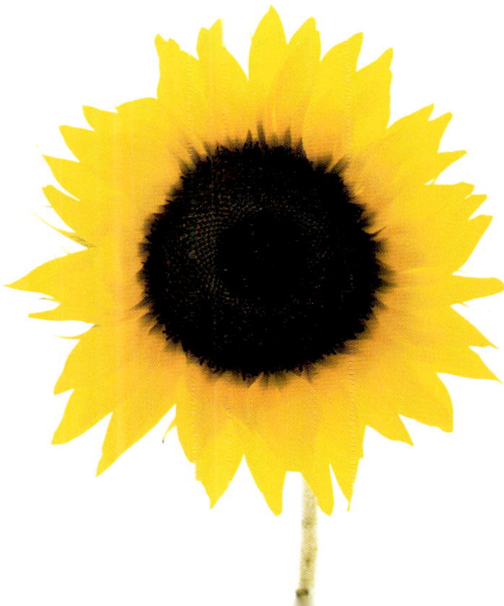

An unebenen Hautpartien wie den Knien, tragen Sie die Self-Tanning-Creme im Sitzen auf. Lassen Sie am besten die Ellbogen aus. Dort ist die Hornhaut zu stark und würde die Färbung zu sehr annehmen.
Auch bei den Füßen ist besondere Vorsicht geboten. Verteilen Sie die Creme sehr dünn und auch in den Zehenzwischenräumen. Wichtig ist bei diesen Stellen, dass nach ca. 3 bis 5 Stunden ausgiebig mit einer neutralen Lotion nachgecremt wird. Dann verteilt sich der Selbstbräuner nochmals und die Stellen an Füßen und Ellbogen bekommen einen superzarten Hauch Farbe ab. Das Ergebnis ist ein gleichmäßig gebräunter Teint, als kämen Sie gerade aus dem Urlaub.
Wenn Sie zu sehr trockener Haut neigen, cremen Sie sich ein zweites Mal mit einer Feuchtigkeitscreme ein. Sollte dennoch Ihre Haut an Stellen wie Knien, Füßen, Händen oder Ellbogen die Farbe extrem annehmen, können Sie mit einem trockenen Läppchen nochmals genau über diese Stellen drüberwischen.
Die Bräune wird am nächsten Tag sein, als seien Sie im Urlaub gewesen.
Fleckenfrei und ohne Streifen, denn „No Blässe Oblige"!

Damit Sie nicht nur gesund aussehen, sondern sich auch so fühlen, hier der Vitamindrink für den Summer Look:

7 Karotten schälen und in der Küchenmaschine entsaften. Das Fruchtfleisch von ¼ Honigmelone und 10 Milliliter Limettensaft dazufügen und alles mixen. Wenn Sie mögen, können Sie noch Eiswürfel hineintun – so wird der Drink zum Summer Cooler.

HAARENTFERNUNG

Jede Frau und jedes Mädchen steht vor dem gleichen Problem: „Wie entferne ich meine Körperhaare?" Es gibt verschiedene Methoden, aus denen man je nach Härtegrad persönlicher Schmerzempfindlichkeit auswählen kann.
Härchen an Armen und Beinen lassen sich zum Beispiel mit einem elektrischen Epiliergerät entfernen, zu kaufen in fast jedem Warenhaus. Es dauert meist zwei Wochen, bis die Härchen wieder nachwachsen und die Prozedur erneut in Angriff genommen werden sollte. Wer's mag, kann auch Haarentfernungscremes benutzen. Leider riechen die nicht immer so fein und müssen mindestens einmal wöchentlich angewendet werden. Wer den Schmerz aushält, setzt auf „Waxing". Ob Heiß- oder Kaltwachs, auch hier sprießen die Härchen nach 14 Tagen erneut. Bei regelmäßiger Anwendung werden die nachwachsenden Haare allerdings immer feiner.

!!!

Vorsicht bei Haarentfernungen während der Periode. Körper und Haut sind zu dieser Zeit sensibler als sonst.

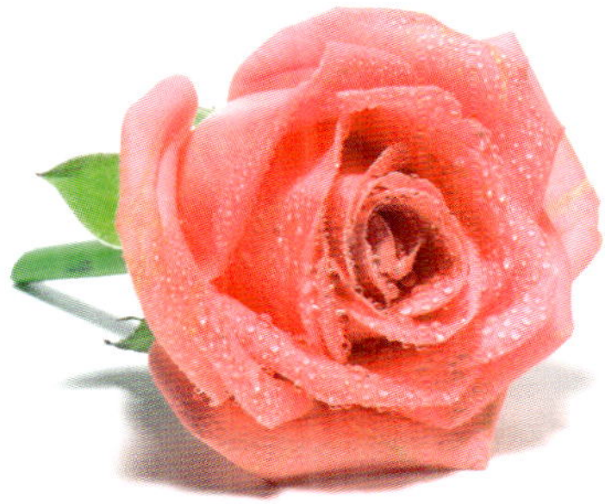

Geheimtipp: Nehmen Sie vor der Tortur ein heißes Bad. Das öffnet die Poren und macht das Procedere etwas schmerzfreier.
Der Klassiker ist natürlich die Nassrasur. Wenn die Haut schön glatt aussehen soll, muss die Haarentfernung ständig wiederholt werden, sonst wachsen die Stoppeln stachelig nach. Aufwendige Problembewältigung ist eine Laserepilation beim Hautarzt. Die Prozedur verspricht für immer glatte Beine. Hier sollten Sie sich genau erkundigen, welcher Hautarzt genügend Erfahrung mit Lasern hat.
Ob Arm-, Bein- oder Intimrasur, überall können leidige, kleine Pickelchen entstehen, die sich entzünden können. Achten Sie beim Kauf von Rasiercremes darauf, dass diese sanft zur Haut sind, und vermeiden Sie einen Diebeszug durch den Schrank Ihres Mannes, um ihm den Rasierschaum zu entwenden. Es gibt zwar auch darin Inhaltsstoffe, die für empfindliche Haut geeignet sind, aber in der Regel sind diese Rasierschaumprodukte zu aggressiv. Stellen Sie sich vor, auf der Verpackung stünde: „Besonders zart“ oder „Für samtweiche Haut“. Ein Mann will ein Krieger sein. Und er will einen Rasierschaum, der den Bart niedermetzelt ohne Rücksicht auf Verluste. Wenn wir ihn nach der Rasur loben für seine glatte Haut, loben wir ihn eigentlich dafür, dass er sich endlich wieder rasiert hat und beim Schmusen nichts mehr sticht.
Nun zurück zum Eigentlichen: Bitte benutzen Sie scharfe Klingen. Mit stumpfen tut es nicht nur weh und ziept, sie verletzen auch die Haut. Bei der Enthaarung der sexy Down-under-Bikinizone empfehle ich etwas unorthodox eine Rasur ohne Rasiergel oder -creme. Einfach rasieren und fertig! Und danach auch nicht eincremen. Im Gegensatz zu Armen und Beinen: Die brauchen auf jeden Fall die Extraportion Feuchtigkeitspflege als Finish, denn eine Epilation oder eine Rasur strapaziert die Hautoberfläche.

CELLULITE

Leider, liebe Leidensgenossinnen, bekommen das fast alle Frauen. Auch ich könnte weinen! Trotz der Betroffenheit, die uns ereilt, wenn wir diese Dellen, meist an Oberschenkel und Po, entdecken, muss ich Ihnen leider sagen, es ist kaum ein Kraut dagegen gewachsen.

High-Tech-Cremes, endlose Behandlungen, Massagen und was sonst noch so an „Zauber“ angeboten wird, können nicht über die Tatsache hinwegtäuschen, dass mit zunehmendem Alter die Haut erschlafft. Bei familiärer oder hormoneller Veranlagung kann es auch schon junge Frauen ereilen.

Cellulite entsteht durch Fettablagerungen in der Unterhaut. Der Mangel am Hormon Testosteron ist der Grund, warum sich die verhassten Dellen bilden, und die Vernetzung der kollagenen Fasern, die die Haut mit dem Muskelgewebe verbindet, lässt das Hautbild unregelmäßig aussehen. Die Fettzellen tauschen ihre runde Form gegen eine spitze ein, und körpereigenes Fett füllt diese spitzen Formen auf.

Auch wenn die Werbung uns glauben machen möchte, es gäbe ein Wundermittel dagegen. Irrtum! Optisch kann durch Sport und regelmäßige Bewegung das Erscheinungsbild

Casha's besonderer Tipp

Bereiten Sie sich diese spezielle Mischung zu:
10 Tropfen Grapefruitöl mit 20 Milliliter Oliven- oder Jojobaöl vermengen und in die entsprechenden Stellen einmassieren. Nun mit den Fingerkuppen von Daumen, Zeige- und Mittelfinger die Haut zupfen. Nicht zu zaghaft, Ladies. Die Haut darf ein wenig erröten.
Abends beim Fernsehen mal eben 20 Minuten gezupft – da wird es einem nicht langweilig und man hat was für sich getan.

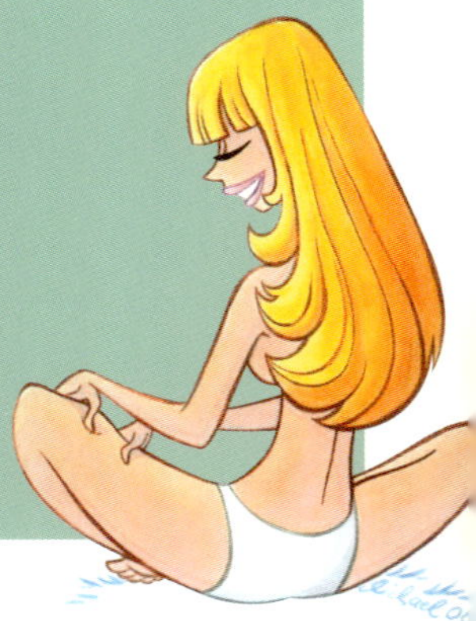

der Haut allerdings etwas optimiert werden. Wenn die Durchblutung angeregt wird, bleibt der Körperfettanteil niedrig. Achten Sie vor allem darauf, dass Ihr Gewicht nicht zu starken Schwankungen unterliegt.

SOME SECRETS

Bevor Sie sich teure Produkte besorgen, probieren Sie es hiermit:

Trockenbürstenmassage

Mit einer Naturborsten-Bürste immer in Richtung Herz bürsten. An den betroffenen Stellen mit langen Bürstenstrichen in kreisenden Bewegungen nach oben streichen. Das wirkt wie eine Lymphdrainage und verbessert auch allgemein den Zustand der Haut.
Macht nichts, wenn die Haut ein wenig rot wird. Natürlich nicht übertreiben, gehen Sie sanft mit sich um.

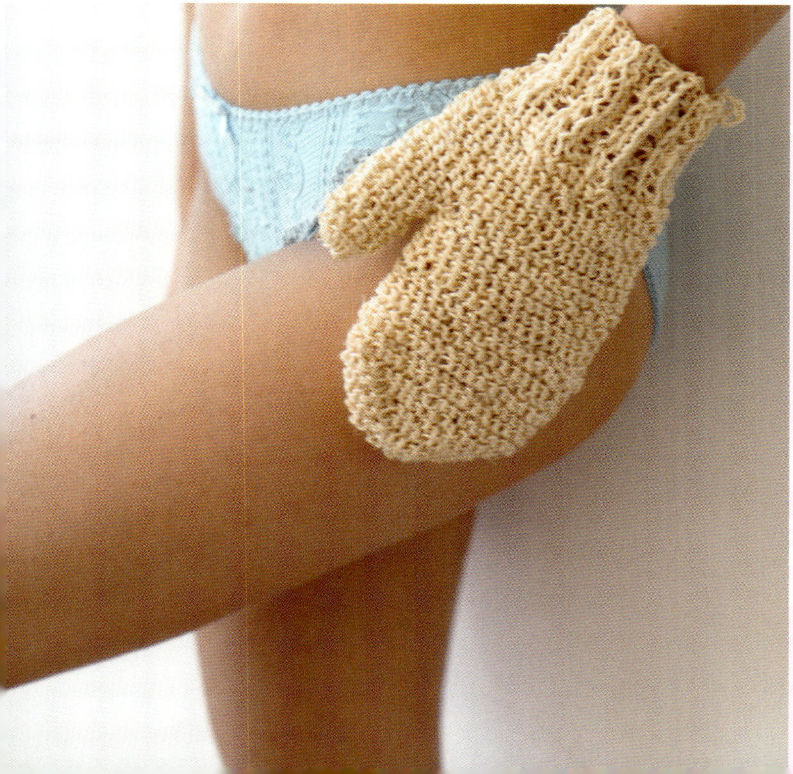

Der Cellulite zu Leibe rücken: Eine Massage mit Bürste oder Handschuh regt die Durchblutung an und glättet die Haut.

!!!
Viel Brokkoli und Bananen essen.
Das stärkt das Bindegewebe.

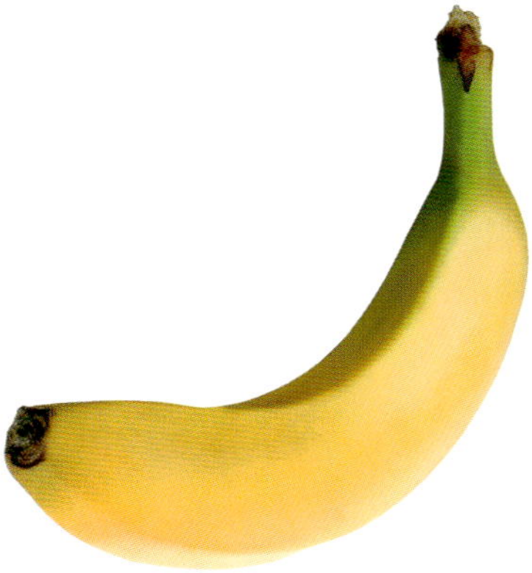

Kaffeewickel

Hier dient der Kaffeesatz aus der Kaffeemaschine einmal als Schönheitsmittel. Ich habe gehört, dass Topmodel Naomi Campbell auf diese Methode schwört. Wunderschöne Beine hat sie jedenfalls. Also scheint was dran zu sein.
Nehmen Sie 10 stark gehäufte Esslöffel Kaffee- oder Espressopulver und überbrühen Sie es mit 250 Millilitern Wasser. Abkühlen lassen, bis dieser „Spezialkaffee" lauwarm ist. Zwei Küchentücher eintauchen, auswringen und um die Beine binden. Die Tücher mit Haushaltsfolie fixieren, das hält die Wärme. Führen Sie diese Prozedur am besten in der Badewanne durch, sonst haben Sie hinterher unschöne Flecken auf dem Teppich, falls etwas danebengeht. 20 Minuten ausharren, dann abspülen.
Der Erfolg hängt hier, wie bei fast allen Dingen, natürlich von der Regelmäßigkeit ab!

Algenpackung gegen unliebsame Dellen

Zweimal wöchentlich Algenpulver aus dem Reformhaus mit warmem Wasser zu einem streichfähigen Brei anrühren, auf die betroffenen Partien auftragen und 40 Minuten einwirken lassen. Abspülen, fertig.

PRINZESSINNEN-
FÜSSE

NICHT NUR IM SOMMER ZUR SANDALENZEIT ...

... sollten Ihre Füße vorzeigbar sein! Damit sie in Bestform kommen, um jederzeit in Flip-Flops, auf einer Party in High Heels, aber auch barfuß zu Hause strahlen können, sollten Sie sich ein wenig Zeit für Ihre Füße nehmen. Sie tragen Sie durch Ihr Leben!

TAUCHEN SIE EINFACH MAL AB: FUSSBÄDER

Ein prickelndes Fußbad macht den Anfang. Dadurch wird die Haut weicher, und Hornhaut sowie Fußnägel lassen sich leichter bearbeiten. Wenn Sie eine kleine Wanne zu Hause haben, kann diese als Fußwanne benutzt werden. Sie können sich aber auch an den Rand der Badewanne setzen, um Ihr Fußbad zu genießen, oder in einem ausgiebigen Vollbad schwelgen.
Das Wasser sollte eine normale Badetemperatur von ca. 38 Grad haben. Spezielle käuflich zu erwerbende Fußbadprodukte bereiten die Haut optimal auf die nachfolgende Pflege vor. Es kann aber selbstverständlich auch ein normaler Badezusatz verwendet werden. Perfekt ist es, wenn Sie Ihren Füßen während des Fußbads noch eine kleine Abreibung verpassen: Füße nach einigen Minuten, wenn die Haut weich und „aufgequollen" ist, aus der Wanne nehmen und mit sanften Bewegungen ein Peeling in die Haut einmassieren. Wichtig ist, ein Produkt auf Salz/Öl-Basis zu nehmen, das nicht nur geschmeidig macht und peelt, sondern auch intensiv pflegt. Rissige Nagelhaut wird geglättet, und die Fußnägel bekommen ebenfalls eine Extraportion Pflege mitgeliefert. Peeling kurz einwirken lassen und dann mit den Füßen wieder ab ins Fußbad.

Das „Do-it-yourself-Peeling" besteht aus:

10 Milliliter Olivenöl, 20 Milliliter Sahne und 3 Esslöffeln grobem Meersalz. Im Kapitel „Body-Beauty" finden Sie Peelings, die sich genauso hervorragend auch für die Füße eignen. Suchen Sie sich einfach eins aus!

Zeig her deine Füße

Tomatensaft mit Olivenöl – dieses Duo besiegt selbst unbeschreibliche Gerüche.
1 Liter Tomatensaft aus dem Supermarkt in die Fußwanne gießen und einen satten Schuss Olivenöl dazugeben. Baden Sie Ihre Füße 10 Minuten darin.

! ! !

Geheimtipp: Fuß-Treatment für weiche Samtpfötchen

Fußwanne mit warmem Wasser auffüllen, 10 Esslöffel Apfelessig hineingeben und die Füße 5 Minuten darin eintauchen. Anschließend abtrocknen, die Hornhaut abrubbeln und die Nägel bearbeiten: schneiden, feilen. Nun kommt eine „Creme" zum Zuge, die Sie bereits vorbereitet haben: eine Mixtur aus 5 Esslöffeln Meersalz, 3 Esslöffeln Honig und 4 Esslöffeln Sahne. Diese Masse langsam und sorgfältig über die Füße streichen. Kurz einwirken lassen. Abspülen und jetzt die Füße ausgiebig mit einer Fettcreme eincremen. Ziehen Sie sich dicke Socken über, damit die Fettcreme so richtig intensiv einziehen kann. Lassen Sie die Socken ruhig über Nacht an. Was meinen Sie, wie sensationell weich Ihre Füße am nächsten Morgen sind!

Erholung

Das macht selbst die müdesten Füße wieder munter: 4 Esslöffel Kümmel in Ihrer Fußwanne mit kochendem Wasser übergießen und abkühlen lassen, bis das Wasser die Temperatur erreicht hat, um die Füße 10 Minuten darin zu baden.

Damit auch die Füße duften

Hilft bei Fußschweiß und Fußgeruch – ein Fußbad mit Johanniskraut. 1 Handvoll Johanniskraut auf 1 Liter Wasser abkochen und in eine kleine Wanne füllen. Füße im fußwarmen Bad 10 Minuten baden.

Aktiviert!

Träufeln Sie in Ihr Fußbad zusätzlich 7 Tropfen Teebaumöl. Das macht die Füße weich und geschmeidig, obendrein werden sie so auf natürliche Weise desinfiziert. Ideal zur Vorbereitung der anschließenden Fußpflege.

Belebend

Reichern Sie nach einem langen Tag Ihr Fußbad mit 5 Tropfen Rosmarinöl oder 3 Beuteln Rosmarintee an. Dann 10 Minuten eintauchen – Ihre Füße werden es Ihnen danken.

Erfrischend im Sommer

An heißen Tagen erfrischt ein Essigbad geschwollene Füße. Dazu einfach einen guten Schuss Essig in Ihr lauwarmes Fußbad geben, das reguliert das natürliche Schwitzen. Die Füße nicht länger als 12 Minuten darin baden.

Urlaub für die Füße

Übergießen Sie 1 Handvoll Holunderblätter mit 1 Liter kochendem Wasser. Geben Sie 1 Prise Salz hinzu und seihen Sie den Holundersud ab. Nun ins Fußbad gießen und die Füße ca. 15 Minuten darin baumeln lassen.

REIBEISENHAUT? EIN NO-GO!

Eine kleine Abreibung haben die Füße ja schon durch das Peeling bekommen. Nach dem Bad, wenn die Haut noch feucht ist, rücken Sie dann der Hornhaut an Fersen und Ballen ganz gezielt zu Leibe. In jedem Drogeriemarkt gibt es hierfür geeignetes Equipment in jedweder Form. Bimsstein ist nur zu empfehlen, wenn wenig Hornhaut am Fuß ist, die abgerubbelt werden muss. Ist die Hornhaut ausgeprägter, nehmen Sie bitte eine Hornhautfeile. Entfernen Sie Hornhaut jedoch niemals mit einer normalen Rasierklinge! Massieren Sie die Füße anschließend mit einer fetthaltigen Creme oder einer mit Salicyl-Säure, die nicht bei starker Hornhautbildung geeignet sind. Vergessen Sie nicht den Bereich zwischen den Zehen.

Fußcreme selbst gemacht

In ca. 250 Gramm reichhaltige Fettcreme jeweils 2 Tropfen Lavendel-, Eukalyptus-, Teebaum- und Rosmarinöl geben und gut verrühren. Ausgiebig in die Füße einmassieren. Damit die Creme besser einwirken kann, nach der Massage dicke Baumwollsocken anziehen. Diese „Homemade-Fußcreme“ hält sich einige Monate.

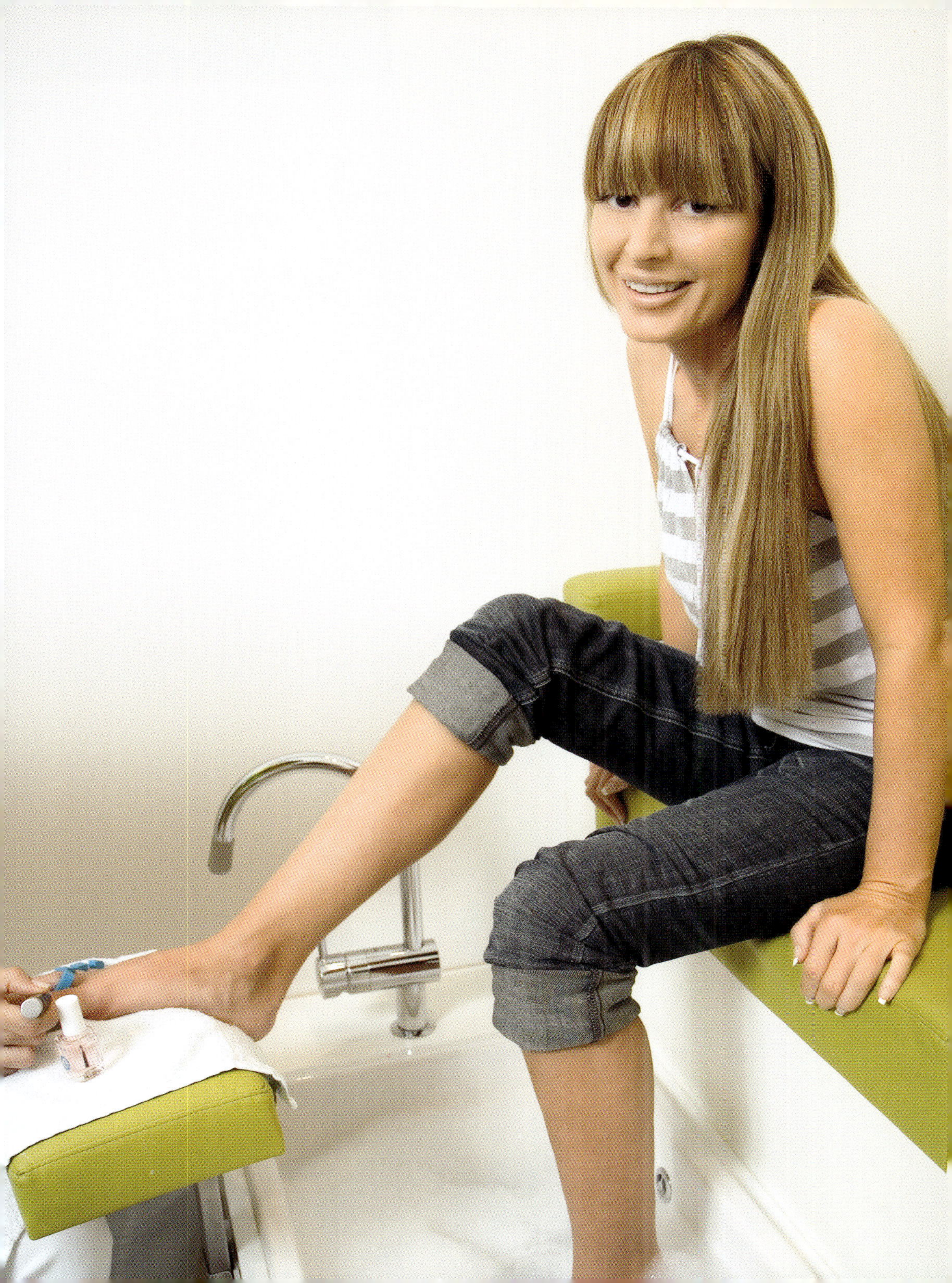

Feintuning

Die beste Zeit für die Nagelpflege ist gleich nach dem Baden. Da ist die Haut noch weich, und die Nägel lassen sich so besser schneiden und feilen. Sie splittern nicht so schnell und sind leichter formbar.
Nagelknipser oder Schere? Was besser ist, ist Ansichtssache. Achten Sie darauf, dass Sie die Nägel nicht zu kurz zu schneiden. (Bei eingewachsenen Nägeln am besten zur medizinischen Fußpflege!) Ein zarter Halbmond ist ästhetisch die perfekte Form.
Anschließend in Form feilen, immer von außen in Richtung Mitte. Nagelhaut mit einem Orangenhölzchen nach hinten schieben. Bitte nicht abschneiden! Hier verhält es sich wie bei den Fingernägeln: Die Nagelhaut ist der Schutz zwischen dem Nagel und dem Nagelbett. Wer diesen Schutz beschädigt, kann wachsende Nagelrillen bekommen.

Massage

Ca. 72.000 Nervenbahnen enden in den Füßen. Jedes Organ Ihres Körpers ist dadurch mit den Füßen verbunden. Aus diesem Grund sind Fußreflexzonenmassagen so effektiv, denn sie stimulieren gleichzeitig Muskelpartien, Nerven und Organe. Ebenso lässt sich durch die am Fuß befindlichen Akupressur- bzw. Akupunkturpunkte Einfluss auf den gesamten Körper nehmen.

Ihre Füße leisten eine ganze Menge – immerhin tragen sie Sie den ganzen Tag durch die Welt. Deshalb haben sie ab und an einfach eine liebevolle Massage verdient.

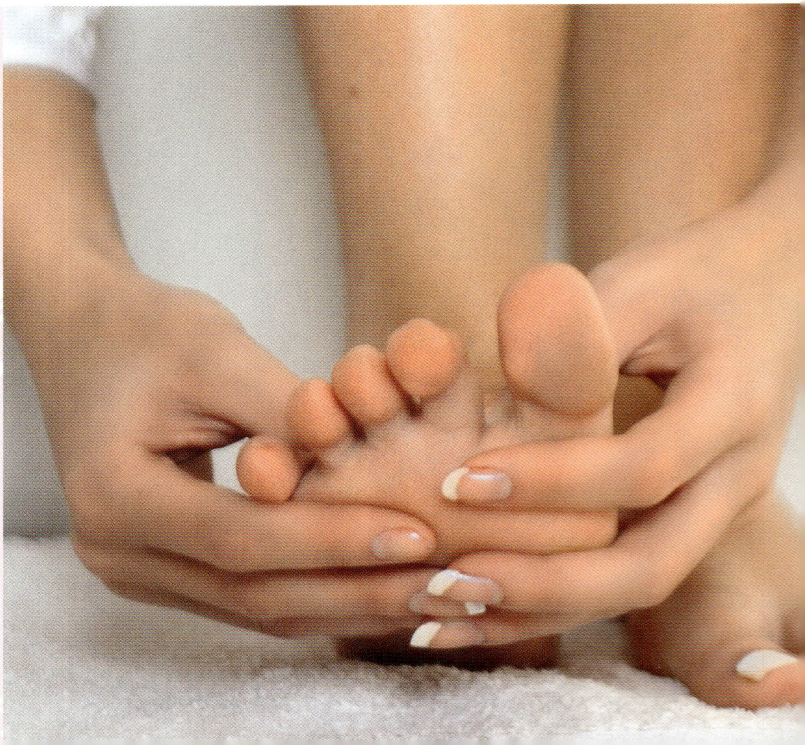

Gönnen Sie sich also etwas wirklich Gutes. Kuscheln Sie sich nach der Badewanne in eine warme Decke ein, nehmen Sie den Cremetopf mit und nutzen Sie die Zeit bei einem schönen Film, um die Füße zu massieren. 10 Minuten reichen oft schon aus. Es lohnt sich!

- Setzen Sie sich bequem hin und nehmen Sie einen Fuß in beide Hände.
- Legen Sie die Daumen auf die Ferse und streichen Sie langsam mit sanftem Druck auf der Fußsohle in Richtung jedes einzelnen Zehs.
- Bewegen Sie Ihre Finger quer über die Fußsohle, von rechts nach links.
- Jeder Zeh verdient Ihre ganze Aufmerksamkeit.
- Massieren Sie in sanft streichenden Bewegungen von innen nach außen.

Machen Sie regelmäßig eine angenehme Fußmassage. Vor dem Fernseher, am Schreibtisch ... wo immer Sie die Möglichkeit haben, lohnt sich ein Massage-Quickie.

FUSSGYMNASTIK

Roll-on

Schuhe ausziehen und unter jedem Fuß einen Tennisball platzieren. Damit hin und her rollen. Das durchblutet, und die Muskeln werden sanft nach innen gedehnt. Jeden Tag nur 3 bis 5 Minuten sind pure Wellness für die Füße.

Gleichgewichtssinn stärken

Barfuß gerade hinstellen, beim Einatmen auf die Fußballen stellen, halten und ganz langsam beim Ausatmen wieder auf die ganze Fußsohle kommen. Sooft Sie wollen und Lust haben.

LEICHTFÜSSIGE HAUSMITTELCHEN

Tee trinken

Frauenmantel aus dem Kräuterladen hilft bei schweißigen Füßen. Ca. 10 Blätter klein schneiden, mit 1 Liter heißem Wasser übergießen. 20 Minuten ziehen lassen, abseihen und trinken. Der Tee wirkt übrigens auch gegen schweißige Hände!

Den ganzen Tag auf den Beinen?

Geschwollene Füße lassen sich mit einem Eisgel schnell und angenehm kühlen.

Cool-Effekt selbst gemacht:

Eiswürfel in zwei Küchenhandtücher packen und darin verknoten. Setzen Sie sich hin und legen Sie die Packs unter Ihre Füße, um damit nun hin und her zu rollen.

Wohltat

Superkaltes Wasser à la Kneipp in die Badewanne laufen lassen. Mit nackten Füßen darin einige Minuten auf und ab laufen. Lässt die Beine abschwellen und erfrischt die Füße.

Tragen Sie oft Turnschuhe?

Um zu verhindern, dass Sie Schweißfüße bekommen, hier mein Tipp: Strümpfe aus Naturfasern tragen. Die Haut kann darin besser atmen und ist nicht so „luftdicht" abgeschlossen.

Roter Nagellack

... färbt die Nägel gelblich. Vor dem Lackieren also Nägelhärter oder Unterlack benutzen. Ein Ridgefiller dient ebenfalls gut als Unterlage und glättet optisch die Nageloberfläche.

High Heels

... sind nicht sonderlich gesund, weil sie – wenn ständig getragen – dazu führen, dass sich die Sehnen verkürzen. Wenn Sie regelmäßig zwischen flachen und hohen Schuhen abwechseln, ist die Gefahr nicht ganz so groß. Zu Hause sollten Sie auf jeden Fall barfuß (oder in Socken) gehen! So geben Sie Ihren Füßen die Möglichkeit, sich immer wieder zu regenerieren.

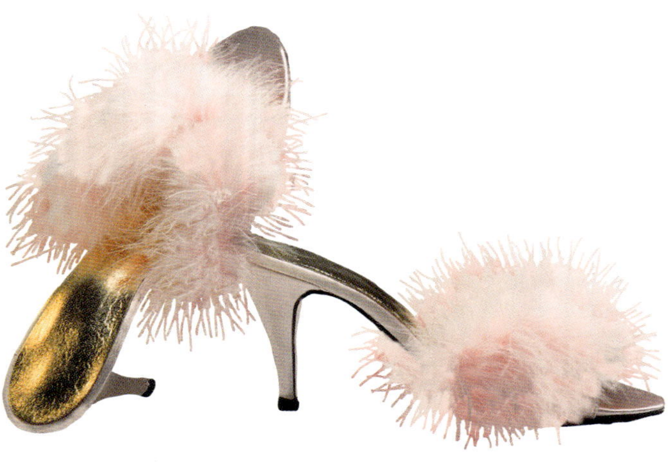

GLAM UP YOUR FACE

SCHMINKTIPPS FÜR SPEZIALISTINNEN

FIRST OF ALL!

Um ein schönes Schminkergebnis zu bekommen, ist es wichtig, eine gepflegte Haut zu haben. Denn bei einem gut geschminkten Gesicht muss man Haut sehen können! Das beste Make-up sieht unschön aus, wenn es wie eine Maske wirkt.

DIE RICHTIGE FOUNDATION

Wählen Sie auf jeden Fall ein Make-up, das zu Ihrem Hautton passt! Ein zu dunkles wirkt schnell unnatürlich. Make-up soll den Teint nur ausgleichen, nicht massiv brauner tönen. Perfekt sieht es aus, wenn Sie exakt Ihren Hautton finden, denn Ihr Gesicht sollte ebenmäßig und nicht frisch gestrichen aussehen! Zu dunkle Töne machen im Übrigen älter, hellere Töne lassen jünger wirken.

- Achten Sie beim Kauf der Foundation auf die Bedürfnisse Ihrer Haut und auf die Textur des Produkts. Neigen Sie eher zu trockener, fettiger oder zu Mischhaut?
  Sowohl der Hautzustand ist wichtig, als auch der Anspruch an das Make-up. Soll es lang anhaltend sein, eine hohe Deckkraft haben oder eher nur einen zarten Schimmer auf die Haut zaubern?
- Immer eine Tagescreme oder ein Make-up-Base auftragen, bevor die Grundierung auf die Haut kommt.
- Abdeckcreme bzw. Concealer sollten Sie vor dem Make-up auftragen, nicht danach.
- Make-up nicht direkt bis unter die Augen auftragen. Es könnte sich zu stark in den Fältchen absetzen.
- Hautfett absorbiert die Farbe des Make-ups und verstärkt so den Ton: Die Haut sieht unterschiedlich getönt aus und wirkt fleckig. Besser, Sie pudern gut ab, wenn Sie zu fettiger Haut neigen oder wenn es heiß hergeht!
- Wenn Ihre Augen heller strahlen sollen, wählen Sie für den Bereich um die Augen einen etwas helleren Make-up-Ton. Dadurch wirkt übrigens das gesamte Gesicht jünger und positiver.

- Empfinden Sie Ihre Nase als zu groß? Eine hellere Nuance Ihres Make-ups lässt sie optisch etwas in den Hintergrund treten, die Nasenpartie wirkt auf diese Weise kleiner und feiner. Pudern Sie die Nase gut ab! Glänzende Stellen stechen immer etwas hervor, im Unterschied zu matten Partien.

ABDECKUNGEN ALLER ART: CONCEALER & CO.

Welche Concealer-Farbe soll ich nehmen?

Beige:	hellt auf
Grün:	lässt Rötungen verschwinden
Gelb:	schummelt Augenringe weg
Blau:	verdeckt grüne und bräunliche Flecken

- Abdeckstifte bzw. Concealer gibt es in allen Farben und Formen (Puder, flüssige und cremige Konsistenz).
- Wenn Sie einzelne kleine Stellen korrigieren wollen, sollte die Farbe des Concealers einen Ton heller sein als Ihre Hautfarbe.
- Ist Ihre Nase Ihrem Empfinden nach zu breit? „Schmälern" Sie sie, indem Sie lediglich entlang dem Nasenrücken einen hellen Concealer auftragen. Das bewirkt eine optische Täuschung.
- Nach exzessivem Feiern oder bei Veranlagung zu dunklen Schatten unter den Augen: Geben Sie einen Tupfer Augencreme auf das Unterlid und tragen Sie darüber einen hellen Ton Ihres Make-ups auf (möglichst flüssiges). Klopfen Sie dieses sanft unter dem Auge ein. Durch die in der Augencreme enthaltene Feuchtigkeit sieht das Ergebnis nicht so maskenhaft aus, als wenn Sie das Make-up pur auftragen würden.

!!!

Werfen Sie Ihr Make-up spätestens nach zwei Jahren weg. Die Konsistenz hält nicht ewig, und die Haut kann mit Reizungen reagieren, wenn die Inhaltsstoffe über dem Limit sind.

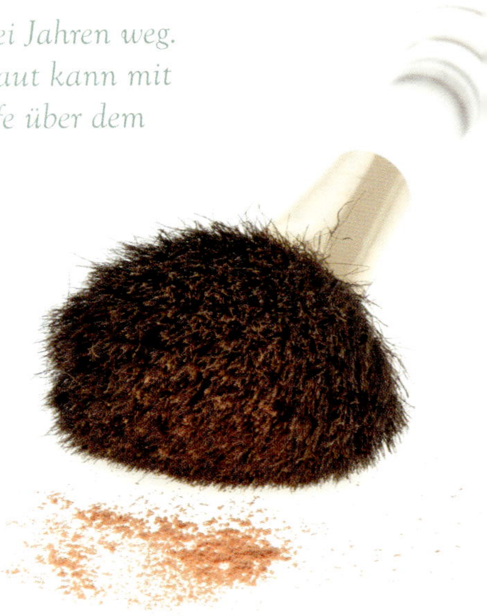

PUDRIGE ANGELEGENHEITEN

- Pudern Sie sparsam! Ob in loser oder gepresster Form – Puder soll das Make-up fixieren und den Teint mattieren.
- Vorsicht! Wie beim Make-up auch hier die Augenpartie aussparen. Die feinen Puderpartikelchen setzen sich leicht in den kleinen Fältchen ab und betonen sie zusätzlich.
- Puder sollte möglichst transparent sein. Wählen Sie ihn am besten einen Ton heller als die Farbe Ihres Make-ups. Ist der Puder dunkler, macht er fleckige Haut. Achten Sie stets auf die Gleichmäßigkeit Ihres Teints. Das wirkt immer eleganter und edler!
- Loser Puder schafft ein feines Hautbild. Mit einem großen Puderpinsel auftragen. Das bewirkt einen ebenmäßigen Teint.
- Aufpassen sollten Kontaktlinsenträgerinnen. Nicht zu wild pudern, meine Lieben!
- Achtung bei Puder mit Glitterpartikeln. Der Glitter setzt sich ebenfalls sehr stark in kleinen Gesichtsfältchen ab. Sparsam mit einem großen Pinsel auf die Wangen streichen, um lediglich einen Akzent zu setzen oder um bestimmte Konturen zu betonen. Wer es liebt, im Dekolleté-Bereich zu glänzen, sollte achtsam mit dem Glitzer umgehen. Nie zu viel! Ein dezenter Hauch betont Schlüsselbein und Schultern, besonders am Abend.

Übrigens: Männer können den glitzrigen Teilchen wenig abgewinnen, weil die klebrigen Glimmerpartikelchen beim leisesten „Sich-näher-kommen", einem virulenten Infekt gleich, sofort die Seiten wechseln und an der Backe des Mannes hängen bleiben! Das berichten mir zumindest meine engsten männlichen Freunde.

- Sollten Sie zu den Frauen gehören, die kein Fan von Pinsel und Puderquaste sind, dann gibt es für Sie fettabsorbierende, kleine Papierchen, die den überschüssigen Glanz nehmen. Besonders praktisch für kleine Handtaschen.
- Sollten Sie das jedoch nicht mögen, käme ein Puder-Make-up für Sie infrage. Das ist eine Kombination aus Foundation und Puder. Macht einen losen sowie einen Kompaktpuder überflüssig.

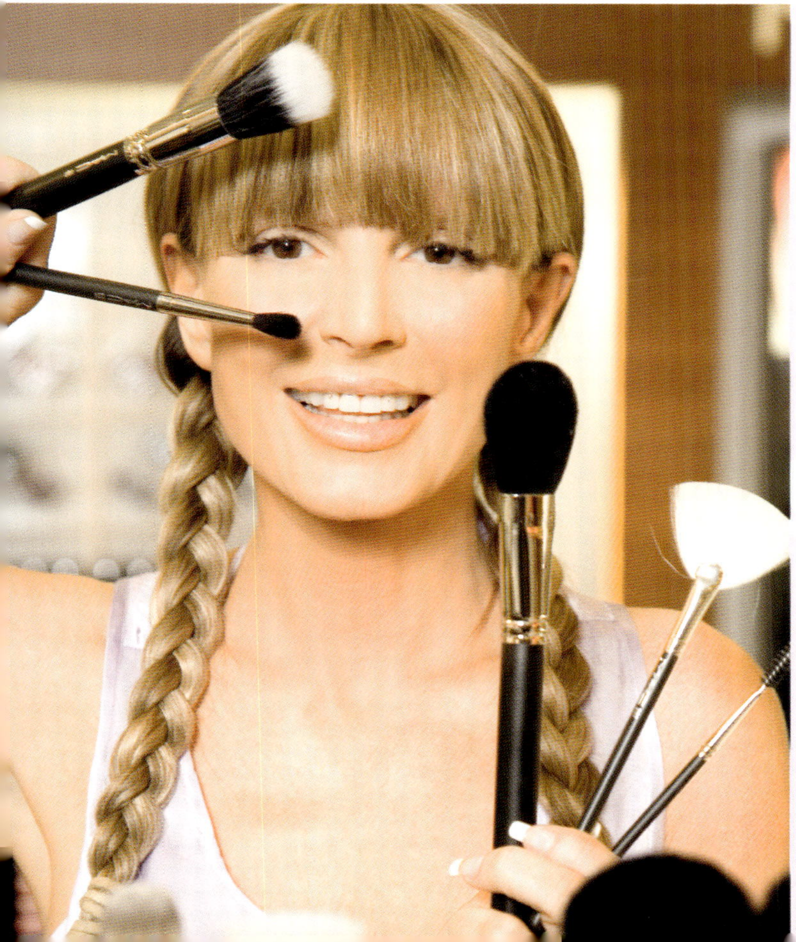

Powder-Power: Mit Pinseln und Quasten lässt sich Puder schön gleichmäßig verteilen, sodass kein „falscher Glanz" entstehen kann.

WELCHES ROUGE UND WELCHE LIDSCHATTENFARBE PASST ZU WELCHEM HAUTTYP?

Helle Haut: Greifen Sie beim Lidschatten zu soften Beigetönen bis hin zu hellem Braun. Lippenstift und Rouge dürfen rosé- oder lachsfarben schimmern.

Normaler Hauttyp: Soft cheeks and lips: Lila- und Fliedertöne für die Augen sind ein ultimatives Glanz-Highlight und bringen viel Frische ins Gesicht. Auf die Wangen dürfen Pfirsich- und sanfte Beerentöne.

Leicht gebräunt: Rosenholz- und Rosétöne zaubern glamouröse Leuchtkraft auf Augen, Wangen und Lippen. Elegant: Sie können zusätzlich das Dekolleté damit betonen. Aber bitte nur einen fast nicht sichtbaren Hauch Farbe.

Dunkler Hauttyp: Bronze- und Goldtöne bringen hier den Glam-Effekt. Aber bitte sparsam benutzen, sonst wirkt es schnell „aufgemalt“!

Sinnlichen Schimmer, um die Leuchtkraft Ihrer Konturen zu intensivieren, erreichen Sie, indem Sie Ihre Gesichtszüge – Wangen, Kinn oder Lider – mit glossigen oder glänzenden Highlights zusätzlich betonen.

Helle Konturen und Lippenstiftfarben sowie Gloss lassen ihre Lippen voller und weicher wirken.

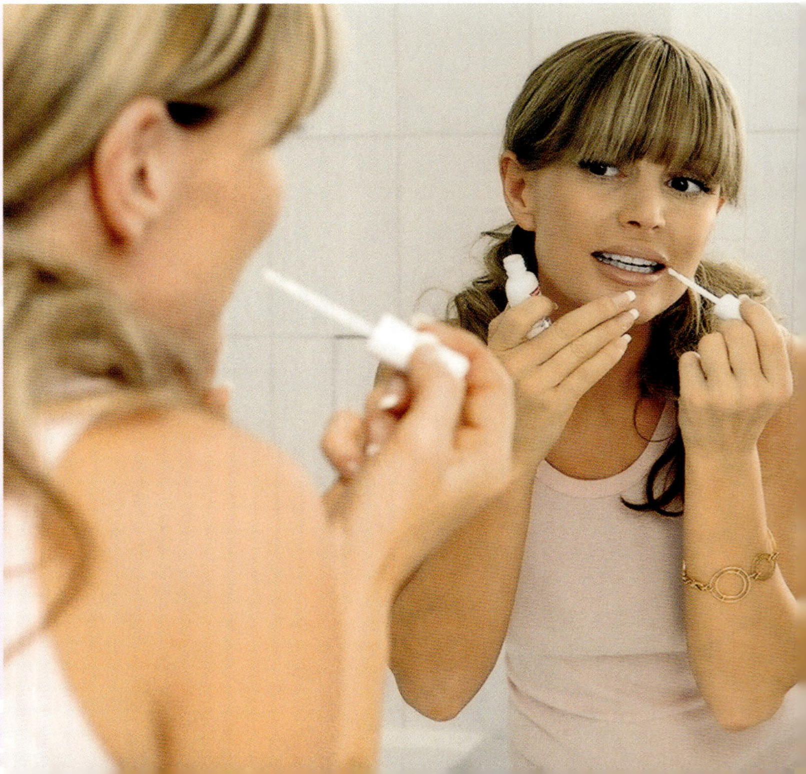

WELCHE ROUGEKONSISTENZ IST DIE BESTE?

Flüssig oder zum Aufsprühen: Geeignet für alle Hauttypen. Immer sparsam damit umgehen und mit den Fingern verteilen.
Creme: Hervorragend bei trockener Haut.
Puder: Hält auf Mischhaut und fettiger Haut.

Quick-Trick für unterwegs

Kneifen Sie in beide Wangen und setzen Sie ein Highlight mit einem rosafarbenen Lipgloss.

LIPS INC.

- **Gepflegt und glatt** sollten Ihre Lippen sein. Auf ausgefransten Lippen sieht weder Gloss noch Lippenstift bezaubernd aus.
- **All about lips**. Dunkle Lippenstiftfarben lassen die Lippen immer kleiner und verbissener wirken. Hellere Farben zaubern optisch mehr Volumen. Hell schimmernder Gloss tunt selbst zarteste Lippen auf.
- **Schummeln erlaubt!** Mogeln Sie sich optisch größere Lippen, indem Sie die äußere Lippenkontur mit einem weißen Kajalstift umranden. Man soll den Strich nicht sehen, die Aufhellung nur erahnen.
- **Bleeching:** Blaustichiger Lippenstift lässt Zähne weißer erscheinen.
- Bei **farbigen Lippenstiften** bitte unbedingt mit Konturenstift arbeiten. Wenn Sie die Ränder leicht nachziehen, kann die Farbe des Lippenstifts nicht verlaufen.
- **Erst die Farbe – dann die Kontur**. So verschwindet die Linie des Konturenstifts und verbindet sich harmonisch mit der Lippenstiftfarbe. Bitte keinen dicken, dunklen Konturenrand, meine Damen! Das macht die Lippen auch nicht größer. Stattdessen machen Sie so die hässliche Umrandung der Lippen zum Hingucker.

- **Sieht juicy aus!** Wer es nicht so bunt mag, der kann auch glänzenden Lipgloss auf die Lippen auftragen.
- **Nude-Look for lips:** Konturenstift in der Farbe der Lippen wählen. Entweder mit einem Lippenstift – ebenfalls in der Lippenfarbe – oder einem Lipgloss einfach einen Klecks in die Mitte der Lippen tupfen. Das vergrößert optisch auch etwas den Mund.
- **Bleiben Sie in Form.** Die natürlichen Konturen Ihres Mundes passen am besten zu Ihrem Gesicht. Zu stark überzeichnete Lippen sehen unnatürlich aus.
- **Lippenstift hält länger,** wenn beim Auftragen des Make-ups die Lippen mit einbezogen wurden. Das funktioniert wie eine Grundierung.
- **Long-Lasting:** Lippen nach dem Auftragen des Lippenstifts nachpudern. Anschließend erneut eine Farbschicht auftragen. So hält die Lippenstiftfarbe garantiert.
- **Weniger ist mehr.** Das ist auch beim Lippenstift so. Vermeiden Sie allzu krasse Töne.
- **Ist die Oberlippe kleiner als die Unterlippe?** Tragen Sie auf der Oberlippe einen Lippenstift auf, der einen Ton heller ist. Unten sollte es dann ein Ton dunkler sein. Haben Sie keinen Lippenstift in verschiedenen Nuancen zur Hand? Kein Problem: Tragen Sie auf der Unterlippe die Lippenstiftfarbe mehrmals auf, während Sie auf der Oberlippe die Farbe nur zart hintupfen. Auch das wirkt bereits wie ein Farbunterschied. Und beide Lippen scheinen gleich groß zu sein. Umgekehrt funktioniert das natürlich genauso, also wenn die Oberlippe größer als die Unterlippe ist.
- **Aus zwei mach eins**
  Haben Sie Lust auf einen neuen Farbton? Sparen Sie erst mal das Geld und mischen Sie auf dem Handrücken zwei Farbnuancen zu einer zusammen. Farbe mit einem Lippenpinsel abnehmen und auf die Lippen streichen. Dann können Sie immer noch entscheiden, ob Ihnen die Farbe zusagt oder nicht.
- **Lieben Sie rote Lippen?** Dann seien Sie achtsam beim Kauf des richtigen Rottons. Probieren Sie am besten gleich vor Ort aus, welcher Ton Ihnen steht. Da gibt es ganz große Unterschiede: Der falsche Ton kann Ihren Teint blass und fahl wirken lassen, wohingegen der richtige Ton Frische ins Gesicht zaubert.

GLAM-FAKTOR FÜR INTENSIVE „AUGENBLICKE“

Um Ihre Augen richtig zum Strahlen zu bringen, wird zuerst das gesamte Augenlid mit goldfarbenem Lidschatten grundiert. Benutzen Sie dazu statt eines Pinsels einen Applikator, darauf bleibt der Lidschatten besser haften und der feine Puder krümelt nicht. Mit goldenem oder braunem Eyeliner entlang des oberen Wimpernkranzes ab der Mitte des Oberlids einen glamourösen Lidstrich zu den Augenwinkeln ziehen. Setzen Sie am Unterlid mit dem Kajalstift kleine Punkte in den unteren Wimpernkranz. Das zaubert Volumen, und der Blick wird intensiver.

Drama-Queens setzen auf Tiefe mit einer dunklen Braunnuance in der Lidfalte. Lassen Sie den Lidschatten in Richtung Augenwinkel soft auslaufen.

Der Look zum effektvollen Augenaufschlag sollte eher zurückhaltend sein. Haare zum Beispiel im Undone Look oder glatt gekämmt. Locken sollten locker fallen. Haare zum Zopf gebunden – gibt Retro-Style.

Die Kleidung sollte nicht farbenfroh und bunt ausfallen, sonst verlieren die Augen ihre Wirkung. Ton in Ton oder Uni-Farben setzen den Akzent.

Damit der Lidschatten länger hält und sich nicht in der Lidfalte absetzt: Auf die Lider ebenfalls Foundation auftragen, dann das Lid mit losem oder gepresstem Puder bestäuben und erst anschließend den Eyeshadow auftragen.

Rote Augen? Geben Sie einen Tupfer weißen Lidschatten in den inneren Augenwinkel neben der Nasenwurzel.

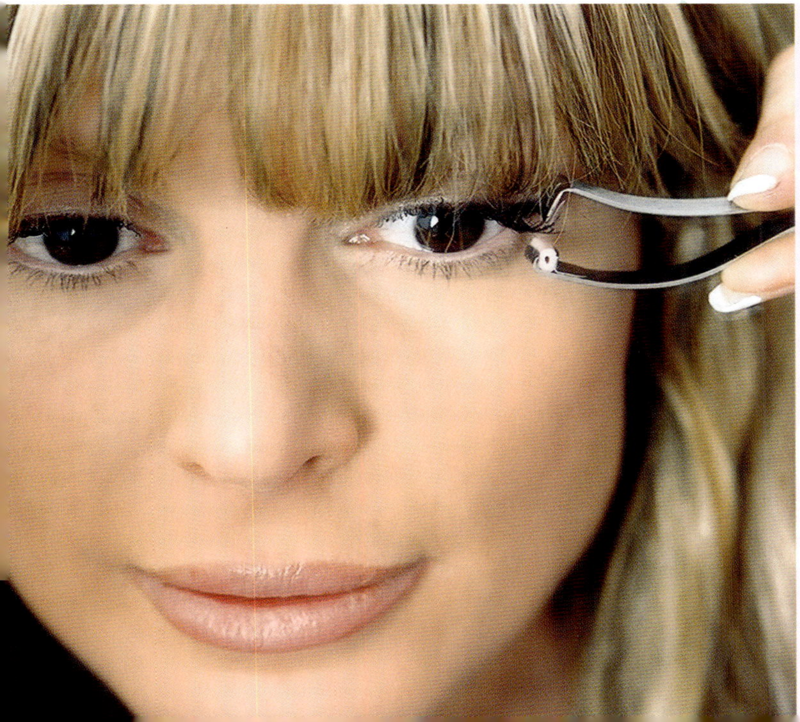

Voraussetzung für einen umwerfenden Glamourblick sind natürlich schöne, nach oben gebogene Wimpern – das öffnet den Blick!

!!!

Je intensiver der Lidschatten, desto zurückhaltender sollten die Lippen geschminkt sein. Oder umgekehrt. Entscheiden Sie sich für einen Blickpunkt in Ihrem Gesicht und heben Sie das hervor, was Ihnen selbst am besten gefällt. Haben Sie große, schöne Augen? Setzen Sie sie in Szene. Ist Ihr Mund wohlgeformt? Dann betonen sie ihn. Sind Sie der natürliche Typ? Setzen Sie auf „less is more".

Zu lange vorm Computer gesessen?

Zusätzlicher Tipp, der ebenfalls gegen rote Augen wirkt oder wenn Müdigkeit die Augen matt erscheinen lässt: Das können Sie gut mit einem weißen Kajalstift kaschieren.

Wenn mal was danebengeht

Wenn der Lidschatten unter das Auge bröselt, vorsichtig mit einem großen Pinsel von der Haut streichen. Oder beim Auftragen des Lidschattens ein Zelltuch oder eine Puderquaste unter das Auge halten.

Kajal- oder Lippenstift verschmiert? Achtsam mit einem feuchten Wattestäbchen die Stelle säubern.

Mascaraspuren lassen sich am besten beseitigen, wenn Sie ein Reinigungs- oder Feuchttuch um den Zeigefinger wickeln und behutsam den Fleck entfernen.

HABEN SIE DEN BOGEN RAUS? SO BEKOMMEN SIE AUSDRUCKSSTARKE AUGENBRAUEN

Der Trick mit dem Stift verrät Ihnen die perfekte Brauenlänge: Halten Sie den Stift zunächst vom Nasenflügel senkrecht hin zur Nasenwurzel. Da, wo der Stift die Augenbrauen trifft, sollten die Härchen beginnen. Nun den Stift diagonal vom Nasenflügel in Richtung Außenwinkel des Auges halten. Das ist die Stelle, wo der Brauenbogen enden sollte.

- Zupfen Sie nur die Härchen unter der Braue – nicht darüber.
- Das Entfernen der nachwachsenden Härchen geht einfacher, wenn Sie die Haut beim Zupfen leicht spannen.
- Einen schwungvollen Bogen der Brauen bekommen Sie, wenn er auf der Länge von zwei Dritteln aufsteigend verläuft und dort am höchsten Punkt ist.
- Kommen Sie nicht zurecht? Es gibt Schablonen für exakte Formen.
- Brauengel hilft bei widerspenstigen Brauen.
- Sind Ihre Brauen kaum sichtbar? Betonen Sie sie im richtigen zarten Farbton.
- Augenbrauenpuder ist der ideale Lückenfüller.
- Bei extremem Augenbrauenwuchs eignet sich ein Brauen-Waxing. Hier werden mit Mini-Warmwachsstreifen überflüssige Härchen mit der Wurzel entfernt.
- Haben Sie sich verzupft? Kaschieren Sie die Stelle, indem Sie sie mit einem Augenbrauenstift übermalen.
- Haben Sie keine Zeit fürs Zupfen? Ein Brauenshaper ist die Lösung.
- Wird die Haut nach dem Zupfen rot? Nehmen Sie einen Eiswürfel und lassen ihn rund um die bearbeitete Stelle kreisen. Oder tupfen Sie die Augenbrauen mit beruhigendem Gesichtswasser ab.

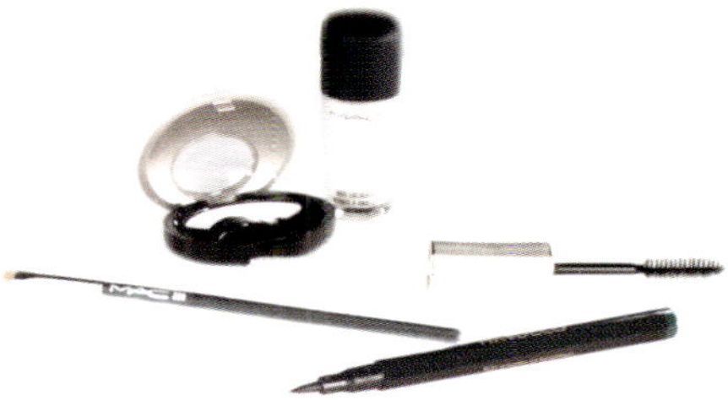

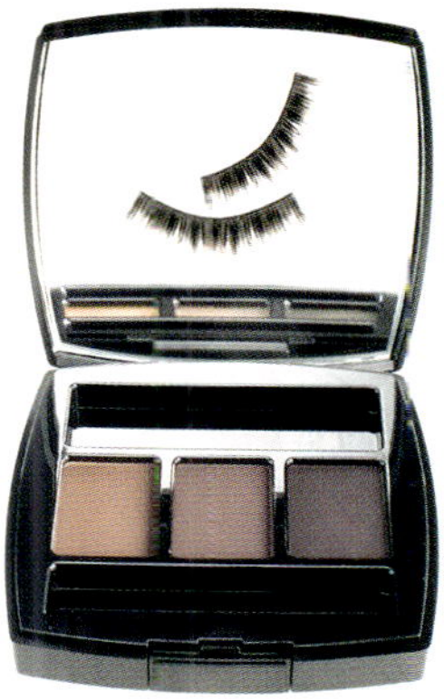

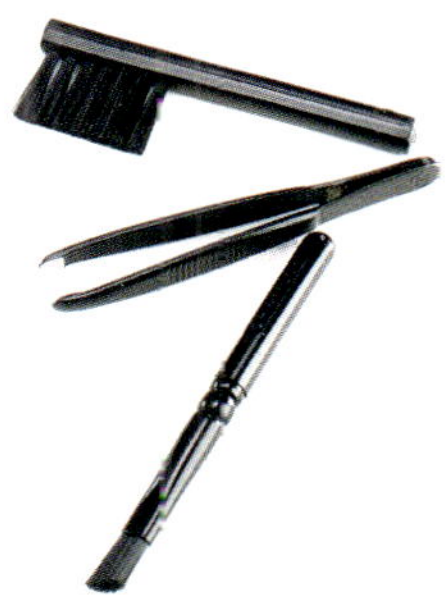

GEHEIMNISTRÄGER HANDTASCHE

Der engste Vertraute einer Frau ist die Handtasche.
Der Inhalt ist meist geheim!
Aber was muss rein?
Ich lüfte das Geheimnis ...

Männer werden niemals verstehen, warum wir solch große Handtaschen brauchen, selbst wenn wir nur einen Kurztrip zum Supermarkt unternehmen. Meine Theorie: Es ist ein archaisches Erbe unserer Vorfahren. Wir wappnen uns für alle Eventualitäten, die uns da draußen begegnen könnten. Wenn es nach mir ginge, würde ich am liebsten ständig einen Anhänger, in dem mein gesamter Hausstand untergebracht ist, hinter mir herschleifen. Es gäbe mir das beruhigende Gefühl, bestens gerüstet zu sein, für den Fall aller Fälle. Naja, Sie wissen schon. Auch wenn er nie eintritt. Mein Freund belächelt solche Gedanken.
Aber Männer verstehen ja auch nicht, warum wir so viele Schuhe brauchen!
Immer dabei: Meine Droge. Nein, nein, nicht, was Sie jetzt gerade denken. Mein Lieblings-**Lippenpflegestift**! Ich bin geradezu süchtig danach. Wo immer ich bin, ist auch mein Lippenpflegestift. Mein Freund hat sich mittlerweile daran gewöhnt. Mehr noch, er zeigt sich mit äußerster Mühe tolerant, wenn er mich küsst und meine Lippen stets pfefferminzig-speckig anmuten. Dafür sind sie aber auch geschmeidig!
Außerdem enthält meine Handtasche:

- Kleine **Puderdose** mit integriertem Spiegel. Für den schnellen Check des Gesichts.
- **Handcreme** in Miniform, passt selbst in die kleinste Tasche.
- **Kopfschmerztabletten** für alle Fälle.
- **Tampon** zur Sicherheit.
- **Haarbürste** oder Kamm. Gibt es mittlerweile in Miniaturausgaben – als kämen sie aus Liliput.
- **Eukalyptusöl** zum Dran-Riechen. Das belebt.
- **Thermalwasser-Spray**. Zur Erfrischung von Haut und Haaren.
- Eine kleine Ausgabe meiner aromatischen **Lieblings-Bodylotion**. Ich kann nicht leben ohne diesen herrlichen Duft. Damit komme ich sofort gut drauf. Sogar wenn's mal regnet!
- **Kaugummi** oder **Pfefferminzblättchen** für frischen Atem.

- Tester oder eine kleine Probe **Feuchtigkeitscreme** aus der Parfümerie, falls die Haut trocken ist.
- **Post-its** – für kleine Notizen, und einen Stift.
- Meinen **Schutzstein**.
- **Portemonnaie** und **Schlüsselbund**. Damit Letzterer nicht zu sehr aufträgt, habe ich an meinem Schlüsselbund ausschließlich die Schlüssel, die ich auch tatsächlich brauche.
- **Bachblüten-Notfalltropfen.** Das sind Blütenessenzen, die auf die Psyche und den Körper einwirken. Mithilfe der Schwingungsessenzen der Blüten sollen Blockaden und Störungen überwunden und geheilt werden.
- **Pflaster.**
- **Taschentücher** und
- natürlich mein **Handy**!

… UND AUF REISEN: SCHNELL GEPACKT – FALLS HOLLYWOOD ANRUFT!

- **Reisepass.**
- **Bequeme Kleidung**: stylisher Jogging-Anzug oder ein kuscheliger Cashmere-Pulli.
- In Mini-Fläschchen (100 Milliliter) abgefüllt, wie es das Reiseverordnungsrecht, also die Mitnahmebestimmungen für Flüge vorschreiben: **Gesichtsreiniger und Creme**. Damit man sich bei längeren Flügen zwischendurch abschminken kann. Beim Fliegen bitte extrem feuchtigkeitsspendende Creme mitnehmen. Die Haut trocknet sonst zu sehr aus.
- **Fläschchen Lavendelöl**. Beruhigt die Nerven und entspannt.
- **Basilikumöl** hilft bei Reisekrankheit. Einfach an dem Fläschchen riechen. Andere Variante: 2 Tropfen auf den Handrücken geben oder auf ein Taschentuch träufeln.
- Es gibt auch **Akupressurbänder** gegen Übelkeit (Apotheke).
- **Kreislauftropfen**.
- **Desinfektionstücher**. Denken Sie daran, wie viele Leute vor Ihnen die Toilette besuchten!
- **Styling-Pumpspray**, um die Haare nach der Landung schnell wieder in Form zu bringen.

- **Zahnpflegekaugummis** als schnelle Alternative zum Zähneputzen, das unterwegs ja meist unbequem ist. Und als Hilfe bei schlechtem Atem.
- **Augentropfen** (wenn Sie fliegen). Durch die niedrige Luftfeuchtigkeit trocknet die Tränenflüssigkeit zu stark aus. Es gibt wunderbare homöopathische Tropfen.
- Mein **Kuschelschal** ist überall dabei. Ob in Auto, Flugzeug oder Bahn. Irgendwo zieht's immer!
- **Aufblasbares Reisekissen**.
- Eine **Flasche Mineralwasser.**
- **Kleiner Snack**. Gesundes Obst oder andere Leckereien. Hilft sofort bei Hunger oder Unterzucker. Gutes Essen ist während einer Reise oft schwer zu finden.
- **Socken**, vor allem bei langen Flügen. Man bekommt zwar im Flugzeug welche, aber die sind leider nicht wirklich kompatibel mit meiner Vorstellung von Stil. Fluggesellschaften, bitte lasst junge, fähige Designer ran, die sich erste Sporen verdienen wollen! Dasselbe gilt für die maroden Schlafbrillen!
- Mein **Lieblingsduft** versüßt mir jede Reise und gibt mir ein Gefühl von zu Hause, wo immer ich bin.
- **Gute Lektüre**.
- **Weiche Schlafbrille**.
- **Ohrstöpsel** gegen Lärm oder zum Schutz der Privatsphäre. If you want!
- **Zahnbürste + Zahnpasta** in Reiseformat.
- **Make-up-Utensilien**.
- **Sonnenbrille**.
- **Kopfhörer**.

ÜBER DEN WOLKEN

Präventivmaßnahme: Vor der Reise, beim Kofferpacken – noch schnell eine Feuchtigkeitsmaske auflegen! Das gibt Power für den Flug, und die Haut ist gut durchfeuchtet.

- Damit Sie fit am Urlaubsort ankommen, stehen Sie jede Stunde von Ihrem Sitz auf und gehen Sie den Gang mehrmals entlang, damit der Kreislauf in Schwung bleibt. Isometrische Übungen im Sitz tun auch gut: Kurz die Beine, also die Muskeln an Oberschenkel, Unterschenkel und Po anspannen – halten – und loslassen. Sooft wie möglich wiederholen.

!!!

*Jetlag?
Da gibt es eine Faustregel: Für jede überflogene Zeitzone einen Tag Ruhepause!*

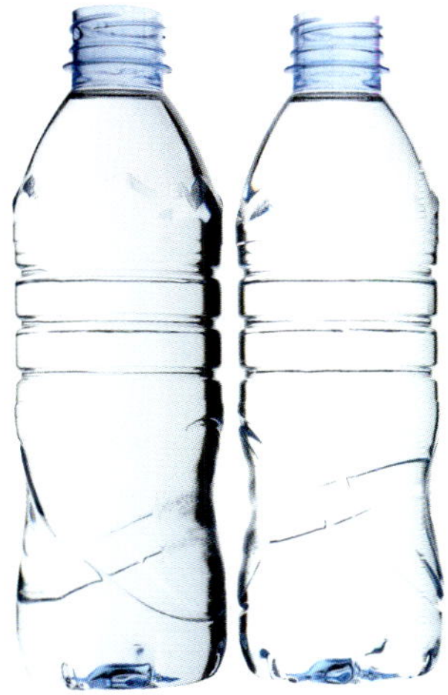

- Wenn der Flug besonders lang ist, trocknet die Haut extrem aus. Um das zu verhindern, fülle ich mir meist eine kleine Menge Feuchtigkeitsmaske ab und trage sie auf mein Gesicht auf, bevor ich ein Nickerchen mache. Sie kann während dieser Zeit schön einwirken, und wenn ich wieder wach werde, ist meine Haut herrlich durchfeuchtet und sieht rosig aus.
- Trinken Sie ¼ Liter Wasser pro Flugstunde. Damit füllen Sie perfekt das Defizit aus, das Ihrem Körper entzogen wird. Sie brauchen in der Luft dreimal so viel Flüssigkeit wie am Boden. Aber bitte keinen Alkohol. Das dehydriert zusätzlich.
- Cremen Sie die Nasenlöcher mit Fettcreme ein. Auch diese Schleimhäute leiden sonst zu sehr.
- Geben Sie vor dem Flug so viel Gepäck wie möglich auf, damit Sie im Flugzeug mehr Platz und Beinfreiheit haben.
- Bei häufigen oder langen Flügen Stützstrümpfe anziehen, um die Thrombosegefahr zu verringern. Durch den Druck um die Fußgelenke schließen sich nämlich die Venenklappen, und das Blut kann nicht absacken. Wenn Sie sehr oft unterwegs sind, hilft auch mal eine Kopfschmerztablette mit Acetylsalicylsäure, um das Blut zu verdünnen, wenn Sie leichtes Kribbeln in den Beinen verspüren.
- Wenn Sie auf Kontaktlinsen nicht verzichten wollen, sollten Sie sie spätestens nach vier Stunden gegen eine Brille tauschen! Der Unterdruck presst die Linsen auf die Hornhaut, die dadurch trocken und unnötig gereizt werden.
- Weniger ist mehr. Ein leichtes Menü mit Geflügel, Reis oder Gemüse belastet den Stoffwechsel nicht so sehr – und die Bikinifigur auch nicht.

WIE SEHE ICH AUF FOTOS GUT AUS?

Wenn ich Fotos von mir sehe, wundere ich mich oft, warum mein Gesicht glänzt oder meine Augen total klein aussehen, meine Haare rötlicher wirken, als sie eigentlich sind. Sind das nur digitale Verunsicherungen?
Um einen guten und vor allem auch nachhaltigen Eindruck für die Nachkommenschaft zu hinterlassen, sollten Sie sich folgende Tipps und Anregungen anschauen. Egal, ob es sich um das private Erinnerungsalbum oder um ein Bewerbungsfoto handelt.

- Benutzen Sie mattierende Feuchtigkeitscreme als Make-up-Unterlage.
- Augenschatten mit Concealer abdecken.
- Nehmen Sie ein stark deckendes Make-up. Kameras verschlucken förmlich ein zu zartes Make-up. Anschließend gut abpudern.
- Tragen Sie auch etwas mehr Mascara auf die Wimpern auf als sonst.
- Die Lippen hingegen nur zaghaft umranden. Keine zu starken Konturen, denn die werden durch die Kamera noch verstärkt.
- Bürsten Sie Ihre Augenbrauen in Form.
- Setzen Sie ein Highlight mit einem Klecks Gloss oder hellem Lidschatten im Augenbrauenbogen. Das öffnet den Blick.
- Ein weißer Kajal lässt rote Äderchen im Auge verschwinden.
- Lidschatten in Brauntönen wirken am natürlichsten.
- Fotoapparate scheinen Haare geradezu zu verschlingen. Den Schopf leicht am Ansatz antoupiert – das schafft Volumen. Die Frisur darf bei dieser Gelegenheit ruhig etwas üppiger sein.
- Achtung! Tragen Sie keine Kleidung, die aufträgt. Es sei denn, Sie sind mega-dünn. Fotos zaubern wie aus Geisterhand zwei bis drei Kilo mehr Körpergewicht herbei.
- Nicht zu stark lachen. Das gilt generell für die Mimik. Die Kamera überzeichnet auch hier. Ein ehrliches, nettes Lächeln wirkt am natürlichsten.
- Wenn Sie vorhaben, sich fotografieren zu lassen, warten Sie mit dem Gang ins Sonnenstudio. Die Haut wirkt noch nach Tagen rötlich gefärbt. Das wird auf einem Foto erst so richtig sichtbar.
- Zeigen Sie Ihre Schokoladenseite. Jede Frau hat eine! Finden Sie sie heraus!

REGISTER

EXPLORE THE DEA

BUGS, S

SPIDERS, CROCODILES

AND HUNDREDS OF OTHER AMAZING REPTILES AND INSECTS

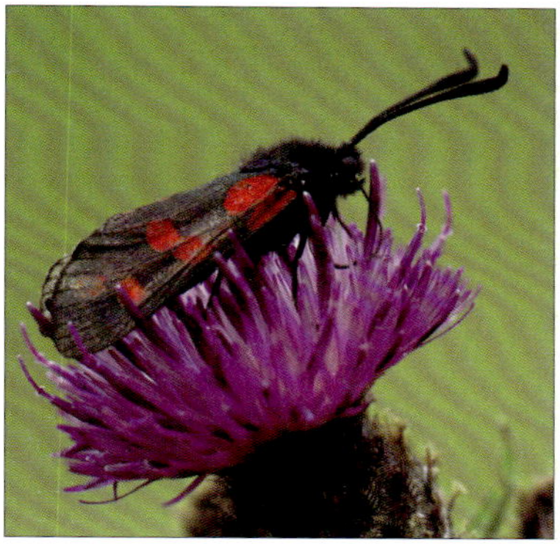

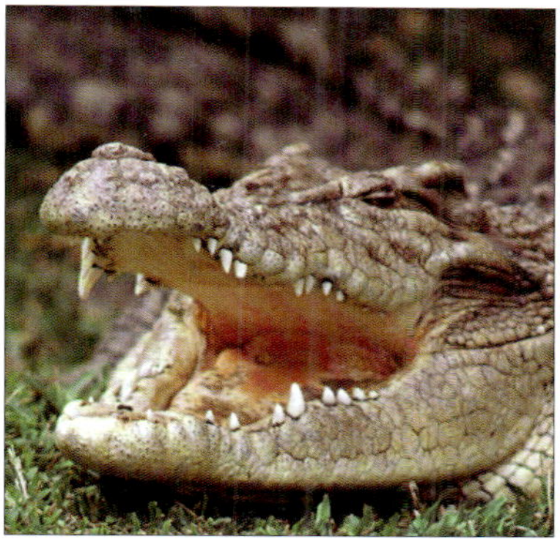

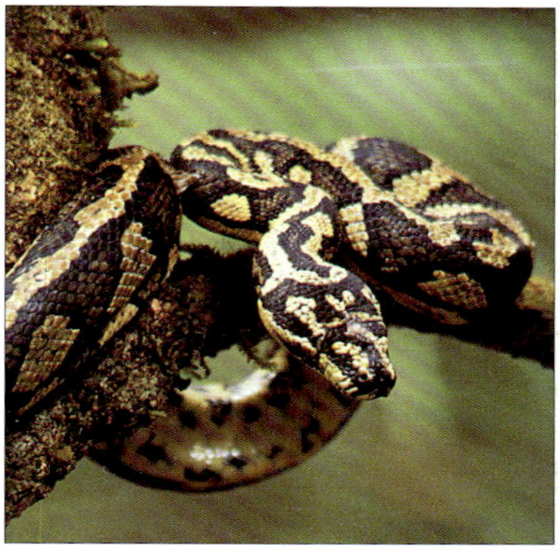

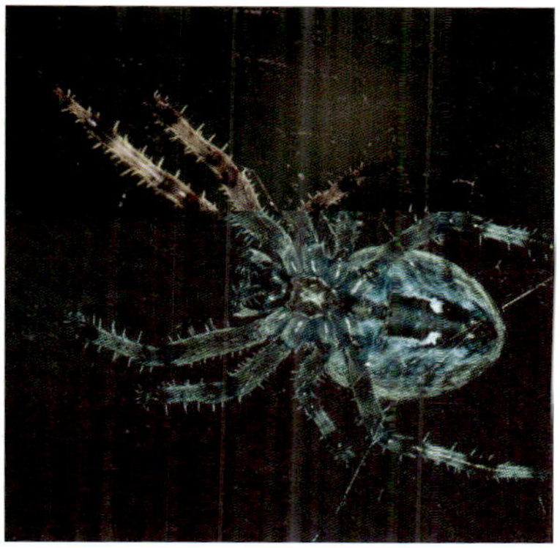

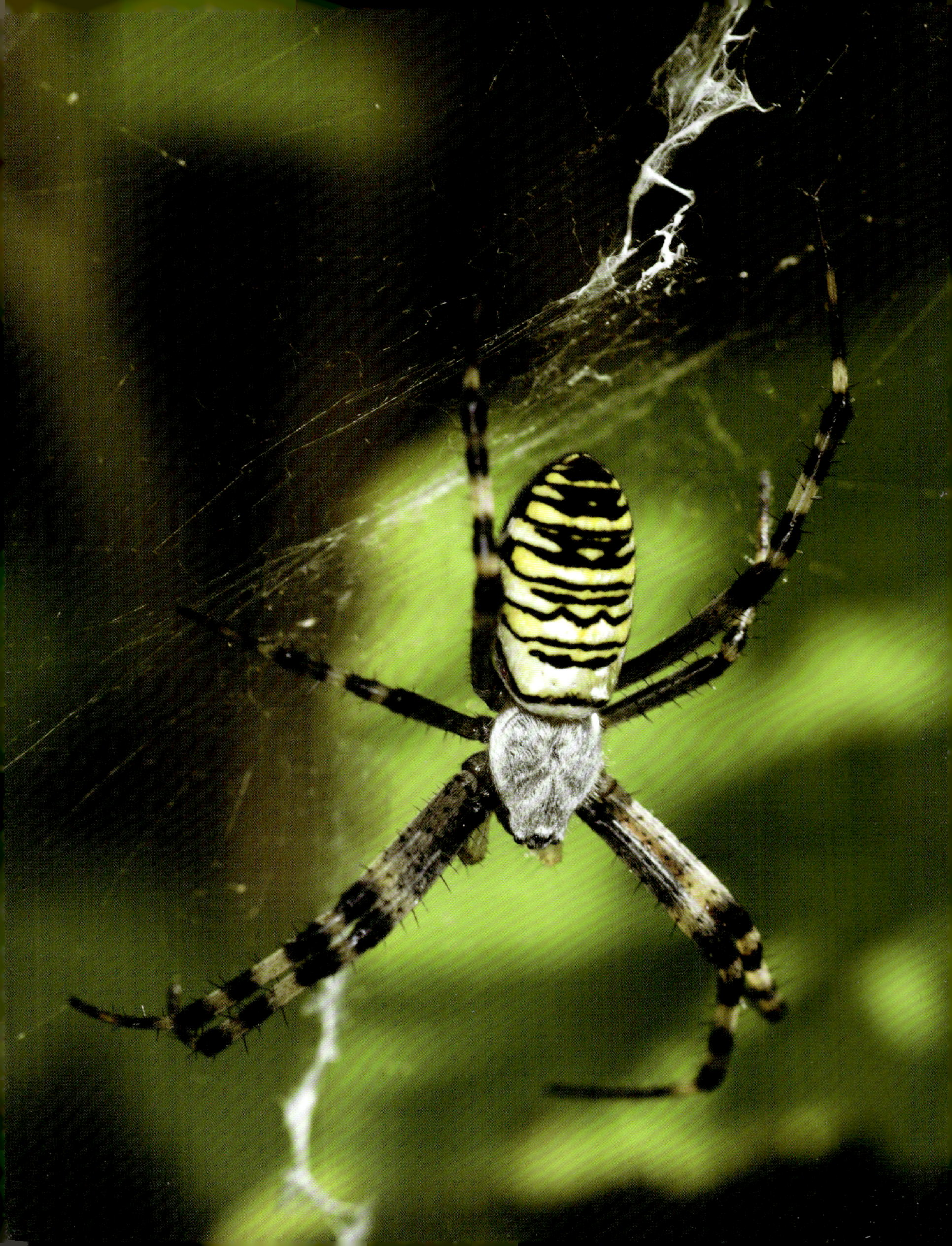

EXPLORE THE DEADLY WORLD OF BUGS, SNAKES SPIDERS, CROCODILES

AND HUNDREDS OF OTHER AMAZING REPTILES AND INSECTS

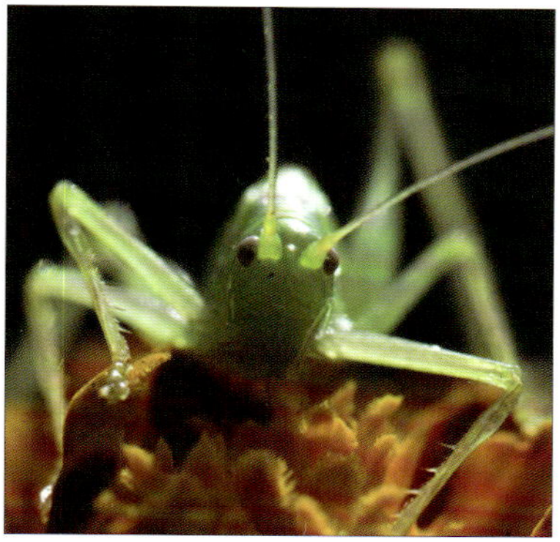
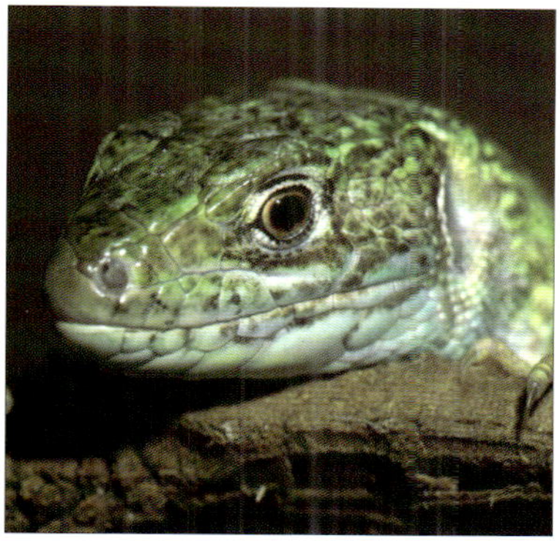
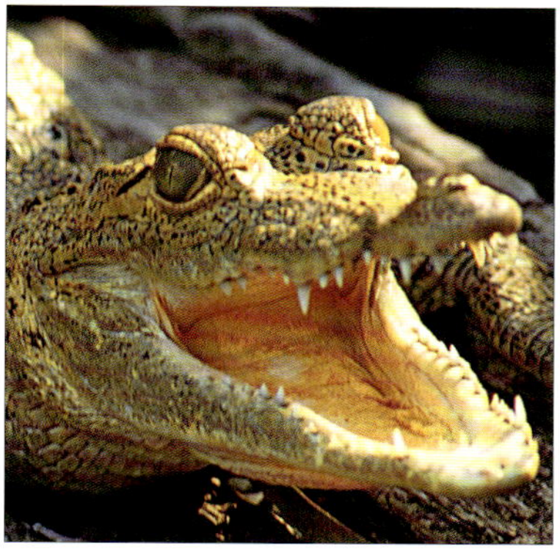
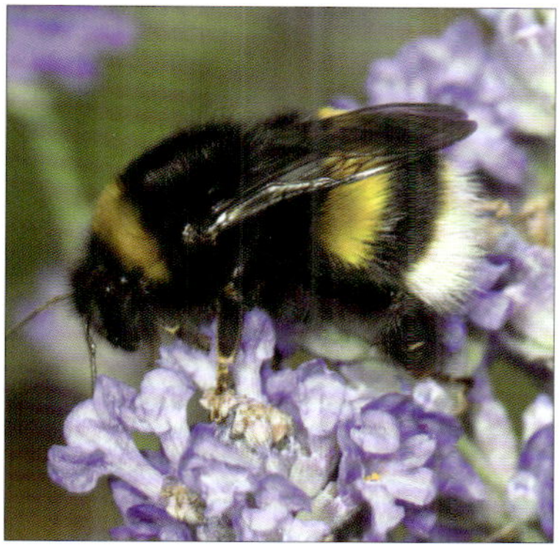

THE DRAMATIC LIVES AND CONFLICTS OF THE WORLD'S STRANGEST CREATURES SHOWN IN 1500 AMAZING CLOSE-UP PHOTOGRAPHS

BARBARA TAYLOR, DR JEN GREEN,
JOHN FARNDON AND MARK O'SHEA

HH
HERMES HOUSE

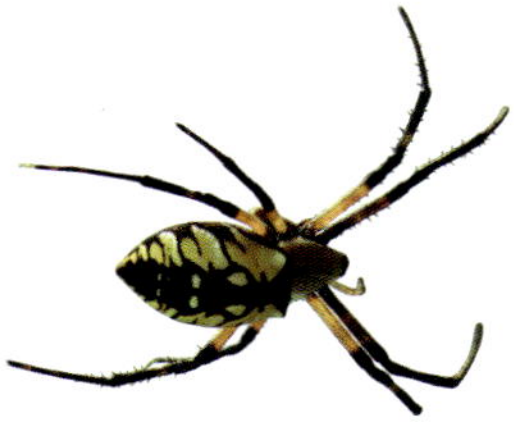

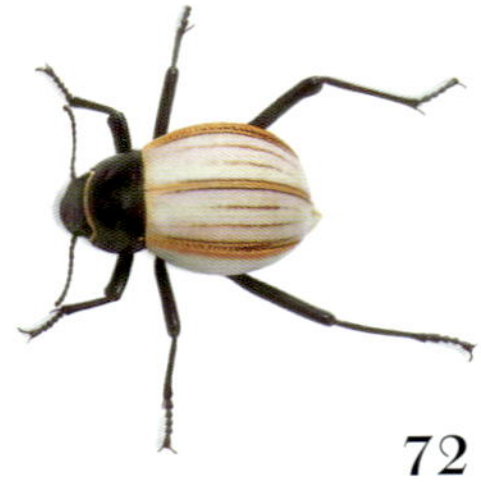

CONTENTS

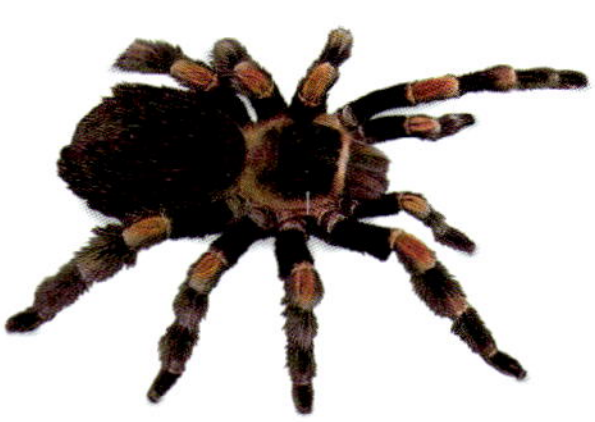

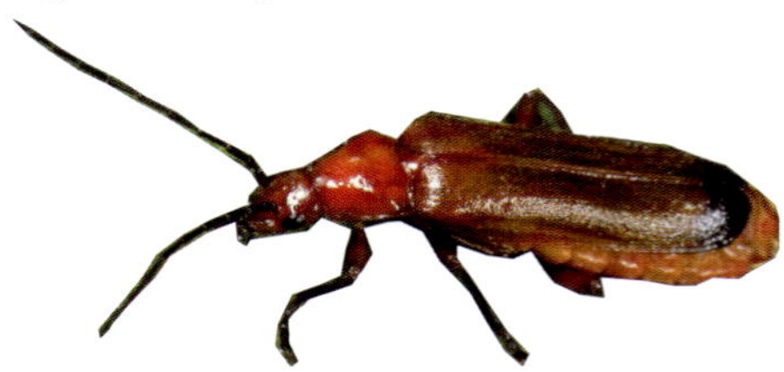

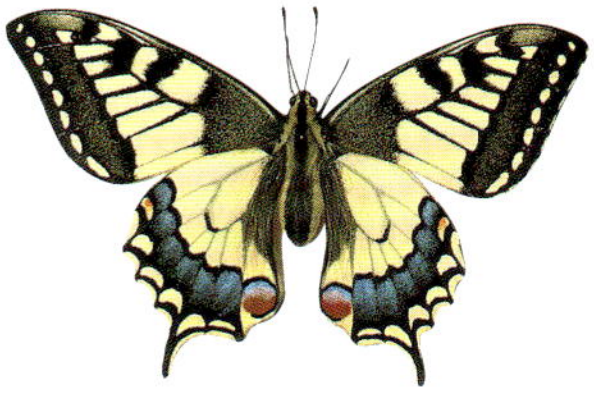

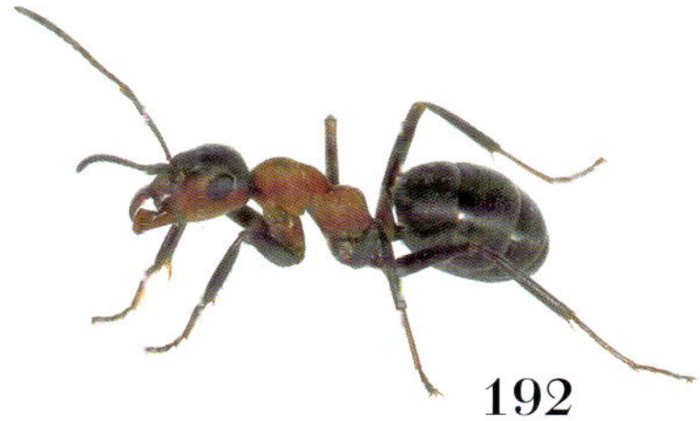

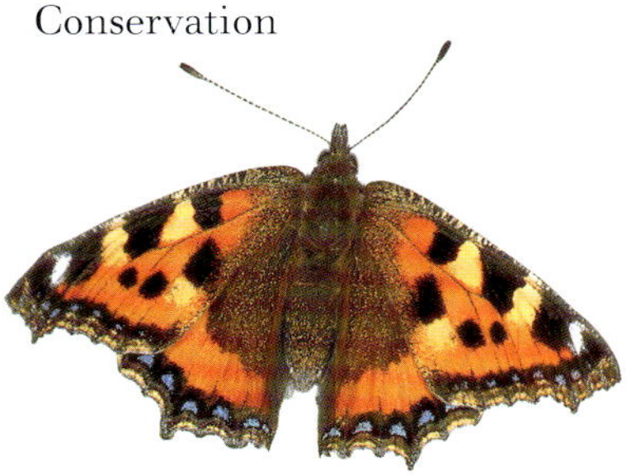

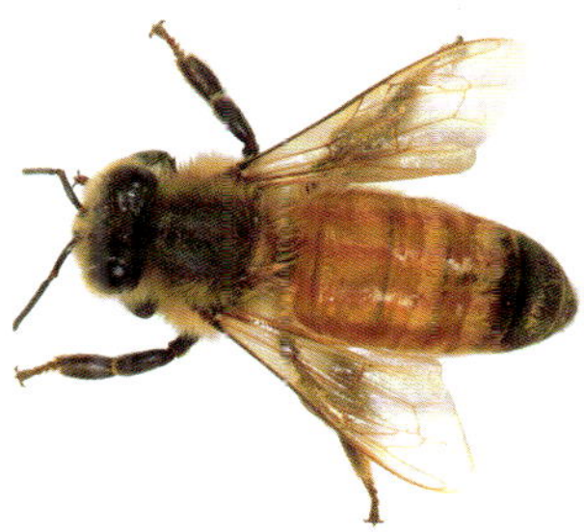

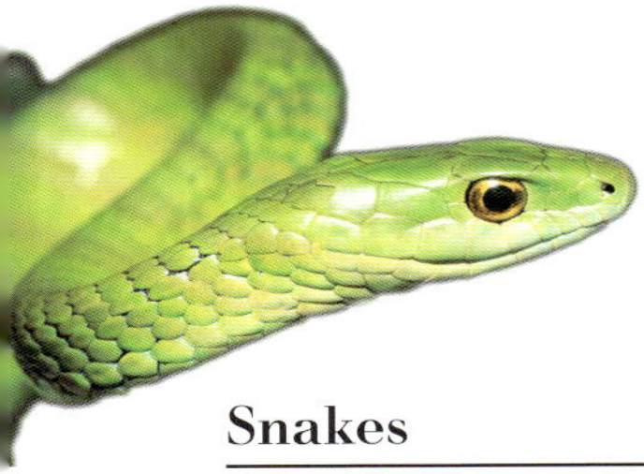

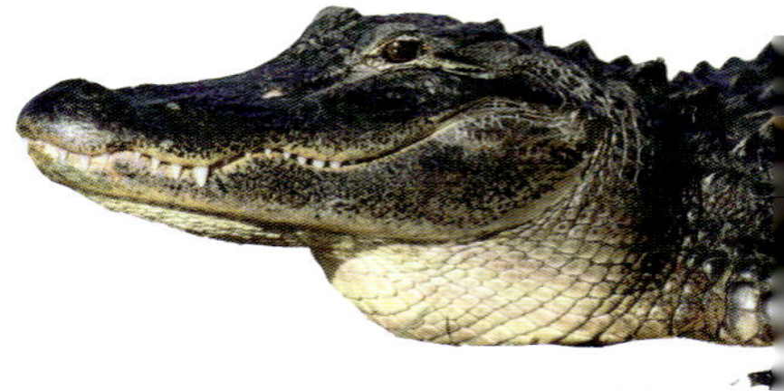

REPTILES 252

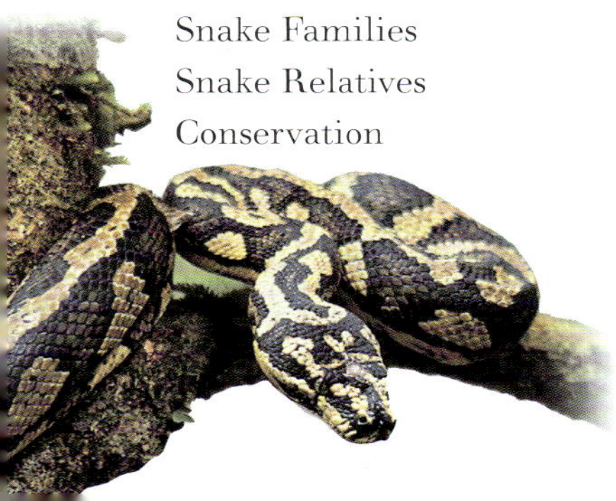

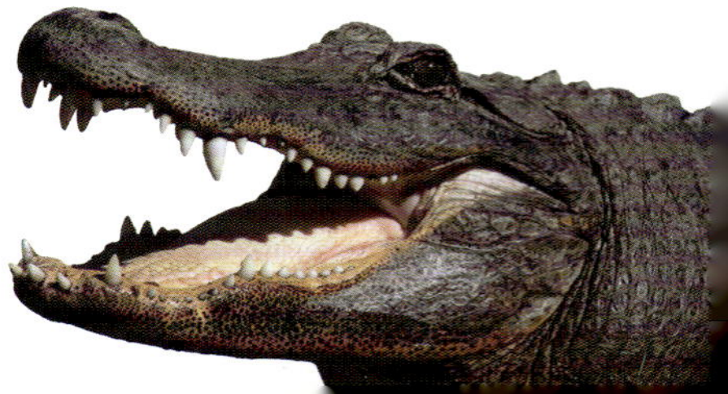

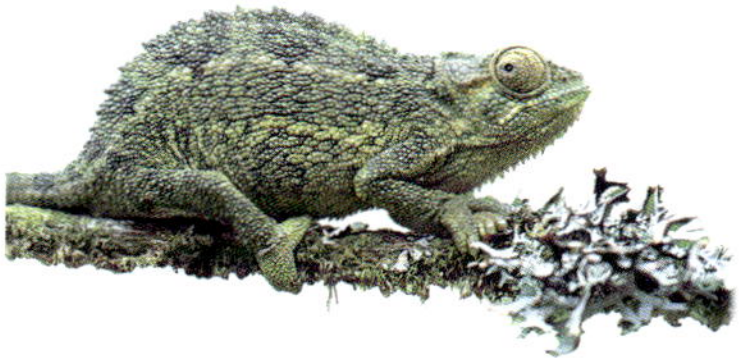

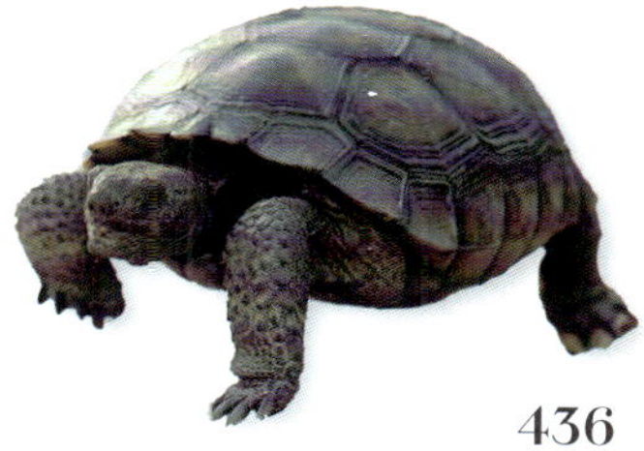

Lizards 376

Turtles 436

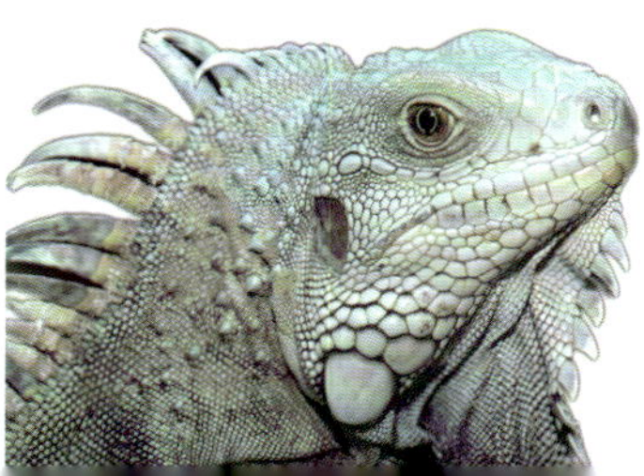

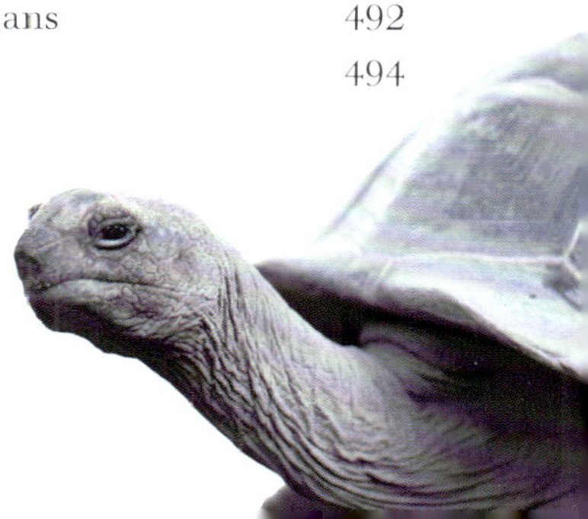

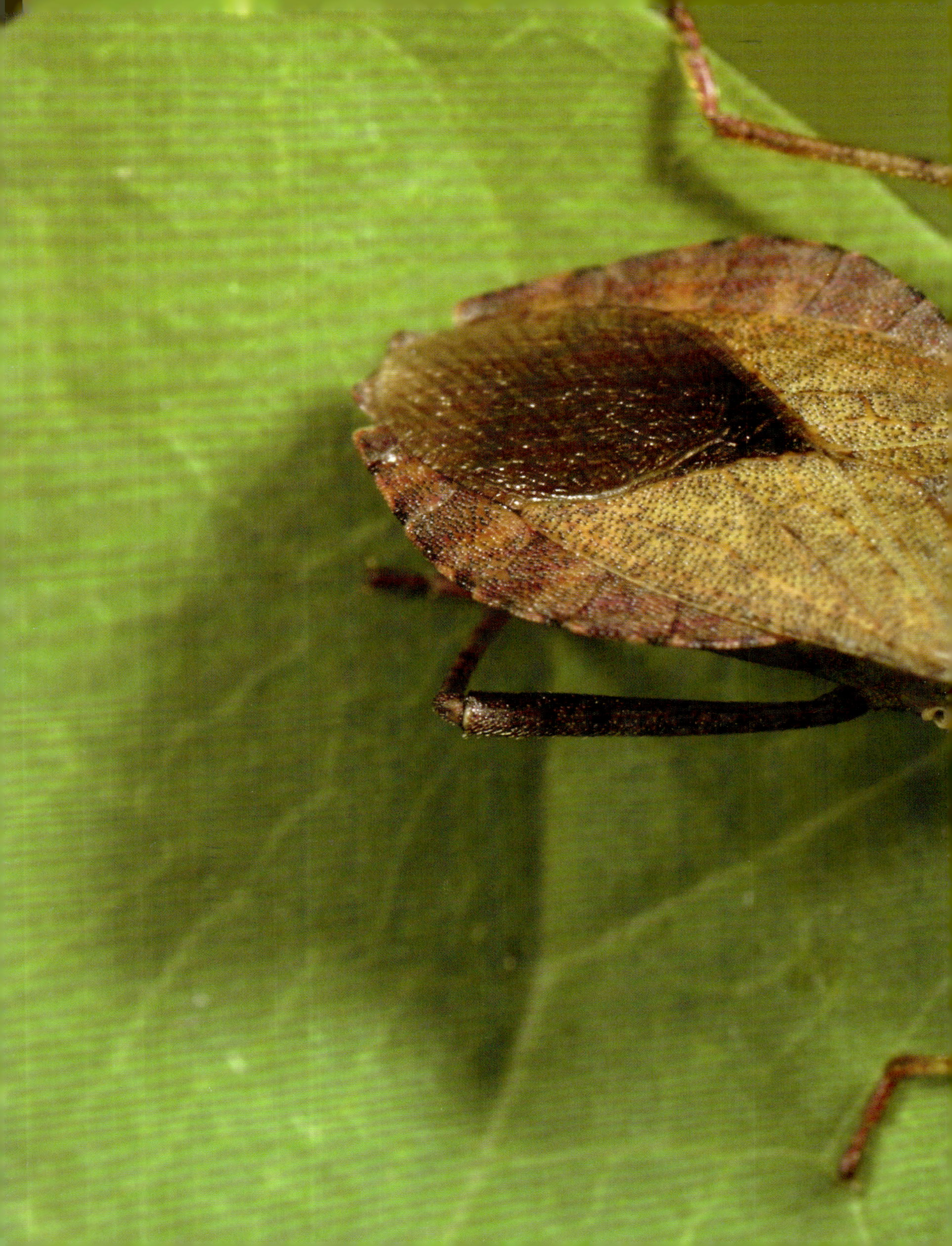

BUGS AND MINIBEASTS

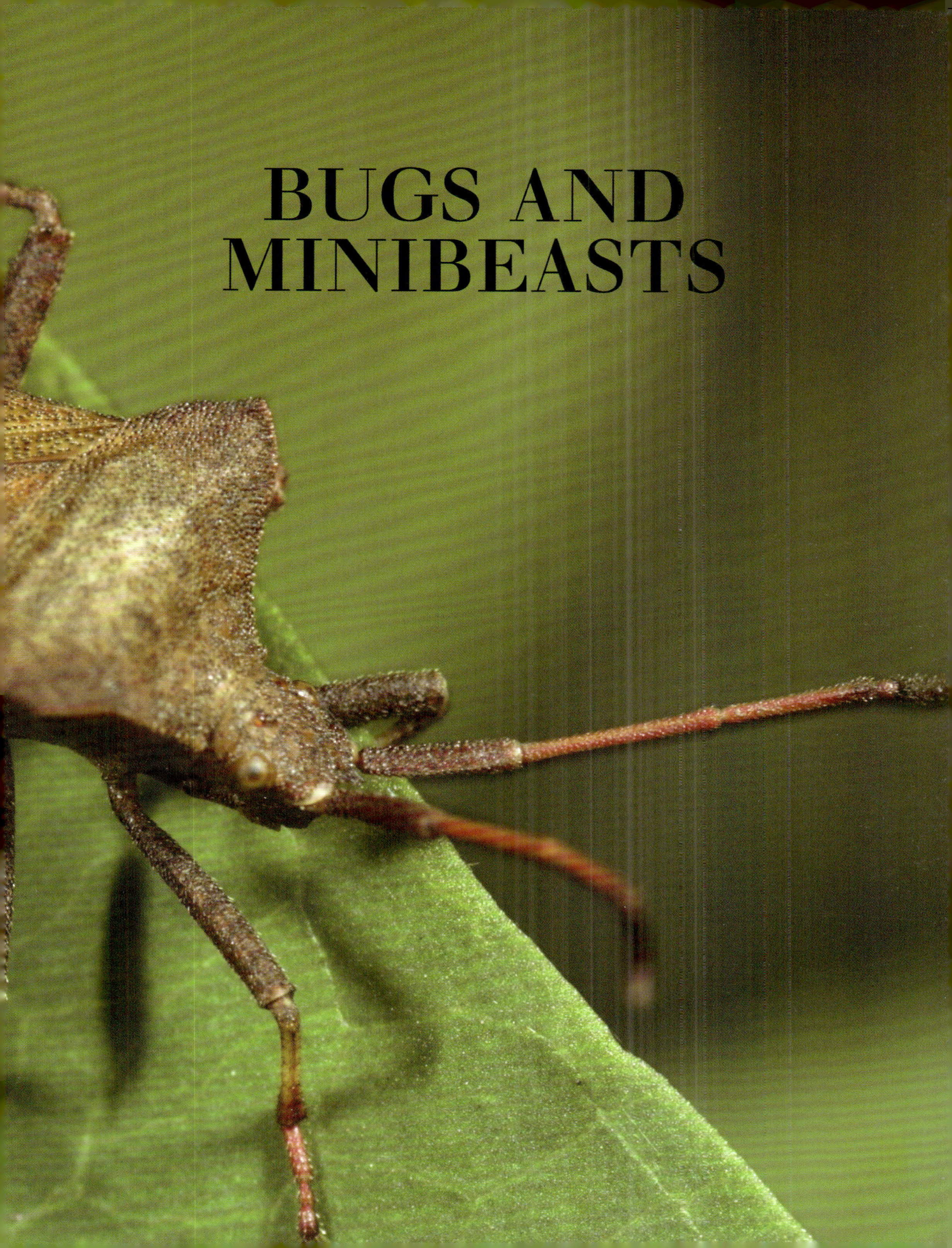

Introducing Bugs and Minibeasts

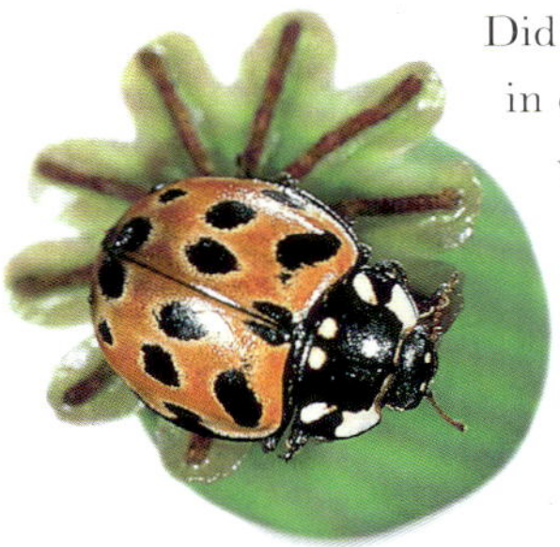

There are more than 4,000 different types of ladybirds in temperate and tropical countries all over the world.

Did you know that three-quarters of all animals are insects – and that one in every five animals on Earth is a beetle? Here is a detailed look at the world's most numerous and successful creatures, the insects, together with their relatives, the hairy hunters called spiders. There are 35,000 known species (kinds) of spider, which sounds a huge number until you compare this with the more than one million different species of insect, including more than 350,000 beetles and about 145,000 moths.

Among the fascinating insects and spiders you will find in this book are fireflies that glow in the dark, silk worms that spin beautiful thread, monarch butterflies that migrate over 3000 kilometres and spiders that live underwater in silken diving bells.

Small insects and minibeasts

Almost all insects and spiders are small. There are butterflies that are smaller than a postage stamp and the smallest spider is as tiny as a full stop. Most of the biggest insects and spiders would fit on a person's hand. Such animals are often called minibeasts, as are similar creatures such as woodlice, scorpions and centipedes.

Features that insects and spiders have in common include the lack of a backbone (they are invertebrates), their tough outer shell, or exoskeleton, and the fact they are cold-blooded, which means their bodies are a similar temperature to their surroundings. Most insects and spiders live on their own, but a few (such as ants, bees and wasps) are social and live and work together in groups called colonies.

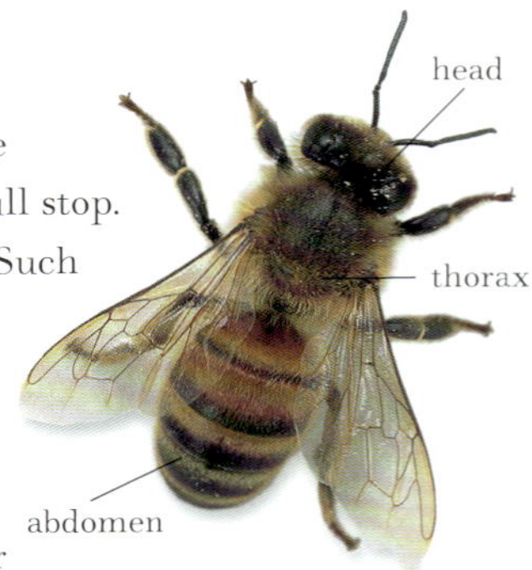

Insects don't have a backbone, instead they have a tough outer shell. They have three main body parts: the head, the thorax and the abdomen.

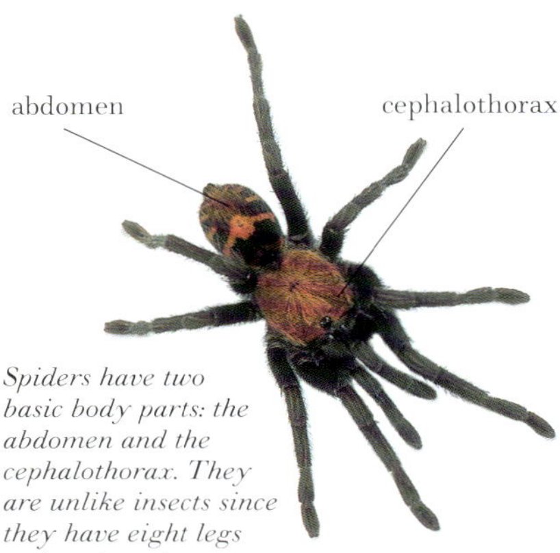

Spiders have two basic body parts: the abdomen and the cephalothorax. They are unlike insects since they have eight legs rather than six.

Different bodies

Insects and spiders are different in many ways. Insects have three body parts and six legs, whereas spiders have only two body parts and eight legs. Most insects have wings and antennae. Spiders have neither, so they cannot fly.

Spiders are all carnivores (meat-eaters), and nearly all spiders use poison (venom) to kill or paralyse their prey, or for defence. Insect diets are more varied and only some insects are poisonous. Some insects are herbivores (plant-eaters), some are carnivores and larvae (young insects) often eat different foods from their parents.

On the wing

Bees, butterflies, beetles, bugs and other insects are the only animals without backbones that are able to fly. They were the first creatures on Earth to fly, more than 350 million years ago.

Most insects fly by beating their wings very rapidly. Butterflies and moths fly in a similar way to birds by rippling their wings slowly up and down and gliding on currents of air. They can fly huge distances across land and sea without running out of energy.

The appearance of the wings is often characteristic of different insect groups. Butterflies and moths have scaly wings, while other insects, such as bees, wasps, beetles, bugs and flies, have transparent (see-through) wings. In beetles, the front pair of wings have become hard wing cases, which protect the delicate flying wings underneath. Some bugs have hard bases to their front wings. Flies have only one pair of wings and most ants and termites have no wings at all.

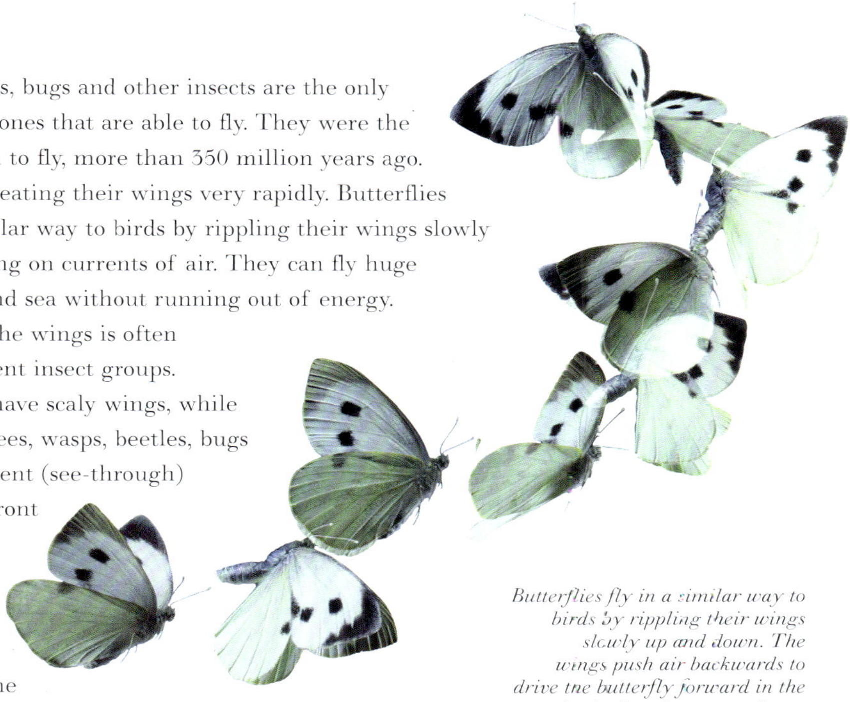

Butterflies fly in a similar way to birds by rippling their wings slowly up and down. The wings push air backwards to drive the butterfly forward in the air. As the wings come down, they provide lift, which helps keep the butterfly up in the air.

Life cycles

All spiders and almost all insects hatch from eggs. Baby spiders look like tiny adults when they hatch out of their eggs, so they have a two-stage life cycle. Bugs, termites, dragonflies and grasshoppers have three stages to their life cycle. The egg hatches into a nymph, which grows and moults (sheds its skin) several times before becoming an adult.

Butterflies, moths, beetles, bees, wasps and ants have a four-stage life cycle – egg, larva (grub or caterpillar), pupa and adult. The caterpillar is the feeding stage, and a caterpillar can eat its way through several times its own body weight in food each day. The pupa is the resting stage. Inside the pupa, the larva's body is broken down into a chemical soup and then rebuilt into an adult's body. This astonishing process of transformation is called complete metamorphosis.

The three-stage life cycle of bugs, dragonflies, termites and grasshoppers is called incomplete metamorphosis because there is no pupal stage and it does not involve totally rebuilding the body.

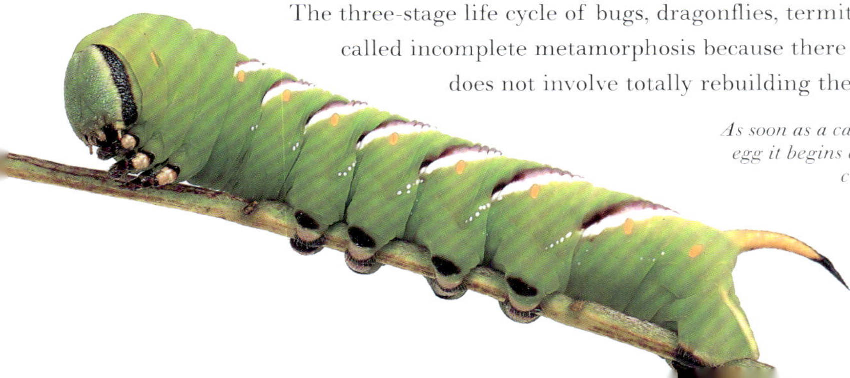

As soon as a caterpillar bites its way out of an egg it begins eating. This Privet Hawk moth caterpillar is in the second stage of its life cycle. It will become an adult after it has gone through the pupa stage.

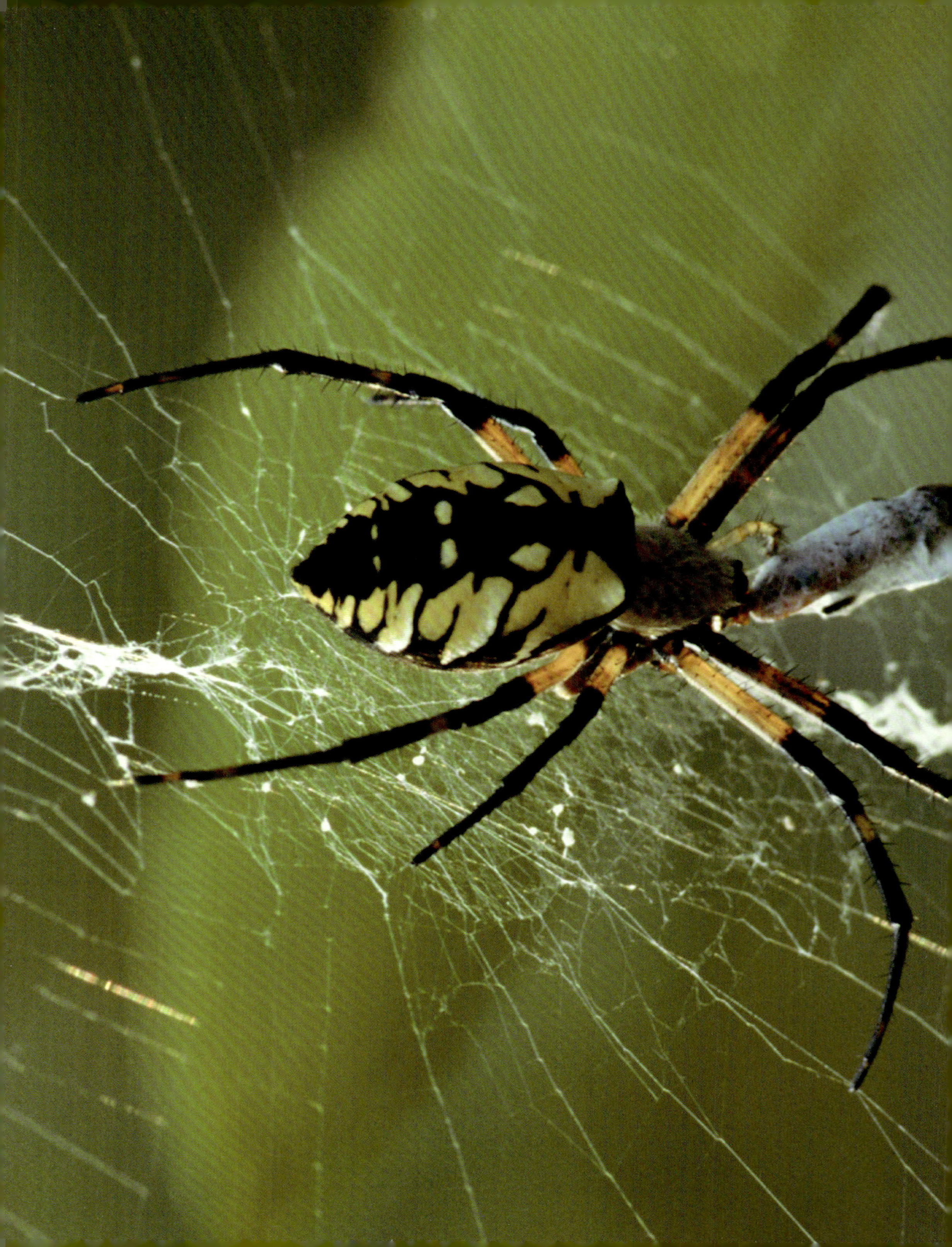

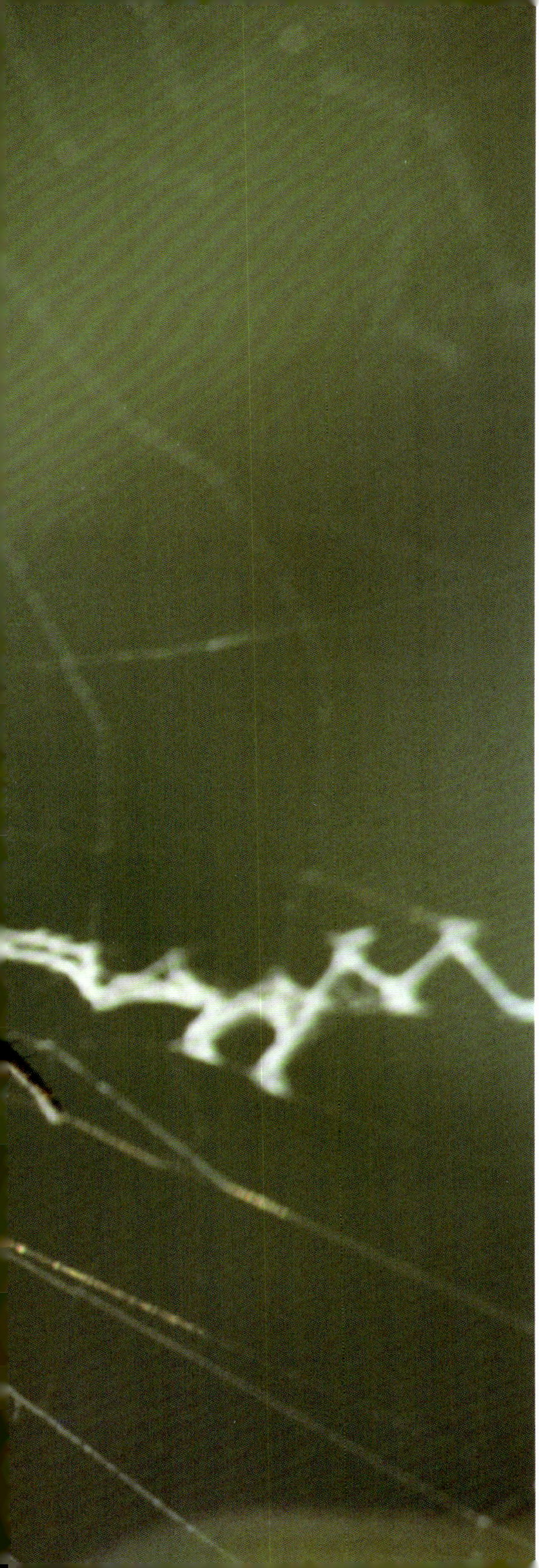

SPIDERS

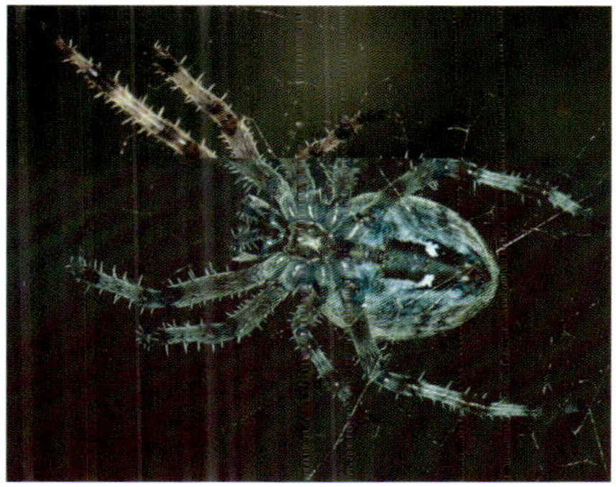

Terrifying tarantulas, deadly black widows, huge, hairy spiders trapped in the bath … is this how you think of spiders? You may be surprised to learn that only about 30 kinds of spider are dangerous to people and that most tarantulas are shy, timid creatures with a bite no more painful than a wasp sting. The real lives of spiders are much more amazing than scary. Spiders produce silk that is stronger than steel and stickier than sticky tape. Jumping spiders stalk their prey like tigers while spitting spiders glue their prey to the ground. There are even spiders that look like crabs, ants or wasps!

Introducing Spiders

Spiders are some of the most feared and least understood creatures in the animal world. These hairy hunters are famous for spinning silk and giving a poisonous bite. There are around 35,000 known species (kinds) of spider, with probably another 35,000 waiting to be discovered. Only about 30 species, however, are dangerous to people. Spiders are very useful to humans, because they eat insect pests and keep their numbers down. Spiders live nearly everywhere, from forests, deserts and grasslands, to caves, ships and in our homes. Some spin webs to catch their prey while others leap out from a hiding place or stalk their meals like tigers. There are even spiders that fish for their supper and one that lives in an air bubble underwater.

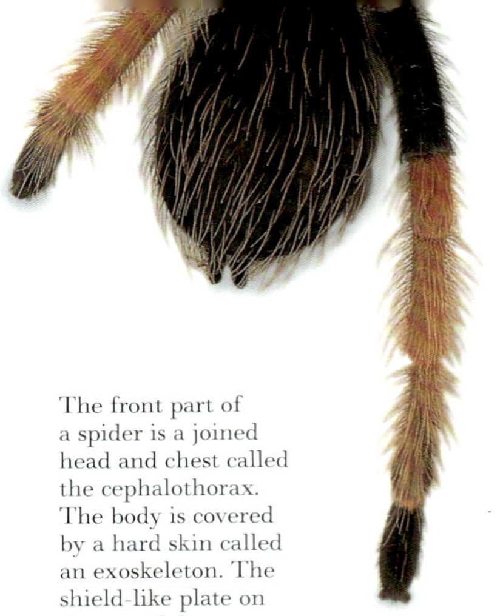

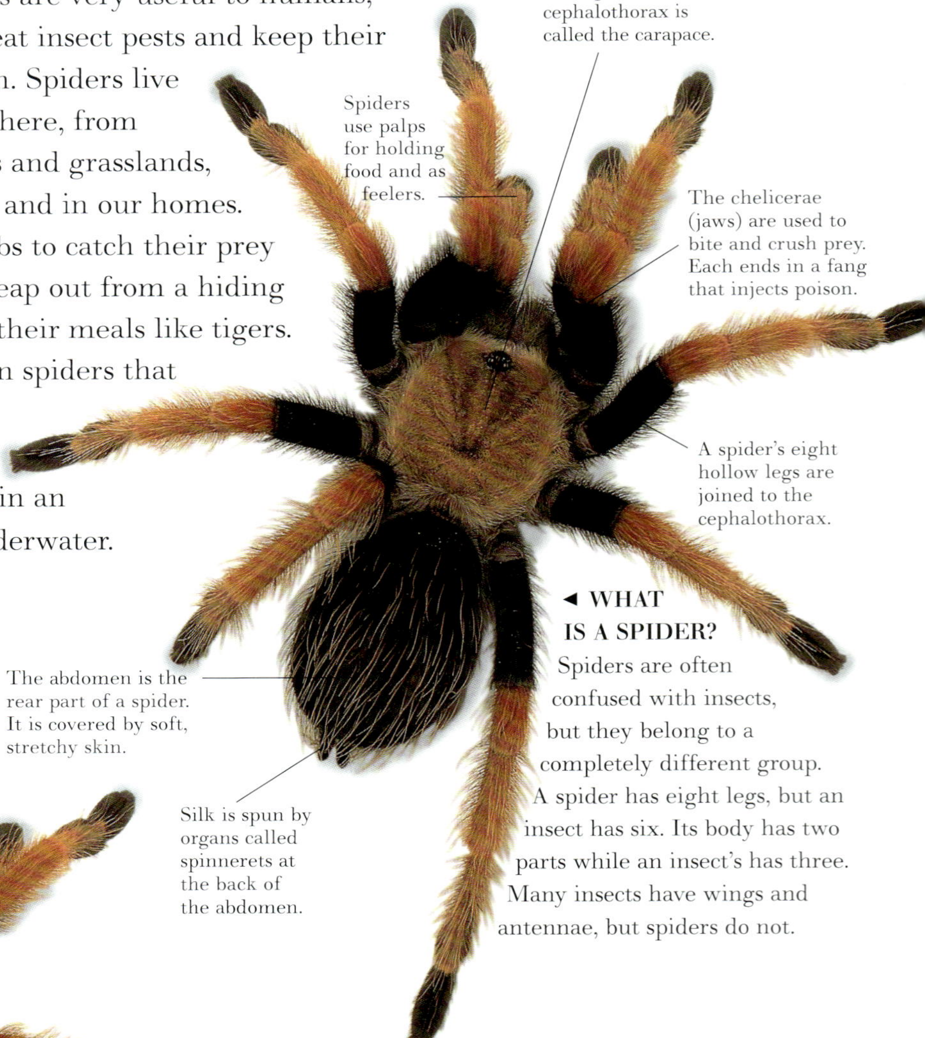
The front part of a spider is a joined head and chest called the cephalothorax. The body is covered by a hard skin called an exoskeleton. The shield-like plate on the top of the cephalothorax is called the carapace.
Spiders use palps for holding food and as feelers.
The chelicerae (jaws) are used to bite and crush prey. Each ends in a fang that injects poison.
A spider's eight hollow legs are joined to the cephalothorax.
The abdomen is the rear part of a spider. It is covered by soft, stretchy skin.
Silk is spun by organs called spinnerets at the back of the abdomen.

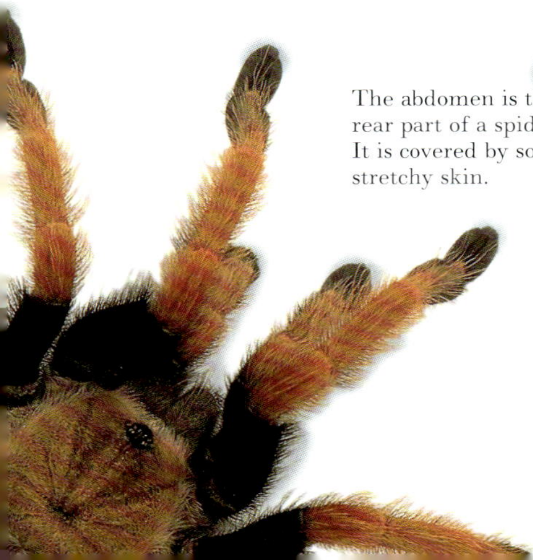

◄ WHAT IS A SPIDER?
Spiders are often confused with insects, but they belong to a completely different group. A spider has eight legs, but an insect has six. Its body has two parts while an insect's has three. Many insects have wings and antennae, but spiders do not.

WEB WEAVERS ►

About half of all spiders spin webs. They know how to do this by instinct from birth, without being taught. Many spiders build a new web each night. They build webs to catch prey. Spiders have a good sense of touch and can quickly tell if anything is caught in the web.

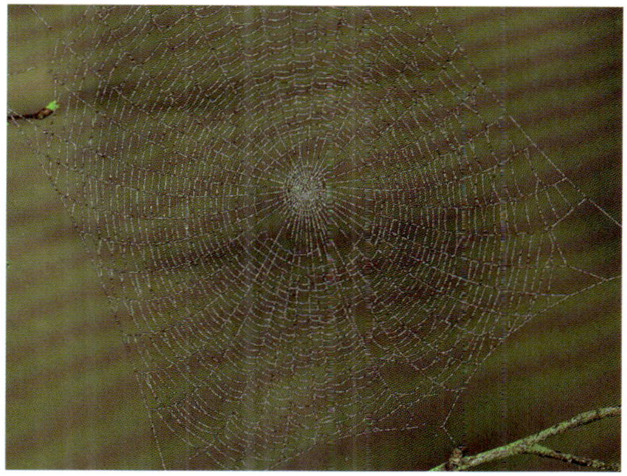

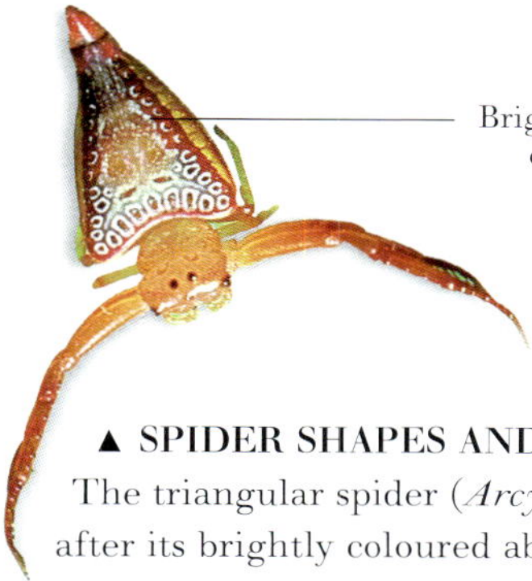

Bright colours help to conceal this spider among flowers.

▲ SPIDER SHAPES AND COLOURS

The triangular spider (*Arcys*) is named after its brightly coloured abdomen, which is shaped like a triangle. Its colour and shape help it to hide in wait for prey on leaves and flowers. Other spiders use bright colours to warn their enemies that they taste nasty.

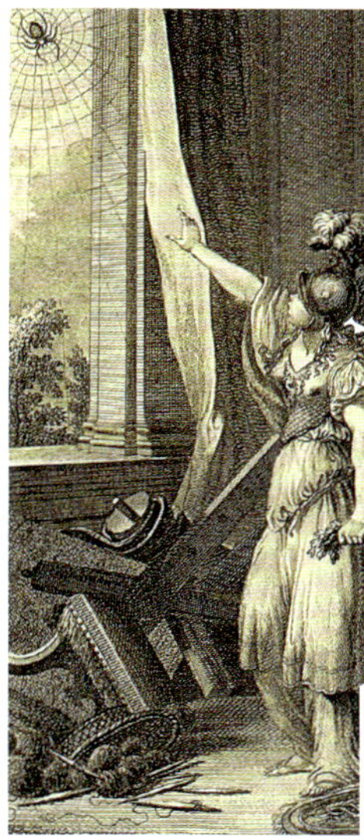

Arachne's Tale

A Greek legend tells of Arachne, a girl who was very skilled at weaving. The goddess Athene challenged her to a contest, which Arachne won. The goddess became so cross Arachne killed herself. Athene was sorry and turned the girl into a spider so she could spin forever. The Latin name for spiders is arachnias, named after Arachne.

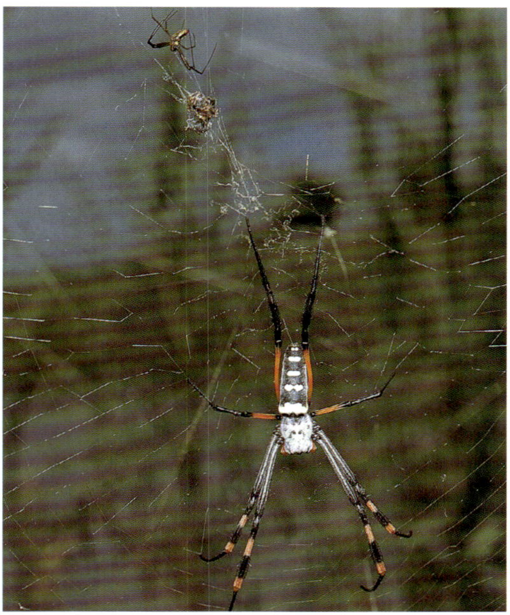

◄ MALES AND FEMALES

Female spiders are usually bigger than the males and not so colourful, though this female *Nephila* spider is boldly marked. The male at the top of the picture is only one fifth of her size.

Did you know? A jumping spider's two big eyes together are bigger than its brain.

Shapes and Sizes

Can you believe that there are spiders as big as frisbees or dinner plates? The world's biggest spider, the goliath tarantula of South America, is this big. Yet the smallest spider is only the size of a full stop. Apart from size, spiders also vary a great deal in their appearance. Many are an inconspicuous dull brown or grey while others are striking yellows, reds and oranges. Some spiders have short, wide bodies, while others are long, thin and skinny. There are round spiders, flat spiders and spiders with spines, warts and horns. A few spiders even look like ants, wasps or bird droppings!

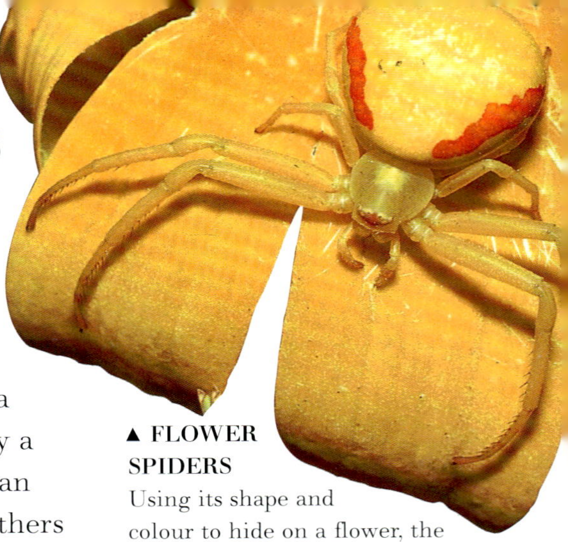

▲ FLOWER SPIDERS
Using its shape and colour to hide on a flower, the flower spider (*Misumena vatia*) waits to ambush a visiting insect. This spider is one of a large family of crab spiders, so named because most of them have a similar shape to crabs.

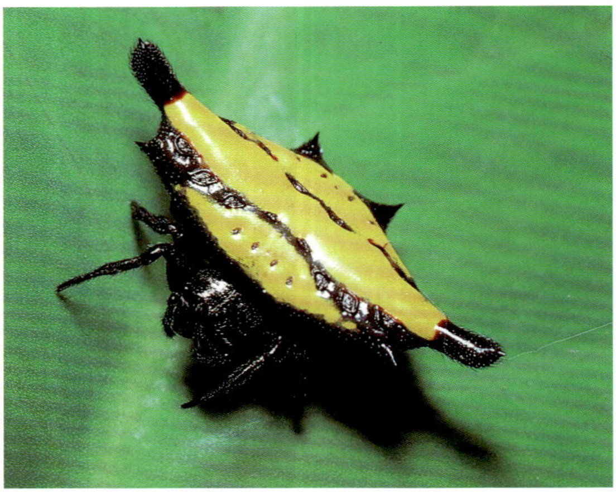

▲ SPINY SPIDERS
Some spiders have flat abdomens with sharp spines sticking out. This kite spider (*Gasteracantha*) has spines that look like horns. No one knows what these strange spines are for, but they may make it difficult for predators to hold or swallow the spider.

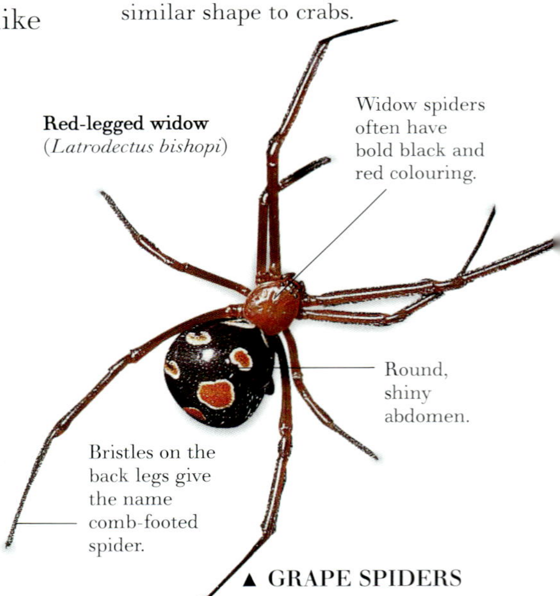

▲ GRAPE SPIDERS
Several kinds of widow spiders live in areas where grapes are grown. The females tend to have round abdomens, like a grape. Some of the most poisonous spiders belong to this group.

BIG, HAIRY SPIDERS ►

The biggest, hairiest and scariest-looking spiders are tarantulas, or bird-eating spiders. All spiders are hairy, but tarantulas are a great deal hairier than most. Tarantulas and their relatives are called mygalomorphs and are relatively primitive spiders.

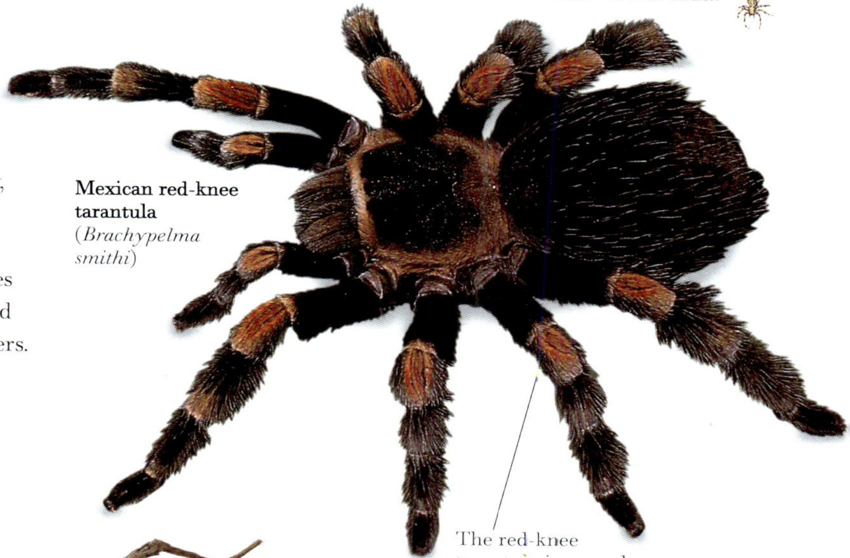

Mexican red-knee tarantula
(*Brachypelma smithi*)

The red-knee tarantula is named after the orange or red markings on its legs.

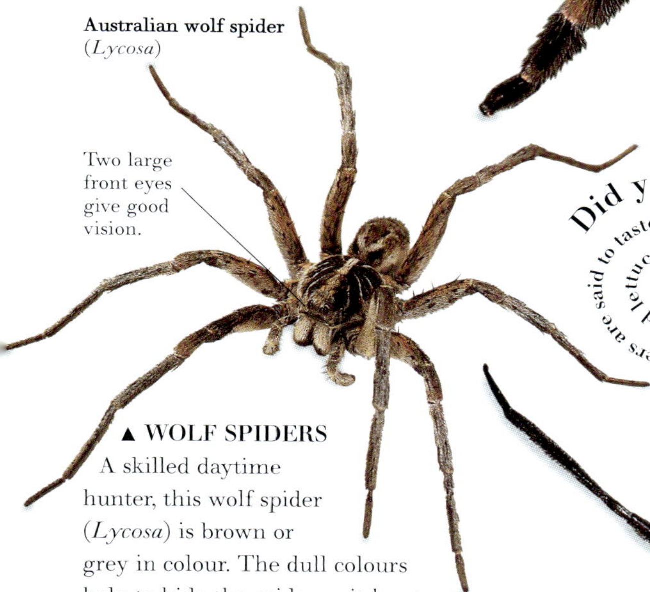

Australian wolf spider
(*Lycosa*)

Two large front eyes give good vision.

▲ WOLF SPIDERS

A skilled daytime hunter, this wolf spider (*Lycosa*) is brown or grey in colour. The dull colours help to hide the spider as it hunts along the ground. It has long back legs to chase after its prey.

Did you know? Giant orb-weavers are said to taste like raw potato and lettuce.

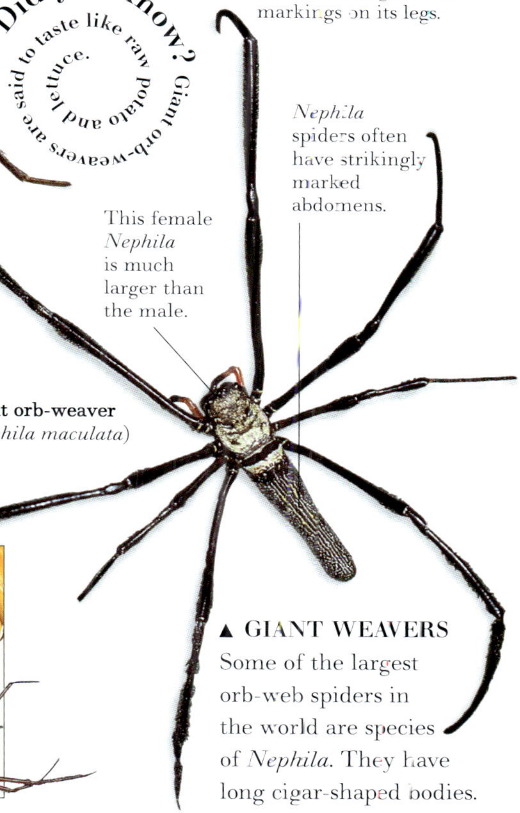

Giant orb-weaver
(*Nephila maculata*)

This female *Nephila* is much larger than the male.

Nephila spiders often have strikingly marked abdomens.

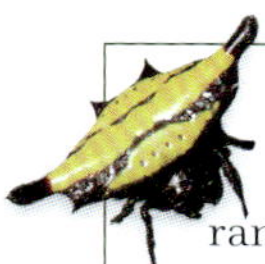

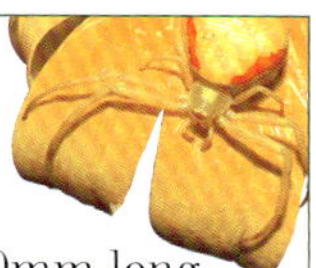

SPIDER SIZES

Spiders come in a huge range of sizes. Most spiders are tiny, with bodies less than 20mm long. The goliath tarantula, the largest spider, is 90mm long. *Patu digua*, the smallest, is just 0.37mm.

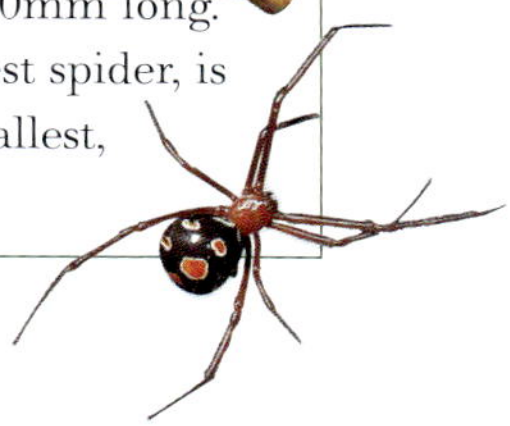

▲ GIANT WEAVERS

Some of the largest orb-web spiders in the world are species of *Nephila*. They have long cigar-shaped bodies.

Focus on

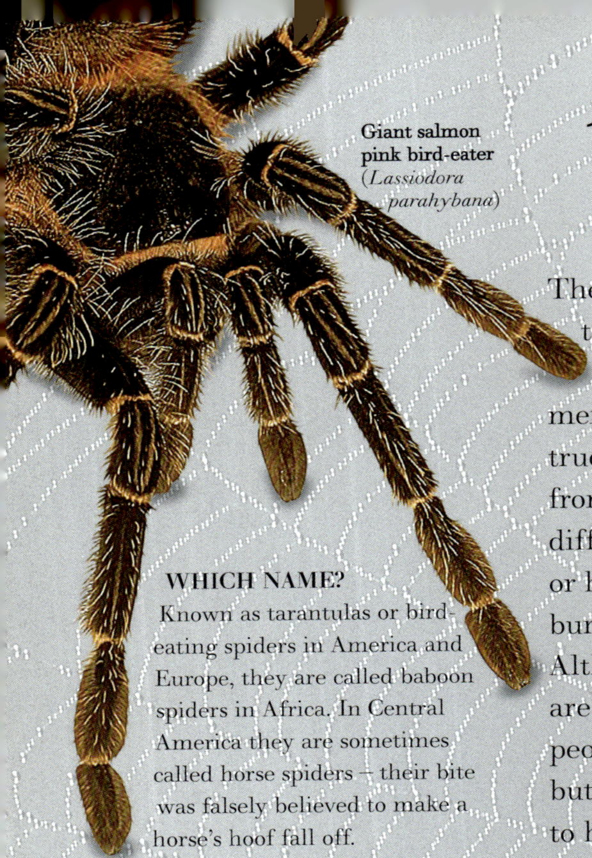

Giant salmon pink bird-eater (*Lassiodora parahybana*)

The biggest, hairiest spiders are often called tarantulas, or bird-eating spiders. The large spiders we call tarantulas are all members of the family Theraphosidae. (The true tarantula, however, is a big wolf spider from southern Europe.) There are about 800 different species of tarantula living in warm or hot places all over the world. Many live in burrows, while some are tree-dwellers. Although they look scary, most tarantulas are shy, timid creatures and are harmless to people. A few can give a very painful bite, but their poison is not deadly to humans.

WHICH NAME?
Known as tarantulas or bird-eating spiders in America and Europe, they are called baboon spiders in Africa. In Central America they are sometimes called horse spiders – their bite was falsely believed to make a horse's hoof fall off.

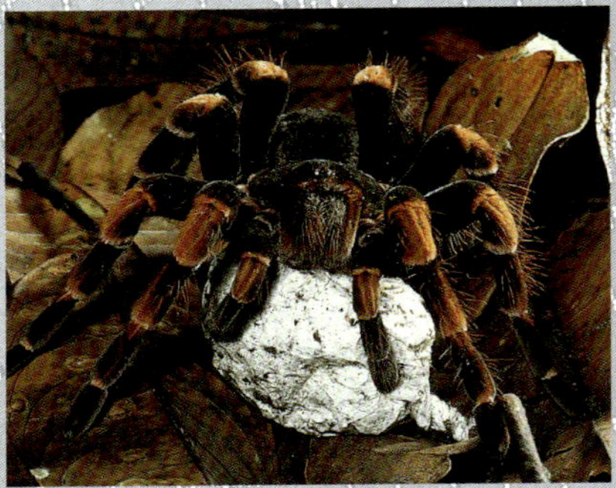

LIFE CYCLES
This red-knee tarantula (*Brachypelma smithi*) is shown guarding her eggs. Female tarantulas can live for more than 20 years and lay eggs at regular intervals when they become adults. After mating they may wait several months before laying their eggs.

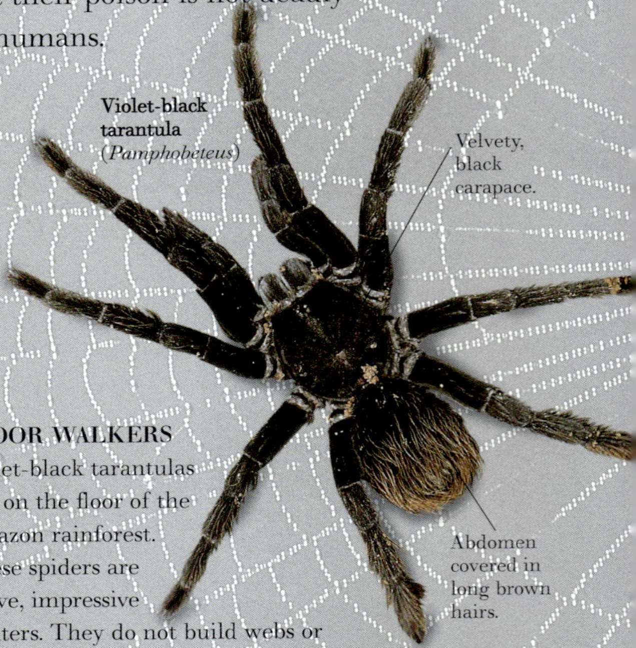

Violet-black tarantula (*Pamphobeteus*)

FLOOR WALKERS
Violet-black tarantulas live on the floor of the Amazon rainforest. These spiders are active, impressive hunters. They do not build webs or burrows, but live out in the open.

Tarantulas

TARANTULA BODIES

Essentially a tarantula's body has the same parts and works in the same way as other spiders. Its eyesight is poor and it detects prey and danger with the many sensitive hairs that cover its body. Unlike other spiders, a tarantula can flick prickly hairs off its abdomen if it is attacked. On the ends of its legs are brushes of hairs that help it to climb on smooth surfaces. These hairs let some tarantulas walk on water.

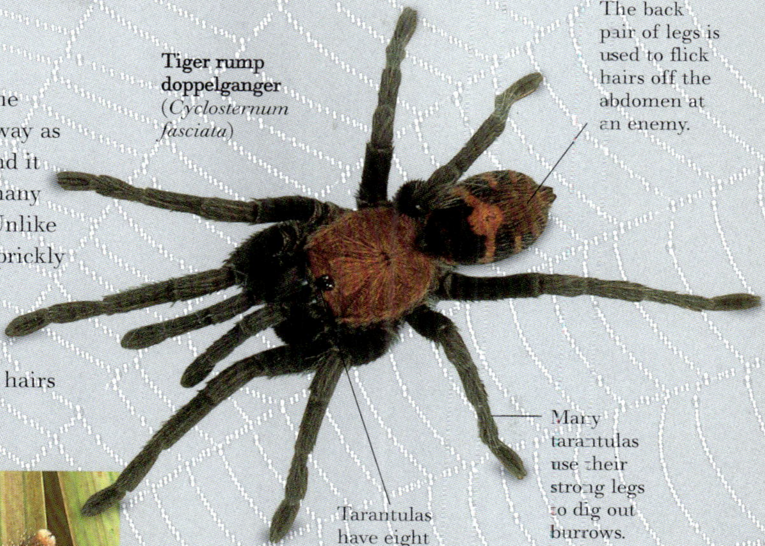

Tiger rump doppelganger
(Cyclosternum fasciata)

The back pair of legs is used to flick hairs off the abdomen at an enemy.

Many tarantulas use their strong legs to dig out burrows.

Tarantulas have eight tiny eyes, closely grouped together.

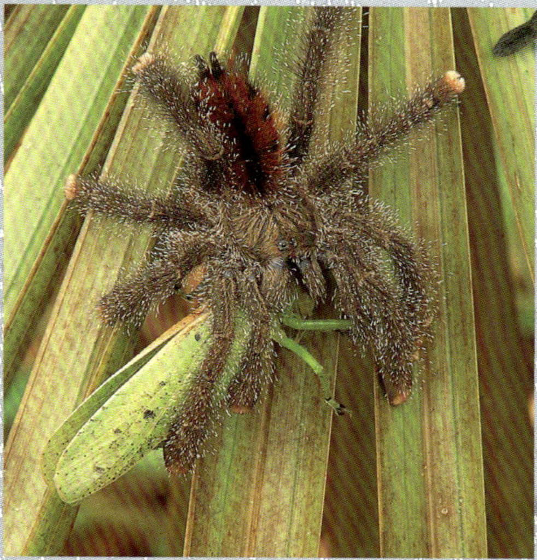

FEEDING TIME

Tarantulas usually feed on insects. This *Avicularia metallica* is eating a katydid, an insect like a grasshopper. Large tarantulas are able to take much larger prey, such as birds and snakes. They are slow eaters and may drag prey back to their burrows to feed.

FEARSOME FANGS

Tarantulas have large, hollow fangs that pump out venom as the spider bites. Most spiders bite with a sideways, pinching movement. Tarantulas bite straight down with great force, like a pickaxe.

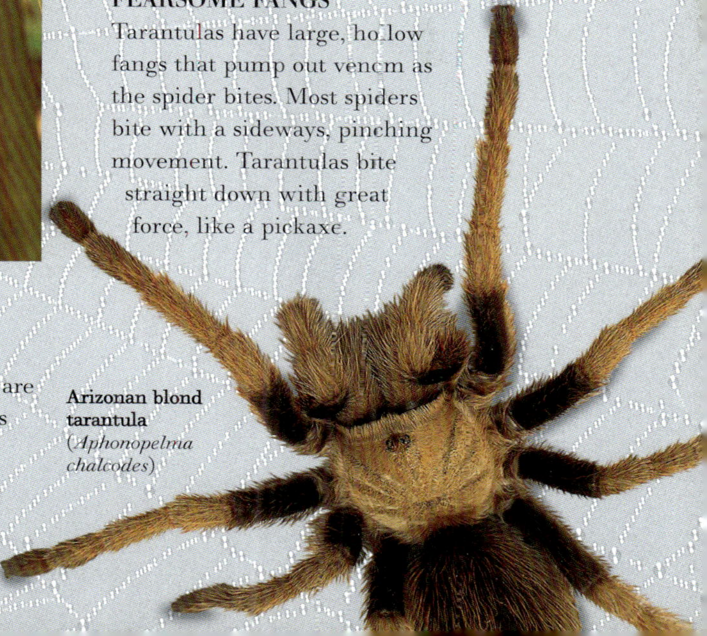

Arizonan blond tarantula
(Aphonopelma chalcodes)

How Spiders Work

From the outside, a spider's body is very different from ours. It has a hard outer skeleton, called an exoskeleton, and legs that have many joints. It has eyes and a mouth, but no ears, nose or tongue. Instead, it relies on a variety of hairs and bristles to touch, taste and hear things and it smells things with microscopic pores on its feet. Inside, a spider has many features common to other animals, such as blood, nerves, a brain and a digestive system. It also has special glands for spinning silk and for making and storing poison.

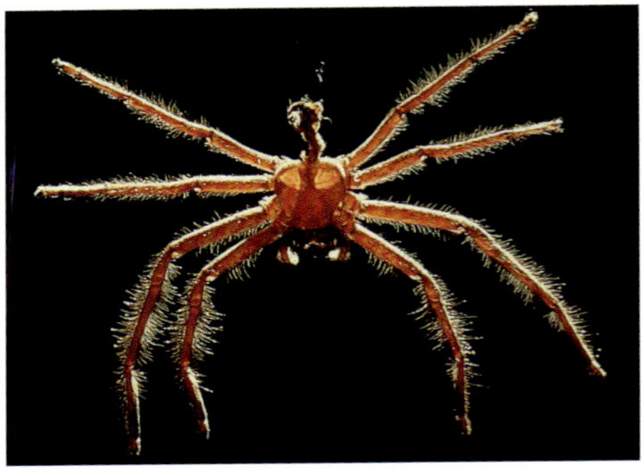

▲ **SPIDER SKIN**
A spider's exoskeleton protects its body like a suit of armour. It is made of a stiff material called chitin. A waxy layer helps to make it waterproof. The exoskeleton cannot stretch as the spider grows so must be shed from time to time. The old skin of a huntsman spider (*Isopeda*) is shown here.

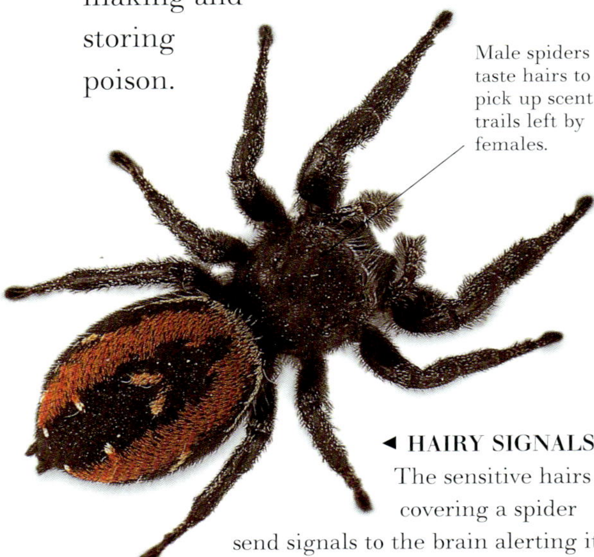

Male spiders use taste hairs to pick up scent trails left by females.

◄ **HAIRY SIGNALS**
The sensitive hairs covering a spider send signals to the brain alerting it to food and enemies. Tasting hairs are spread all over the spider's body. On the palps and legs, special hairs (called trichobothria) set in cup-like sockets pick up movements in the air.

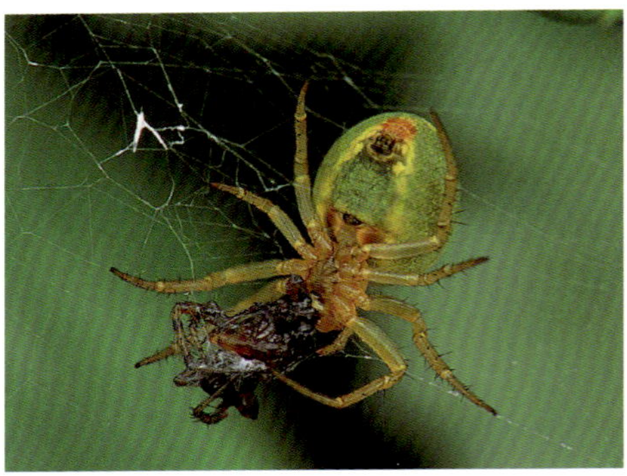

▲ **LEG SENSES**
A green orb-weaver (*Araniella cucurbitina*) pounces on a fly. Spiders use special slits on their bodies to detect when an insect is trapped in their webs. These slits (called lyriform organs) pick up vibrations caused by a struggling insect. Nerve endings in the slits send signals to the spider's brain.

SPIDER POISON ►

A spider is a delicate creature compared to the prey it catches. By using poison, a spider can kill its prey before the prey has a chance to harm its attacker. Spiders have two poison sacs, one for each fang. Bands of muscle around the sacs squeeze the poison down tubes in the fangs and out of a small opening in the end.

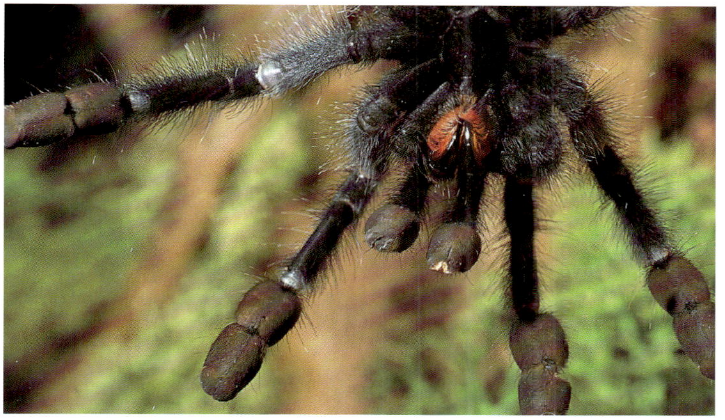

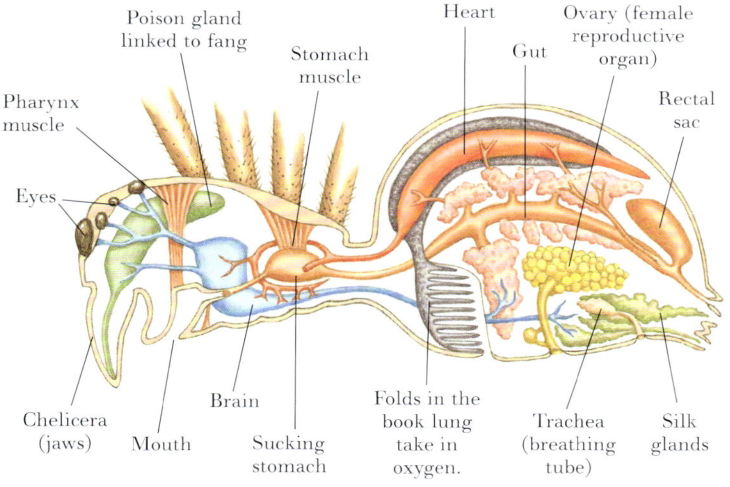

◄ INSIDE A SPIDER

The front part of a spider, the cephalothorax, contains the brain, poison glands, stomach and muscles. The abdomen contains the heart, lungs, breathing tubes, gut, waste disposal system, silk glands and reproductive organs. A spider's stomach works like a pump, stretching wide to pull in food that has been mashed to a soupy pulp. The heart pumps blue blood around the body.

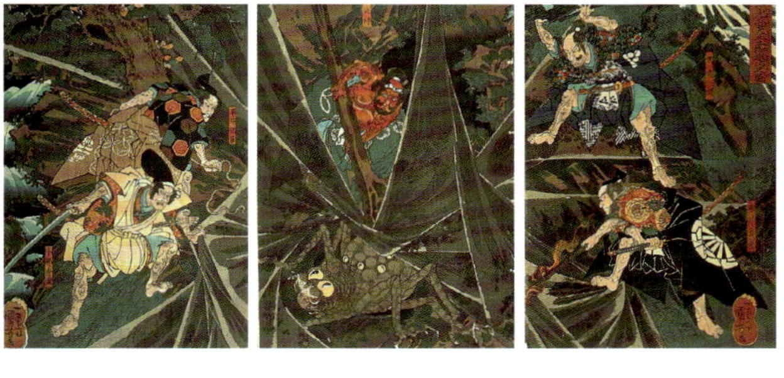

Raiko and the Earth Spider

People have regarded spiders as dangerous, magical animals for thousands of years. This Japanese print from the 1830s shows the legendary warrior Yorimitsu (also known as Raiko) and his followers slaying the fearsome Earth Spider.

On the Move

Have you ever seen a spider scuttle swiftly away? Spiders sometimes move quickly, but cannot keep going for long. Their breathing system is not very efficient so they soon run out of puff.

Spiders can walk, run, jump, climb and hang upside down. Each spider's leg has seven sections. The legs are powered by sets of muscles and blood pressure. At the end of each leg are two or three sharp claws for gripping surfaces.

Spiders that spin webs have a special claw to help them hold on to their webs. Hunting spiders have dense tufts of hair between the claws for gripping smooth surfaces and for holding prey.

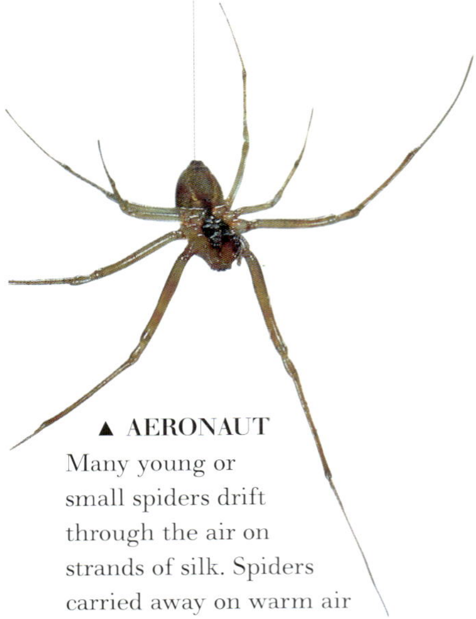

▲ AERONAUT
Many young or small spiders drift through the air on strands of silk. Spiders carried away on warm air currents use this method to find new places to live.

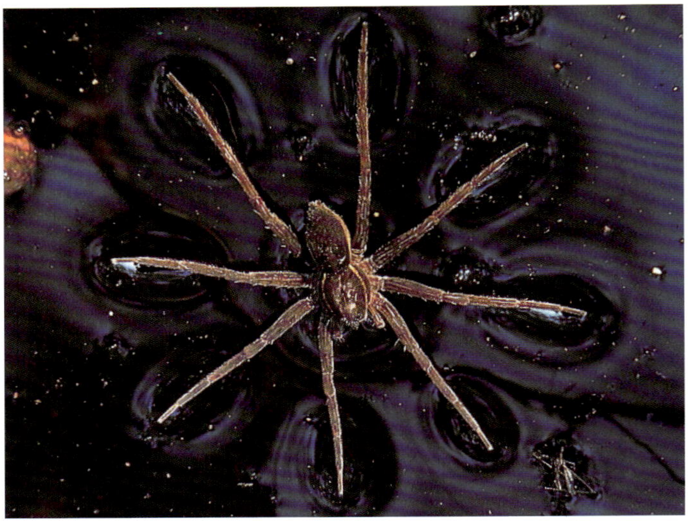

▲ WATER WALKER
The fishing spider (*Dolmedes fimbriatus*) is also called the raft or swamp spider. It floats on the surface skin of water. Its long legs spread its weight over the surface so it does not sink. Little dips form in the stretchy skin of the water around each leg tip.

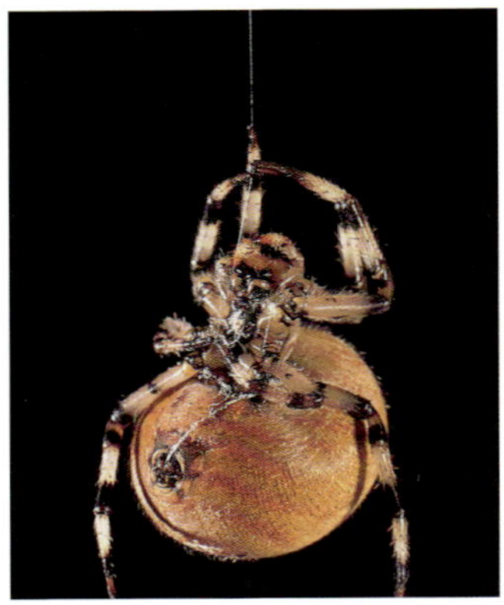

▲ SAFETY LINE
This garden spider (*Araneus*) is climbing up a silk dragline. Spiders drop down these lines if they are disturbed. They pay out the line as they go, moving very quickly. As they fall, spiders pull in their legs, making them harder to see.

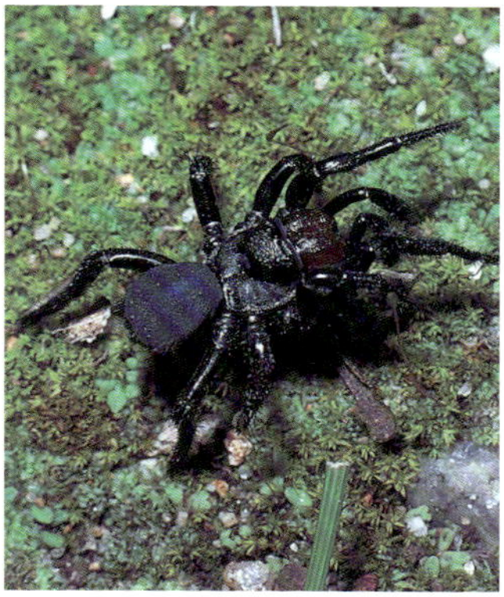

▲ SPIDER LEGS
Muscles in the legs of this trapdoor spider (*Aname*) bend the joints rather like we bend our knees. To stretch out the legs, however, the spider has to pump blood into them. If a spider is hurt and blood leaks out, it cannot escape from enemies.

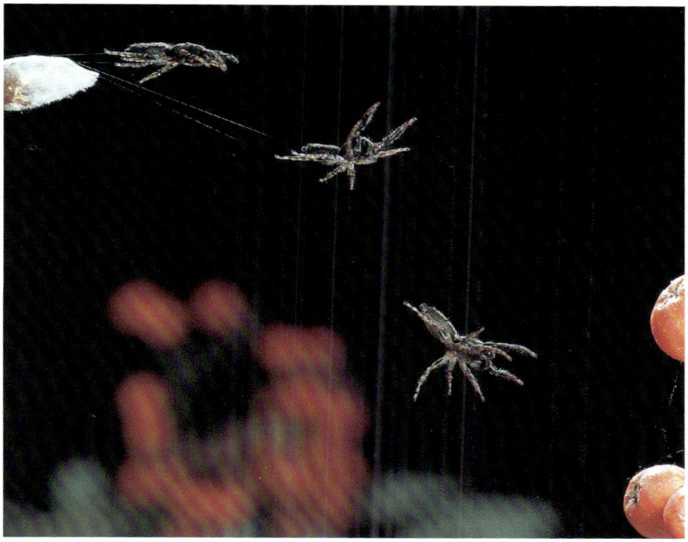

▲ CHAMPION JUMPERS
Jumping spiders are champions of the long jump. They secure themselves with a safety line before they leap. Some species can leap more than 40 times the length of their own bodies.

▼ CLAWED FEET
Two toothed claws on the ends of a spider's feet enable it to grip surfaces as it walks. Web-building spiders have a third, middle claw that hooks over the silk lines of the web and holds the silk against barbed hairs. This allows the spider to grip the smooth, dry silk of its web without falling or slipping.

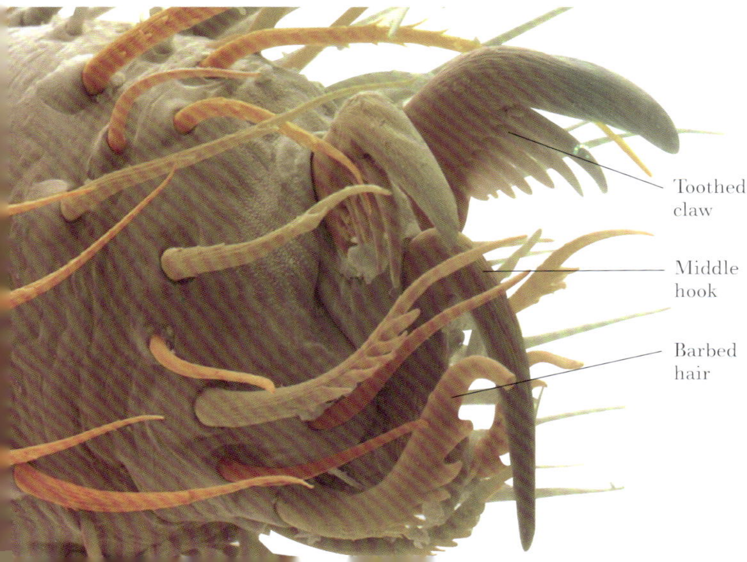

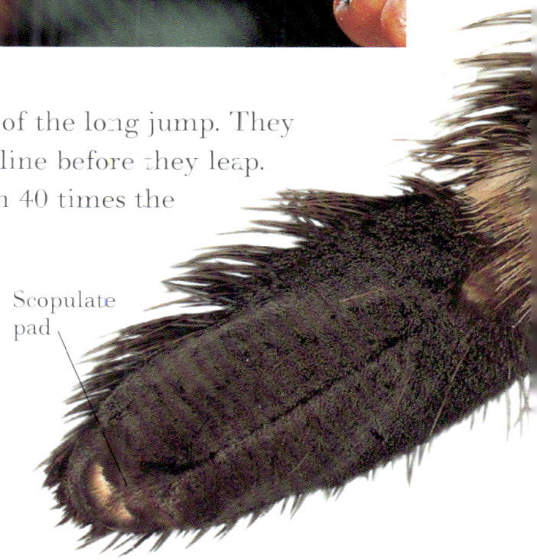

▲ HAIRY FEET
Many hunting spiders have dense tufts of short hairs called scopulae between the claws. The end of each hair is split into many tiny hairs a bit like a brush. These hairs pull up some of the moisture coating most surfaces, gluing the spider's leg down. Spiders with these feet can climb up smooth surfaces such as glass.

Spider Eyes

Spiders have poor eyesight and rely mainly on scents and vibrations to give them information about their surroundings. Even spiders with good eyesight, such as the jumping spiders, can see only up to 30cm away. Most spiders have eight eyes arranged in two or three rows. The eyes are pearly or dark and are usually protected by several bristles. Spider eyes are called ocelli and are of two types. Main eyes produce a focused image and help in pouncing on prey. Secondary eyes have light sensitive cells to pick up movement from a distance.

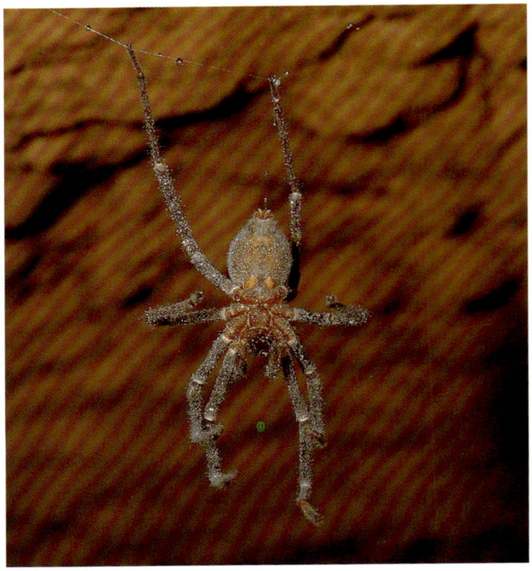

▲ NO EYES
This cave spider (*Spelungula cavernicola)* has no need for eyes, because there is no light in the cave for the spider to see. Like many animals that live in the dark it relies on other senses. It especially uses many sensitive hairs to find its way around, catch its prey and avoid enemies.

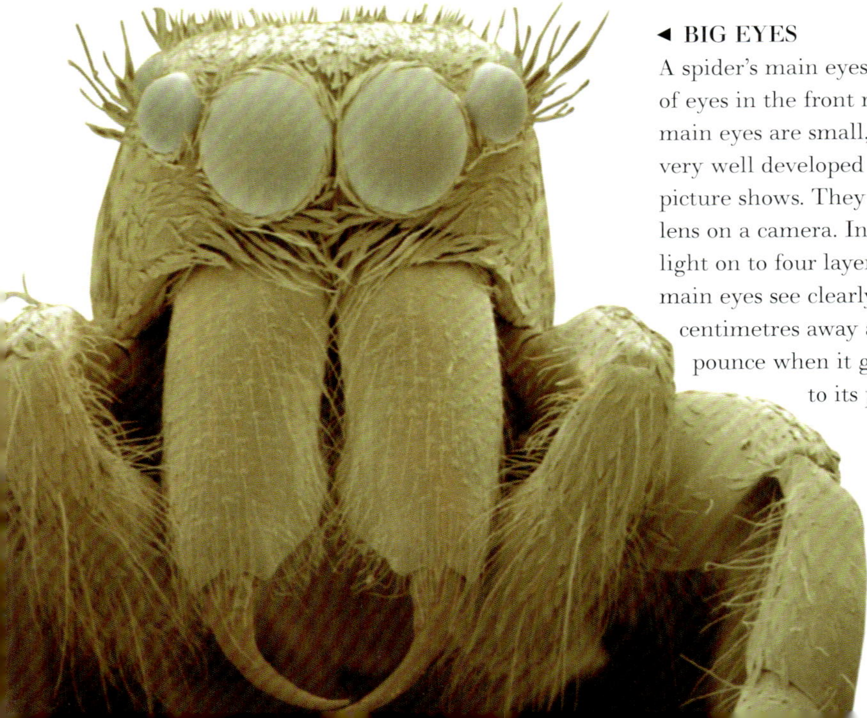

◄ BIG EYES
A spider's main eyes are always the middle pair of eyes in the front row. In most spiders the main eyes are small, but this jumping spider has very well developed main eyes, as this enlarged picture shows. They work rather like a telephoto lens on a camera. Inside, the large lens focuses light on to four layers of sensitive cells. The main eyes see clearly over a small area a few centimetres away and let the spider stalk and pounce when it gets close to its prey.

Did you know? A jumping spider's two big eyes together are bigger than its brain.

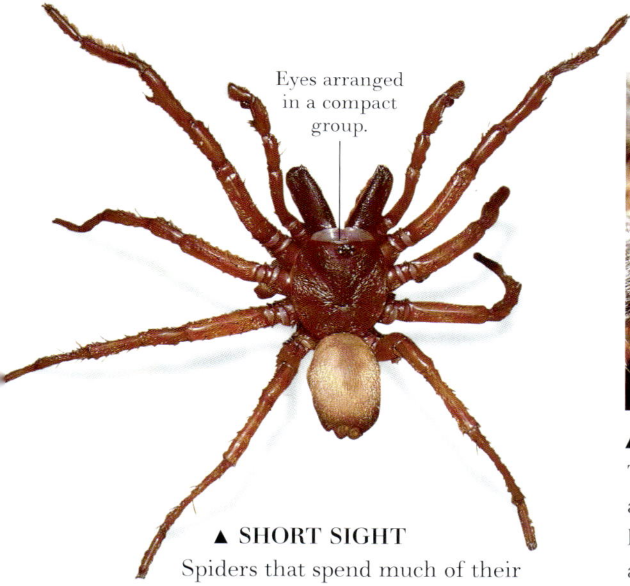

▲ SHORT SIGHT

Spiders that spend much of their time under stones or in burrows usually have small eyes. This trapdoor spider (*Aname*) has eight tiny eyes in a close group. Spiders that catch their prey in webs also have very poor eyesight. These spiders rely much more on their sense of touch than their eyesight. They use their legs to test objects around them.

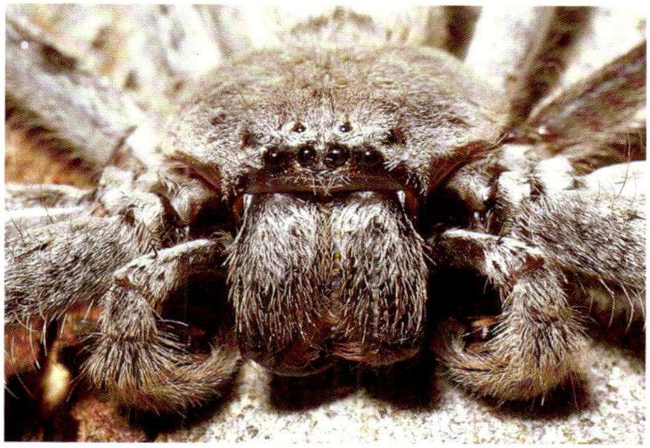

▲ HUNTSMAN SPIDER

The giant huntsman (*Holconia immanis*) is an agile, night-time hunter. Most hunting spiders have fairly large front eyes to help them find and pounce on prey. Secondary eyes help the hunters see in three dimensions over a wider area. They detect changes in light and dark.

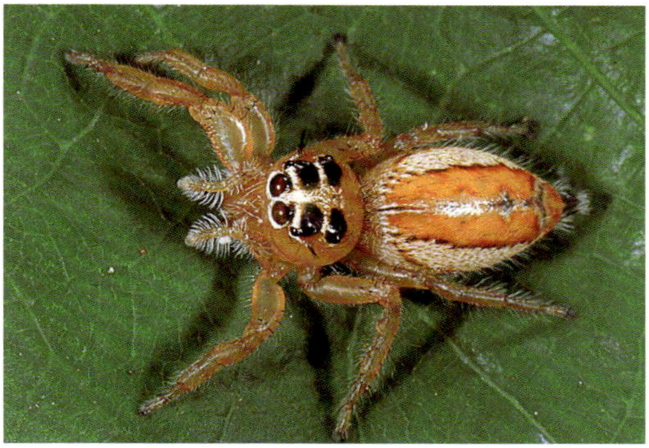

▲ EYES FOR HUNTING

The spiders with the best eyesight are active daylight hunters such as this jumping spider. A jumping spider's eight eyes are usually arranged in three rows with four in the front, two in the middle and two at the back. Lynx spiders and wolf spiders also have good eyesight.

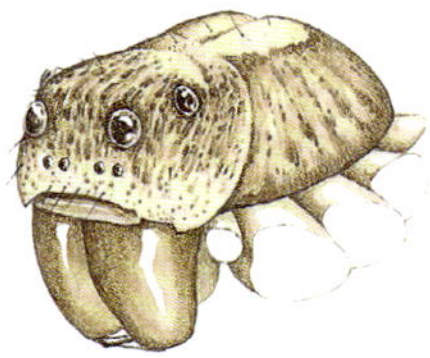

A large-eyed wolf spider (family Lycosidae).

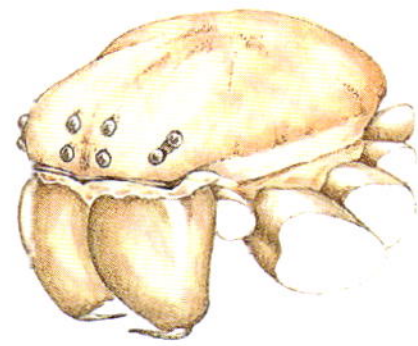

The small eyes of an orb-weaver (family Araneidae).

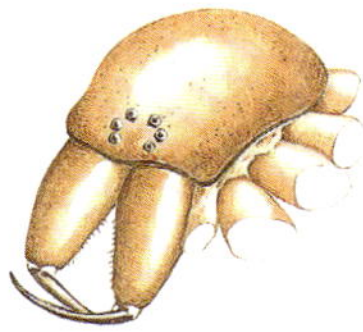

A six-eyed woodlouse spider (family Dysderidae).

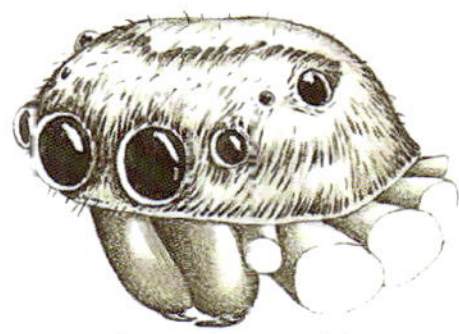

A jumping spider (family Salticidae).

▲ ALL KINDS OF EYES

The position and arrangement of a spider's eyes can be useful in telling which family it belongs to and how it catches food. A small number of spiders only have six eyes or fewer. Many male money spiders have eyes on top of little lobes or turrets sticking up from the head.

Spinning Silk

All spiders make silk. They pull the silk out of spinnerets on their abdomens, usually with their legs. The silk is a syrupy liquid when it first comes out, but pulling makes it harden. The more silk is pulled, the stronger it becomes. Some spider silk is stronger than steel wire of the same thickness. As well as being very strong, silk is incredibly thin, has more stretch than rubber and is stickier than sticky tape. Spiders make up to six different types of silk in different glands in the abdomen. Each type of silk is used for a different purpose, from making webs to wrapping prey. Female spiders produce a special silk to wrap up eggs.

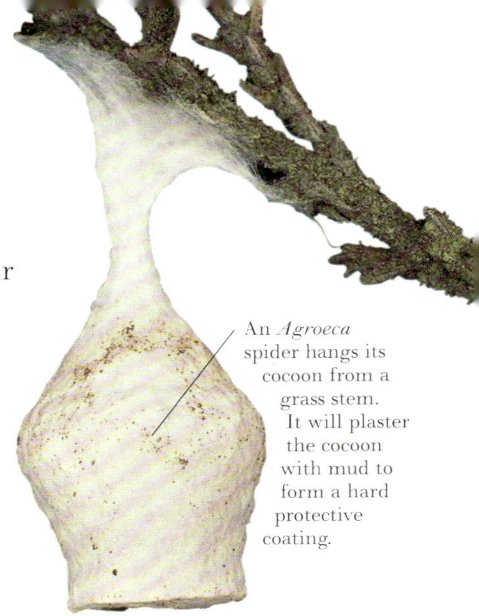

An *Agroeca* spider hangs its cocoon from a grass stem. It will plaster the cocoon with mud to form a hard protective coating.

▲ **EGG PARCELS**
Female spiders have an extra silk gland for making egg cases called cocoons. These protect the developing eggs.

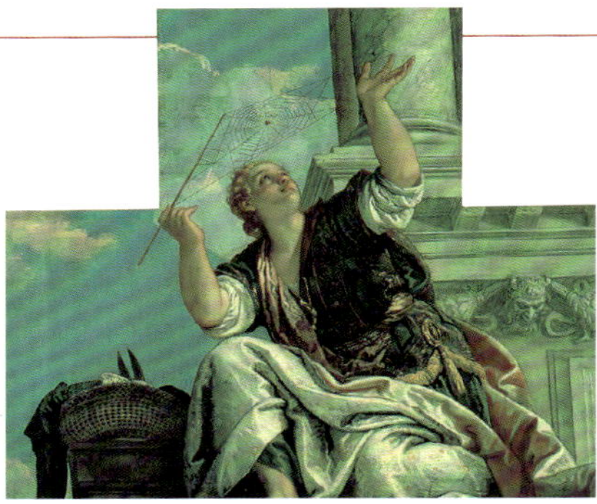

The Industrious Spider
Spiders have been admired for their tireless spinning for centuries. This picture was painted by the Italian artist Veronese in the 1500s. He wanted to depict the virtues of the great city of Venice, whose wealth was based on trade. To represent hard work and industry he painted this figure of a woman holding up a spider in its web.

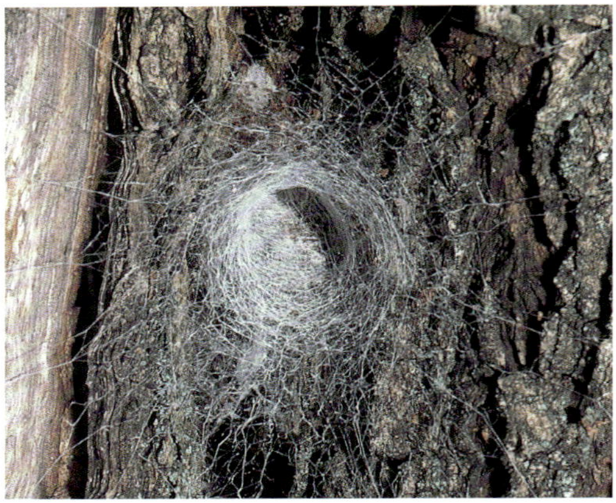

▲ **A SILKEN RETREAT**
Many spiders build silk shelters or nests. The tube-web spider (*Segestria florentina*) occupies a hole in the bark of a tree. Its tube-shaped retreat has a number of trip lines radiating out like the spokes of a wheel. If an insect trips over a line, the spider rushes out to grab a meal.

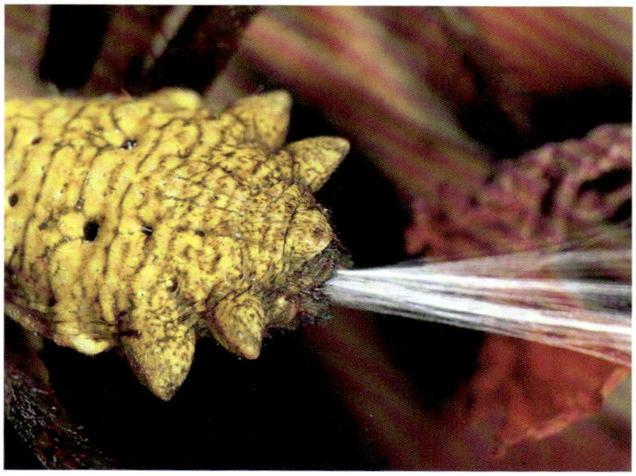

▲ STICKY SILK
Silk oozes out through a spider's spinnerets. Two or more kinds of silk can be spun at the same time. Orb-web spiders produce gummy silk to make their webs sticky.

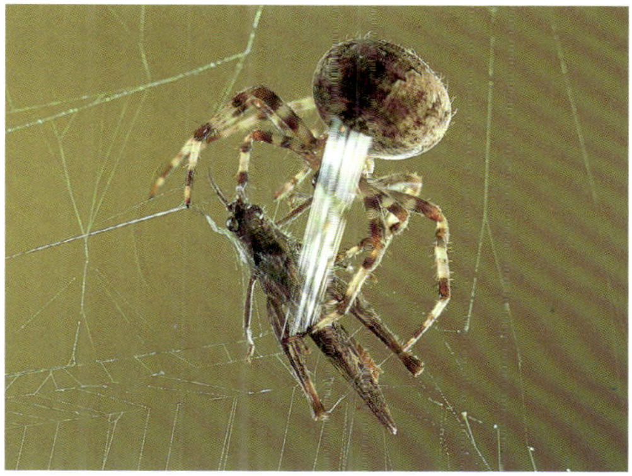

▲ FOOD PARCEL
A garden spider (*Araneus*) stops a grasshopper from escaping by wrapping it in silk. The prey is also paralysed by the spider's poisonous bite. Most spiders make silk for wrapping prey.

SPINNERETS ►
A spider's spinnerets have many fine tubes on the end. The smaller tubes, or spools, produce finer silk for wrapping prey. Larger tubes, called spigots, produce coarser strands for webs.

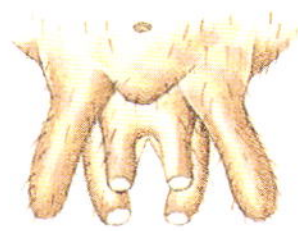

Spinnerets vary in size and number.

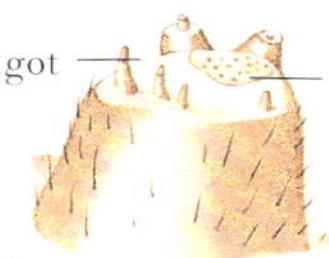

Close up of a spinneret.

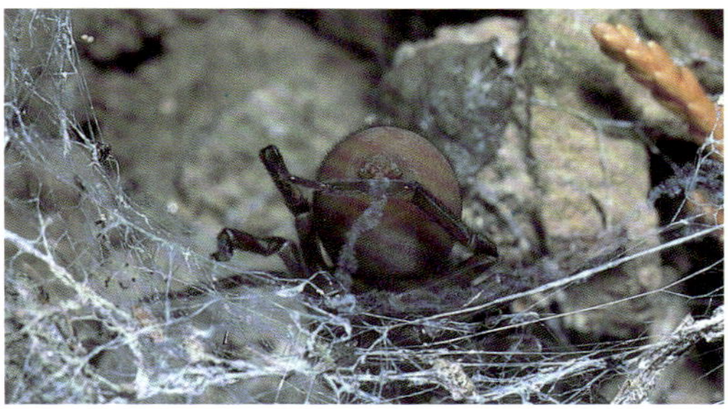

▲ COMBING OUT SILK
This lace-weaver (*Amaurobius*) is using its back legs to comb out a special silk. It has an extra spinning organ (the cribellum) in front of its spinnerets that produces loops of very fine silk.

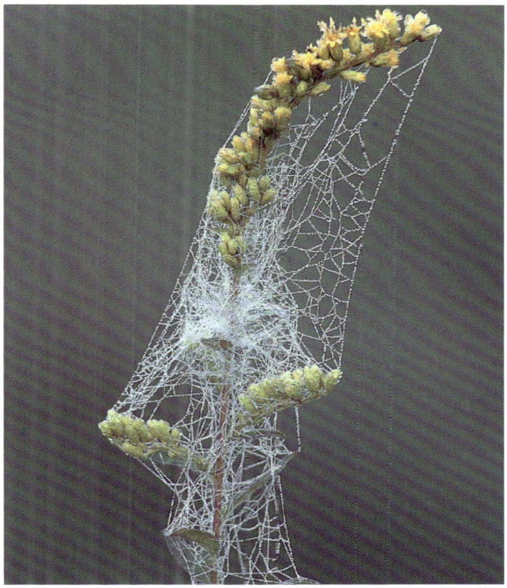

▲ VELCRO SILK
The lacy webs made by cribellate spiders contain tiny loops, like velcro, that catch on the hairs and bristles of insect prey. Combined in bands with normal silk, the fluffy-looking cribellate silk stops insect prey from escaping.

Focus on

The orb-shaped (circular) web of an average garden spider (*Araneus*) is about 25cm across and uses 20 to 60m of silk. To build its web, the spider first attaches a line across a gap to form a bridge-line. The whole web will hang from this line. Suspended from the line, the spider makes a Y-shaped frame. From the hub (centre) of the Y, the spider spins a series of spoke-like threads. The spider then returns to the hub to spin a circular strengthening zone. From this zone, a temporary dry spiral of threads is laid out towards the edge of the web to hold the spokes in place. Starting from the outside, the spider now uses sticky silk to lay the final spiral. When the web is finished, the spider settles down to wait for a meal.

STICKY BEADS
As a spider spins the sticky spiral of its orb web it pulls the gummy coating into a series of beads, like a necklace. The dry spiral of silk is eaten as it is replaced. This spiral is no longer needed and the spider can recycle the nutrients it contains.

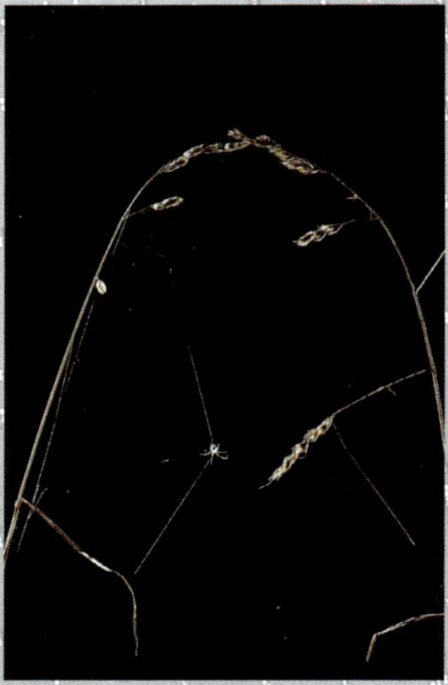

1 This garden spider is starting to spin a web. It has made a bridge-line from which it hangs down to pull the thread into a Y shape. The middle of the Y will be the centre of the web.

2 The spider then makes a framework, which looks like the spokes of a bicycle wheel. The spokes are called radii. From the centre, the spider now spins a dry spiral to hold the radii in place.

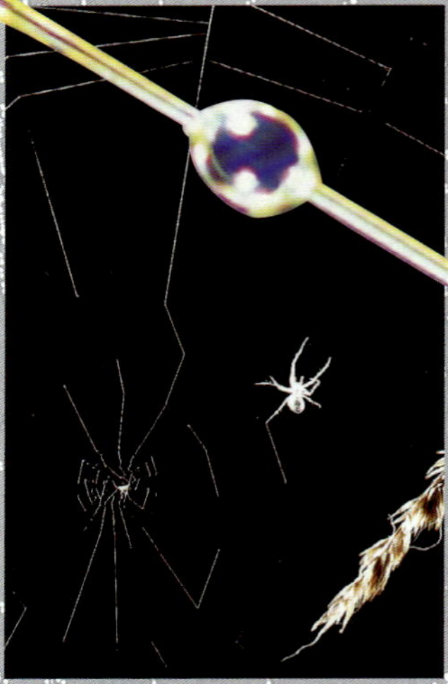

Spinning a Web

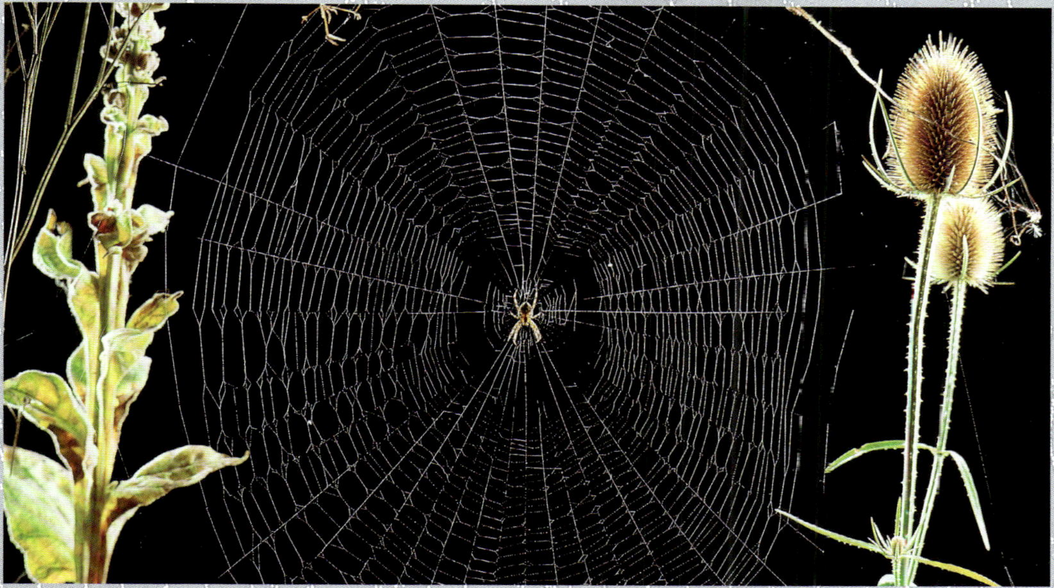

Spinning an orb web takes less than an hour. The spider either settles head downwards on the hub of the web, or hides in a retreat and keeps in touch through a signal thread held by the front legs.

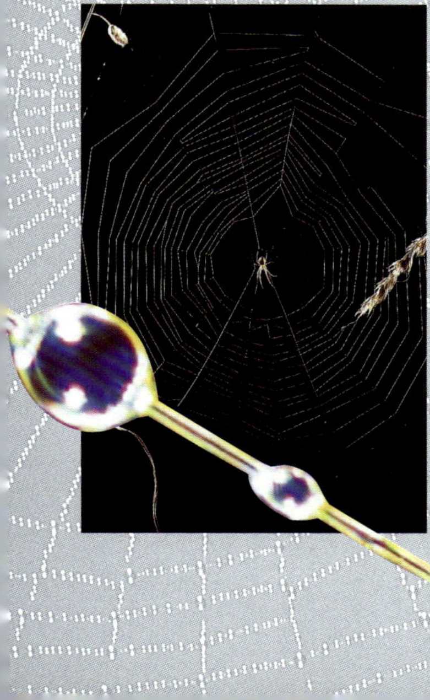

3 Starting from the outside, the spider spins a sticky spiral. It does not go round in the same direction, but turns several times. A free zone between the sticky and dry spirals is left at the centre.

4 The completed web traps prey for long enough to give the spider time to work out its position. It feels how stretched the threads are in different parts of its web, then zooms in for the kill.

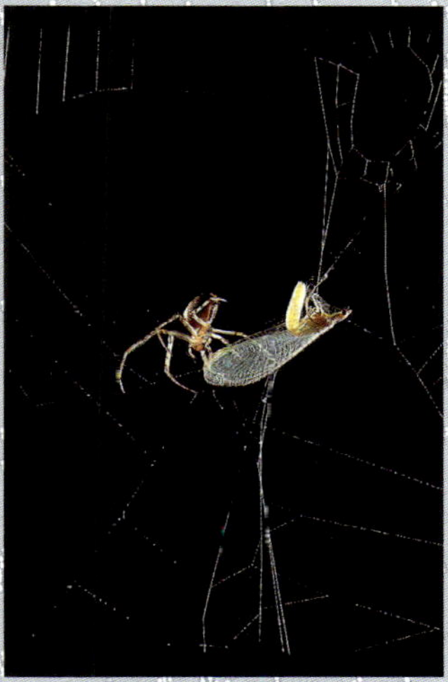

Orb-Web Spiders

The typical wheel-shaped orb web is spun by about 3,000 species of spider mostly in the family Araneidae. Some members of the Uloboridae also spin orb-shaped webs, using fluffy cribellar silk. Every orb-web spider will spin about 100 webs in its lifetime and has large silk glands. The orb web is a very clever way of trapping flying prey using the least amount of silk possible. This is important because spiders use up a lot of valuable body-building protein to spin silk. An orb web is almost invisible, yet it is very strong and elastic.

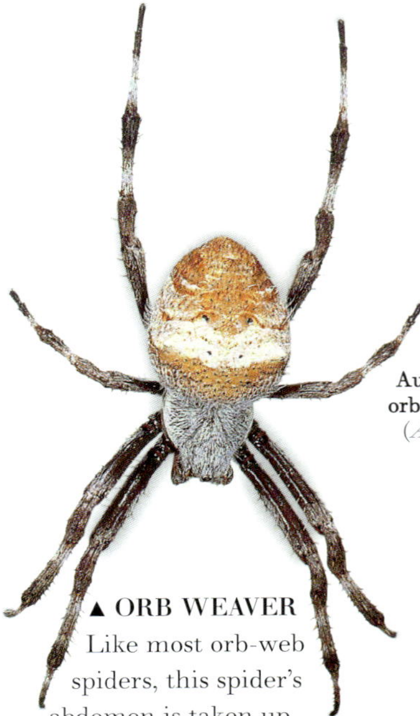

Australian orb-weaver (*Araneus*)

▲ ORB WEAVER
Like most orb-web spiders, this spider's abdomen is taken up by large silk glands. One gland makes the gummy silk to make its web sticky.

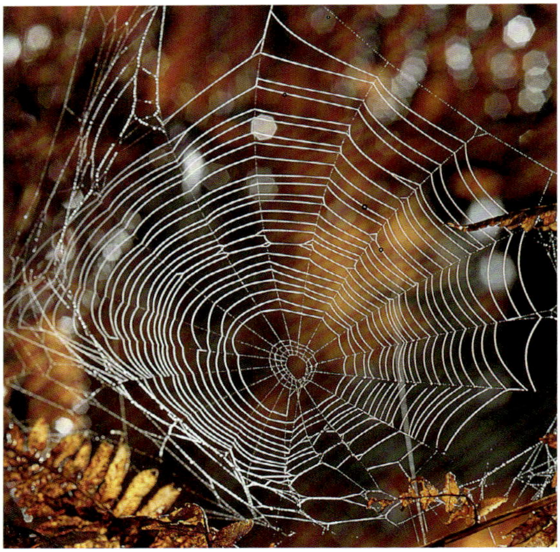

▲ WEBS IN THE DEW
Sticky beads on an orb web make it shimmer in the morning dew. The spiral threads of sticky capture silk stop flying or jumping insects from escaping.

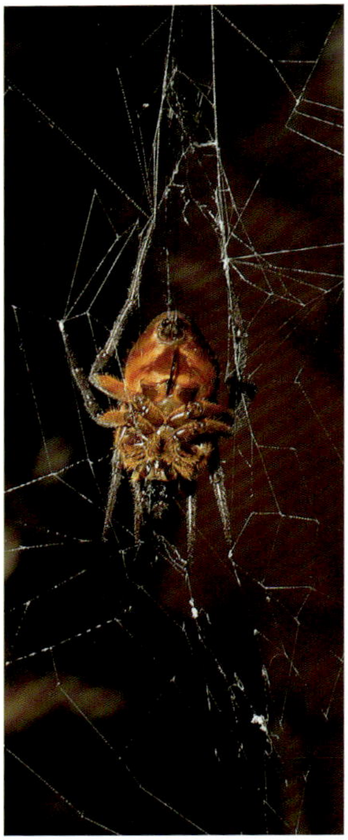

◄ SPINNING THE WEB
An orb-web spider may spin a new web every night as fresh webs are the most efficient traps. The silk from old webs is usually eaten. The size of the web depends on the size of the spider – young spiders and smaller species spin smaller webs.

DECORATED WEBS ►

Some orb weavers decorate their webs with stabilimenta (zigzags of silk). Young spiders tend to spin disc shapes, while adults build long lines. No one is sure what they are for – some may be camouflage, but others are very obvious and may warn birds not to fly into the web.

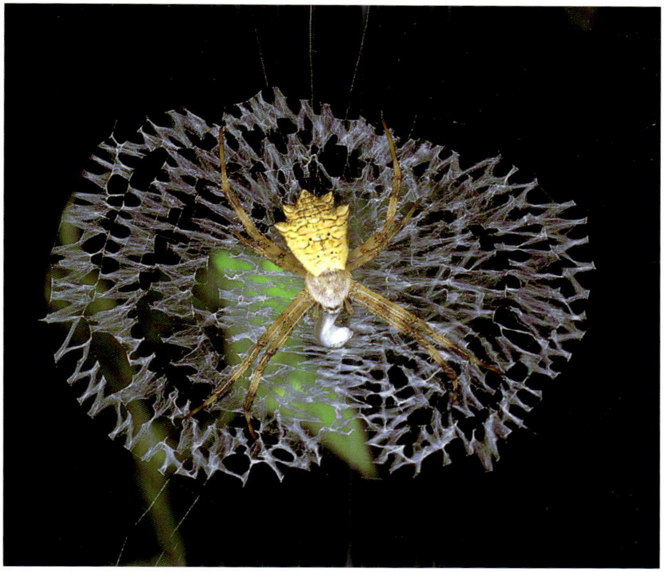

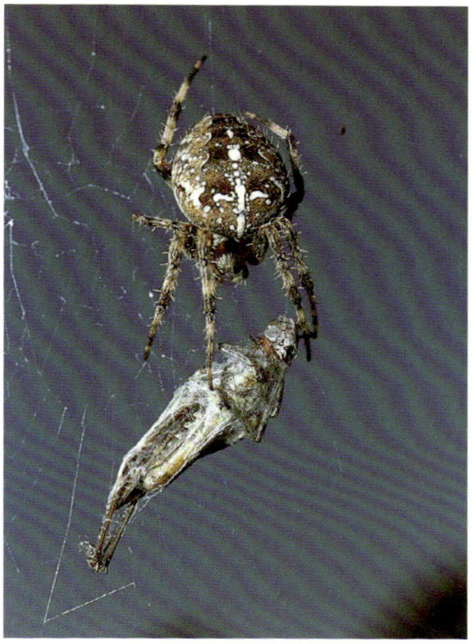

▲ WAITING FOR A MEAL

As soon as a spider feels the vibrations made by prey struggling to escape, it moves in for the kill. It keeps its body clear of the sticky spirals, moving along the dry lines.

Did you know? One teaspoon of silk would be enough to make a million webs.

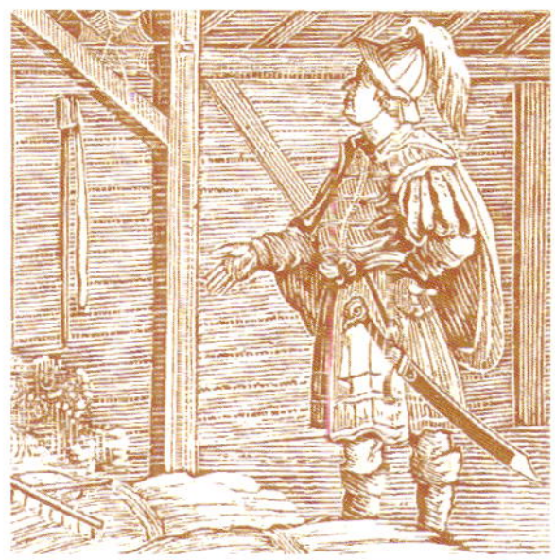

The Spider and the King

In 1306, the king of Scotland Robert the Bruce was resting in a barn after defeat by the English. He watched a spider trying to spin its web. Six times the spider failed, but on the seventh attempt it succeeded. Inspired by this to fight on, Robert the Bruce finally defeated the English at Bannockburn in 1314.

◄ GIANT NETS

Large, tropical *Nephila* spiders use tough yellow silk to build huge orb webs, some up to 2m across. These giant nets are incredibly strong and can catch small birds as prey.

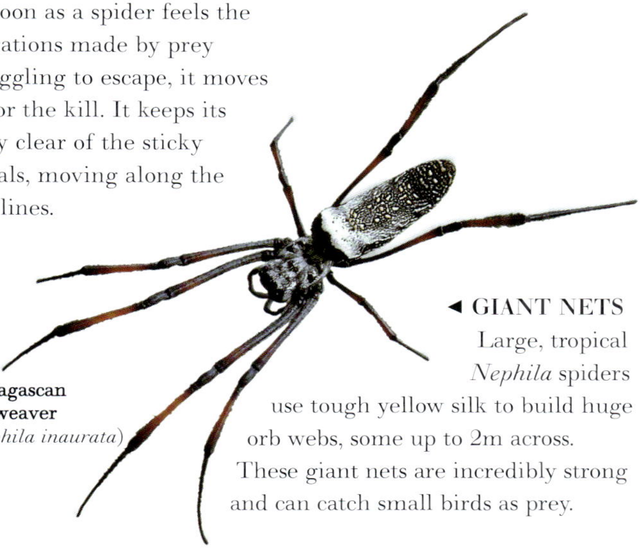

Madagascan orb-weaver
(*Nephila inaurata*)

Hammocks, Sheets and Scaffolds

Spiders build webs in many shapes and sizes apart from a typical orb web. Webs that look like sheets or hammocks are not sticky, but rely on a maze of criss-crossing threads to trap the prey. These are more suitable for trapping insects that walk or hop rather than those that fly. Most sheet-web spiders keep adding to their webs long after they are built. Scaffold webs have many dry, tangled threads, too, but they also have threads coated with sticky gum. Social spiders build huge communal webs that the spiders may hunt over in packs or alone.

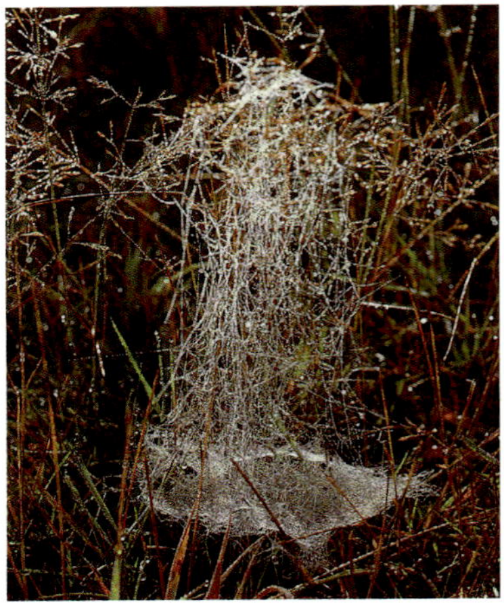

▲ **HAMMOCK WEB**
A typical hammock web is supported by a maze of threads above and below the web. The silk is not sticky, but prey is tripped up by the threads to fall into the hammock below. The spider hangs upside down on the underside of the hammock waiting to grab prey from below and drag it through the web.

Did you know? One communal spider's web can contain up to 20,000 spiders.

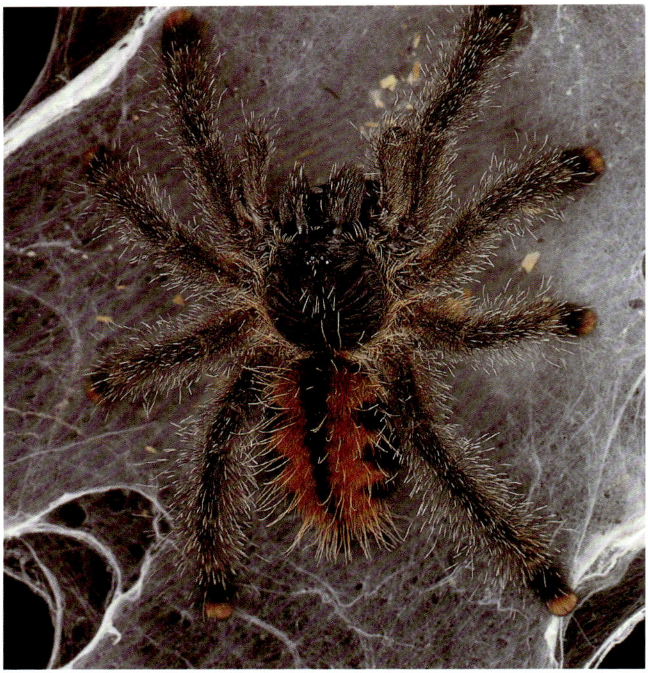

◄ **TARANTULA WEB**
Large sheet webs are made by many tarantulas, trapdoor spiders and funnel-web spiders. This pink-toed tarantula (*Avicularia avicularia*) is sitting over the entrance of its tubular web. It mostly catches tree frogs and insects.

LADEN WITH DEW ►

The hammock webs of money spiders (family Linyphiidae) show up well in the early morning dew. These webs are so named because the central sheet of the web sags like a hammock when it is laden with dew. Most hammock webs are only a few centimetres across, but some can be as big as dinner plates. There may be 50 or more hammock webs on just one gorse bush.

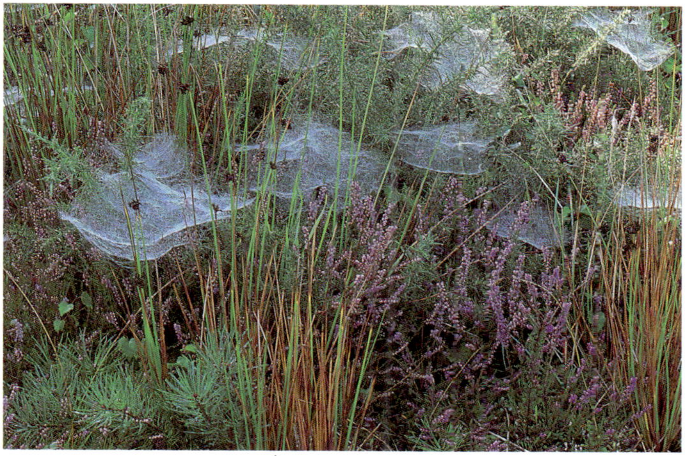

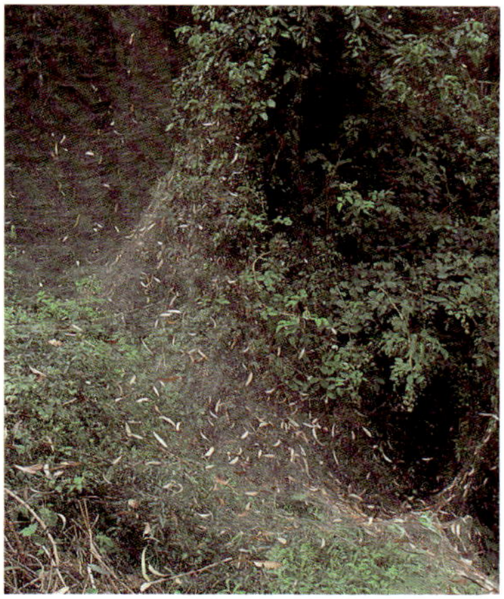

SHEET WEB ►

The grass funnel-weaver (*Agelena labyrinthica*) builds a horizontal sheet web with a funnel-shaped shelter in one corner. The spider sits at the entrance to the funnel with its feet on the sheet waiting for an insect to get tangled in the maze of silk threads. The cobwebs made by house spiders (*Tegenaria*) in the corners of rooms are like this.

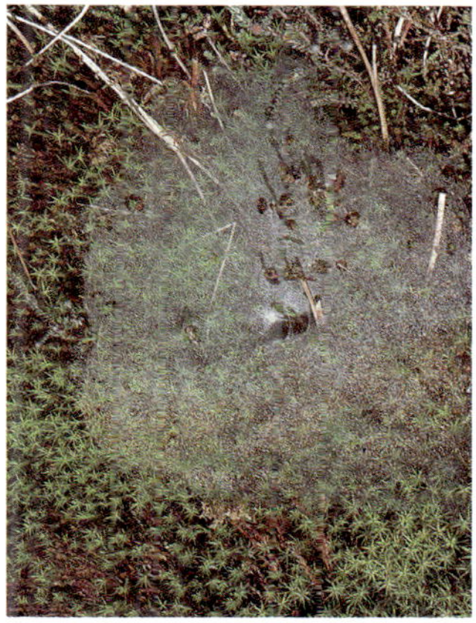

▲ SPIDER CITIES

Hundreds of dome-weavers (*Cyrtophora citricola*) build their webs together in what looks like a spider city. These huge webs almost cover trees. In the centre is a domed sheet like a trampoline. Although the spiders live closely together, each one defends its own web and may attack neighbours that come too close. Young spiders build their webs inside the framework of their mother's web.

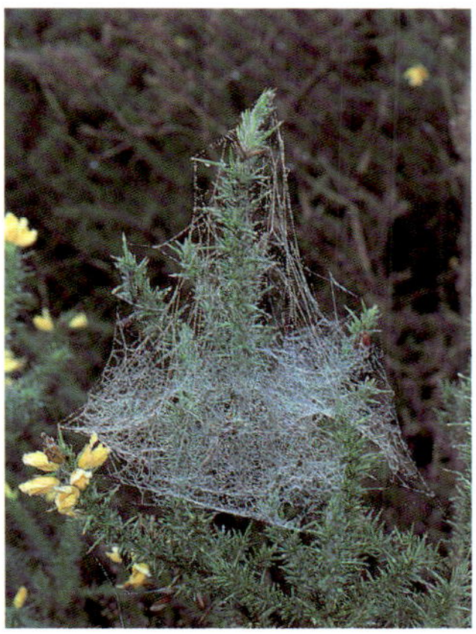

◄ SCAFFOLD WEB

Comb-footed spiders (family Theridiidae) build three-dimensional trellises called scaffold webs. This scaffold is slung over a tall plant, but there are many different kinds. Many have a thimble-shaped retreat in which the spider eats its meal. Some threads are sticky, making it difficult for insects to escape.

Sticky Traps

A few spiders do not just build a web and wait for a meal to arrive. They go fishing for their food instead. The net-casting, or ogre-faced, spider throws a strong, stretchy net over its prey. It is also named the gladiator spider after the gladiators of ancient Rome. The bolas, or angling, spider is a very unusual orb-web spider that does not spin a web. It traps insects by swinging a thin line of silk with a sticky globule on the end, like a fishing hook on the end of a line. Spitting spiders are even more cunning. They fire poisonous glue to pin their prey to the ground.

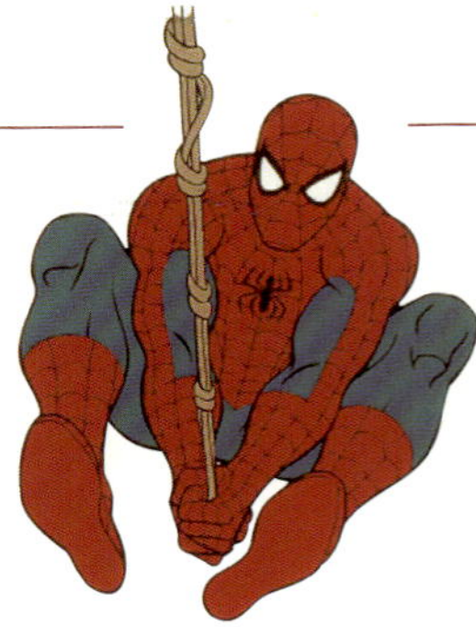

Spider-Man

The bite of a radioactive spider gave the comic book character Spider-Man his special powers. He is very strong, with a keen sense that warns of danger, and he can cling to almost any surface. Web shooters on his wrists spray out sticky webs, which harden in the air. Spider-Man uses his unique powers to catch criminals.

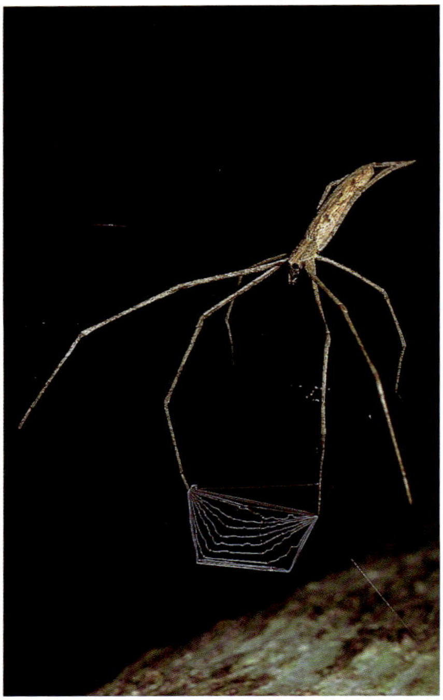

◄ THE NET-CASTING SPIDER

At night, the stick-like net-casting spider (*Dinopis*) hangs from a twig holding a very stretchy, sticky silk net. As insects crawl or fly past the tiny net is stretched wide to trap them. The spider has huge eyes to help it to see at night, hence the name ogre-faced spider. It makes a new net each evening, eating the old one even if it is unused.

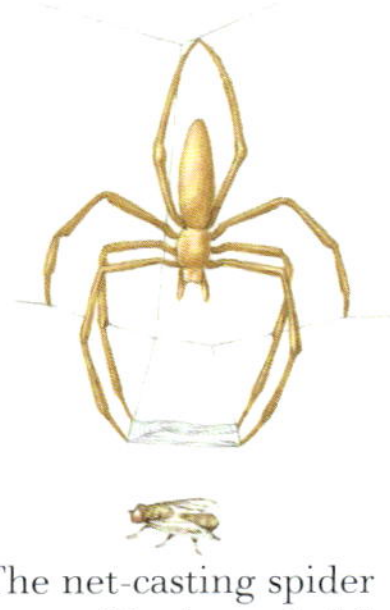

The net-casting spider hangs upside down, holding its elastic net in its front four legs. The legs are kept drawn in close to the body while the spider waits.

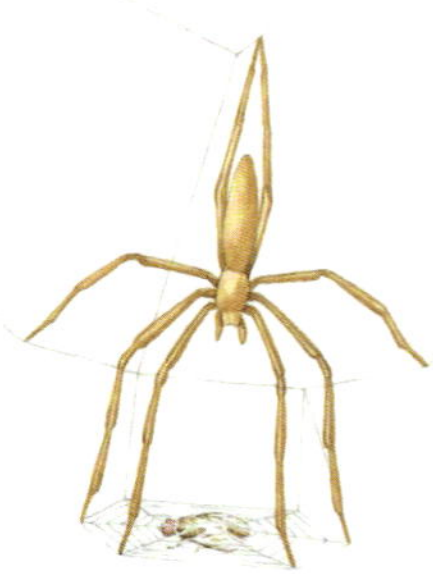

When an insect, such as an ant, scurries past, the spider opens the net and quickly drops down. It scoops up its meal then springs back up.

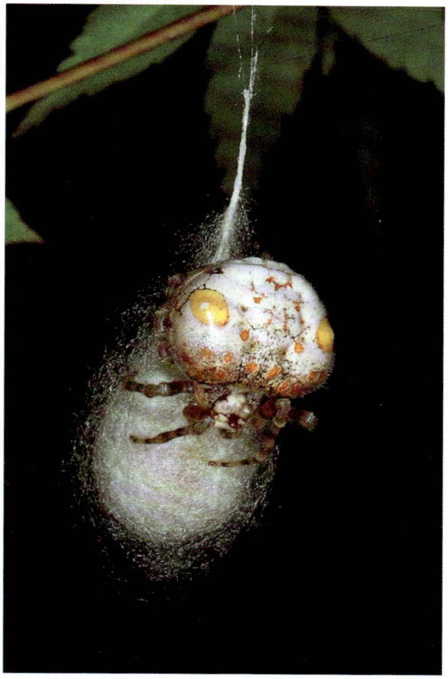

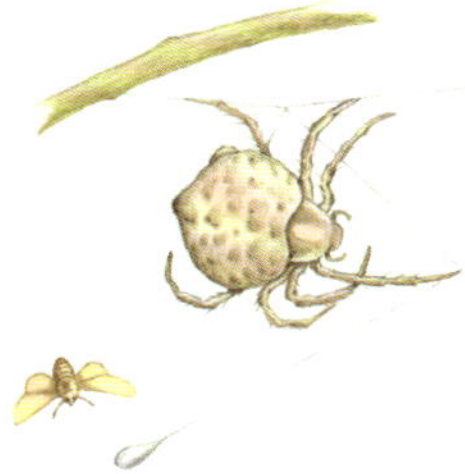

As a moth approaches, the bolas spider whirls the sticky droplet on the end of its fishing line.

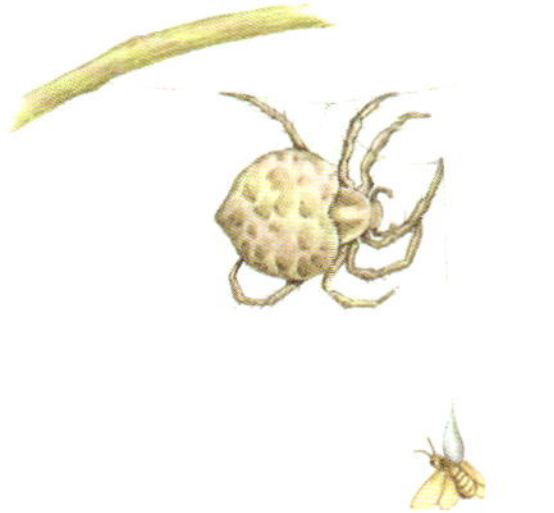

A moth is stuck fast to the sticky drop and is trapped. The spider pulls in the line and starts to feed.

◄ FISHING FOR FOOD

This female bolas spider (*Mastophora*) is making a large egg case. Bolas spiders catch moths by using sticky balls on the end of a silk line. The spiders are named after the bolas (a strong cord connecting three balls) used by South American cowboys to trip up cattle. The spider produces a scent just like that made by female moths to draw male moths to its fishing line.

SPITTING SPIDER ►

This female spitting spider (*Scytodes*) is carrying a ball of eggs in her jaws. Spitting spiders produce glue as well as poison inside the poison glands in the front half of the body. When the spider is very close to its prey, it squirts out two lines of gummy poison from its fangs to pin down the victim. It then gives its prey a poisonous bite before tearing it free of the glue and eating its meal.

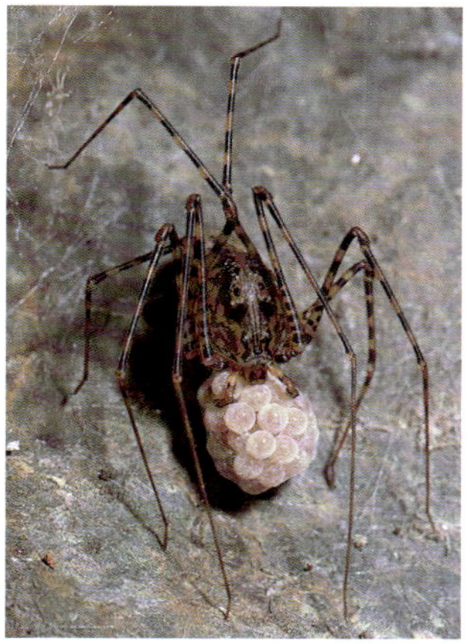

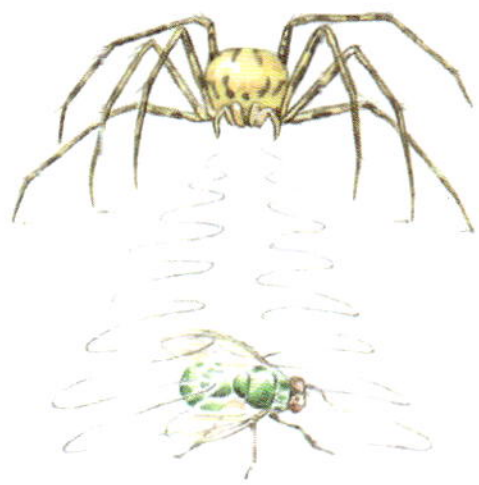

The spitting spider's fangs move from side to side as it squirts out its sticky poison. This imprisons the victim under two zigzag strands of quick-setting glue.

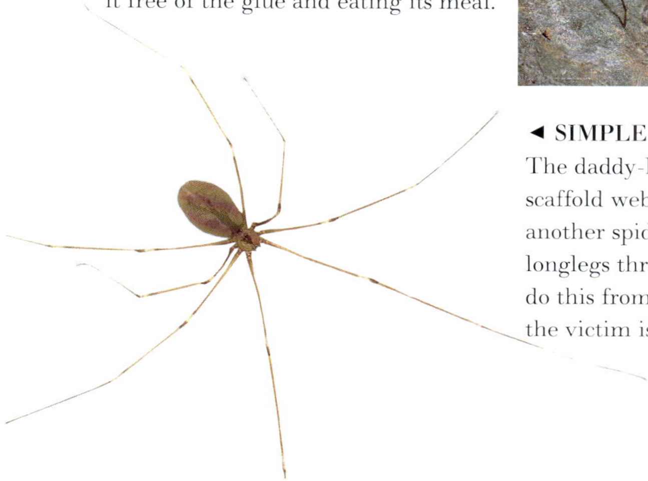

◄ SIMPLE NETS

The daddy-longlegs spider (*Pholcus*) spins a flimsy scaffold web that is almost invisible. When an insect, or another spider, gets tangled up in its web, the daddy-longlegs throws strands of fresh silk over its prey. It can do this from a distance because of its long legs. Once the victim is helpless, the spider moves in for the feast.

Catching Food

Only about half of all spiders spin webs to catch prey. Of the other half, some hide and surprise their victims with a sneak attack – crab spiders do this very well. Others, such as trapdoor spiders, set traps as well as ambushing prey. Many spiders, such as jumping spiders, are agile, fast-moving hunters that stalk their prey. Spiders are not usually very fussy about what they eat. Insects, such as grasshoppers, beetles, ants and bees are their main food, but some eat fish, while bigger spiders may catch mice and birds. Many spiders eat other spiders.

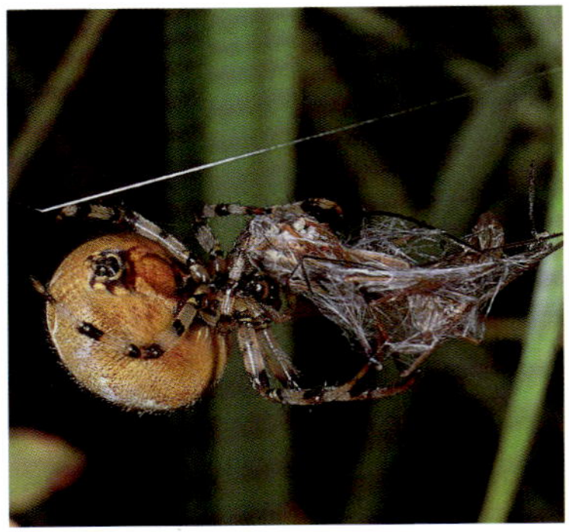

▲ SILK TRAPS
Orb webs are designed to catch insects up to about the size of the spiders that made them. This orb-web spider is eating a crane-fly. The prey has been bitten and wrapped in silk, then cut free from the web and carried away to be eaten. Some insects, such as moths, manage to escape from webs. Smaller spiders tend to free large insects from their webs before they do too much damage.

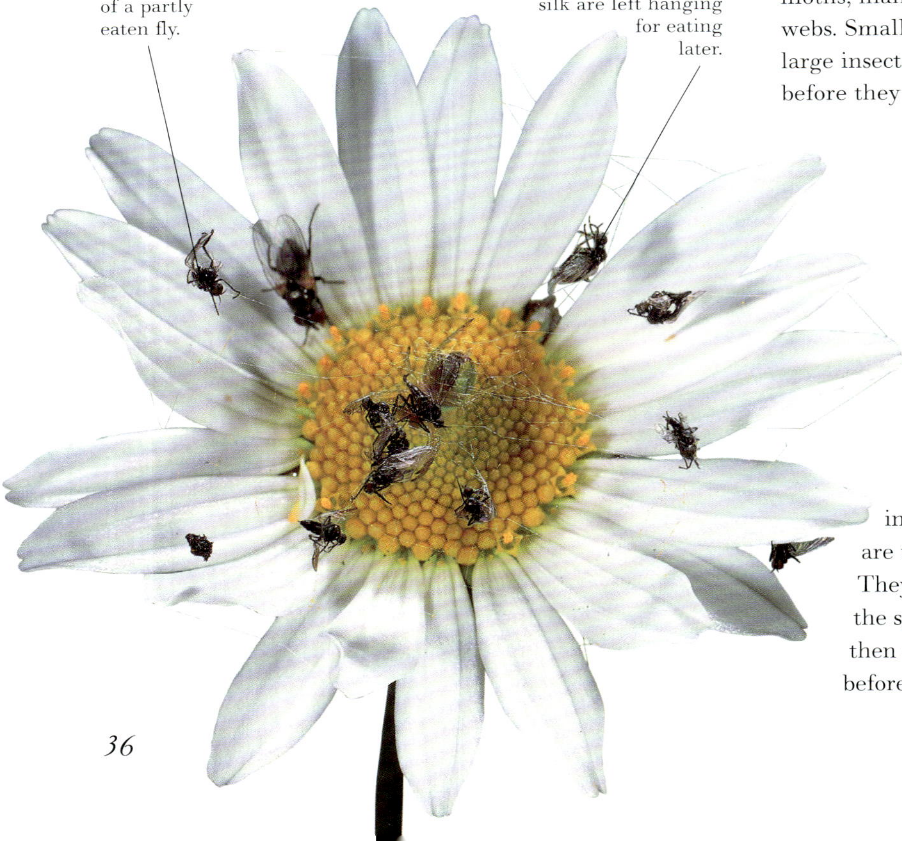
The empty shell of a partly eaten fly.
Dead flies wrapped in silk are left hanging for eating later.

◄ DAISY WEB
In the centre of this ox-eye daisy sits a green orb-web spider (*Araniella cucurbitina*). It has built its web over the middle of the daisy. Small flies, attracted to the innocent-looking flower, are trapped in the web. They end up as food for the spider who kills them, then crushes them to a pulp before sucking up a meal.

WATER HUNTER ►

This fishing spider (*Dolomedes*) has caught a blue damselfly. It lives in swamps and pools where it sits on the leaves of water plants. It spreads its legs on the water's surface to detect ripples from insects that fall into the water, then rushes out to grab them. Fish swimming in the water below are also caught by this hunting spider. The spider may even dabble its legs in the water to attract small fish towards its waiting fangs.

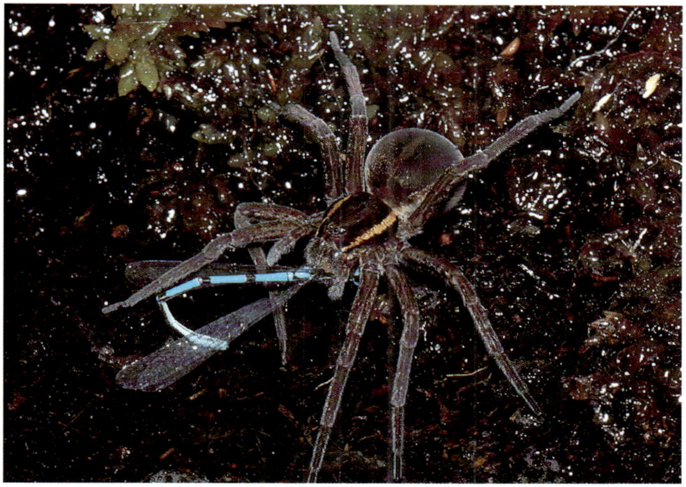

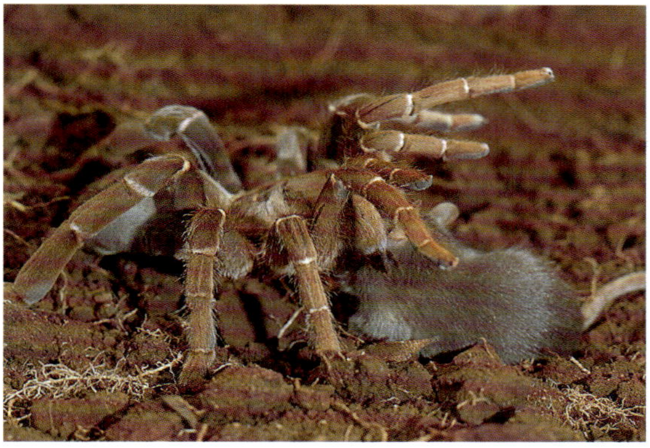

◄ HAIRY HUNTER

Tarantulas are also called bird-eating spiders and they really do eat birds, although this one has caught a mouse. They also eat lizards, frogs and even small poisonous snakes. But most of the time, tarantulas feed on insects. They hunt at night, finding their prey by scent or by picking up vibrations with their sensitive hairs. After a quick sprint and a bite from powerful jaws, the spider can tuck into its meal. It may take as long as a day to suck the body of a snake dry.

ATHLETIC HUNTER ►

Lynx spiders hunt their prey on plants. They sometimes jump from leaf to leaf after their prey, but at other times they sit and wait. The green lynx spider (*Peucetia*) is an athletic hunter with long spiny legs that enable it to leap easily from stem to stem. It often eats other spiders and is even a cannibal, eating members of its own species. This one has caught a termite.

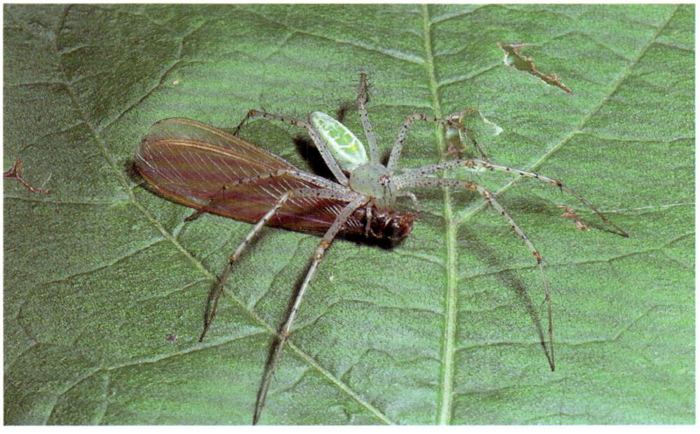

Focus on Hunting

With bright, shiny colours like a peacock, large curious eyes like a cat and the agility to jump like a monkey, little jumping spiders are one of the most extraordinary spider families. Belonging to the family Salticidae, there are about 4,000 different kinds, many of which live in warmer parts of the world. Most jumping spiders are always on the prowl, darting jerkily along, peering all around for a possible meal. They can see in colour and form clear images of their prey. They stalk their prey rather like a cat stalks a mouse, crouching before the final pounce. Jumping spiders will turn their tiny heads to peer closely at a human face looking at them.

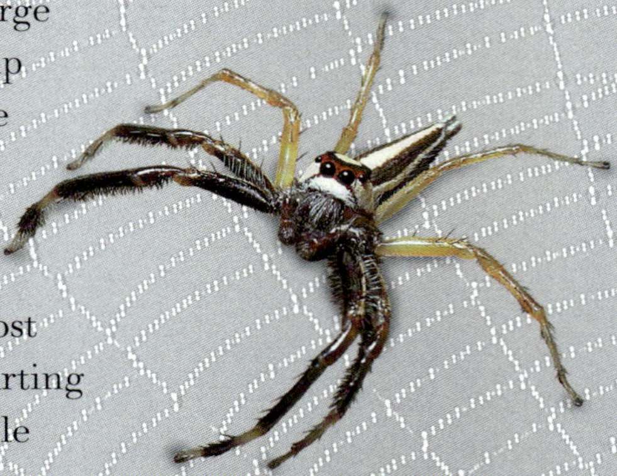

SIGN LANGUAGE
A male jumping spider's front legs are longer and thicker than a female's. He uses them in courtship dances, waving them about like sign language.

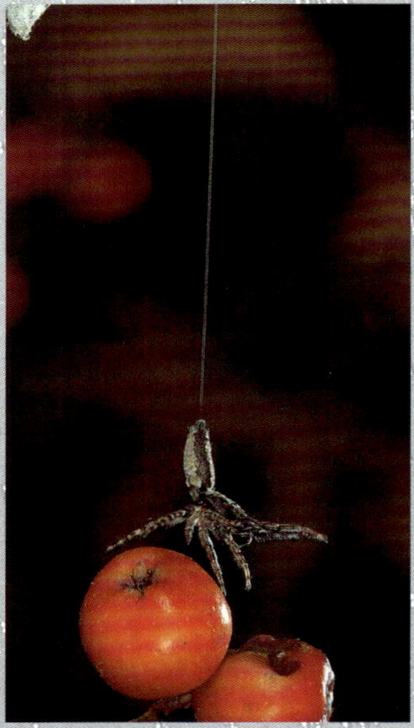

PREPARING TO LEAP
Before it jumps, the spider fixes itself firmly to a surface with a silk safety line. Then it leaps on to its target, pushing off with the four back legs. The Australian flying spider (*Satis volans*) also has wing-like flaps so it can glide during leaps.

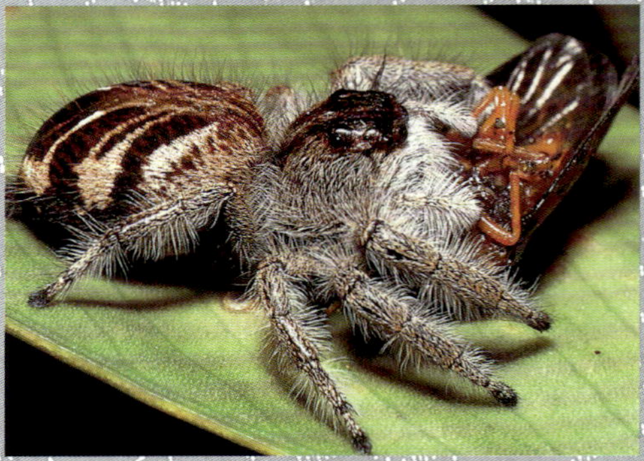

STURDY LEGS
This female heavy jumper (*Hyllus giganteus*) is feeding on a leaf-hopper. A jumping spider's legs do not seem to be specially adapted for jumping. Their small size (less than 15mm long) and light weight probably help them to make amazing leaps.

Jumping Spiders

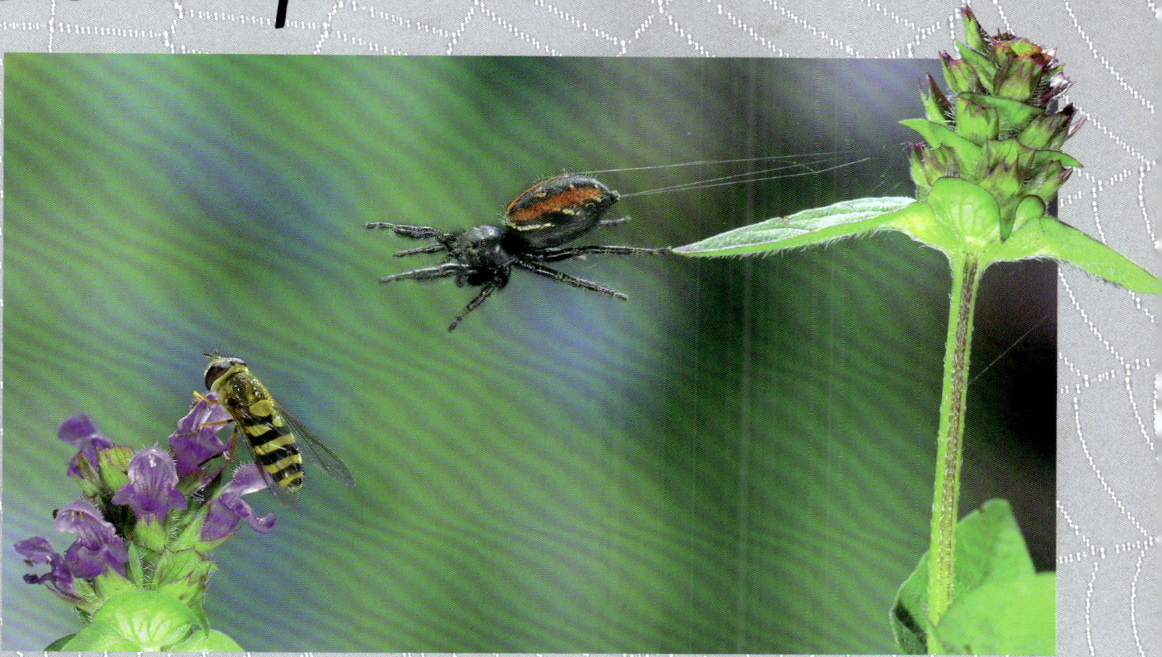

THE BIG LEAP
A jumping spider's strong front legs are often raised before a jump, stretched forwards in the air, and used to hold the prey when the spider lands. Scopulae (hairy tufts) on the feet help jumping spiders grip smooth and vertical surfaces. They can even leap away from a vertical surface to seize a flying insect.

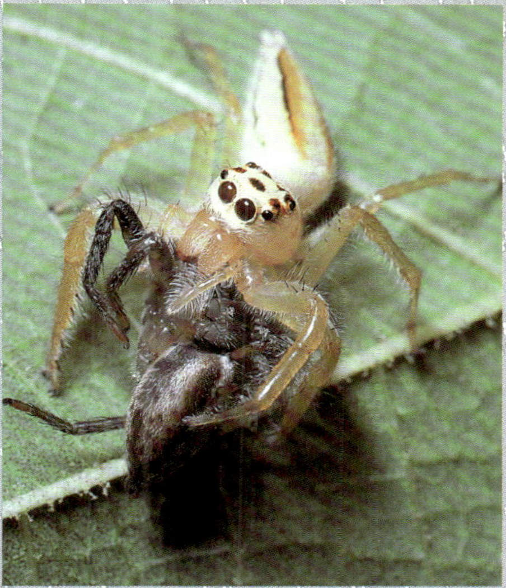

JUMPING CANNIBALS
Jumping spiders will feed on their own relatives. This female two-striped jumping spider (*Telamonia dimidiata*) is feeding on another species of jumping spider. Some unusual *Portia* jumping spiders vibrate the webs of orb-weaving spiders, like an insect struggling to escape. When the orb-weaver comes out to investigate, the *Portia* spider pounces.

Hidden Traps

Some spiders do not go hunting for food. They prefer to lurk inside underground burrows or tubes of silk and wait for a meal to come by. Silk threads around the entrance to the burrow trip up passing insects and other small creatures. Inside the burrow, the spider feels the tug on its trip lines, giving it time to rush out and pounce on the prey before it can escape. Patient, lie-in-wait spiders include trapdoor spiders, which have special spines on their fangs to rake away the soil as they dig. The burrows also shelter spiders from the weather and help them to avoid enemies.

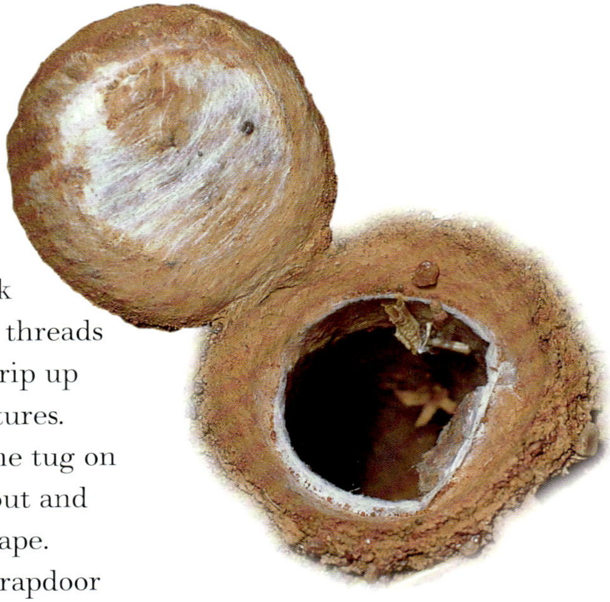

▲ SILK DOORS
The lid of a trapdoor spider's burrow is made of silk and soil with a silk hinge along one side. The door usually fits tightly into the burrow opening and may be camouflaged with sticks, leaves and moss. Where flooding occurs, walls or turrets are built around the entrance to keep out the water.

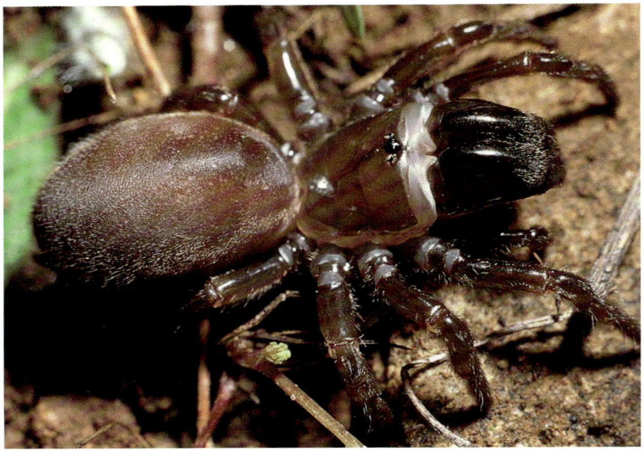

▲ A SILKEN TUBE
This purse-web spider (*Atypus affinis*) is shown outside its burrow. It usually lives inside a tubular purse of densely woven silk. The tube is about 45cm long and about the thickness of a finger. Part of it sticks up above the ground or from a tree trunk, and is well camouflaged with debris.

The spider waits for an insect to land on its tube-like web.

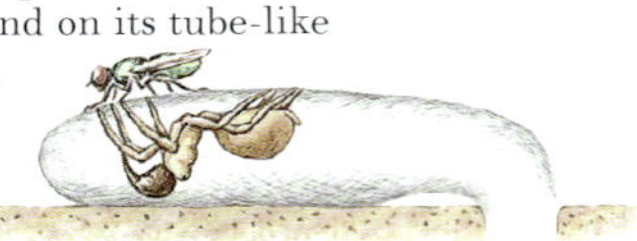

The spider spears the insect with its sharp jaws.

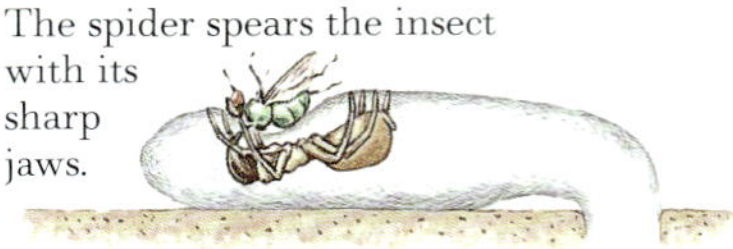

▲ INSIDE A PURSE-WEB
Inside its silken purse the spider waits for any insect to walk over the tube. It spears the insect through the tube with its sharp jaws and drags the prey inside.

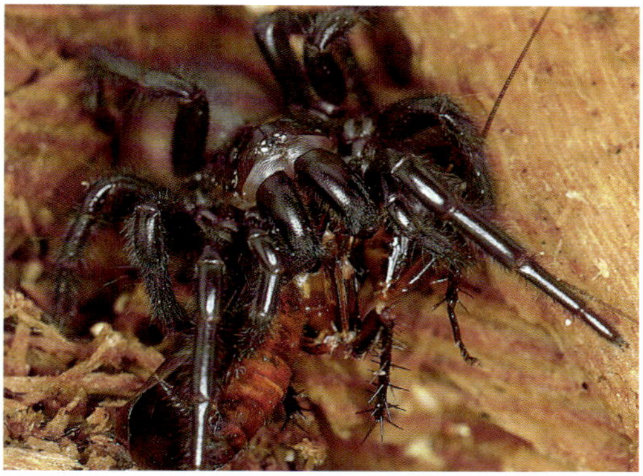

▲ FUNNEL-WEB SPIDERS

The Sydney funnel-web (*Atrax robustus*) is one of the deadliest spiders in the world. It lives in an underground burrow lined with silk. From the mouth of the burrow is a funnel that can be up to 1m across. Trip wires leading from the funnel warn the spider that prey is coming. The spider can dig its own burrow with its fangs, but prefers to use existing holes and cracks. Funnel-web spiders eat mainly beetles, large insects, snails and small animals.

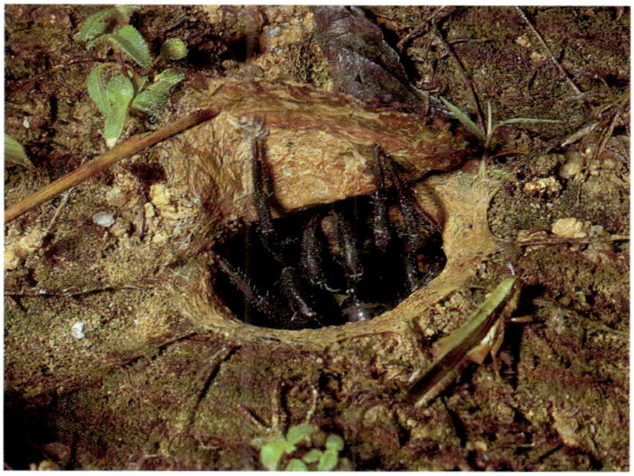

▲ TRIP WIRES

The giant trapdoor spider (*Liphistius*) may place silken trip lines around the entrance to its burrow to detect the movements of a passing meal. If it does not have trip lines, the spider relies on detecting the vibrations of prey through the ground. If it senses a meal is nearby, the spider rushes out of its burrow to grab the prey in its jaws.

Did you know? Trapdoor spiders may live for up to 20 years in their burrows.

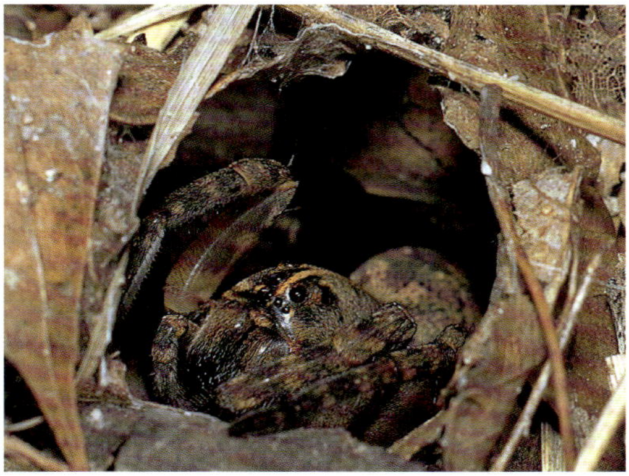

▲ ODD SPIDER OUT

Some unusual wolf spiders live in underground burrows. This tiger wolf spider (*Lycosa aspersa*) has dug out the soil with its fangs and lined the walls of its burrow with silk. To camouflage the entrance it has built a wall of twigs and litter.

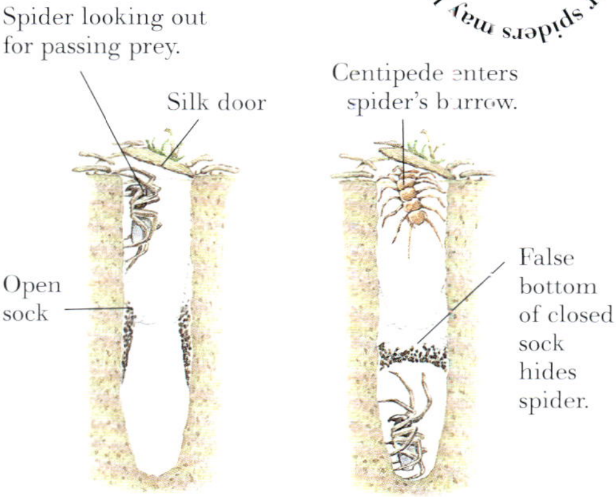

▲ ALL KINDS OF TRAPS

Trapdoor spiders' burrows range from simple tubes to elaborate lairs with hidden doors and escape tunnels. The burrow of *Anidiops villosus* has a collapsible sock. The spider pulls it down to form a false bottom, hiding it from predators.

Spider Venom

Nearly all spiders use poison to kill or paralyse their prey and for defence. (Only spiders in the family Uloboridae have no poison glands.) Spider poison is called venom. It is injected into prey through fangs. There are two main kinds of venom that can have serious effects. Most dangerous spiders, such as widow spiders (*Lactrodectus*), produce nerve poison to paralyse victims quickly. The other kind of venom works more slowly, destroying tissues and causing ulcers and gangrene. It is made by the recluse spiders (*Loxosceles*). Spider venom is intended to kill insects and small prey – only about 30 spider species are dangerous to people.

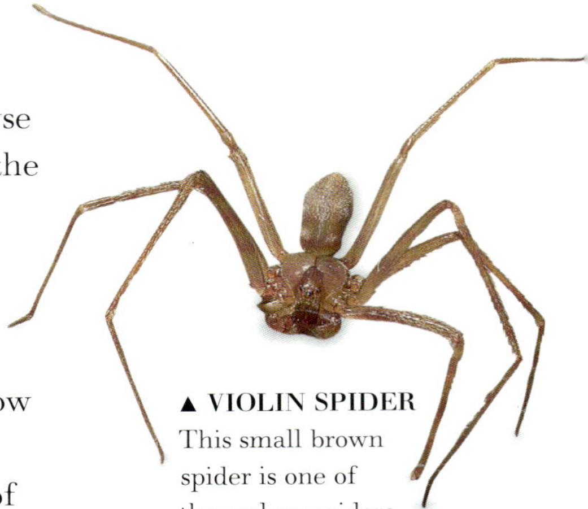

▲ VIOLIN SPIDER
This small brown spider is one of the recluse spiders (*Loxosceles*). It lives in people's homes and may crawl into clothes and bedding. Bites from recluse spiders in America have caused ulcers, especially near the wound, and even death in humans.

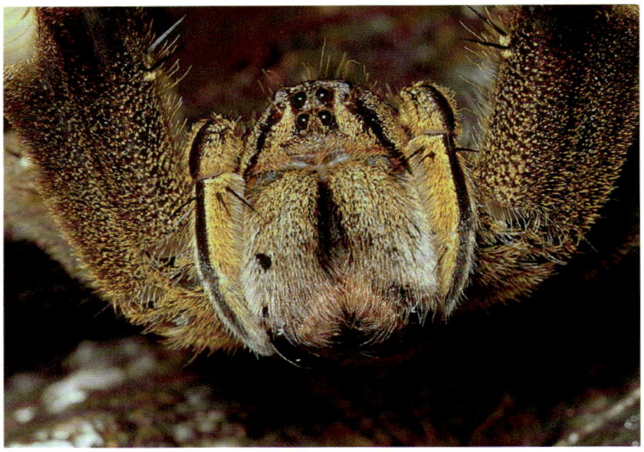

▲ WANDERING SPIDER
The Brazilian wandering spider (*Phoneutria fera*) is a large hunting spider that produces one of the most toxic of all spider venoms. If disturbed it raises its front legs to expose its threatening jaws. It has the largest venom glands of any spider (up to 10mm long), which hold enough venom to kill 225 mice. Several people have died from this spider's bite.

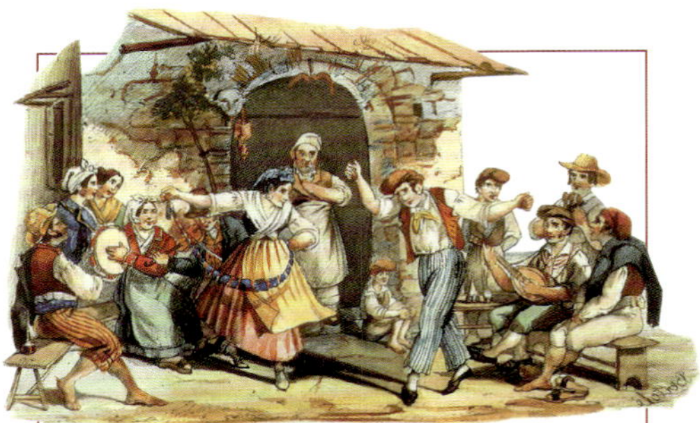

The Spider Dance
In the Middle Ages people from Taranto in southern Italy called the large wolf spider Lycosa narbonensis *the tarantula. They believed the venom of this spider's bite could only be flushed from the body by doing the tarantella, a lively dance. However,* Lycosa's *bite is not serious. An epidemic of spider bites at the time was probably caused by the malmignatte spider* (Latrodectus tredecimguttatus).

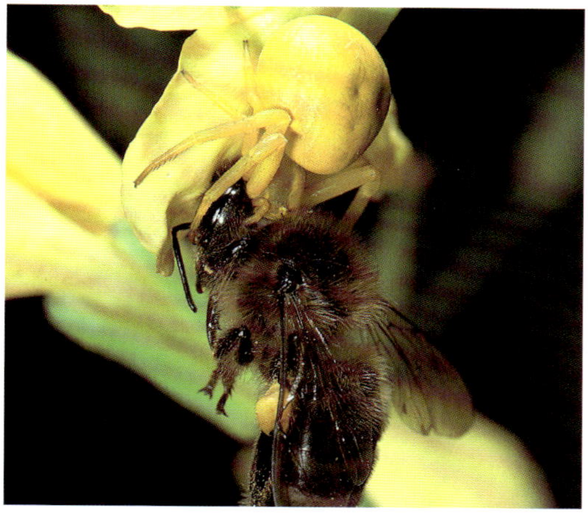

▲ **THE QUICK KILL**

Crab spiders do not spin webs so they need to kill their prey quickly. They usually inject their venom into the main nerve cords in the neck where the poison will get to work most rapidly. They are able to kill insects much larger than themselves, such as bees.

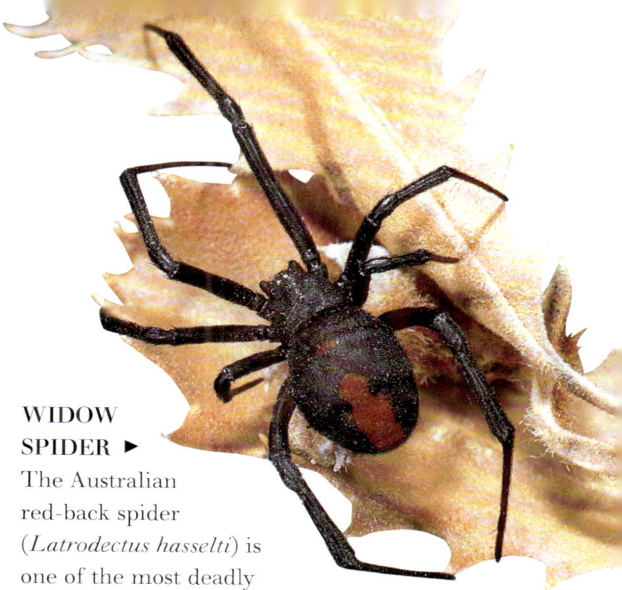

WIDOW SPIDER ►

The Australian red-back spider (*Latrodectus hasselti*) is one of the most deadly widow spiders. Widow spiders are named after the female's habit of eating the male after mating. Only female widow spiders are dangerous to people – the much smaller male's fangs are too tiny to penetrate human skin.

Did you know? A black widow's venom is 15 times more poisonous than a rattlesnake's.

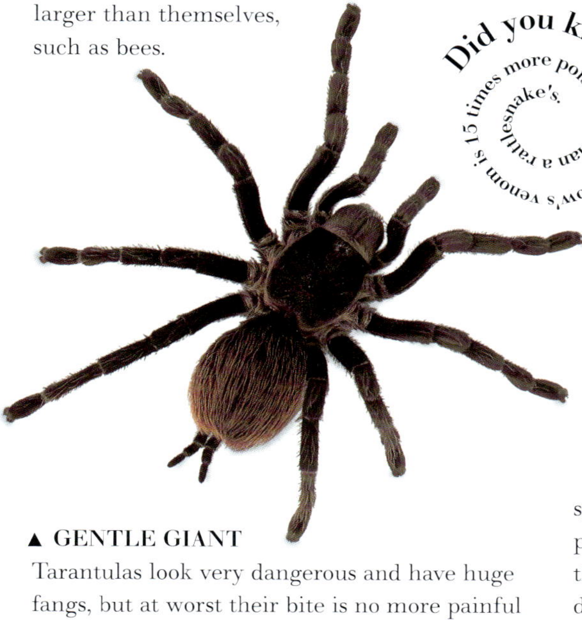

▲ **GENTLE GIANT**

Tarantulas look very dangerous and have huge fangs, but at worst their bite is no more painful than a wasp sting. They have small venom glands and are unlikely to bite unless handled roughly. They use venom to digest their prey.

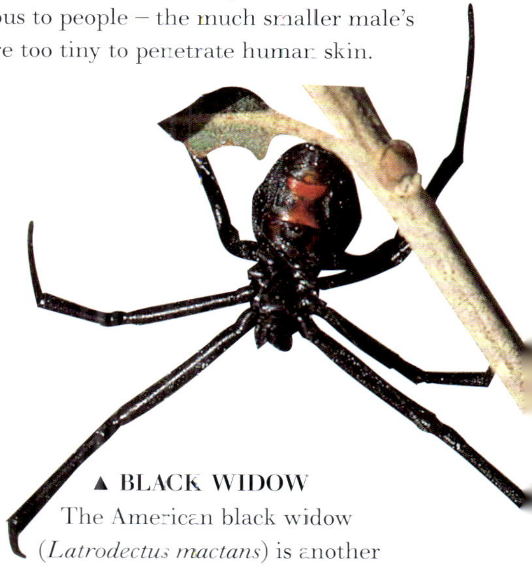

▲ **BLACK WIDOW**

The American black widow (*Latrodectus mactans*) is another spider with venom powerful enough to kill a person (although medicines can now prevent this happening). These shy spiders hide away if disturbed, but like to live near people. Of the main ingredients in their venom, one knocks out insects and another paralyses mammals and birds by destroying their nervous systems.

Fangs and Feeding

A spider's sharp, pointed fangs are part of its jaws. Each fang is like a curved, hollow needle. It is joined to a basal segment, which joins on to the spider's body just in front of the mouth. The fangs may be used for digging burrows and carrying eggs, but are mainly used for injecting venom and for defence. Venom passes through a tiny hole near the end of each fang. Although the fangs are not very long, the venom they deliver makes them into powerful weapons. Once prey is caught, a spider uses its jaws, palps and digestive juices to mash up its prey into a soggy, soupy lump. This is because a spider's mouth is too small for solid food. Then the spider sucks up the liquid food into its stomach. Its abdomen swells as the food is swallowed, so a spider looks fatter after a meal.

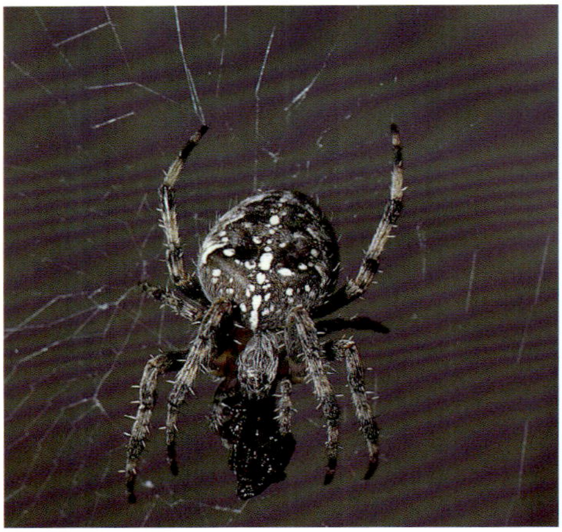

▲ A SOGGY MEAL
This garden spider (*Araneus diadematus*) has turned her prey into a soupy meal. The basal segments of the jaws often have jagged edges to help the spider tear and mash up its prey. Smaller jaws, called maxillae, on either side of the mouth are also used to turn prey into a liquid pulp.

FROG SOUP ►
Spiders sometimes have to turn quite large items of food into pulp before they can suck up a meal. This rusty wandering spider (*Cupiennius getazi*) is turning a tree frog over and over to mash it up in its jaws. It finds the frogs by using the slit organs on its feet to detect the mating calls they make.

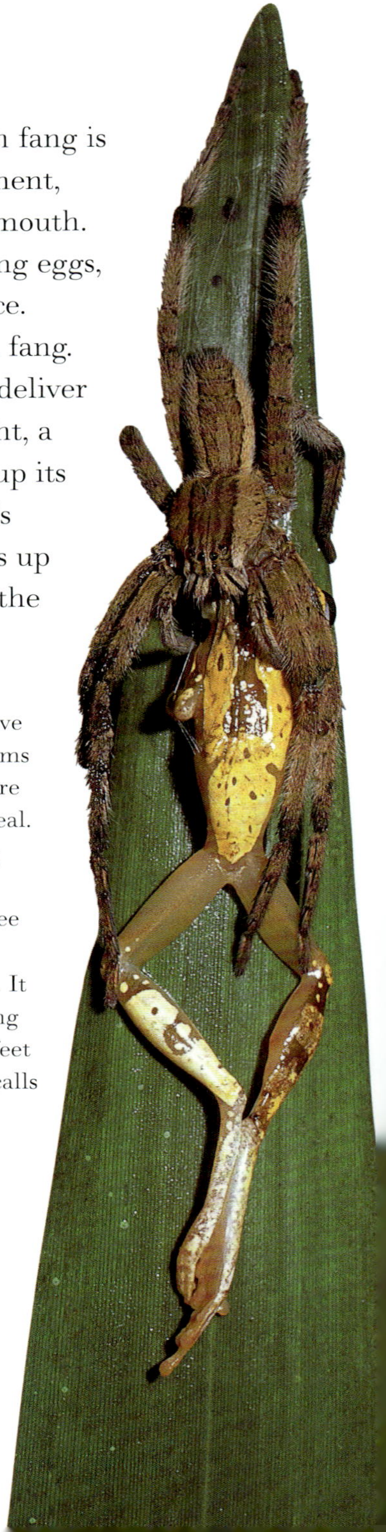

Did you know? A Sydney funnel-web's fangs are strong enough to pierce bone.

DAGGER FANGS ►

This tarantula's dagger-like fangs have pierced through the skin of a baby field mouse to inject venom into its body. The venom glands of tarantulas and trapdoor spiders are all inside the basal segments of the jaws. They do not extend into the head as in most other spiders. Tarantula venom can kill a small animal and causes burning and swelling in a person.

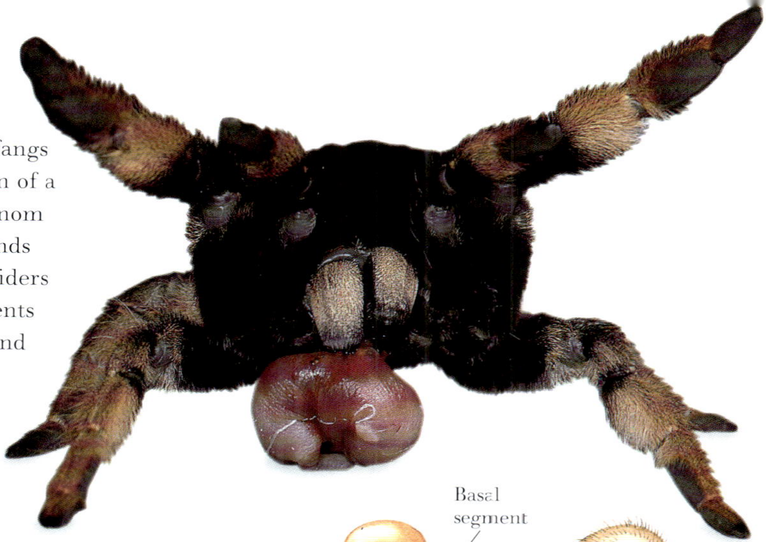

HOW FANGS WORK ►

In most spiders, the fangs face each other and close together like pincers or pliers. In mygalomorph spiders (tarantulas and trapdoor spiders), however, the fangs stab downwards like two daggers. The spider has to raise its front end to strike forwards and down on to its prey. Prey needs to be on a firm surface such as the ground for these jaws to work.

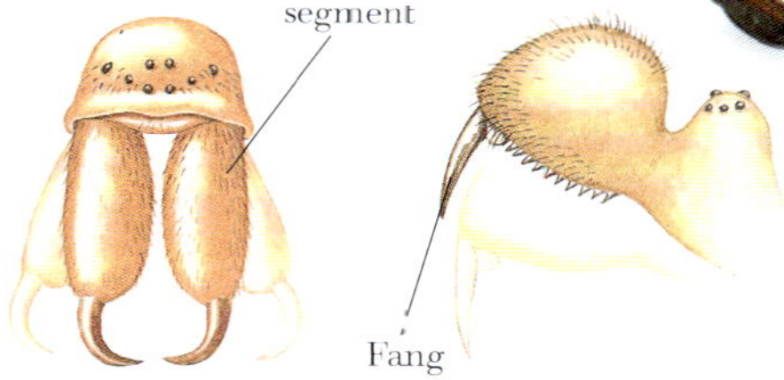

Pincer fangs swing together. They work well on webs and leaves.

Dagger fangs impale prey on the ground with a downwards action.

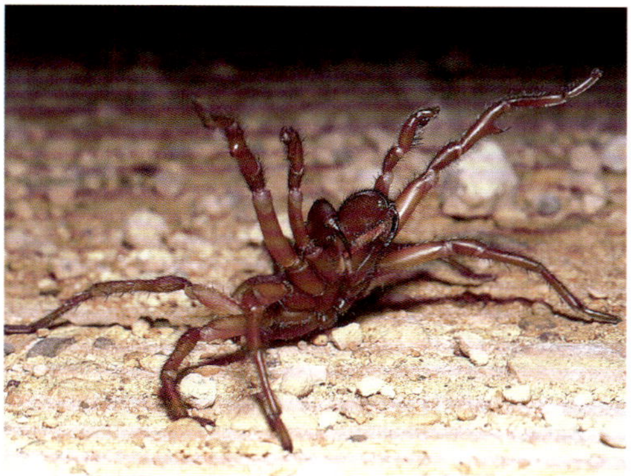

▲ FANGS FOR DEFENCE

An Australian trapdoor spider (*Aname*) tries to make itself look as frightening as possible if it is threatened. It tilts back its body and raises its front legs so that its long poisonous fangs are easy to see. It adopts this aggressive pose to warn an enemy to leave it alone.

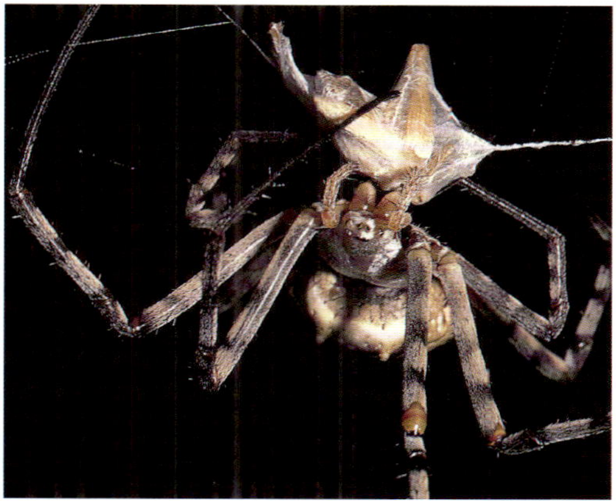

▲ PINCER FANGS

The lobed argiope spider (*Argiope lobata*) has fangs that work like pincers. It catches large insects in its orb web and wraps them in silk before biting them. As in most spiders, the venom glands go well back inside the head.

Defence

Spiders are small, with soft bodies that make a tasty meal for many predators. To avoid their enemies, such as other spiders, hunting wasps, lizards and frogs, many spiders hide away. Trapdoor spiders hide in well-concealed burrows. Other spiders hide themselves by being beautifully camouflaged to blend in with their surroundings. In complete contrast, some spiders copy the bright colours of dangerous insects, such as wasps. This tricks enemies into leaving the spider alone. Spiders will even pretend to be dead, since predators prefer to eat live prey.

▼ THREATENING DISPLAY
The golden wheel spider (*Carparachne aureoflava*) lives on the sand dunes of the Namib Desert, southern Africa. Its gold colour blends in well with its surroundings. If caught out in the open, however, the spider rears up to make itself look large and more frightening to enemies.

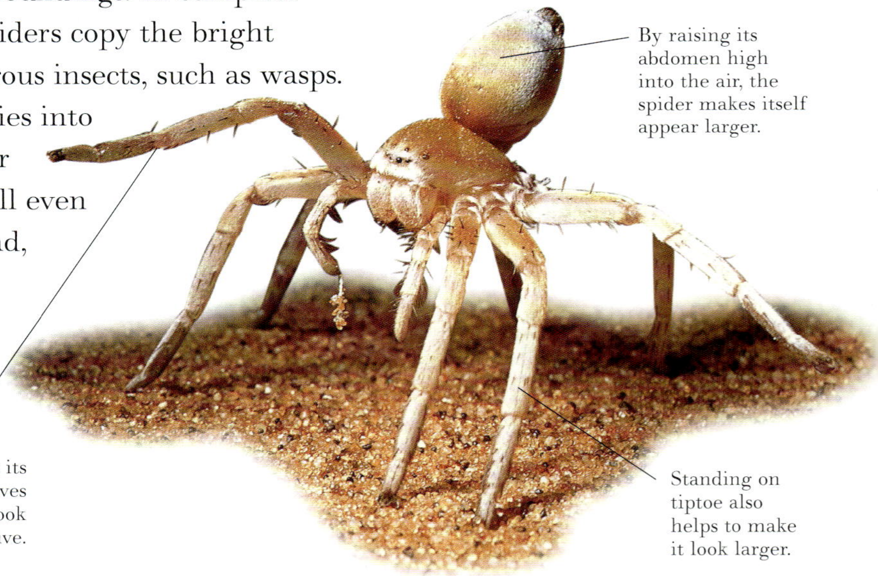

By raising its abdomen high into the air, the spider makes itself appear larger.

The spider raises its legs high up and waves them about to look more aggressive.

Standing on tiptoe also helps to make it look larger.

ESCAPE WHEEL ►
If the golden wheel spider's threatening display does not deter an enemy, it has another, remarkable way of escaping. The spider throws itself sideways, pulls in its legs and rolls itself into a ball. It then cartwheels rapidly away down the dunes.

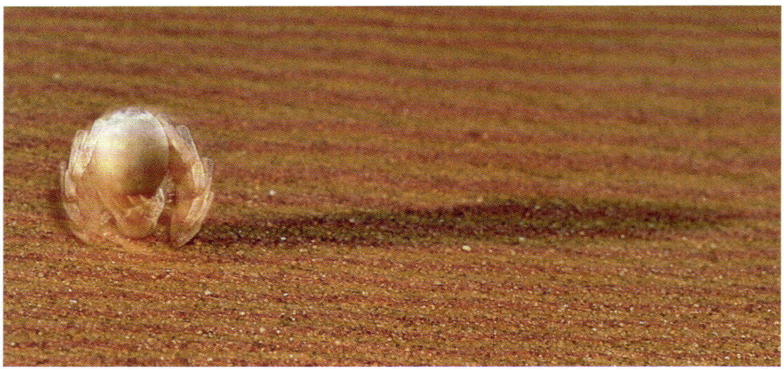

HUNTING WASP ►

This hunting wasp has just paralysed a spider with its sting. Most wasps that hunt spiders are solitary pompilid wasps. A wasp will attack spiders as large or larger than itself. First it stings the spider to paralyse it. Then it drags the spider off to a burrow, lays an egg on its body and buries the spider alive. When the egg hatches out, the wasp grub feeds on the spider meat. The spider provides a living larder for the grub as it grows.

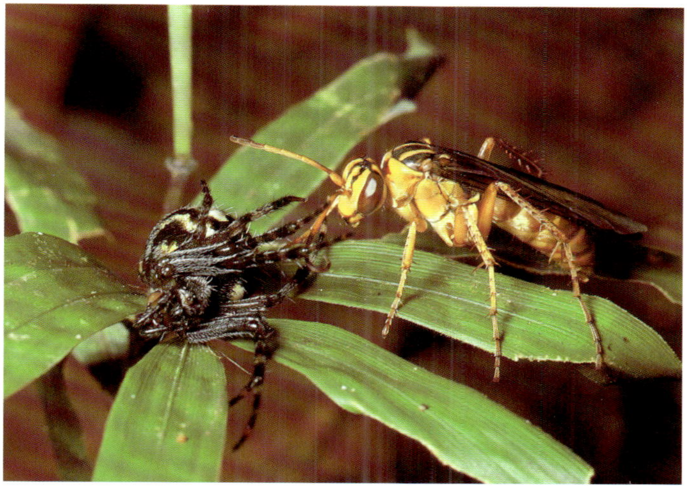

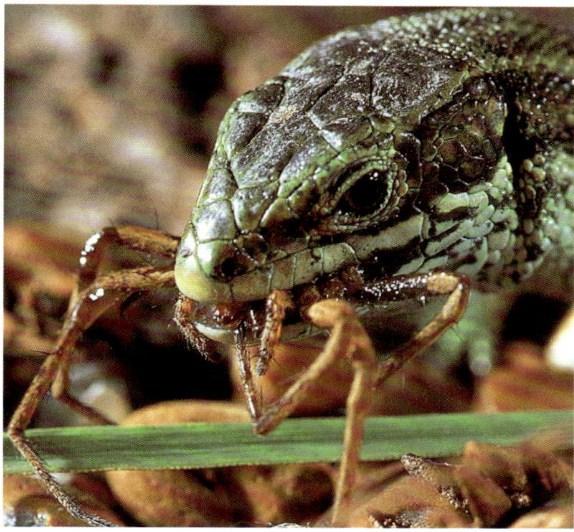

Did you know? Daddy-longlegs spiders jump up and down to scare away enemies.

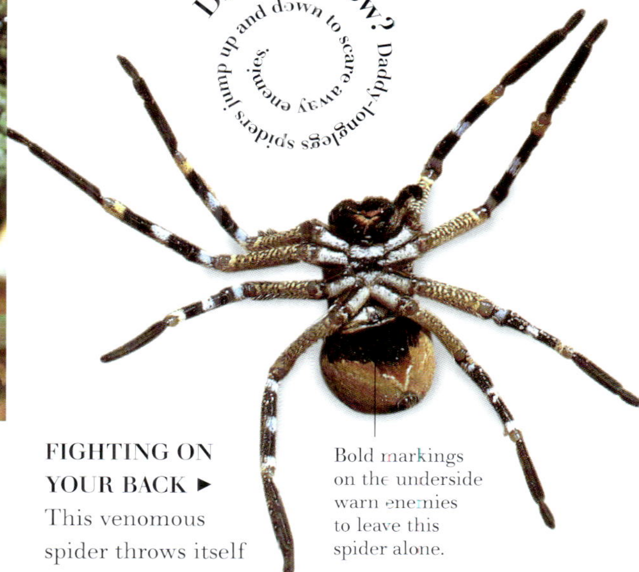

Bold markings on the underside warn enemies to leave this spider alone.

▲ SPIDER ENEMIES

A hungry lizard crunches up a tasty spider meal. Many animals eat spiders, including frogs, toads, mice, shrews, monkeys, bandicoots and possums. Birds are not usually a threat, because most spiders are active at night when few birds are about. The most common enemies of spiders, however, are probably the smaller animals without backbones. These include other spiders, hunting wasps, assassin bugs, scorpions and centipedes.

FIGHTING ON YOUR BACK ►

This venomous spider throws itself on its back to display its warning colours when it is attacked. Colours such as yellow, orange, red and black are warning signals, saying "I am poisonous, leave me alone". Other active defence tactics include showing off the fangs and squirting liquid or venom at an attacker.

Colour and Camouflage

Is it a leaf, a twig or a piece of bark? Is it a bird dropping? No, it is a spider! Many spiders have bodies that are coloured and shaped just like objects in their surroundings. They are so well camouflaged that they are very hard to see, especially when they keep still. This allows the spider to sit out in the open where it can more easily catch food, yet remain invisible to its enemies and prey. A few spiders, such as crab spiders and some jumping spiders, can even change colour to match different backgrounds. It takes some time for the spider to do this, however. Brightly coloured spiders often taste nasty. These eye-catching colours warn enemies to leave them alone.

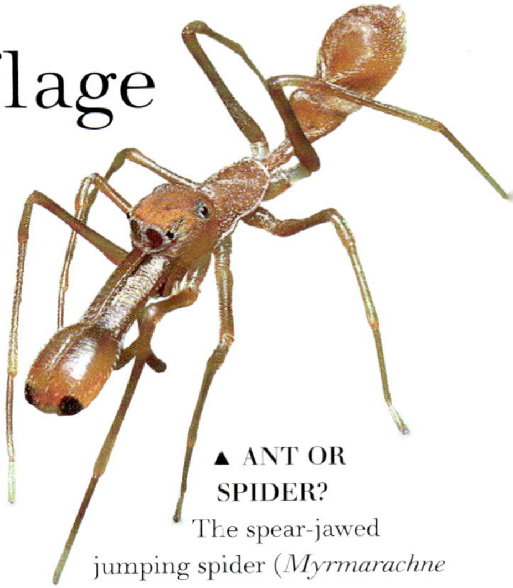

▲ ANT OR SPIDER?
The spear-jawed jumping spider (*Myrmarachne plataleoides*) looks just like an insect called a weaver ant. You can tell it is a spider because it has eight legs not six. It even waves its front legs like antennae to make the disguise more realistic. Spiders mimic ants because predators avoid ants' nasty stings.

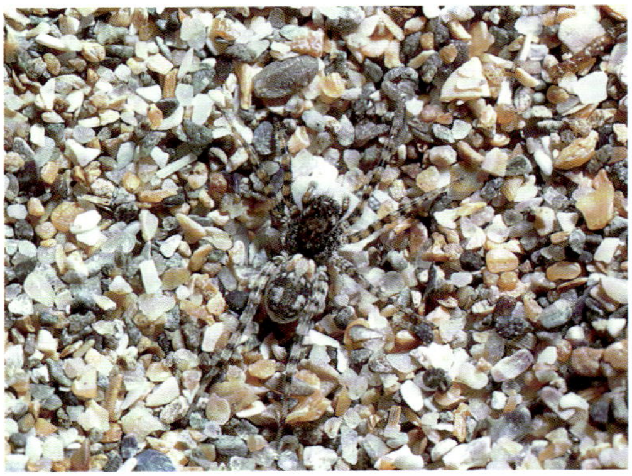

▲ SAND SPIDER
When spiders are the same colour or pattern as their background they can be hard to spot. The wolf spider *Arctosa perita* lives on sand or gravel. Its speckled colouring breaks up the outline of its body so it is hard to see. Until it moves, the spider is almost invisible.

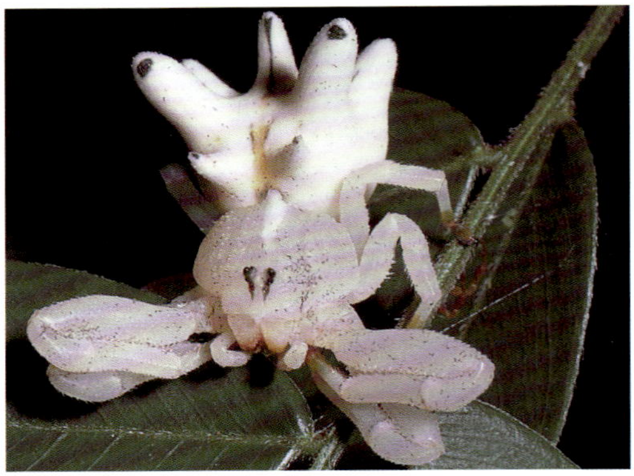

▲ LOOKING LIKE A FLOWER
With their colours matching all or part of a flower, many crab spiders lurk on the surface of plants waiting to catch insects. This is the seven-spined crab spider (*Epicadus heterogaster*). The fleshy lobes on its abdomen imitate the host plant's white, orchid-like flowers.

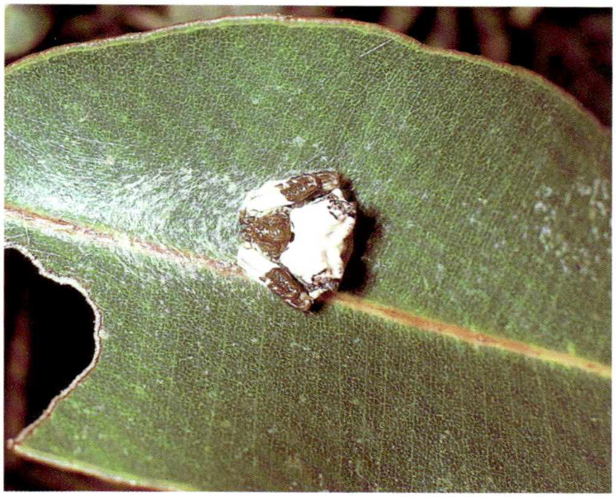

▲ **BIRD DROPPING**
Looking like a bird dropping is a very useful disguise for many spiders. Enemies are not likely to eat droppings and some insects are attracted to feed on the salts they contain. A few spiders even release a scent similar to bird droppings.

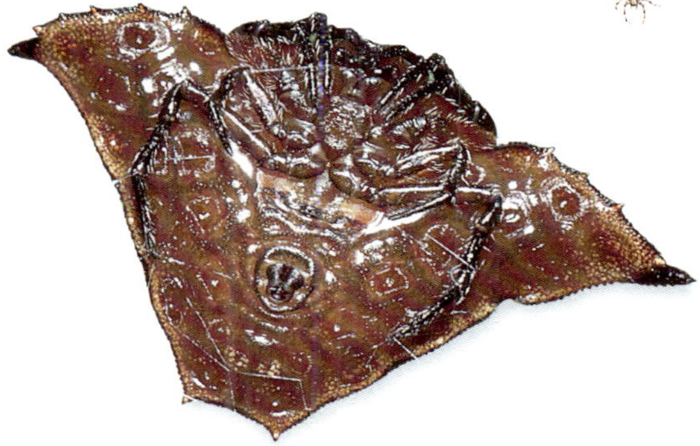

▲ **LEAF LOOK-ALIKE**
Spiders like this *Augusta glyphica* have lumpy or wrinkled abdomens. With their legs drawn up, they look just like a piece of dead leaf.

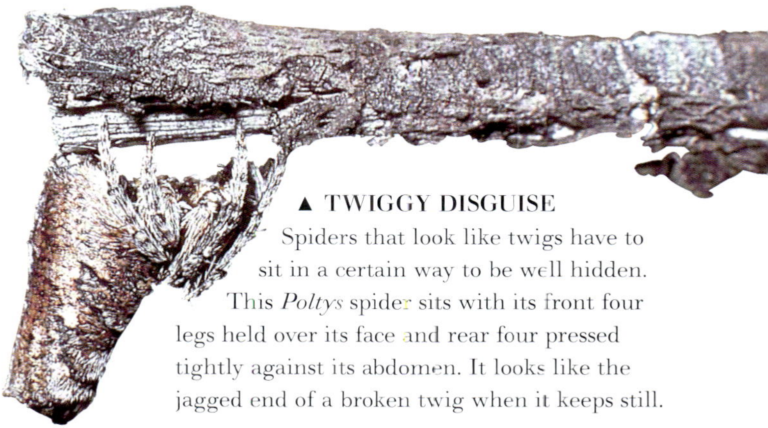

▲ **TWIGGY DISGUISE**
Spiders that look like twigs have to sit in a certain way to be well hidden. This *Poltys* spider sits with its front four legs held over its face and rear four pressed tightly against its abdomen. It looks like the jagged end of a broken twig when it keeps still.

Did you know? A South American wolf spider can change color in 30 minutes.

LICHEN SPIDER ►
The lichen huntsman (*Pandercetes gracilis*) from the rainforests of Australia and New Guinea spends all day pressed close to the bark of a tree. The spider's mottled colours match the colours of the lichens on the tree. Short hairs also give the colours a matt finish. All along its legs and the sides of its body, fringes of hair stop the spider casting a shadow.

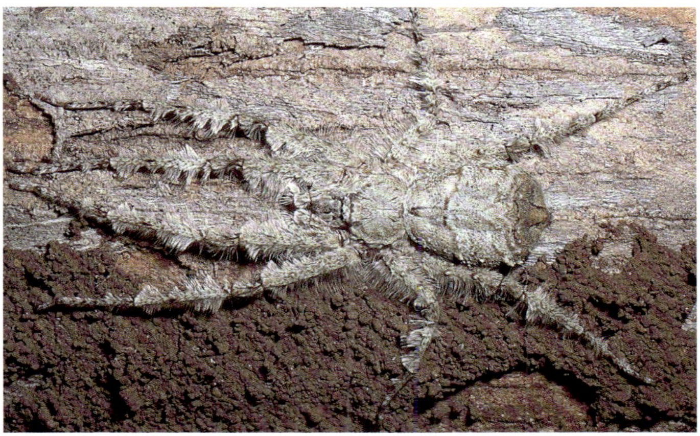

Focus on

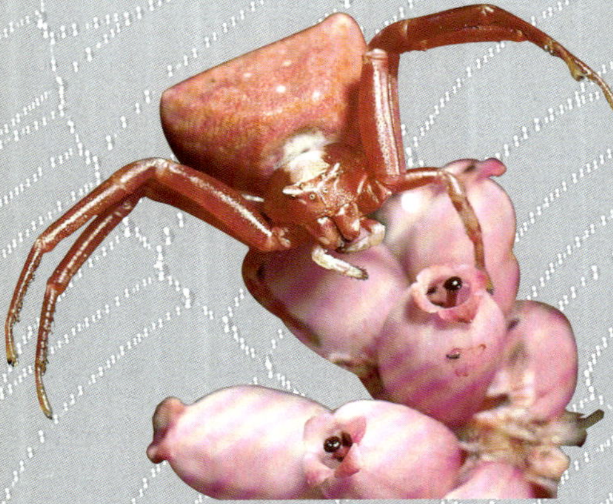

With broad, flat bodies and sideways scuttling movements like crabs, the members of the family Thomisidae are called crab spiders. There are about 3,000 species living all over the world. Crab spiders do not usually build webs. They often lie in wait for their prey on flowers, leaves, tree trunks or on the ground. Most are small (less than 20mm long) and rely on stealth and strong venom to catch prey. Males are often half the size of the females and their colours can be quite different.

BODY PARTS
Crab spiders are usually not very hairy and many, like this heather spider (*Thomisus onustus*), are brightly coloured. They often have wart-like lumps and bumps on their bodies, especially the females. The front pairs of legs are adapted for grasping prey.

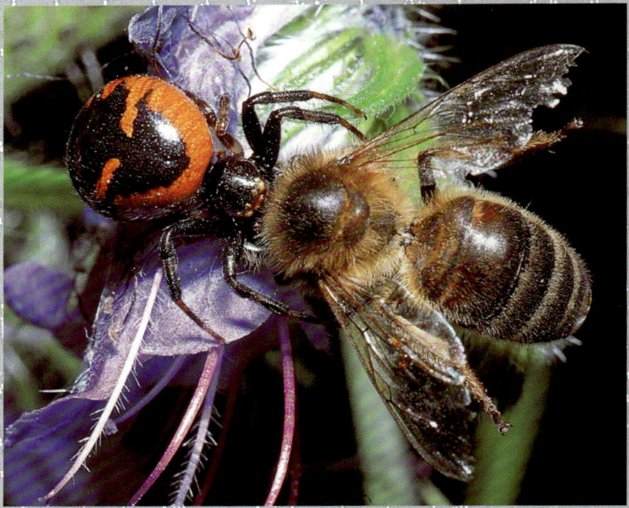

BIG EATERS
Crab spiders can kill larger prey than themselves. This gold leaf crab spider (*Synema globosum*) has caught a honeybee. Its venom is powerful, quickly paralysing the bee. This avoids a long struggle, which might damage the spider and draw the attention of enemies.

COLOUR CHANGE
Female flower spiders (*Misumena vatia*) can change colour. A yellow pigment is moved from the intestines (gut) to the outer layer of the body to turn yellow and back again to turn white. It takes up to two days for the spider to complete the change.

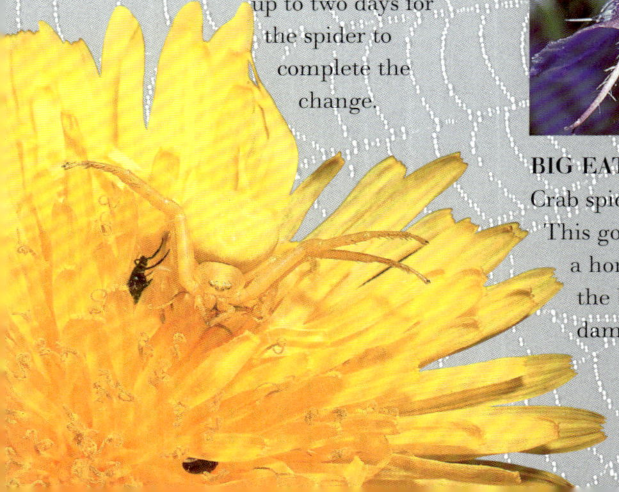

Crab Spiders

SIX-SPOT CRAB SPIDER
The unusual six-spot crab spider (*Platythomisus sexmaculatus*) has very striking markings. These might be warning colours, but very little is known about this spider. No one has ever seen a male six-spot crab spider. The female, shown here, is about 15mm long in real life.

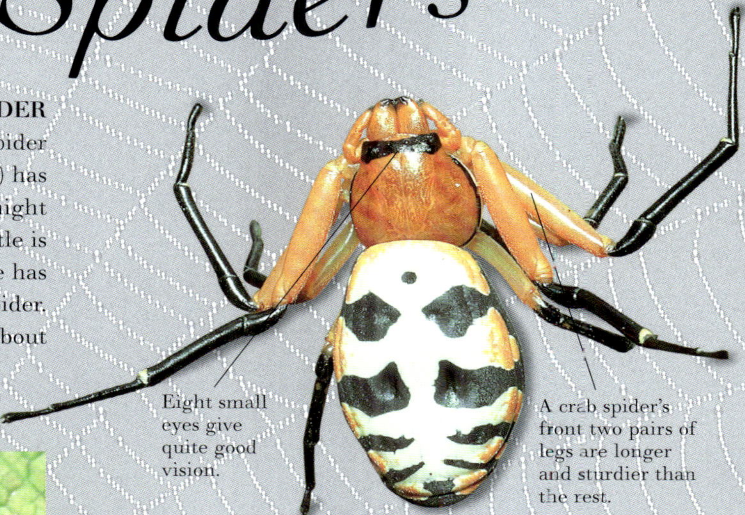
Eight small eyes give quite good vision.
A crab spider's front two pairs of legs are longer and sturdier than the rest.

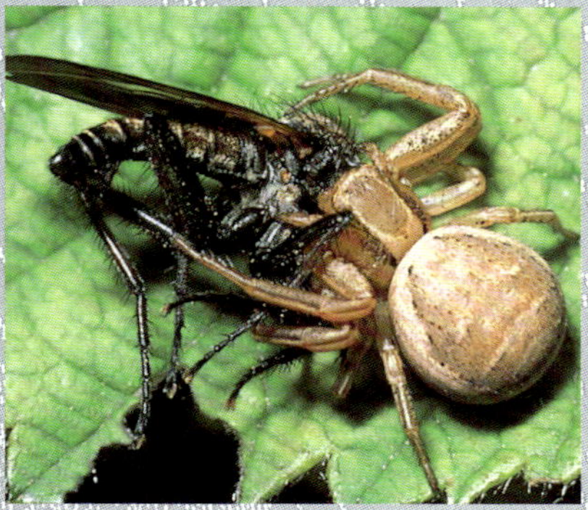

FEEDING TIME
This common crab spider (*Xysticus cristatus*) is eating a dance fly. Crab spiders do not store prey like many other spiders. They can only deal with one meal at a time. Insects can pass close by a feeding crab spider unnoticed. A crab spider's jaws have no teeth and cannot mash up its prey. Instead, fangs inject digestive juices that break down the prey's insides. The spider sucks up its liquid meal, leaving a dry, empty husk behind.

THE AMBUSH
This flower spider (*Misumena vatia*) has sat on a daisy for several days. It hardly moved as it waited to ambush an insect, such as a bee. The two rear pairs of legs anchored the spider firmly on to the flower. The two front pairs of legs, armed with bristles, grabbed the bee like pincers.

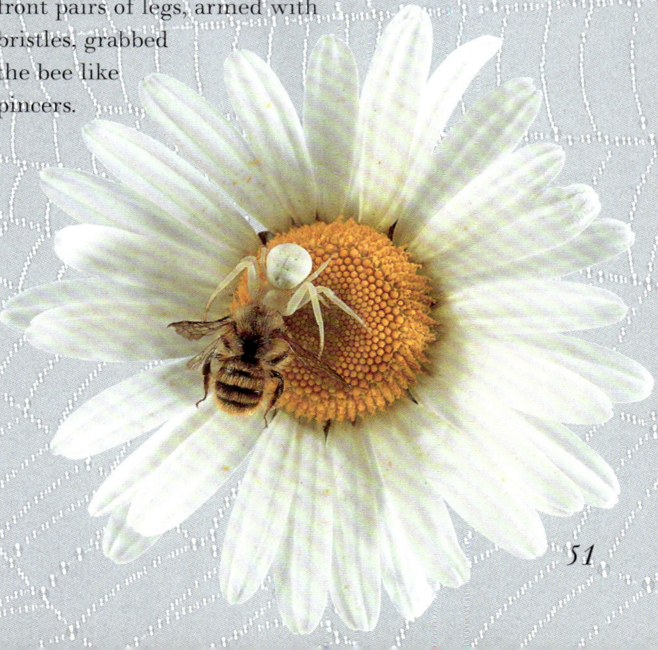

Males and Females

Most spiders spend much of their life alone, only coming together to mate. Females often look different from males. The female is usually larger because she needs to carry a lot of eggs inside her body. She also has extra glands to make a silk covering for her eggs. The female may even guard the eggs and young spiderlings after they hatch. She is also usually a drab colour to help hide her and her young from enemies. The male, on the other hand, takes no part in looking after his family after mating. He is usually smaller and sometimes more colourful. Males often have longer legs to help search for a mate.

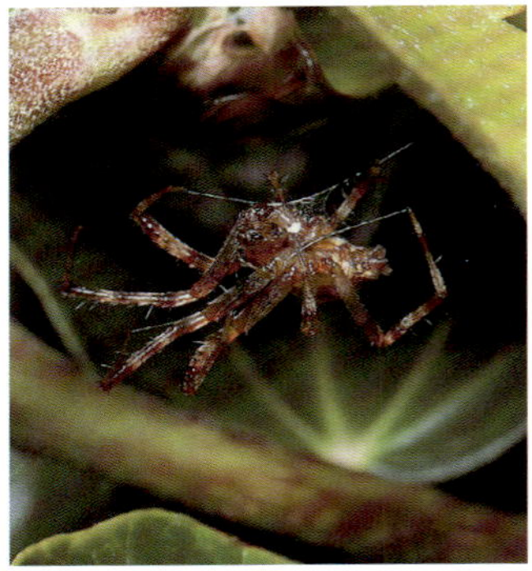

▲ SPERM WEB
This male garden spider (*Araneus diadematus*) is filling his palps with sperm before searching for a mate. He has made a small web and squirted some sperm on to it. He sucks up the sperm into the swollen tip of each palp.

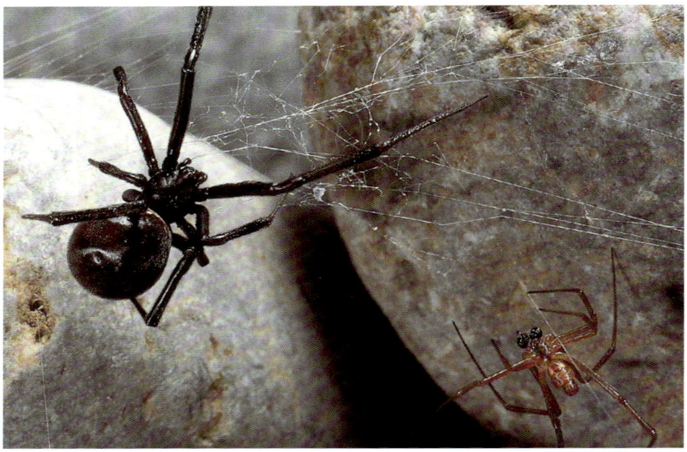

▲ MALE MEALS?
The much larger female black widow spider (*Latrodectus mactans*) sometimes eats the smaller, brown male after mating. Other female spiders occasionally do this, too. The most dangerous time for many males, however, is before mating. If the female is not ready to mate or does not recognize the male's signals, she may eat the male before he has a chance to mate.

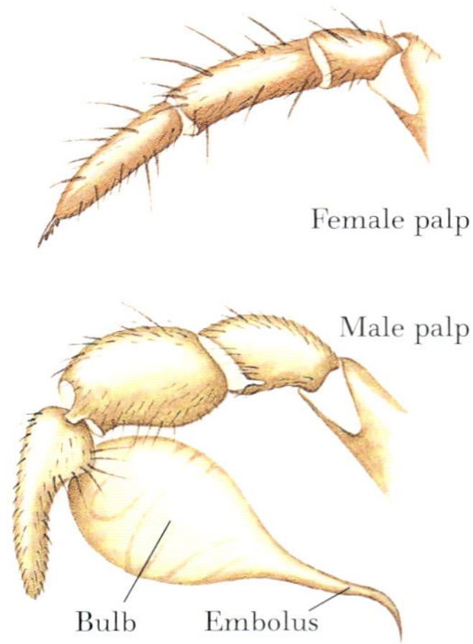

▲ DIFFERENT PALPS
Males have larger palps than females. The embolus on the tip of a male's palp is used to suck up sperm into the bulb. It pumps sperm out into the female's body during mating.

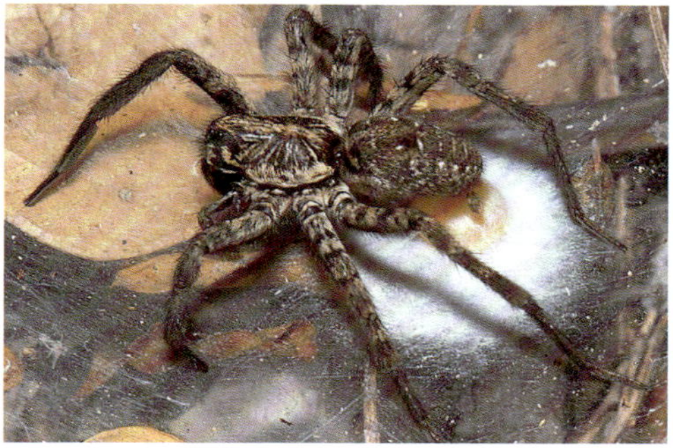

◄ EGG CARRIER

This female *Sosippus mimus* is spinning a silk cocoon to protect her eggs. The number of eggs laid by a female spider usually depends on her size. Some tiny spiders, such as *Atrophonysia intertidalis*, lay only one egg, while large *Nephila* spiders lay 1,000 or more. A spider's abdomen has a fairly thin covering, so it can stretch a great deal when a female has many eggs developing inside.

SPOT THE DIFFERENCE ►

This male and female ladybird spider (*Eresus niger*) show very clearly the differences between some male and female spiders. Their difference in size varies a great deal, but adult females can be over three times the size of males. The female is well camouflaged in a velvety blue-black skin, while the male looks like a brightly-coloured ladybird. He will run across open ground in search of a mate in spring. She usually hides away under stones.

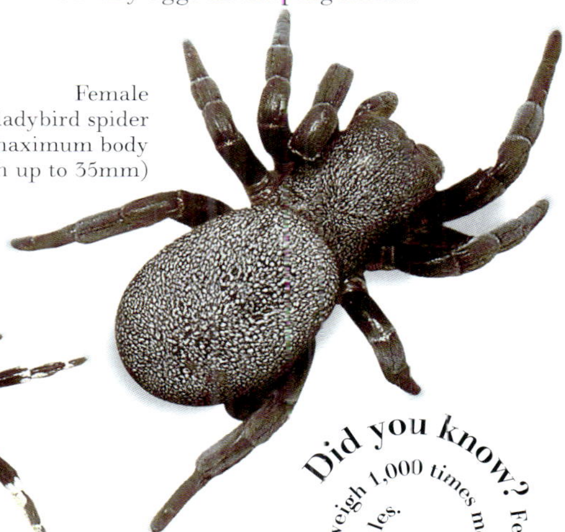

Female ladybird spider (maximum body length up to 35mm)

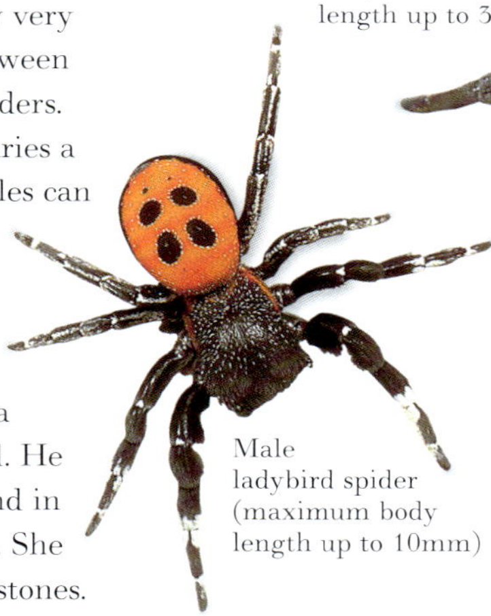

Male ladybird spider (maximum body length up to 10mm)

Did you know? Female *Nephila* spiders can weigh 1,000 times more than the males.

LITTLE AND LARGE ►

A tiny male giant orb-weaver (*Nephila maculata*) mates with a huge female. They look so different it is hard to believe that they are the same species. The very small size of the male helps him to avoid being eaten by the female, since he is smaller than her usual prey. The female has two openings on her underside to receive sperm from the male's palps.

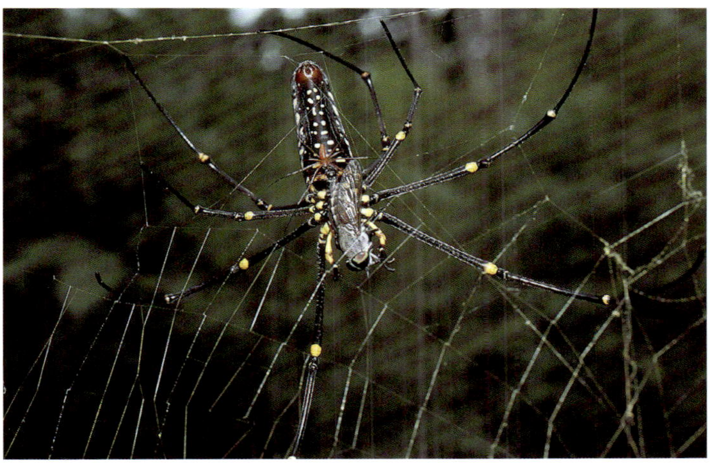

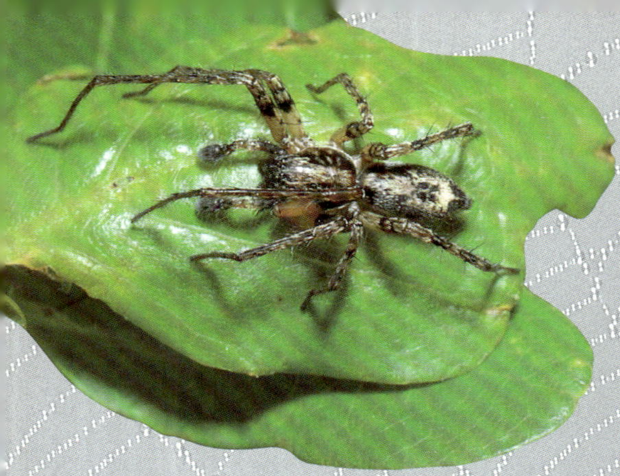

Focus on

Female spiders attract males by giving off a special scent called a pheromone. Each species has a different pheromone, to help the males find the right mate. Once he has found a female, the male has to give off the right signals so that the female realizes he is not a meal. Courtship signals include special dances, drumming, buzzing, or plucking the female's web in a particular way. Some males distract the females with a gift of food while others tie up the females with strands of silk before mating.

NOISY COURTSHIP
The male buzzing spider (*Anyphaena accentuata*) beats his abdomen against a leaf to attract a mate. The sound is loud enough for people to hear. He often buzzes on the roof of the female's oak-leaf nest. Other male hunting spiders make courtship sounds by rubbing one part of their bodies against another.

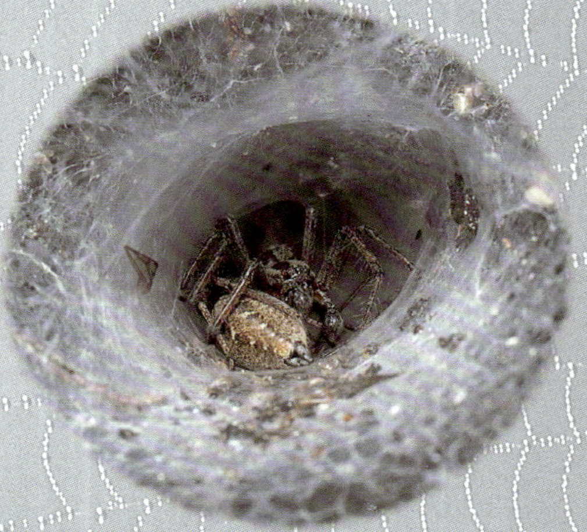

MATING SUCCESS
The male grass funnel-weaver (*Agelena labyrinthica*) is almost as large as the female and can be quite aggressive. He taps his palps on her funnel web to announce his arrival. If the female is ready to mate, she draws in her legs and collapses as if she is paralysed.

The male presents a gift to the female.

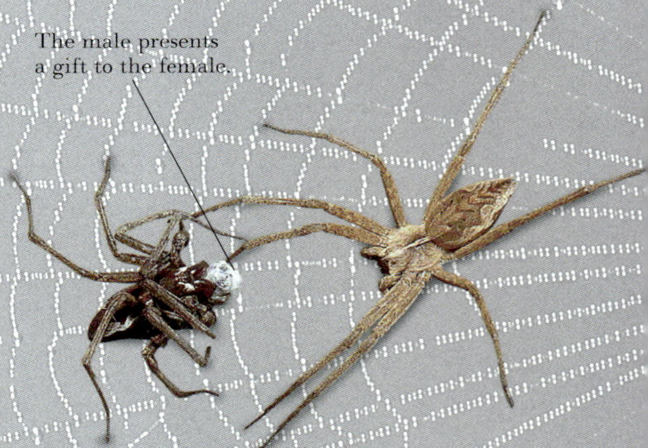

BEARING GIFTS
A male nursery-web spider (*Pisaura mirabilis*) presents an insect gift to the female. He has neatly gift-wrapped his present in a dense covering of very shiny white silk. Once the female has accepted his gift and is feeding, the male can mate with her in safety.

Courtship

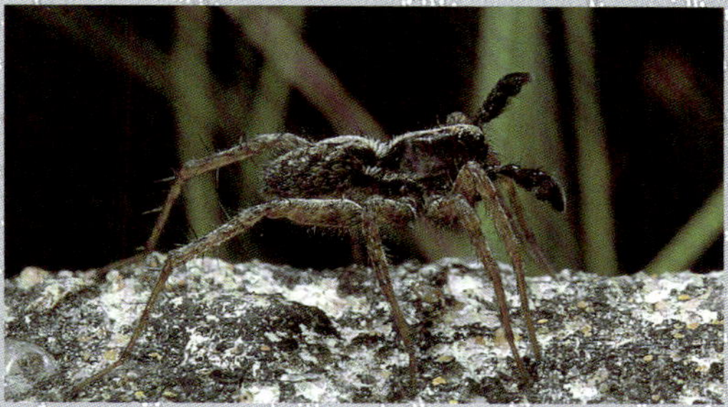

COURTSHIP DANCES
Spiders that can see well at a distance often dance together before mating. This wolf spider (*Lycosa*) waves his palps like semaphore flags to a female in the distance. Male spiders also strike special poses and use their long, stout front legs to make signalling more effective.

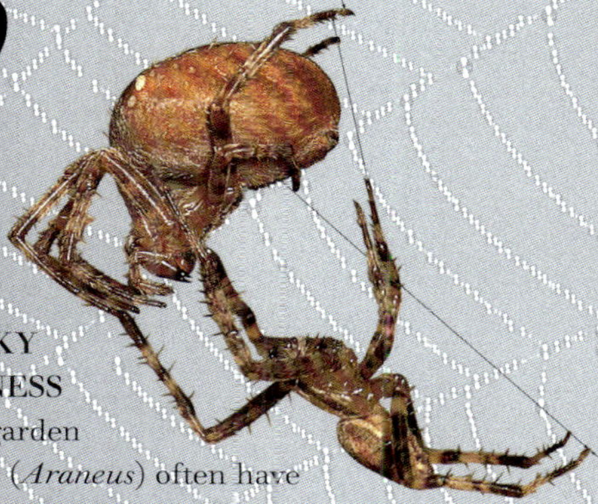

A RISKY BUSINESS
Male garden spiders (*Araneus*) often have great difficulty courting a female. They are usually much smaller and lighter than the female and have to persuade her to move on to a special mating thread. The male joins the mating thread to the edge of the female's web. He tweaks the silk strands of her web to lure the female towards him.

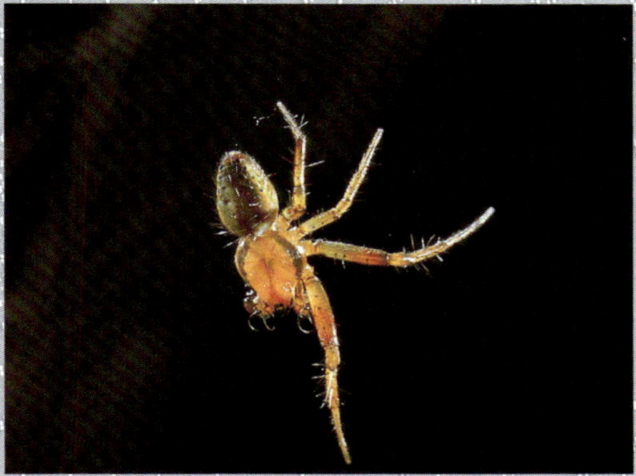

COURTSHIP PROBLEMS
This male green orb-weaver (*Araniella cucurbitina*) has lost four legs in the courtship process. When the female attacked him, he swung down a silken dragline. He will climb back up again when it is safe.

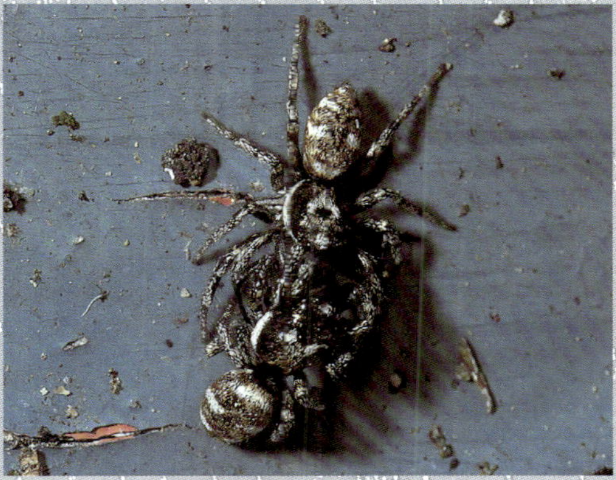

JUMPING SPIDERS
This pair of jumping spiders (*Salticus*) are ready to mate. Male jumping spiders impress females by twirling and waltzing, waving their legs, palps and abdomens. Females often attract more than one male and they have to compete to mate with her. The female reaches out and touches the male when she is ready to mate.

Spider Eggs

Female spiders usually lay their eggs a week or two after mating, although some spiders wait several months. Not all the eggs are laid at once and many spiders lay several batches, usually at night when it is safer. The female may lay from one to over 1,000 eggs per batch. Most spiders lay their eggs on a circle of silk together with some of the male's stored sperm. It is not until now that the eggs are fertilized. The outer layer of the eggs gradually hardens and the female spins a cocoon around them for extra protection.

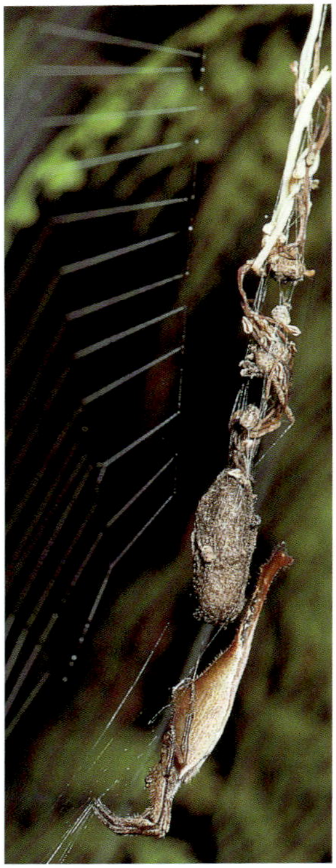

◀ **IN DISGUISE**
To hide their eggs from hungry predators, spiders may camouflage the cocoons with plant material, insect bodies, mud or sand. This scorpion spider (*Arachnura*) hangs her brown egg cases from her web like a string of rubbish, then poses as a dead leaf beneath them. Other spiders hide egg cases under stones or bark, or fix leaves together like a purse.

Ananse the Spider Man

A hero of many folk tales in West Africa and the Caribbean is Ananse. He is both a spider and a man. When things are going well he is a man, but in times of danger he becomes a spider. Ananse likes to trick the other animals and get the better of those who are much bigger than himself. He may be greedy and selfish, but he is also funny. He is a hero because he brought the gift of telling stories to people.

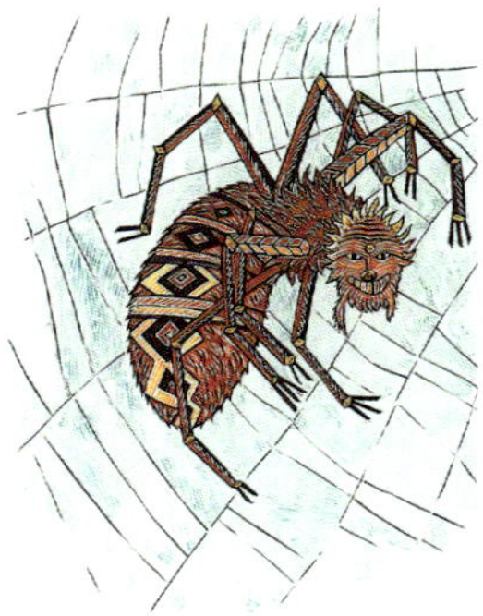

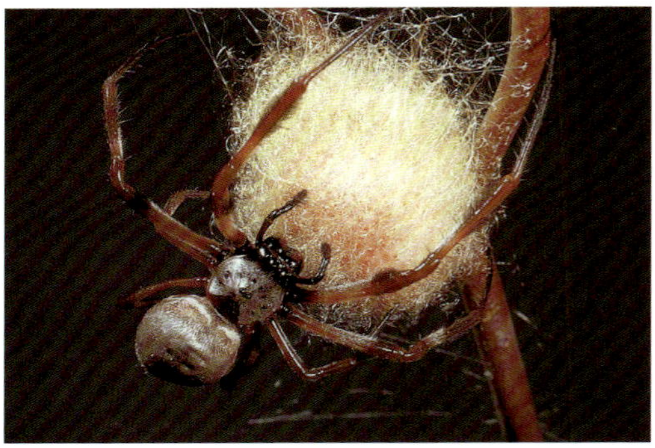

▲ **SPINNING THE COCOON**
A *Nephila edulis* spins her egg cocoon. She uses special strong, loopy silk that traps a lot of air and helps to stop the eggs drying out. Her eggs are covered with a sticky coating to fix them to the silk. The final protective blanket of yellow silk will turn green, camouflaging the cocoon.

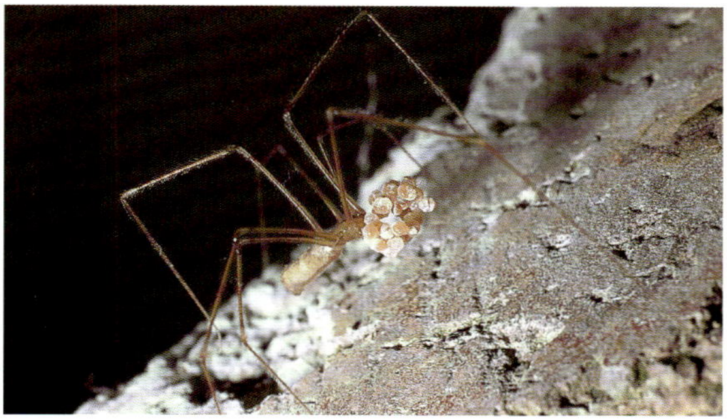

◄ FLIMSY EGG CASE

The daddy-longlegs spider (*Phoicus*) uses hardly any silk for her egg case. Just a few strands hold the eggs loosely together. Producing a large egg case uses up a lot of energy and females with large egg cases often have shrunken bodies. The daddy-longlegs carries the eggs around in her jaws. She is unable to feed until the eggs hatch.

SILK NEST ►

The woodlouse spider (*Dysdera crocota*) lays her eggs in a silken cell under the ground. She also lives in this shelter, where she is safer from enemies. At night, the woodlouse spider emerges from its silken house to look for woodlice, which it kills with its enormous fangs.

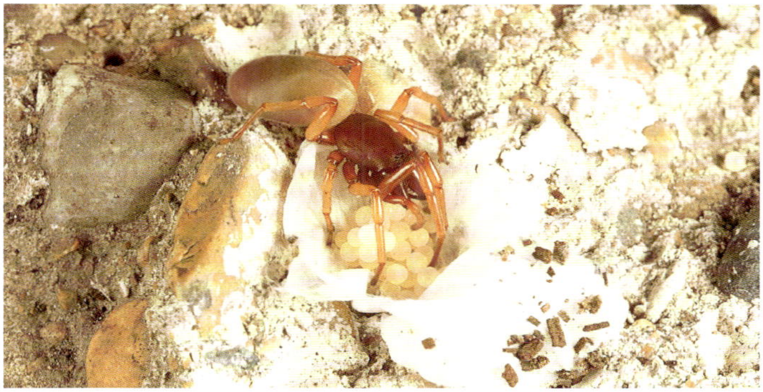

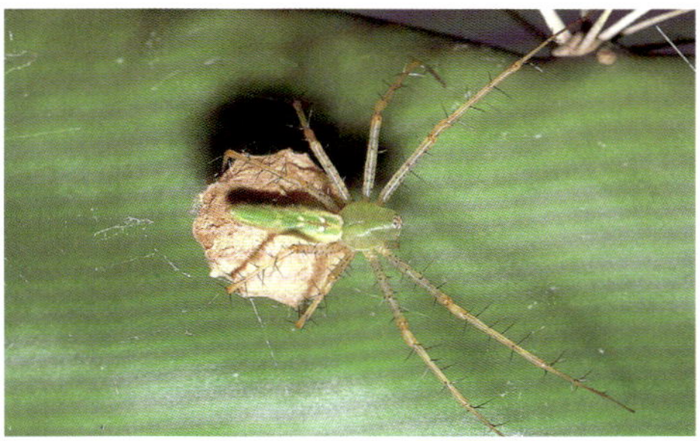

◄ CAREFUL MOTHER

A green lynx spider (*Peucetia*) protects her egg case on a cactus. She fixes the case with silk lines, like a tent's guy ropes, and drives off any enemies. If necessary, she cuts the silk lines and lets the egg case swing in mid-air, balancing on top like a trapeze artist. If she has to move her eggs to a safer place, she drags the case behind her with silk threads.

Did you know? A female garden spider can lay over 1,000 eggs in under 10 minutes.

GUARD DUTY ►

Many female spiders carry their eggs around with them. This rusty wandering spider (*Cupiennius getazi*) carries her egg sac attached to her spinnerets. Spiders that do this often moisten the eggs in water and sunbathe to warm them and so speed up their development.

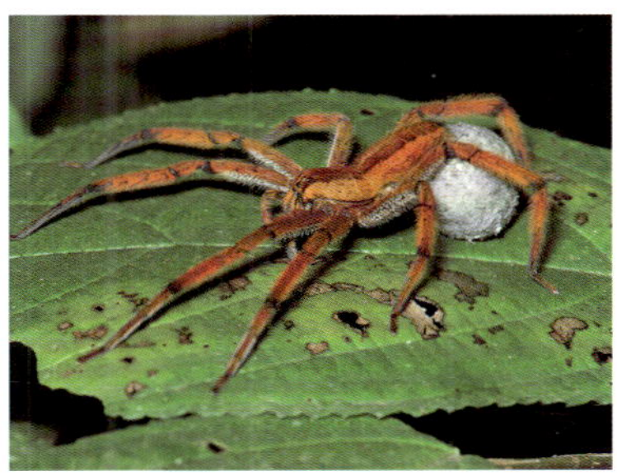

Spiderlings

Most spider eggs hatch within a few days or weeks of being laid. The spiderlings (baby spiders) do not usually have any hairs, spines, claws or colour when they first hatch. They feed on the egg yolk stored in their bodies and grow fast. They cast off their first skin in a process called moulting. Spiderlings have to moult several times as they grow into adults. After the first moult, young spiders look like tiny versions of their parents. Most baby spiders look after themselves from the moment of hatching, but some mothers guard and feed their young until they leave the nest. Male spiders do not look after their young at all.

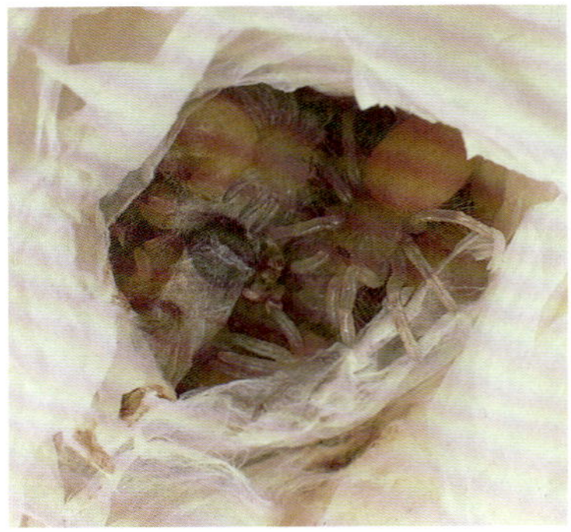

▲ HATCHING OUT
These spiderlings are emerging from their egg case. Spiderlings may stay inside the case for some time after hatching. Some spiders have an egg tooth to help break them out of the egg, but mother spiders may also help their young to hatch. Spiderlings from very different species look similar.

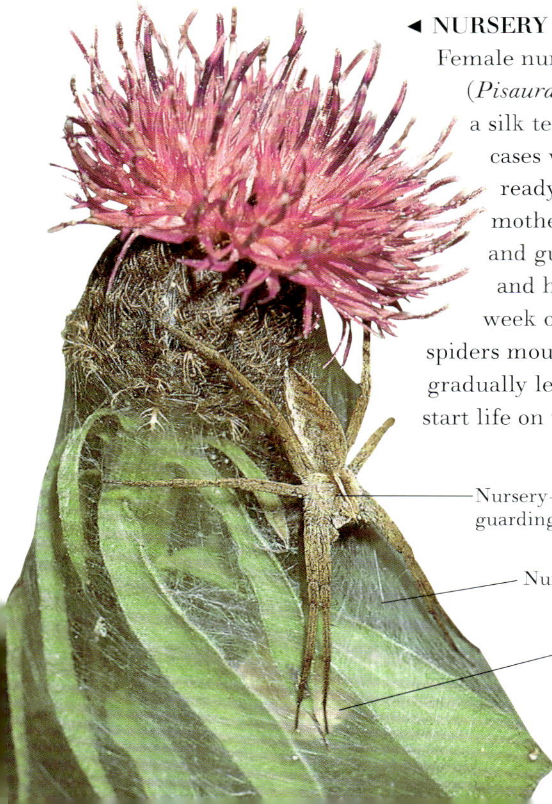

◄ NURSERY WEB
Female nursery-web spiders (*Pisaura mirabilis*) build a silk tent for their egg cases when they are ready to hatch. The mother sits on the tent and guards the eggs and hatchlings for a week or so. The baby spiders moult once and then gradually leave the nest to start life on their own.

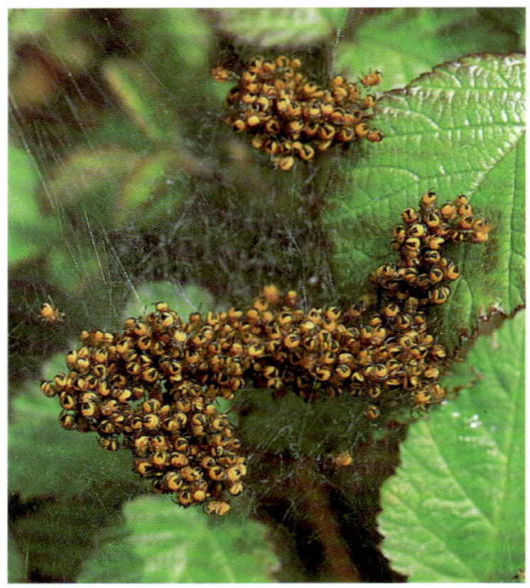

▲ A SPIDER BALL
Garden spiderlings (*Araneus*) stay together for several days after hatching. They form small gold and black balls that break apart if danger threatens, but re-form when danger has passed.

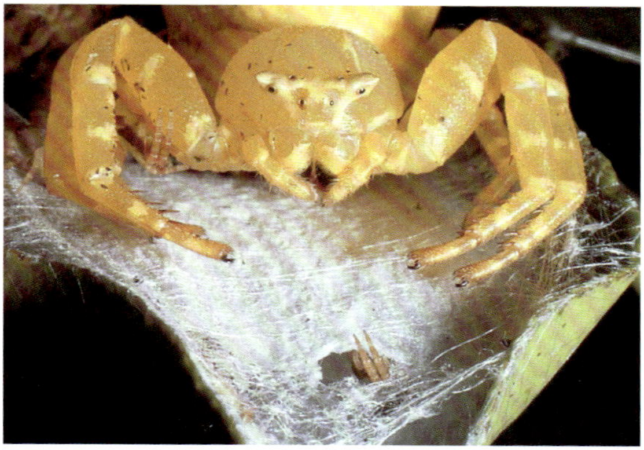

◄ BABY BODIES

A female crab spider watches over her young as they hatch out. Spider eggs contain a lot of yolk, which provides a good supply of energy for the baby spiders. They are well developed when they hatch out, with the same body shape and number of legs as adults. Baby spiders, however, cannot produce silk or venom until their first moult.

BABY CARRIER ►

Pardosa wolf spiders carry their egg cases joined to their spinnerets. When the eggs are ready to hatch, the mother tears open the case and the babies climb on to her back. If the spiderlings fall off, they can find their way back by following silk lines the mother trails behind her.

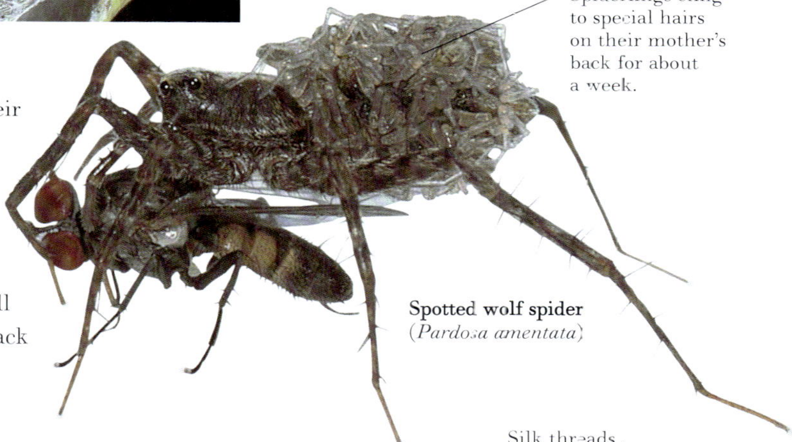
Spiderlings cling to special hairs on their mother's back for about a week.

Spotted wolf spider
(*Pardosa amentata*)

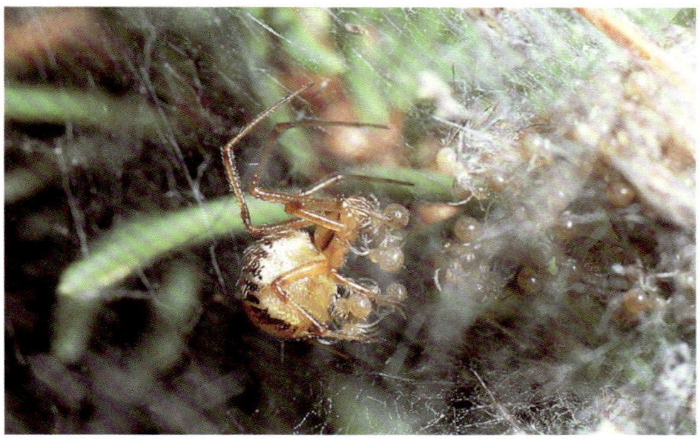

▲ FOOD FROM MUM

The mothercare spider (*Theridion sisyphium*) feeds her young on food brought up from her stomach. The rich soup is made of digested insects and cells lining her gut. The babies shake her legs to beg for food. They grow faster than babies that feed themselves.

Did you know? Many young spiders often feed on their own mother's body.

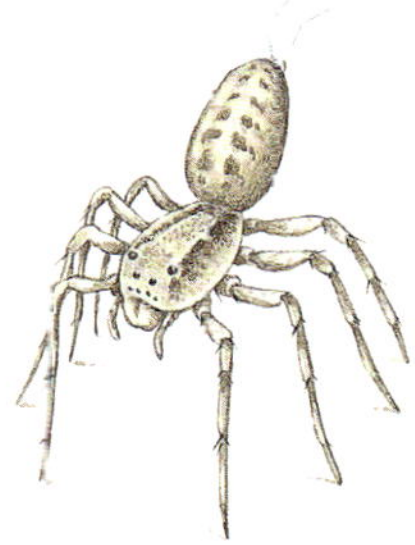
Silk threads are called gossamer.

▲ BALLOON FLIGHT

Many spiderlings take to the air to find new places to live or to avoid being eaten by their brothers and sisters. On a warm day with light winds, they float through the air on strands of silk drawn out from their spinnerets. This is called ballooning.

Moulting

Spiders do not grow gradually, like we do. Instead they grow in a series of steps. At each step, the spider grows a new outer skin, or exoskeleton, under the old one and moults (sheds) the old one. Lost or damaged legs and other body parts can be replaced during a moult. Small spiders moult in a few hours, but larger spiders may need several days. A young spider moults about five to ten times as it grows into an adult. A few spiders continue to moult throughout their adult lives.

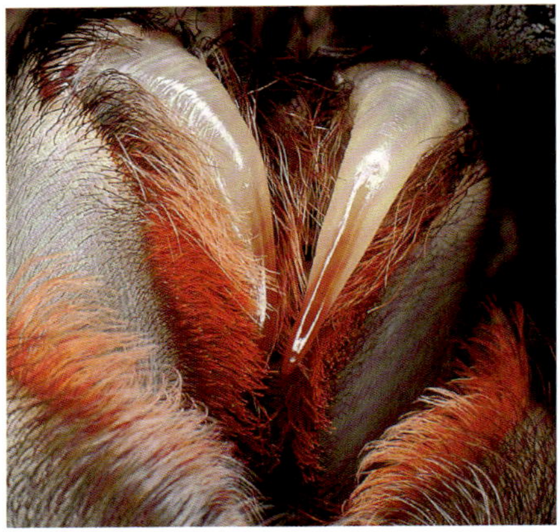

▲ COLOUR CHANGE
Adult spiders that have just moulted are quite pale for a while and do not show their true colours for a day or so. The fangs of this newly moulted tarantula have no colour as yet.

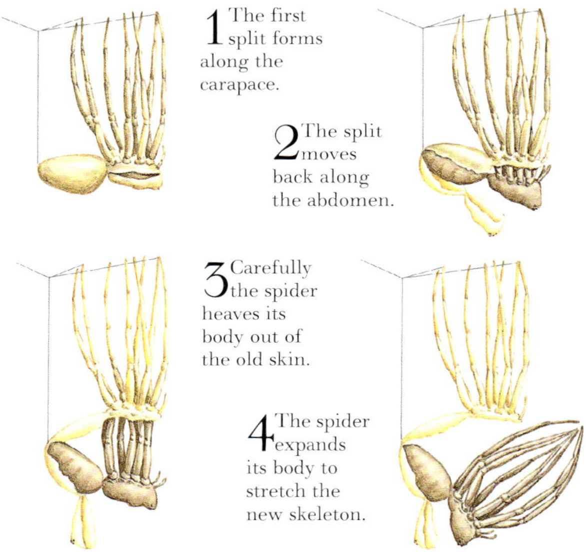

▲ STAGES IN MOULTING
The main stages in the moulting process of a spider are shown above. It is a dangerous process. Legs can get broken and spiders are vulnerable to enemies as they moult since they cannot defend themselves or run away.

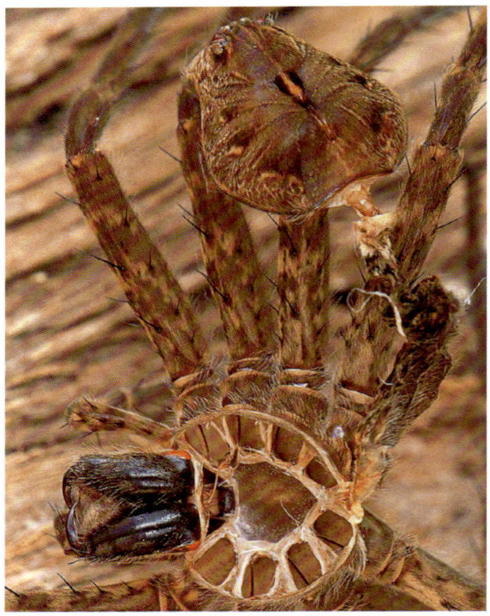

▲ THE OLD SKIN
This is the old exoskeleton of a fishing spider (*Dolomedes*). The piece at the top is the lid of the carapace. The holes are where the legs fitted inside the skin.

HOW MANY MOULTS? ►
This young red and white spider (*Enoplognatha ovata*) is in the middle of moulting. It is hiding under a leaf out of sight of enemies. A larger adult spider seems to have come to investigate. It is not until the final moult that a spider takes on its adult colours. Most spiders stop moulting when they become adults. Smaller species need fewer moults to reach adult size. Males also go through fewer moults than females because they are smaller when fully grown.

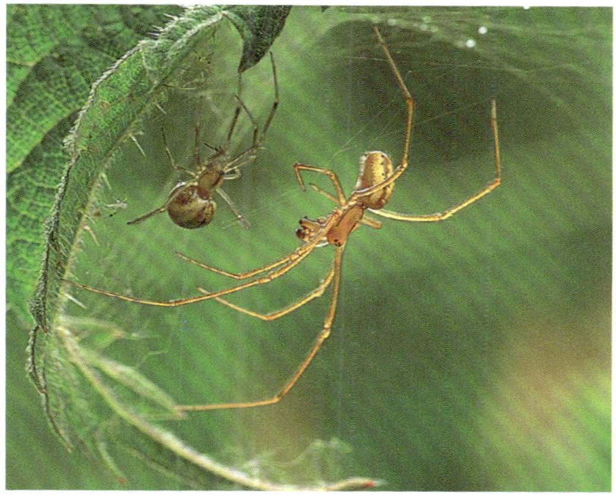

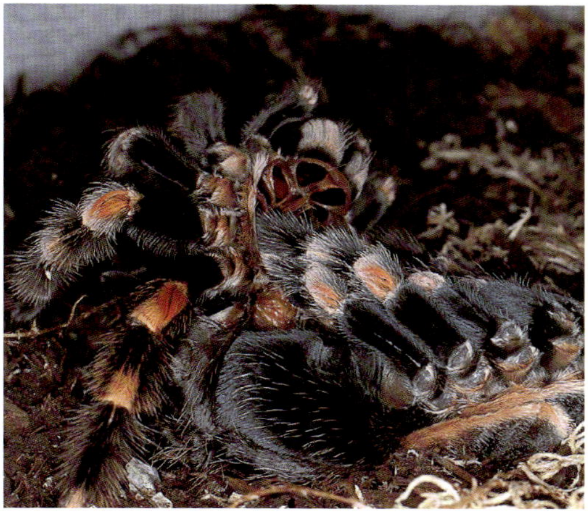

◄ MOULTING PROCESS
A tarantula pulls itself free of its old skin. Before a spider moults, it stops feeding and rests for a while. During this time, a new wrinkled exoskeleton forms underneath the old one and part of the old skin is absorbed back into the body to be recycled. The spider then pumps blood into the front of its body, making it swell and split the old skin, which is now very thin.

Did you know? Spiders can grow new palps, fangs and spinnerets when they moult.

A NEW SKIN ►
This Chilean rose tarantula (*Grammostola cala*) moulted recently. Its new skin is bright and colourful. It looks very hairy because new hairs have replaced those that have been lost or damaged. When a spider first escapes from its old skin, it flexes its legs to make sure the joints stay supple. As the new skeleton dries out, it hardens. The skin on the abdomen stays fairly stretchy, so it can expand as the spider eats, or fill with eggs in females.

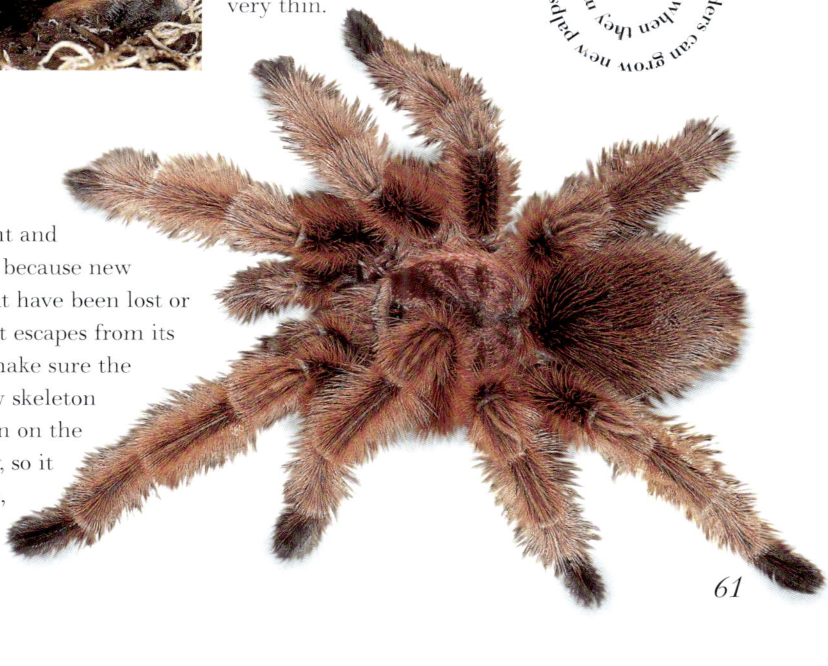

Spiders Everywhere

From mountain tops, caves and deserts to forests, marshes and grasslands, there are few places on Earth without spiders. Even remote islands are inhabited by spiders, perhaps blown there on the wind or carried on floating logs. Many spiders are quite at home in our houses and some travel the world on cargo ships. Many spiders live on sewage works, where there are plenty of flies for them to feed on. Spiders are not very common in watery places, however, since they cannot breathe underwater. There are also no spiders in Antarctica, although they do manage to live on the edge of the Arctic. To survive the winter in cool places, spiders may stay as eggs, hide away under grass, rocks or bark or make nests together. Some even have a type of antifreeze to stop their bodies freezing up.

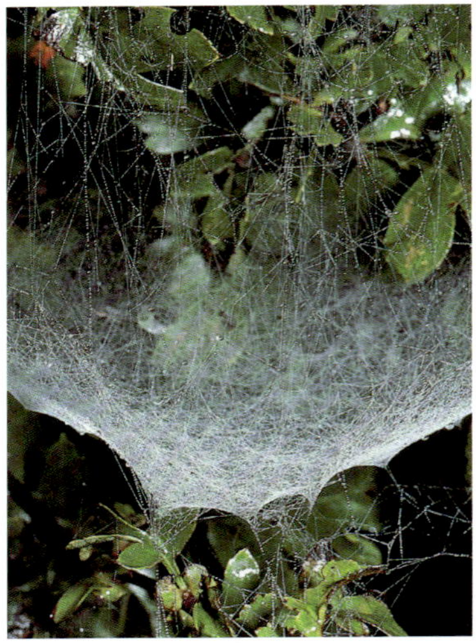

▲ HEDGEROW WEBS
One of the most common spiders on bushes and hedges in Europe and Asia is the hammock web (*Linyphia triangularis*). One hedge may contain thousands of webs with their haphazard threads.

Did you know? Some spiders live in the web of another species and steal its food.

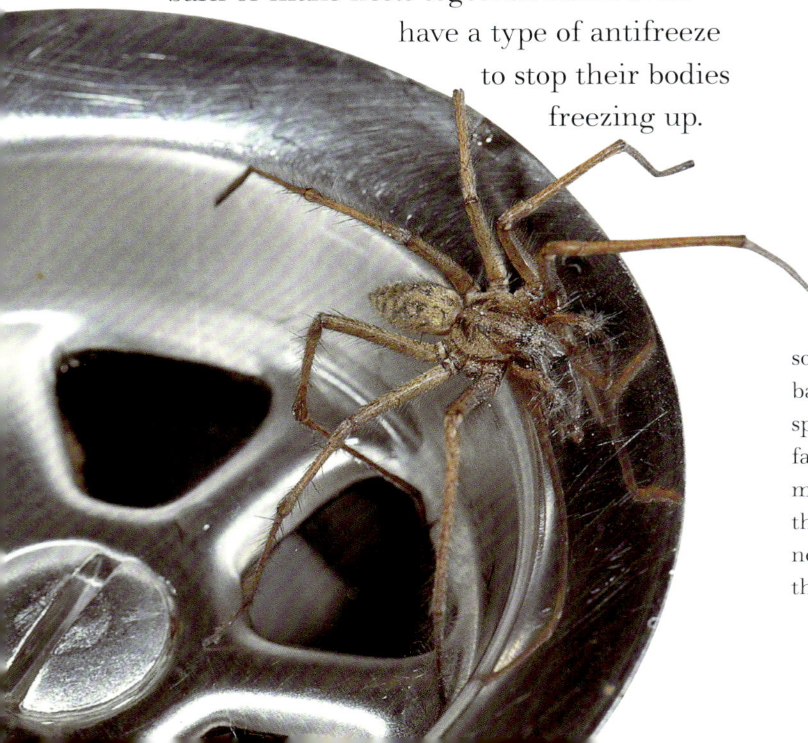

◄ SPIDER IN THE SINK
The spiders that people sometimes find in the sink or the bath are usually male house spiders (*Tegenaria*) that have fallen in while searching for a mate. They cannot climb back up the smooth sides because they do not have gripping tufts of hair on their feet like hunting spiders.

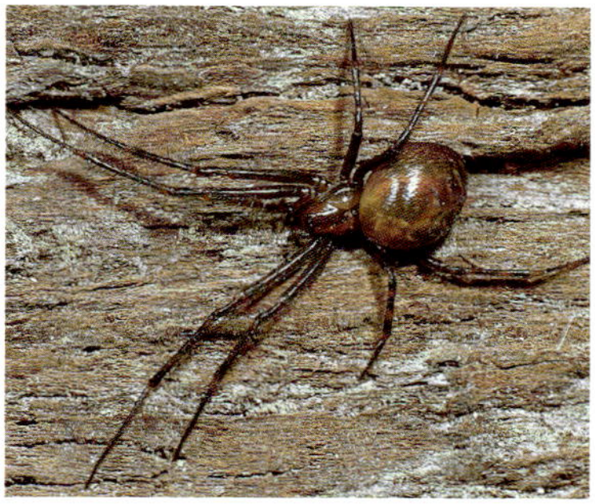

▲ CAVE SPIDER

The cave orb-weaver (*Meta menardi*) almost always builds its web in very dark places, often suspended from the roof. It is found in caves, mines, hollow trees, railway tunnels, drains, wells and the corners of outbuildings in Europe, Asia and North America.

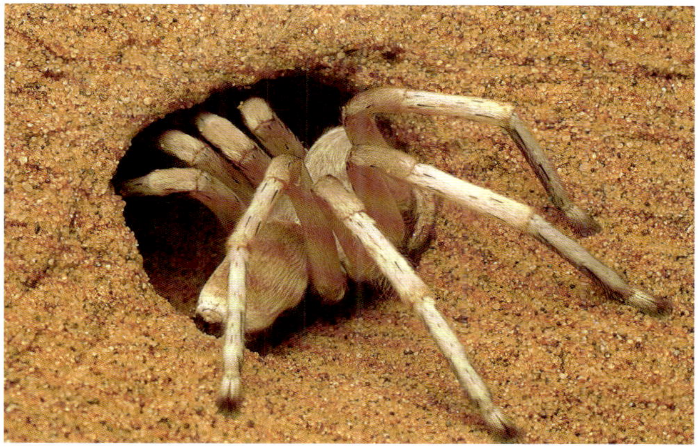

▲ DESERT SPIDER

The main problem for desert spiders such as this white lady (*Leucorhestris arenicola*) is the lack of water. It hides away from the intense heat in a burrow beneath the sand and, in times of drought, may go into suspended animation. Desert spiders live in different places to avoid competition for food.

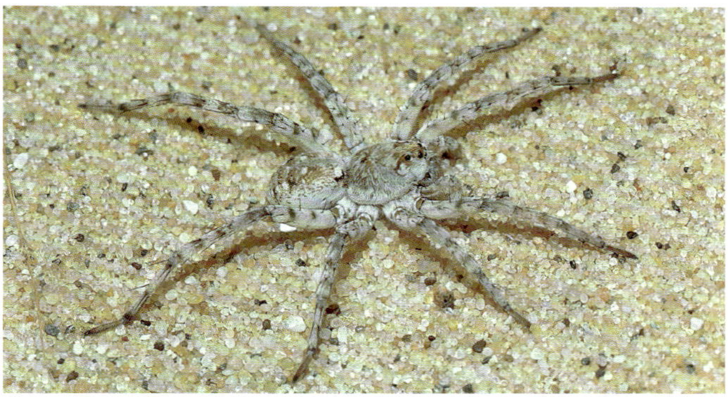

◄ SEASHORE SPIDER

This beach wolf spider (*Arctosa littoralis*) is well camouflaged on the sand. It lives in a very hostile place. Waves pound on the beach and shift the sand, there is little fresh water and the sun quickly dries everything out. There is little food, although insects gather on seaweed, rocks and plants growing along the edge of the shore.

RAINFOREST SPIDER ►

The greatest variety of spiders is to be found in the rainforests of the tropics. Here the climate is warm all year round and plenty of food is always available. This forest huntsman (*Pandercetes plumipes*) is well camouflaged against a tree trunk covered in lichen. To hide, it presses its body close against the tree. It lives in Malaysia where it is found in gardens as well as the rainforest.

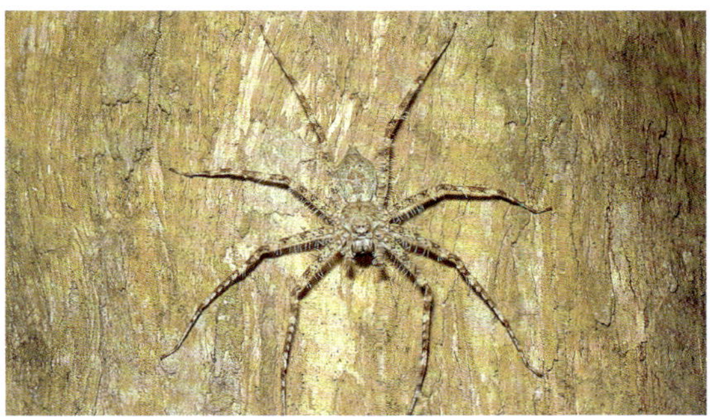

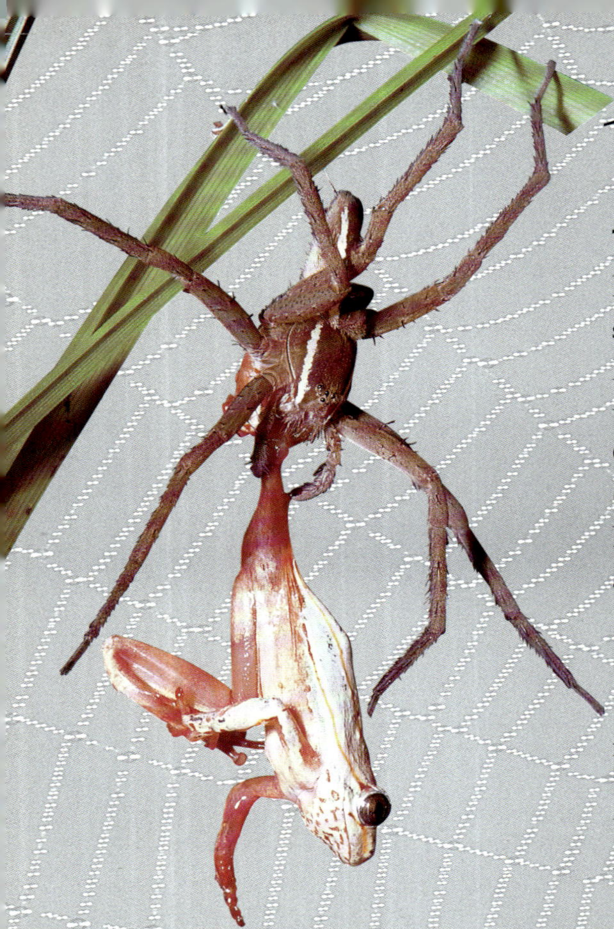

Focus on

No spiders live in the open sea, but several hunt in and around fresh water. If they sense danger, they dive down underwater by holding on to plants. Only one spider, the water spider (*Argyroneta aquatica*), spends its whole life underwater. It lives in ponds, lakes and slow-moving streams in Europe and Asia. It still needs to breathe oxygen from the air, so it lives in a bubble of air called a diving bell. It does not need a regular supply of food because its body works very slowly. It catches prey by sticking its legs out of the diving bell to pick up vibrations in the water.

FOOD FROM THE WATER
This fishing spider (*Dolomedes fimbriatus*) has caught a colourful reed-frog. Fishing spiders also eat tadpoles, small fish and insects that have fallen into the water. Their venom paralyses their prey very quickly, so it has little chance of escape.

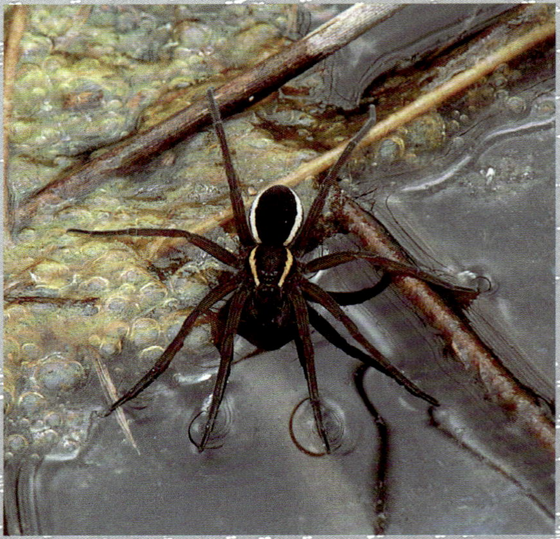

FISHING FOR FOOD
Fishing spiders sit on floating leaves or twigs with their front legs resting on the surface of the water. Hairs on their legs detect ripples. The spider can work out the position of prey from the direction and distance between the ripples. Ripples from twigs or leaves falling into the water often confuse the spider.

Water Spiders

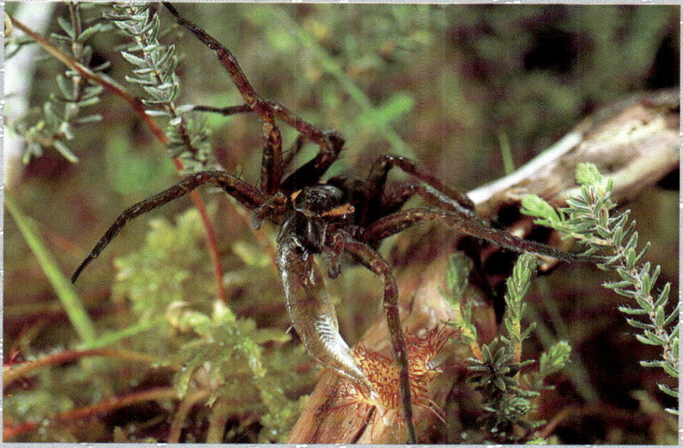

DINING TABLE
Neither water spiders nor fishing spiders can eat in the water, because it would dilute their digestive chemicals. Water spiders feed inside their diving bells, while fishing spiders have their meals on the bank or an object floating in the water. This fishing spider is eating a stickleback on a mossy bank. The tail of the fish is caught in the sticky tentacles of a sundew plant.

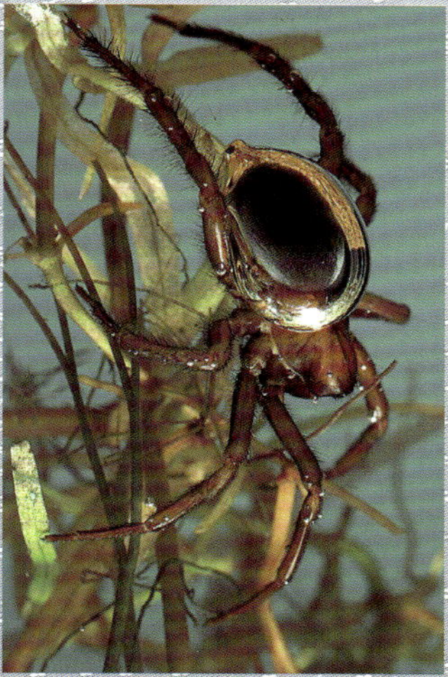

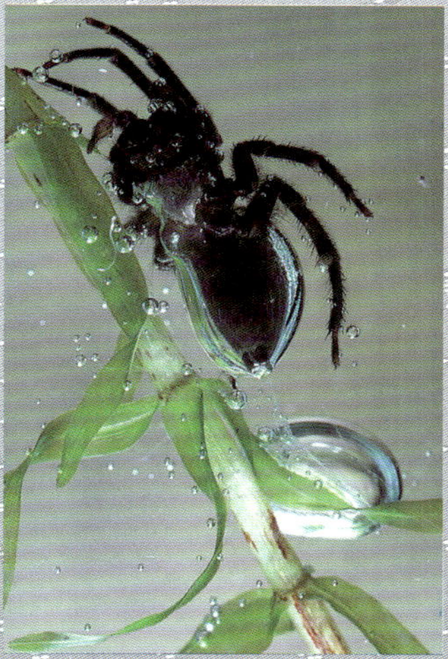

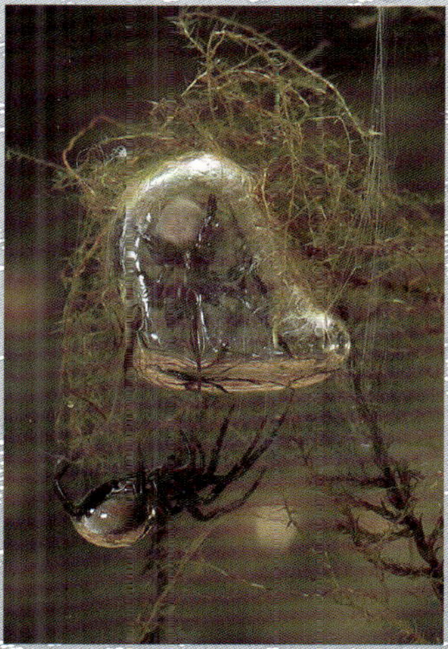

1 To make a diving bell, the water spider spins a web fixed to an underwater plant. Then it swims to the surface to trap a bubble of air, which it carries down to the web.

2 The spider releases the bubble, which floats up to be trapped inside the roof of the web. To fill the diving bell with air takes up to six trips to and from the surface.

3 Once the bell is finished, the spider eats, mates and lays its eggs inside. This male spider is visiting a female. She will only leave her bell to collect more air or catch food.

Spider Families

To help them study spiders, scientists divide the 35,000 known species into three groups, known as suborders. The three groups are: araneomorphs (true spiders), mygalomorphs (tarantulas, purse-web spiders and trapdoor spiders) and the rare liphistiomorphs (giant trapdoor spiders). Most spiders are araneomorphs with jaws that close together sideways. These groups are further divided into 105 families. Spiders are put in families according to such things as the arrangement of their eyes, their silk-making glands or the number of claws on their feet. Some of the larger families, as well as the rarest, are shown here.

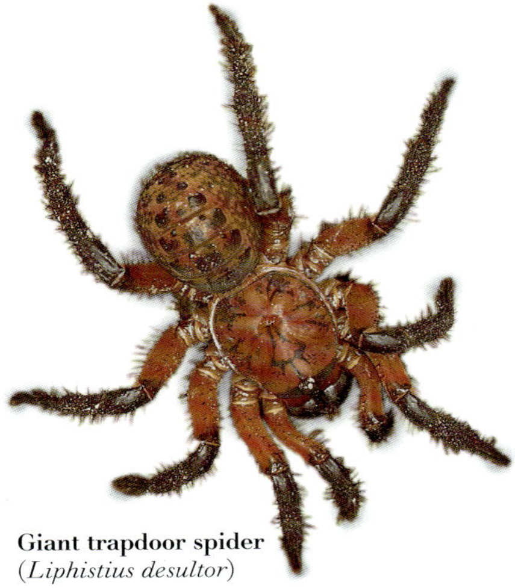

Giant trapdoor spider
(*Liphistius desultor*)

▲ GIANT TRAPDOOR SPIDERS
The Liphistiomorphs are rare spiders that live in Southeast Asia and Japan. There are about 20 different species. They live in burrows with trapdoor entrances. These very primitive spiders have bands across their abdomens and may look more like spiders that lived millions of years ago.

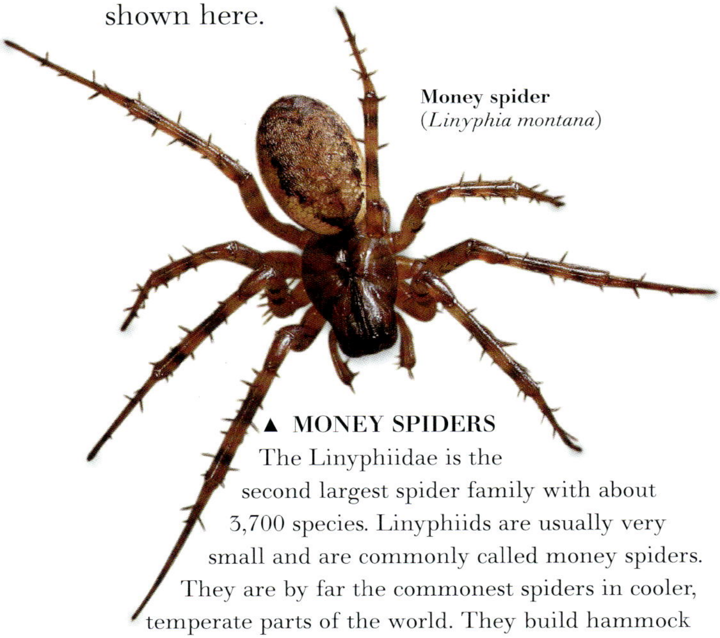

Money spider
(*Linyphia montana*)

▲ MONEY SPIDERS
The Linyphiidae is the second largest spider family with about 3,700 species. Linyphiids are usually very small and are commonly called money spiders. They are by far the commonest spiders in cooler, temperate parts of the world. They build hammock webs and hang upside-down beneath them.

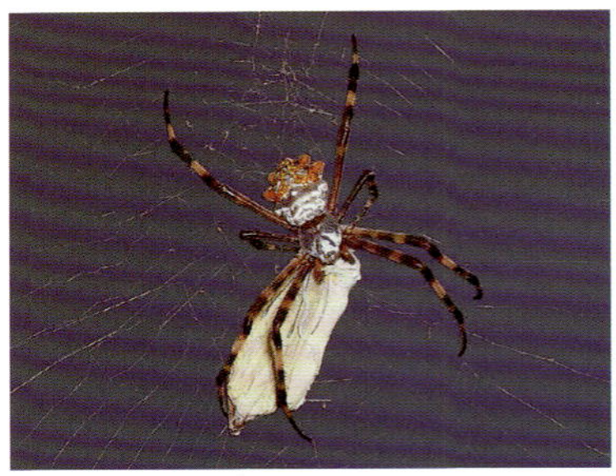

▲ ORB-WEB SPIDERS
The main family of orb-weavers is the Araneidae with about 2,600 species. A typical member is this Jamaican orb-weaver (*Argiope*). It has a stout body with a rounded abdomen and sits in the centre of its circular web. Garden spiders belong to this family.

HUNTSMAN SPIDERS ►

The Sparassidae (also called Heteropodidae) huntsman spiders are a family of about 1,000 species. Most live in tropical regions where they are sometimes called giant crab spiders. The Australian huntsman is one of the largest members with a body length of over 30mm. Some species of this family have been discovered in crates of bananas.

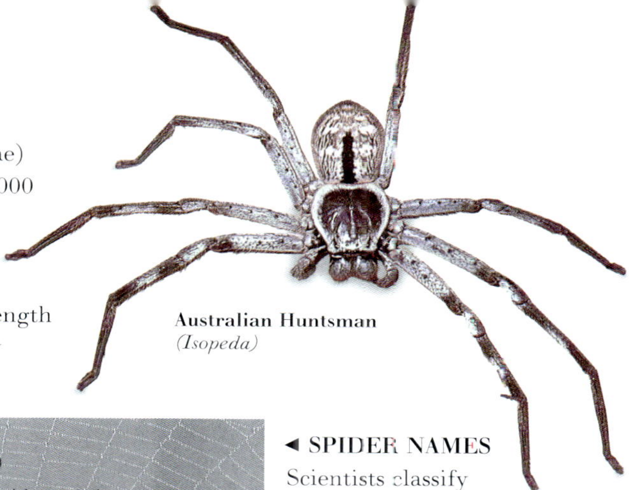

Australian Huntsman
(Isopeda)

Classification Chart

Kingdom	**Animalia** (all animals)
Phylum	**Arthropoda** (animals with exoskeletons and jointed legs)
Class	**Arachnida** (arthropods with eight legs)
Order	**Araneae** (spiders)
Suborder	**Araneomorphae** (true spiders)
Family	**Theridiidae** (comb-footed spiders)
Genus	***Latrodectus*** (widow spiders)
Species	***Mactaus*** (black widow spider)

◄ SPIDER NAMES

Scientists classify (group) every spider and give it a Latin name. This chart shows how the black widow spider is classified. Few spiders have common names and these vary from country to country. Their Latin name, however, stays the same all over the world.

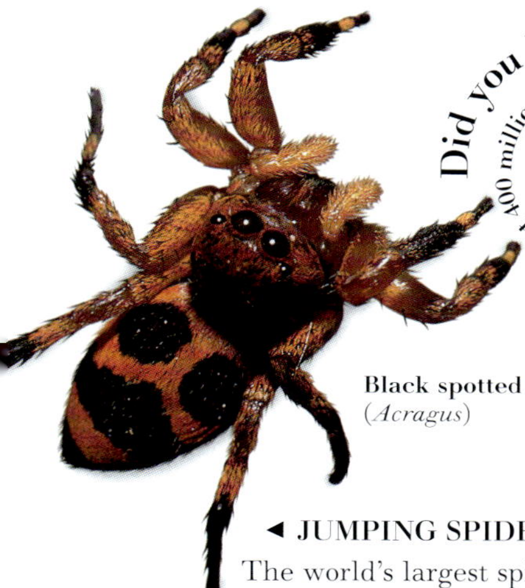

Black spotted jumper
(Acragus)

Did you know? The first spiders lived about 400 million years ago on Earth.

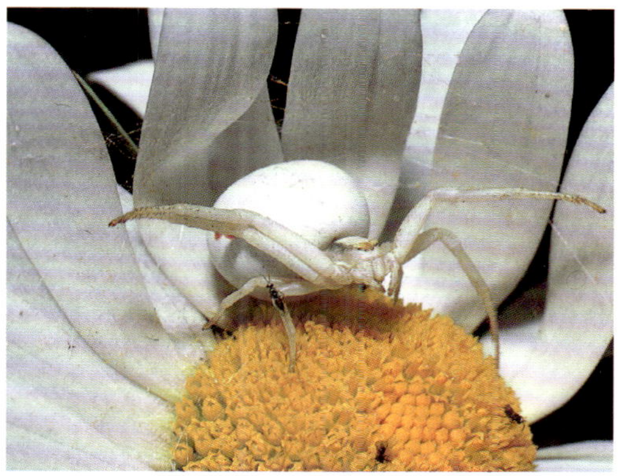

◄ JUMPING SPIDERS

The world's largest spider family is the Salticidae containing over 4,000 species of jumping spiders. These small, active daylight hunters have large front eyes and an amazing ability to stalk and jump on prey. They mostly live in tropical areas and many are brightly coloured.

▲ CRAB SPIDERS

Another very large family is the Thomisidae with about 3,000 species of crab spiders. Crab spiders are found all over the world. They do not usually build webs and many sit waiting on flowers or leaves to ambush prey. They often rely on good camouflage to blend in with their surroundings and avoid predators.

Spider Relatives

Spiders belong to a large group of animals called arthropods (the word means jointed foot). Other arthropods include crabs, prawns, woodlice, centipedes and insects. Spiders are also members of a smaller group of animals with eight legs called arachnids. Other arachnids include scorpions, mites, ticks and harvestmen. Spiders are different from other arachnids because they have silk glands in the abdomen. Mites produce silk from the mouth and pseudoscorpions from the jaws. Spiders are also the only arachnids to inject venom with fangs. Scorpions have a stinging tail and pseudoscorpions have venom in their palps.

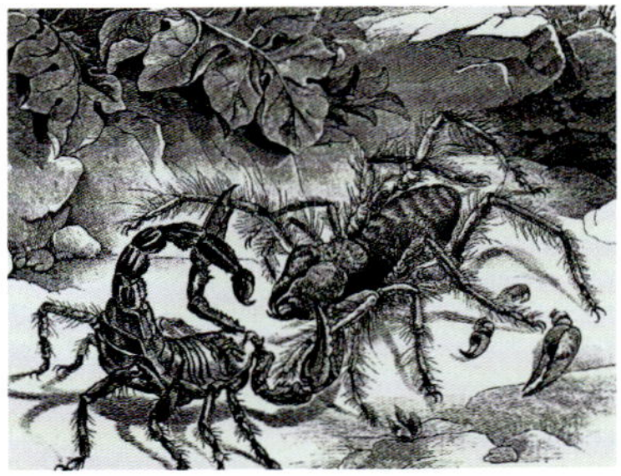

▲ CAMEL SPIDER
This scorpion is fighting a camel spider. People once thought camel spiders could kill camels, but they are not even poisonous. They have big, powerful jaws and are fast runners. They usually live in dry places feeding on insects. Camel spiders are also called solifugids, wind scorpions and sun spiders.

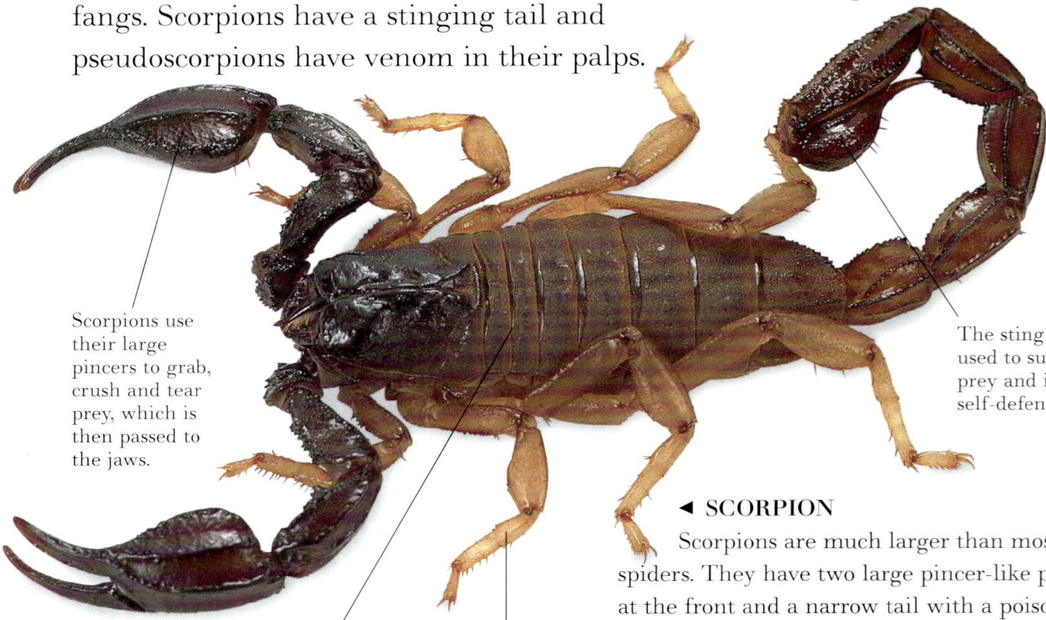

Scorpions use their large pincers to grab, crush and tear prey, which is then passed to the jaws.

The sting is used to subdue prey and in self-defence.

The exoskeleton is like tough leathery armour.

Fine bristles on the legs are sensitive to vibrations.

◄ SCORPION
Scorpions are much larger than most spiders. They have two large pincer-like palps at the front and a narrow tail with a poisonous sting at the rear. Some scorpions can kill people, though they sting mainly in self-defence. Young scorpions are born alive and are carried on their mother's back for two to four weeks.

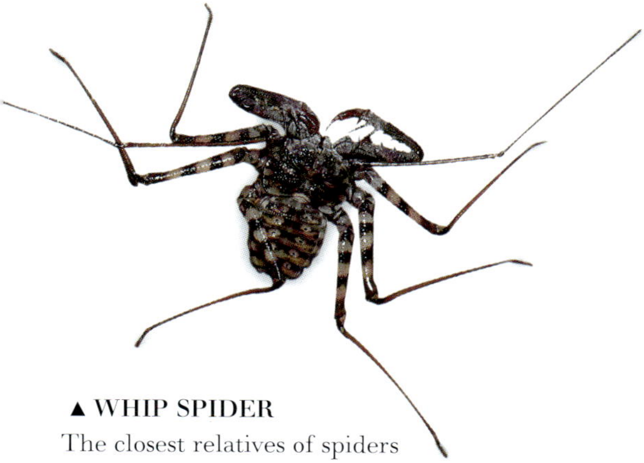

▲ WHIP SPIDER
The closest relatives of spiders may be the whip spiders, such as this *Damon variegatus*. The first pair of legs are very long, like whips. They are used for sensing prey at a distance, not for walking. Unlike spiders, whip spiders have an abdomen divided into segments and palps like pincers for grabbing their prey. They hunt at night, but are not poisonous.

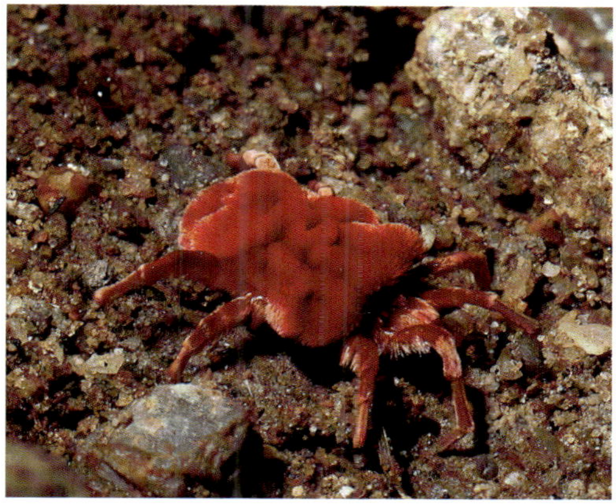

▲ VELVET MITE
These tiny spider relatives do not have bodies divided into two parts, like spiders. Many feed on plants and are serious pests. Other mites are parasites, feeding off much larger animals.

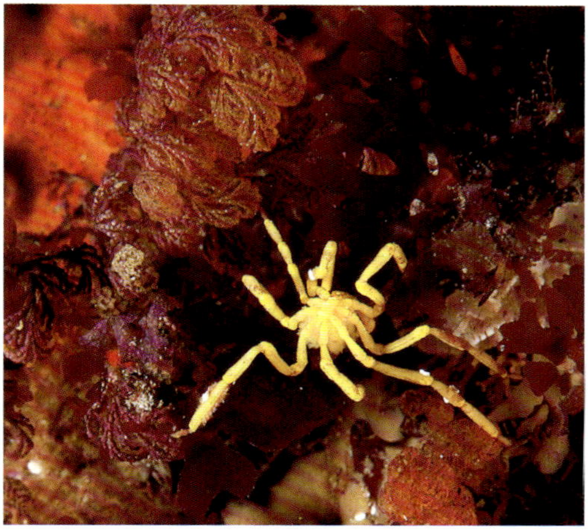

▲ SEA SPIDER
In spite of their name, sea spiders are not spiders at all. They used to be grouped with the arachnids, but are now put in a separate class of their own and are probably not closely related. Sea spiders have a tiny body with four, five or six pairs of long, spindly legs. Some live in the freezing waters off the coast of Antarctica. This one is from Tasmania.

Did you know? Some scorpions have special light-sensitive cells in their tails.

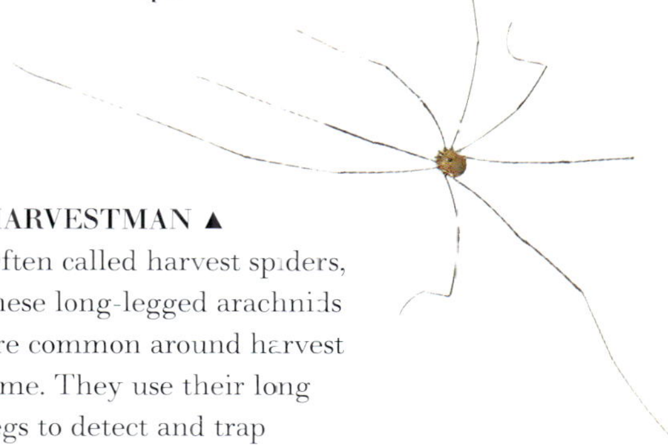

HARVESTMAN ▲
Often called harvest spiders, these long-legged arachnids are common around harvest time. They use their long legs to detect and trap insects, since they have no poison or silk glands.
The body of a harvestman is in one piece and it has only two eyes on a turret near the middle of the body. To protect itself from predators, a harvestman gives off a nasty smell.

Spiders and People

Most people are scared of spiders. With their long legs, hairy bodies and a habit of lurking in dark corners, spiders have not made themselves popular. Yet they are truly fascinating animals. Only a handful are dangerous to people and medicines, called antivenins, can now help people recover quickly from a deadly spider's bite. Many spiders are useful in helping to control insect pests not only on crops and in gardens, but also in our homes. In most countries it is bad luck to kill a spider, but people are their greatest threat. We destroy their habitats and reduce their numbers in the wild by collecting spiders to be sold as pets.

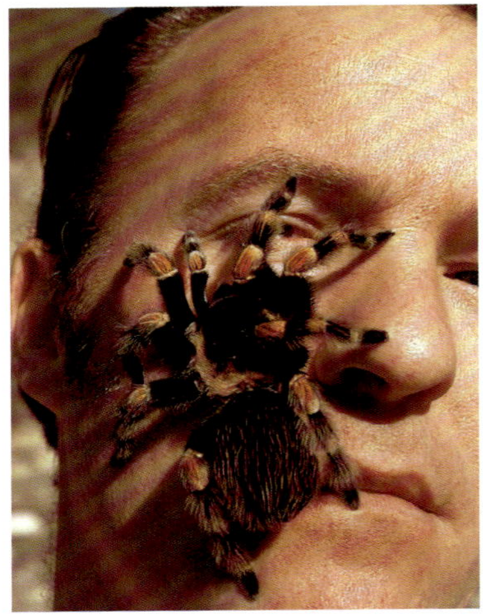

▲ FEAR OF SPIDERS
This man is obviously unafraid of spiders. He is quite happy to have a tarantula walk over his face. Some experts think that we are born with a fear of spiders. This may be because a few spiders were dangerous to our ancestors in the distant past when we lived closer to nature.

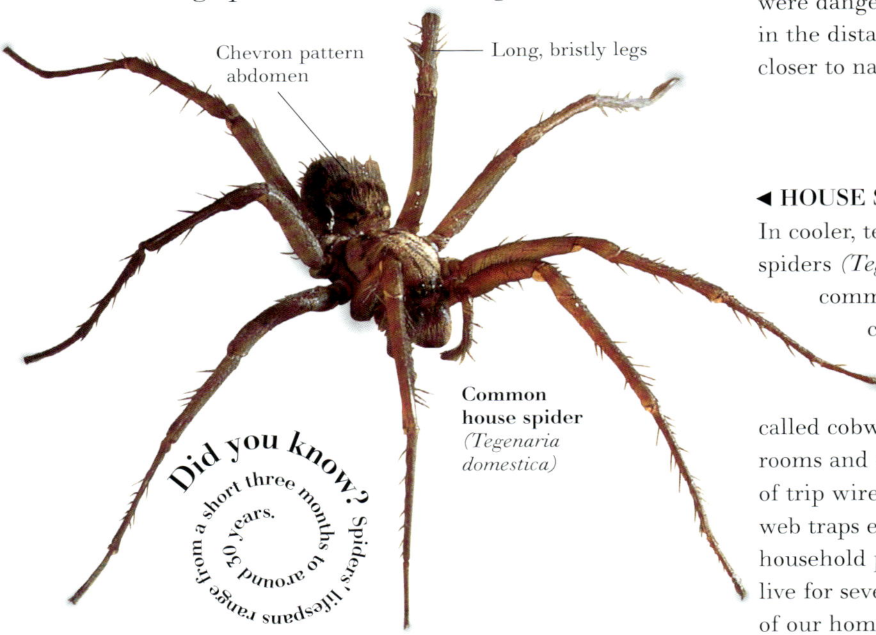

Common house spider
(Tegenaria domestica)

Did you know? Spiders' lifespans range from a short three months to around 30 years.

◄ HOUSE SPIDERS
In cooler, temperate countries, house spiders *(Tegenaria)* are some of the commonest spiders. The common house spider leaves unwelcome, dusty sheet webs, called cobwebs, in the corners of rooms and against windows. A maze of trip wires over the surface of the web traps earwigs, flies and other household pests. House spiders may live for several years in the shelter of our homes.

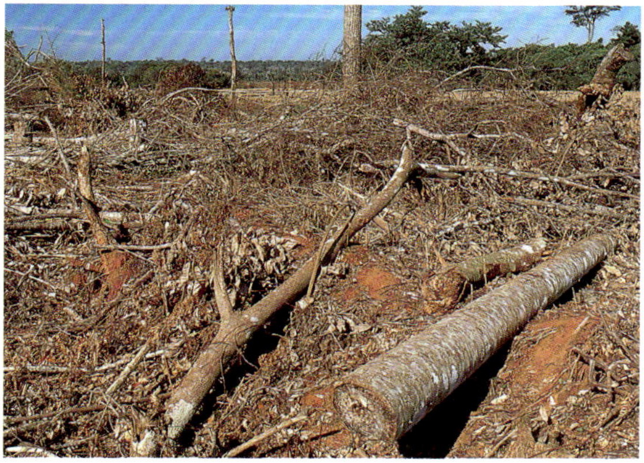

◄ HABITATS IN DANGER

People destroy and pollute the places in which spiders and many other animals live. Clearing tropical rainforests, such as this one in Paraguay, South America, is particularly destructive. A huge variety of species of spiders live in the rainforest, many of them not yet known to scientists.

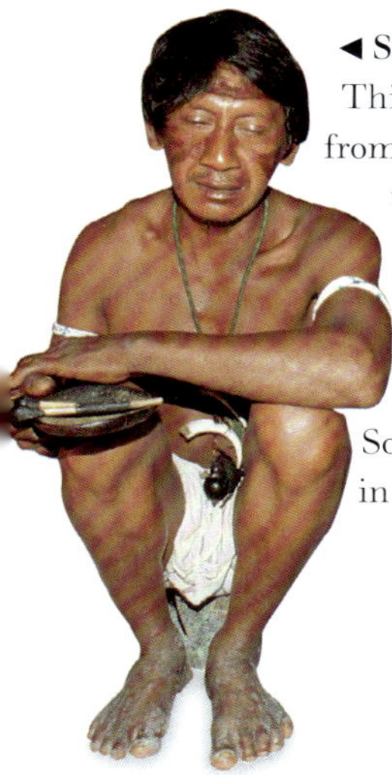

◄ SPIDERS IN MEDICINE

This Piaroa shaman (medicine man) from Venezuela, South America, uses a tarantula hunting mask as part of a ceremony. In Europe and America, spiders have been used in the past to treat malaria, plague, toothache and headache. Sometimes the spiders were hung in a bag around the neck or eaten.

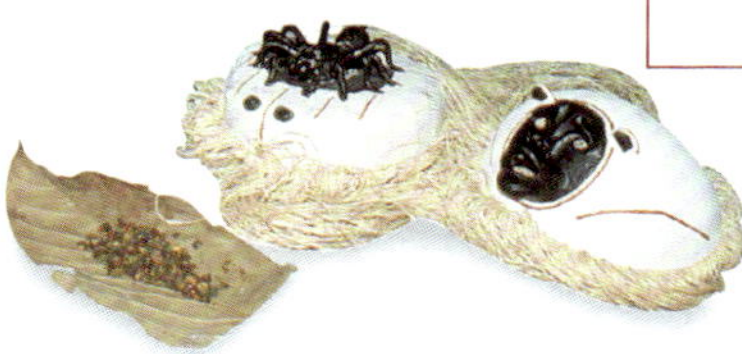

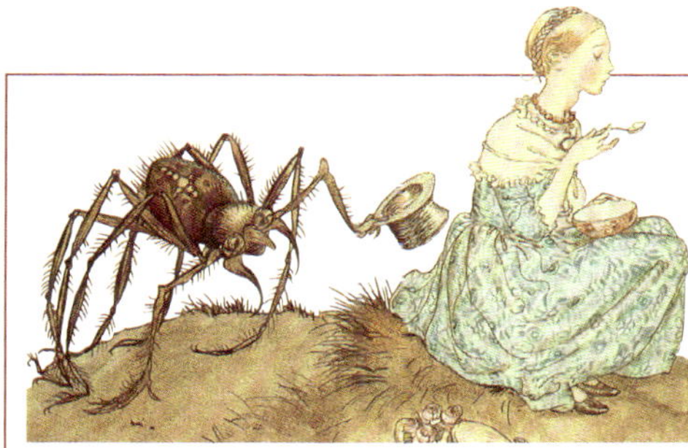

Little Miss Muffett

Miss Muffett was the daughter of the Reverend Thomas Muffett, a spider expert. When she was ill, her father made her eat crushed spiders as a cure. This made her terrified of spiders. A fear of spiders is called arachnophobia.

RARE SPIDERS ►

Fewer than 20 species of spiders around the world are listed as threatened with extinction. They include the ladybird spider shown here. There must be, however, hundreds or even thousands more spiders in danger that we do not know about yet. Spiders need our protection. For example, the Mexican red-knee tarantula (*Brachypelma smithi*) is now rare in the wild because of over-collection by the pet trade. Spiders that have been bred in captivity may help this species to survive.

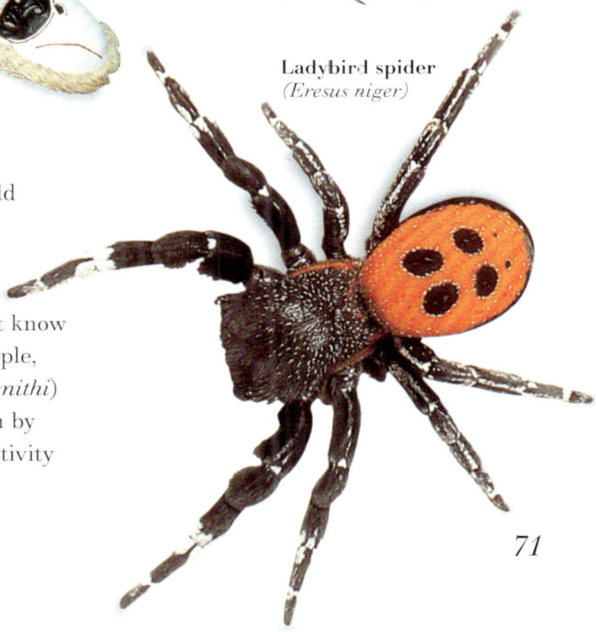

Ladybird spider
(Eresus niger)

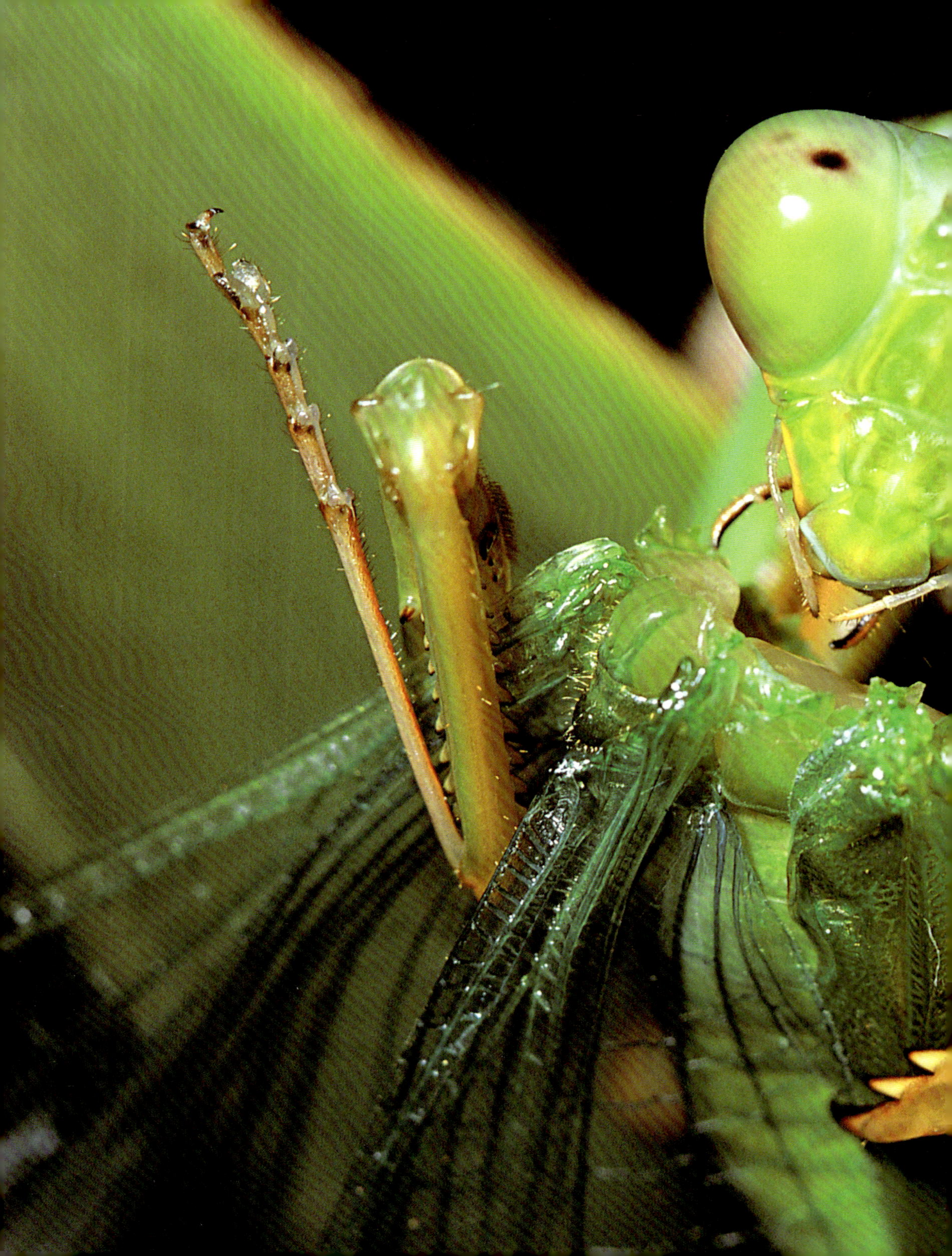

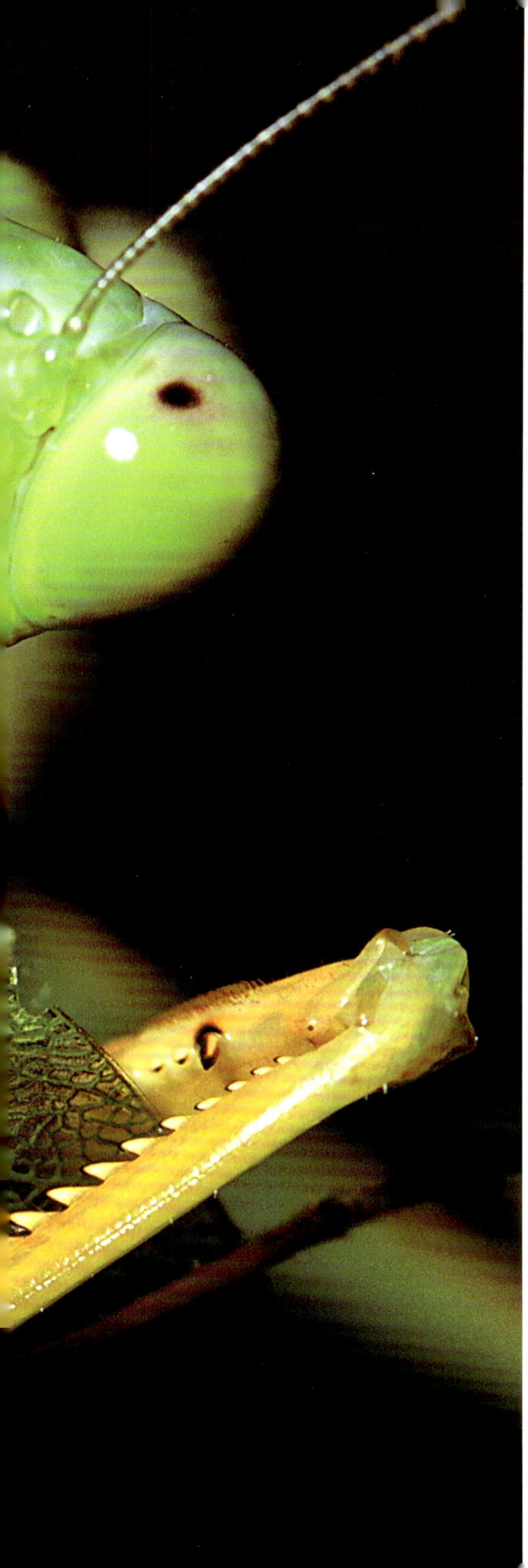

BEETLES AND BUGS

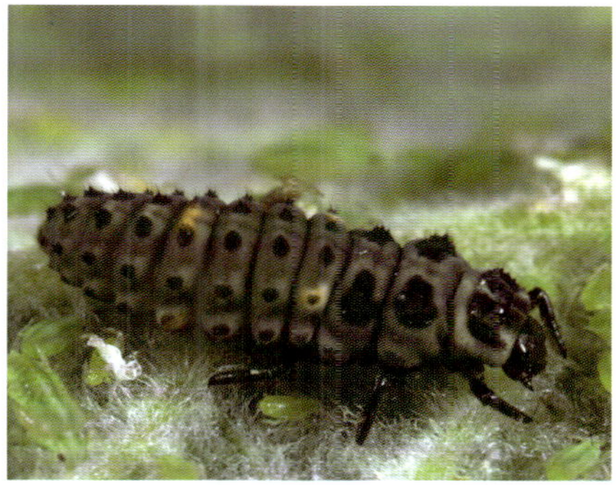

Some people call all insects 'bugs', but to a scientist, bugs are just one group of insects. Bugs have piercing and sucking mouthparts to suck plant sap or insect body juices. There are at least 55,000 different kinds of bugs, including blood-sucking assassin bugs and bedbugs, singing cicadas, lantern bugs and shield bugs. The biggest group of insects are beetles, which have biting jaws instead of sucking mouthparts. They include long-nosed weevils, spotted ladybirds, tiger beetles, diving beetles and fireflies. Other groups of insects covered in this section of the book are flies, dragonflies, fleas, grasshoppers, earwigs, cockroaches, stick insects, caddisflies and lice.

Nature's Success Story

If you were an alien visiting Earth, which creature would you consider the main life form? We humans like to think we dominate Earth, but insects are far more successful. There are over one million different species (kinds) of insects, compared to just one human species.

Scientists divide insects into groups called orders. The insects in each order share certain features. Beetles and bugs are two major insect orders. The main difference between them is that beetles have biting jaws and bugs have sucking mouthparts. Beetles are the largest order of all. So far, 350,000 different kinds of beetles and 55,000 different kinds of bugs have been found.

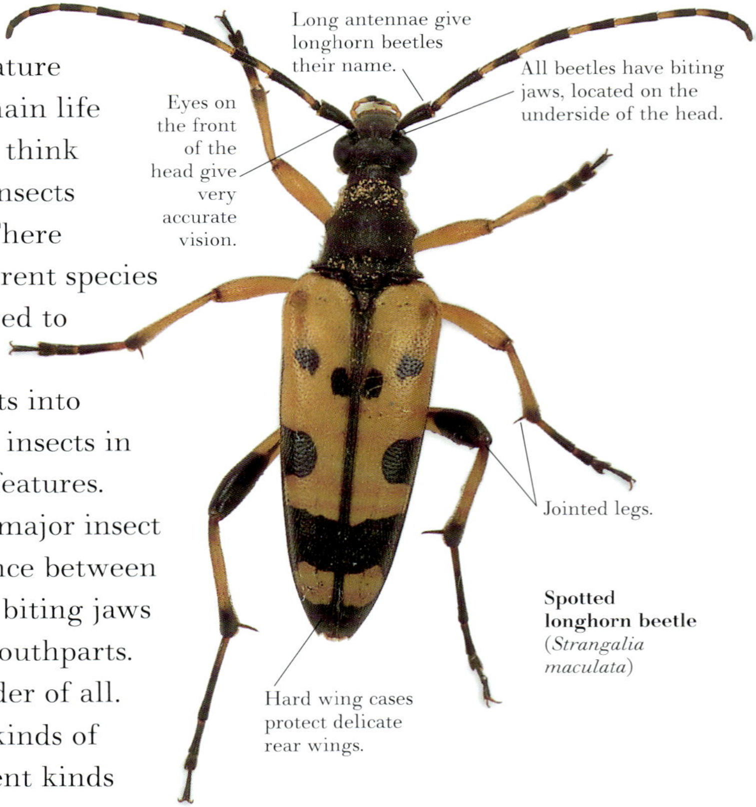

Spotted longhorn beetle (*Strangalia maculata*)

▲ THE BEETLE ORDER
Beetles belong to the order Coleoptera, which means 'sheath wings'. Most beetles have two pairs of wings. The tough front wings fold over the delicate rear wings to form a hard, protective sheath, like body armour. Longhorn beetles owe their name to their long antennae (feelers), which look like long horns.

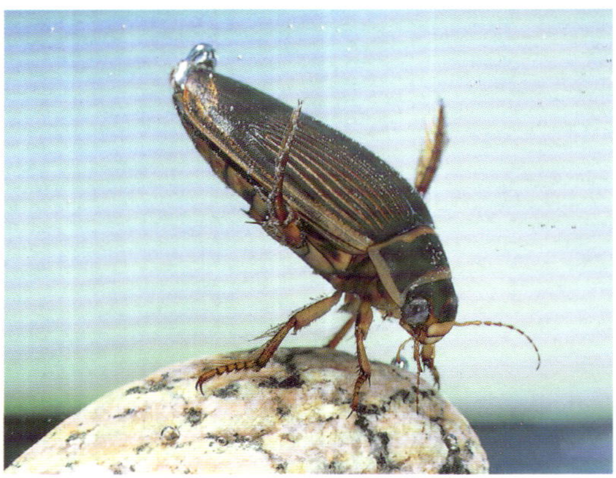

◄ LIVING IN WATER
Not all beetles and bugs live on land. Some, like this diving beetle (*Dytiscus marginalis*), live in fresh water. The diving beetle hunts underwater, diving down to look for food on the stream bed.

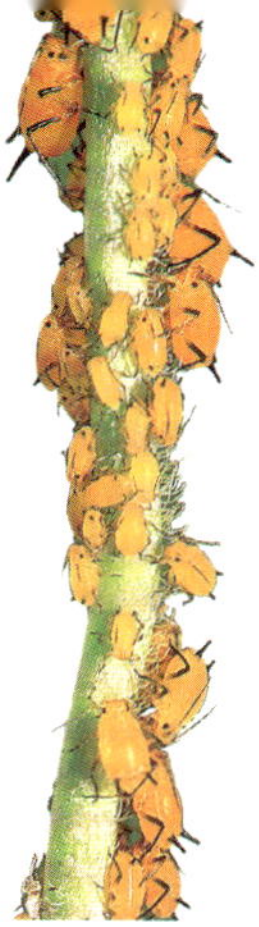

◄ **FEEDING TOGETHER**

A group of aphids feeds on a plant stem, sucking up liquid sap. Most beetles and bugs live alone, but a few species, such as aphids, gather together in large numbers. Although they do not form a community, as ants and bees do, living in a group does give some protection from predators.

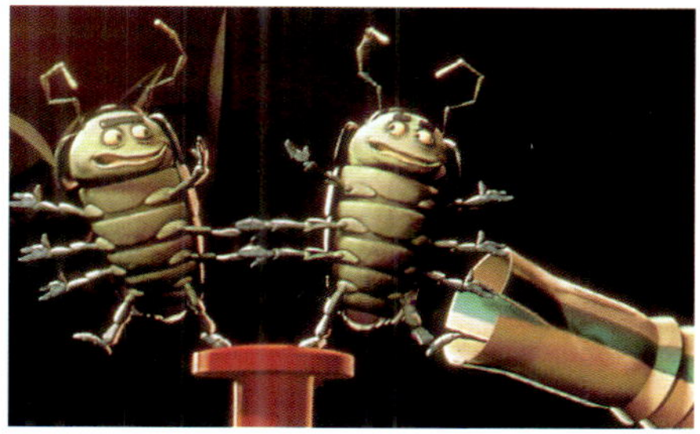

What's in a Name?

This image comes from the animated feature film A Bug's Life. *The hero of the cartoon is not actually a bug at all, but an ant. True bugs are a particular group of insects with sucking mouthparts that can slurp up liquid food.*

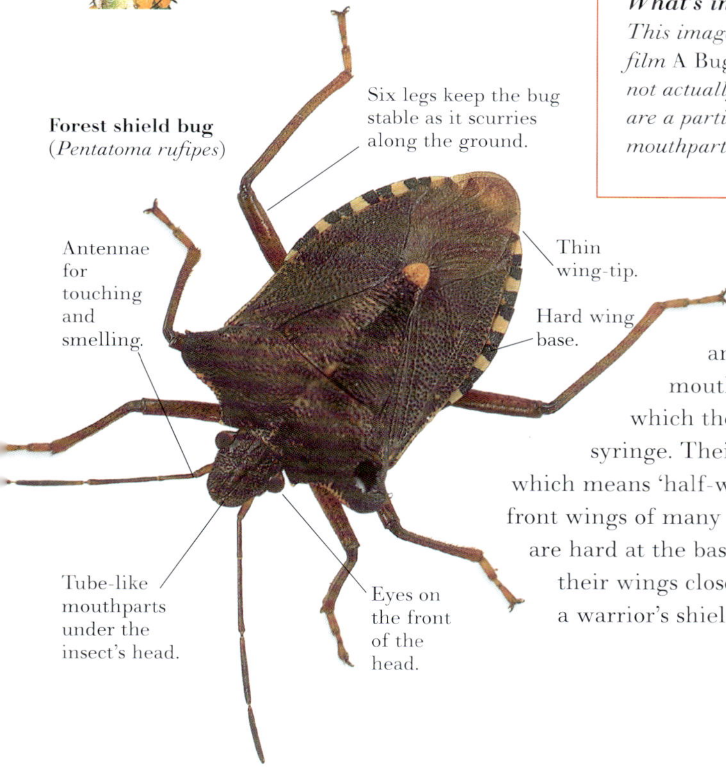

◄ **THE BUG ORDER**

Bugs come in many shapes and sizes. All have long, jointed mouthparts that form a tube through which they suck up liquid food, like a syringe. Their order name is Hemiptera, which means 'half-wings'. The name refers to the front wings of many bugs, such as shield bugs, which are hard at the base and flimsy at the tip. With their wings closed, shield bugs are shaped like a warrior's shield.

THE YOUNG ONES ►

Young beetles, called grubs or larvae, look very different from adult beetles. A young cockchafer (*Melolontha melolontha*) feeds on plant roots in the soil. Almost all young beetles and bugs hatch from eggs. They pass through several stages in their life cycle.

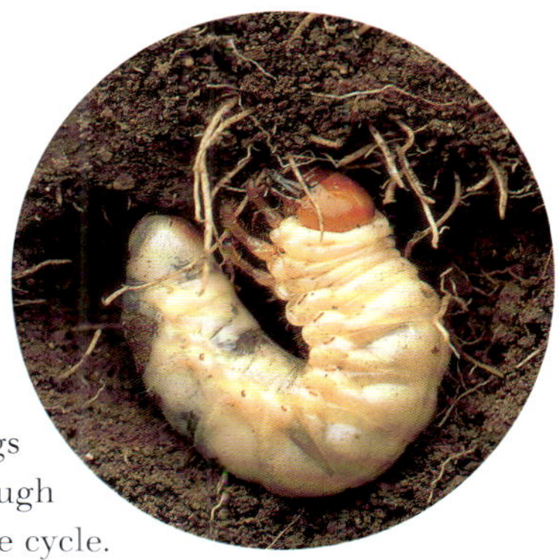

Did you know? Insects are unique in having six legs – three on either side.

All Kinds of Beetles

One in every five animals on Earth is a beetle. These insects owe much of their success to their natural body armour, which protects them against attack. Beetles are found all over the world, except in Antarctica and in the oceans. Long-nosed weevils, ground beetles, ladybirds, scarabs and glowing fireflies are all major beetle groups.

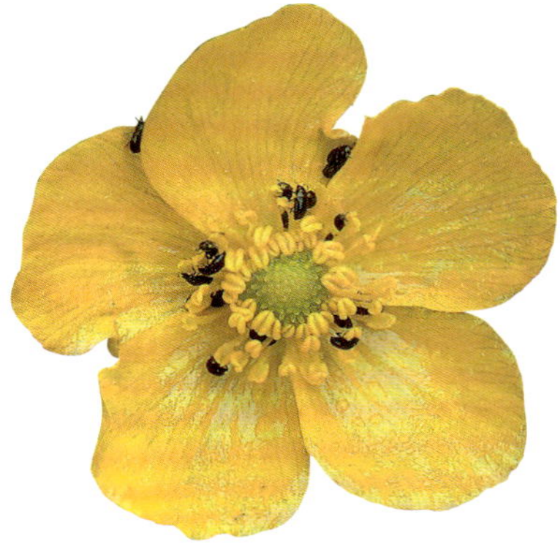

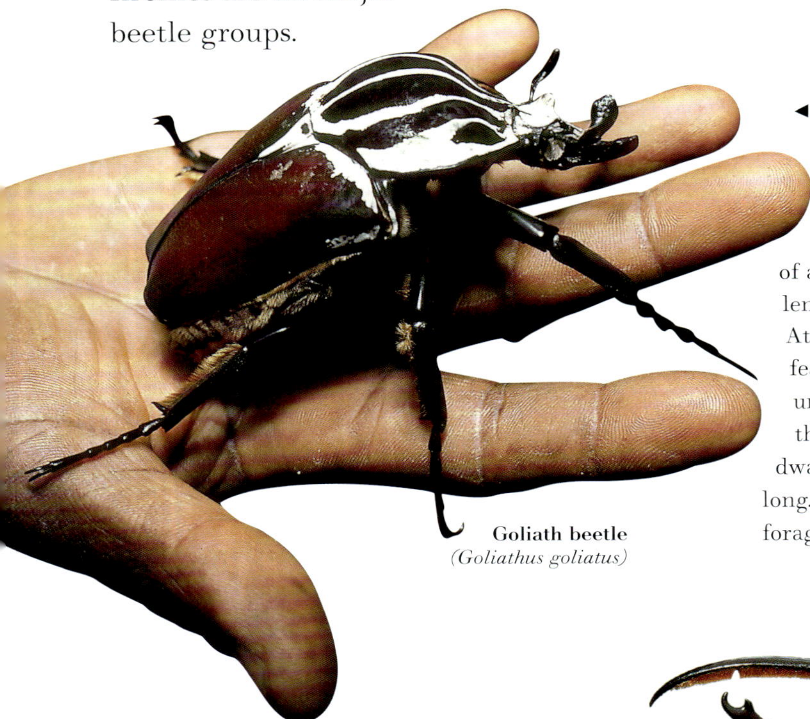

Goliath beetle
(Goliathus goliatus)

◄▲ LARGEST AND SMALLEST Beetles come in various sizes. Goliath beetles from Africa (left) are the largest beetles, and one of the largest insects of all. They grow up to 15cm in length and weigh up to 100g. At the other end of the scale, feather-winged beetles are tiny – under 1mm long and smaller than a pinhead. Hairy-winged dwarf beetles are only 0.25mm long. The tiny beetles (above) are foraging in a flower.

Hercules beetle
(Dynastes hercules)

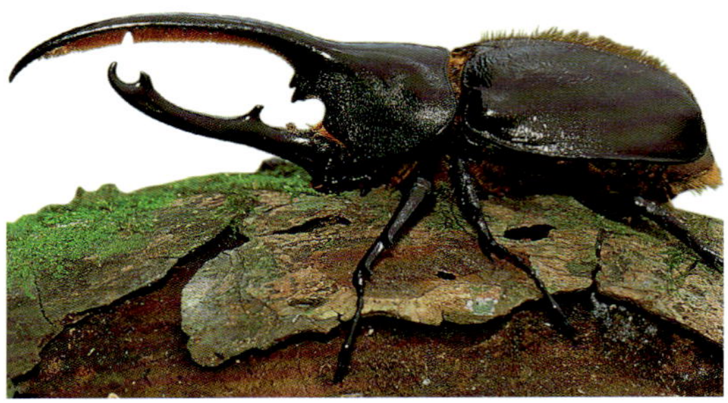

SCARY SIGHT ► Hercules beetles are named after the Classical Roman hero Hercules, who was famous for his strength. The tough, curved cuticle on the male's head forms huge horns, which he uses to fight and frighten away other males.

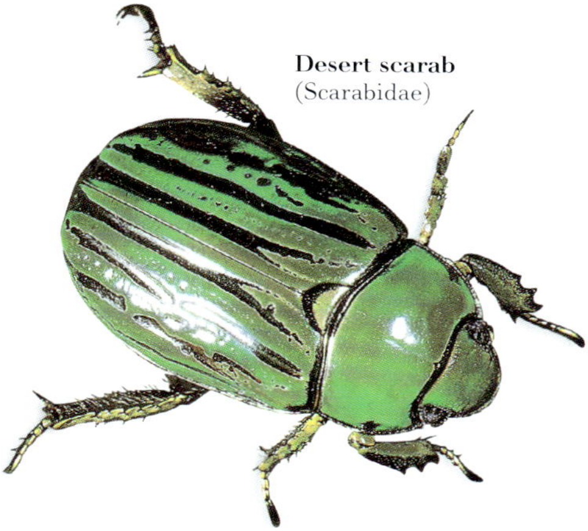

Desert scarab
(Scarabidae)

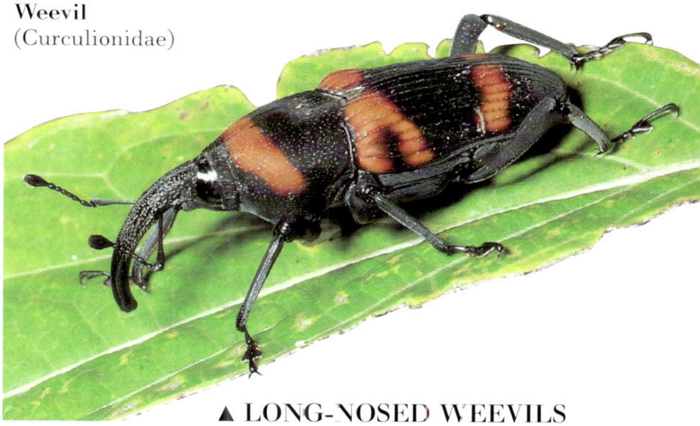

Weevil
(Curculionidae)

▲ BRIGHT AND BEAUTIFUL
This beetle is a desert scarab from western USA. There are more than 20,000 species in the scarab family alone. Most are brown, black, green or red, but some are gold, blue, rainbow-coloured or plain white. Scarab beetles are an important part of the food chain because they eat dung, returning its nutrients to the soil.

▲ LONG-NOSED WEEVILS
Weevils are the largest family of beetles. There are over 40,000 species. They are also called snout beetles, because of their long noses that scientists call rostrums. The beetle's jaws, and sometimes its eyes, are found at the tip of the long snout. The antennae are often positioned halfway down the beetle's rostrum.

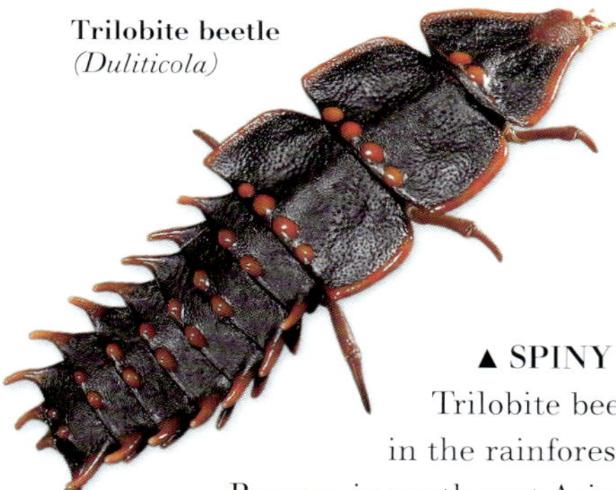

Trilobite beetle
(Duliticola)

▲ SPINY SHAPE
Trilobite beetles live in the rainforests of Borneo, in south-east Asia. With their flattened, scaly bodies, they resemble trilobites, a group of armoured sea-creatures that died out millions of years ago. Unlike most insects, trilobite beetles do not have wings and cannot fly away to escape their enemies. However, the sharp spines on their bodies keep most predators at bay.

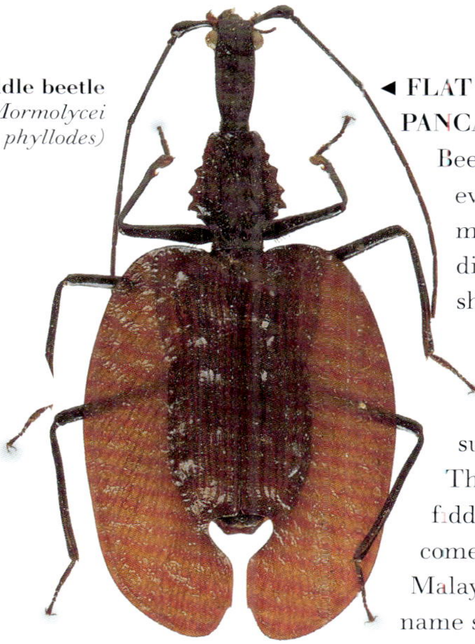

Fiddle beetle
(Mormolycei phyllodes)

◄ FLAT AS A PANCAKE
Beetles have evolved many differently shaped bodies to help them survive. The amazing fiddle beetle comes from Malaysia. As its name suggests, the beetle is shaped like a violin. Fiddle beetles are almost flat, which helps them slip between the flat bracket fungi on the trees in which they live.

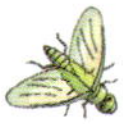

Bugs of Every Kind

Like beetles, bugs live on every continent except Antarctica. They are found both on dry land and in fresh water. They are so small that they are rarely noticed by people and can survive on very little food. All bugs have piercing and sucking mouthparts, which are tucked beneath their heads when not in use. Many bugs suck juicy sap from plants. Some hunt other insects and suck their juices instead.

Bugs are made up of two large groups. True bugs form one group, whose scientific name is Heteroptera, meaning 'different wings'. Their front wings have hard bases and thin tips. True bugs include water stick insects, assassin bugs, shield bugs and bedbugs. Other bugs belong to the group Homoptera, which means 'same wings'. These bugs have one or two pairs of wings that are the same texture all over. They include leafhoppers, aphids, scale insects and cicadas.

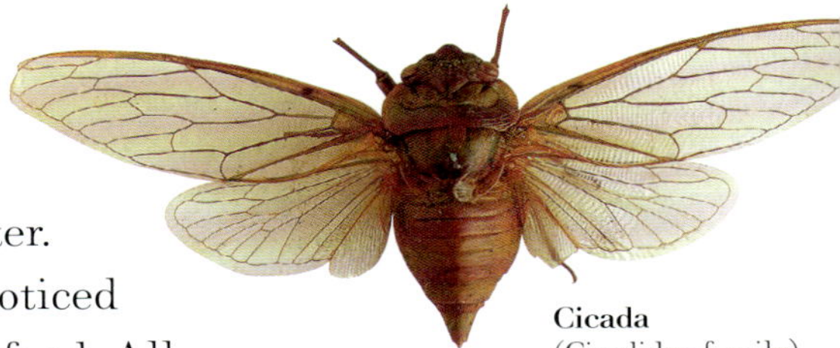

Cicada
(Cicadidae family)

▲ BIGGEST AND SMALLEST
Cicadas are one of the largest bugs, growing up to 5cm long with a wingspan of up to 15cm. Giant water bugs, also called 'toe-biters', grow up to 12cm long. The whitefly is one of the smallest bugs – at only 1mm long, it is almost too tiny to be seen by the naked human eye.

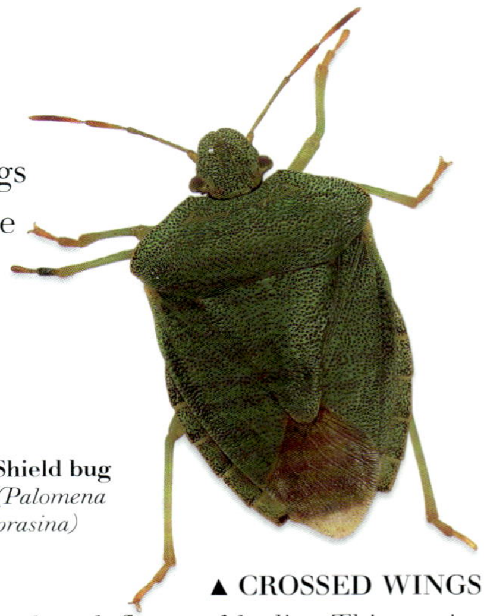

Shield bug
(Palomena prasina)

▲ CROSSED WINGS
Shield bugs have broad, flattened bodies. This species is dull in colour, but some are bright scarlet, blue or green. When resting, the shield bug crosses its front wings over its back so that its wing-tips overlap. From above, the wings form an X-shape by which you can identify true bugs – the Heteroptera group.

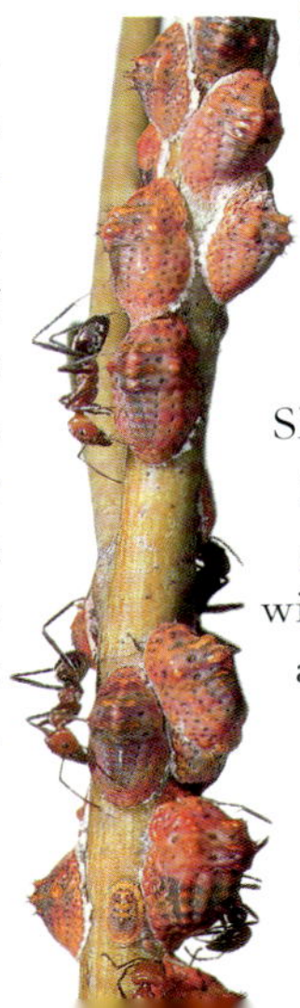

Scale insects
(Coccoidae)

STRANGE INSECTS ►
Like beetles, bugs vary a lot in shape. Scale insects owe their name to the hard scale that covers and protects the body of the females. Scale insects are unusual bugs. Most adult females have no legs, wings or antennae, and don't look like insects at all! The males have wings but no scale and look rather like tiny midges.

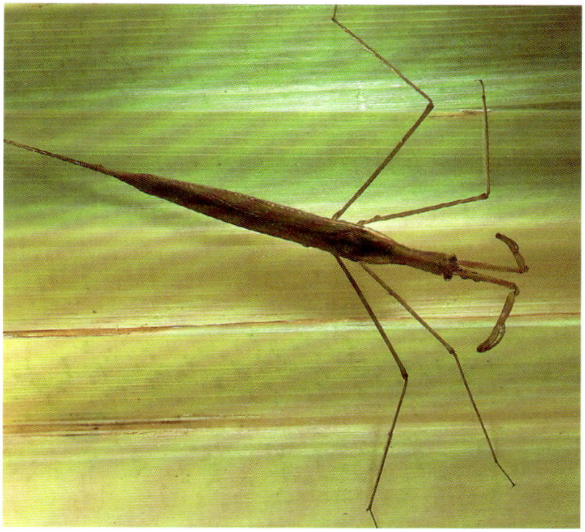

▲ **WATER LOVERS**
Water stick insects (*Ranatra linearis*) live in ponds and streams. They have long, slender legs and bodies, which camouflage them from enemies. On the insect's rear is a long, thin spine, which it uses as a breathing tube. The bug draws in air from above the surface, while the rest of its body remains submerged.

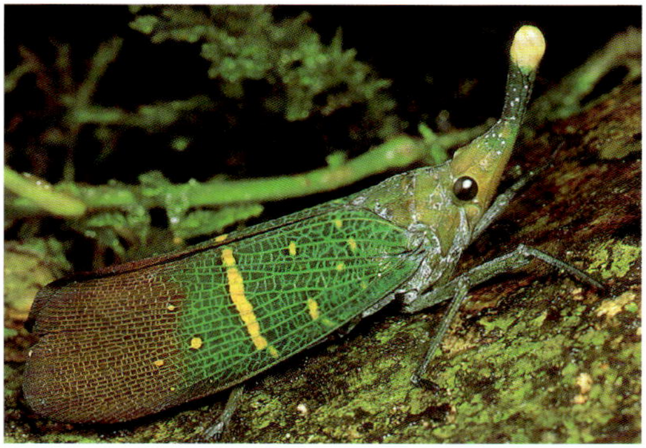

▲ **LIVING LANTERN**
The lantern bug (*Fulgora*) is named for the pale tip on its snout. Although it looks like a tiny lantern, the tip does not give out light. This bug lives in the rainforests of south-east Asia. Another type of lantern bug has a huge false head, which looks like an alligator's snout.

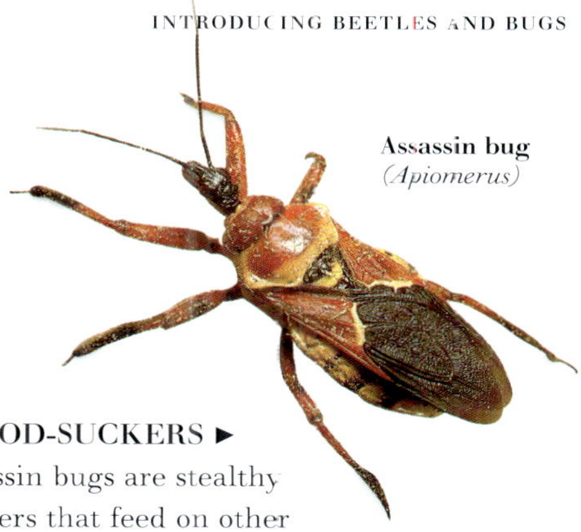

Assassin bug
(Apiomerus)

BLOOD-SUCKERS ▶
Assassin bugs are stealthy hunters that feed on other minibeasts. They sometimes look very similar to their prey so they can creep up stealthily. When the bug catches a victim, it sucks the juices from its body. Some assassin bugs live in dry places. This species comes from Arizona, USA.

Useful Bugs
Some types of bugs, including scale insects, are used by people. The bodies of cochineal scales can be crushed to extract cochineal, a red food dye. The Aztecs of Mexico used cochineal dye hundreds of years ago.

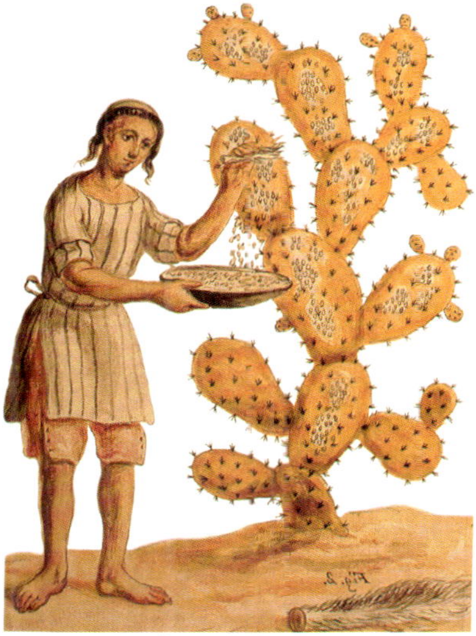

Body Parts

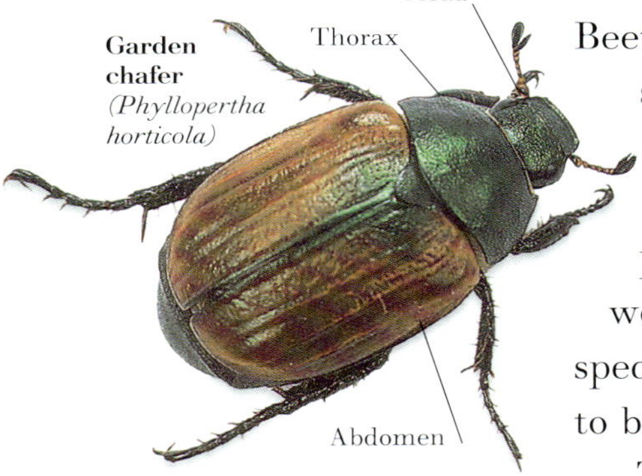

▲ THREE SECTIONS
A beetle's main sense organs, the antennae and eyes, are on its head. Its wings and legs are attached to the thorax. The abdomen contains the digestive and reproductive organs. When on the ground, the abdomen is covered by the beetle's wings.

Human bodies are supported by a bony skeleton. Beetles, bugs and other insects have no inner skeleton. Instead, they are protected by a hard outer layer called an exoskeleton. This layer is waterproof and also helps to prevent the insect from drying out in hot weather. The exoskeleton is airtight, but it has special holes called spiracles that allow the insect to breathe.

The word 'insect' comes from a Latin word meaning 'in sections'. Like other insects, beetles' and bugs' bodies are made up of three main parts. All have a head, a thorax (middle section) and an abdomen (rear section). Almost all adult beetles and bugs have six legs, and most have two pairs of wings, which enable them to fly.

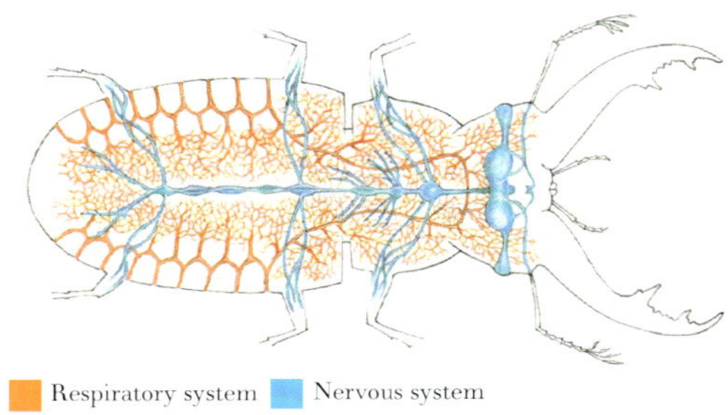

▲ BREATHING AND NERVOUS SYSTEMS
The respiratory (breathing) system has spiracles (openings) that lead to a network of tubes. The tubes allow air to reach all parts of the insect's body. The nervous system receives messages from the sense organs, and sends signals to the insect's muscles to make it move.

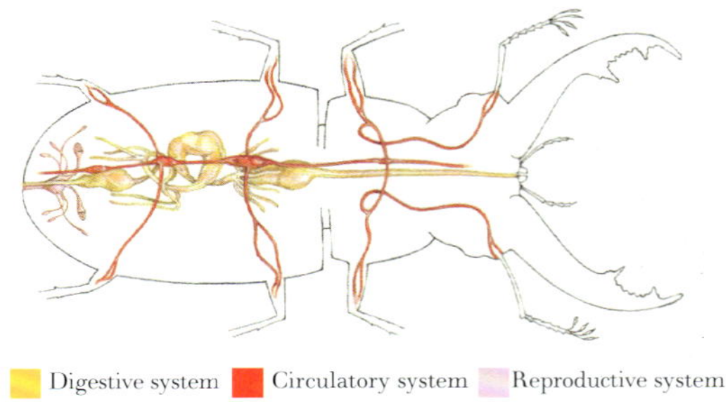

▲ OTHER BODY SYSTEMS
The digestive system breaks down and absorbs food. The circulatory system includes a long, thin heart that pumps blood through the body. The abdomen contains the reproductive parts. Males have two testes that produce sperm. Females have two ovaries that produce eggs.

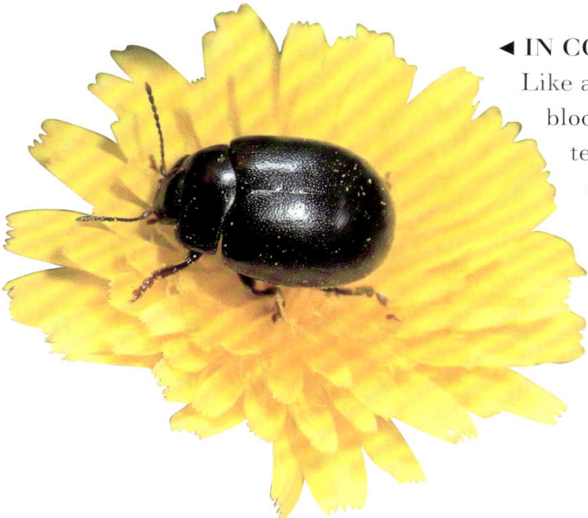

◄ IN COLD BLOOD

Like all insects, beetles and bugs are cold-blooded animals. This means that the temperature of their body is similar to their surroundings. Insects control their body temperature by moving about. To warm up, beetles and bugs bask in the sun, as this leaf beetle (Chrysomelidae) is doing. If they need to cool their bodies, they move into the shade.

SURVIVING THE COLD ►

This tiger-beetle egg (*Cicindela*) is buried in the soil. In some parts of the world, winters are too cold for most adult insects to survive. The adult insects die, but their eggs, or young, can survive in the soil because it is warmer. When spring arrives, the young insects emerge, and so the species survives.

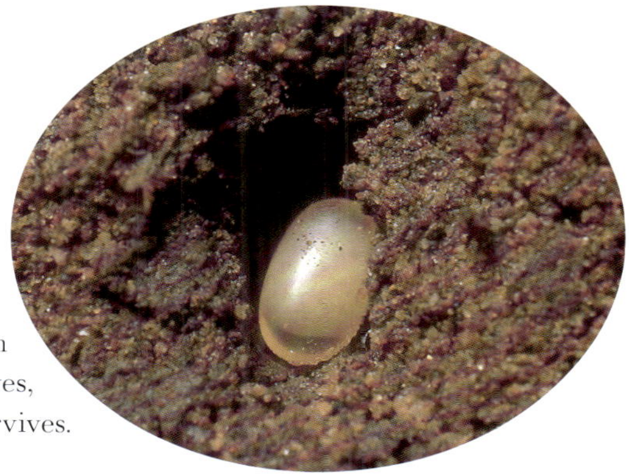

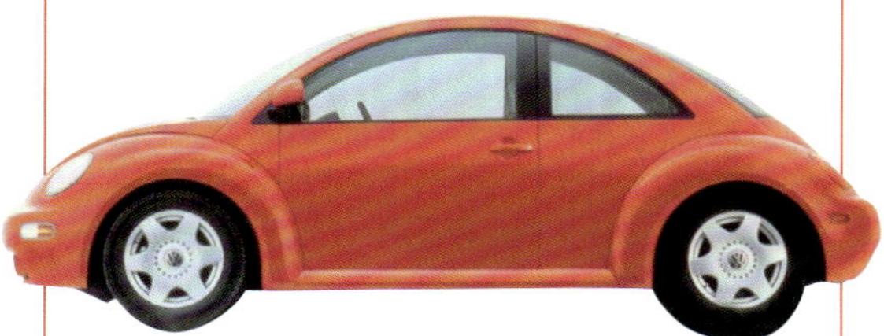

BEETLE CAR

During the 1940s, the tough, rounded beetle shape inspired the German car manufacturer Volkswagen to produce one of the world's most popular family cars, the VW Beetle. The car's tough outer shell, just like that of a beetle, helped it to achieve a good safety record. The design proved so successful that the Beetle car was recently improved and relaunched.

Rhinoceros beetle
(Megasoma elephas)

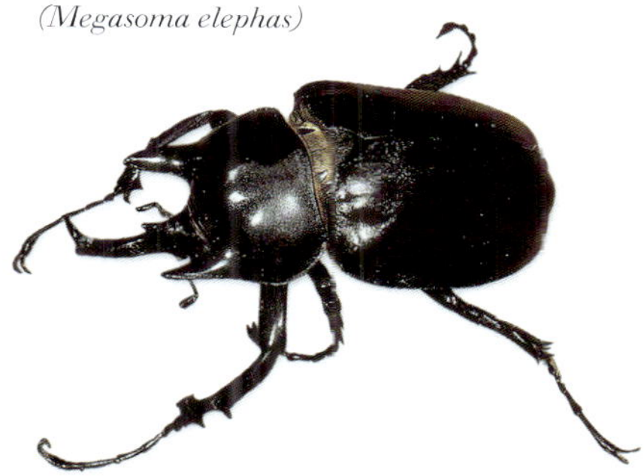

▲ MOVING FORTRESS

The rhinoceros beetle is very well armoured. Its tough exoskeleton covers and protects its whole body. The cuticle (outer skin) on its head forms three long points that look like a rhinoceros's horns. With all that armour, it is fairly safe for this beetle to move about!

On the Move

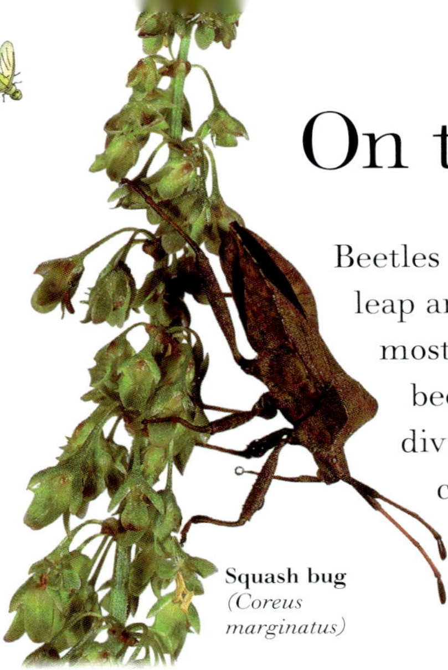
Squash bug *(Coreus marginatus)*

Beetles and bugs are expert movers. They can fly, run, leap and even swim. Some species are wingless, but most of those that have wings fly well. All adult beetles and bugs have six flexible, jointed legs, divided into four main sections. Many species have claws on their feet, which help them to cling on to smooth surfaces. Others have a flat pad between the claws, with hundreds of tiny hairs. The pads allow the insects to scramble up walls and even walk upside-down.

▲ JOINTED LEGS
Like all beetles and bugs, squash bugs have four main sections in their legs. The top part is called the coxa, next comes the femur or upper leg, then the tibia or lower leg. The fourth section, the tarsus, is the part that touches the ground. You can also see the bug's feeding tube under its head.

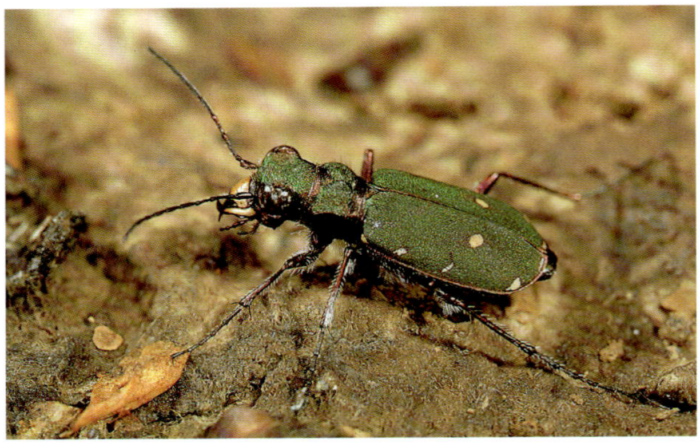

▲ SPEEDY RUNNER
Tiger beetles (*Cicindela* species) are one of the fastest insects – they can cover up to 60cm a second. As it runs, the front and hind legs on one side of its body touch the ground at the same time as the middle leg on the other side. This steadies the beetle, like a three-legged stool.

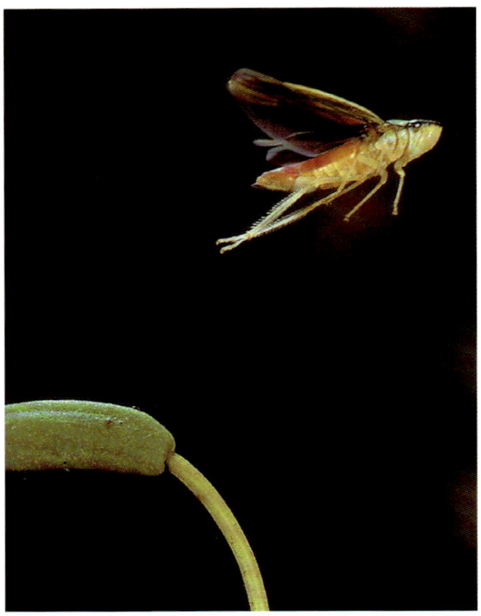

◀ LONG LEAPER
Leafhopper bugs (Cicadellidae family) are long-jump champions! When preparing to leap, the bug gathers its legs beneath it like a runner on the starting block. Muscles that connect the upper and lower leg contract (shorten) to straighten the leg and fling the bug into the air.

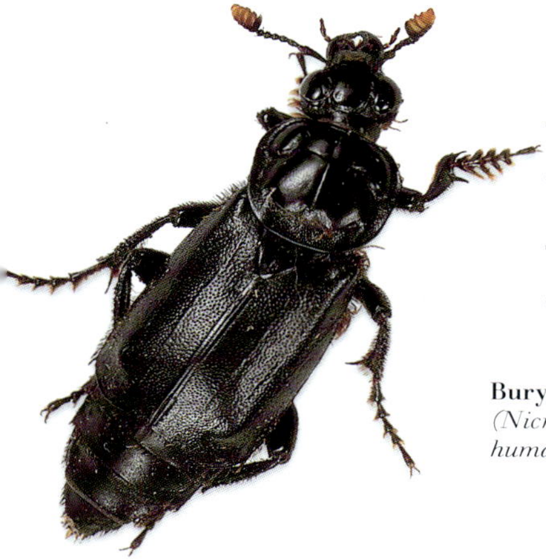

Burying beetle
(Nicrophorus humator)

◄ SOIL SHIFTER

The burying, or sexton, beetle uses its strong front legs for digging. These ground-dwelling insects bury small animals (such as mice) in the ground to provide food for their young. The beetle's front legs are armed with little prongs that act as shovels, pushing the soil aside as it digs into the earth.

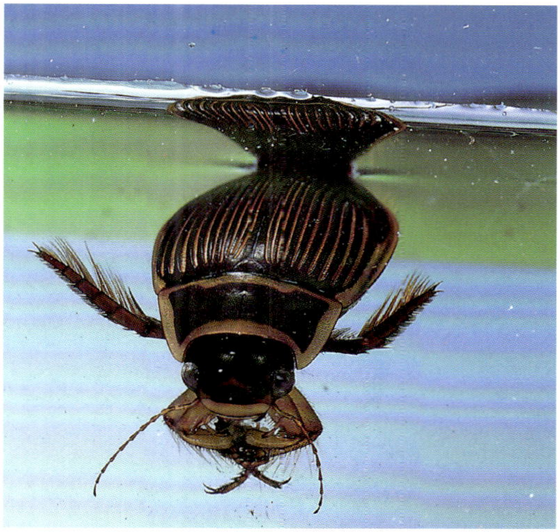

ROWING THROUGH WATER ►

Great diving beetles (*Dytiscus marginalis*) are strong swimmers. Their flattened hind legs are covered with long-haired fringes, which act like broad paddles. The two back legs push together against the water, helping the insect to 'row' itself forward.

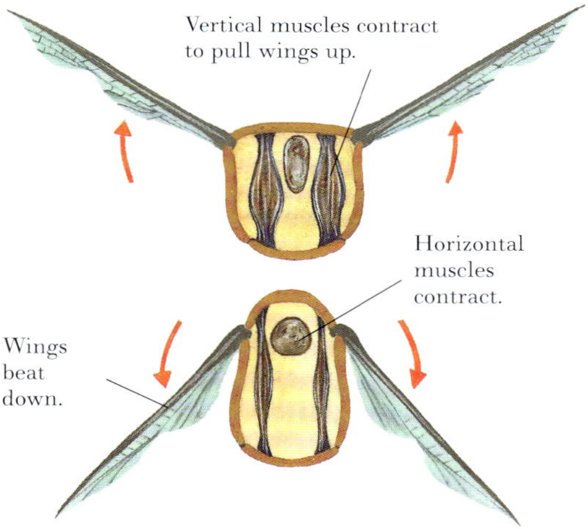

◄ FLIGHT MUSCLES

Unlike flies, the beetle uses only its delicate rear wings for flying. Vertical muscles attached to the top and bottom of the thorax contract to flatten it. This makes the wings move up. Horizontal muscles along the body then contract to pull the thorax up, making the beetle's wings flip down. The action of the thorax controls the wings and propels the insect along.

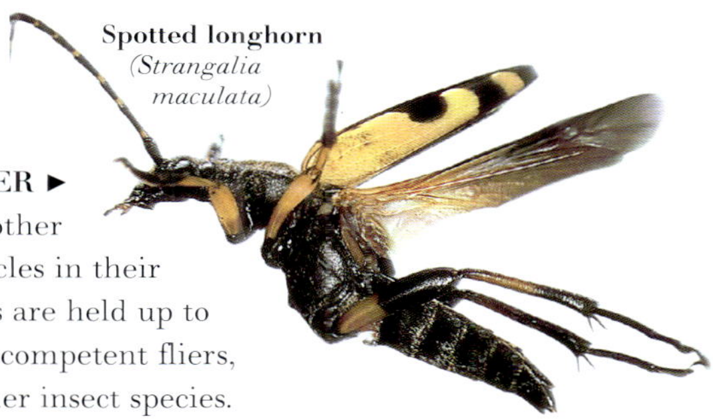

Spotted longhorn
(Strangalia maculata)

GRACEFUL FLIER ►

A spotted longhorn beetle takes to the air. Like other insects, these beetles have two sets of flying muscles in their thorax (mid-body section). The hard front wings are held up to help steady the insect in flight. Most beetles are competent fliers, but they do not specialize in flying like some other insect species.

Focus on

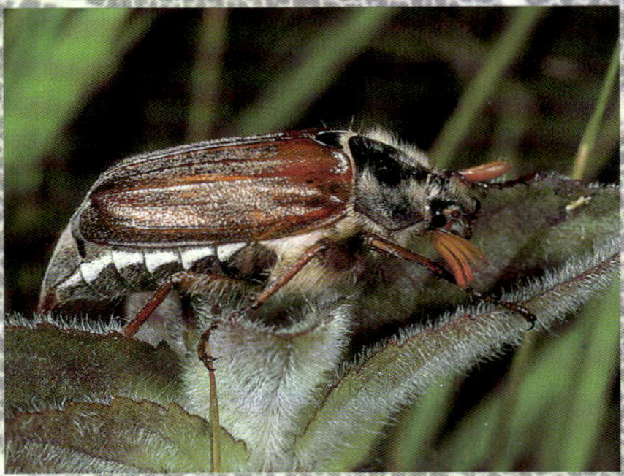

1 When on the ground, the wing cases of the cockchafer beetle (*Melolontha melolontha*) meet over its body. The delicate rear wings are folded under the elytra and cannot be seen. Cockchafer beetles are also known as May bugs or June bugs, as it is in these months that they are usually seen.

Beetles, bugs and other insects are the only animals without a backbone that are able to fly. They take to the air to escape from their enemies and to move from place to place in search of food. Most beetles and bugs are expert fliers.

Bugs with two pairs of wings use both sets for flying. Their front and rear wings flap up and down together. The hardened front wings of a beetle are called elytra. They are not used for powering flight but steady the beetle as it flies. The long rear wings sweep up and down to power the beetle through the air.

2 A cardinal beetle (*Pyrochroa serraticornis*) prepares for take-off by raising its front wings out of the way and flexing its rear flight muscles. This process checks that the wings are in good working order and warms the beetle's muscles for the flight ahead. When the warm-up is finished, the beetle is ready to go.

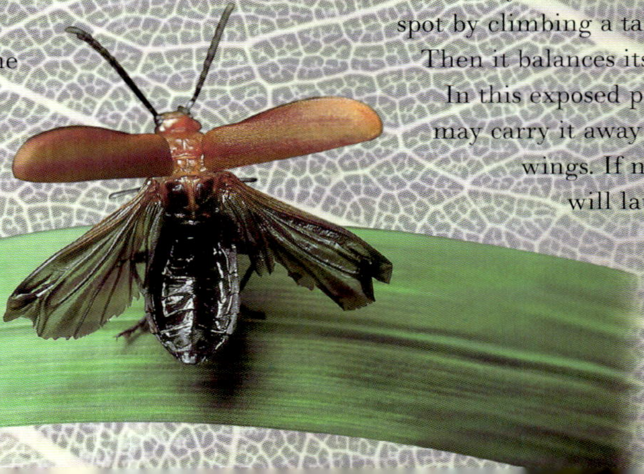

3 A black-tipped soldier beetle (*Rhagonycha fulva*) positions itself for take-off like a plane taxiing down a runway. It finds a breezy spot by climbing a tall plant stem. Then it balances its body on top. In this exposed place, the wind may carry it away as it raises its wings. If not, the beetle will launch itself by leaping into the air.

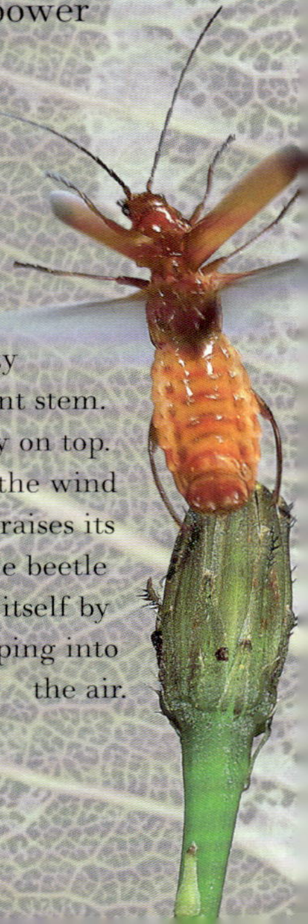

Beetles in Flight

4 A cockchafer manoeuvres between plant stems. Its wing cases help to provide the lift it needs to remain airborne. Long rear wings provide flapping power to propel the beetle through the air. Cockchafers are clumsy fliers and sometimes stray into houses on dark evenings, drawn by the light. Indoors, the beetle may crash into objects in the unfamiliar setting, but it is so well armoured that it is rarely hurt.

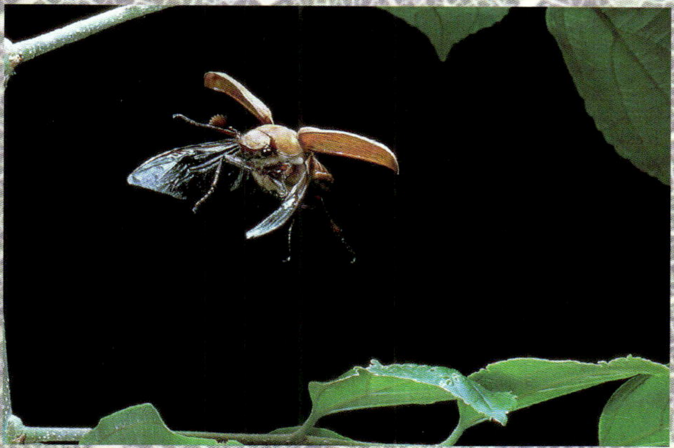

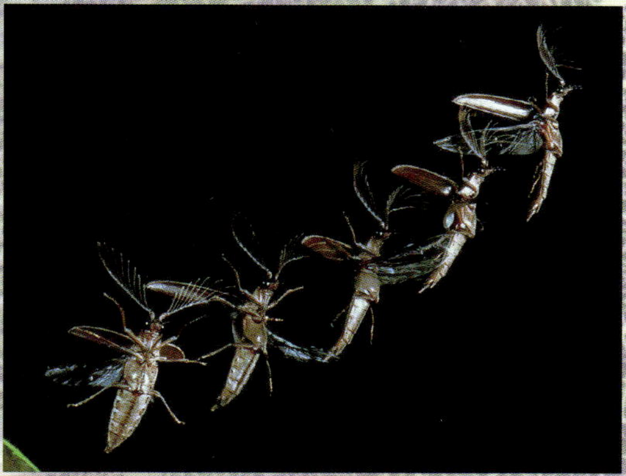

5 A freeze-frame photograph shows the flapping wing movements of a *Pectocera fortunei* beetle in mid-flight. These small, light beetles find it fairly easy to stay airborne. However, their small size is a disadvantage in windy conditions, when they are sometimes blown off course.

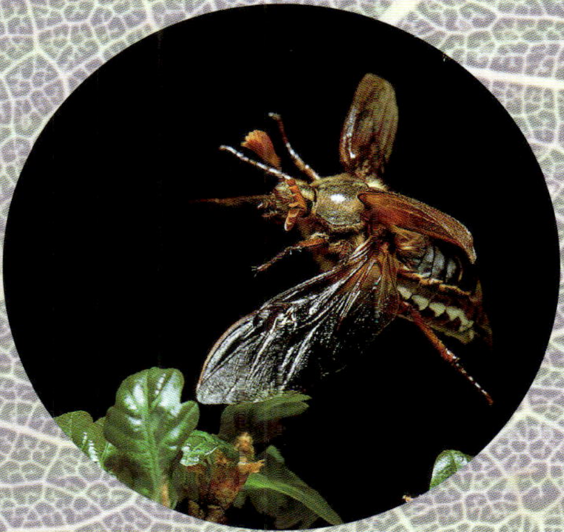

6 A cockchafer prepares to land on an oak leaf. The beetle's rear wings are angled downwards to help it lose height. As it comes in to land, the legs will move forward to take the beetle's weight on the leaf. The veins that strengthen the delicate rear wings can be clearly seen in this picture.

Senses

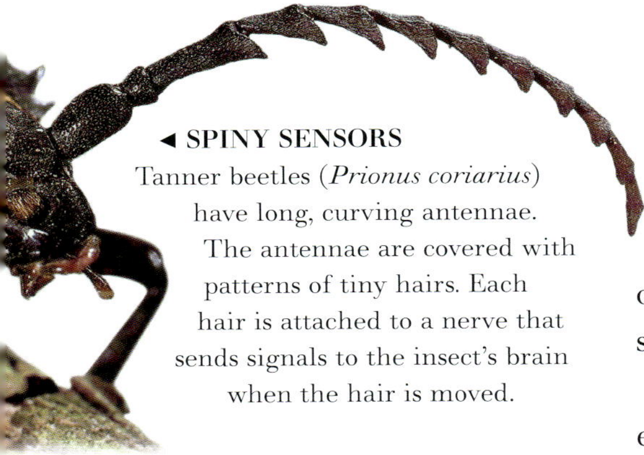

◄ **SPINY SENSORS**
Tanner beetles (*Prionus coriarius*) have long, curving antennae. The antennae are covered with patterns of tiny hairs. Each hair is attached to a nerve that sends signals to the insect's brain when the hair is moved.

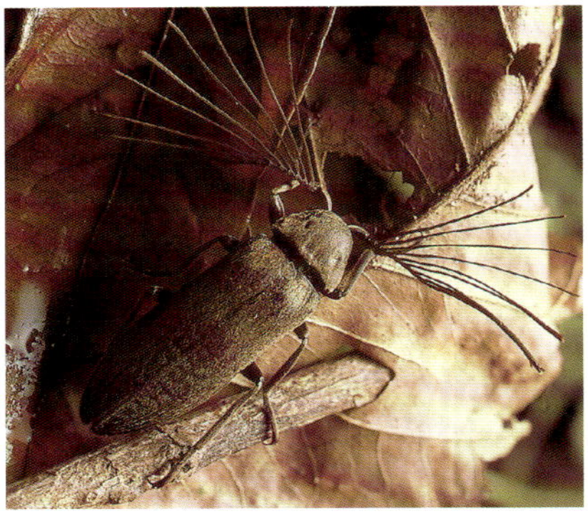

▲ **BRANCHING ANTENNAE**
This unusual beetle from Central America has branched antennae that look like the antlers of a stag. The branches are usually held closed, but the insect can also fan them out to pick up distant smells on the wind, such as the scent of a faraway mate. Smells such as these would be far too faint for humans to detect.

Beetles and bugs have keen senses, but they do not sense the world in the same way that humans do. Most beetles and bugs have good eyesight and a keen sense of smell, but no sense of hearing. The main sense organs are on the head.

Most beetles and bugs have two large eyes, called compound eyes because they are made up of many tiny lenses. These are particularly good at sensing movement. Some beetles and bugs also have simple, bead-like eyes on top of their heads, which are sensitive to light and dark.

The antennae are the main sense tools for most beetles and bugs. They are used for smelling and feeling, and in some species for hearing and tasting, too. Antennae come in various shapes – some beetles and bugs have special feelers called palps on their mouthparts.

Sensitive hairs all over the insects' bodies pick up tiny currents in the air, which may alert them to enemies nearby.

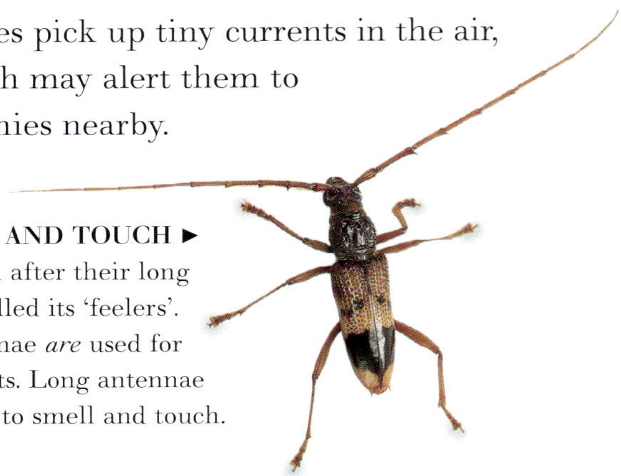

SMELL AND TOUCH ►
Longhorn beetles (Cerambycidae) are named after their long antennae. An insect's antennae are sometimes called its 'feelers'. The term is rather misleading – the antennae *are* used for feeling, but their main function is to pick up scents. Long antennae like the longhorn beetle's are especially sensitive to smell and touch.

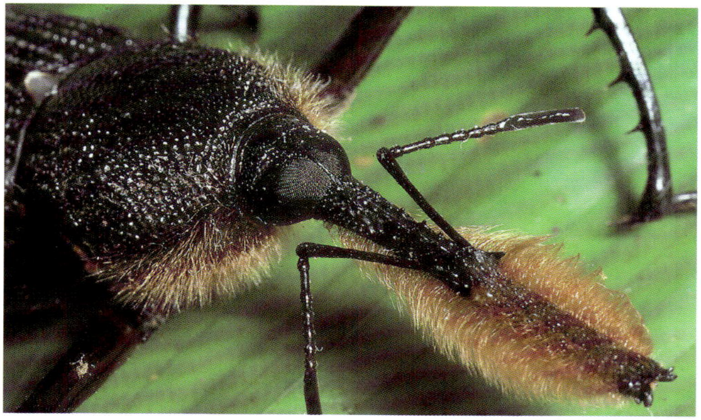

◄ ELBOW-SHAPED

The weevil's antennae are found on its long nose. Many weevils have jointed antennae, which bend in the middle like a human arm at the elbow. Some have special organs at the base of their antennae, which vibrate to sound and act as ears. This brush-snouted weevil (*Rhina tarbirostris*) has a bushy 'beard' of long, sensitive hairs on its snout.

COMPOUND EYES ►

The huge eyes of the harlequin beetle (*Acrocinus longimanus*) cover its head. Only the area from which its antennae sprout remains uncovered. Each compound eye is made up of hundreds of tiny lenses. Scientists believe that the signals from each lens build up to create one large picture. Even so, scientists are not sure what beetles and bugs see.

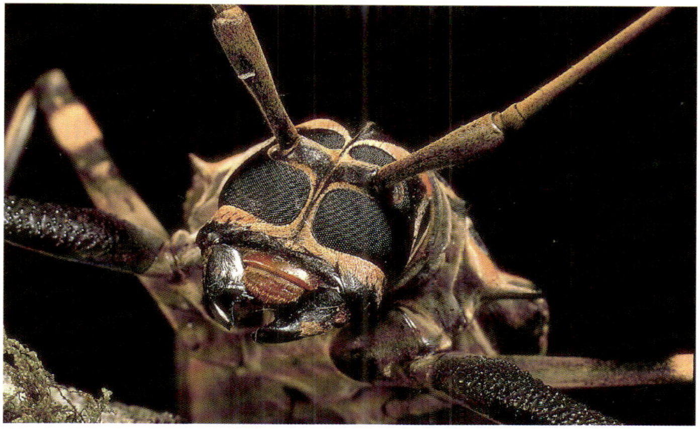

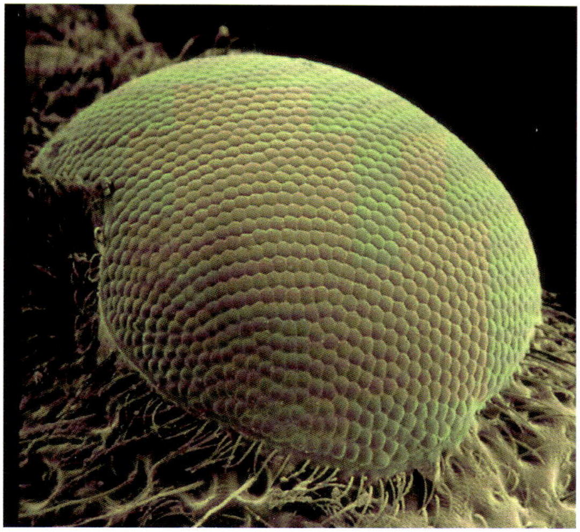

◄ TINY LENSES

A close-up of a beetle's compound eye shows that it is made up of many tiny facets, each of which points in a slightly different direction. Each is made up of a lens at the surface and a second lens inside. The lenses focus light down a central structure inside the eye, called the rhabdome, on to a bundle of nerve fibres, which are behind the eye. The nerve fibres then send messages to the brain. The hundreds of tiny lenses probably do not create the detailed, focused image produced by the human eye. However, they can pick up colours and shapes and are very good at detecting tiny movements.

Plant-eaters and Pests

Beetles and bugs do not always eat the same food throughout their lives. Larvae often eat very different foods from their parents. Some adult beetles and bugs do not feed at all, and instead put all their energy into finding a mate and reproducing very quickly.

Most bugs and some beetles are herbivores. Different species feed on the leaves, buds, seeds and roots of plants, on tree wood or on fungi. Many plant-eaters become pests when they feed on cultivated plants or crops. Other beetles and bugs are carnivores, or recycle waste by consuming dead plants or animals. Others nibble things that humans would not consider edible, such as clothes, woollen carpets, wooden furniture and even animal dung.

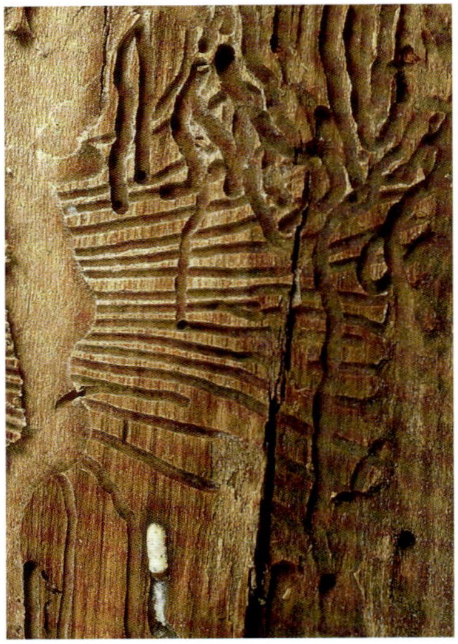

▲ TUNNEL-EATERS
This tree has been eaten by bark beetles (Scolytidae). Females lay their eggs under tree bark. When the young hatch, each eats its way through the wood to create a long, narrow tunnel just wide enough to squeeze through.

Did you know?
Some female weevils lay 6,000 eggs during their adult lives.

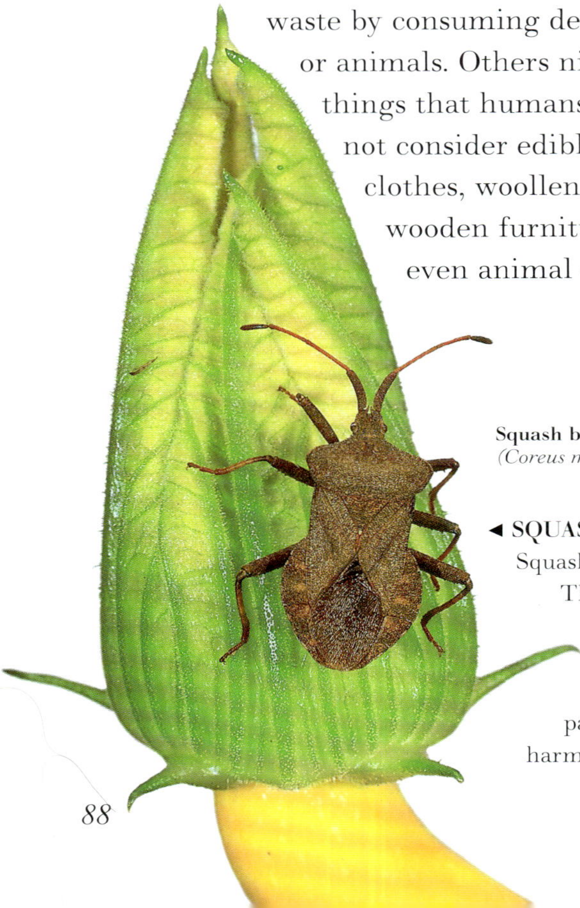

Squash bug
(Coreus marginatus)

◄ SQUASH-LOVERS
Squash bugs are named after their favourite food. The squash-plant family includes courgettes and pumpkins. This bug is about to nibble a courgette flower bud. Most squash bugs are green or brown in colour. They feed on the green parts of squash plants, and also on the seeds, which harms future crops. The insects are a pest in the USA.

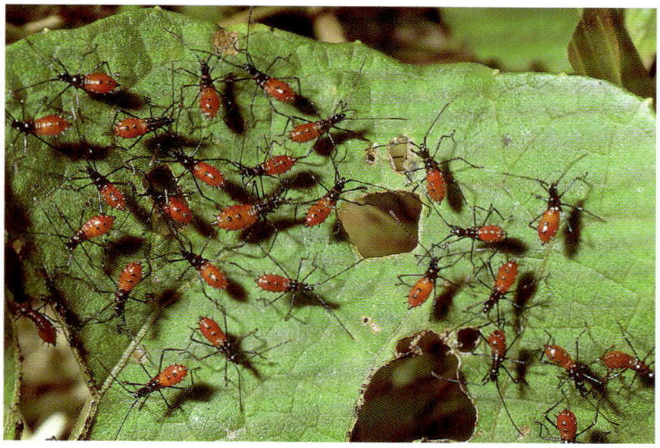

▲ **A PLAGUE OF APHIDS**
Aphids are small, soft-bodied bugs. They use their sharp, beak-like mouths to pierce the stems of plants and suck out the sap inside. Aphids feed on the sap of plants, which is found in the stems and veins of leaves. These insects breed very quickly in warm weather.

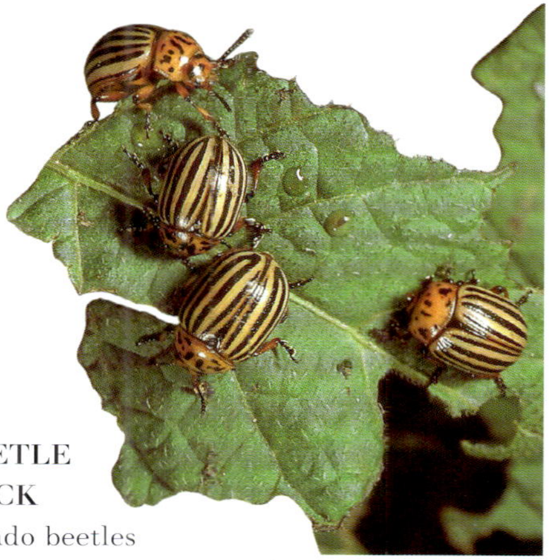

▲ **BEETLE ATTACK**
Colorado beetles (*Leptinotarsa decemlineata*) are high on the list of dangerous insects in many countries. The beetles originally came from western USA, where they ate the leaves of local plants. When European settlers came and cultivated potatoes, the beetles ate the crop and did great damage. Colorado beetles later spread to become a major pest in Europe, but are now controlled by pesticides.

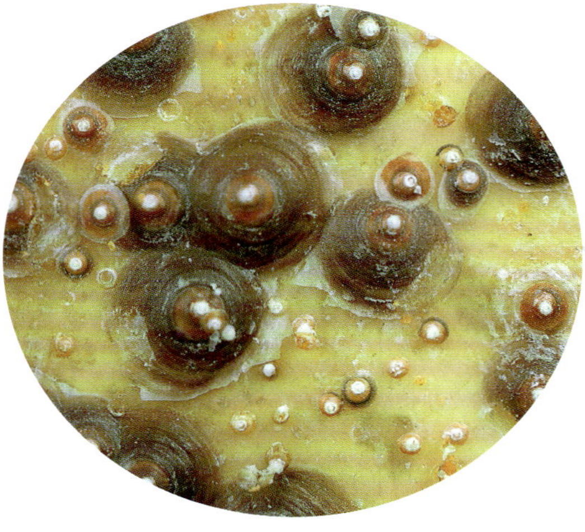

▲ **SCALY FEEDERS**
Most female scale insects (Coccoidae family) have neither legs nor wings, but they can be identified as bugs from the way their mouth is formed. Scale insects are usually well camouflaged, but the species shown here can be seen clearly. They are feeding on a juicy melon by piercing the skin and sucking up the sap.

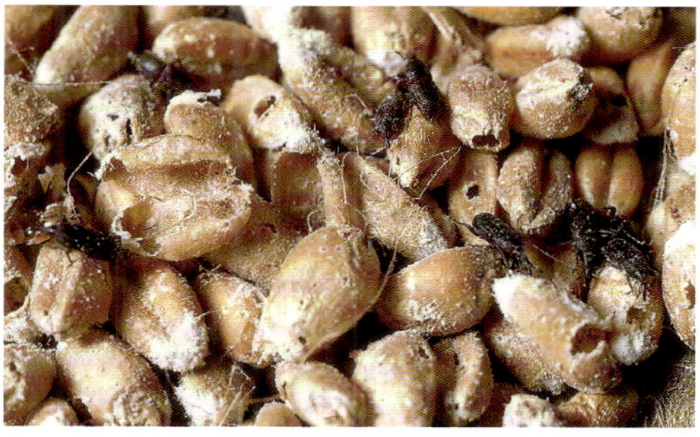

▲ **THE EVIL WEEVIL**
These grains of wheat have been infested by grain weevils (*Sitophilus zeamais*). The adult weevils bore through the grain's hard case with their long snouts to reach the soft kernel inside. Females lay their eggs inside the kernels. Then, when the young hatch, they can feed in safety.

Scavengers and Hunters

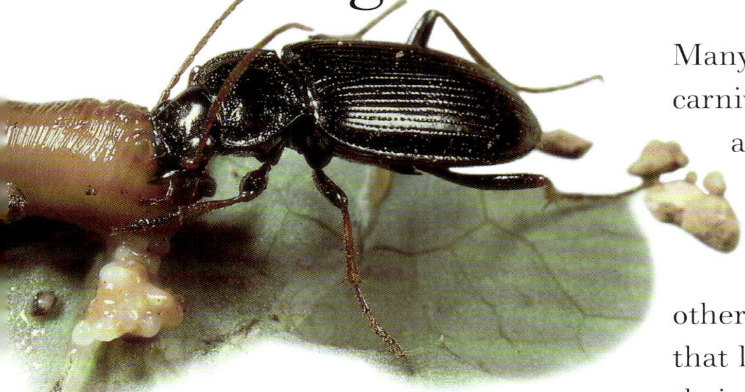

Ground beetle
(Lorica pilicornis)

Many beetles and some bugs are carnivores (meat-eaters). Some hunt and kill live prey, others prefer their meat dead. Called scavengers, they feed on the remains of animals. Some other beetles and bugs are parasites that live on larger animals and eat their flesh, or drink their blood, without killing them.

Most predator beetles and bugs hunt fellow insects or other minibeasts such as millipedes. Some tackle larger game, such as fish, tadpoles, frogs, snails and worms. Beetles and bugs use a variety of different tricks and techniques to catch and overpower their prey. Most beetles seize their victims in their jaws, and crush or crunch them up to kill them. Bugs suck their victims' juices from their bodies while they are still alive.

▲ SPEEDY HUNTER
A ground beetle feeds on a juicy worm it has caught. Ground beetles are a large family of beetles, with over 20,000 species. Many species cannot fly, hence their name. However, most ground beetles are fast runners. The beetle uses its speed to overtake its fleeing victim. Once trapped, the victim is firmly grabbed in the beetle's powerful jaws.

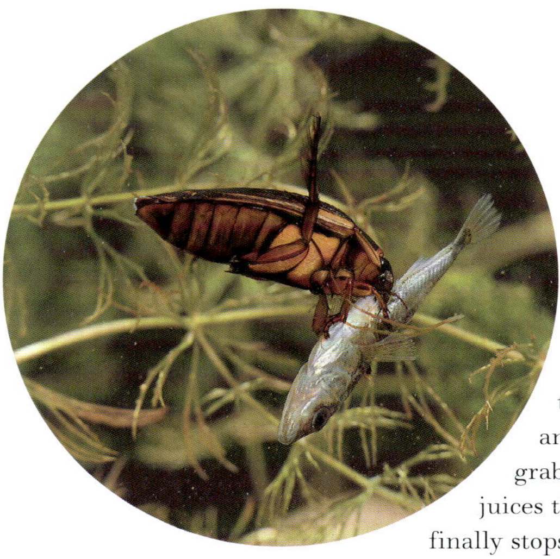

◄ GONE FISHING
Great diving beetles (*Dytiscus marginalis*) are fierce aquatic hunters. They hunt down fish, tadpoles, newts and minibeasts that live in ponds and streams. This beetle has caught a stickleback. It grabs the fish in its jaws, then injects it with digestive juices that dissolve the fish's flesh. When the victim finally stops struggling and dies, the beetle begins to feed.

Famous Victim

Charles Darwin (1809–1882) was a British naturalist who first developed the theory of evolution – the idea that species develop over time to fit their environment. Darwin's theory was inspired by a trip to South America to study wildlife. On returning to Britain, Darwin fell victim to a mysterious illness, which weakened him for the rest of his life. Some historians believe that he was bitten by a South American assassin bug that carried a dangerous disease.

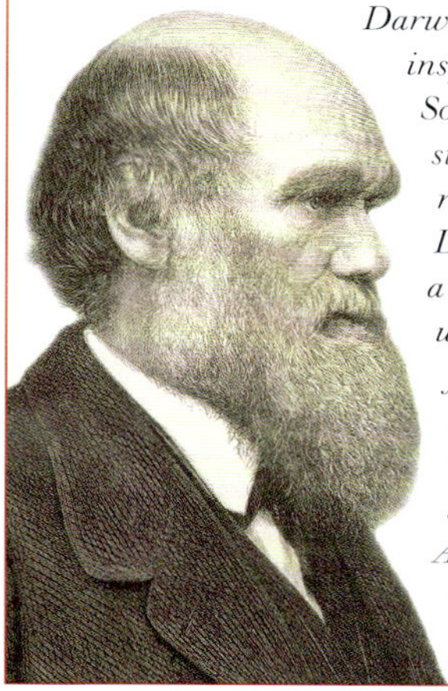

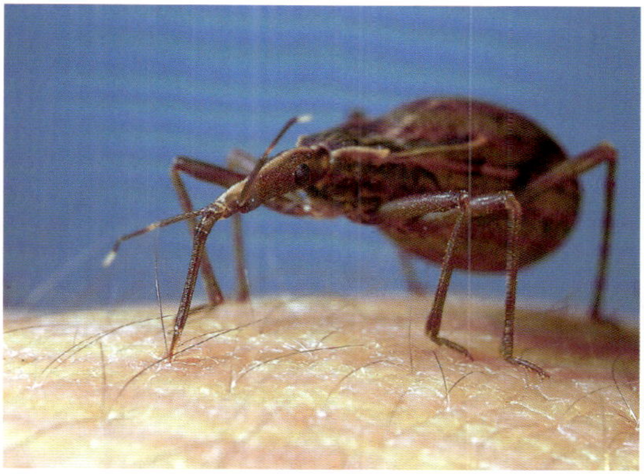

▲ VAMPIRE BEETLE

Most assassin bugs (Reduviidae family) are killers. Many species hunt minibeasts and suck their juices dry. Some are parasites. The species above feeds on humans by injecting their skin with a pain-killer so it can feast unnoticed.

EATEN ALIVE ►

This shield bug *(Palomena prasina)* has caught a caterpillar. With a victim in its clutches, it uses its curving mouthparts to suck its prey dry. Most types of shield bugs are plant-eaters, but some hunt living creatures. The bugs use their front legs to hold their victims steady while they feast on them.

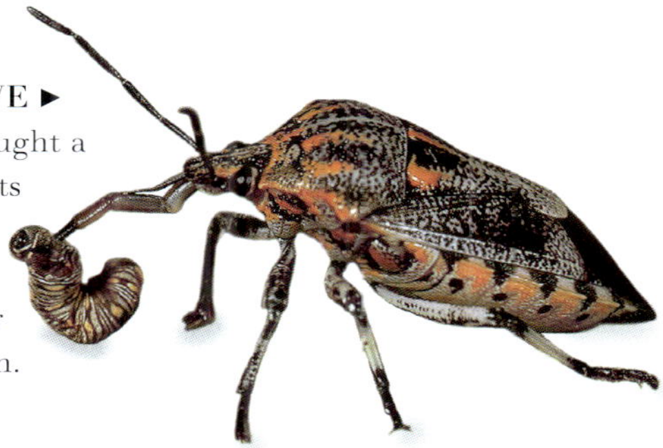

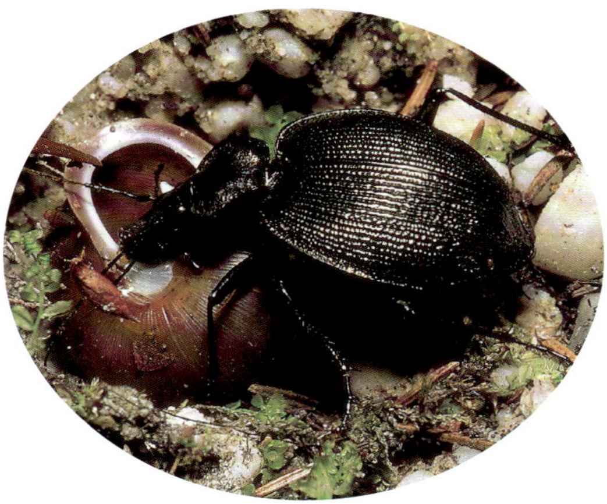

Did you know? Great diving beetles store air under their wings when they dive.

◄ NO ESCAPE

A snail-hunter beetle (*Calisoma*) tackles a small snail. To protect itself, the snail retreats into its shell and seals the opening with slime. In response, the beetle squirts a liquid into the shell to dissolve the slime and kill the snail.

Escaping Danger

The naturalist Charles Darwin's theory of evolution explains how only the fittest animals survive to breed and pass on their characteristics to the next generation. The key to survival is escaping danger. Beetles and bugs have many enemies in the natural world. They also have many ways of avoiding attack. Many species run, fly, hop or swim away, but some species are also armed with weapons. Some bugs and beetles can bite or use sharp spines for protection. Others are armed with poisonous fluids or taste nasty. These insects are often brightly coloured, which tells predators such as birds to stay away.

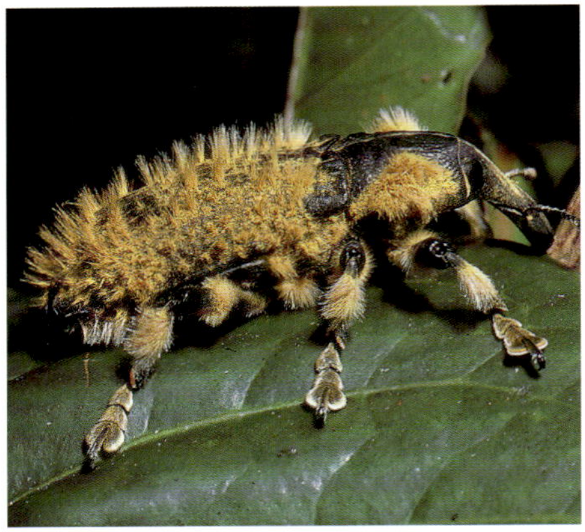

▲ PROTECTIVE SPINES
A weevil (*Lixus barbiger*) from the island of Madagascar has an impressive array of sharp spines on its back. Few predators will try such a prickly morsel – if they do, the pain may make them drop their meal!

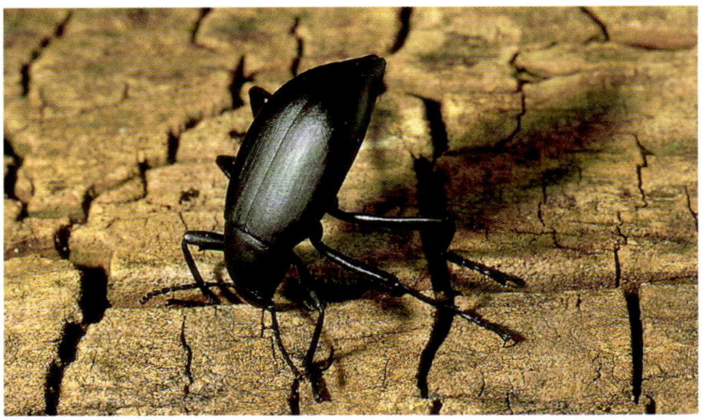

▲ READY TO SHOOT
Desert skunk beetles (*Eleodes armata*) defend themselves by shooting a foul-smelling spray from their abdomens. This beetle has taken up a defensive posture by balancing on its head with its abdomen raised in the air. It is ready to fire its spray if an intruder comes close. Most predators will back away.

▼ WHAT A STINK
Squash bugs (*Coreus marginatus*) are also known as stink bugs because of the smelly spray they produce to ward off enemies. Like other insects, squash bugs do not actively *decide* to defend themselves. They instinctively react when their sense organs tell them that danger is near.

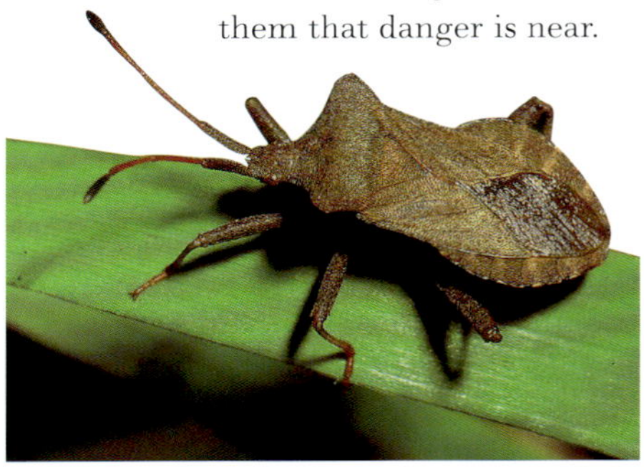

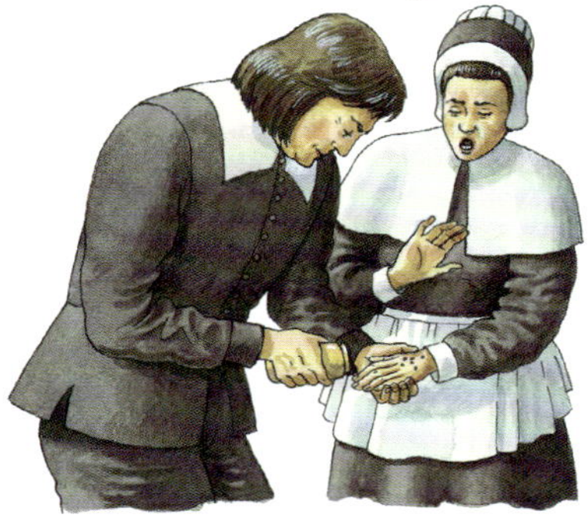

Blistering Attack

The blister beetles (Meloidae *family) give off a chemical that causes human and animal skin to blister. Centuries ago, the chemical was thought to cure warts. Doctors applied blister beetles to the skin of patients suffering from the infection. The 'cure' was probably painful and did not work.*

▼ TRICKY BEETLE

The devil's coach-horse beetle has several ways of defending itself from attack. First, it raises its tail in a pose that mimics a stinging scorpion (below). This defence is a trick, for the beetle cannot sting. If the trick does not work, the beetle gives off an unpleasant smell to send its enemies reeling. If all else fails, it delivers a painful bite with its large jaws.

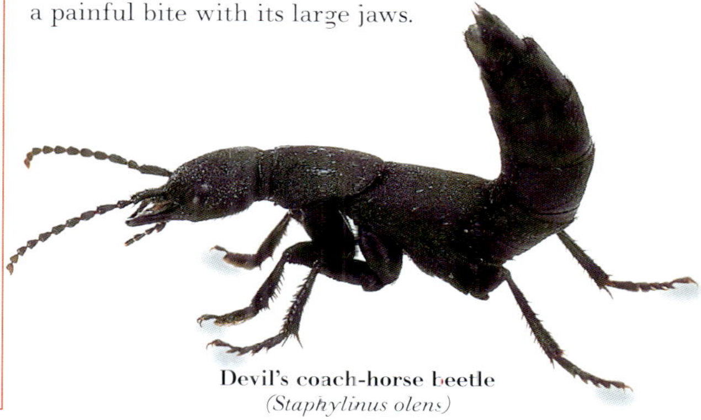

Devil's coach-horse beetle
(Staphylinus olens)

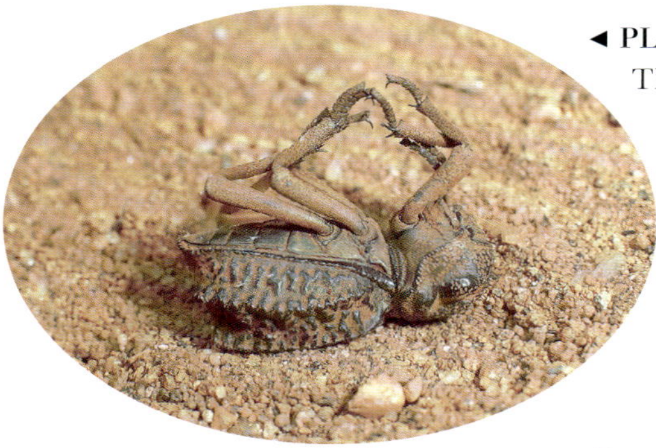

◀ PLAYING DEAD

This weevil from East Africa is trying to fool an enemy by playing dead. It drops to the ground and lies on its back with its legs curled in a lifeless position. This defence works well on enemies that eat only live prey. However, it does not work on the many predators that are not fussy whether their victims are alive or dead.

WARNING COLOURS ▶

The cardinal beetle's body contains chemicals that have a terrible taste to predators. The beetle's blood-red colour helps to warn its enemies away. The colour coding will only work if the predator has tried to eat another beetle of the same species. If so, it will recognize the species by its colour and leave it alone.

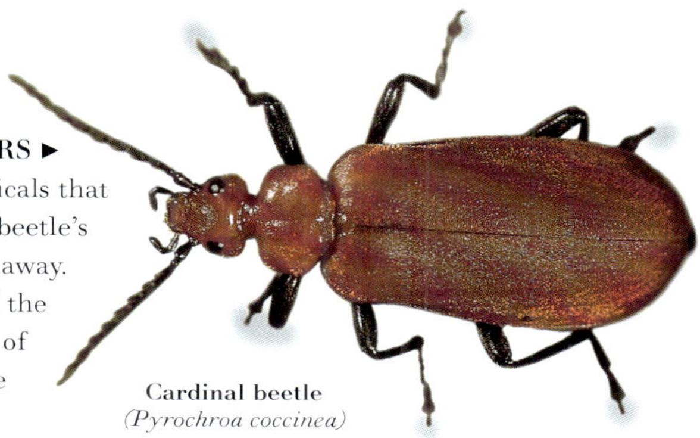

Cardinal beetle
(Pyrochroa coccinea)

Focus on

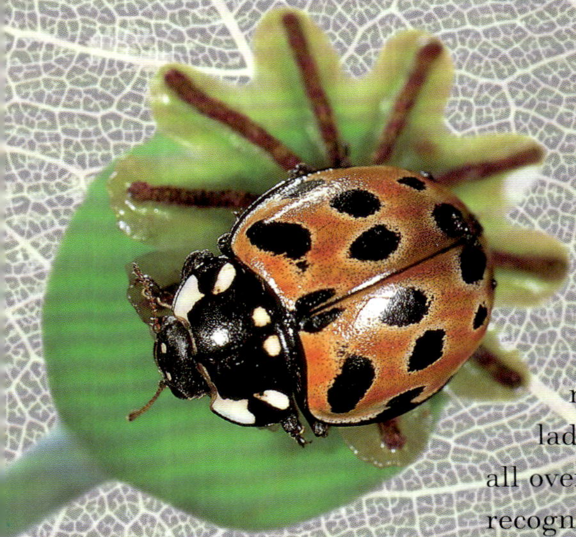

Ladybirds are the only insects that many people will touch because they are known to be harmless. There are more than 4,000 different types of ladybirds in temperate and tropical countries all over the world. The insects are easy to recognize because of their rounded body shape. Most ladybirds are brightly coloured (red, yellow or orange) with black spots. These colours warn predators that ladybirds taste horrible.

Farmers and gardeners appreciate ladybirds because they are carnivores and feed on aphids and other minibeasts that cause damage to crops. One ladybird can eat up to 50 aphids a day. During the late 1800s, ladybirds were used to control the cottony cushion scale (*Icerya purchasi*) – a bug that threatened to destroy all the lemon trees in California, USA.

FLYING COLOURS
The eyed ladybird (*Anatis ocellata*) is a large European species. Most ladybirds are red with black spots. Some have yellow or white spots, or multi-coloured markings, like this species (above). Some ladybirds have stripes instead of spots, and others are black with no markings at all.

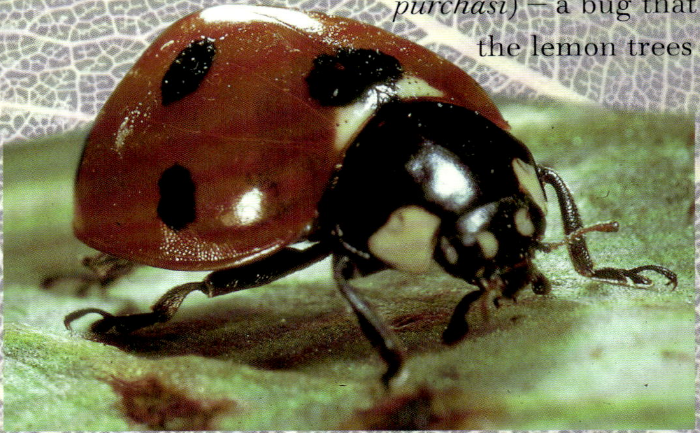

HEADS OR TAILS?
A seven-spot ladybird (*Coccinella septempunctata*) scurries across a leaf. Like all ladybirds, its bright colours are found on the elytra (wing cases), which fold over the insect's back. The head and thorax are black. The pale markings that look like eyes are actually on the thorax.

Ladybirds

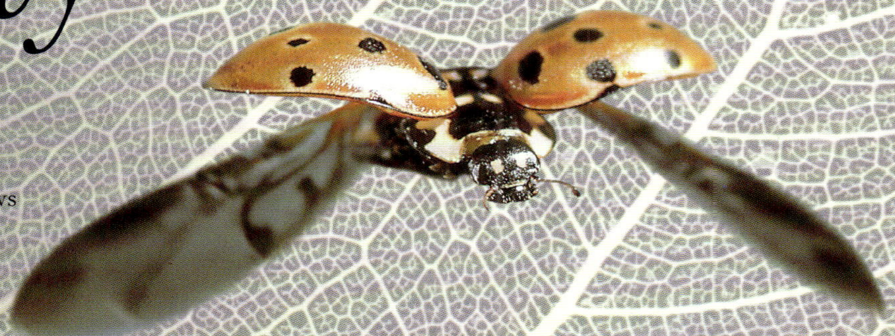

FLY AWAY HOME
A ladybird in flight shows that, like other beetles, the insect holds its wing cases out of the way when flying. In spring, ladybirds lay their eggs on plants infested with aphids. When the hungry young ladybird grubs hatch, they devour large quantities of the plant-eating pests.

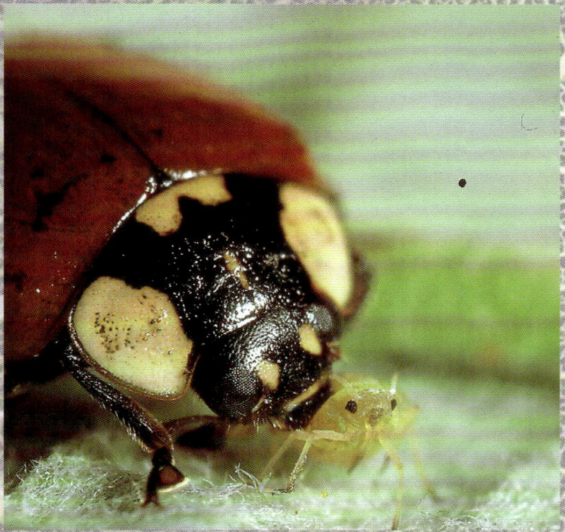

HEAVEN-SENT HELPERS
A ladybird munches an aphid. Ladybirds are popular with market gardeners because they eat aphids and other insects that attack trees and crops. In medieval times, Europeans believed that ladybirds were sent by the Virgin Mary to help farmers – hence the name ladybird.

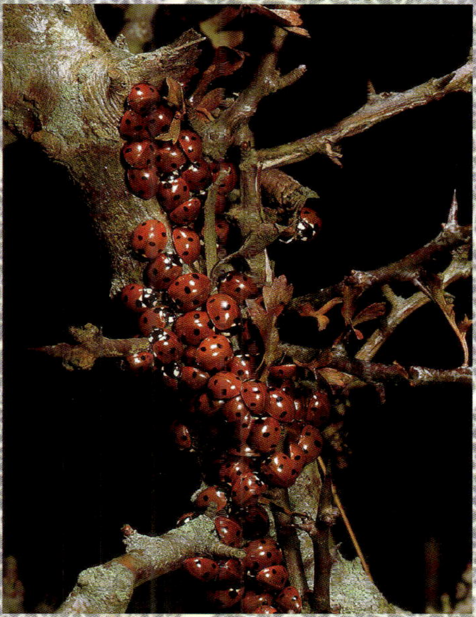

WINTER SLEEP
Ladybirds cluster on a twig in winter. They survive the cold by entering a deep sleep called hibernation. They hibernate together in large numbers, in sheds, cellars or under tree bark. Collectors use this period to harvest large quantities of the beetles to sell to suppliers and garden shops for pest control.

Natural Disguises

Many beetles and bugs have colours and patterns on their bodies that disguise them in the natural world. Such disguises are called camouflage and hide the insects from their predators. Various species imitate natural objects, including sticks, grass, seeds, bark and thorns. Others are disguised as unpleasant objects, such as animal droppings, which predators avoid when looking for food.

Some beetles and bugs have another clever way of surviving – they mimic the colour or shape of insects such as wasps and ants that are poisonous or can sting. Predators recognize and avoid the warning signs of the harmless imitators, mistaking them for the dangerous minibeasts.

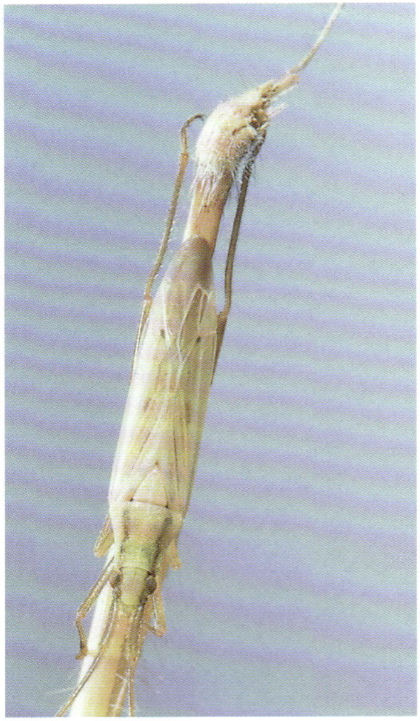

▲ **BLADERUNNER**
The top of this grass stem is actually a damsel bug (*Stenodema laengatum*) posing as a blade of grass. This bug's camouflage helps it to hide from its enemies – *and* sneak up on its prey, for the damsel bug is also a fierce predator.

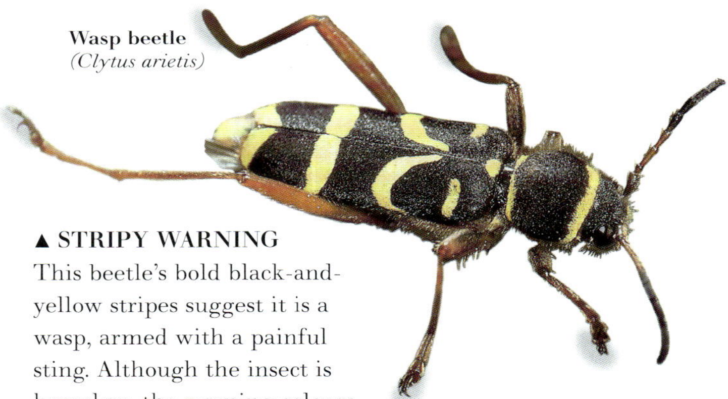

Wasp beetle
(Clytus arietis)

▲ **STRIPY WARNING**
This beetle's bold black-and-yellow stripes suggest it is a wasp, armed with a painful sting. Although the insect is harmless, the warning colours are enough to put most predators off.

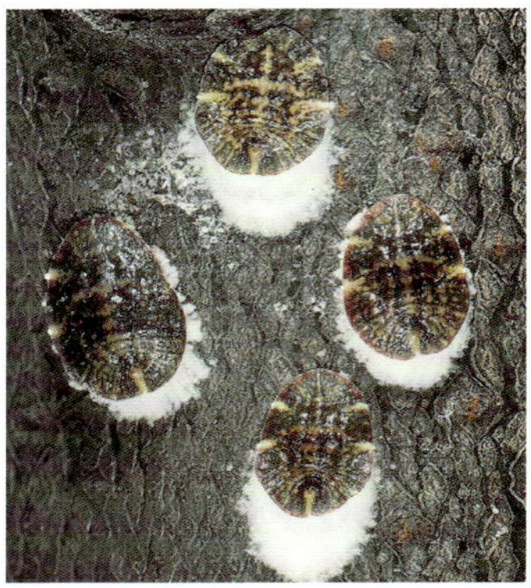

UNDER COVER ►
A group of female scale insects (Coccoidae family) feed on a bay tree, disguised by their camouflage. The bugs also produce a nasty-tasting waxy white substance around their bodies. In this way, they can feed without being attacked by their enemies.

THORNY PROBLEM ►

The sharp thorns on this twig look like part of the plant. They are, in fact, thorn bugs (*Umbonia crassicornus*). Each bug perfects its disguise by pointing in the same direction as the others on the twig. If they pointed in different directions, the bugs would look less like part of the plant. Even if a predator does spot the bugs, their prickly spines deter any passing enemy.

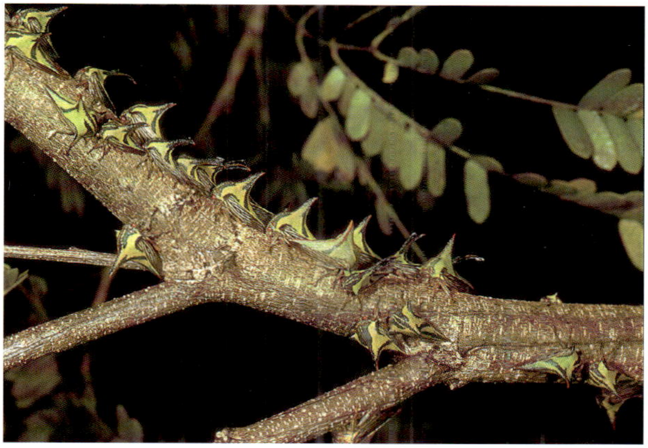

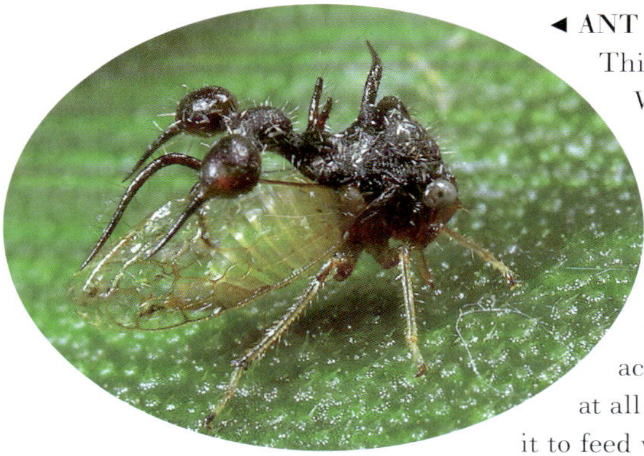

◄ ANT COSTUME

This treehopper (*Cyphonia clavata*) from the West Indies is a master of disguise. Its green body and transparent wings make it almost invisible when feeding upon leaves. In addition, it has an amazing black ant disguise on its back, which can be seen clearly by predators. True ants are armed with biting jaws and can also squirt stinging acid at their enemies. Predators will avoid them at all costs, and so the insect's clever disguise allows it to feed without being disturbed.

EYE SPY ►

Click beetles have mottled colours that help them to blend in with grass or tree bark. The eyed click beetle (*Alaus oculatus*, right) has two large eyespots on its thorax. These resemble the eyes of a large predator, such as an owl. These frightening markings will be enough to stop any predatory bird from attacking the beetle.

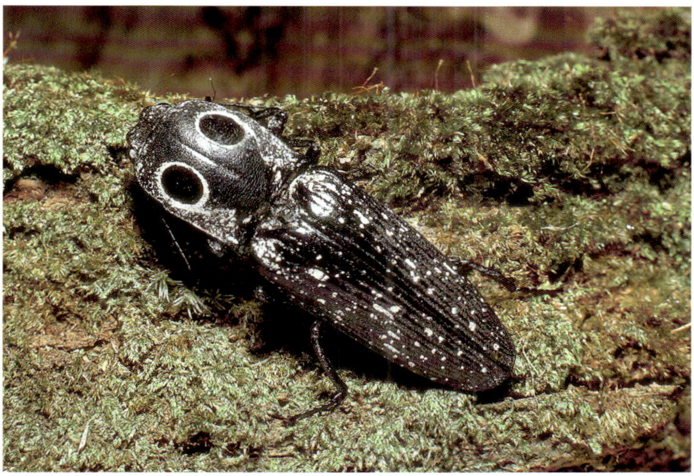

Focus on

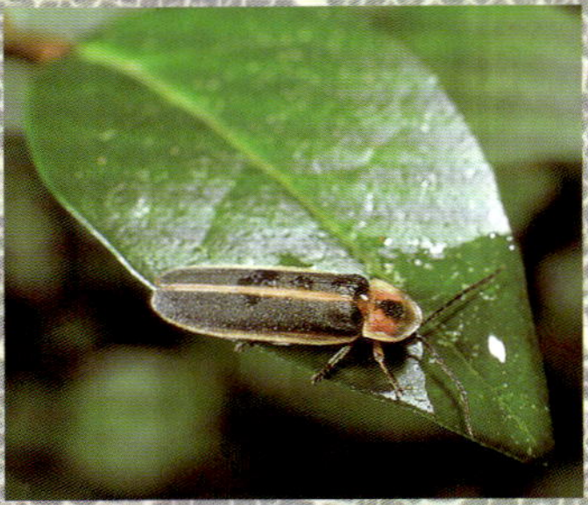

FIREFLY ANATOMY
Fireflies are flat and slender. Most are dark brown or black, with orange or yellow markings. The light organs are found in their abdomens. Most species have two sets of wings, but in some, the females have no wings at all.

At nightfall in warm countries, the darkness may be lit up by hundreds of tiny green-yellow lights. The lights are produced by insects called fireflies, also known as glow-worms. There are over 1,000 different types of fireflies, but not all species glow in the dark. The light is produced by special organs in the insects' abdomens. Fireflies are nocturnal (night-active) beetles. Some species produce a continuous greenish glow, others flash their lights on and off. These signals are all designed for one purpose – to attract a mate.

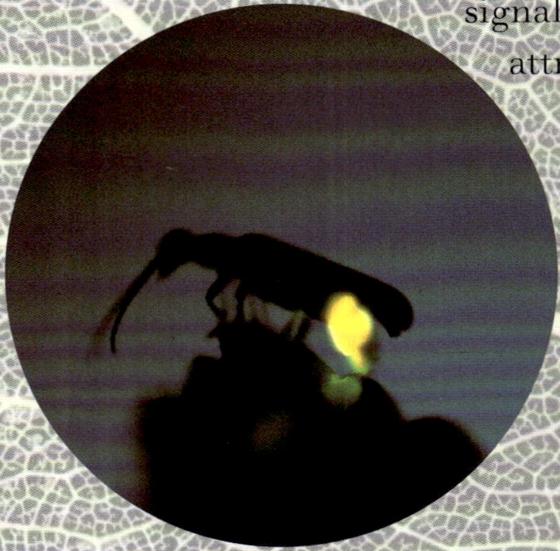

PRODUCING LIGHT
A male firefly flashes his light to females nearby. He produces light when chemicals mix in his abdomen, causing a reaction that releases energy in the form of light. In deep oceans, many sea creatures produce light in a similar way, including fish and squid.

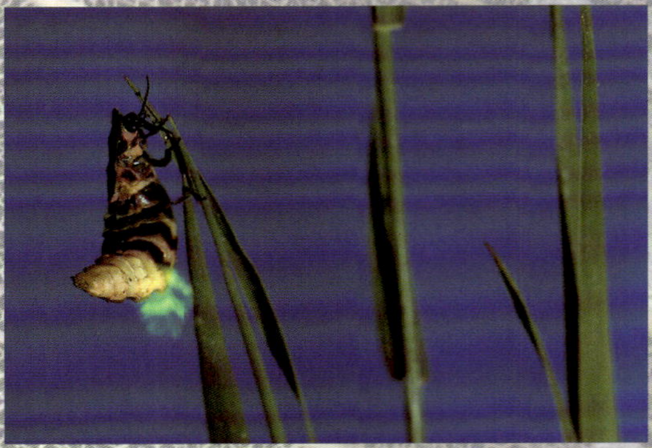

CODED SIGNALS
A female firefly climbs on to a grass stem to signal with her glowing tail. Each species of firefly has its own sequence of flashes, which serves as a private mating code. On warm summer evenings, the wingless females send this code to the flashing males that fly above.

Fireflies

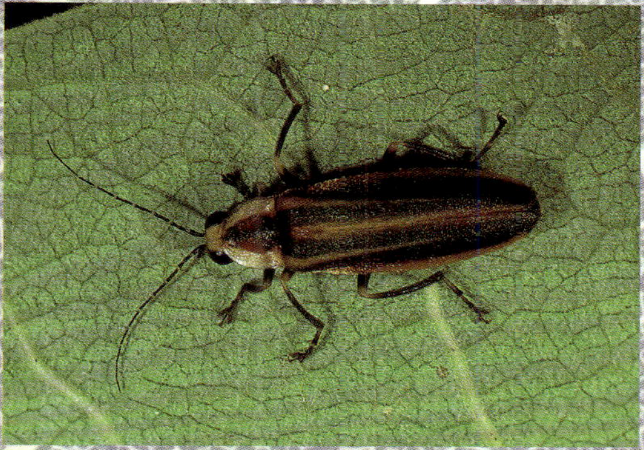

FALSE CODE

Most adult fireflies feed on flower nectar or do not eat at all. However, the female of this North American species is a meat-eater – and her prey is other fireflies. When the flightless female sees a male firefly of a different species circling overhead, she flashes his response code to attract him to the ground. When he lands nearby, she pounces and eats him. She also flashes to males of her own species to attract them to her for mating.

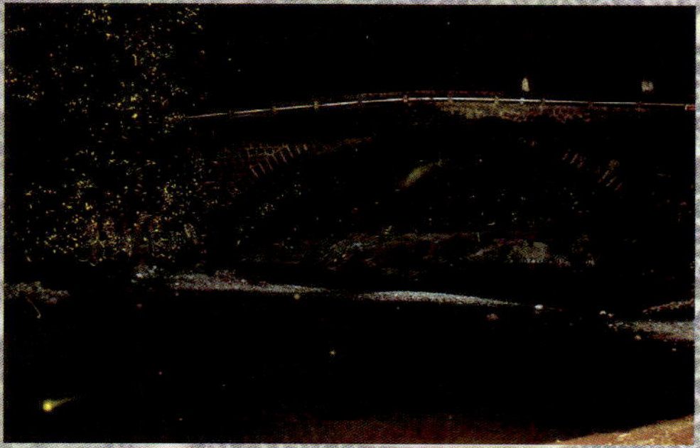

PULSE OF LIGHT

A group of fireflies light up a tree by a bridge as they signal to one another. In parts of Asia, some species of fireflies gather in large groups on trees. When one insect, called a pacemaker, flashes its light, all the other fireflies on the tree begin to flash their lights at the same time and to the same pattern. When this happens, the whole tree can be seen to glow and pulse with brilliant flashes of light.

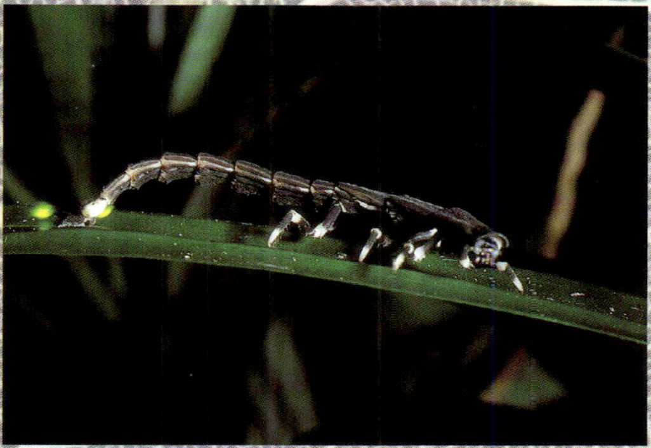

YOUNG FIREFLIES

Like the adults, firefly larvae also make light. It is only the young, wingless insects and the flightless females that are called glow-worms. Young fireflies hatch from eggs laid in moist places by the females. Unlike most of their parents, all firefly larvae are meat-eaters. They kill slugs and snails by injecting them with poison. The young insects use their sharp jaws to hook the snails out of their shells and then gobble them up.

Attracting a Mate

One of the most important tasks for any animal is to continue its species by breeding. Beetles and bugs are no exception, and most must mate before they produce young.

Many beetles and bugs use scent to attract the opposite sex. They give off special smells that can travel a long distance through the air. The opposite sex then follow the trail of scent to find a partner to mate with. Some species use sound to attract a mate that is far away.

At close quarters, beetles and bugs may partly identify one another by sight. If two or more males are attracted to one female, the rivals may fight for the chance to mate. In some species, males and females spend several hours courting – checking that they have found a suitable mate. In other species, mating takes only a few minutes, after which the two insects go their separate ways.

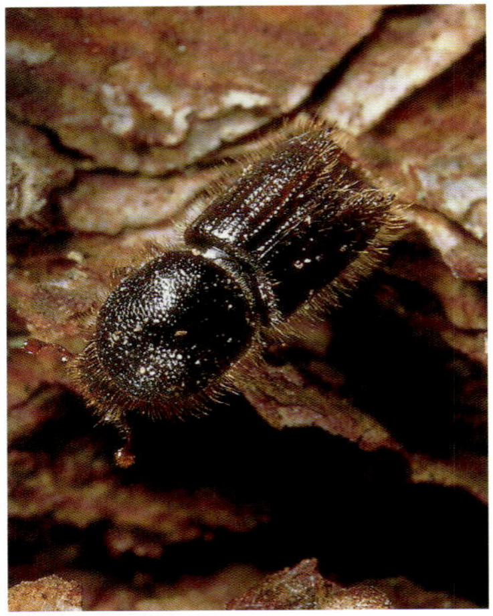

▲ **IRRESISTIBLE SMELL**
Bark beetles (Scolytidae) live in tree trunks. Females of some species produce a scent, which male beetles pick up using their antennae. Sometimes, many males are drawn to just one female.

Did you know? Most beetles mate for only a few seconds but some mate for hours.

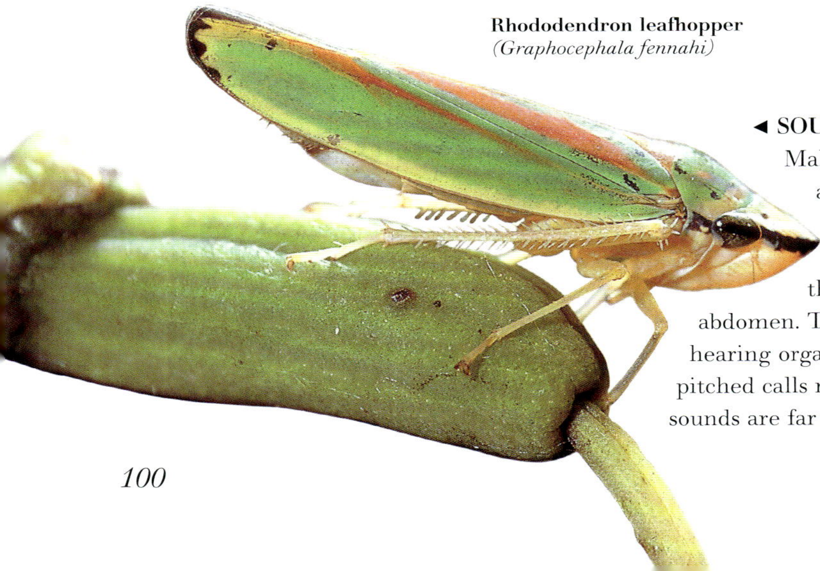

Rhododendron leafhopper
(Graphocephala fennahi)

◄ **SOUND SIGNALS**
Male leafhopper bugs 'sing' to attract their partners. They produce little squeaks and rasping sounds by rubbing their wings against their abdomen. The female insects have special hearing organs that can detect the high-pitched calls made by their mates. The sounds are far too quiet for humans to hear.

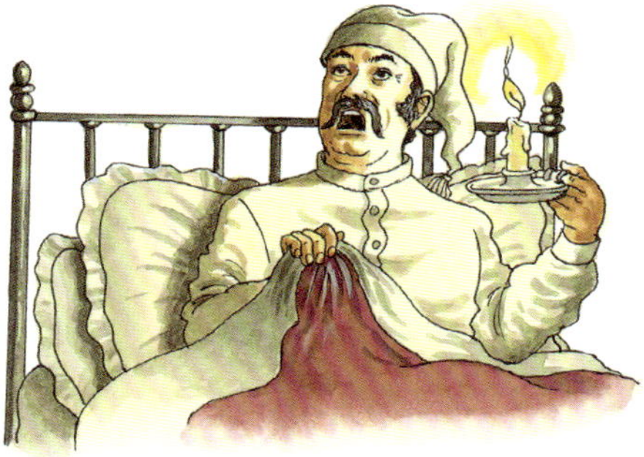

Ominous Sound

Deathwatch beetles (Xestobium rufovillosum) *live in rotting logs and also in wooden buildings. During the breeding season, they tap on the wood at night to attract a mate. These sounds, sometimes heard by sick people awake at night, were once thought to be very unlucky. The tapping was believed to be an omen of death – hence the beetle's name.*

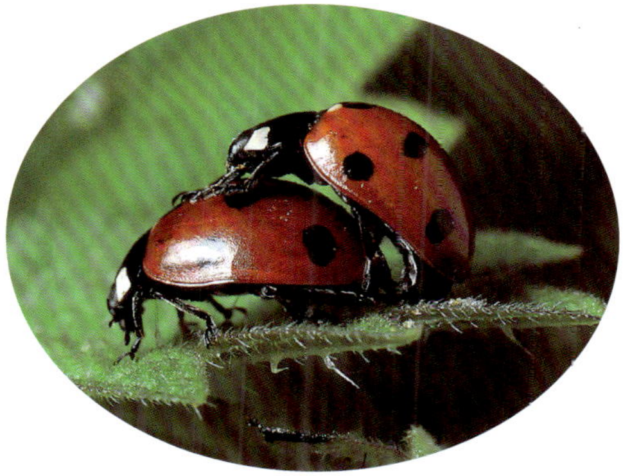

▲ SPOTTING A MATE

Seven-spot ladybirds (*Coccinella septempunctata*) mate on a leaf. The male mounts the female to release sperm to fertilize her eggs. Ladybirds use sight to identify one another. They are guided to their own species by the different numbers of spots on their elytra (wing cases). Once they have found one of their own kind, they can mate successfully to produce young.

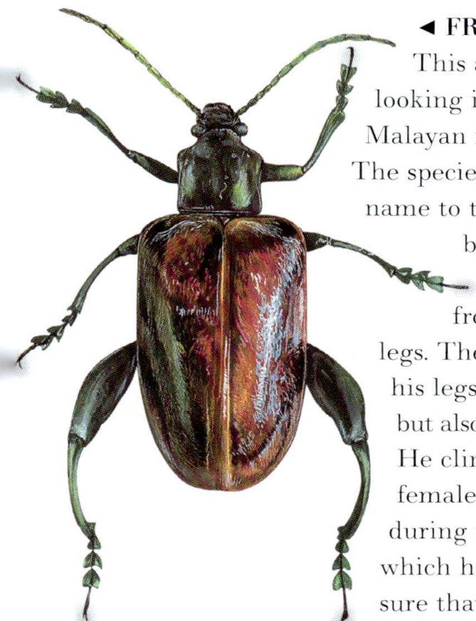

◄ FROG LEGS

This athletic-looking insect is a Malayan frog beetle. The species owes its name to the male beetle's powerful, frog-like hind legs. The insect uses his legs for leaping, but also for breeding. He clings on to the female beetle during mating, which helps to make sure that the union is fertile.

Malayan frog beetle
(Sagra buqueti)

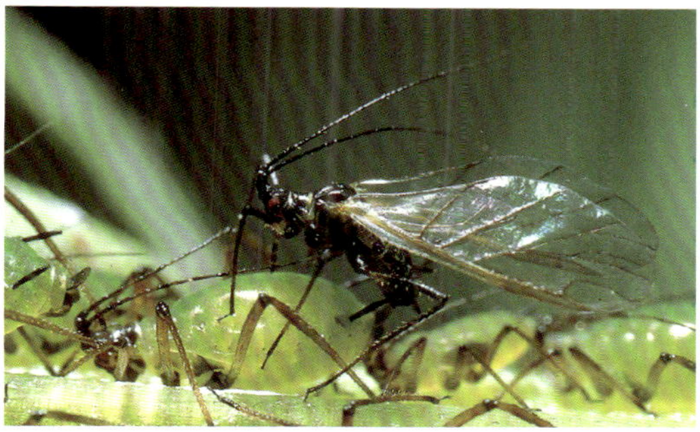

▲ MALE AND FEMALE

A male aphid mates with a female. Many male and female beetles and bugs look similar to one another, but some aphids are different. The females have plump, green bodies. The males are thinner, with dark bodies and large wings. There are more female aphids than males. Males appear only in autumn, to mate with the females. The females lay fertilized eggs, which survive the winter and hatch in spring.

Focus on Stag

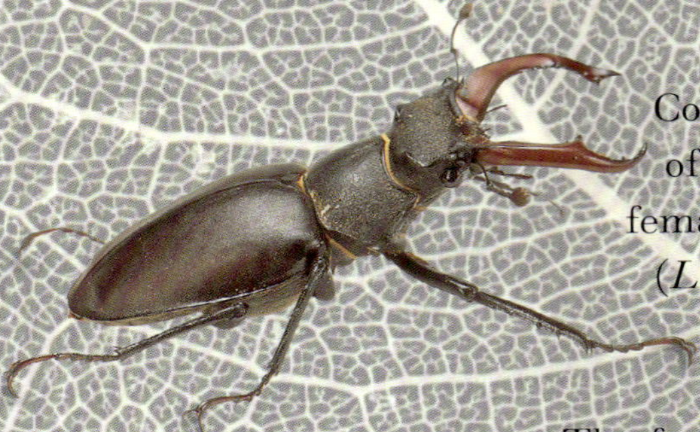

Courtship is a risky business for some types of beetles. Males will fight to mate with a female – sometimes to the death. Stag beetles (*Lucanus cervus*) are fighting beetles. They owe their name to the huge jaws of the male, which resemble a stag's antlers. The female stag beetle releases a scent which attracts males to her. Males can sense this scent from up to 1km away. If two rival males appear, they may fight. Each beetle tries to hoist his rival in the air and smash him to the ground.

1 A male stag beetle displays his fearsome horns, which can be as long as his body. The beetle uses its jaws not for feeding, but to frighten away rival males and predators.

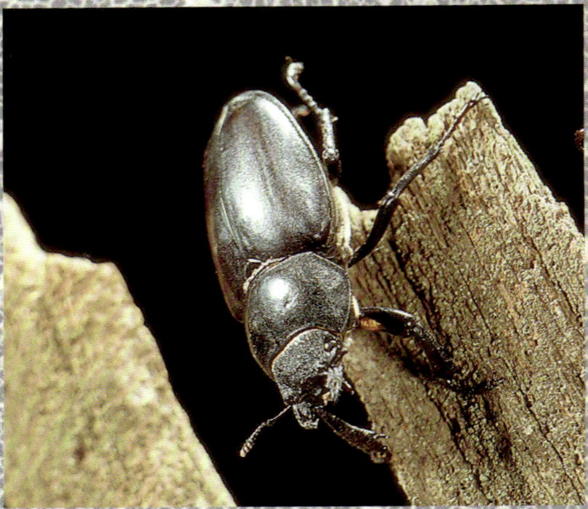

2 Like the male stag beetle, the body of the female is well armoured. Her jaws are much smaller than the male's, however, and are not designed for fighting. The female's main purpose is to survive long enough to breed.

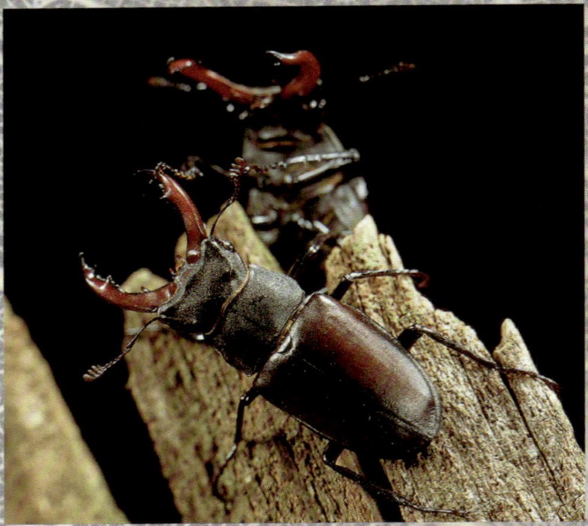

3 Two male beetles size each other up on the prime breeding ground of an old tree stump. Each male tries to frighten the other with his giant horns. If neither beetle backs down and scuttles away, the fight will start.

Beetle Contests

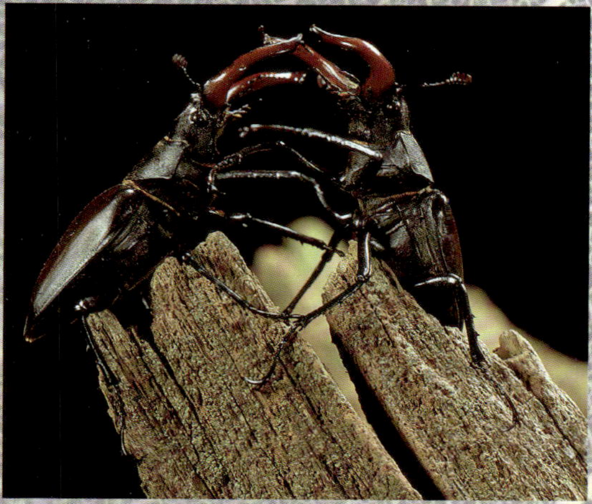

4 The rival males begin to wrestle. As they lock horns, each tries to gain the upper hand by gripping his enemy. The fierce-looking jaws rarely do serious damage, but the fight tests the strength and endurance of both insects.

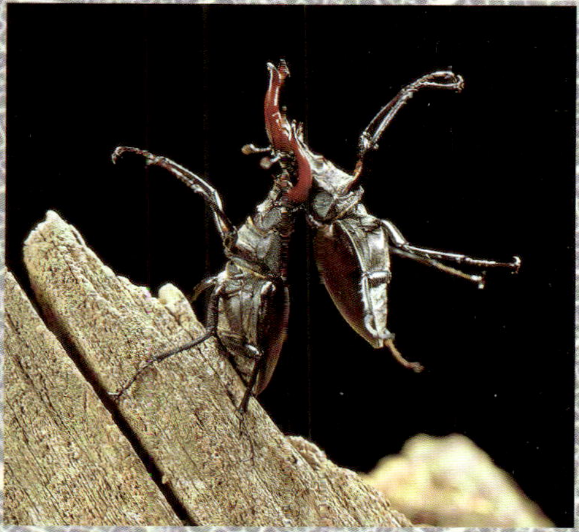

5 The strongest beetle grips his enemy in his jaws and lifts him high. The other beetle is helpless in this position, but the victor struggles to keep his balance. One slip and the other beetle could take control.

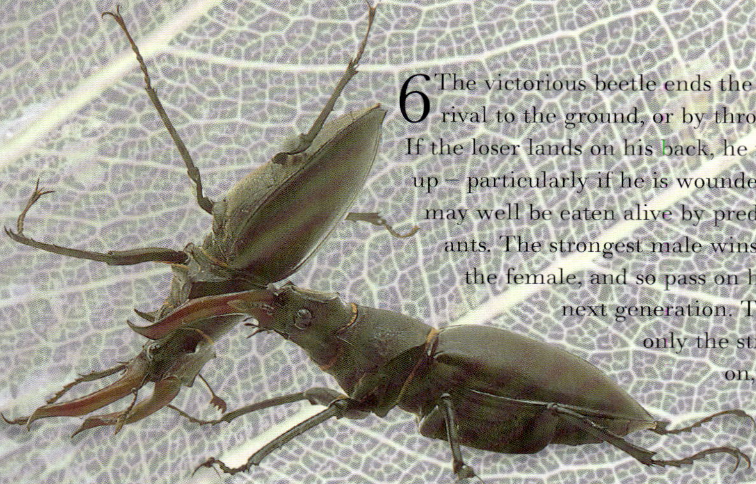

6 The victorious beetle ends the contest by dashing his rival to the ground, or by throwing him off the log. If the loser lands on his back, he may be unable to get up – particularly if he is wounded. The defeated beetle may well be eaten alive by predatory insects, such as ants. The strongest male wins his right to mate with the female, and so pass on his characteristics to the next generation. This process ensures that only the strongest genes are passed on, guaranteeing the survival of the fittest.

The Life Cycle of Beetles

Beetles and bugs have different life cycles. During their lives, beetles pass through four stages. From eggs, they hatch into larvae (young) called grubs. The grubs do not look like their parents. Some have legs, but many look like long, pale worms. They all live in different places from the adults and eat different food.

Beetle larvae are hungry feeders. They feed, grow and moult their skins several times, but do not change form or grow wings. When the larva is fully grown, it develops a hard case and enters a resting stage, called a pupa. Inside the case, the grub's body is totally dissolved and then rebuilt. It emerges from its pupa as a winged adult. This amazing process is called complete metamorphosis. The word 'metamorphosis' means transformation.

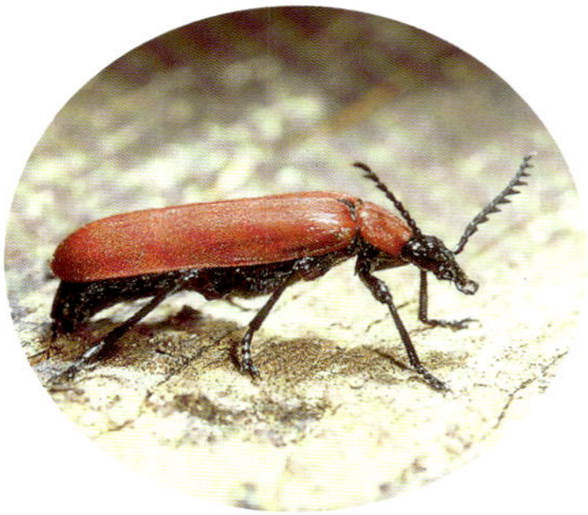

▲ LAYING EGGS
A female cardinal beetle (*Pyrochroa coccinea*) lays its eggs in dead wood. The hard tip of the beetle's abdomen pierces the wood to lay the eggs inside. When the eggs hatch, the log provides the larvae with a hiding place from predators. They feast on the timber until they are fully grown.

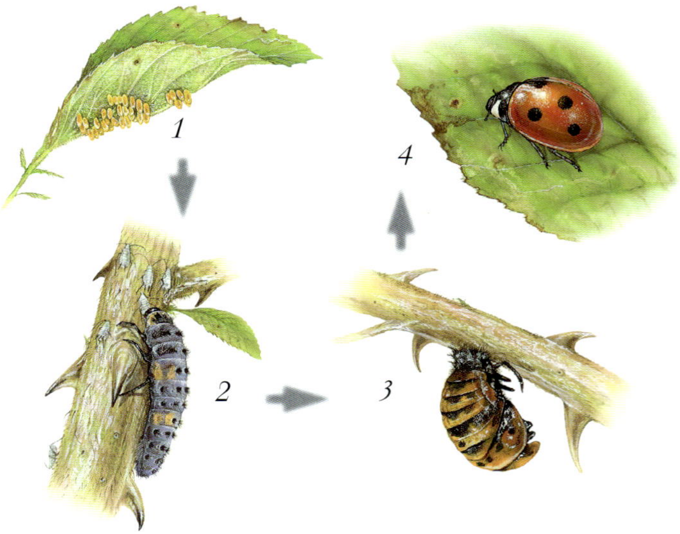

◄ THE FOUR STAGES
There are four stages in a beetle's life cycle. It begins life as an egg (1), then becomes a larva or grub (2). The full-grown larva then becomes a pupa (3) before it reaches adulthood (4). At each stage, the beetle's appearance is almost totally different from the last stage. In a way, a developing beetle is several animals in one. When the beetle finally emerges from its pupa as an adult, it is ready to breed, and so the life cycle can begin again.

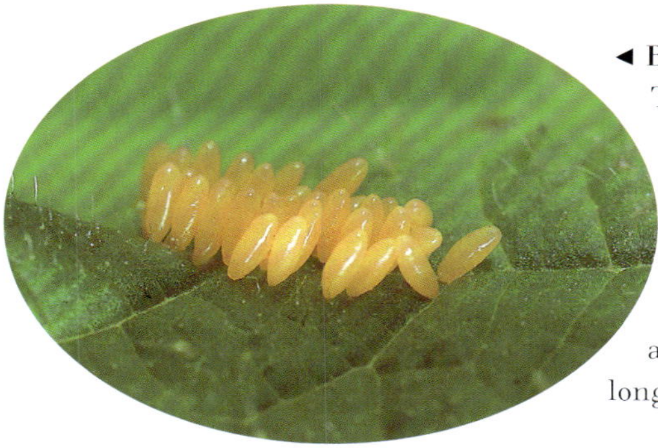

◄ BEETLE EGGS

The female ladybird glues her eggs on to leaves so that they stand on end. Beetle eggs are generally rounded or oval. They are usually yellow, green or black for camouflage. Most eggs are laid in spring or summer, and most hatch between one week and one month later. Some eggs are laid in autumn and hatch the following spring. They take longer to hatch because of the cooler conditions.

LARVA ►

This cockchafer larva (*Melolontha melolontha*) looks nothing like the adult. Its long, fat body is very different from the adult's rounded shape. However, unlike many beetle grubs, it does have legs. The larva has no compound eyes or long antennae. Nor does it have wings, but moves about by wriggling its way through the soil.

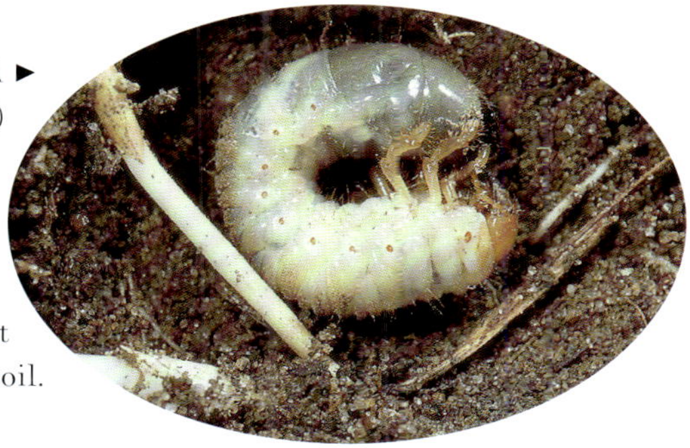

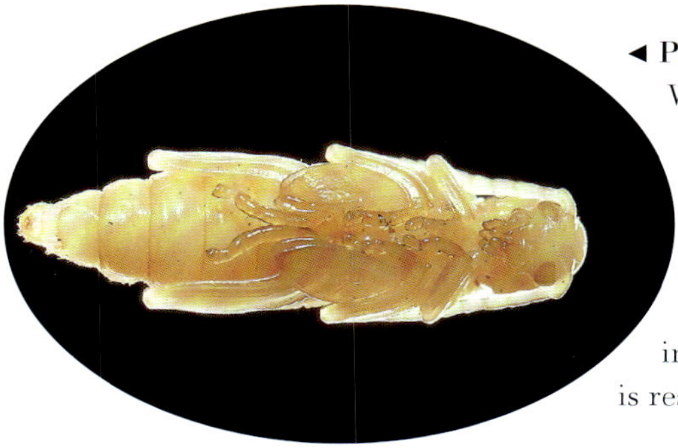

◄ PUPA

When a beetle grub is fully grown, it attaches itself to a plant stem or hides underground. Then it develops a hard outer case to become a pupa. Unlike the grub, the pupa doesn't feed or move much. It looks dead, but inside its hard case, an amazing change is taking place. The insect's body breaks down into a kind of soup, and is reshaped into an adult beetle.

ADULT FORM ►

An adult seven-spot ladybird (*Coccinella septempunctata*) struggles out of its pupa case. It emerges complete with long, jointed legs, wings and antennae. Its yellow wing cases will develop spots after just a few hours. Some beetles spend only a week as pupae before emerging as fully grown adults. Others pass the whole winter in the resting stage, waiting to emerge until the following spring.

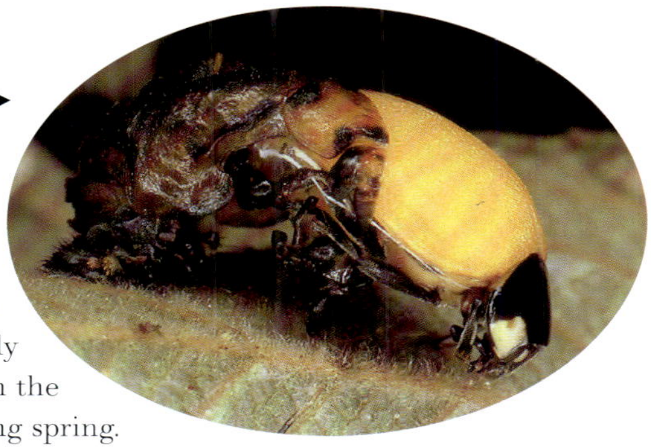

The Life Cycle of Bugs

Bugs develop in a different way from beetles. Most bugs hatch from eggs laid by females after mating. Newly hatched bugs are called nymphs and look like tiny adults, but they are wingless. Nymphs often eat the same food and live in the same places as their parents.

Unlike human skin, an insect's exoskeleton is not stretchy. Nymphs are hungry eaters, and as they feed and grow, their hard skins become too tight and must be shed several times. This process is called moulting. The nymphs then develop new skins, inside which there is space to grow. As they grow, they gradually sprout wings. After a final moult, the bugs emerge as winged adults. This process is called incomplete metamorphosis because, unlike beetles, bugs do not go through the pupa stage and totally rebuild their bodies.

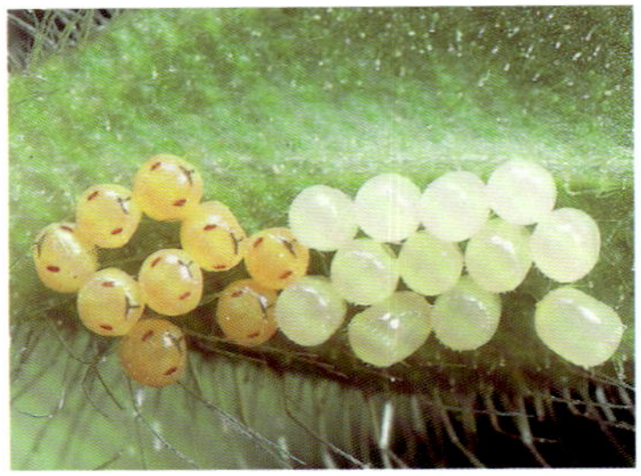

▲ **BUG EGGS**
Like other young insects, most bugs start out as eggs. These little yellow balls are shield bug eggs (*Eysarcoris fabricii*). They are all at various stages of development. The yellow eggs on the left are more developed than the paler eggs on the right, and will soon hatch into young.

Did you know? In summer, female aphids give birth to up to 50 young in a week.

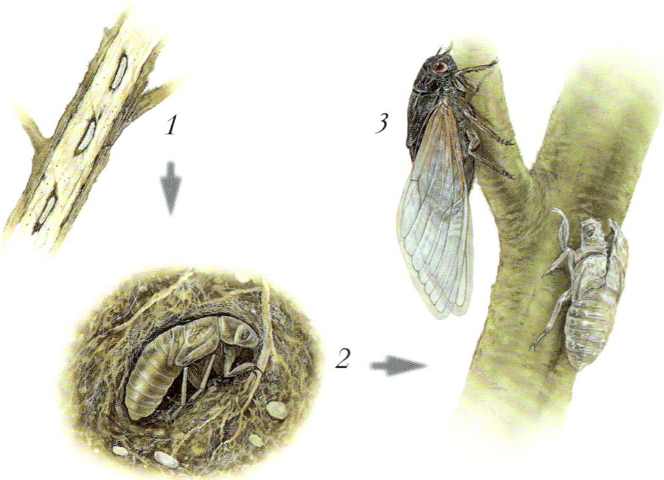

◄ **THE THREE STAGES**
There are three different stages in a bug's life. The first stage is the egg (1), from which the bug hatches as a nymph (2). The nymph gradually grows and moults a number of times. At each moult it becomes more like an adult. The wing buds appear after several moults, and gradually lengthen as the nymph reaches adulthood (3).

EASY TARGET ►

This young shield bug looks like its parents, but it is wingless and cannot fly. After moulting, the nymph has no hard skin to protect it and is extremely vulnerable. At this stage, young bugs are 'sitting ducks,' and many fall victim to predators such as lizards and birds. After moulting, the new exoskeleton hardens within just a few hours. With luck, this new layer will protect the young bug for long enough to reach adulthood.

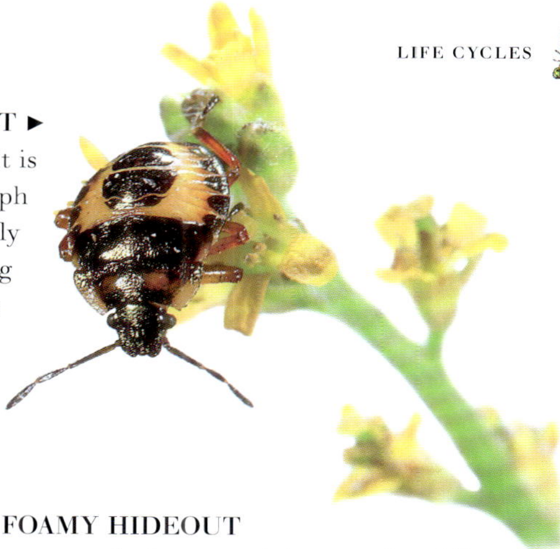

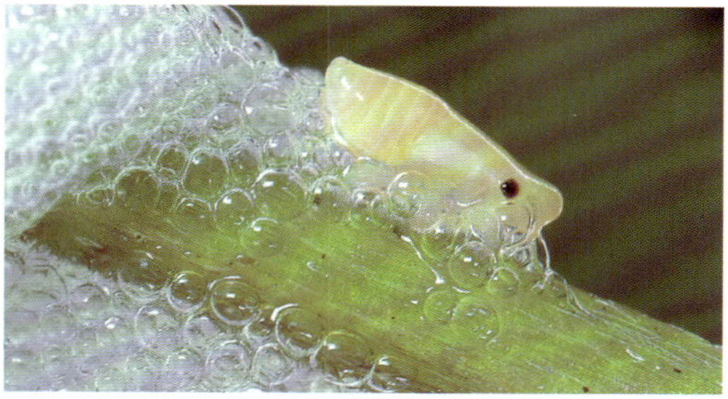

◄ FOAMY HIDEOUT

Some nymphs have special ways of avoiding predators. This froghopper nymph (*Philaemus spumarius*) hides inside the unpleasant-looking foam behind it, known as 'cuckoo spit'. The bug produces the froth itself by giving off a sticky liquid, which it blows into a foam. The cuckoo spit makes a good hiding place from predators, and also screens the bug from the sun.

YOUNG HUNTER ►

Just a few hours after hatching, a young pond skater (*Gerris najas*, right) begins to live and feed on the water's surface, just like its parents. A pond skater's feet are covered in dense water-repellent hair, which allows it to walk on the surface of the water. Pond skaters are expert predators, catching other water creatures and then feeding by sucking out the victims' juices with their long feeding tubes.

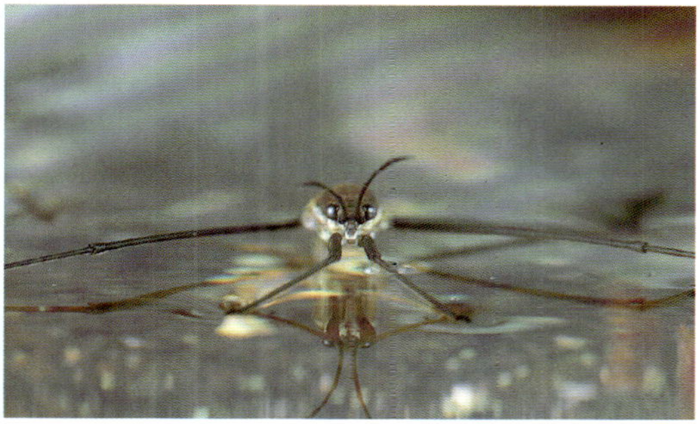

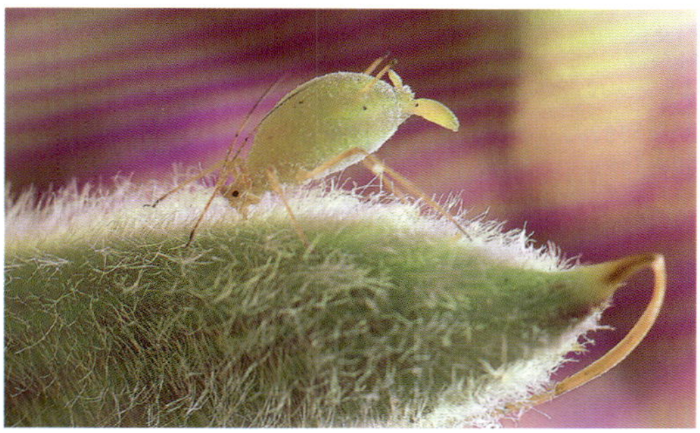

◄ BREEDING WITHOUT MALES

In autumn, male and female aphids breed and lay eggs in the normal way. In summer, however, female aphids can reproduce without males, and give birth to live offspring without mating or even laying eggs. This aphid (left) is giving birth to a fully formed young. This amazing process is called parthenogenesis (meaning virgin birth.) The babies grow up quickly, and can themselves breed after just one week.

Young Beetles

The main purpose of an adult beetle is to reproduce. The goal for a larva is to reach adulthood, which it does by feeding, growing and avoiding predators. Most beetles lay their eggs on or near a suitable food source for their young, such as dead wood, plants or even in a living animal.

Various species of beetles spend different amounts of time as eggs, larvae, pupae and adults. Ladybirds spend just one week as an egg, three to six weeks as larvae and then another week as pupae. Stag beetles take longer to grow. They hatch after two weeks as an egg, but then spend up to five years as grubs living in dead wood and another eight months as pupae. Adult stag beetles live only a few months before they die.

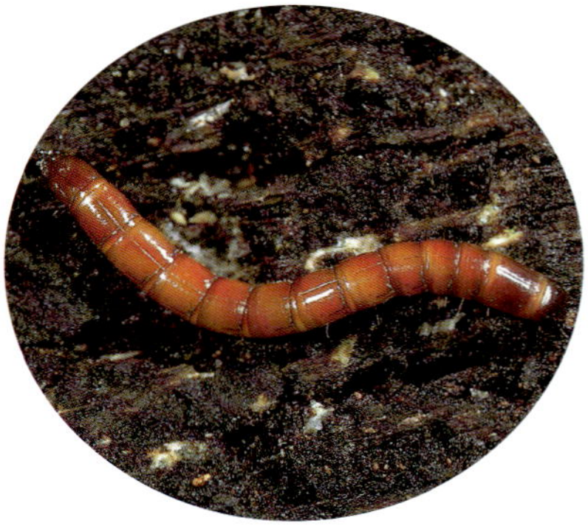

▲ **SOIL DWELLERS**
Click beetle larvae (Elateridae family) are called wireworms. They have worm-like bodies and tiny legs. Most are bright yellow or orange. Wireworms live in soil and feed on the roots of grasses. They can cause damage to crops by eating their roots.

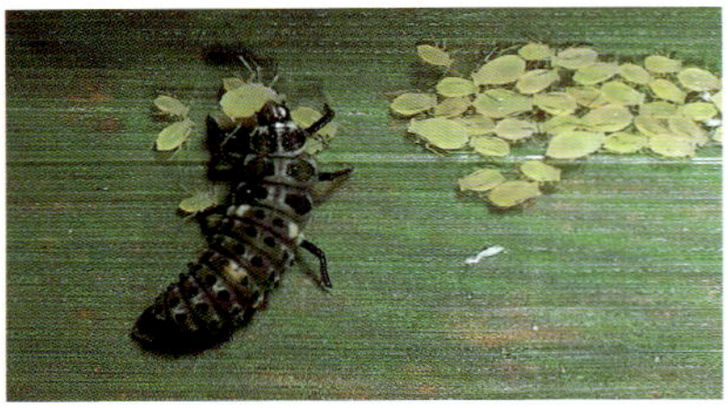

▲ **LIVELY LARVA**
A ladybird larva (*Coccinella septempunctata*) munches aphids. Many grubs are legless or not quick on their feet, but young ladybirds are nimble and lively, like tiny lizards.

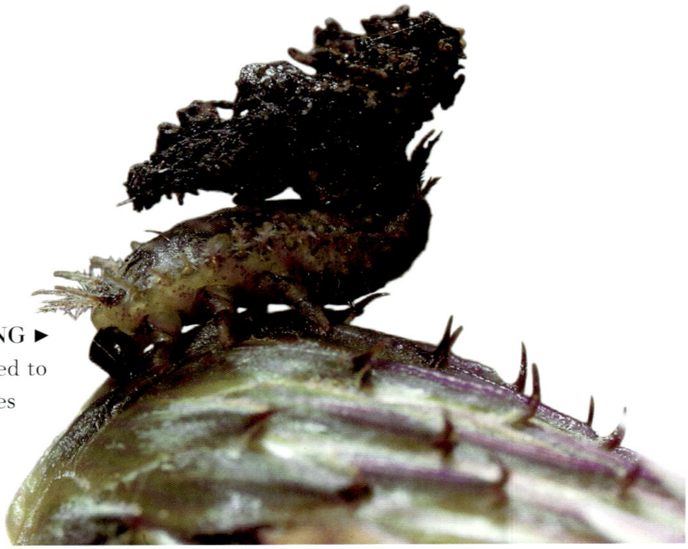

UNDER DUNG ▶
Beetles that live above ground need to find some way to protect themselves from enemies. This green tortoise beetle larva (*Cassida viridis*) is hiding from predators by carrying a lump of dung on its tail.

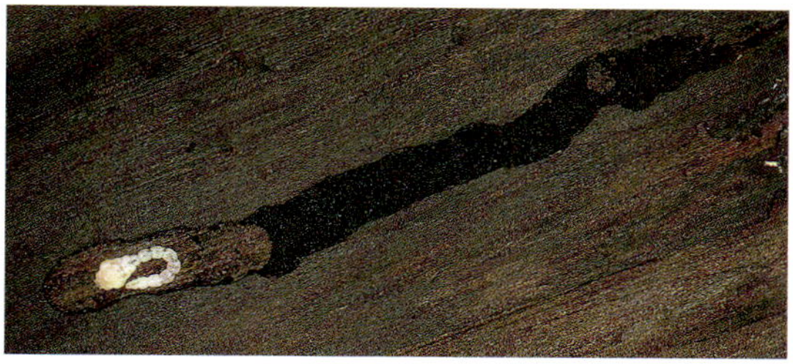

▲ WOODBORERS
Metallic woodboring beetles (*Buprestidae* family) live in tunnels in dead wood. The larvae feed on the timber, but it is not very nourishing. So the young grubs must spend many years feeding before they are ready to pupate and become adults. One type of woodboring beetle spends 40 years in the timber before it is fully grown.

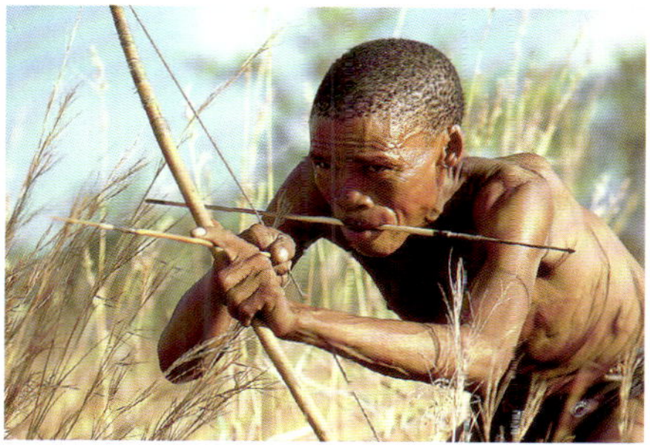

Deadly Beetle
The pupae of a particular kind of South African leaf beetle produce a deadly poison. Just the smallest trace of the poison can kill a large animal, such as a gazelle. Kalahari bushmen tip the points of their arrows with the beetle's poison before going on hunting trips. Preparing their weapons is very dangerous. The hunters take great care to make sure that the poison does not get into cuts or grazes on their own skin. If it does, they could die.

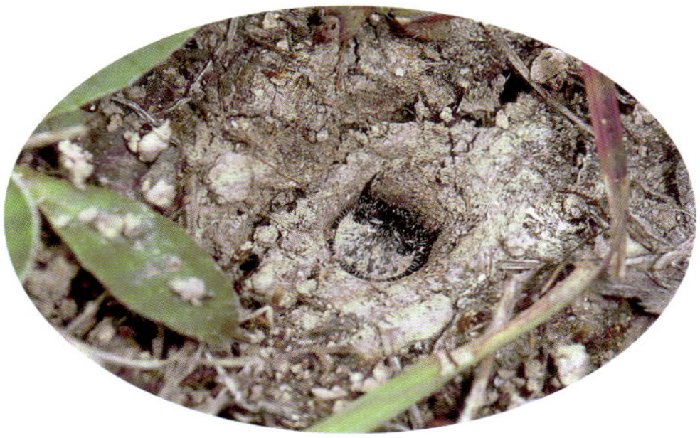

▲ HIDDEN TRAP
The tiger beetle larva (*Cicindela* species) is a stealthy predator. It makes a burrow in the soil and fills the entrance with its huge jaws. It then waits until a passing insect comes close enough to grab. The beetle's jaws snap shut and it drags its prey into its burrow to finish it off.

FREE AT LAST ►
A nut weevil larva (*Curculio nucum*) pokes its head out of a hazel nut. Its mother drilled into the nut to lay her egg inside. The grub hatched and fed inside the nut, then gnawed its way to freedom. It will not spend long in the open air. Instead, it will quickly burrow into the soil, where it will pupate.

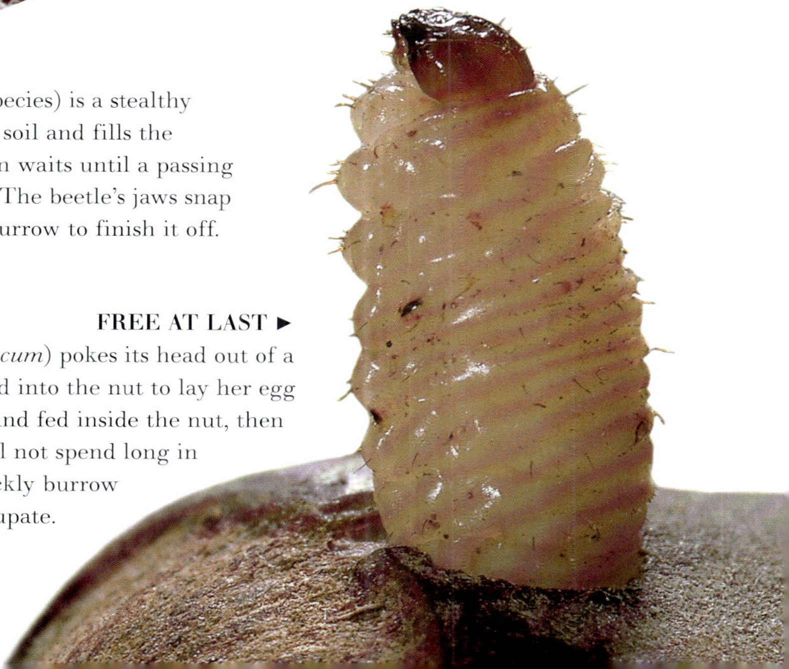

Caring for the Young

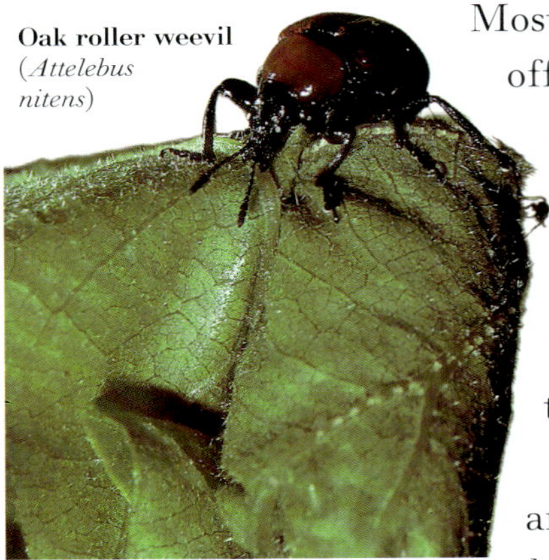

Oak roller weevil
(*Attelebus nitens*)

Most beetles and bugs do not actively care for their offspring. They simply lay their eggs on a suitable food source, and then leave the young to fend for themselves. A few species, though, are caring parents. Some beetles, such as oak roller weevils, take great effort to protect their eggs. Other species, such as burying beetles, feed their larvae themselves.

Cross-winged bugs, such as shield bugs, guard and watch over their nymphs until the babies become big enough to look after themselves. Passalid beetles take even greater care of their young. Like ants, termites, and some bees and wasps, they are social insects. Social insects live and work together in a group. These beetle parents, and even their older offspring, take great pains to rear their young.

▲ SAFE HOME
Oak roller weevils lay their eggs high up in oak trees. The females use their jaws to snip the oak leaves into sections. They then curl the leaves into tight rolls, in which they lay their eggs. Inside the rolls, the eggs are safe from predators that might eat the eggs or feed them to their own young.

Did you know? Some water beetles weave a web around the eggs to keep them dry.

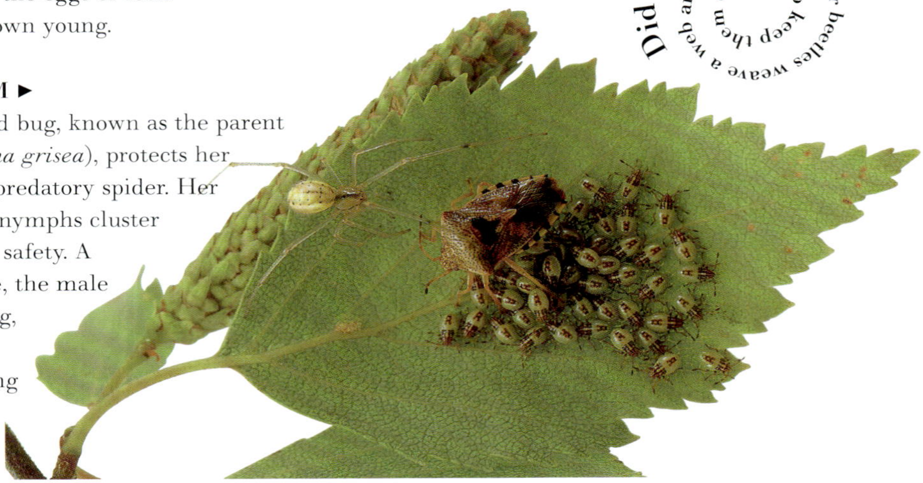

CARING MUM ►
A female shield bug, known as the parent bug (*Elasmucha grisea*), protects her young from a predatory spider. Her large brood of nymphs cluster behind her for safety. A distant relative, the male giant water bug, protects his eggs by carrying them on his body until they hatch.

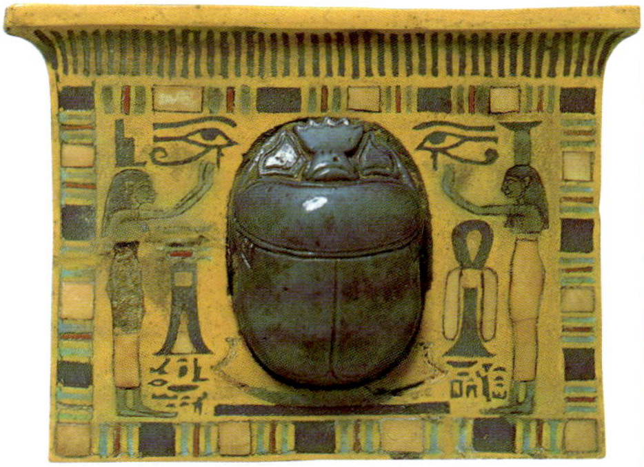

Sacred Scarabs

Scarab beetles were sacred to the ancient Egyptians. They symbolized the sun-god, Ra. Each day, Ra rolled the fiery ball of the sun across the sky, just as the scarab beetle rolls a ball of dung to a suitable place to lay its eggs. The scarab beetle was a symbol of rebirth, and it was used to decorate tombs and many sacred objects.

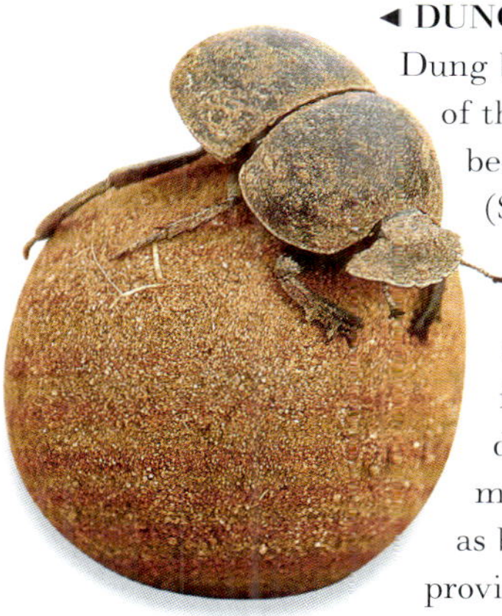

◄ DUNG-ROLLERS

Dung beetles are part of the scarab beetle family (Scarabaeidae). These beetles and their young feed on the droppings of mammals such as buffalo. To provide for the young, the male and female beetles shape the dung into a ball. They then roll it to a safe place, where they bury it. The female beetle lays her eggs in the dung ball. When the young hatch, they will have a ready food supply in a safe hiding hole. The buried dung also helps to fertilize the soil.

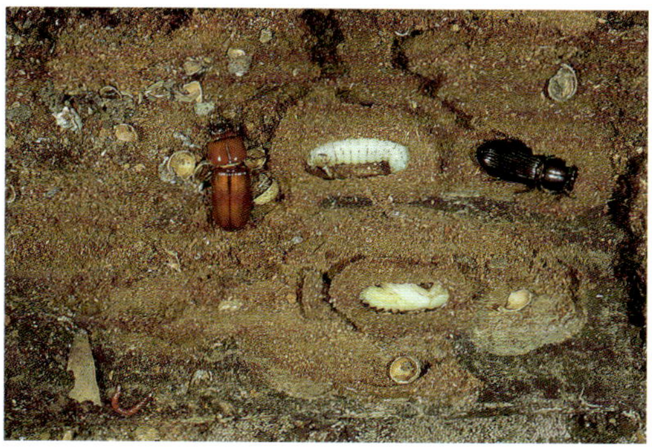

▲ FAMILY GROUPS

Passalid beetles live in families. They inhabit rotting tree trunks, in a maze of tunnels. These parent beetles are tending pupae in their white cocoons. When the pupae emerge as adults, they stay in the nest to help rear the next generation of young.

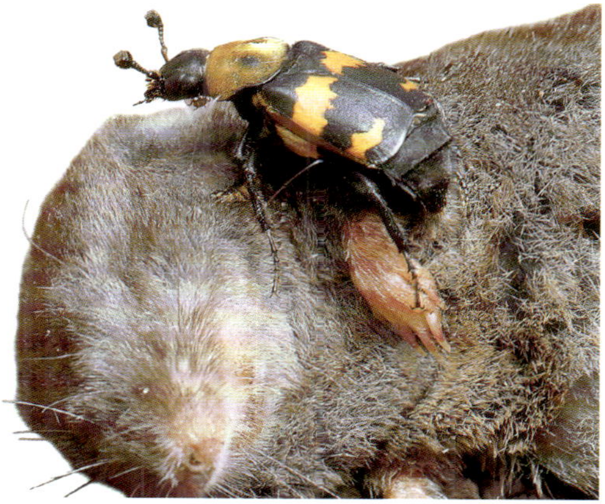

▲ PERSONAL CARE

A burying beetle (*Nicrophorus humator*) crawls over a dead shrew. The parent beetles tunnel under the dead body to bury it. The female then lays her eggs on the animal. Some beetles wait for the young to hatch, then feed them the meat of the dead mammal themselves.

Homes and Habitats

Around the world, beetles and bugs are found in all sorts of different habitats. Most live in hot, tropical regions or in mild, temperate areas. Many beetles and bugs are found in places that have moderate or heavy rainfall, but some tough species manage to live in deserts. Others can survive on snow-capped mountains or frozen icefields, in caves, sewers and even hot springs.

Beetles and bugs that live in very cold or very hot places must be able to cope with extreme temperatures. Many survive the harsh weather as pupae, or as eggs in the soil. In deserts, most species are active at night, when the air is cooler. The toughest species can go for long periods without food or even water. These insects are small enough to shelter from storms or predators in tiny nooks and crannies.

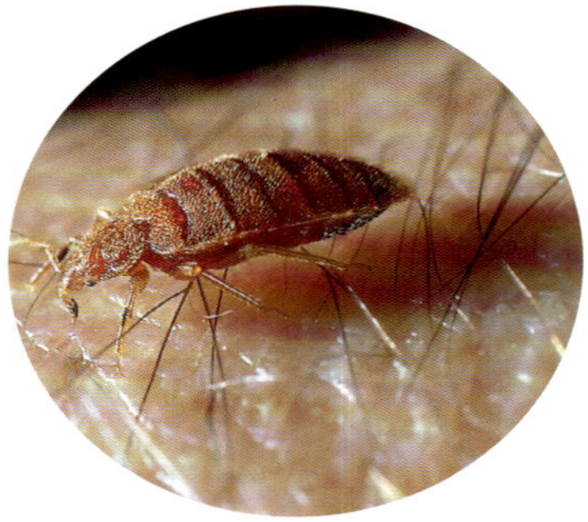

▲ PARASITES
Bedbugs (*Cimex lectularius*) are parasites that live and feed on warm-blooded animals. Some species suck human blood. Bedbugs that infest birds and furry mammals live in their nests, or among their feathers or hair. Kept warm by their host animal, some bedbugs can even survive in cold places such as the Arctic.

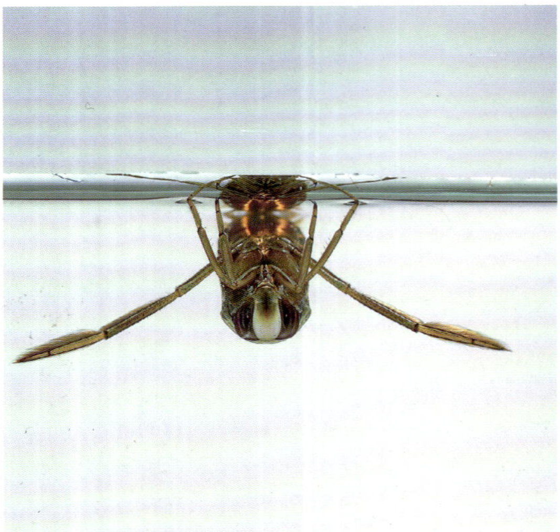

Did you know? Water boatmen can fly many kilometres to find a new home.

◄ UPSIDE-DOWN WORLD
Water boatmen (*Notonecta maculata*) live upside-down in water. The bug hangs just below the water surface, and uses its oar-like legs to move about, rather like rowing. Like many bugs that live in water, the boatman is a hunter. It grabs minibeasts that have fallen into the water, and sucks their juices dry.

LONG LIMBS ▸

This stilt-legged bug (*Berytidae* family) lives in caves in the Caribbean. Its long, thin legs and antennae help it to feel its way in the dark. The legs and antennae are also covered with hairs that can detect the slightest air currents, alerting the bug to the presence of other animals.

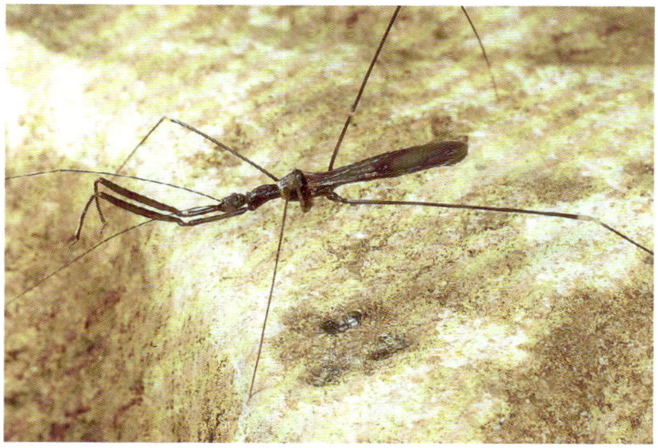

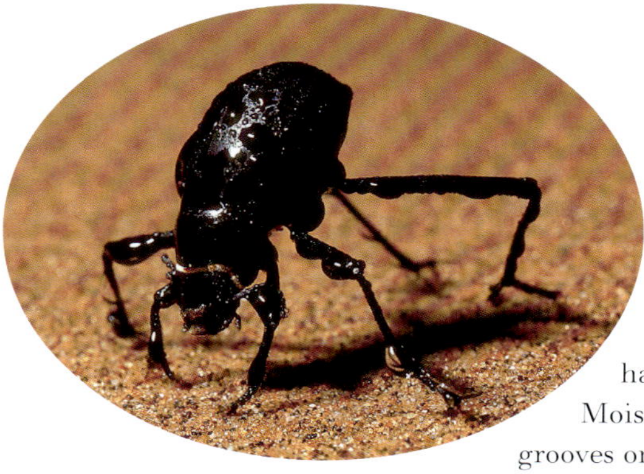

◂ DESERT SURVIVOR

The fog-basking beetle (*Onymachris unguicularis*) lives in the Namib Desert, in southern Africa. This beetle has an ingenious way of drinking. When fog and mist swirl over the dunes, it does a handstand and points its abdomen in the air. Moisture gathers on its body, then trickles down special grooves on its back into its waiting mouth.

SURVIVING IN CAVES ▸

This beetle (*Aphaenops* species) lives in caves high in the Pyrenees Mountains, between France and Spain. Its body is not well camouflaged, but in the dark of the caves, disguise is not important. Scientists believe some cave-dwelling species developed from beetles that first lived in the caves during the last Ice Age, about a million years ago.

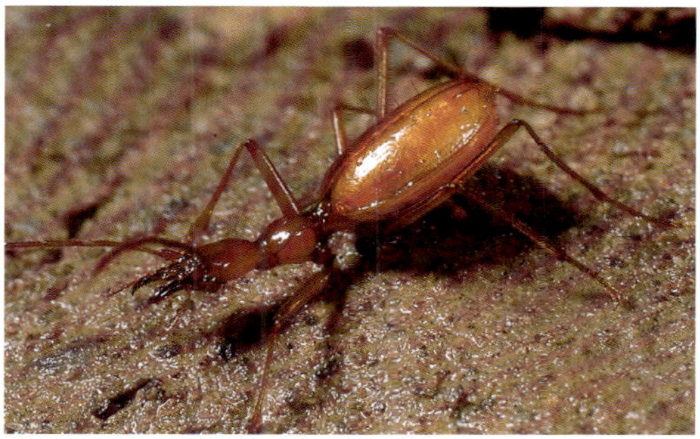

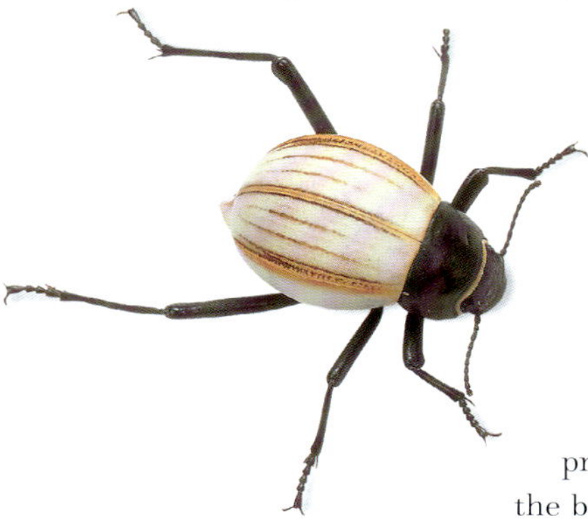

◂ DUNE DWELLER

The dune beetle (*Onymacris bicolor*) lives in the deserts of southern Africa. It is one of the few white beetles. White reflects the rays of the sun and helps to keep the insect cool. The pale colour also blends in well with the sand where it lives, which helps it to hide from predators. The beetle's elytra (wing cases) are hard and close-fitting, and so help to conserve (keep) precious body moisture in this dry region. Long legs raise the beetle's body above the burning desert sand.

Tropical Beetles and Bugs

An amazing range of beetles and bugs live in tropical countries, where the weather is always hot. In this climate, these cold-blooded insects can stay active all year round. Parts of the tropics have dense rainforests and this wealth of plant food means that rainforests contain more types of beetles and bugs than any other habitat on Earth. A single rainforest tree may hold several thousand different kinds of insects. Some beetles and bugs live high in the treetops. Others live among the tangled vegetation halfway up tall trees, or among the decaying plants and fungi of the forest floor.

The tropical regions are home to many brightly coloured beetles and bugs. Other species wear subtle colours that blend in with their home.

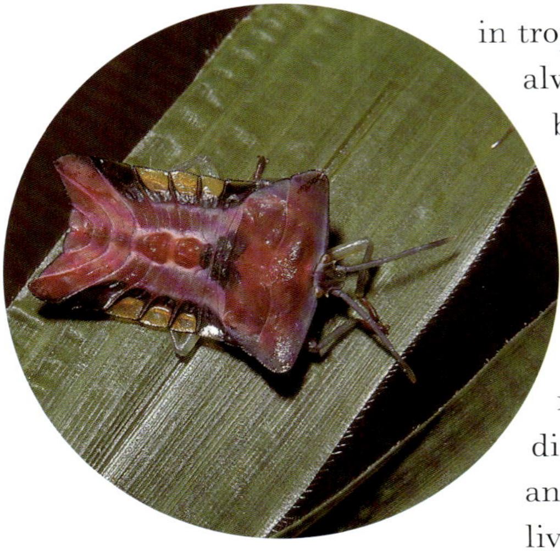

▲ BRIGHT BUG
Tropical shield bugs (Heteroptera order) come in many bright colours. Some are warning colours, which tell predators that these insects can defend themselves. This shield bug nymph from Indonesian can also produce a foul smell if attacked.

Did you know? Cicadas that live in moist places coat their bodies with a waterproof wax.

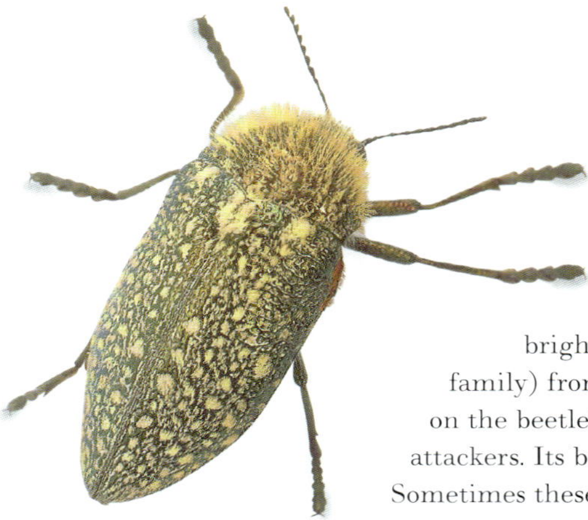

◄ UNDER COVER
Most jewel beetles and bugs are known for their bright, rainbow colours, but this species (Buprestidae family) from southern Africa is more subtly coloured. The hairs on the beetle's thorax add to its disguise, and may help repel attackers. Its bright, shiny relatives are often prized by collectors. Sometimes these unfortunate bugs are actually made into jewellery.

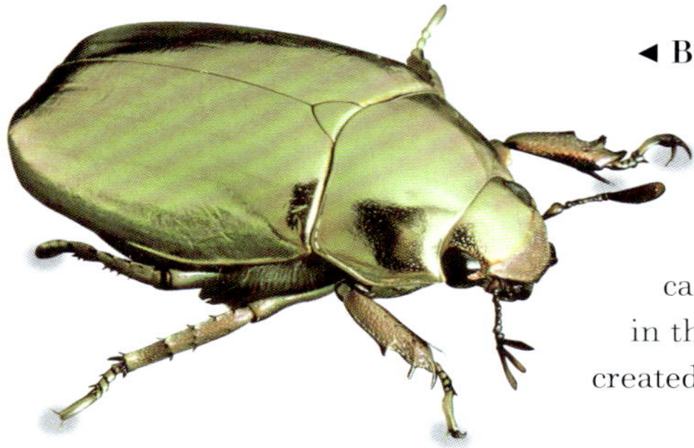

◄ BEAUTIFUL BEETLE

Tropical rainforests are home to some of the world's most spectacular beetles. Few are more splendid than this golden beetle from Central America. Surprisingly, the beetle's shiny colours work as camouflage. The insect looks like a raindrop glinting in the sun, so its enemies don't notice it. The colours are created when sunlight bounces off the insect's skin.

LURKING HUNTER ►

This colourful assassin bug (Reduviidae) is from Africa. Like most of its family, it lies in wait for minibeasts, then sucks its victims dry. The bug can be seen clearly on a dark leaf, but it is well camouflaged in the tropical flowers and stems among which it hides. The eyespots on its back scare away enemies.

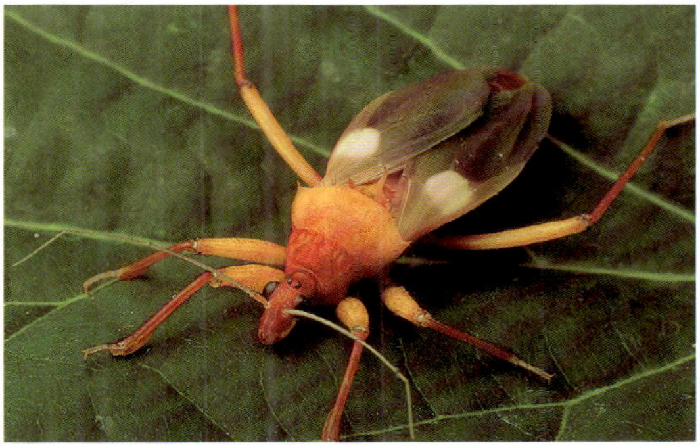

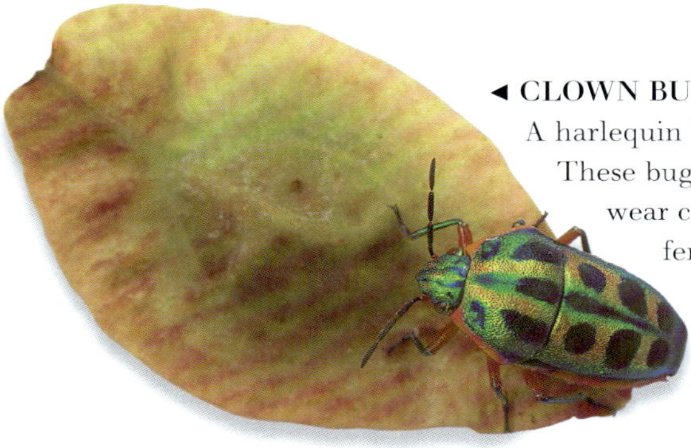

◄ CLOWN BUG

A harlequin bug from southern Africa rests on a tree seed. These bugs are named after clowns called harlequins, who wear costumes with bright patterns. In Australia, male, female and young harlequins are all different brilliant colours – red, yellow or blue with green spots. Some harlequin species make their homes high in the treetops.

BARK MIMIC ►

A longhorn beetle (Cerambycidae family) from south-west Africa demonstrates the power of camouflage. The beetle's feelers and its square shape resemble the cracks and flaking texture of the tree bark, making it almost invisible. Its long antennae are spread wide to pick up scents in the wind.

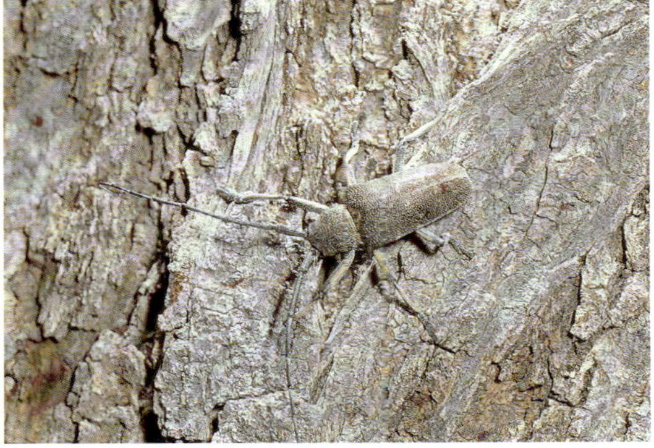

Focus on

Cicadas are sometimes called locusts or harvest flies, but they are neither. These insects are bugs that live in the tropics and warm countries. They are well known for their noisy 'songs', which the males produce to attract a mate.

Like other bugs, cicadas undergo incomplete metamorphosis to become adults. Some species live longer than most other insects – periodical cicadas can be 17 years old before they reach adulthood. The bugs survive beneath the ground by gnawing on plant roots.

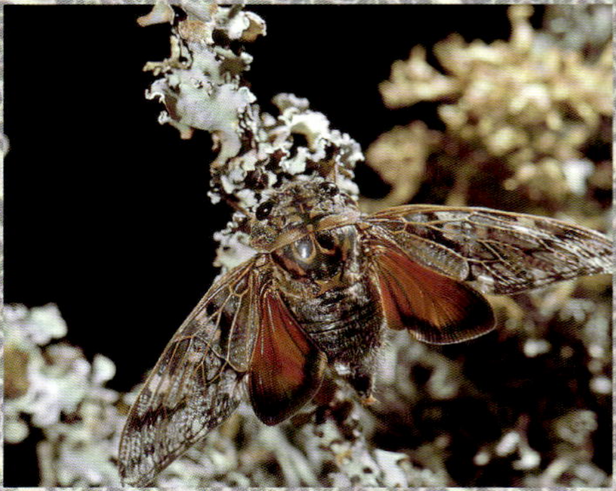

BIG BUG
Most cicadas are large insects and can be more than 4cm long. This giant cicada from Africa is even bigger and has a wingspan of 15cm.

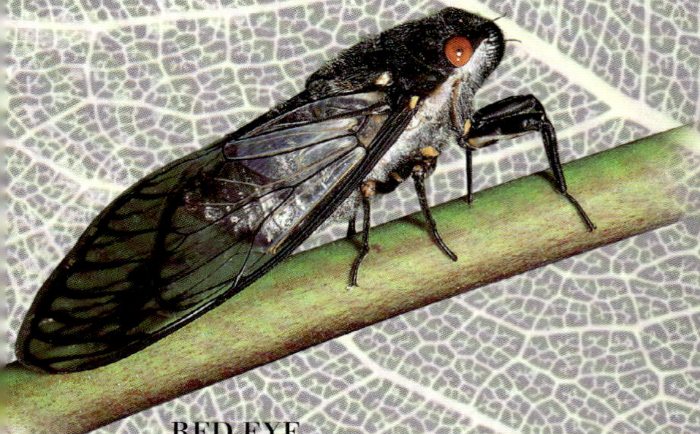

RED EYE
This cicada from Australia is sucking plant sap. Its long, straw-like mouthparts pierce the plant stem. It has large red eyes – hence its name, red-eye cicada (*Psaltodea moerens*).

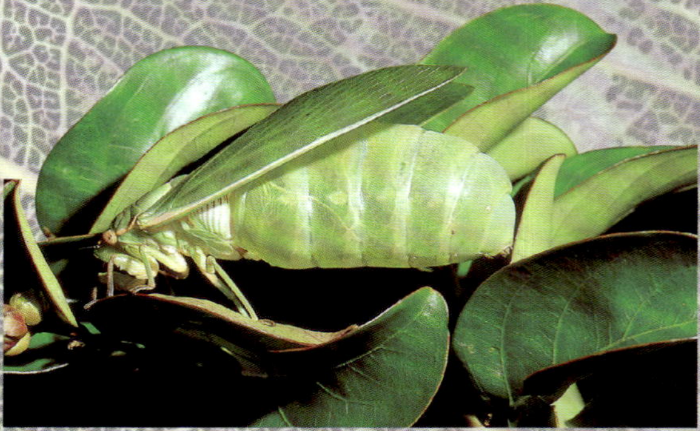

SINGING FOR A MATE
Male cicadas sing 'courtship songs' to attract the females. When the male flexes muscles in his abdomen, two thin, drum-like sheets of skin on the sides of the abdomen vibrate to make a stream of clicking sounds.

Cicadas

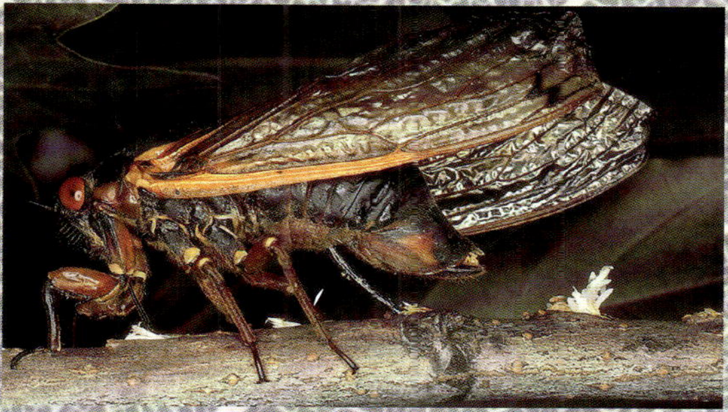

LAYING EGGS
After mating, the female cicada lays her eggs on a twig. She uses the sharp tip of the egg-layer on her abdomen to cut slits in the bark for hundreds of tiny eggs. The nymphs hatch about six weeks later. They drop to the ground and burrow into the soil to develop.

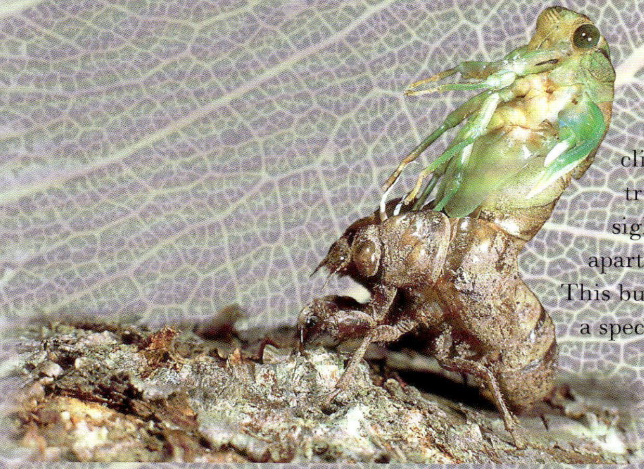

FINAL MOULT
When the cicada nymph is fully grown, it climbs out of the soil and clambers up a tree trunk for its final moult. This is an amazing sight. The back of the cicada's old skin bursts apart, and the young adult slowly struggles out. This bug is a dog-day cicada (*Canicularis* species), a species from North America. While it does not live quite as long as the periodical cicada, this nymph spends up to seven years underground before becoming an adult.

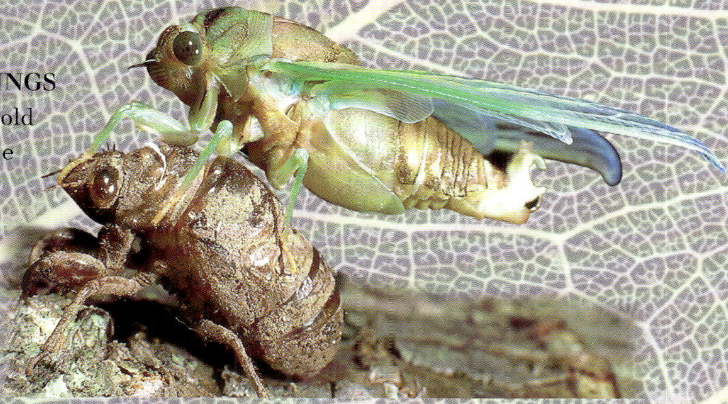

SPREAD YOUR WINGS
As the dog-day cicada scrambles clear of its old skin, its wings uncurl and lengthen. The bug spreads its wings out to dry. Until it can fly, it is an easy target for birds and lizards. The young adults fly off to sing for a few weeks before they die. During their brief adult lives, they will mate and lay eggs, so that a new generation of bugs will emerge from the soil.

Temperate Beetles and Bugs

The world's temperate regions lie north and south of the tropics. Temperate lands have a mild climate, with warm summers and cold winters. When trees and plants lose their leaves in winter, food is scarce for beetles and bugs, and many adult insects die. Their eggs or pupae survive to hatch in the spring. The natural vegetation of temperate regions is grassland or woodland. These rich food sources ensure that temperate lands are home to thousands of beetle and bug species.

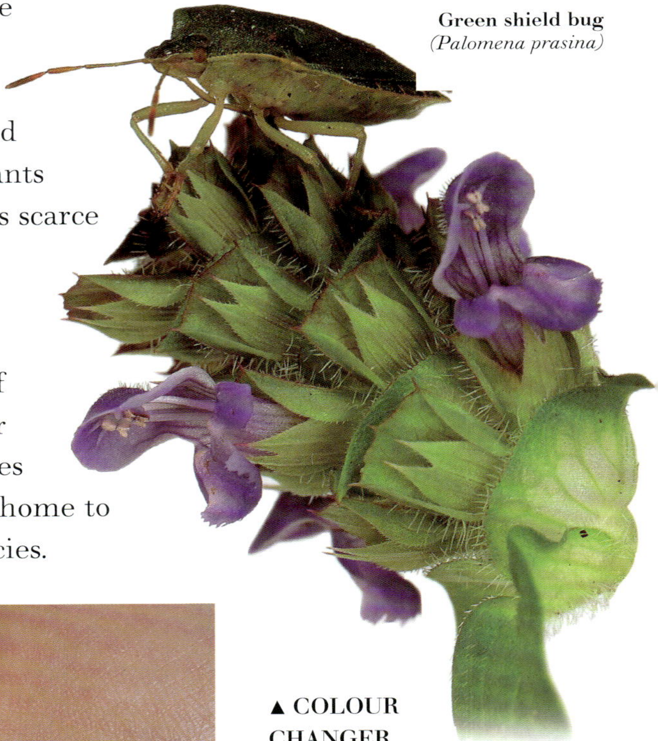

Green shield bug
(Palomena prasina)

▲ COLOUR CHANGER
This shield bug lives on trees and shrubs. In the spring and summer it is bright green, but in autumn it turns reddish brown, like the leaves it lives on. The shield bug hibernates during the winter. When it re-emerges in the spring, its bright green colour will have returned. There are a number of types of shield bug. The gorse shield bug (*Piezodorus lituratus*) is red only as a young adult. After hibernation, it becomes yellow-green.

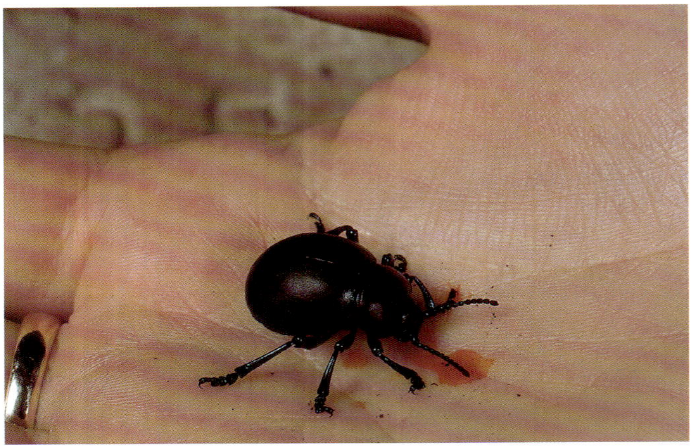

▲ SPITTING BLOOD
Bloody-nosed beetles (*Timarcha tenebricosa*) are large, slow-moving insects. Their striking black colour can attract unwelcome attention. To protect itself, this beetle has a secret weapon – it can spurt a bright red liquid from its mouth. Most predators will leave the beetle alone if faced with this frightening sight.

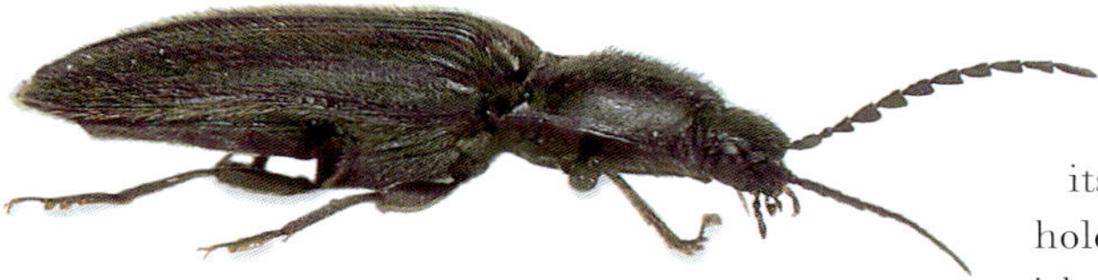

Hairy click beetle
(Athous hirtus)

◄ CLEVER CLICK

Click beetles get their name from the clicking sound they make. The beetle hooks its thorax together by locking a peg into a hole on its belly. When the peg is released with a click, it throws the beetle into the air, helping it to escape from enemies. The beetle also uses the click mechanism to right itself if it falls on its back.

WILD ROVER ►

Rove beetles (Staphylinidae family) are a large beetle family, with more than 20,000 species. They are found in tropical and temperate lands worldwide. With their long, slim bodies, some species look like earwigs. Others are very hairy. Most species lurk under stones or in the soil.

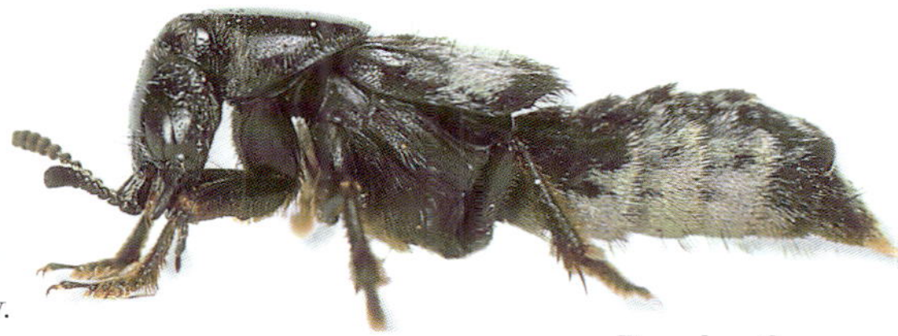

Rove beetle
(Creophilus maxillosus)

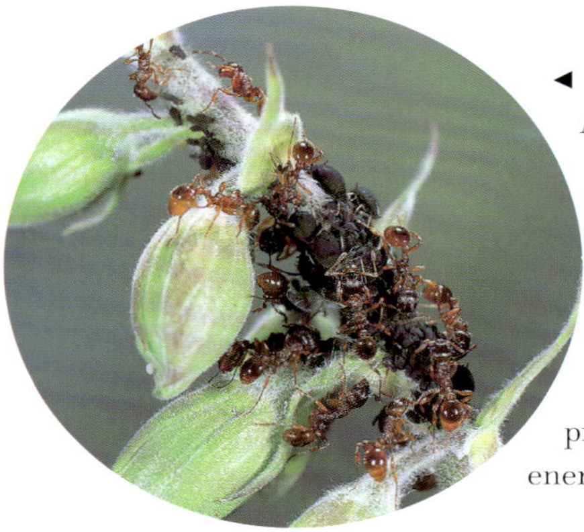

◄ INSECT PARTNERS

Aphids produce a sweet liquid called honeydew – a favourite food of many ants. These ants are collecting honeydew from aphids on a foxglove. Some types of ants keep aphids in the same way that people keep cattle. They 'milk' the aphids by stroking them with their antennae. This makes the aphids release their honeydew. In return, the ants protect the aphids from ladybirds, and sting the aphids' enemies if they attack.

CANNIBAL CARDINALS ►

The cardinal beetle is recognizable by its distinctive, bright red elytra (wing cases). Adults are usually found on flowering shrubs or tree trunks. The females lay their eggs under the dry bark of trees. When the eggs grow into larvae, they eat other insects that live in the tree. If the larvae cannot find food, they feed upon each other.

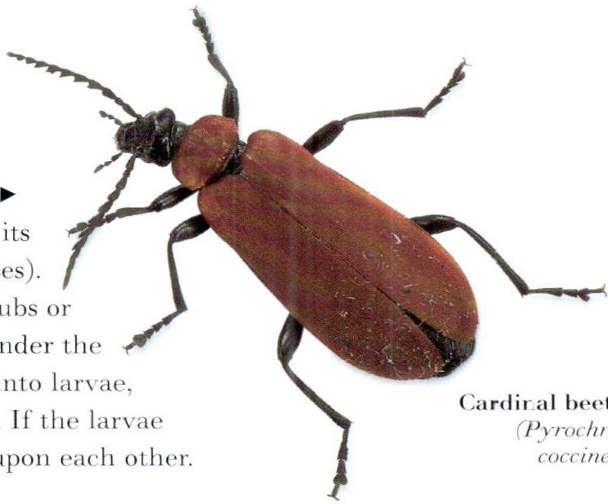

Cardinal beetle
(Pyrochroa coccinea)

Focus on Living

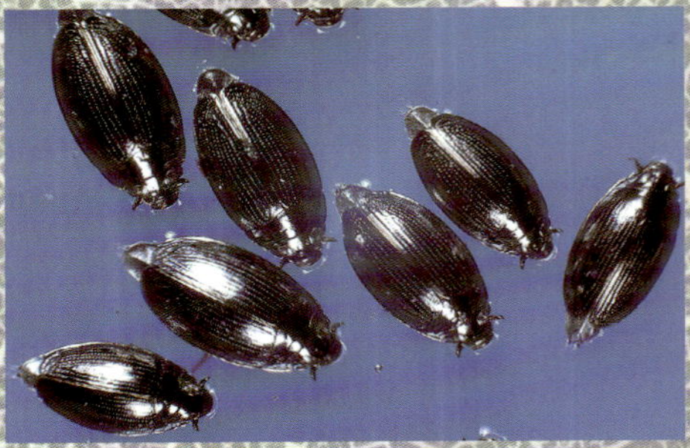

SURFACE SPINNERS
Whirligig beetles (*Gyrinus natator*) are oval, flattened beetles that live on the surface of ponds and streams. Their compound eyes are divided into two halves, designed to see above and below the water. When swimming, they move in circles, like spinning toys called whirligigs.

Some beetles and bugs live in and on fresh water – not only ponds and rivers but also icy lakes, mountain streams, muddy pools and stagnant marshes. Most of the larvae live in the water, where rich stocks of food make good nurseries.

Different types of beetles and bugs live at different depths in the water. Some live on the water surface or just below it. Other species swim in the mid-depths, or lurk in the mud or sand at the bottom. Beetles and bugs that live underwater carry a supply of air down with them so that they can breathe.

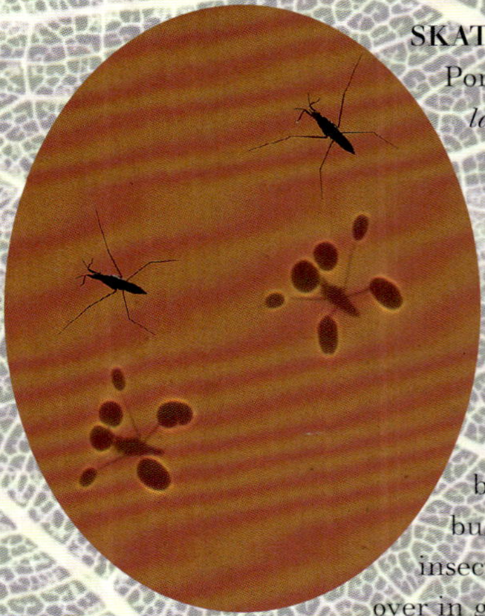

SKATING ON WATER
Pond skaters (*Gerris lacustris*) live on the water's surface. They move about like ice skaters, buoyed up by their light bodies. The bugs' legs make dimples on the surface of the water, but do not break it. When these bugs sense a drowning insect nearby, they skate over in gangs to feed on it.

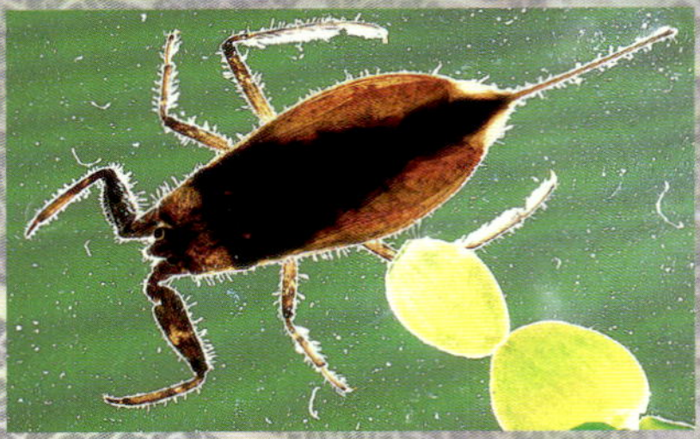

SPINY STRAW
Water scorpions have long spines on their abdomens like true scorpions. The spines have no sting, but are used to suck air from the surface. Sensors on the spine tell the bug when it is too deep to breathe.

in Water

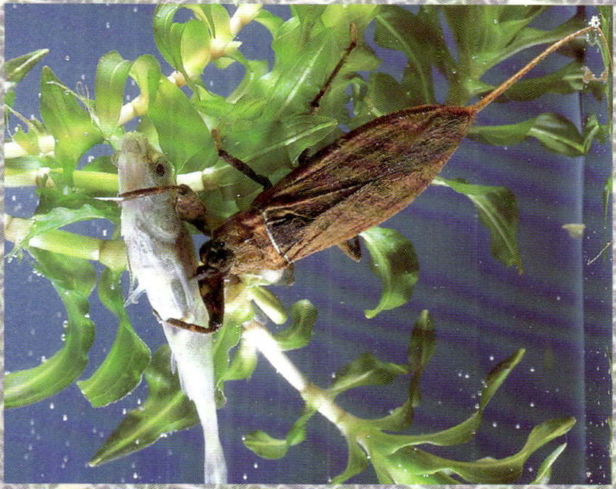

THE SCORPION STRIKES

Water scorpions (*Nepa cinerea*) are fierce predators. This bug has seized a stickleback fish in its pincer-like front legs. It then uses its mouthparts to pierce the fish's skin and suck its juices dry. Compared to some aquatic insects, water scorpions are not strong swimmers. They sometimes move about underwater by walking along water plants.

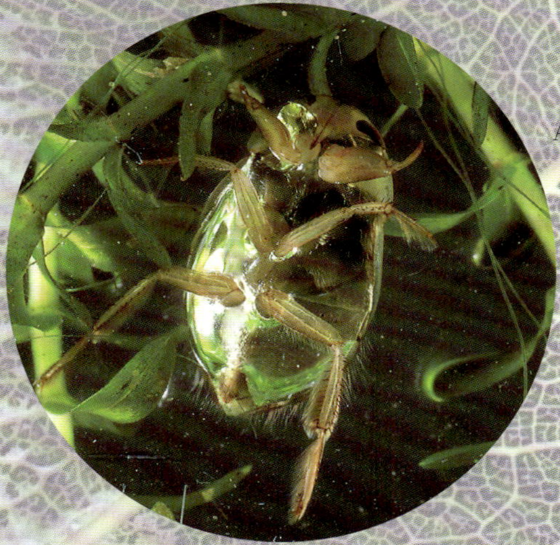

AIR SUPPLY

Saucer bugs (*Ilyacoris*) are expert divers. In order to breathe, the bug takes in air through spiracles (holes) in its body. Tiny bubbles of air are also trapped between the bug's body hairs, giving it its silvery colour. Saucer bugs use their front legs to grab their prey. They cannot fly, but move from pond to pond by crawling through the grass.

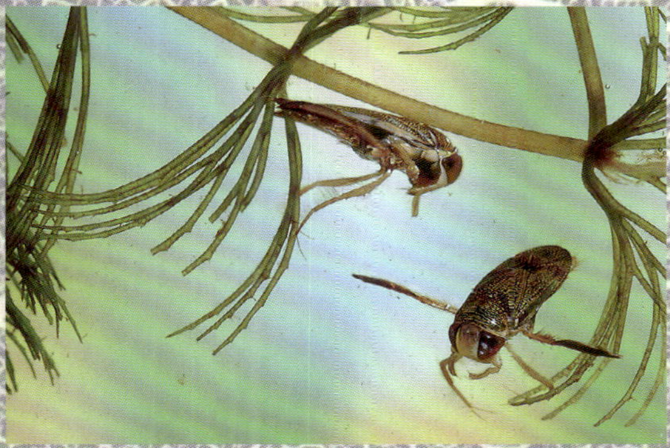

DIVING DOWN

You can often see water boatmen (*Corixa punctata*) just below the water surface, but they can also dive below. They use their back legs to row underwater, and breathe air trapped under their wings. The females lay their eggs on water plants or glue them to stones on the stream bed. The eggs hatch two months later.

Other Insects

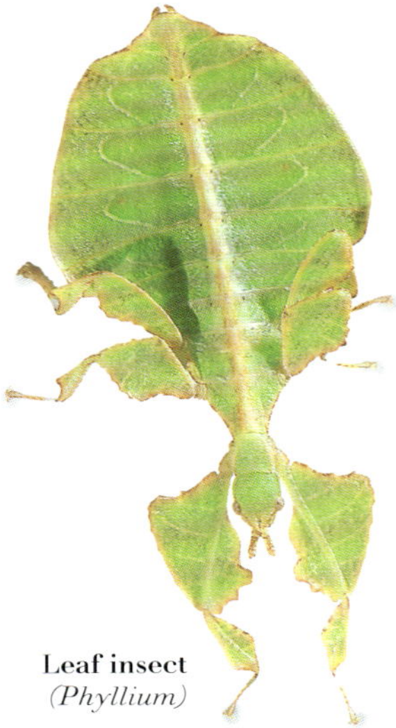

Leaf insect
(Phyllium)

Many species of insects are thought of as beetles or bugs. They may look similar or have similar habits, but scientists think they are different enough to put them in a separate order. For example, true flies (Diptera) go through a complete metamorphosis, just like beetles. However, they only have one pair of wings, instead of two.

Over the next few pages we look at some of the other orders of insects and investigate the characteristics that make them unique.

There are some features that all insects share. All insects have a head, a thorax and an abdomen, and three pairs of legs. They have antennae and compound eyes. Almost all insects hatch from eggs.

▲ STICK AND LEAF INSECTS
Leaf insects resemble leaves or bark. Stick insects, which belong to the same order, look like twigs with their long, thin legs and bodies.

INSECT ORDERS ►
This illustration shows 20 of the major insect orders, with each order represented by a particular insect. Some scientists have identified less than 25 orders, some more than 30. Some orders contain several familiar insects.

1. Coleoptera: beetle
2. Lepidoptera: butterfly
3. Hymenoptera: wasp
4. Hemiptera: shield bug
5. Orthoptera: grasshopper
6. Diptera: fly
7. Dermaptera: earwig
8. Odonata: dragonfly
9. Ephemeroptera: mayfly
10. Collembola: springtail
11. Thysanura: silverfish
12. Isoptera: termite
13. Phasmida: stick insect
14. Psocoptera: bark lice
15. Anoplura: sucking lice
16. Mallophaga: biting lice
17. Neuroptera: lacewing
18. Siphonaptera: flea
19. Trichoptera: caddisfly
20. Dictyoptera: cockroach

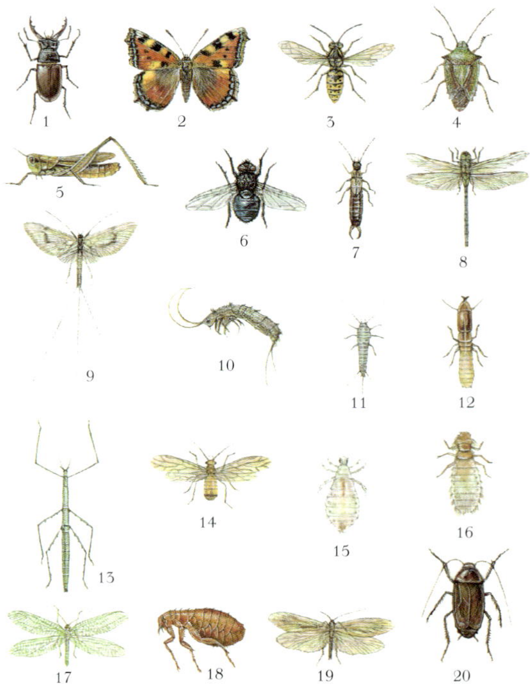

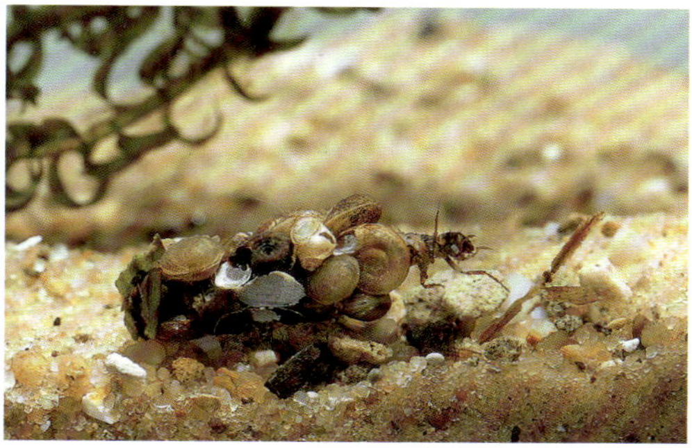

◄ CADDISFLIES

This strange creature is a caddisfly larva. It belongs to the Trichoptera order, which means 'hair wings'. The adults have two pairs of hairy, flimsy wings and look similar to moths. Their larvae grow up in ponds and streams, protected by silk cocoons and camouflaged with sticks and stones. The caddisfly larva undergoes a complete metamorphosis to become an adult.

COCKROACHES ►

Cockroaches belong to the order Dictyoptera, which means 'net wings'. They live in forests, caves and people's homes. Cockroaches hide by day and come out at night to feed. Once inside a house, it can be difficult to get rid of them.

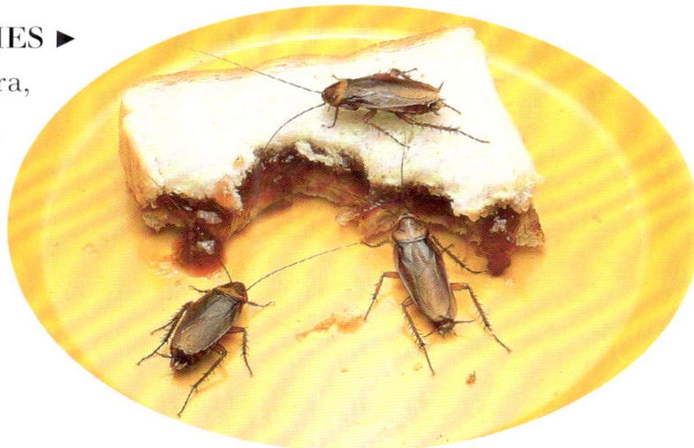

Did you know? Some female earwigs lick their eggs to keep them free of infection.

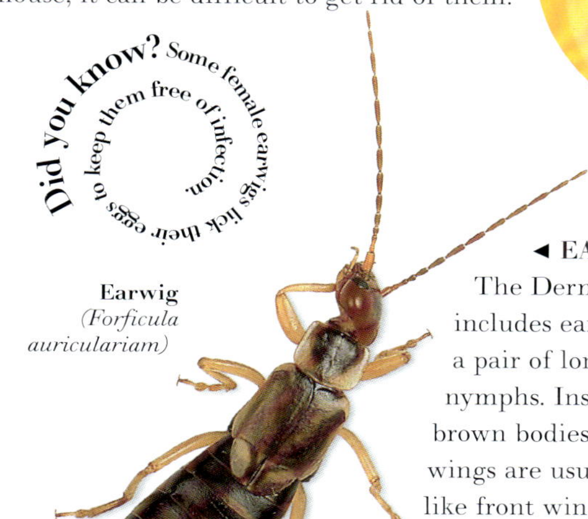

Earwig
(Forficula auricularium)

◄ EARWIGS

The Dermaptera order, which means 'skin wings', includes earwigs (left). These insects' abdomens end in a pair of long, fierce pincers. Their young hatch as nymphs. Insects in the Dermaptera order have slim, brown bodies and two pairs of wings. Their long rear wings are usually folded under their short, leathery, skin-like front wings, which have earned them their name.

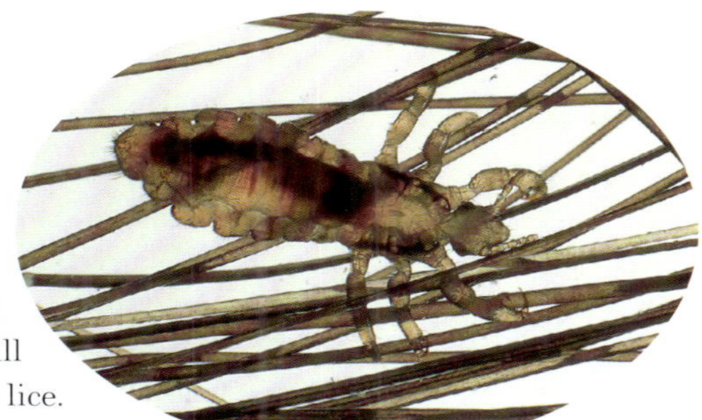

LICE ►

Lice are parasitic insects that live on birds and mammals. They make up several orders, including biting (Mallophaga) and sucking (Anoplura) lice. All are wingless. Head lice, shown here, are sucking lice. They live and lay their eggs, called nits, in human hair.

True Flies

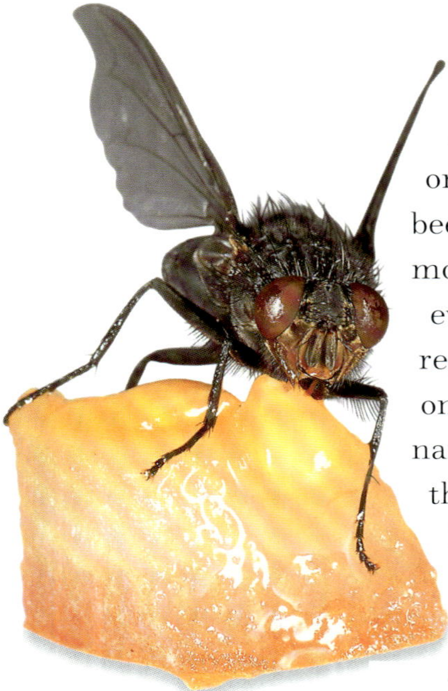

After beetles, flies are one of the largest insect orders. Over 90,000 different kinds of fly have been identified, including gnats, midges and mosquitoes. These hardy insects live almost everywhere on Earth, including the icy polar regions. Unlike beetles and bugs, flies have only one pair of wings. This is reflected in their order name, Diptera, which means 'two wings'. All that remains of the fly's hind wings are two little organs called halteres. These help the fly to balance and steer as it flies.

Ever unpopular, flies are considered dirty and carry diseases that can infect our food. Flies do have their uses, however. They fertilize flowers, and feed on dung and dead animals, reducing this waste around the world.

▲ FLY FOOD
This house fly is feeding on a piece of jelly. Taste sensors on its feet help it to detect its food. Like many kinds of flies, houseflies have mouths that work like sponges. They suck, or lick up, liquid foods such as sap and fruit juice. Some flies even feed on dung, rotting meat or blood.

Did you know? Over 10,000 species of craneflies are known to exist world wide.

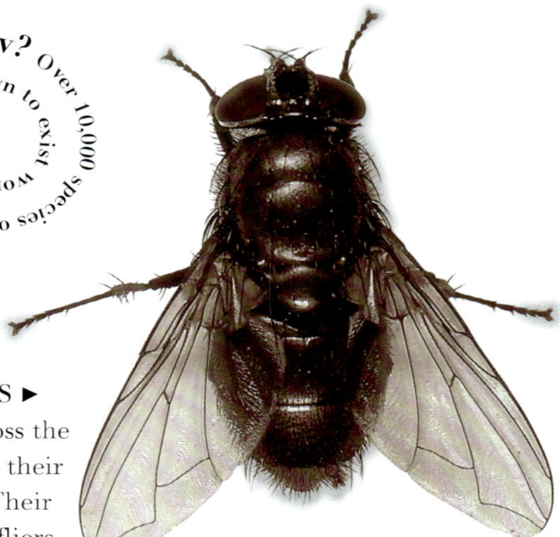

House fly
(Musca domestica)

INSECT ACROBATS ►
This house fly is walking upside-down across the ceiling. Many flies have hooks and sticky pads on their feet, which help them to grip smooth surfaces. Their halteres (balancing organs) make them acrobatic fliers. They can hover, fly backwards and even land upside-down. Such skills help them to dodge fly-swatters.

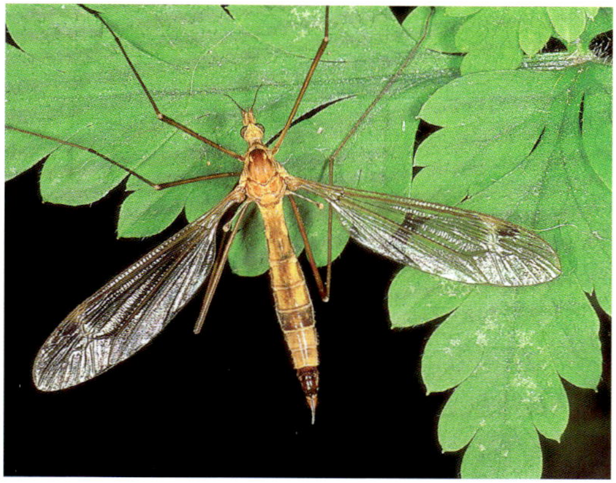

▲ **THIN AND FAT**

Flies come in different shapes and sizes. Crane flies (Tipulidae family) such as the one above, are slim and delicate. Bluebottles and house flies are stout and chunky. Some flies are 0.5mm long – tinier than a pinhead. Others can measure a hundred times that size.

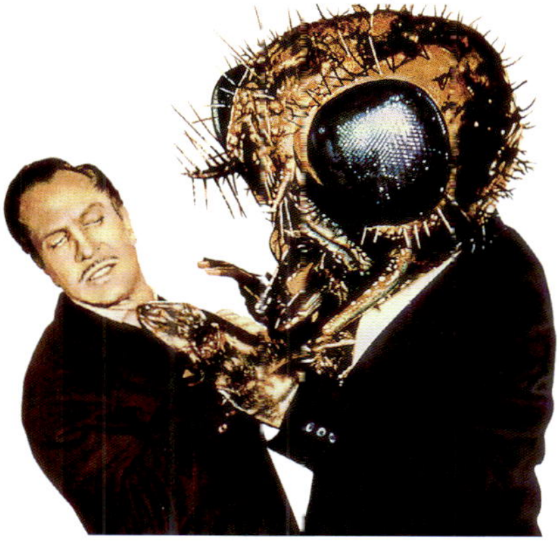

The Fly

This picture is taken from the horror film The Fly. *In the film, a scientist turns into a fly after an experiment goes wrong. Gruesome special effects make the film particularly scary. The theme proved so popular with audiences that several different versions have been made.*

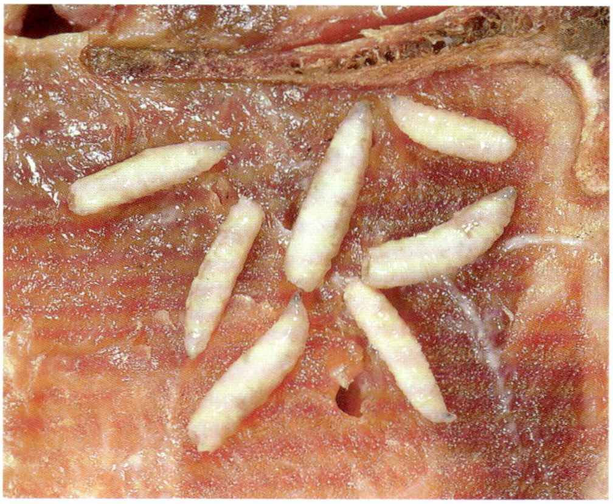

▲ **FOUR-STEP LIVES**

Young flies are known as maggots. Like beetles, flies have four stages in their life cycle. They begin life as eggs, laid by the females in water, rotting plants or meat, or on animals. The eggs hatch into legless maggots (grubs). Later the maggots pupate to become adult flies.

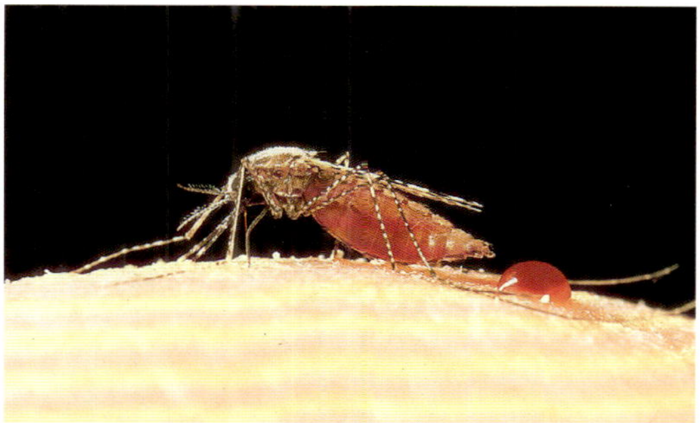

▲ **CARRYING DISEASES**

Mosquitoes (Culicdae) suck human and animal blood. This one is feeding from a human being. Using its needle-like mouthparts, the mosquito pierces its victim's skin to suck up blood. These insects can infect their prey with deadly diseases, including malaria and yellow fever.

Dragonflies

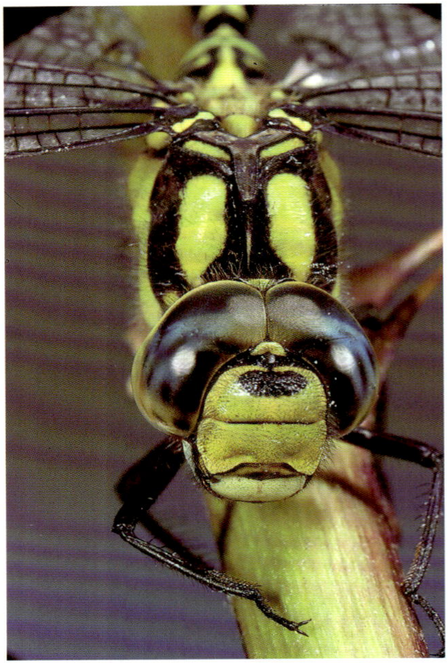

▲ **LARGE EYES**
Dragonflies have extremely large compound eyes, as this close-up shows. The eyes cover most of the insect's head and almost meet at the top. Each compound eye has up to 30,000 lenses, each of which may help to build up a detailed picture. Dragonflies can detect movement easily and use their keen sight to track down their prey.

The order Odonata contains dragonflies and damselflies. It is a small order with just 5,000 species in total. Dragonflies and damselflies are found in wetlands worldwide, both tropical and temperate. Odonata means 'toothed' and refers to their sharp, pointed jaws. Dragonflies are large, slender insects. Their relatives, damselflies, are smaller and more delicate. Both dragonflies and damselflies come in many bright colours, including scarlet, blue and green.

Like bugs, dragonflies undergo incomplete metamorphosis, hatching as nymphs and gradually become more like adults. Both nymphs and adults are carnivores and expert hunters, but adults and young live in very different ways. Nymphs grow up underwater in ponds and streams. Adults are one of the largest winged insects and are powerful fliers.

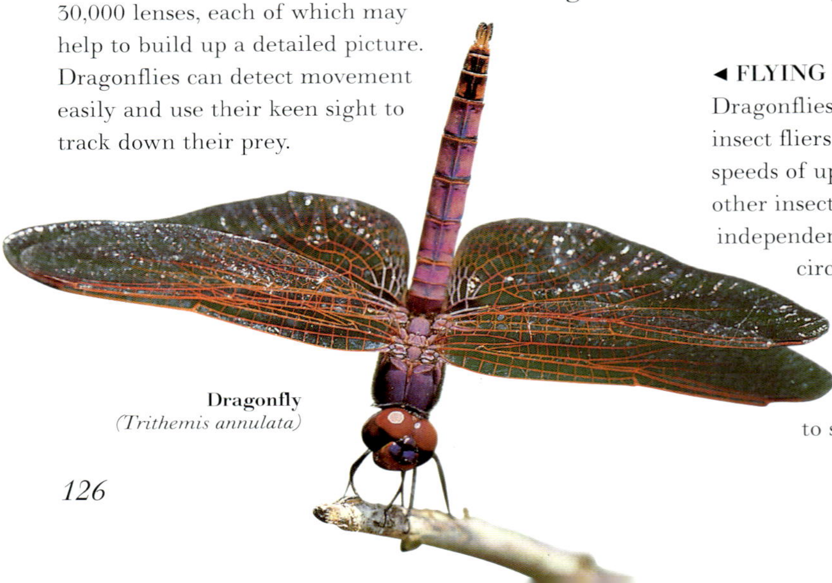

Dragonfly
(Trithemis annulata)

◄ **FLYING CHAMP**
Dragonflies are among the fastest insect fliers. They can race along at speeds of up to 95km/h. Unlike other insects, their wings move independently. As each wing circles, it makes a figure of eight. This helps the insect to accelerate, brake and hover in one place – and also to steer with great accuracy.

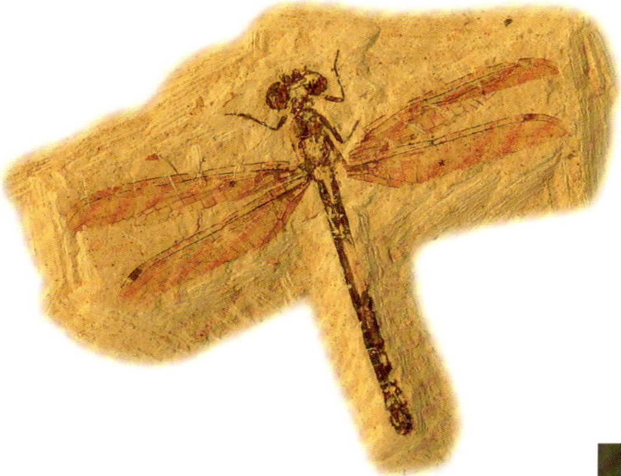

◄ ANCIENT INSECTS
Dragonflies are an ancient group of insects. From fossils, scientists have discovered that they flew on Earth 300 million years ago. They existed before the age of the dinosaurs. Some prehistoric dragonflies were giant insects, with wings that measured up to 60cm across. No known modern species comes close to that size.

NIFTY HUNTER ►
A dragonfly feeds on a fly. It uses its sharp, pointed jaws to tear its prey into tiny chunks. Dragonflies often hunt in flight. They hold their spindly legs in front to form a small catching basket. Any flying insects within reach are quickly bagged. The dragonfly will sometimes even consume its prey in mid-flight.

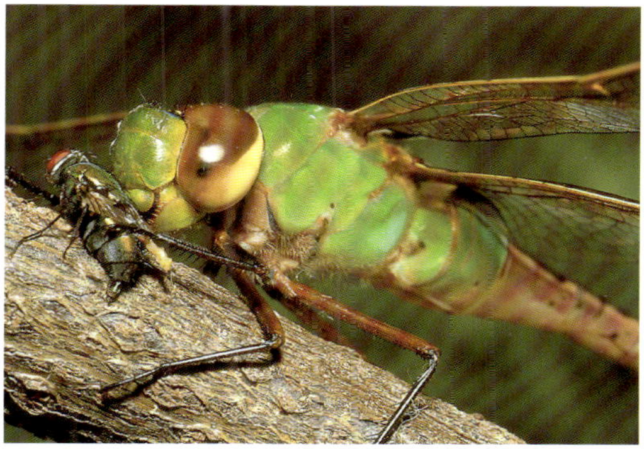

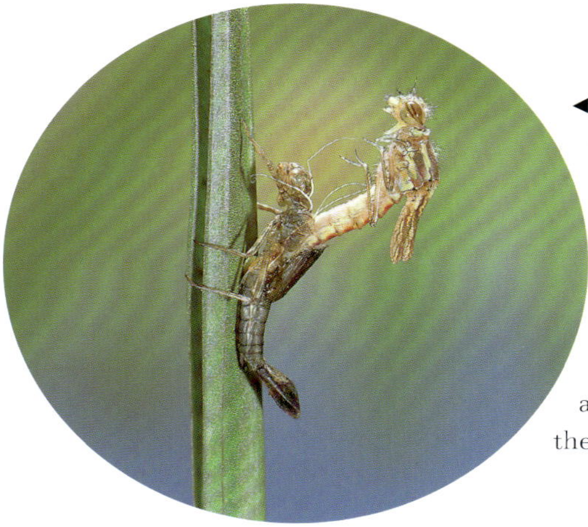

◄ GROWING UP
Clinging to a plant stem, a young damselfly emerges from its final moult by a pond. Both dragonflies and damselflies lay their eggs in fresh water. The young hunt, feed and grow underwater. Gills on their abdomens allow them to extract oxygen from the water like fish. When fully grown, the nymph crawls up a plant stem and then moults for the last time. As its skin splits, the young adult climbs out.

DRYING OUT ►
A young dragonfly rests after emerging from its moulted skin. Its short, crumpled wings and abdomen gradually lengthen and harden as blood is pumped into them. Its body colours will also appear soon. Adult dragonflies live only a few weeks, during which time they will mate and lay eggs.

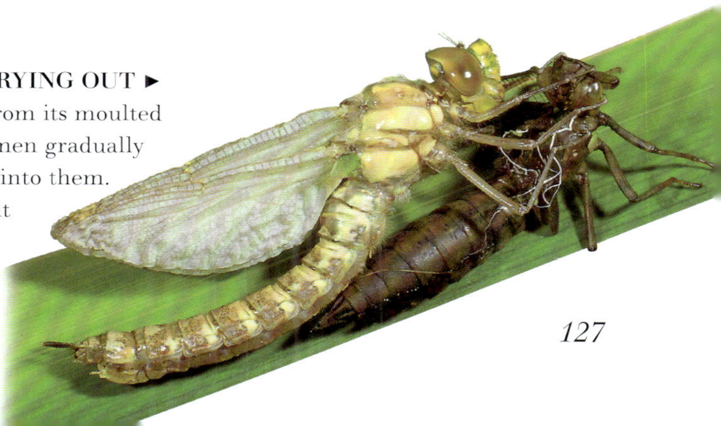

Fleas, Grasshoppers and Mantids

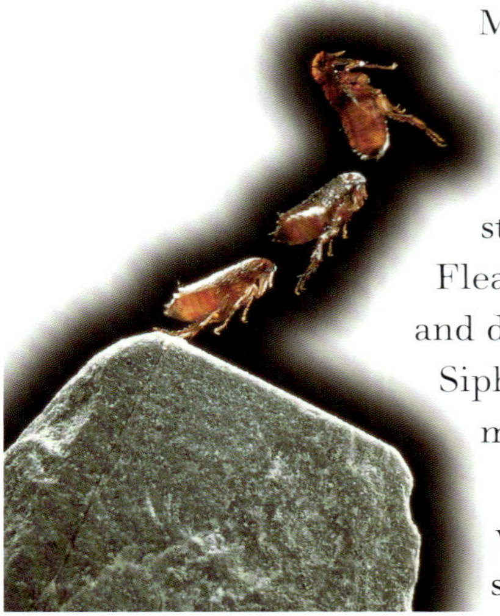

Most beetles and bugs rely on the power of flight, but these three orders of insects have evolved different methods of moving around.

Fleas are tiny, wingless parasites. Their strong muscles make them champion leapers. Fleas live on warm-blooded mammals and birds, and drink their blood. They belong to the order Siphonaptera, which refers to their sucking mouthparts and lack of wings.

Grasshoppers are also powerful leapers, well known for the loud, chirping noises they sing to attract a mate. These insects belong to the order Orthoptera, which means 'straight wings'. The grasshopper family includes crickets and locusts. Most grasshoppers are plant-eaters.

Mantids belong to the order Dictyoptera, and all are carnivores. These large insects are disguised to blend in with their surroundings. This superb camouflage helps them catch their prey. Unlike grasshoppers and fleas, mantids are found mainly in warm countries.

▲ HIGH JUMP CHAMPION

With no wings, fleas cannot fly. They are, however, amazing leapers. A flea can jump 30cm high – 130 times its own height. If humans could leap as high as fleas, we would be able to jump over tall buildings! The incredible leaping ability of a flea allows it to hop on to much larger animals as they pass by.

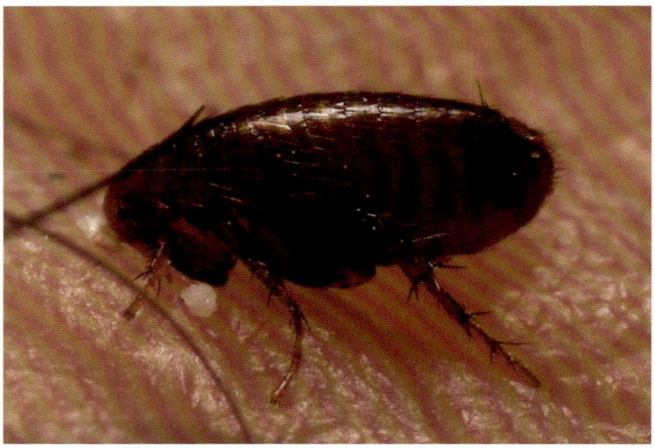

DEADLY PEST ►

A rat flea (right) feeds on human blood. Different species of fleas are designed to feed on certain types of animals. If hungry, however, a flea will suck any animal's blood. By feeding from various hosts (victims), fleas pass on diseases. In medieval times, they carried a terrible disease called bubonic plague. Known as the Black Death, it killed half the population of Europe. The fleas carried the disease after biting infected rats.

SPINY LEGS ►

This close-up of a mantis shows the insect's spiny front legs. It uses its forelegs to capture insects, which it then eats alive. The mantis lurks among flowers or leaves, waiting for passing insects. When a victim gets close enough, the mantis lunges forward to grab its next meal.

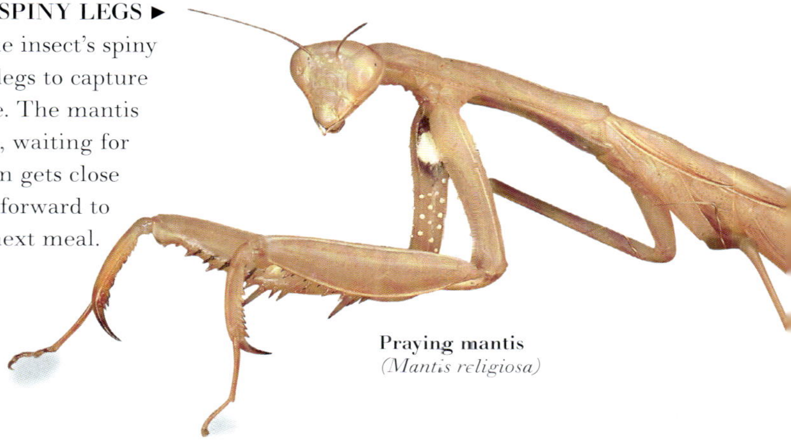

Praying mantis
(Mantis religiosa)

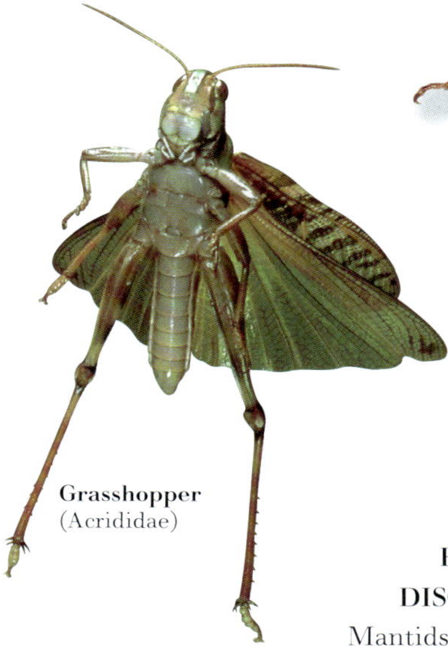

Grasshopper
(Acrididae)

◄ ONE GIANT LEAP

Grasshoppers escape from their enemies by leaping, as this one is doing. These insects have two pairs of wings but are not strong fliers. They can cover up to 1m in one single bound. Before it leaps, the grasshopper gathers its strong hind legs under its body. Muscles then pull on the upper and lower legs to straighten the limbs and hurl the insect into the air.

FLOWER DISGUISE ►

Mantids use their camouflage to hunt down their prey. This beautiful tropical 'flower' is actually a flower mantis. These amazing insects have flaps on their legs and heads that resemble the petals of flowers. Some mantids mimic green or dying leaves.

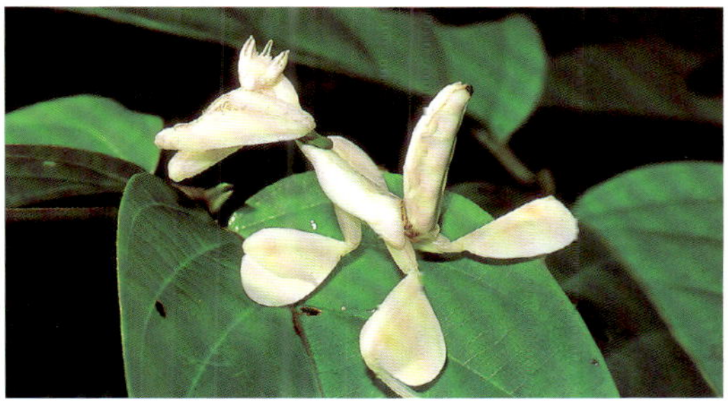

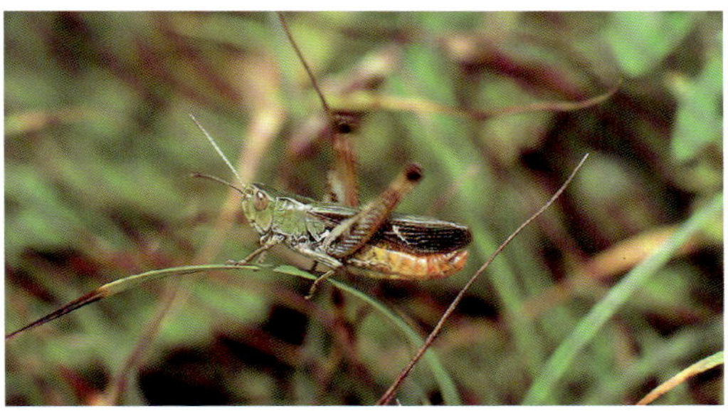

◄ SINGING

This male grasshopper is stridulating (singing) to attract a female. He produces a stream of high-pitched rasping sounds by rubbing his hind legs against his front wings. Crickets sing in a slightly different way – they rub rough patches on their wings together. These insects can detect sound through special 'ears' on their legs or abdomens.

Beetles, Bugs and People

Beetles and bugs do many useful jobs that benefit people, either directly or indirectly. They fertilize plants and consume waste matter. They also provide a valuable food source for many other animals, including reptiles and birds.

However, most people regard many beetles and bugs as pests because they can harm us or our lands and possessions. Aphids, chafers and weevils attack cropfields, orchards, vegetable plots and gardens. Woodboring beetles damage timber, furniture, carpets and clothes. Blood-sucking bugs harm humans and livestock, and some carry dangerous diseases, such as malaria. People wage war against these pests – and many other harmless beetles and bugs. Some species are in danger of dying out altogether because people are killing them, or destroying the places in which they live.

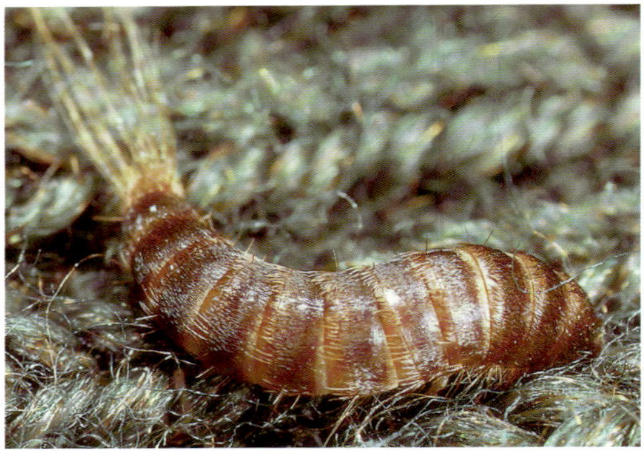

▲ CARPET-CRUNCHER
A carpet beetle larva munches on a woollen carpet. These young beetles become pests when they hatch out on carpets and clothes. The larvae have spines on their bodies that protect them from enemies. A close relative, the museum beetle, also causes havoc. It eats its way through preserved animal specimens in museums.

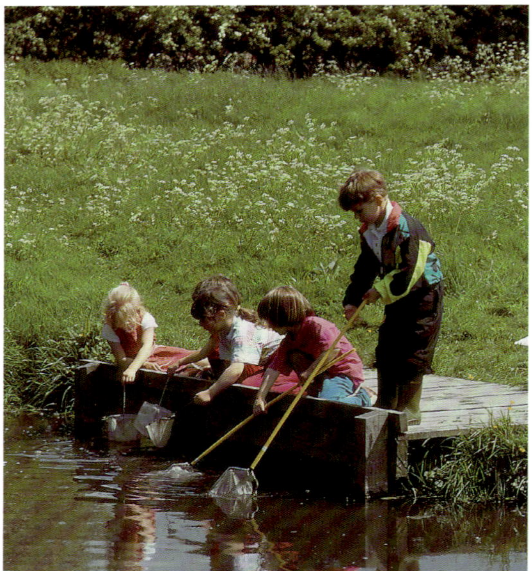

COLLECTING INSECTS ►
If you are collecting insects, remember to handle them carefully so that you do not damage them. Always return insects to the place where you found them. Do not try to catch delicate insects such as dragonflies, or ones that could sting you, such as wasps.

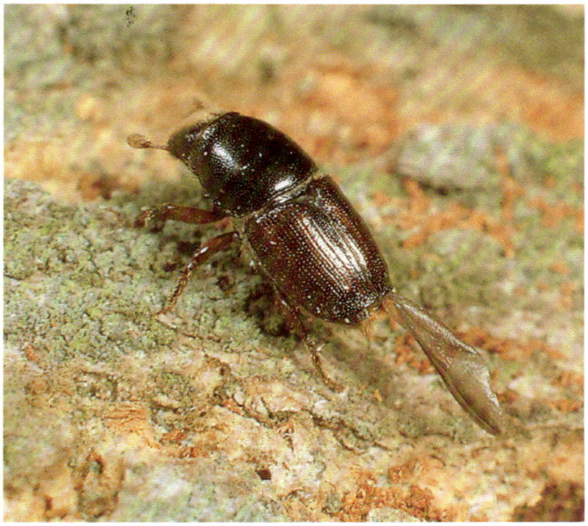

▲ DUTCH ELM DISEASE

Elm bark beetles (*Scolytus scolytus*) are wood-borers. The fungus they carry causes Dutch elm disease, which kills elm trees. During the 1970s, a major outbreak of the disease destroyed most of the elm trees in Britain.

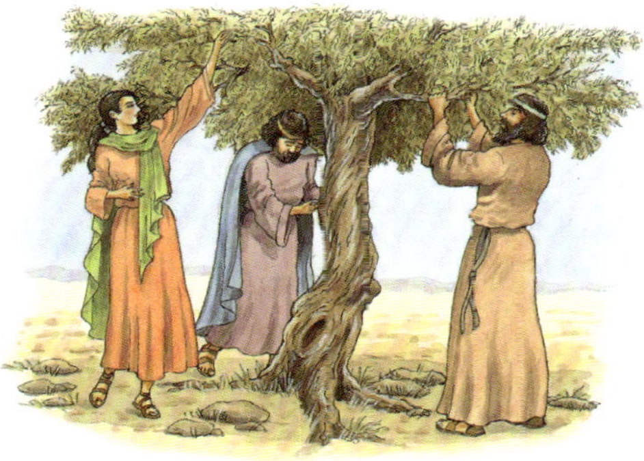

Manna from Heaven

The Old Testament of the Bible tells how the ancient Israelites survived in the desert by eating 'manna'. After many centuries of debate, historians now believe this strange food may have been scale insects, living on tamarisk trees.

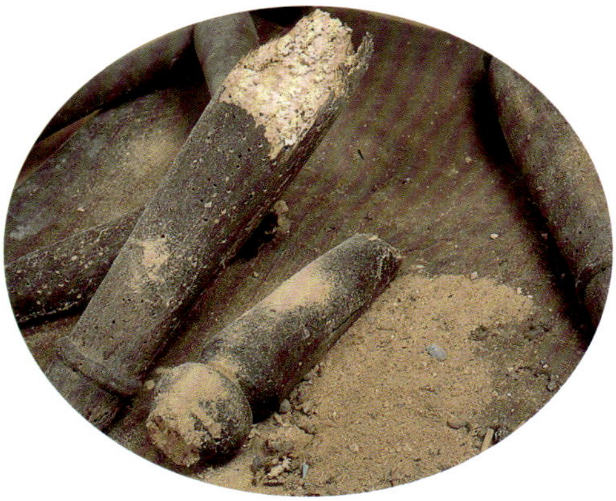

▲ WOODWORM DAMAGE

This chair has fallen prey to woodworm. These beetles (Anobiidae family) can literally reduce wood to powder. Laid as eggs inside the timber, the young feed on the wood until they are ready to pupate. As winged adults, they quickly bore their way to freedom, leaving tell-tale exit holes in the wood.

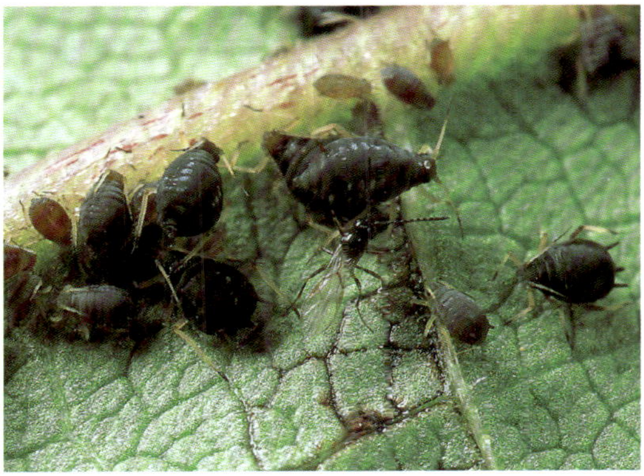

▲ GARDENERS' FRIEND

These black bean aphids (*Aphis fabae*) are infested with tiny parasitic wasps. The female wasp lays her eggs on the aphids. When the young hatch, they eat the bugs. Gardeners consider aphids a pest and welcome the wasps in their gardens. Wasps are sometimes used in large numbers by gardeners to control pests.

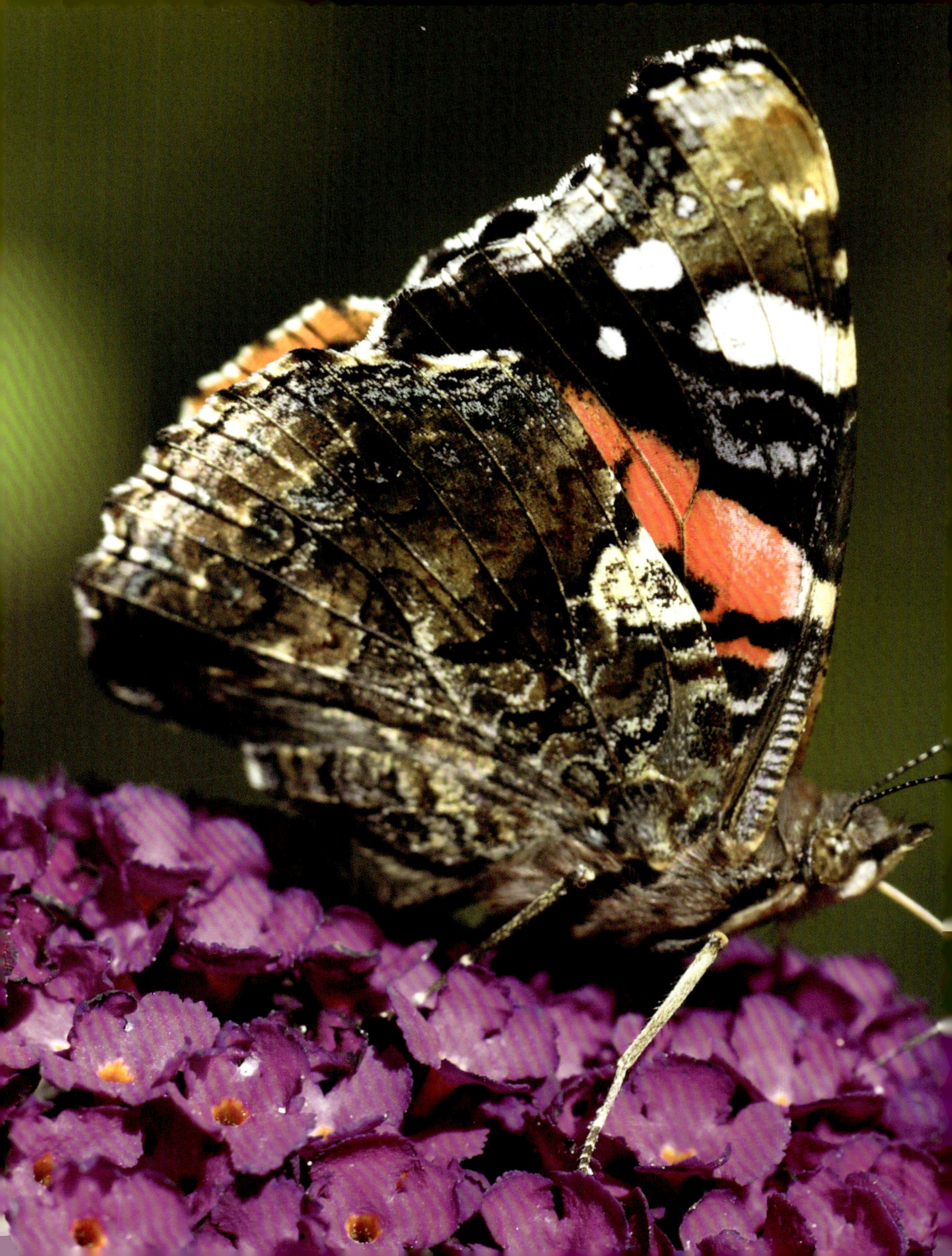

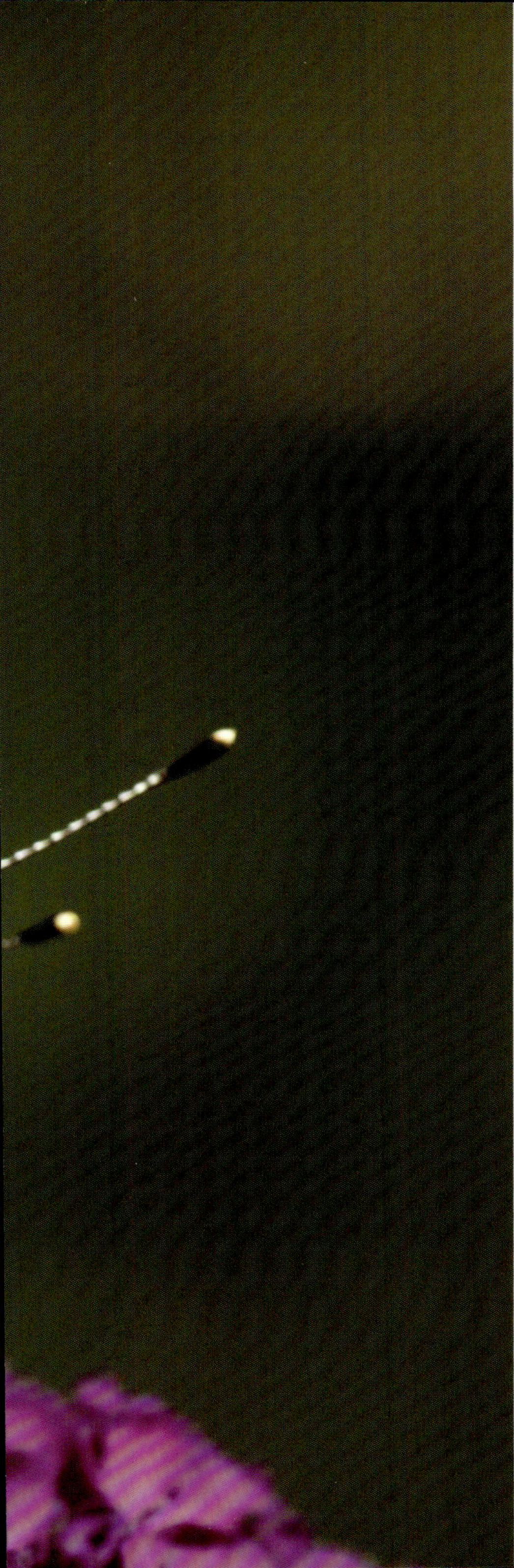

BUTTERFLIES AND MOTHS

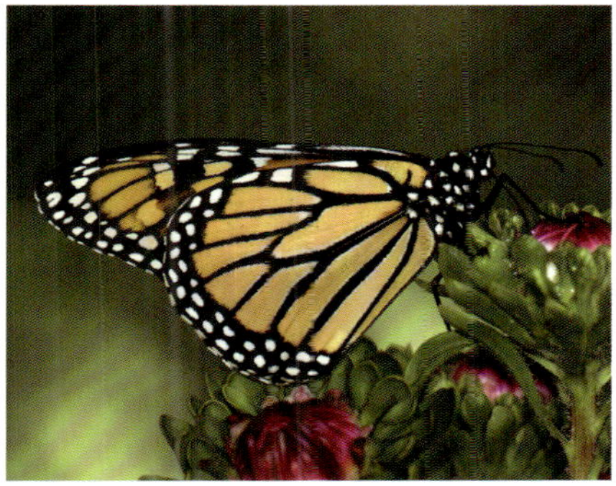

What is the difference between a butterfly and a moth? It's not easy to answer this question. Butterflies tend to be brightly coloured and fly by day, while moths usually have drab colours and fly at night. A moth's antennae are feathery or thread-like, but a butterfly's antennae are shaped like clubs, with a lump at the end. But there are many exceptions and in some countries butterflies and moths are not split into separate groups at all. The special features of butterflies and moths are their long, hollow feeding tube, called a proboscis, and the dust-like scales that cover their wide, flat wings. There may be as many as 200 to 600 scales per square millimetre of wing.

Winged Beauties

Butterflies and moths are the most beautiful of all insects. On sunny days, butterflies flit from flower to flower. Their slow, fluttering flight often reveals the full glory of their large, vividly coloured wings. Moths are usually less brightly coloured than butterflies and generally fly at night. Together, butterflies and moths make up one of the largest orders (groups) of insects, called Lepidoptera. This order includes more than 165,000 different species, of which 20,000 are types of butterfly and 145,000 are types of moth. The richest variety is found in tropical forests, but there are butterflies and moths in fields, woods, grasslands, deserts and mountains in every area of land in the world – except Antarctica.

▼ RESTING BUTTERFLY

You can usually tell a butterfly from a moth by the way it folds its wings when it is resting. A moth spreads its wings back like a tent, with only the upper sides visible. However, a butterfly settles with its wings folded flat with the uppersides together, so that only the undersides show.

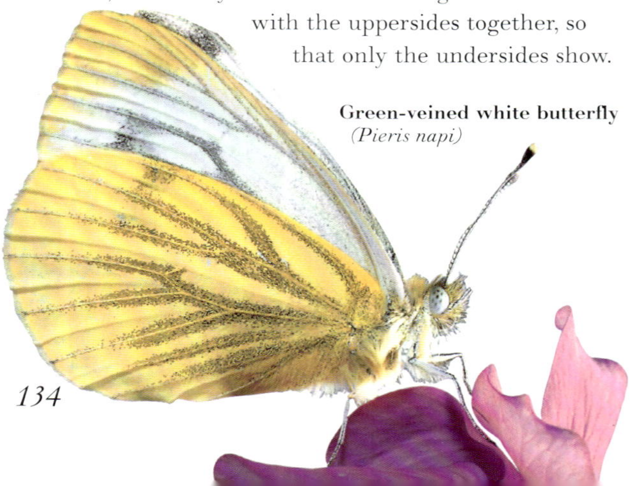

Green-veined white butterfly
(Pieris napi)

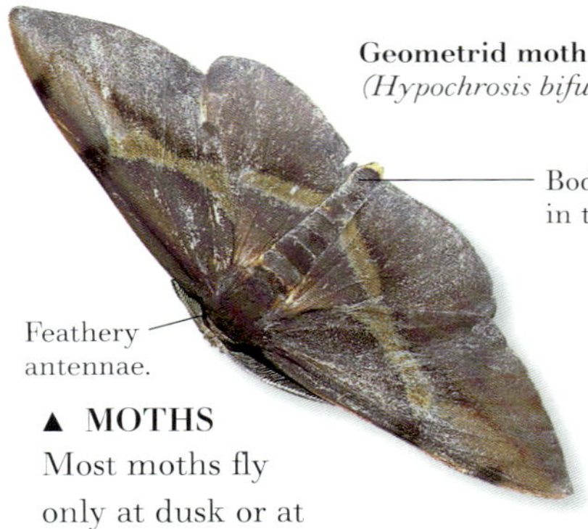

Geometrid moth
(Hypochrosis bifurcata)

▲ MOTHS

Most moths fly only at dusk or at night. They rest on tree trunks and leaf litter by day, where their generally drab colours make them difficult to see. Moths tend to have plump bodies covered in thick hair, and their antennae are feathery or thread-like.

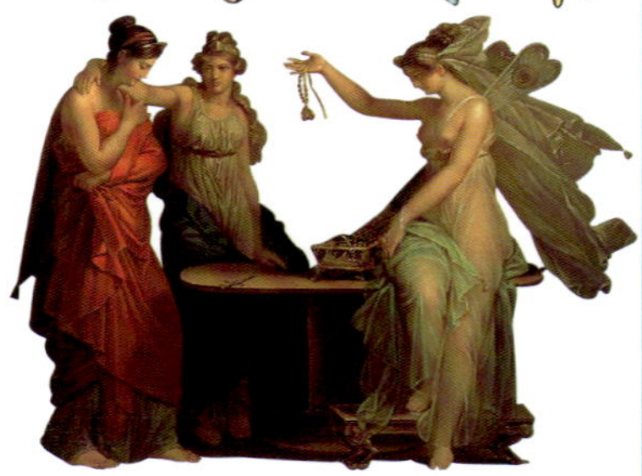

Psyche and Aphrodite

The Ancient Greeks believed that, after death, their souls fluttered away from their bodies in the form of butterflies. The Greek symbol for the soul was a butterfly-winged girl called Psyche. According to legend, Aphrodite (goddess of love) was jealous of Psyche's beauty. She ordered her son Eros to make Psyche fall in love with him. Instead, Eros fell in love with her himself.

Blue Morpho butterfly
(*Morpho peleides*)

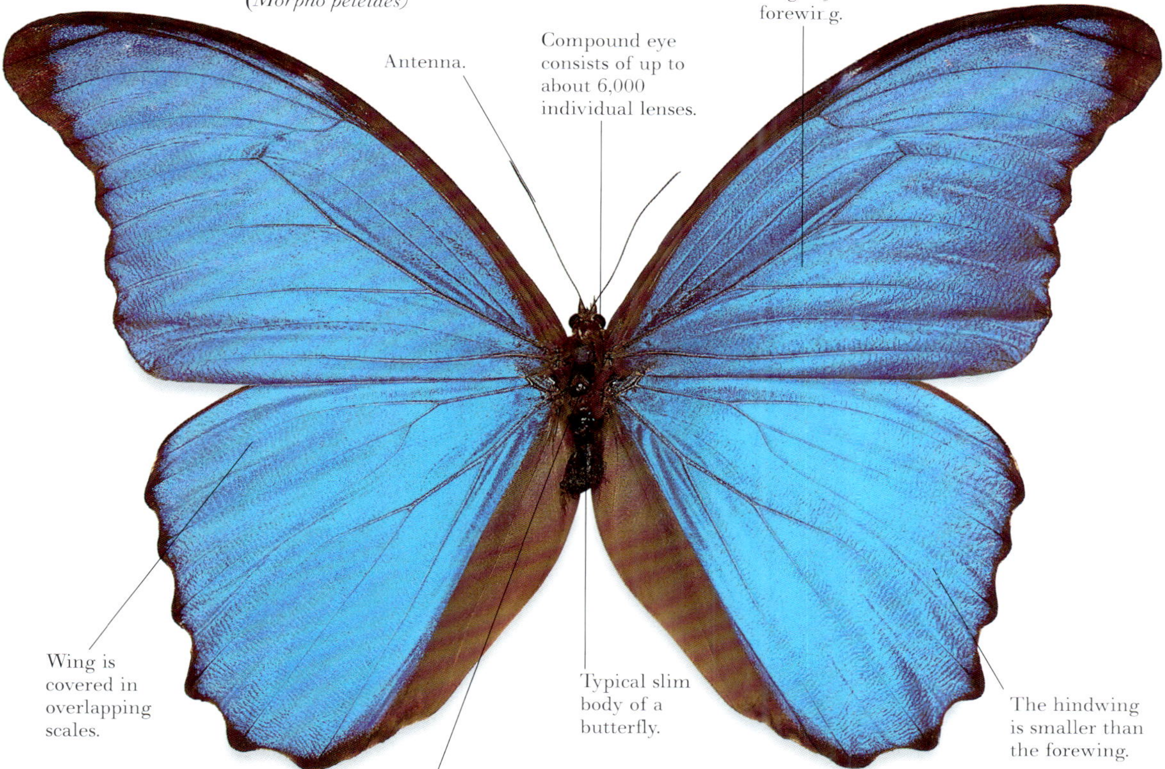
Brightly coloured forewing.
Compound eye consists of up to about 6,000 individual lenses.
Antenna.
Wing is covered in overlapping scales.
Typical slim body of a butterfly.
The hindwing is smaller than the forewing.
Tough outer coating supports the body, instead of an internal skeleton.

▲ FEATURES OF A BUTTERFLY

Butterflies tend to have brilliantly coloured wings and fly only during the day. They have slim bodies without much hair, and their antennae are shaped like clubs, with a lump at the end. However, the distinction between butterflies and moths is quite blurred, and in some countries they are not distinguished at all.

► CATERPILLARS

A many-legged caterpillar hatches from a butterfly's egg. When young, both moths and butterflies are caterpillars. Only when they are big enough do the caterpillars go through the changes that turn them into winged adults.

Privet Hawk moth caterpillar
(*Sphinx ligustri*)

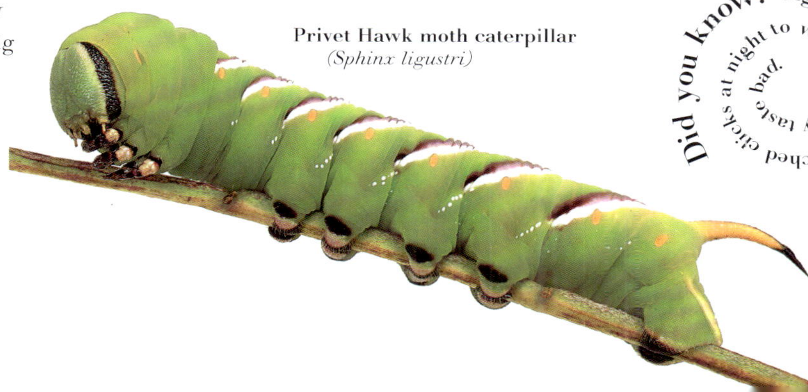

Did you know? Tiger moths make high-pitched clicks at night to warn bats they taste bad.

How Butterflies Look

Butterflies vary enormously in size and shape. In regions such as Europe and the United States they range from big butterflies such as the Monarch, which has a wingspan of 10cm, to the Small Blue, which is tinier than a postage stamp. The variation among tropical species is even greater. The largest butterfly in the world is the rare Queen Alexandra's Birdwing. The female has a wingspan of 28cm, which is more than 25 times the size of the minute Western Pygmy Blue. The shape of butterfly wings can be deceptive. In photographs and drawings, butterflies are usually shown with both pairs of wings stretched out fully. However, they are not always seen like this in nature. For example, sometimes the forewings may hide the hindwings.

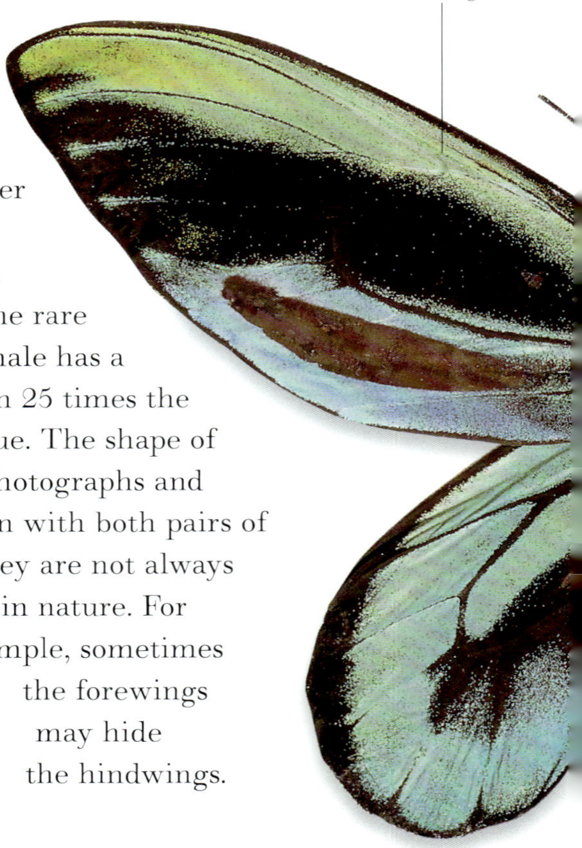

A male Queen Alexandra's Birdwing butterfly has brightly coloured wings.

Monarch butterfly
(Danaus plexippus)

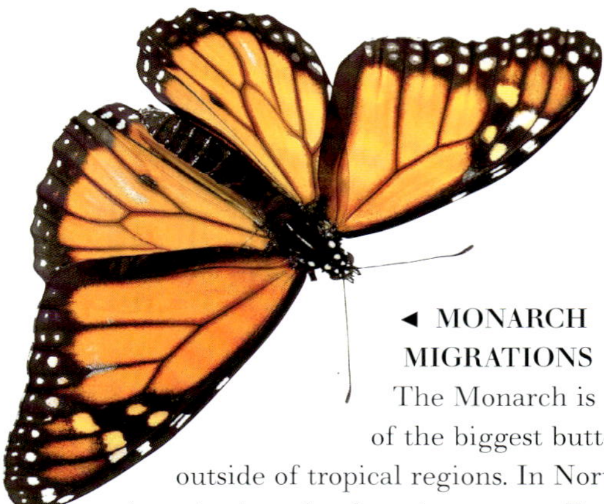

◄ MONARCH MIGRATIONS

The Monarch is one of the biggest butterflies outside of tropical regions. In North America it makes long journeys, called migrations, to spend the winter in warm areas such as California, Florida and Mexico. Some Monarch butterflies fly from as far away as Canada.

▼ COMMA BUTTERFLY

Each species of butterfly has its own distinctive wing markings. The Comma butterfly gets its name from the small, white C or comma-shape on the undersides of its hindwings.

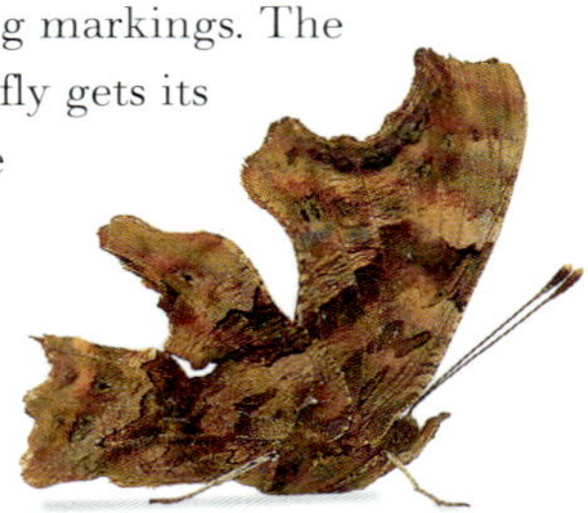

Comma butterfly
(Polygonia c-album)

▼ BIG AS A BIRD

The Queen Alexandra's Birdwing is a rare butterfly that lives only in the Northern Province of Papua New Guinea. Its wings are wider than those of many birds. Females can grow up to 28cm across.

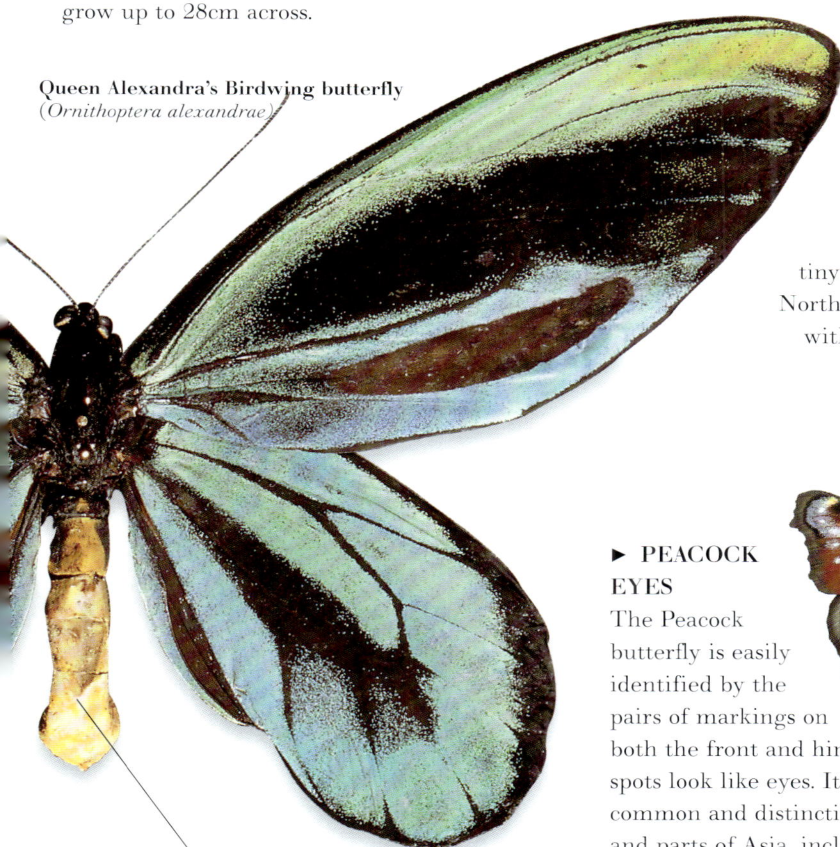

Queen Alexandra's Birdwing butterfly
(Ornithoptera alexandrae)

The bright yellow body warns predators that the butterfly is poisonous.

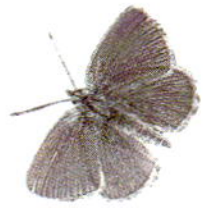

Small Blue butterfly
(Cupido minimus)

▲ SMALL BLUE

The Small Blue is the smallest butterfly in Great Britain. It is barely 2cm across, even when fully grown. However, the tiny Pygmy Blue butterfly of North America is even smaller with a wingspan of between 11 and 18mm.

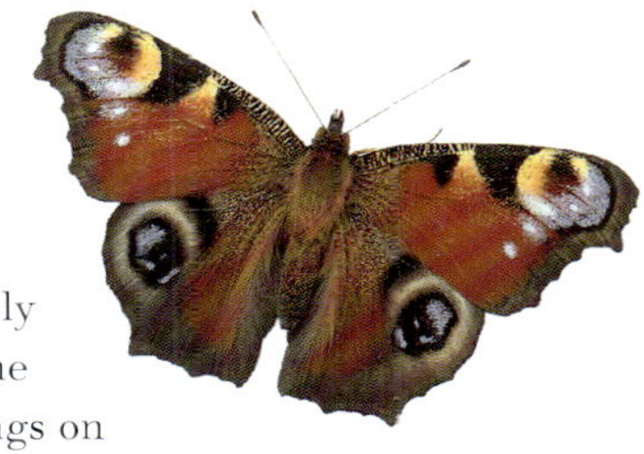

Peacock butterfly
(Inachis io)

► PEACOCK EYES

The Peacock butterfly is easily identified by the pairs of markings on both the front and hindwings. These large spots look like eyes. It is one of the most common and distinctive butterflies in Europe and parts of Asia, including Japan.

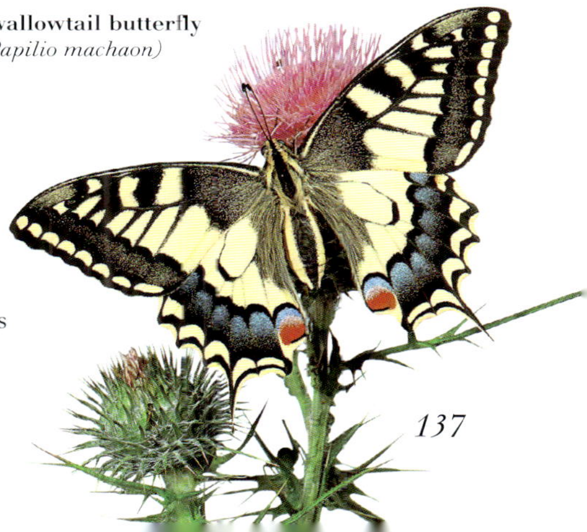

Swallowtail butterfly
(Papilio machaon)

► A TAIL OF DECEPTION

The wing shapes of butterflies can vary dramatically from species to species. Many butterflies in the family called Papilionidae have distinctive tails on their wings, a bit like swallows' tails. Some species of Swallowtail use them to confuse predators. When the wings are folded, the tails look like antennae, so a predator may mistake the butterfly's tail-end for its head.

How Moths Look

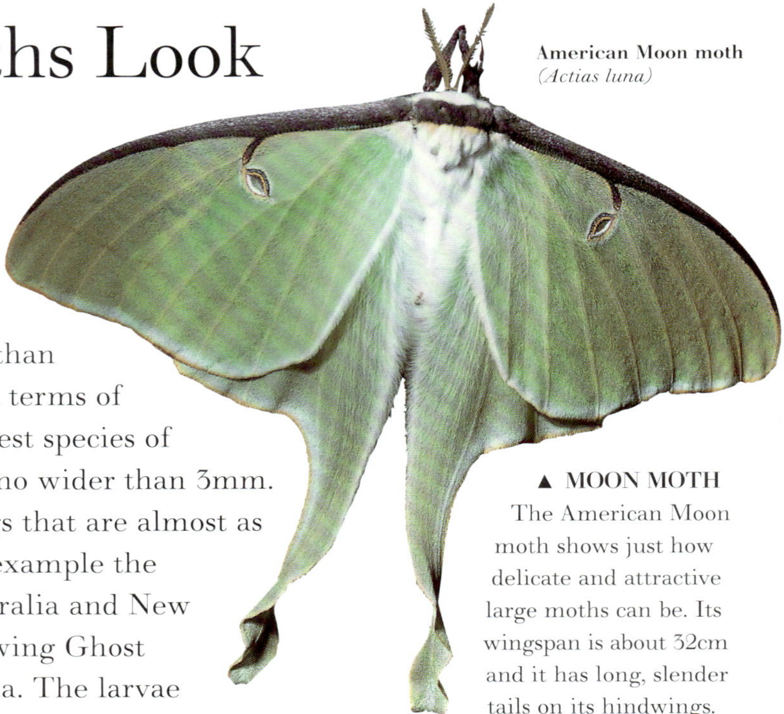

American Moon moth
(Actias luna)

Like butterflies, moths come in all shapes and sizes. There is also more variety in wing shape amongst moths than amongst butterflies. In terms of size, some of the smallest species of moth have wingspans no wider than 3mm. The biggest have wings that are almost as wide as this book, for example the Hercules moth of Australia and New Guinea and the Bent-wing Ghost moth of South-east Asia. The larvae (caterpillars) of small moths may be tiny enough to live inside seeds, fruits, stems, leaves and flowers. The caterpillars of larger moths are bigger, although some do live inside tree trunks and other stems.

▲ MOON MOTH
The American Moon moth shows just how delicate and attractive large moths can be. Its wingspan is about 32cm and it has long, slender tails on its hindwings. When it is resting on a tree, its body and head are so well hidden by its big wings that any predatory bird will peck harmlessly at its tails. This allows the moth time to escape.

▼ ELEPHANT HAWK MOTH
Many moths are less colourful than butterflies, but they are not all drably coloured. For example, the Elephant Hawk moth is a beautiful insect with delicate pink wings that blend in well with its favourite flowers (valerian and pink honeysuckle). However, the Elephant Hawk moth flies at night so it is not often seen in its full glory.

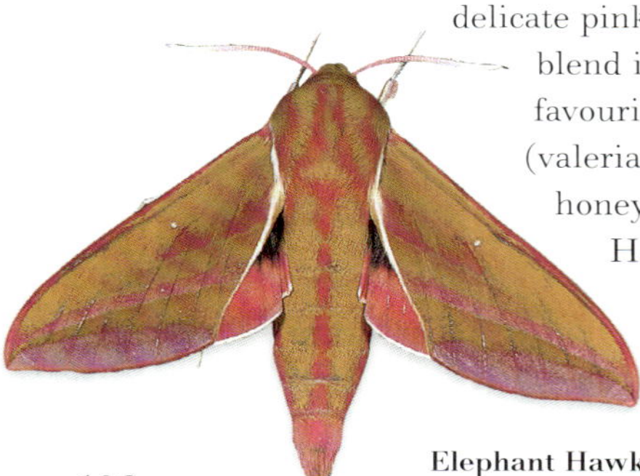

Elephant Hawk moth *(Deilephila elpenor)*

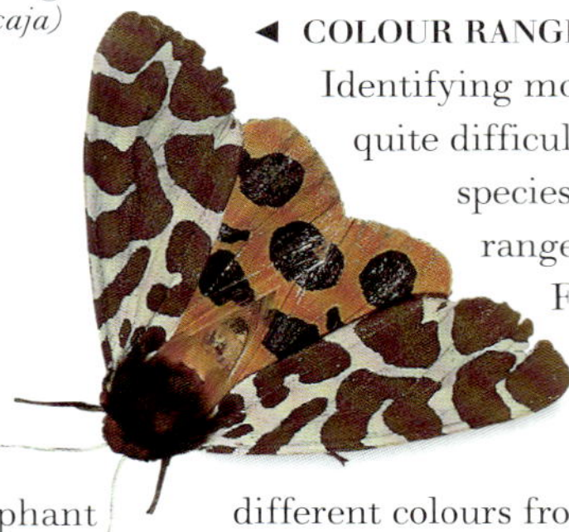

Garden Tiger moth
(Arctia caja)

◄ COLOUR RANGE
Identifying moths can be quite difficult, as some species show a wide range of colouring. For example, many Garden Tiger moths are slightly different colours from each other. As a result of this variety, scientists often use the Garden Tiger moth for breeding experiments.

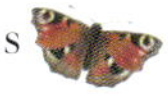

► INDIAN MOTH

This moth belongs to the family Pyralidae and comes from southern India. This tiny moth has a wingspan of just 2cm. The distinctive white bands on its wings break up the moth's outline and make it more difficult to spot when at rest.

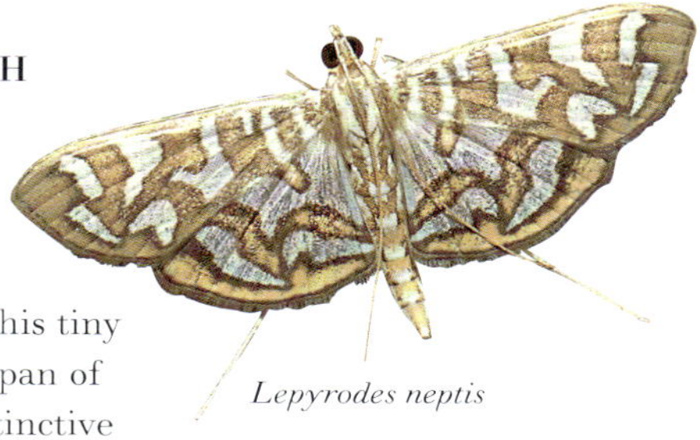

Lepyrodes neptis

Did you know? The Big Beet Borer (*Melittia gloriosa*) has a furry striped abdomen and looks like a bee.

▼ WIDE WINGS

The Giant Atlas moth of India and South-east Asia is one of the world's largest moths. Only the Giant Agrippa moth of South America has wider wings, with a span of up to 30cm. Some Atlas moths can grow to almost 45cm when their wings are opened fully. They have shiny triangles on their wings that are thought to confuse predators by reflecting light.

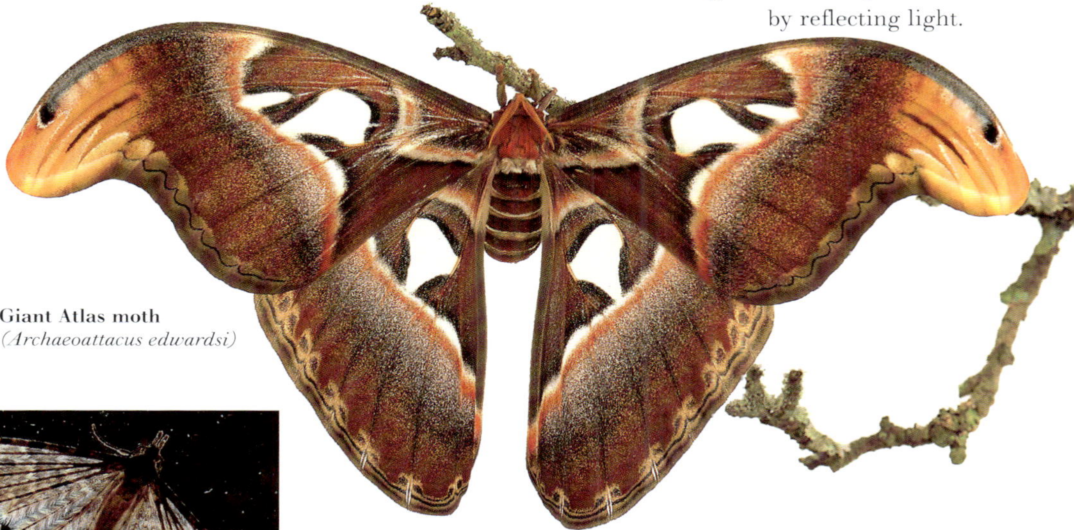

Giant Atlas moth
(Archaeoattacus edwardsi)

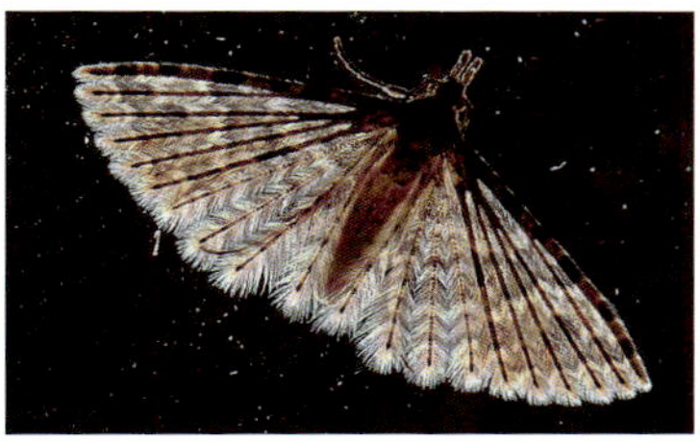

▲ MANY PLUME MOTH

The beautiful feathery wings of this unusual looking moth give it its name, the Many Plume moth (*Alucita hexadactyla*). Each of its fore and hindwings is split into six slender feathery sections, or plumes.

▼ LARGE CATERPILLAR

Caterpillars have many different shapes and sizes, just like moths. The young Acacia Emperor moth is one of the biggest caterpillars. Although they are generally sausage-shaped, some caterpillars are twig-like, making them hard to see in a bush or tree.

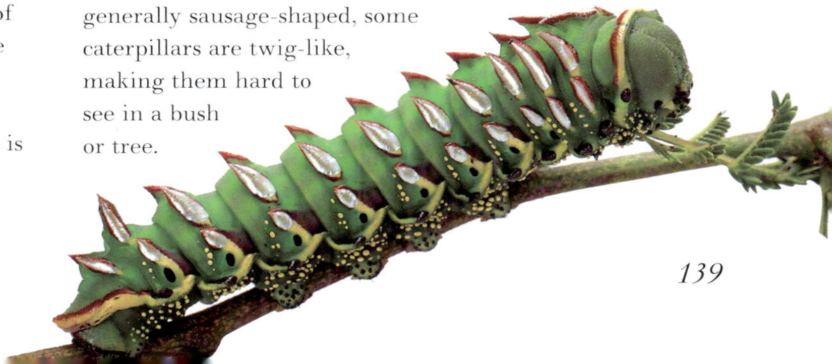

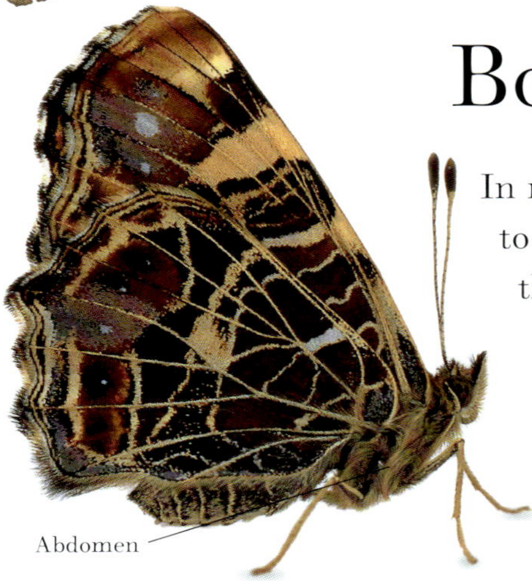

Body Parts

In many ways, butterflies and moths are similar to other insects. Their bodies are divided into three parts – the head, the thorax and the abdomen. The mouth, eyes and antennae (feelers) are situated on the head. The thorax is the body's powerhouse, driving the legs and wings. The abdomen is where food is digested. Like all insects, butterflies and moths have bodies, which are covered by a tough outer shell, called an exoskeleton. However, butterflies and moths also have unique features, such as their big, flat wings and a long proboscis (tongue).

▲ **EGG CENTRE**
The abdomen (rear section) houses a butterfly's digestive system. It also produces eggs in female butterflies and moths, and sperm in males.

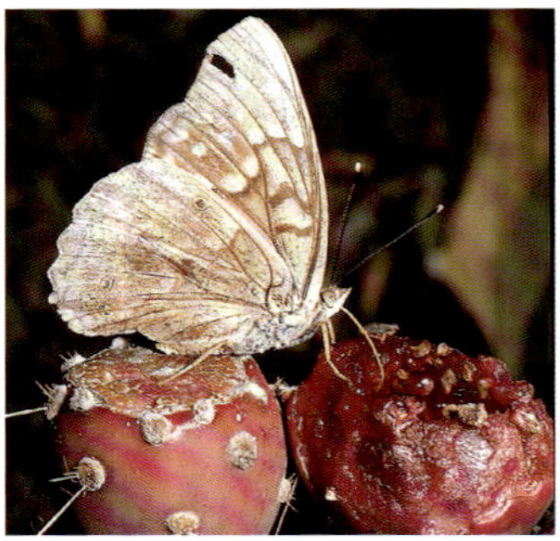

◄ **SWEET SUCKING**
This butterfly is feeding on a prickly pear cactus fruit in Mexico. Butterflies and moths feed mainly on nectar and other sweet juices. They suck them up through a long tube-like tongue called a proboscis. Butterflies and moths have no jaws.

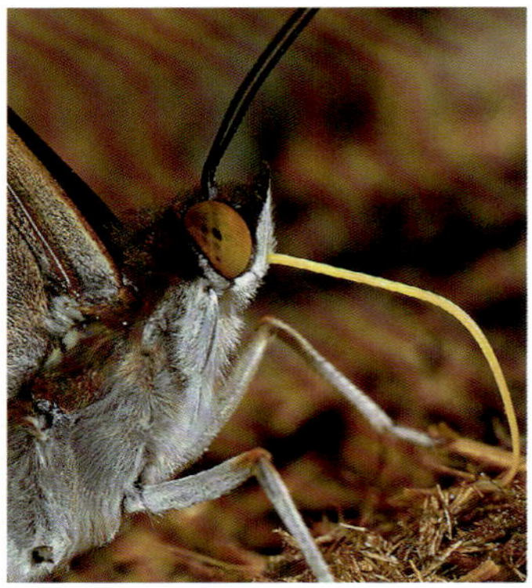

▲ **FEEDING STRAW**
A Purple Emperor butterfly rolls out its proboscis to feed. The proboscis stretches out almost as long as its body. When a butterfly rests, it rolls up its long proboscis beneath its head. Hawk moths have the longest proboscises.

► **CONNECTED WINGS**
The forewings and hindwings of most moths overlap. Although each pair of wings is separate, they act together because long bristles on the hindwing catch on to hooks on the underside of the forewing, rather like a doorlatch.

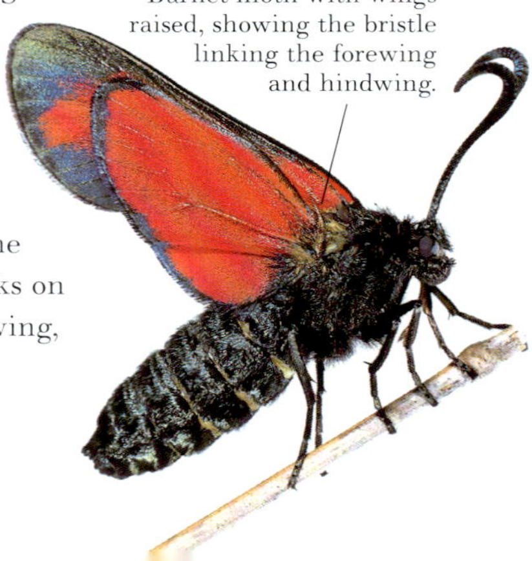

Burnet moth with wings raised, showing the bristle linking the forewing and hindwing.

► MOTH WINGS

Butterflies and moths each have two pairs of large, flat wings and three pairs of legs. The wings and legs are attached to the thorax (the mid-section of the body). The two pairs of wings are not always visible.

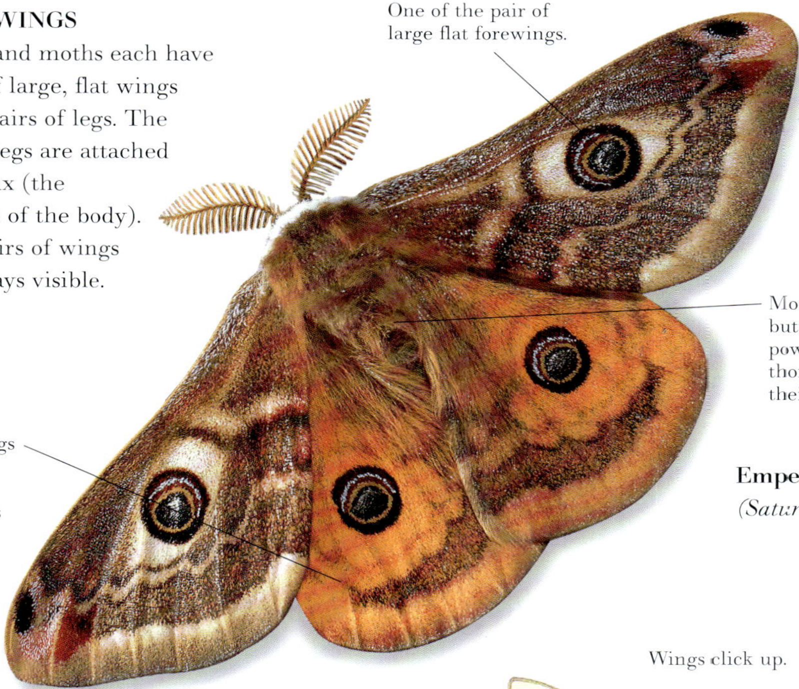

One of the pair of large flat forewings.

Moths and butterflies need powerful thoraxes to flap their huge wings.

The hindwings are normally covered by the forewings when at rest.

Emperor moth
(Saturnia pavonia)

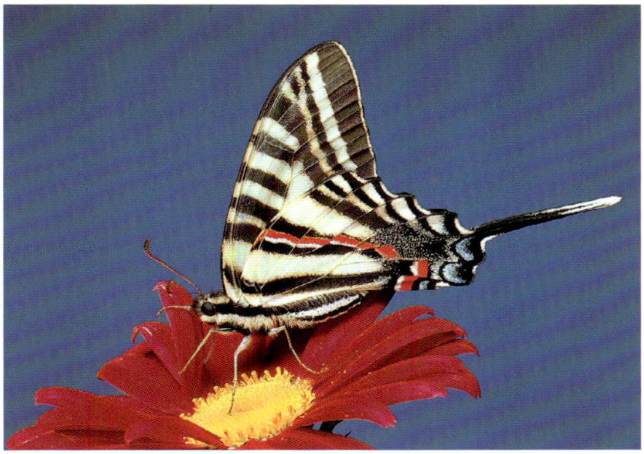

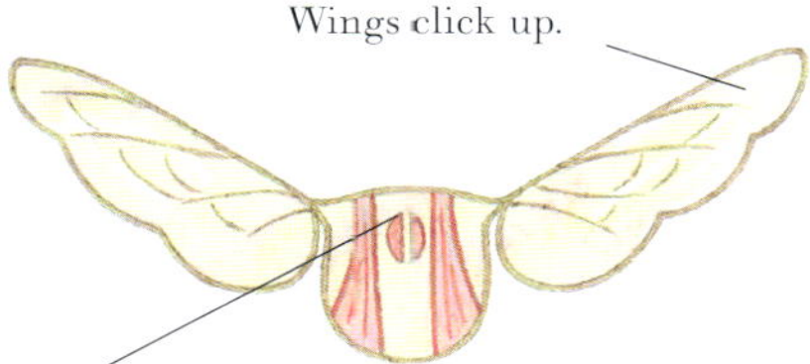

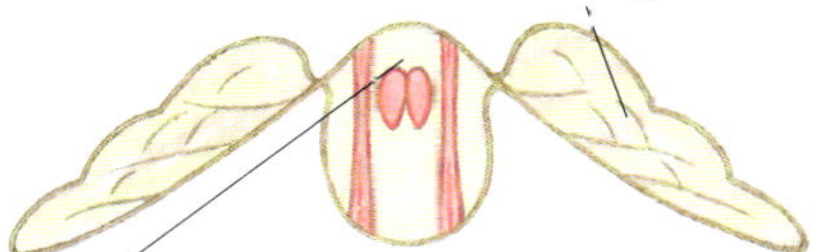

▲ SENSITIVE FEET

Moths and butterflies taste with their tarsi (feet). When they land on a flower, they will not unroll the tongue to feed unless their feet sense the sweetness of nectar. Females stamp their tarsi on leaves to decide if they are ripe for egg-laying. They will lay eggs only if the leaves release the correct scent.

▲ FLIGHT

The wings are joined to the thorax (mid-section). Muscles pull the top of the thorax down, making the wings flip up. Then the muscles pull the thorax in, making it thinner so the top clicks back up again, flipping the wings down.

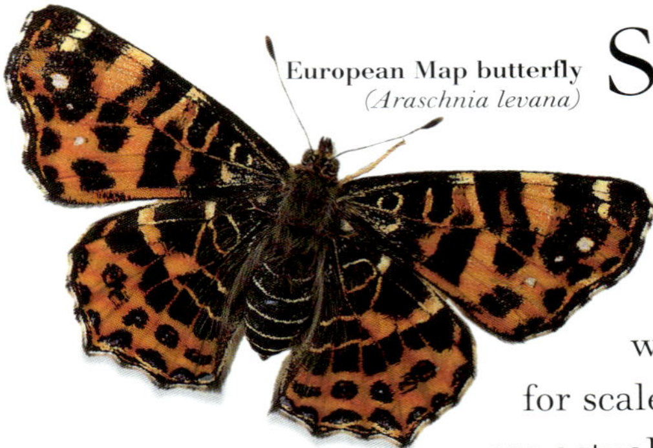

European Map butterfly
(Araschnia levana)

Scaly Wings

The scientific name for butterflies and moths, Lepidoptera, refers to the minute scales covering their wings. *Lepis* is the Ancient Greek word for scale and *pteron* means wing. The scales are actually flattened hairs and each one is connected to the wings by a short stalk. These delicate scales give butterfly wings their amazing colours, but can rub off easily like dust. Underneath the scales, butterfly and moth wings are transparent like the wings of other insects. The vivid colours of the scales come either from pigments (coloured chemicals) in the scales or the way their structure reflects light.

▲ SCENTED SCALES
Many male butterflies have special scales called *androconia* that help them to attract mates. These scales scent the wing with an odour that stimulates females.

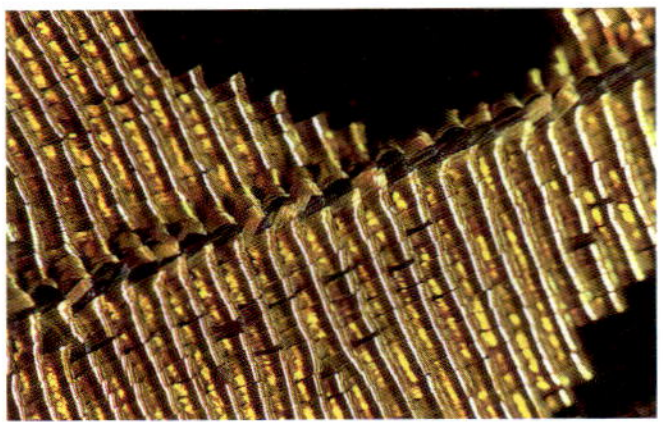

▲ OVERLAPPING SCALES
Tiny scales overlap and completely coat the wing. They are so loosely attached that they often shake off in flight.

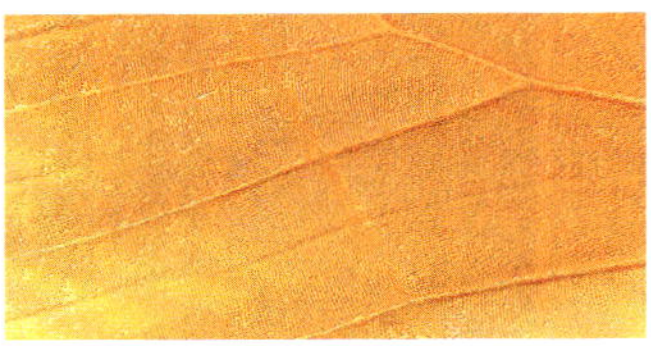

▲ CELL SPACE
The areas between the wing veins are called cells. All the cells radiate outwards from one vein at the base of the wing.

Black-veined White butterfly
(Aporia crataegi)

▼ WING VEINS
Butterfly and moth wings are supported by a framework of veins. These veins are filled with air, nerve fibres and blood. The pattern of the veins helps to classify butterflies and moths into a number of families.

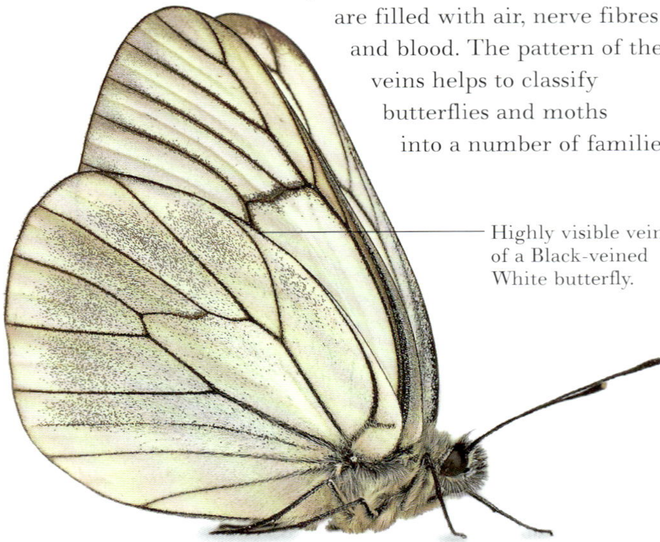

Highly visible veins of a Black-veined White butterfly.

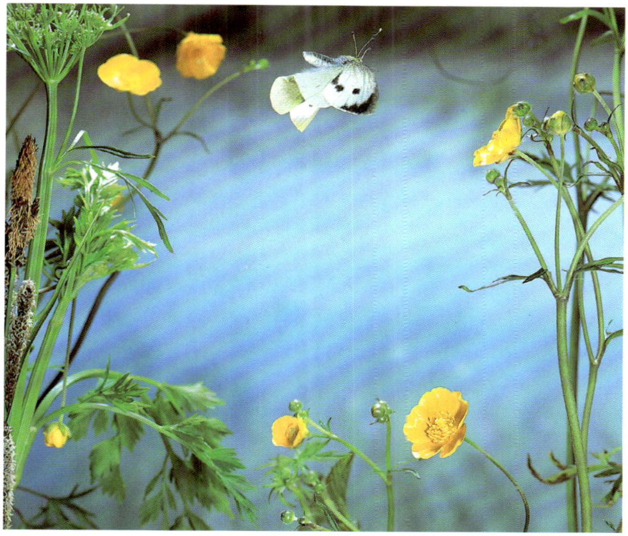

► SCALING DOWN

A Large White butterfly takes off from a buttercup. Butterflies in flight naturally lose scales from time to time. The loss does not seem to harm some species. However, others find themselves unable to fly without a reasonable coating of scales to soak up the sun and warm up their bodies.

Did you know? The wings of the Glasswing butterfly are transparent, making it almost invisible.

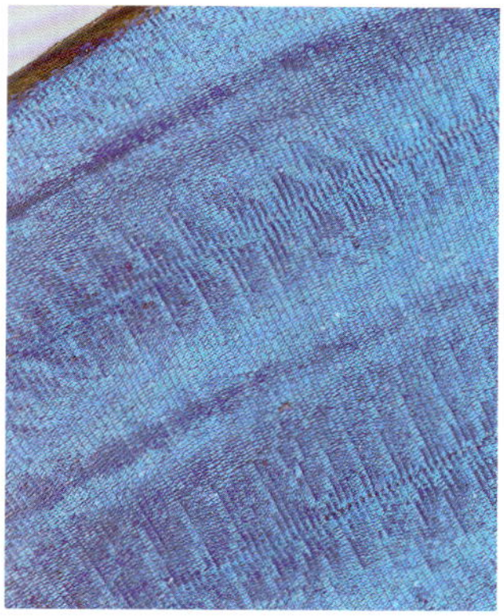

◄ MORPHO WING

The metallic blue wings of the South American Morpho butterfly shimmer in the sunlight. This effect is produced by the special way the surface texture of their wings reflects light. When filmed by a video camera that is sensitive to invisible ultraviolet light, these scales flash like a beacon.

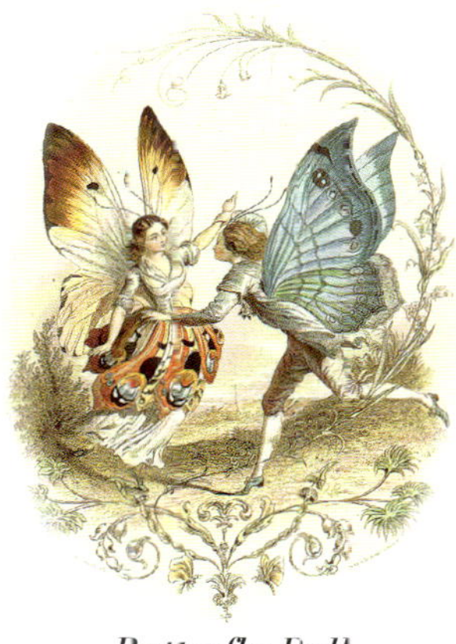

Butterfly Ball

The butterfly's fragile beauty has always inspired artists. In the 1800s, many European artists portrayed them as fairies, with human bodies and butterfly's wings.

► EYE TO EYE

The patterns of scales on some butterflies form circles that resemble the bold, staring eyes of a larger animal. Scientists think that these eyespots may have developed to startle and scare away predators such as birds. However, the eyespots on other butterflies may be used to attract mates.

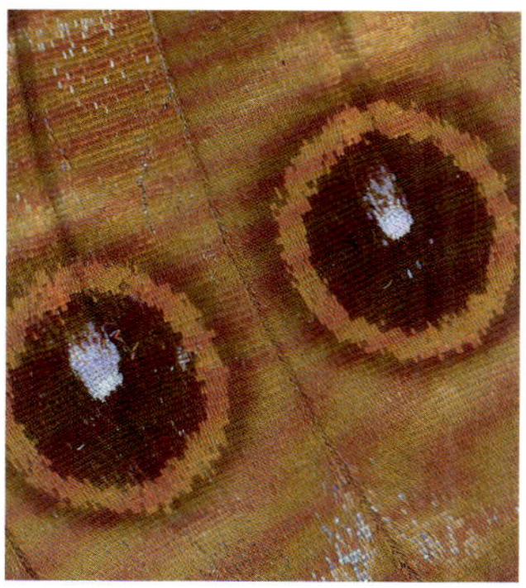

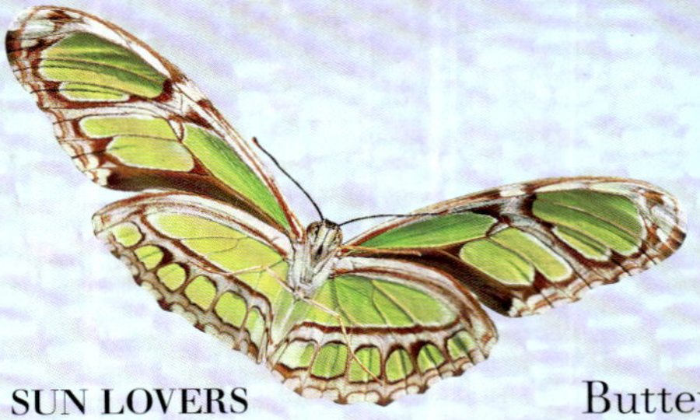

Focus on

SUN LOVERS
Butterflies and moths can only fly if their body temperature reaches at least 25–30°C. If they are too cold, the muscles powering the wings do not work. To warm up, butterflies bask in the sun, so that the wing scales soak up sunlight like solar panels. Night-flying moths shiver their wings to warm them instead.

Butterflies and moths fly in a different way from other insects. They fly in a similar way to birds. Most insects simply beat their wings very rapidly to move through the air. Since they can only stay aloft if they beat their wings fast enough, they soon run out of energy. However, many butterflies ripple their wings slowly up and down. Some, such as the white admiral, can even glide on currents of air with just an occasional flap to keep them aloft. This enables them to fly amazing distances. Flight patterns vary from the fluttering of the wood white to the soaring of the purple emperor butterflies. Wingbeat tends to be faster in the smaller species, with the skipper family having the fastest wingbeat of all. Moths, such as the hawk moths with their jet plane-like wings, fly at fast speeds in a generally straight line.

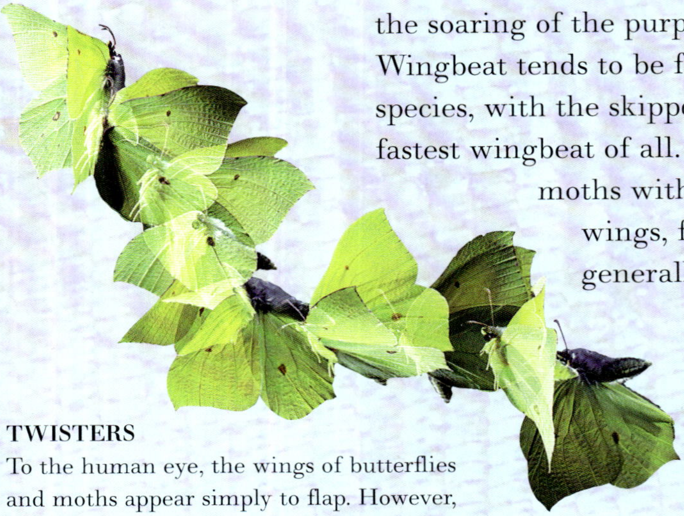

Butterflies look like clumsy fliers, but their acrobatic twists and turns enable them to escape sparrows and other predatory birds. Some moths can fly at up to 48 km/h when frightened.

TWISTERS
To the human eye, the wings of butterflies and moths appear simply to flap. However, freeze-frame photography reveals that the bases of the wings twist as they move up and down, so that the wing tips move in a figure of eight.

Flight

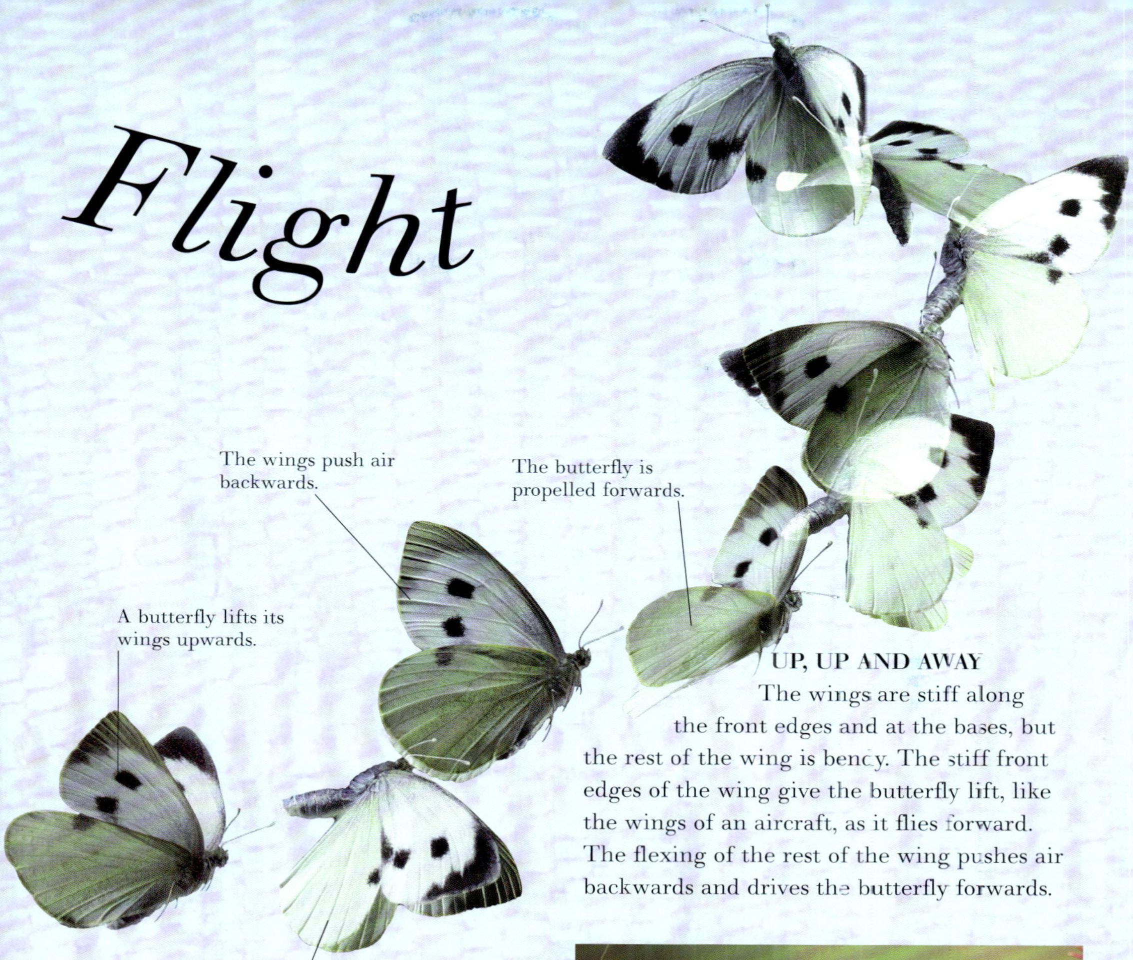

The wings push air backwards.
The butterfly is propelled forwards.
A butterfly lifts its wings upwards.
As the wings come down again, they provide lift to keep the butterfly up.

UP, UP AND AWAY
The wings are stiff along the front edges and at the bases, but the rest of the wing is bendy. The stiff front edges of the wing give the butterfly lift, like the wings of an aircraft, as it flies forward. The flexing of the rest of the wing pushes air backwards and drives the butterfly forwards.

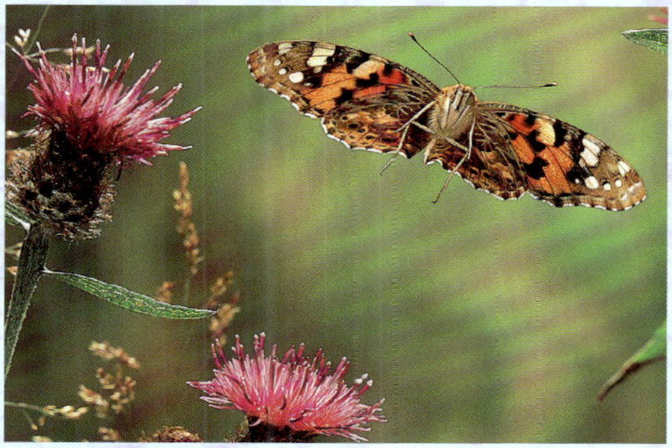

GRACEFUL GLIDERS
Butterflies in the family *Nymphalidae*, such as this painted lady (*Vanessa cardui*), flap their wings occasionally when in flight. They glide along, with just the odd beat of their wings.

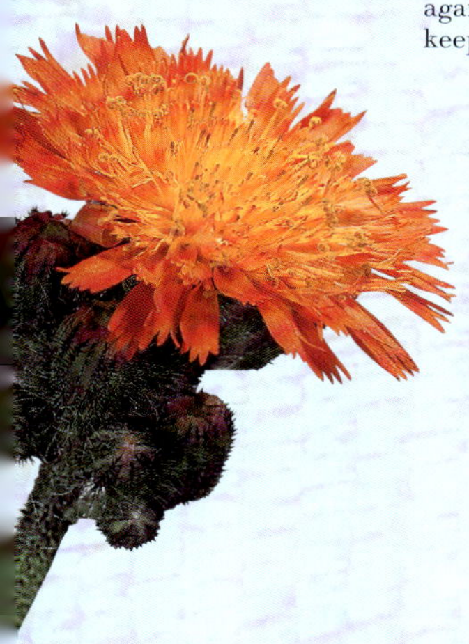

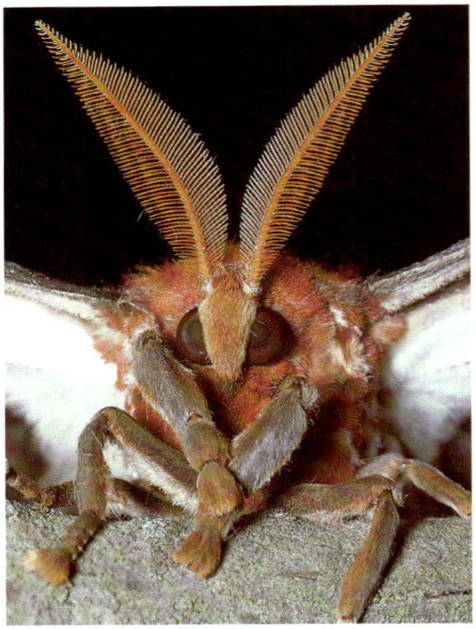

▲ **ANTENNAE**
The feathery side branches on an Atlas moth's antennae increase the surface area for detecting scent, like the spikes on a TV aerial. They allow the male moth to pinpoint certain smells, such as the scent of a potential mate, at huge distances.

Senses

Butterflies and moths have a very different range of senses from humans. Instead of having just two eyes they have compound eyes, made up of hundreds or even thousands of tiny lenses. They also have incredibly sensitive antennae (feelers) which they use not only to smell food, but also to hear and feel things. The antennae play a vital part in finding a mate and deciding where to lay eggs. They may even detect taste and temperature change. Butterflies and moths have a good sense of taste and smell in their tarsi (feet), too. Moths hear sounds with a form of ears called tympanal organs. These little membranes are situated on the thorax or abdomen and vibrate like a drum when sound hits them.

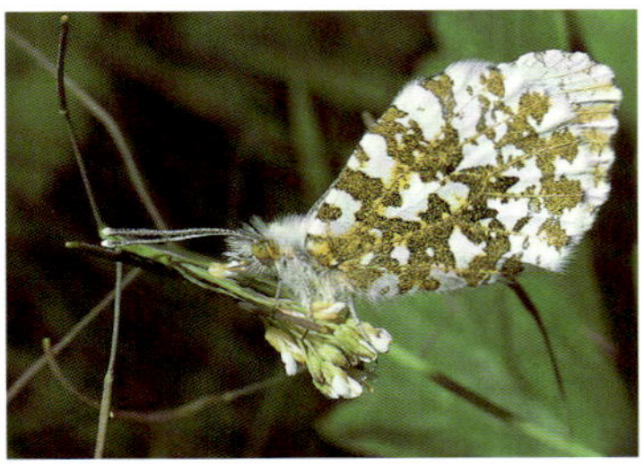

▲ **SMELL THE WIND**
A butterfly's antennae act like an external nose packed with highly sensitive smell receptors. They can pick up minute traces of chemicals in the air that are undetectable to the human nose.

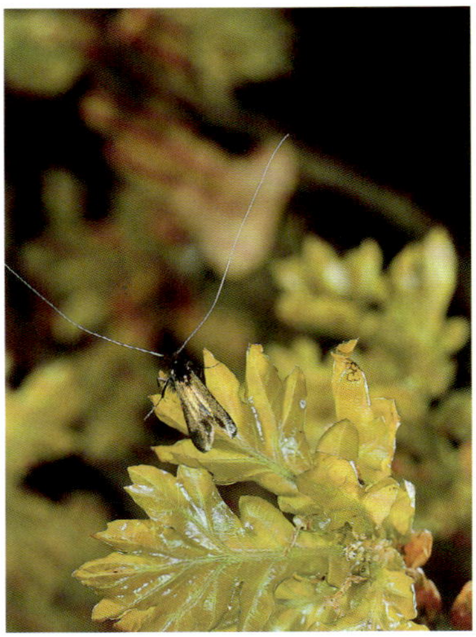

◄ **ATTRACTIVE ANTENNAE**
Male Longhorn moths (*Adelidae*) have very long antennae. These antennae are used to pick up scent, but they also have another, very different, job. They shine in the sunlight and attract females when the males dance up and down in the afternoon.

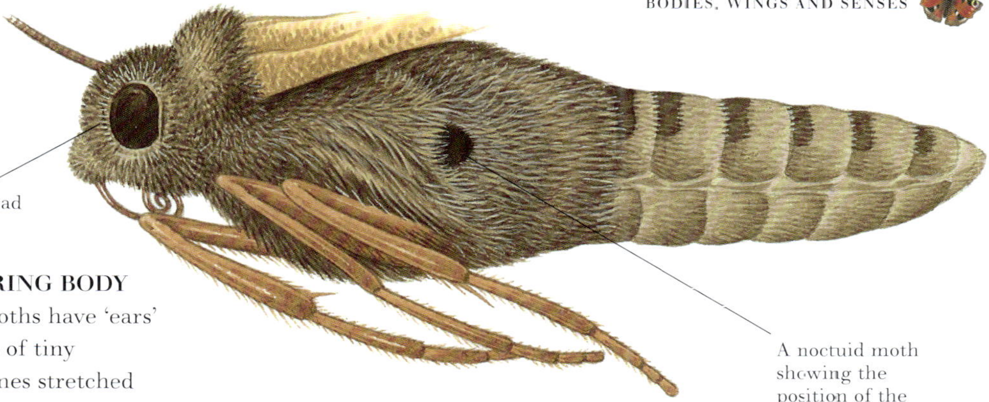

A noctuid moth showing the position of the ears at the rear of the thorax.

▲ HEARING BODY
Many moths have 'ears' made up of tiny membranes stretched over little cavities. These ears are situated on the thorax. When the membranes are vibrated by a sound, a nerve sends a signal to the brain. These ears are highly sensitive to the high-pitched sounds of bats, which prey on moths.

Did you know? The male Emperor moth can smell a female at 11km – upwind!

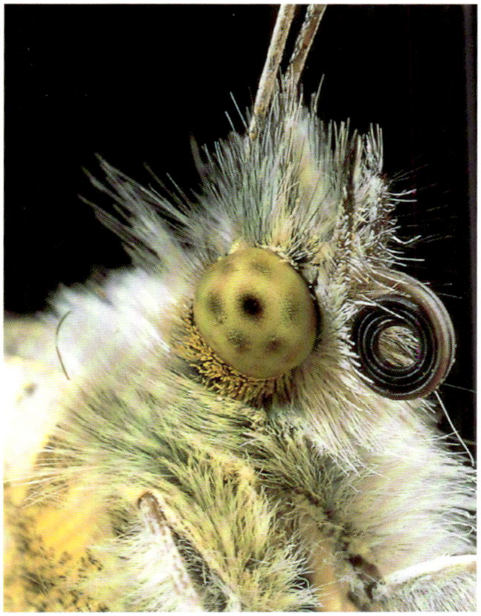

◄ MULTI-VISION
The compound eyes of an Orange-tip butterfly are large. The thousands of lenses in a compound eye each form their own picture of the world. The butterfly's brain puts the images together into one picture. Although butterflies are quite short-sighted, they can see all round using their multiple eyes.

▼ FEELING FOR FLOWERS
Butterflies and moths find the flowers they want to feed on mainly by the incredibly sensitive sense of smell their antennae give them. This enables them to pick up the scent of a single bloom from some distance away.

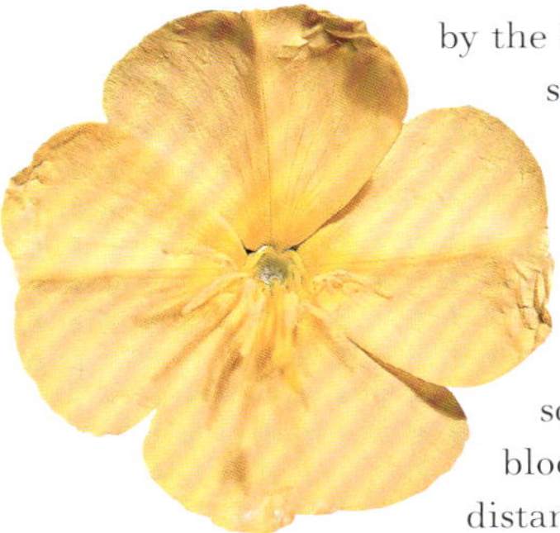

▼ A CASE OF THE BLUES
Butterflies don't see flowers such as this evening primrose the way we do, for their eyes are not very sensitive to red and yellow light. But they can see ultraviolet light, which we cannot see. They see flowers in the colours shown here.

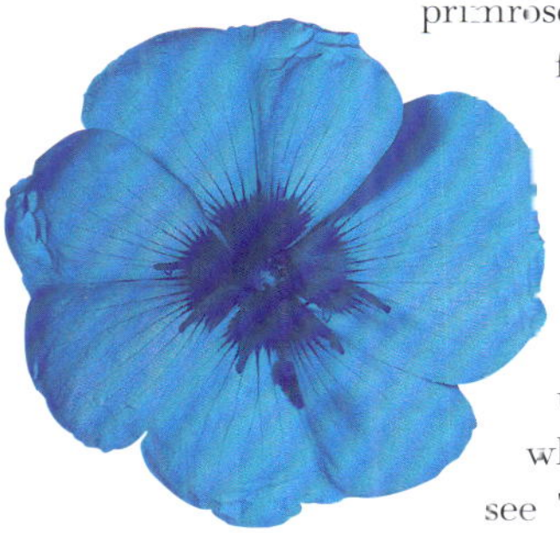

Eggs

Butterflies and moths begin life as tiny eggs. After mating, some females simply scatter their eggs as they fly. However, most females seek a suitable place to fix their eggs, either individually or in batches of up to 1,000 or more. The leaves or stem of particular plants are common sites since they will provide food for the caterpillars after hatching. A female butterfly uses her sensitive antennae to locate the correct plant species. She stamps or scratches the leaves with her feet to check that the scent is right and that no other butterfly has laid eggs there before. Once she has laid her eggs, the female flies off almost straight away.

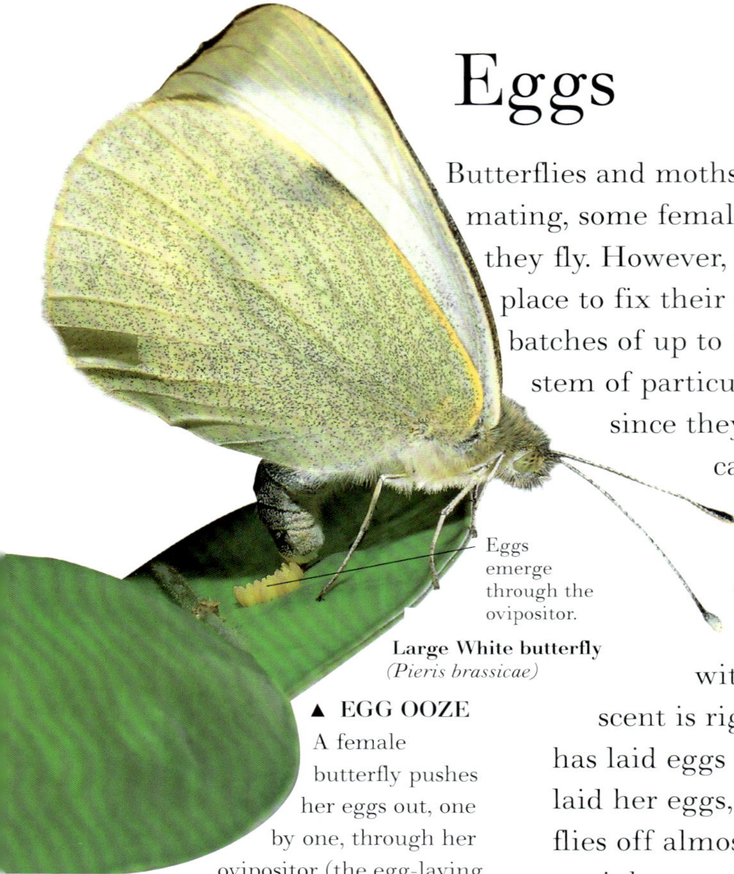

Eggs emerge through the ovipositor.

Large White butterfly
(Pieris brassicae)

▲ **EGG OOZE**
A female butterfly pushes her eggs out, one by one, through her ovipositor (the egg-laying duct at the end of her abdomen). The eggs ooze out in a kind of glue that sticks them in place as it hardens.

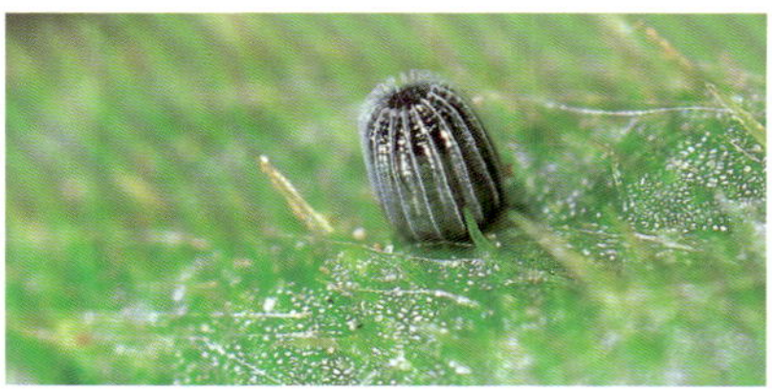

▲ **RIDGED EGG**
The egg of the Painted Lady butterfly has a glassy shell with elaborate ridges. The shape of the egg is fairly constant in each family.

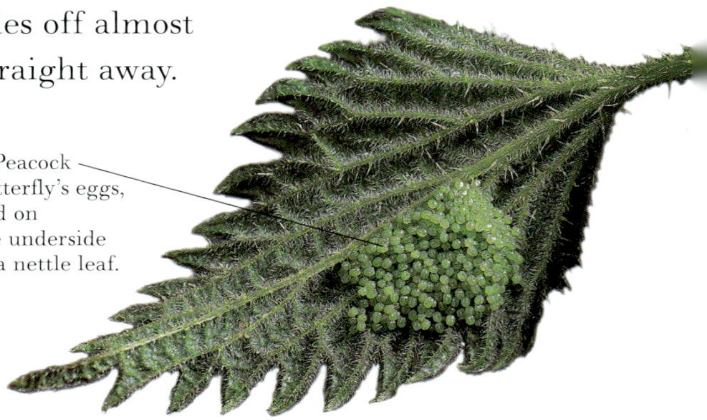

A Peacock butterfly's eggs, laid on the underside of a nettle leaf.

▲ **EGG SITE**
A Peacock butterfly has laid her eggs on a sheltered part of the plant. This will provide them with warmth and protection, as well as food. Many butterflies and moths lay their eggs in random patterns, which improves the chances of predatory insects missing some of them.

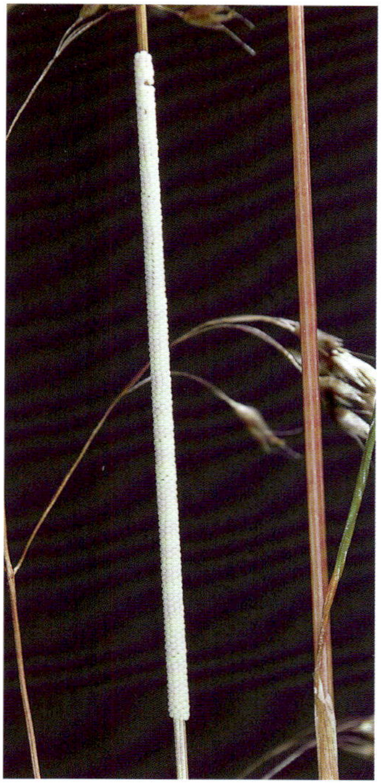

▲ DIFFERENT NESTS

Some moths lay their eggs along a grass stem, so they look like the stem itself. Others lay eggs in dangling strings or in overlapping rows like tiles on a roof.

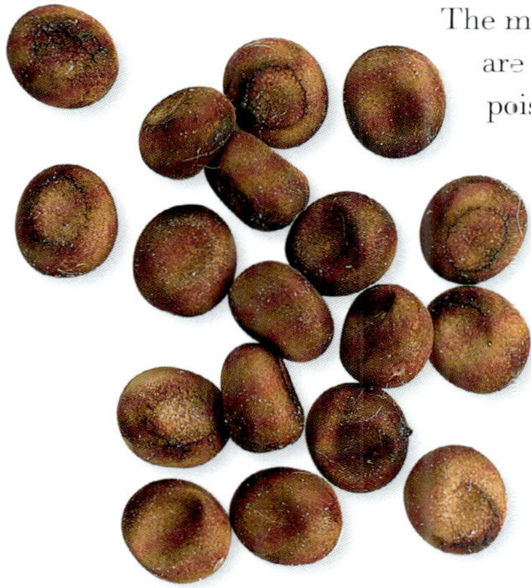

▼ EGGS IN CLOSE-UP

The moth eggs shown here are red-brown and poisonous. However, most eggs are dull green or yellow in colour. This helps them to blend into their background so that they remain hidden from predators. Different types of egg are smooth, shiny or patterned.

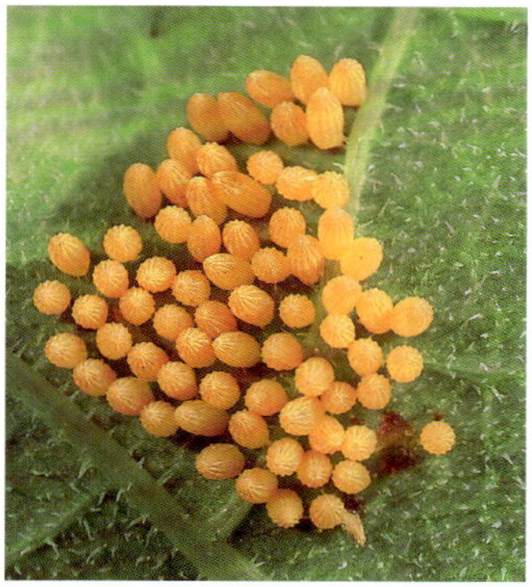

◄ EGG SHAPES

The eggs of a Large White butterfly are lozenge-shaped. Butterfly eggs vary in shape from the spiny balls of the White Admiral to the cones of the Silver-spotted Skipper. All have a hard shell lined on the inside with wax, which protects the developing caterpillar inside.

► HATCHING EGGS

Most butterfly eggs hatch within a few days of being laid. However, a few types of egg pass an entire winter before hatching. They hatch when temperatures begin to rise and the caterpillars stand a chance of survival. The eggs grow darker in colour just before hatching. The tiny caterpillars bite their way out from their shells. Their minute jaws cut a circle in the shell that is just big enough for the head to squeeze through.

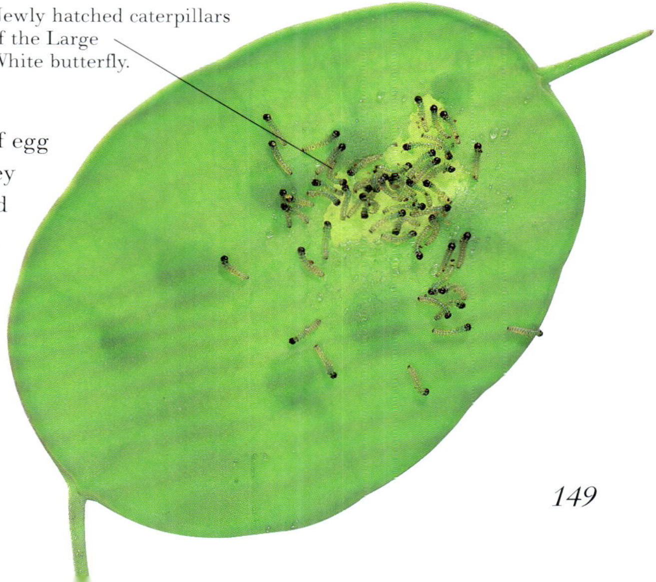

Newly hatched caterpillars of the Large White butterfly.

The Caterpillar

Once a caterpillar (or larva) bites its way from the egg, it immediately begins eating. While most adult butterflies and moths survive on nectar, a caterpillar chomps it ways through leaves, fruits and stems. It grows rapidly, shedding its skin several times as it swells. Within a month, it may be fully grown and ready to change into a butterfly or moth. Caterpillars are far more numerous than adult butterflies and moths because most are eaten by predators or killed by diseases. They hide among vegetation and crevices in bark, often feeding at night to avoid danger.

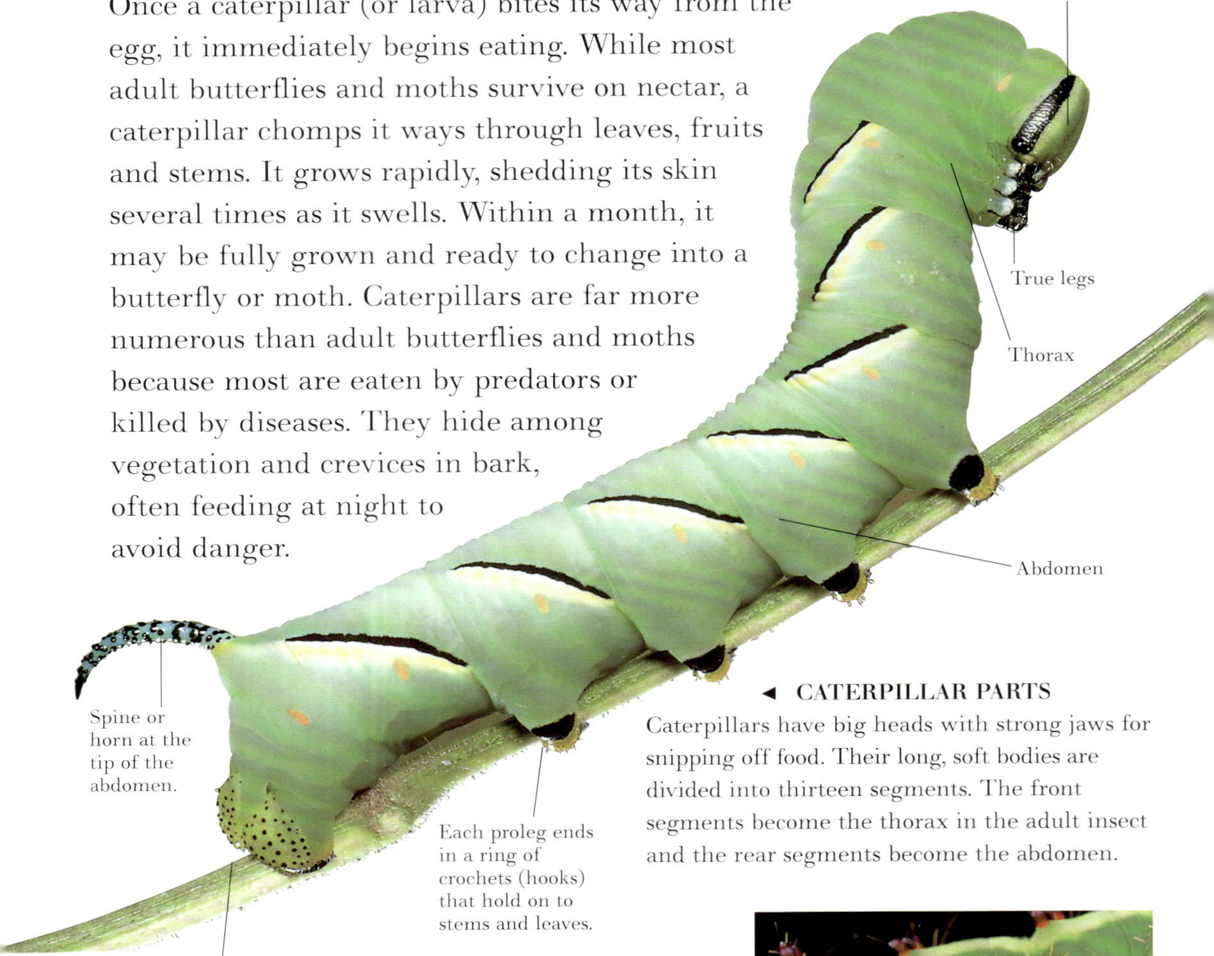
Five-spotted Hawk moth caterpillar
Head
True legs
Thorax
Abdomen
Spine or horn at the tip of the abdomen.
Each proleg ends in a ring of crochets (hooks) that hold on to stems and leaves.
Anal proleg or clasper enables a caterpillar to cling on to plants.

◄ **CATERPILLAR PARTS**
Caterpillars have big heads with strong jaws for snipping off food. Their long, soft bodies are divided into thirteen segments. The front segments become the thorax in the adult insect and the rear segments become the abdomen.

PROLEGS ►
The caterpillar of an Emperor Gum moth (*Antheraea eucalypti*) has five pairs of prolegs (false legs) on its abdomen. All caterpillars have these prolegs, which they lose as an adult. Caterpillars also have three pairs of true legs, which become the legs of the adult.

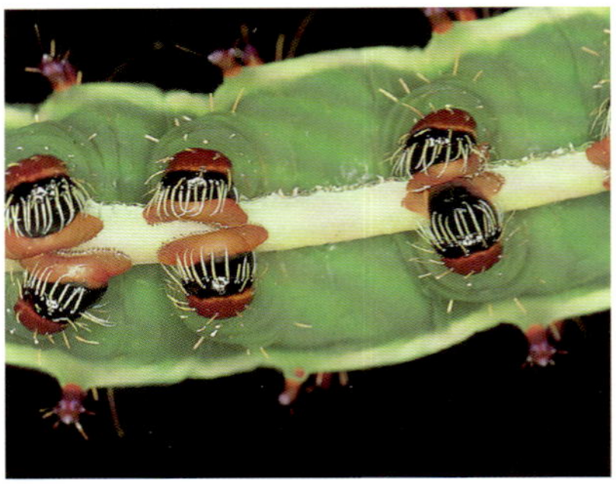

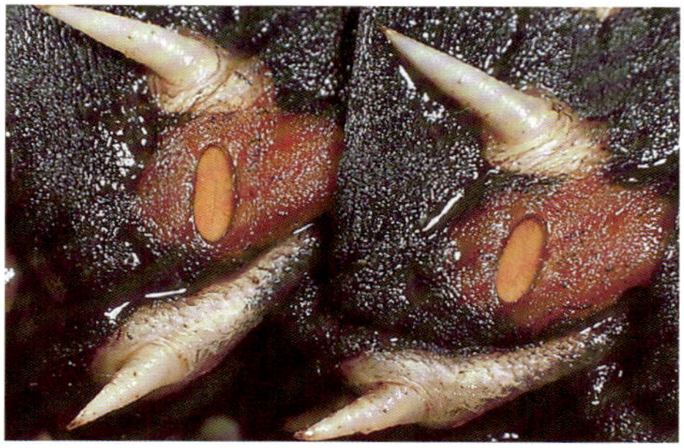

▲ **BREATHING HOLES**

A caterpillar does not have lungs for breathing like humans. Instead, it has tiny holes called spiracles that draw oxygen into the body tissues. There are several spiracles on either side of the caterpillar.

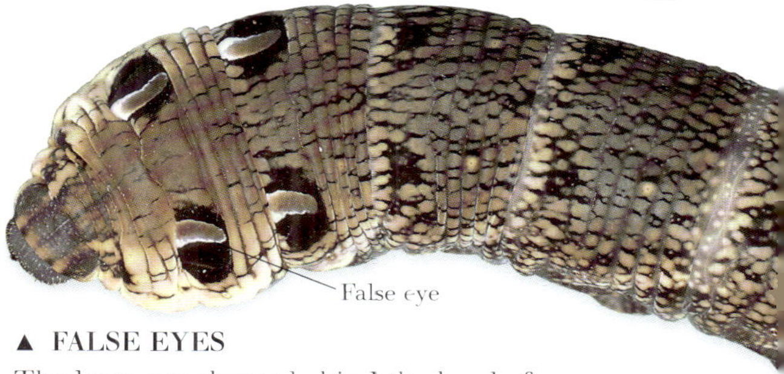

▲ **FALSE EYES**

The large eye shapes behind the head of an Elephant Hawk moth caterpillar are actually false eyes for scaring predators. In fact, caterpillars can barely see at all. They possess six small eyes that can only distinguish between dark and light.

Did you know? Caterpillars can close up their spiracles and survive underwater for hours.

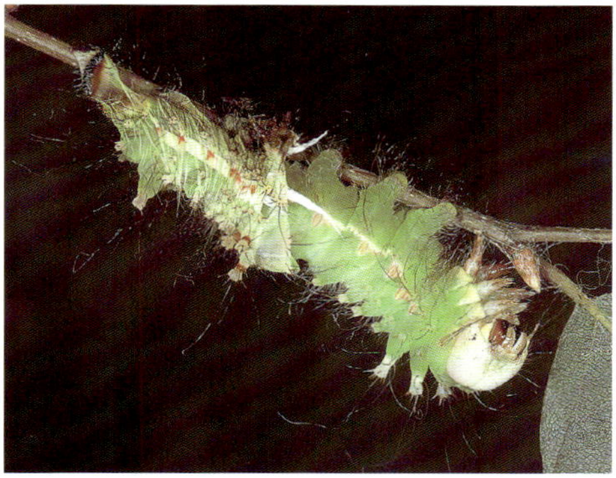

◄ **CHANGING SKIN**

Every week or so, the skin of a growing caterpillar grows too tight. It then splits down the back to reveal a new skin underneath. At first the new skin is soft and stretchy. As the caterpillar sheds its old skin, it swells the new one by taking in air through its spiracles (air holes). It then lies still for a few hours while the new large skin hardens.

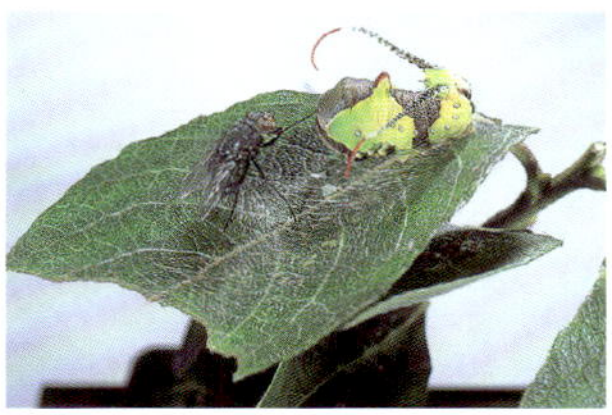

◄ **FLY ATTACK**

A Puss Moth caterpillar can defend itself against predators. It puffs up its front and whips its tail like a tiny dragon, before spraying a jet of poison over its foe.

SILK MAKERS ►

Peacock butterfly caterpillars live and feed in web-like tents. They spin these tents from silken thread. All caterpillars can produce this sticky liquid from the spinneret under their mouth. The silk helps them to hold on to surfaces as they move about.

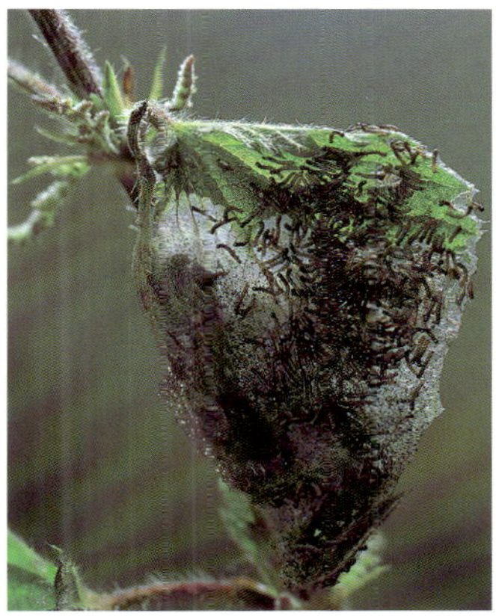

Hungry Caterpillars

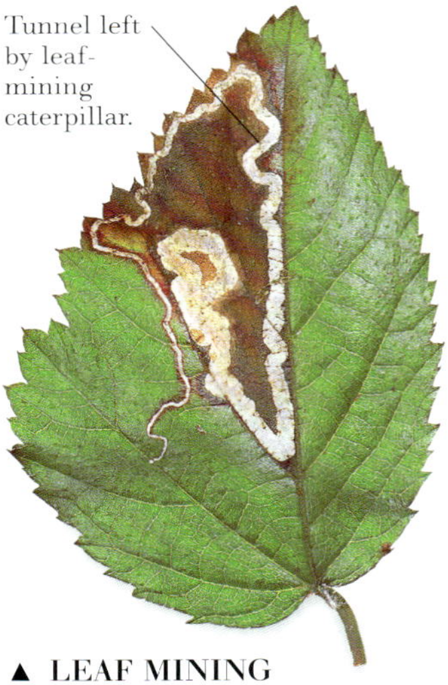

Tunnel left by leaf-mining caterpillar.

▲ LEAF MINING
Many tiny caterpillars eat their way through the inside of the leaf instead of crawling across the surface. This activity is known as leaf mining. Often, their progress is revealed by a pale tunnel beneath the leaf surface.

Caterpillars are incredible eating machines, munching their way through several times their own body weight of food in a single day. This is why they grow so rapidly. Their first meal is usually the egg from which they hatch. Once that is gone, they move on to the nearest food source. Some eat nearby unhatched eggs and a few even eat other caterpillars. Most feed on the leaves and stems of their own particular food plant. This is usually the plant on which they hatched. However, some moth caterpillars eat wool or cotton. The food is stored in the caterpillar's body and is used for growth and energy in the later stages of its development. The caterpillar stage lasts for at least two weeks, and sometimes very much longer.

Swallowtail butterfly caterpillar
(Papilio machaon)

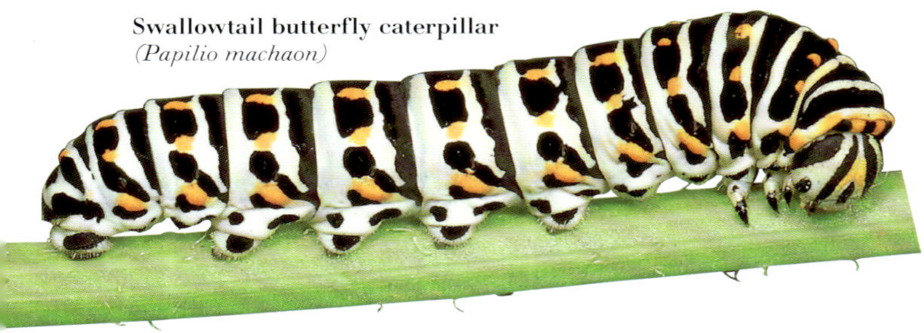

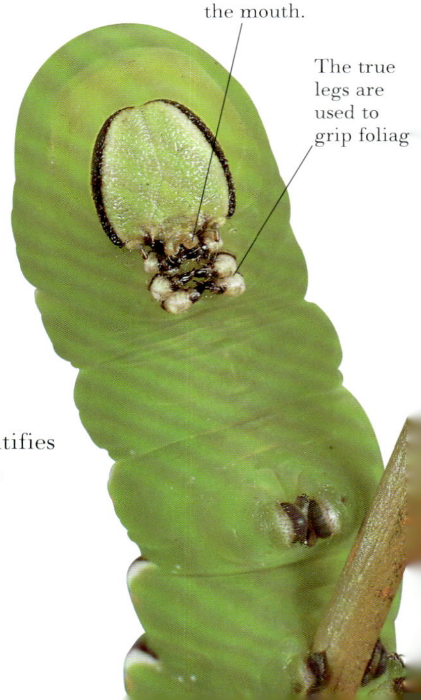

Sensitive palps are located near the mouth.

The true legs are used to grip foliag

▲ FEEDING HABITS
Caterpillars eat different food plants from those used by the adults. Swallowtail butterfly caterpillars feed on fennel, carrots and milk-parsley. Adult swallowtail butterflies drink the nectar of thistles and buddleias.

► IDENTIFYING FOOD
The head end of a Privet Hawk moth caterpillar is shown in close-up here. A caterpillar probably identifies food using sensitive organs called palps that are just in front of the mouth.

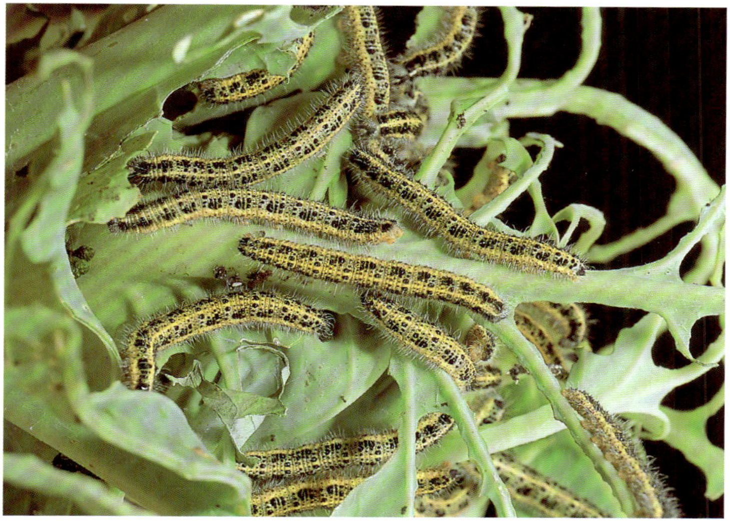

◄ FAST EATERS

Cabbages are the main food plants of the Large White caterpillar. These insects can strip a field of foliage in a few nights. This is why many farmers and gardeners kill caterpillars with pesticides. However, their numbers may be controlled naturally by parasitic wasps so long as the wasps are not killed by pesticides.

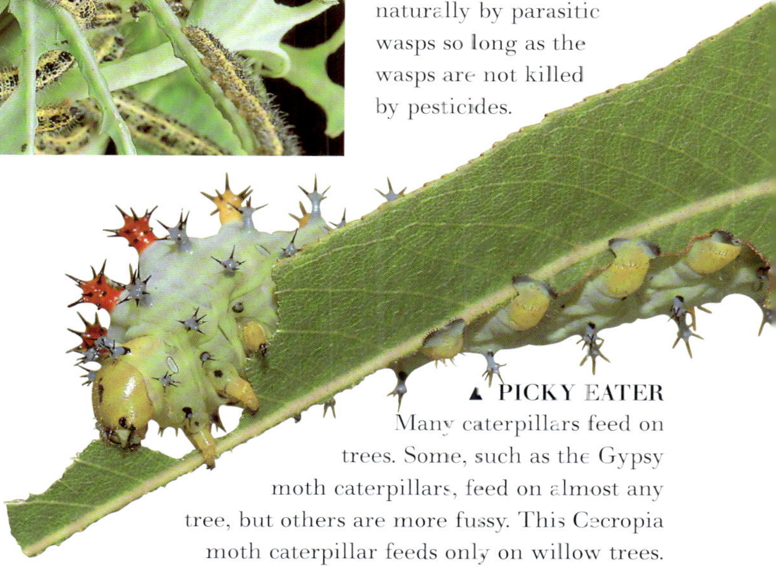

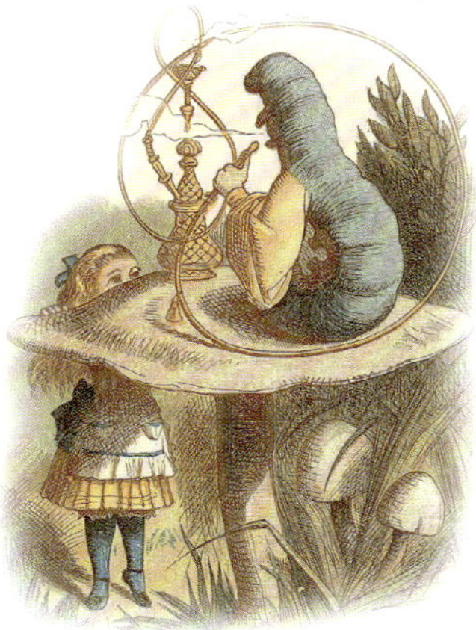

Alice in Wonderland

In Lewis Carroll's magical story Alice in Wonderland, *a pipe-smoking caterpillar discusses with Alice what it is like to change size. Carroll was probably thinking of how caterpillars grow in stages.*

▲ PICKY EATER

Many caterpillars feed on trees. Some, such as the Gypsy moth caterpillars, feed on almost any tree, but others are more fussy. This Cecropia moth caterpillar feeds only on willow trees.

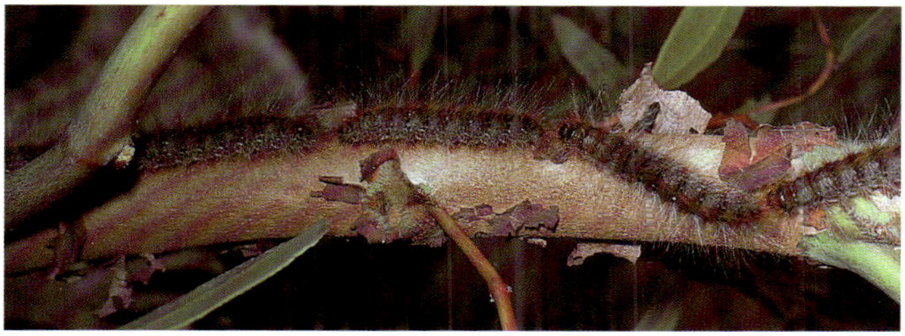

▲ PROCESSIONARY CATERPILLARS

The caterpillars of Processionary moths travel to feeding areas in a neat row. They also rest together in silken nests. These insects are poisonous and so do not try to hide as others do.

Focus on

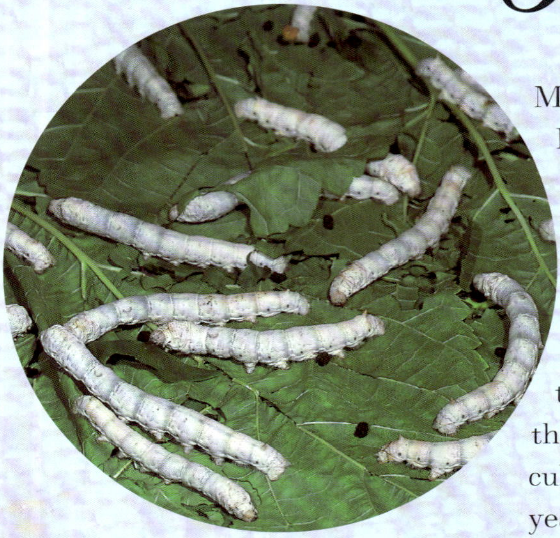

Moth caterpillars ooze out a silky liquid thread from ducts called spinnerets. One species produces a liquid so strong and fine that it can be used in silk, one of the most beautiful and luxurious of all fabrics. This caterpillar, that of the *Bombyx mori* moth, is known as the silk worm. In China, it has been cultivated for its silk for almost 5,000 years. According to legend, in about 2,700BC the Chinese princess Si-Ling-Chi first discovered how to use the silk worm's cocoon to make silk thread. She was known thereafter as *Seine-Than* (the Silk Goddess).

1 The caterpillar of the silk moth, (*Bombyx mori*) feeds entirely on the leaves of just one plant, the mulberry tree. Today, silk worms do not live in the wild. They are farmed and fed on pre-chopped mulberry leaves.

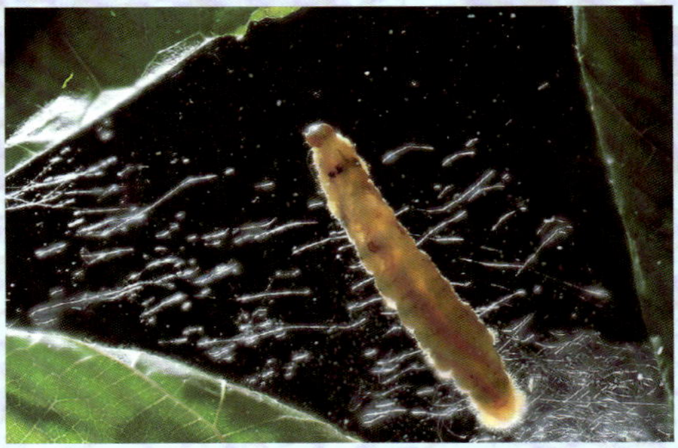

2 When the caterpillar is ready to change into an adult moth, it finds a suitable spot between the mulberry leaves. Once settled, it begins to ooze silk thread from its spinneret.

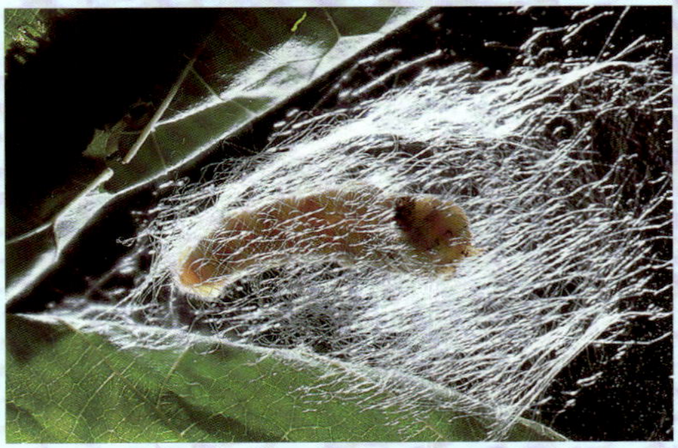

3 At first, the silk forms just a flimsy curtain, with only a few threads strung between the leaves. The caterpillar is still clearly visible at this stage.

Making Silk

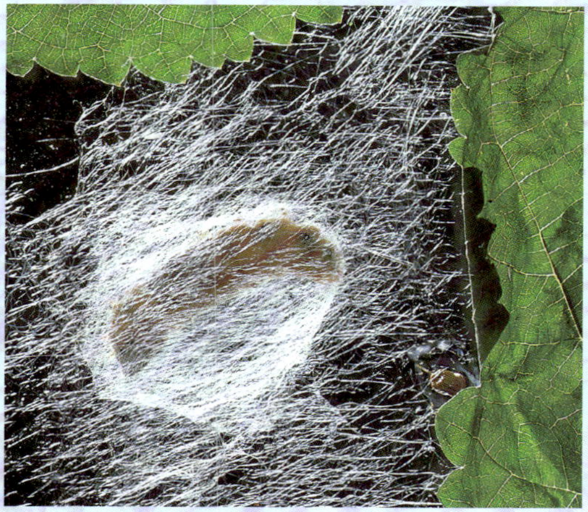

4 After a few hours the caterpillar stops running the silk between the leaves and begins to wrap itself round and round. It uses almost a kilometre of silk to completely encase itself in a cocoon of the gummy thread.

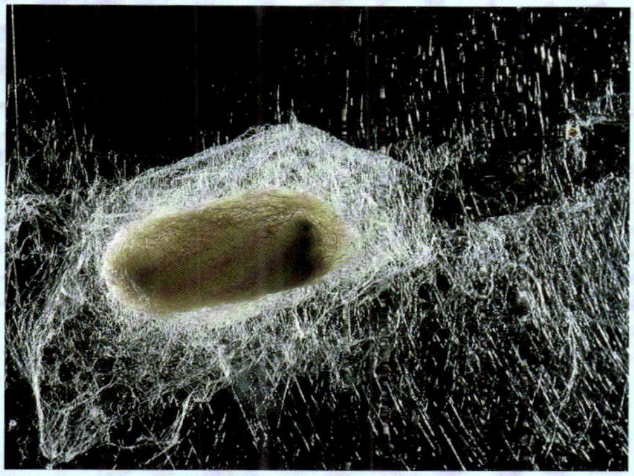

5 Inside the cocoon, the caterpillar becomes a pupa (also known as a chrysalis). This is a stage in the development of moths and butterflies when they neither feed nor move. They emerge from this stage as adult insects.

6 Only a few pupae are allowed to emerge as adult *Bombyx mori* moths for breeding. Most cocoons are plunged into boiling water, which kills the pupa and dissolves the gum on the silk. The fine silk from several cocoons is twisted together to make usable silk thread.

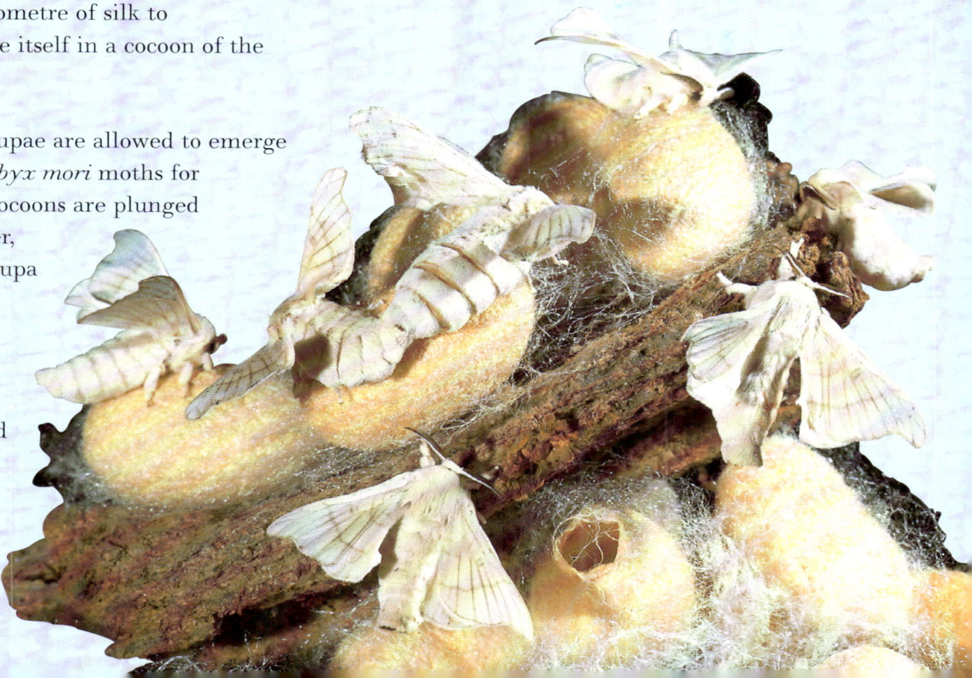

Pupae

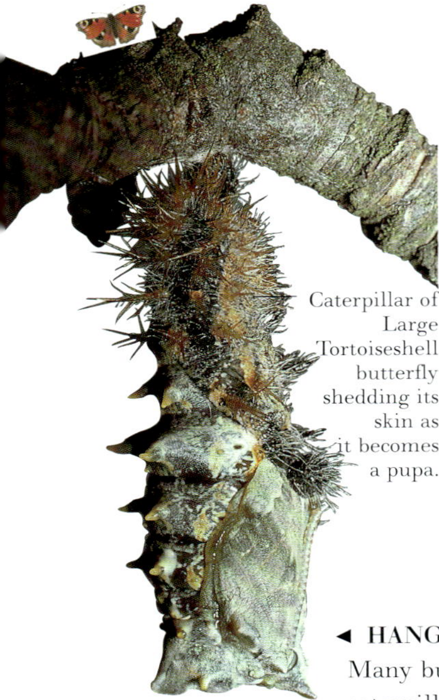

Caterpillar of Large Tortoiseshell butterfly shedding its skin as it becomes a pupa.

After about a month of eating and growing, a caterpillar is ready to pupate (become a pupa). This is when it transforms into an adult butterfly or moth. Pupae are defenceless, so many moth caterpillars spin a silken cocoon around themselves for protection. Many others tunnel into the ground before pupating. Most butterfly pupae are naked, but they are generally well camouflaged or hidden in leaf litter. Cocoons look lifeless, but inside there is continuous activity as the caterpillar gradually transforms itself. This process, called metamorphosis, can take just a few days, although in some species it may be over a year before the adult insect finally emerges.

◄ **HANGING ON** Many butterfly caterpillars stick themselves on to branches and stems with a pad of silk before pupating. Then they shed their old skin without dropping to the ground. Other caterpillars bury themselves in the soil or leaf litter.

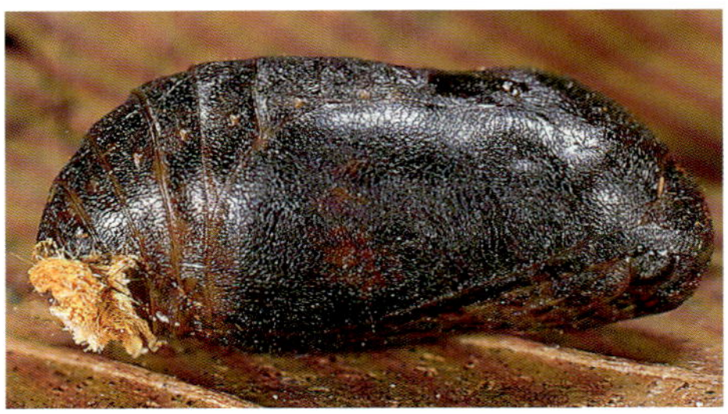

▲ **HIBERNATING PUPA** Some pupae, such as this Brown Hairstreak butterfly, complete their development in a couple of weeks. Other species pass the winter in a state of suspended development called diapause. This is very common among temperate butterflies and moths.

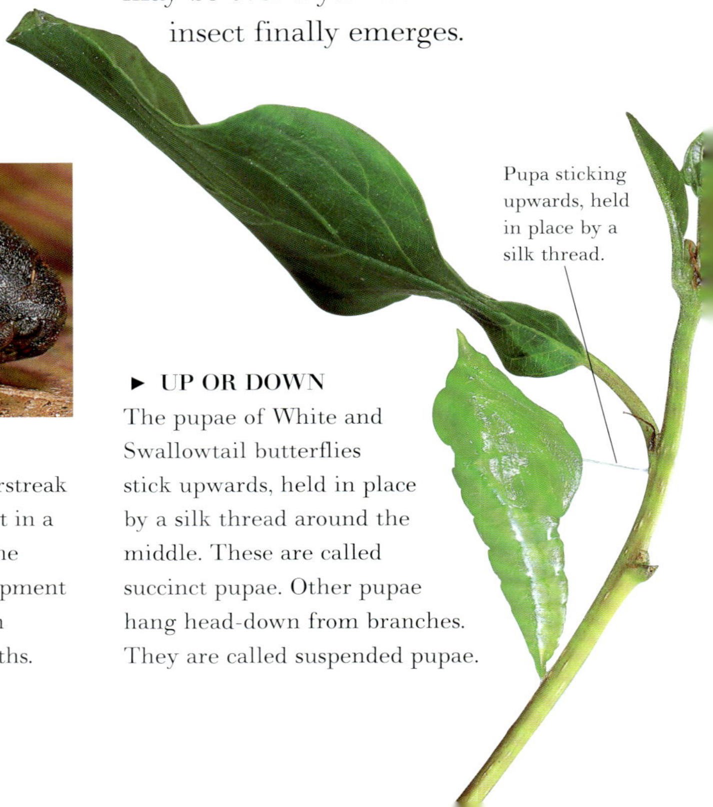

Pupa sticking upwards, held in place by a silk thread.

► **UP OR DOWN** The pupae of White and Swallowtail butterflies stick upwards, held in place by a silk thread around the middle. These are called succinct pupae. Other pupae hang head-down from branches. They are called suspended pupae.

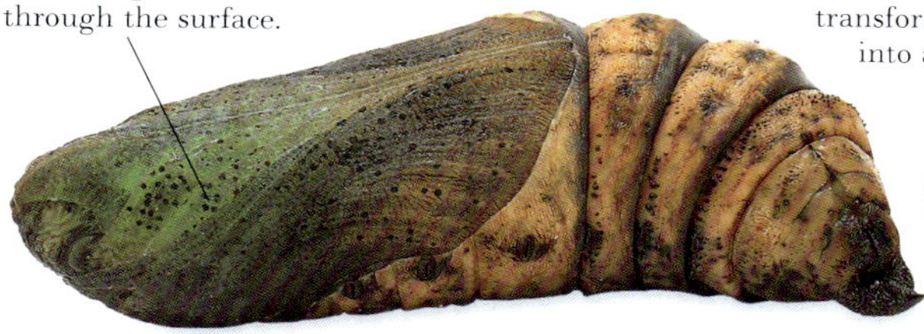

Elephant Hawk moth pupa with wing veins visible through the surface.

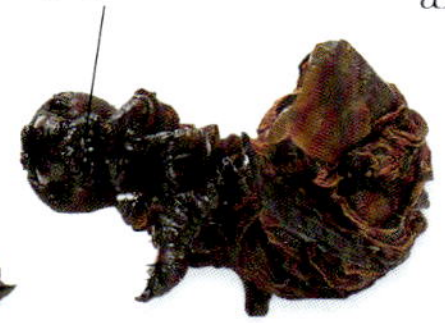

Old skin shed during the caterpillar's transformation into a pupa.

◄ DEVELOPING PUPA

The outlines of the wings, legs and antennae are faintly visible on the surface of the pupa showing that it is almost ready to hatch. Inside, the tissues that made up the caterpillar's body dissolve, ready for rebuilding as an adult.

FAILED PROTECTION ►

The pupa of this Emperor moth *(Saturnia pavonia)* has been eaten away from the inside by the larva of a parasitic fly. The cocoon has been cut away to reveal the hole from which the fly grub has emerged. Pupae are never completely safe from predators.

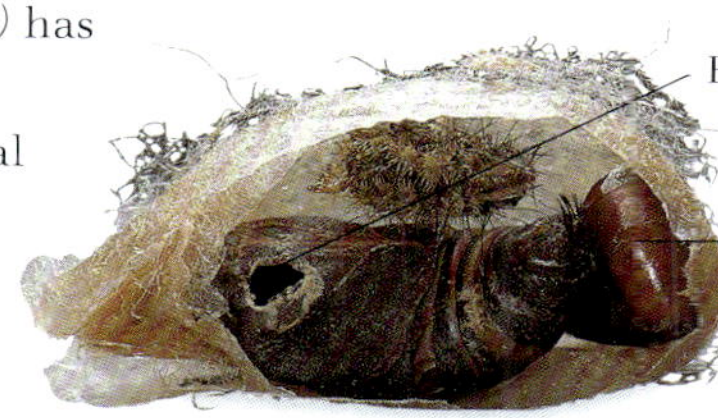

Hole in moth pupa.

Pupa of parasite.

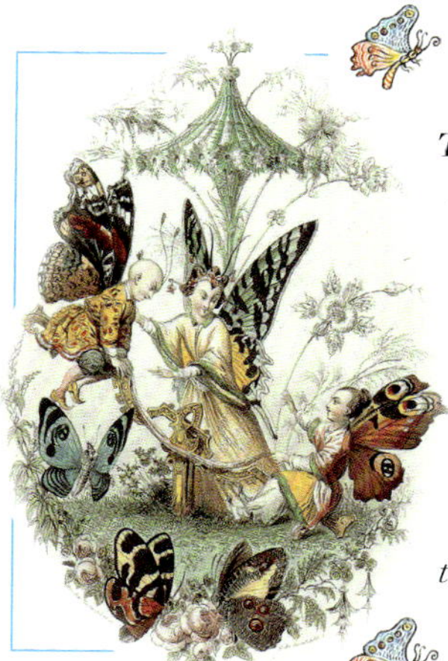

The Butterfly Lovers

An old Chinese tale tells of Zhu Yingtai, who disguises herself as a boy to go to college. There, she falls in love with Liang Shanbo. But Liang is unaware she is a girl and Zhu is forced to marry a rich man's son. Liang realises his mistake and dies broken-hearted. When Zhu hears, she takes her life in despair. The gods take pity and the pair are reunited as butterflies.

Did you know? Some pupae resemble dead leaves or even bird droppings to trick predators.

► EMERGING ADULT

Butterfly pupae vary considerably in colour and shape. Some Fritillary butterfly pupae have shiny patches that look like raindrops, but most moth pupae are brown or black bullet-shaped objects. Even experts find it difficult to tell the species to which they belong. Only when all the changes are complete and the moth emerges as an imago (adult) does the identity of the insect become clear.

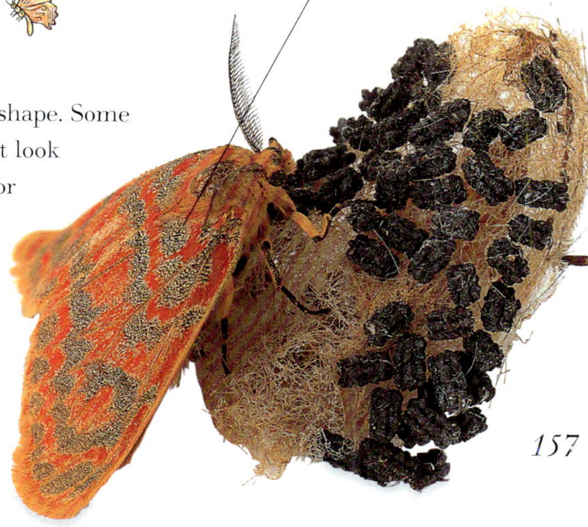

Moth just hatched from pupa in cocoon.

Focus on

Pupation (changing from a caterpillar to a butterfly or moth) is one of the most astonishing transformations undergone by any living creature. Inside the chrysalis, or pupa, the body parts of the caterpillar gradually dissolve. New features grow in their place, including a totally different head and body, and two pairs of wings. This whole process can take less than a week. When these changes are complete, a fully-formed imago (adult moth or butterfly) emerges almost magically from the nondescript pouch.

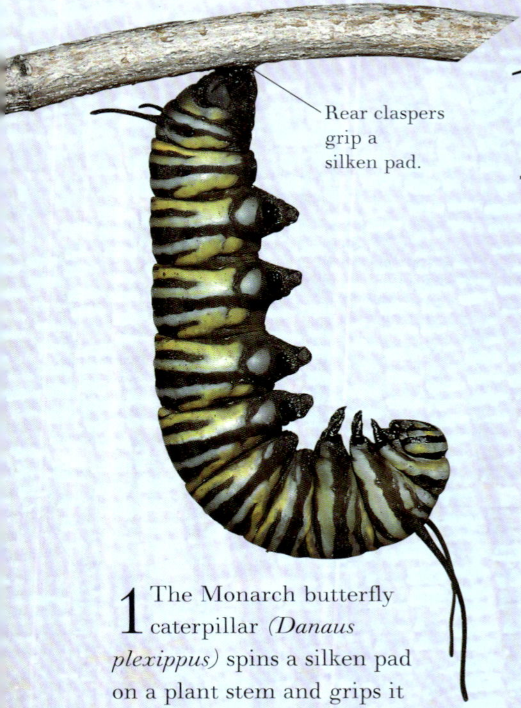
Rear claspers grip a silken pad.

1 The Monarch butterfly caterpillar *(Danaus plexippus)* spins a silken pad on a plant stem and grips it firmly with its rear claspers. It then sheds its skin to reveal the chrysalis, which clings to the silken pad with tiny hooks.

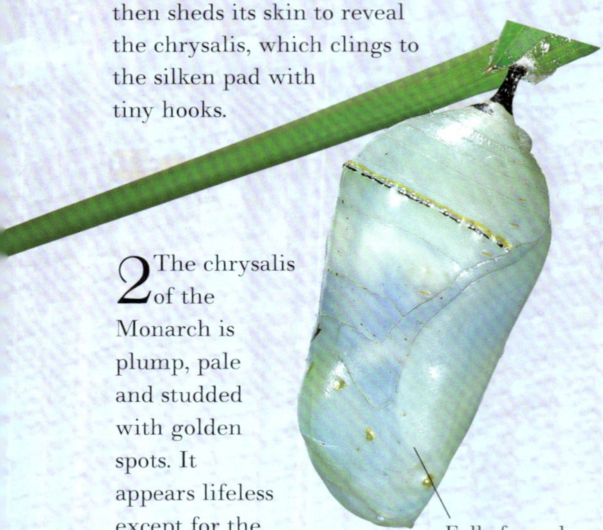
Fully formed chrysalis.

2 The chrysalis of the Monarch is plump, pale and studded with golden spots. It appears lifeless except for the occasional twitch. However, changes can sometimes be vaguely seen through the skin.

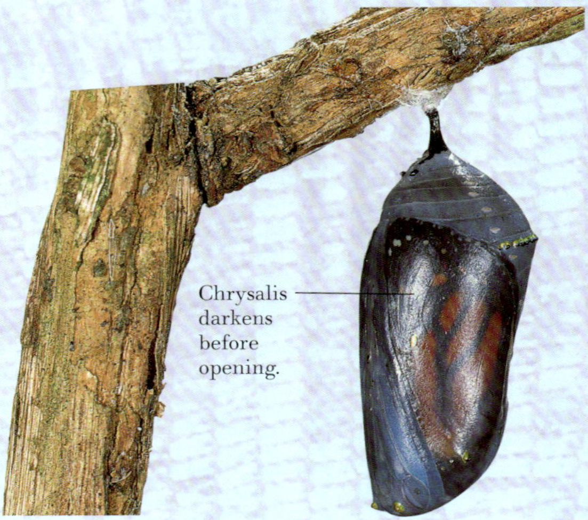
Chrysalis darkens before opening.

3 The chrysalis grows dark just before the adult emerges. The wing pattern becomes visible through the skin. The butterfly then pumps body fluids to its head and thorax. Next, the chrysalis cracks open behind the head and along the front of the wing.

Metamorphosis

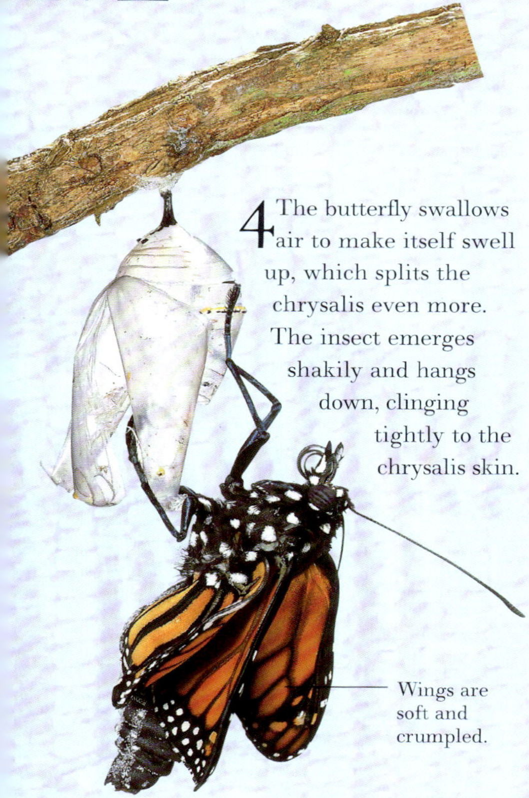

4 The butterfly swallows air to make itself swell up, which splits the chrysalis even more. The insect emerges shakily and hangs down, clinging tightly to the chrysalis skin.

5 The newly emerged adult slowly pumps blood into the veins in its wings, which begin to straighten out. The insect hangs down with its head up so that the force of gravity helps to stretch the wings. After about half an hour, it reaches its full size.

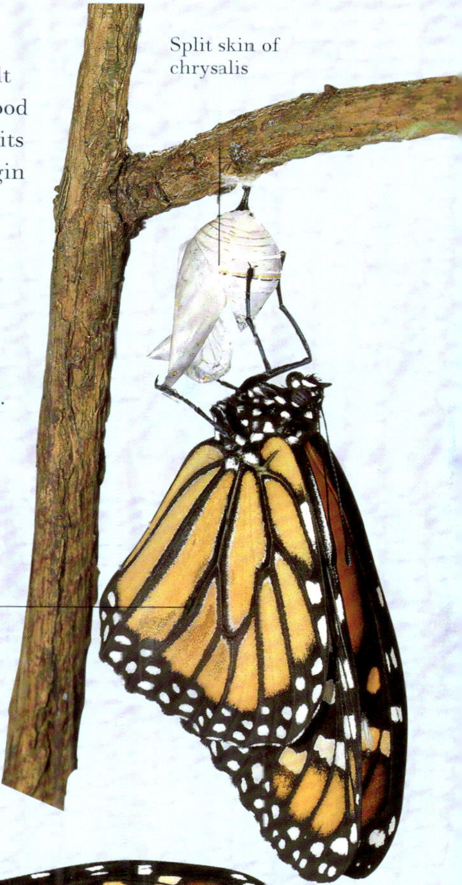
Split skin of chrysalis
Wing veins with blood pumping into them.

6 The butterfly basks in the sun for an hour or two while its wings dry out and harden. After a few trial flaps of its wings, it is ready to fly away and begin its life as an adult butterfly.

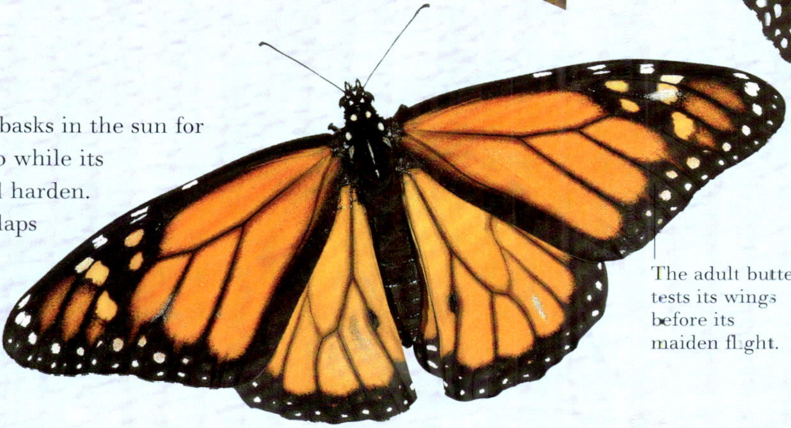
The adult butterfly tests its wings before its maiden flight.

Finding a Mate

A butterfly's life is usually very short, so it has only a little while to find a mate. Most females live for just a few days, so they must begin to lay eggs as soon as possible. Male butterflies emerge from their pupae a little earlier than the females. This allows some males to mate with a newly emerged female while her wings are still soft and crumpled. However, most males court their female with elaborate flights and dances. Males and females are drawn to each other by the shape of each other's wings and by the colourful and striking patterns on them. The males also spread powerful scents that stimulate females to approach them and land alongside. Then they circle each other, performing complicated courtship dances.

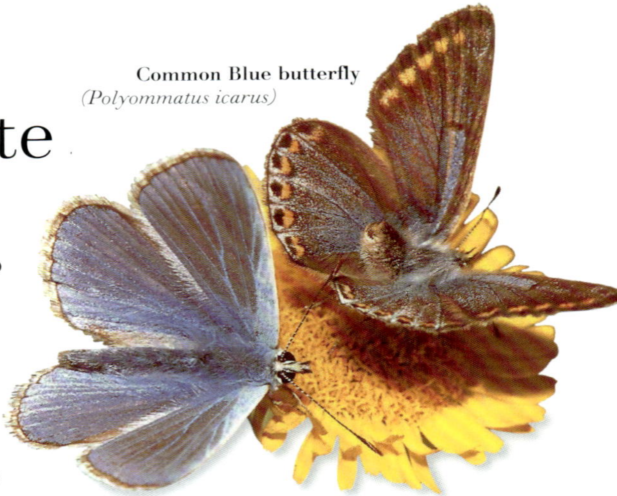

Common Blue butterfly
(Polyommatus icarus)

▲ COURTING BLUES
When courting a female, a male butterfly often flutters its wings flamboyantly. It looks as if it is showing off, but it is really wafting its pheromones (the scents from special scales on its forewings). Only if the female picks up these pheromones with her antennae will she be willing to mate.

Did you know? People with sensitive noses say the pheromones of the Wall Brown smell like chocolate.

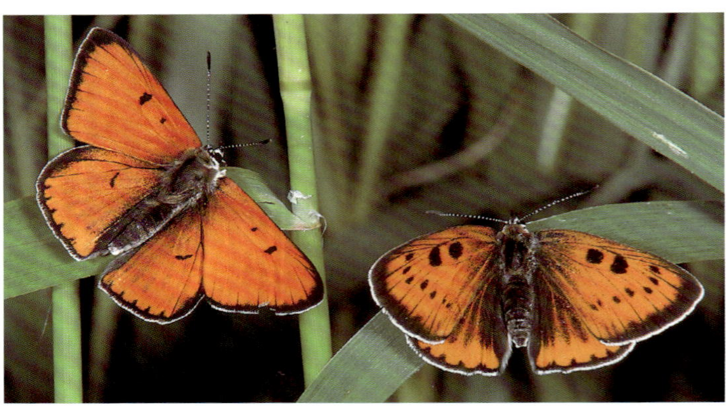

◄ LARGE COPPER PAIR
This pair of butterflies is about to mate. When she is ready, the female will fly away and land with her wings half open. The male will flutter down on top of her and begin to caress her abdomen with his rear end. The male then turns around to face the opposite way as they couple. The pair may remain joined like this for hours.

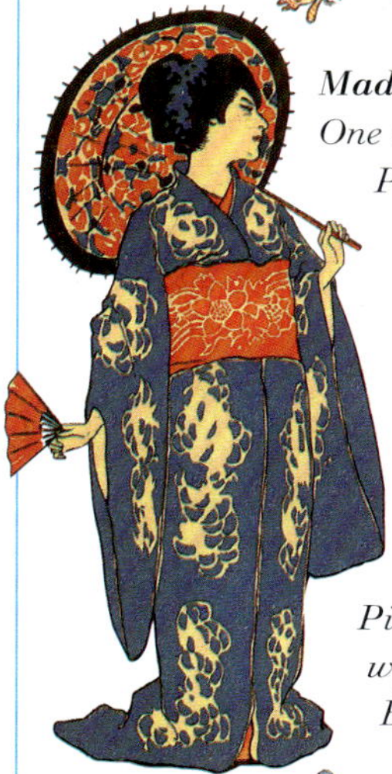

Madame Butterfly

One of the most famous operas is Puccini's Madame Butterfly, *written in 1904. The opera is set in the 1800s in Osaka, Japan. It tells the story of an American officer, James Pinkerton, who falls in love with a beautiful young Japanese girl. His nickname for her is Butterfly. They have a child, but Pinkerton abandons Butterfly for his wife in America. The opera ends as Butterfly dies broken-hearted.*

▼ SINGLE MATE

Male butterflies mate several times in their lifetime. However a female butterfly usually mates just once and then concentrates on egg-laying. Once they have mated, many females release a special pheromone that deters other males.

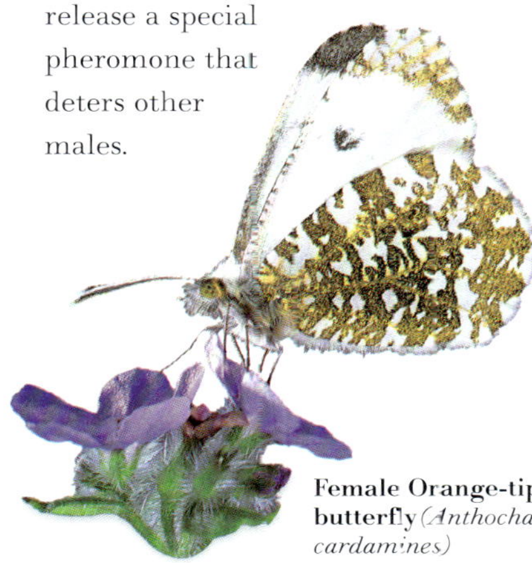

Female Orange-tip butterfly *(Anthocharis cardamines)*

▼ SCENT POWER

A butterfly's scent plays a major role in attracting a mate. The scents come from glands on the abdomen of a female. On a male, the scents come from special wing scales called androconia. A male often rubs his wings over the female's antennae.

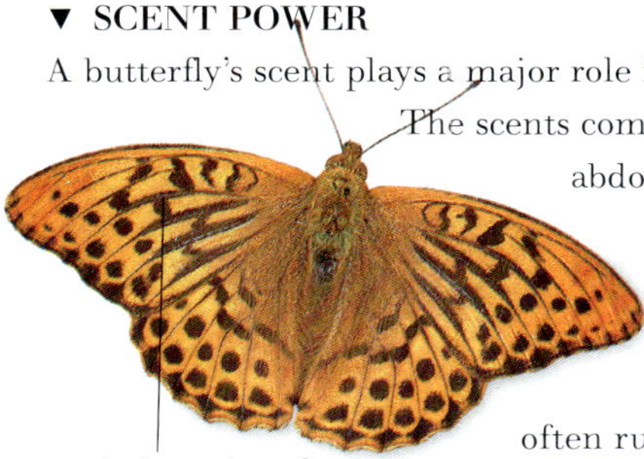

Androconia scales release scent.

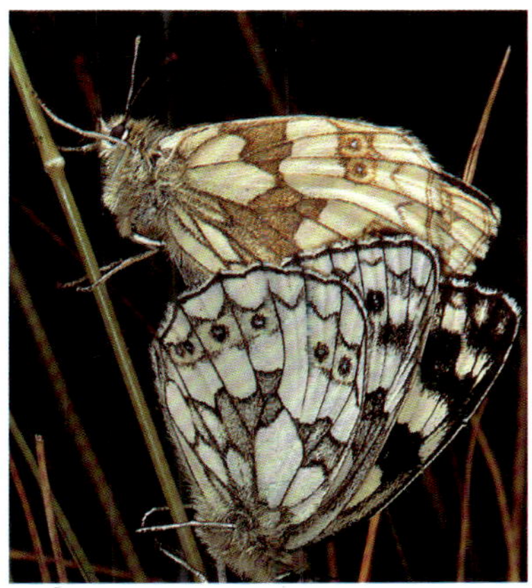

▲ FLYING TOGETHER

Butterflies usually stay on the ground or on a plant while coupling. But if danger threatens, they can fly off linked together, with one (called the carrier) pulling the other backwards.

▼ MALE AND FEMALE

Often, female butterflies are drab, while males are brightly coloured. The male Orange-tip, for example, has a distinctive bright orange coloured tip to its wings. However, the ends of the female Orange-tip's wings (see top right of page) are grey-black.

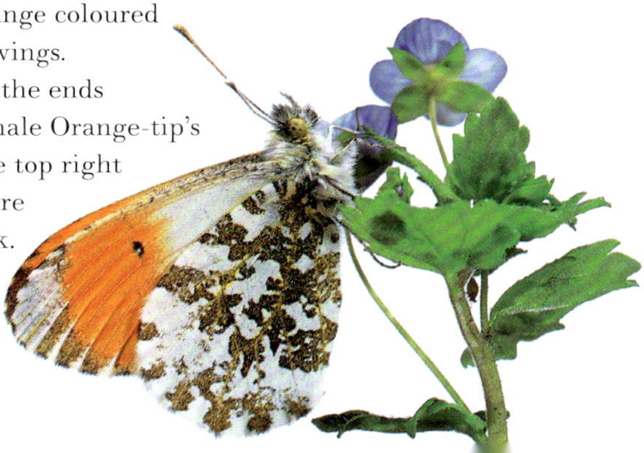

Male Orange-tip butterfly *(Anthocharis cardamines)*

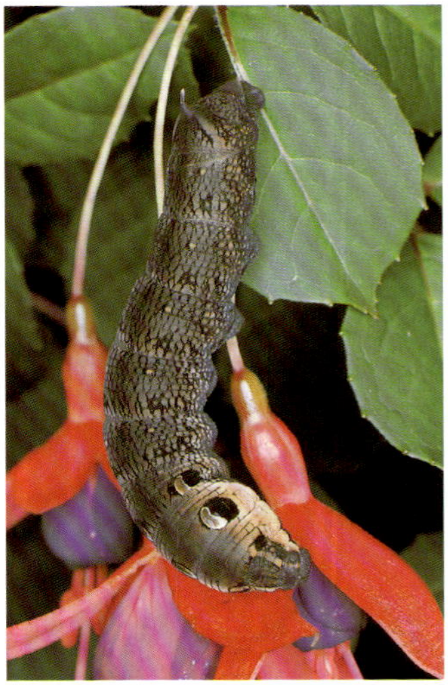

▲ **FEEDING ON FUCHSIA**
The caterpillar of the Elephant Hawk moth feeds on the leaves of fuchsia. Many lepidopterists (butterfly and moth experts) grow fuchsias in their gardens for the pleasure of seeing this spectacular caterpillar. However, some gardeners think of the moths as pests for the same reason.

Flower Power

Butterflies and moths have a close relationship with plants, especially with those that flower. Many live much of their lives on a particular kind of vegetation. They begin life as eggs on the plant, feed on it while they are caterpillars and change into a pupa while attached to it. Finally the adult may sip the nectar from its blooms. Just as butterflies rely on flowers for food, many flowers rely on visiting butterflies to spread their pollen. The bright colours and attractive scents of flowers may have evolved to attract butterflies and other insects such as bees. When a butterfly lands on a flower to drink nectar, grains of pollen cling to its body. Some of the pollen grains rub off on the next bloom the butterfly visits.

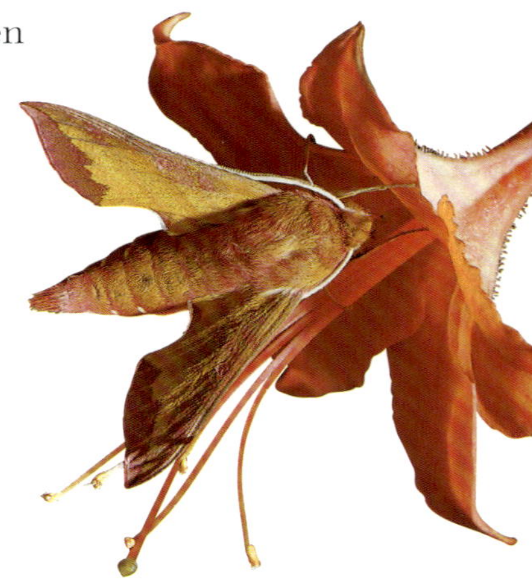

▲ **FABULOUS FUCHSIAS**
The Small Elephant Hawk moth is shown here drinking nectar from a fuchsia. Rather than settling on a flower, these large, powerful moths often feed while hovering in front of them.

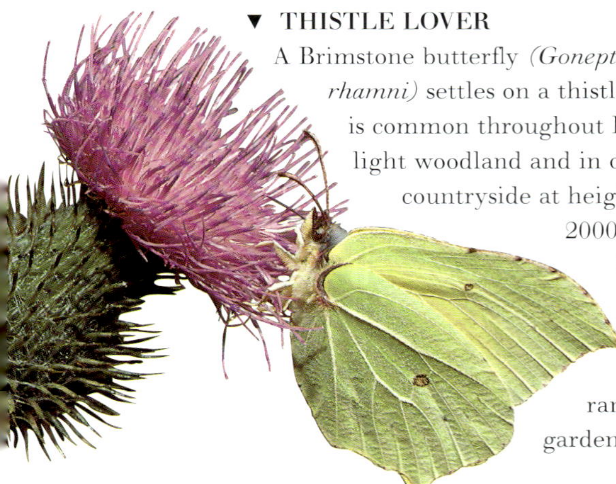

▼ **THISTLE LOVER**
A Brimstone butterfly *(Gonepteryx rhamni)* settles on a thistle to feed. It is common throughout Europe in light woodland and in open countryside at heights of up to 2000m. The Brimstone also likes to feed on a wide range of garden flowers.

► FEEDING TOGETHER

A group of Small Tortoiseshell butterflies *(Aglais urticae)* are shown here sipping nectar together. Small Tortoiseshells are widespread throughout Europe. They are attracted to a wide range of blooms including buddleia, Michaelmas daisy and sedum that are found in fields, by roadsides and in back gardens.

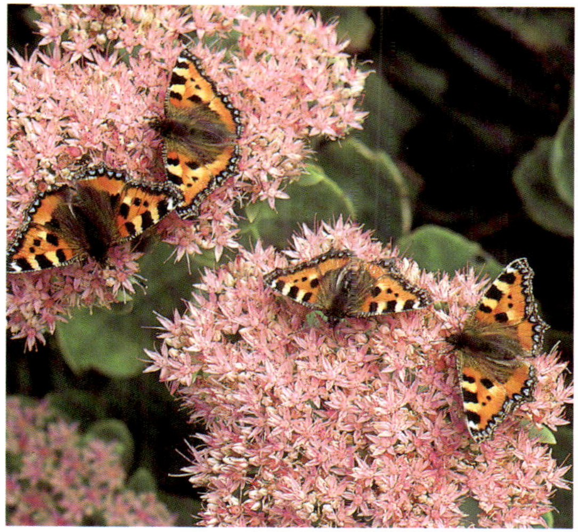

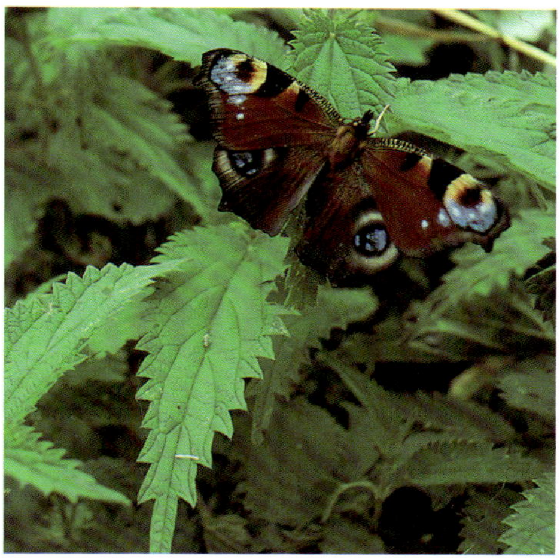

◄ STINGING NETTLES

The adult Peacock butterfly *(Inachis io)* sits on a weed called the stinging nettle. It generally feeds on flowers such as buddleia. However, the caterpillars of this species feed almost exclusively on nettles. Many gardeners clear away this unattractive weed, which causes Peacock butterflies to lay their eggs elsewhere.

Did you know? Buddleia is so attractive to many butterflies that it is sometimes called the butterfly bush.

▼ GOURMET FOOD

This beautiful Red Spotted Purple Swallowtail feeds on a desert flower in Arizona, USA. Butterflies and moths are adapted to the specific environment in which they live. Swallowtails are common throughout Europe but there they sip nectar from meadow and orchard flowers.

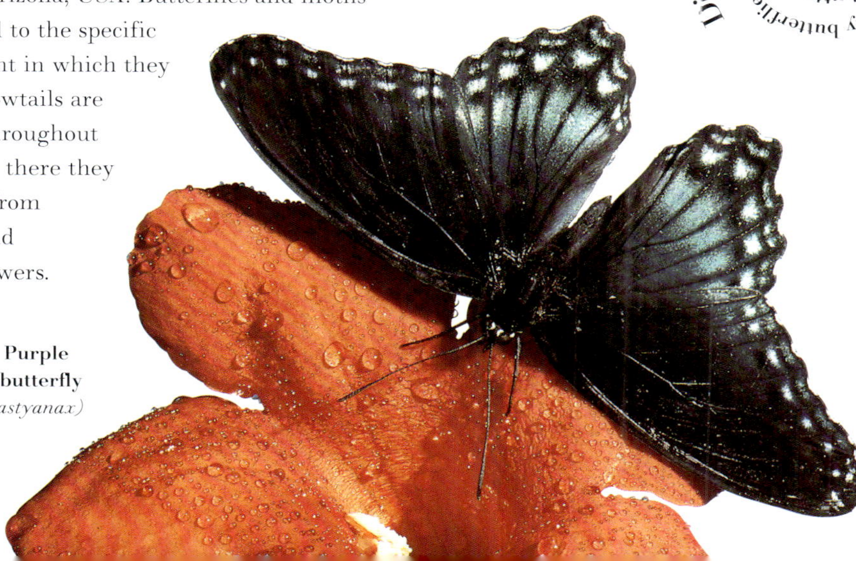

Red Spotted Purple Swallowtail butterfly
(Basilarchia astyanax)

Nectar and Food

Butterflies and moths cannot chew food. Instead, they suck up liquids through their long proboscises (tongues), which act like drinking straws. Their preferred food is nectar. This sugary fluid is produced in the nectaries of flowers in order to attract insects such as butterflies and bees. Most species of butterfly survive on nectar alone and spend most of their brief lives flitting from flower to flower in search of this juice. Some woodland species extract sweet liquids from a wide variety of sources, including rotting fruit and sap oozing from wounds in trees. A few species even suck on dung. However, these sources do not provide much real sustenance, which is why butterflies rarely live for more than a few days.

Postman butterfly
(Heliconius)

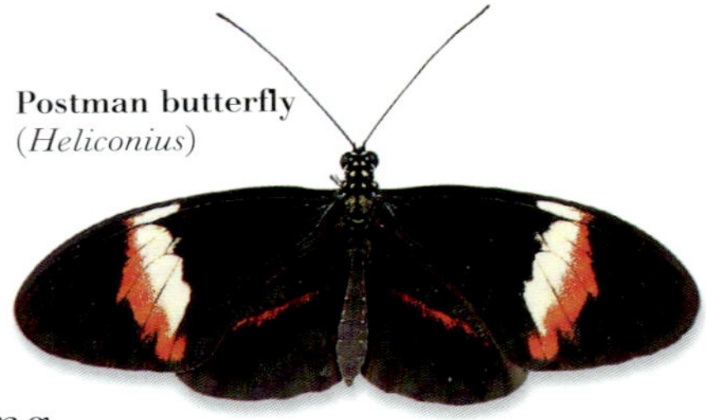

▲ LONG LIFE
Heliconius butterflies of the tropical forests of South America are among the few relatively long-lived butterflies. They are able to live for 130 days or more, compared with barely 20 for most temperate species. *Heliconius* butterflies feed on passionfruit flowers.

Red Admiral butterfly
(Vanessa atalanta)

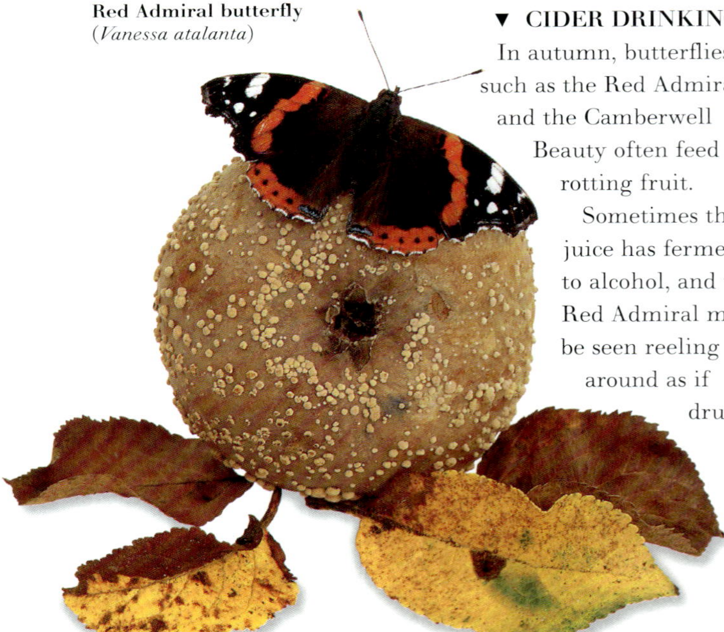

▼ CIDER DRINKING
In autumn, butterflies such as the Red Admiral and the Camberwell Beauty often feed on rotting fruit. Sometimes the juice has fermented to alcohol, and the Red Admiral may be seen reeling around as if drunk.

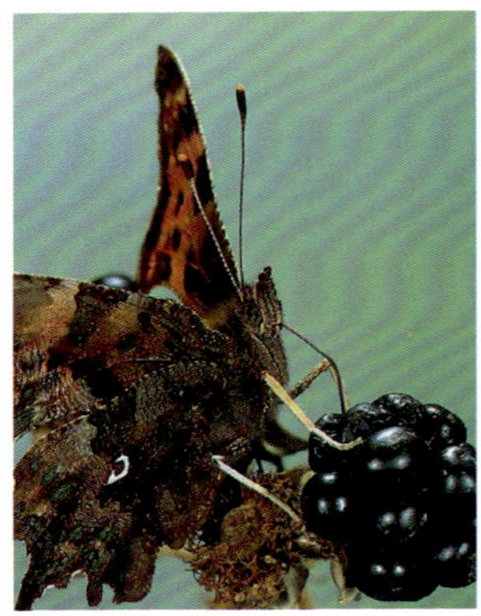

▲ FRUIT EATERS
The first generation of Comma butterflies appears each year in early summer. These insects feed on the delicate white blossoms of brambles (blackberries), because the fruit has not ripened at this time. The second generation appear in autumn, so they feed on the ripe blackberry fruits.

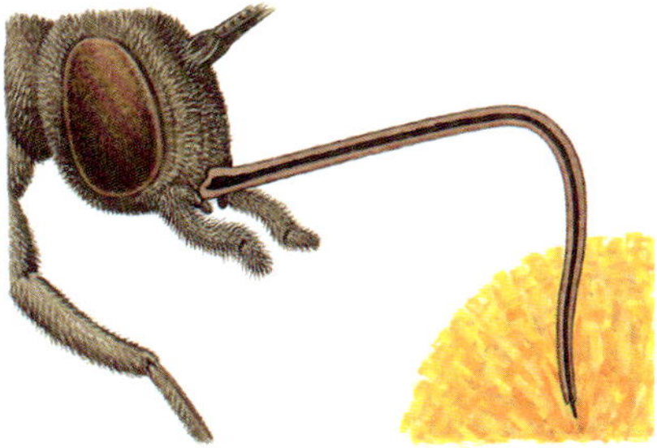

◄ DRINKING STRAW

Many flowers hide their nectaries deep inside the blooms in order to draw the butterfly right on to their pollen sacs. Many butterflies have developed very long proboscises to reach the nectar. They probe deep into the flower to suck up the juice.

Did you know? The Purple Emperor butterfly often survives by sucking juices from the rotting bodies of dead animals.

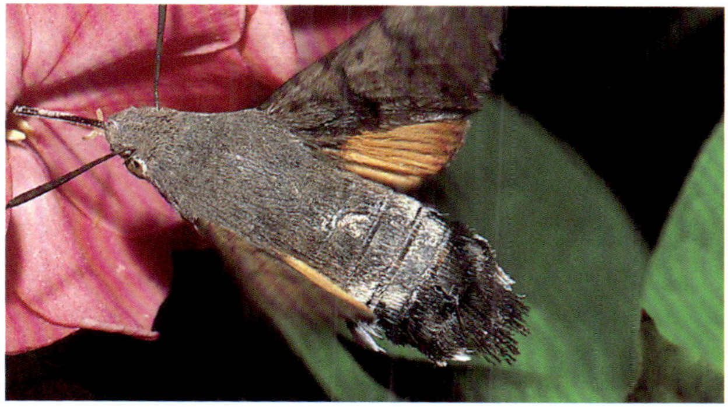

▲ HOVERING HAWK MOTHS

The day-flying Hummingbird Hawk moth gets its name from its habit of hovering in front of flowers like a hummingbird as it sips nectar, rather than landing on the flower. The hawk moth family have the longest proboscises of all. One member, known as Darwin's Hawk moth, has a proboscis that reaches to between 30 and 35cm – about three times the length of its body.

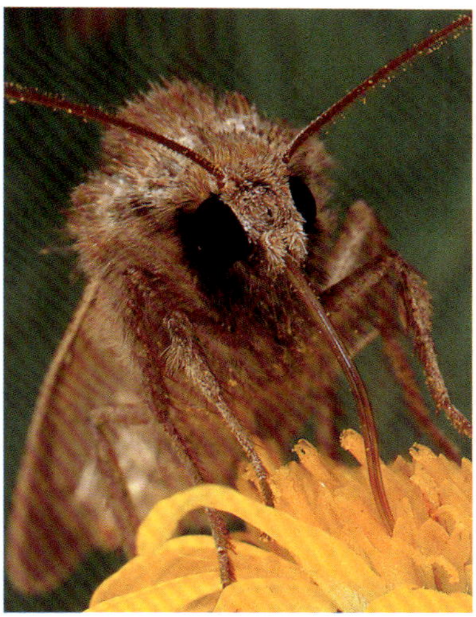

▲ NIGHT FEEDER

Noctuid moths often sip nectar from ragworts in meadows by moonlight. In temperate countries, these moths mostly feed on warm summer nights. They get their name from the Latin word *noctuis*, which means night.

► WOODLAND VARIETY

Many woodland butterflies extract juices from a variety of sources. The Speckled Wood butterfly sometimes sips nectar from bluebells. However, it feeds mainly on honeydew. This is the sugary secretion of tiny insects called aphids. The leaves of flowers are often coated with honeydew.

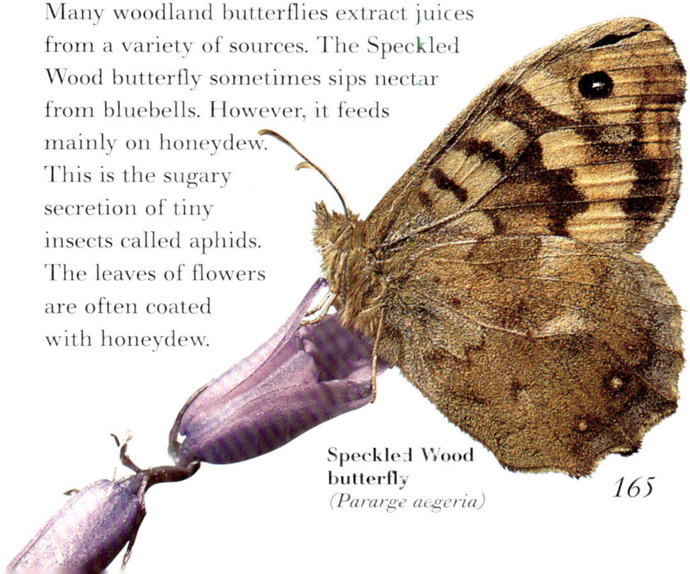

Speckled Wood butterfly
(Pararge aegeria)

At Ground Level

Butterflies need warmth in order to fly. In tropical regions it is usually warm enough for butterflies to fly for most of the day. But in cooler countries, they often spend much of the day resting. They spread out their wings and turn with the sun to soak up the rays. Male butterflies and moths also gather at muddy puddles or on damp earth to drink. This activity is known as puddling. At dusk, most butterflies seek a safe place to roost (rest) for the night. Moths generally hide themselves away during the day. They conceal themselves against tree bark or under leaves so they cannot be seen by predators.

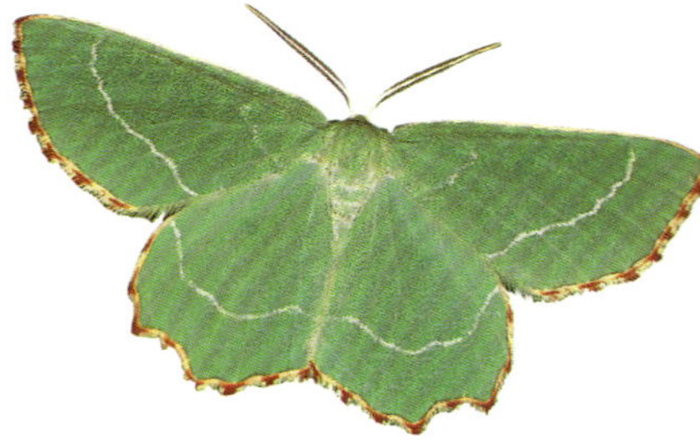

▲ LAZY DAYS
A day's undisturbed rest is important for night-flying moths such as this Sussex Emerald. It rests on or under leaves with its green wings outstretched, well disguised amongst the vegetation. Most other Geometer moths rest in this position during the day too, on leaves or against tree bark. Before flight, they shiver to warm up their wings.

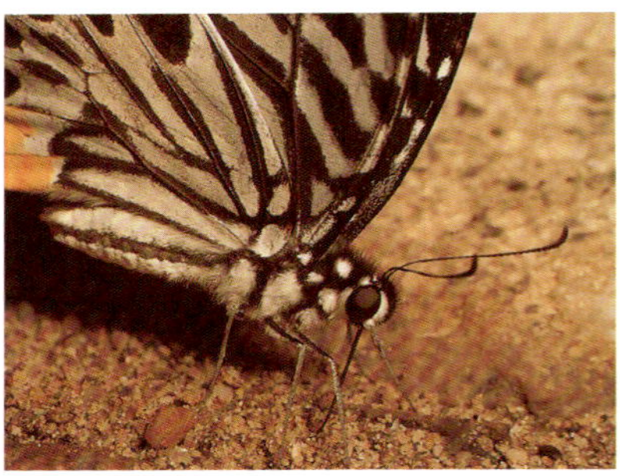

▲ DRY PUDDLING
A Malayan butterfly sucks up mineral-rich water from sand through its proboscis (tongue). Some species of butterfly do not need a puddle in order to go puddling. In some dry regions, the male butterfly may be able to get the sodium salts it needs by spitting on and sucking dry stones, gravel or even the dried carcasses of animals.

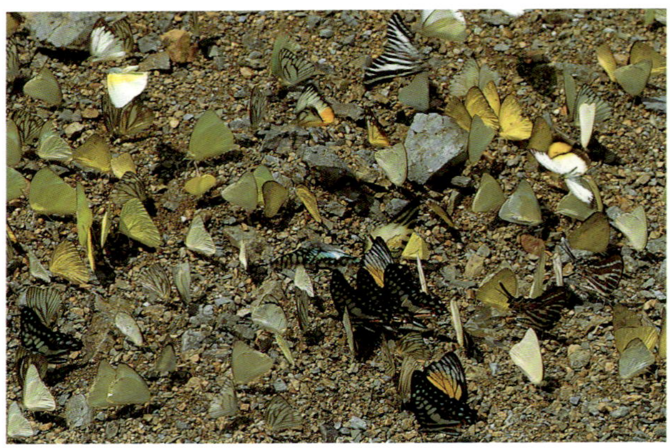

▲ SALT SEEKERS
Puddling is a common activity in warm regions. However it is not a communal activity. In some regions butterflies and moths puddle on their own. Although they appear to be drinking, only males seem to puddle like this. It is believed that they absorb important salts dissolved in the water. Sodium salts are needed to produce the sperm packets passed on to females during mating.

▸ BASKING ON LICHEN
A Small Tortoiseshell butterfly (*Aglais urticae*) basks in a park on a carpet of lichen. It rests with its wings open wide and flat, to soak up the sun's warmth. The Small Tortoiseshell lives in cooler parts of the world, in Europe, Siberia and Japan. It therefore needs to bask in the sunshine to warm up its wing muscles before flight.

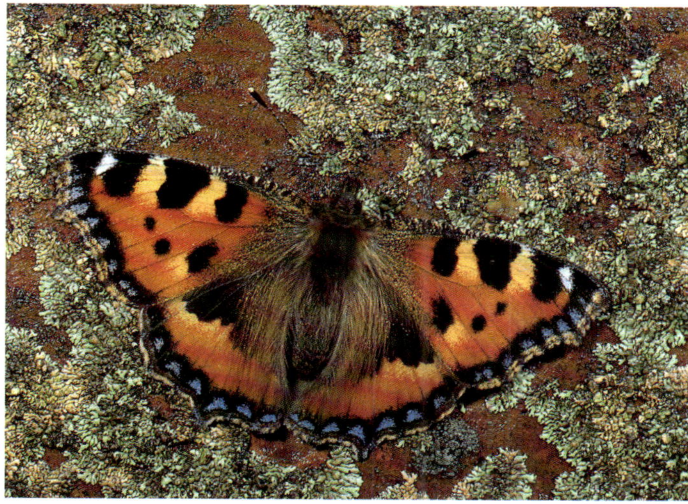

Did you know? The Grayling butterfly tilts to one side while resting to reduce the shadow cast by its wings.

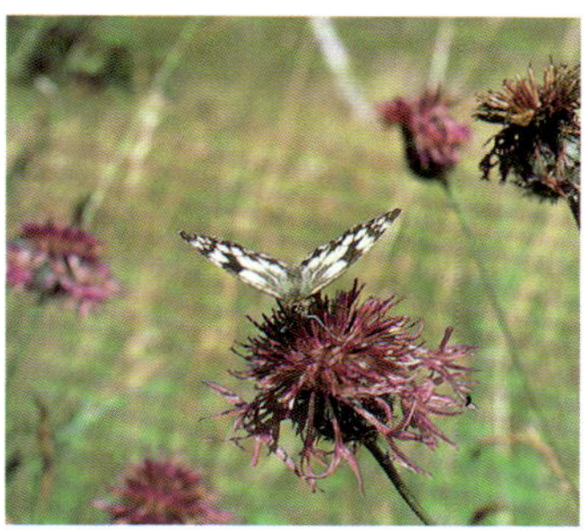

▴ SUN LOVERS
The Marbled White and other members of the Satyridae family have an unusual way of holding their wings when basking. They are held in a V-shape instead of fully opened or folded upright. The white of their wings reflects sunlight on to their abdomens.

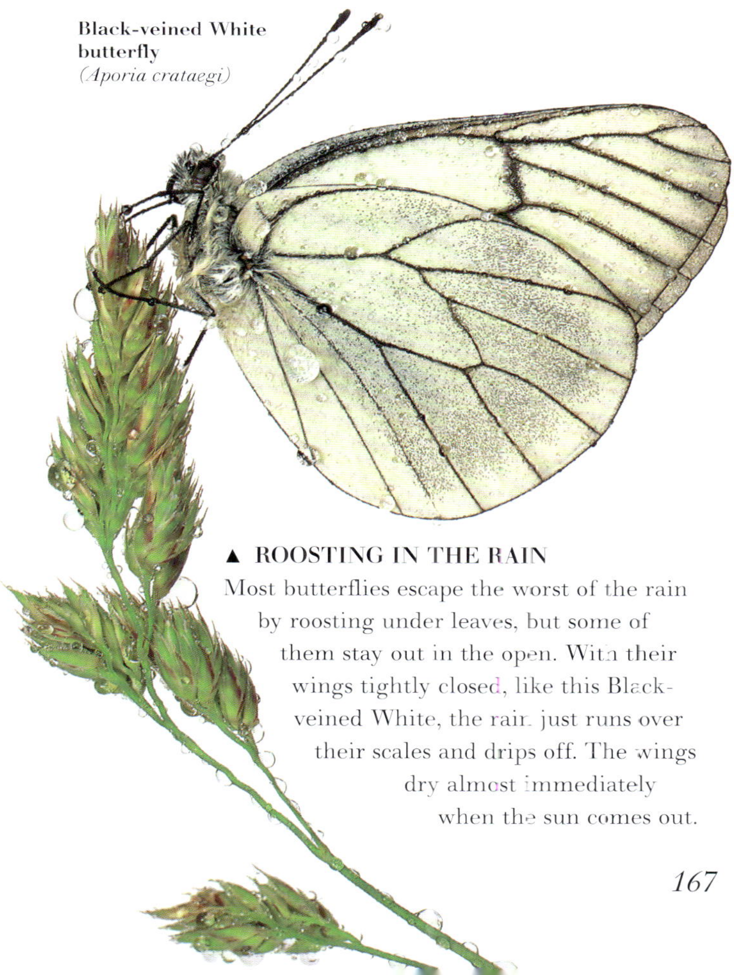

Black-veined White butterfly
(Aporia crataegi)

▴ ROOSTING IN THE RAIN
Most butterflies escape the worst of the rain by roosting under leaves, but some of them stay out in the open. With their wings tightly closed, like this Black-veined White, the rain just runs over their scales and drips off. The wings dry almost immediately when the sun comes out.

Focus on

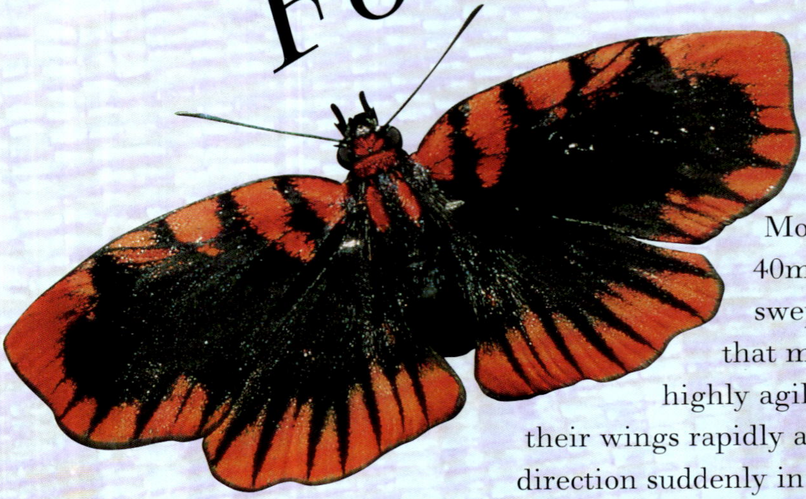

Skippers are not closely related to other butterflies. Most are less than 40mm across, with swept-back wings that make them highly agile. Skippers beat their wings rapidly and can change direction suddenly in mid-air, quite unlike other butterflies. The name Skipper refers to this darting, dancing flight. More than 3,000 species exist worldwide, including about 40 in Europe and 300 or more in North America. Most Skippers are brown or orange, but some tropical species, such as the Peruvian Skipper, have brilliant colours.

SHAPES
The body of this rainforest butterfly (*Haemactis sanguinalis*) is typical of all Skippers. It has a plump, hairy body that is more like a moth's than a butterfly's. The tips of their antennae are hooked not clubbed like other butterflies.

CIGAR CATERPILLARS
Skipper caterpillars are shaped like smooth cigars. They have distinct necks and their heads are usually different in colour from the rest of their bodies. They normally live in shelters made of leaves and spun silk.

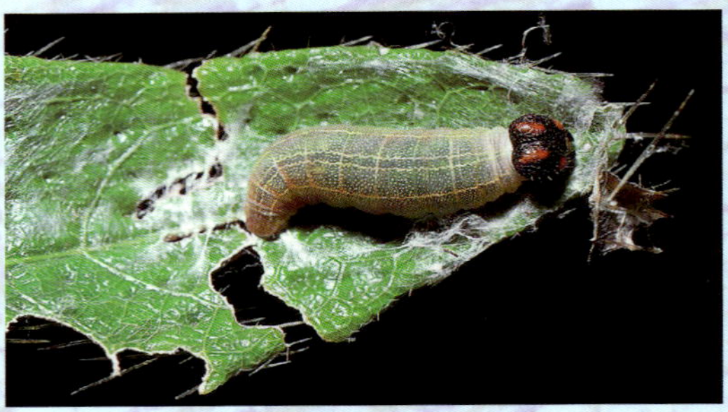

Skippers

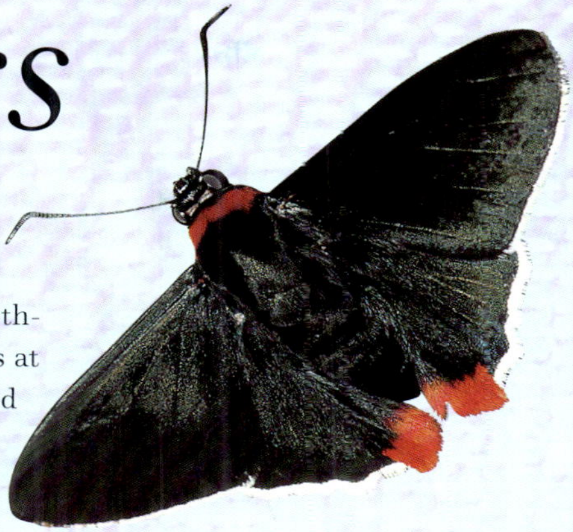

NIGHT-FLYING SKIPPER

This Peruvian Skipper is not as drab and moth-like as many Skippers but, like moths, it flies at night. It flies with a whirring sound produced by its wing beats. This is another feature Skippers share with moths.

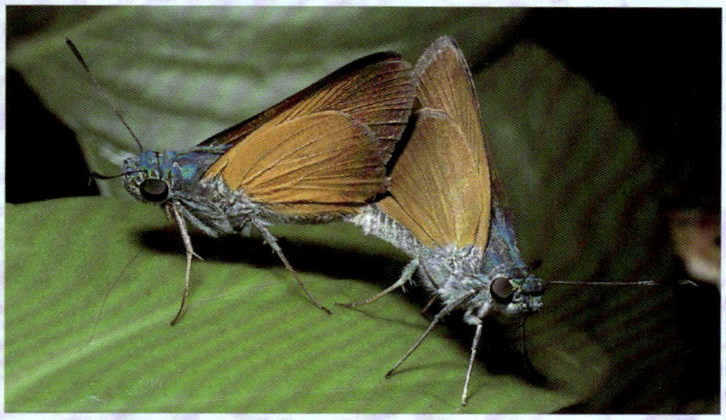

TRINIDAD SKIPPERS

Most skippers in Europe and North America are dull shades of brown and many resemble moths more than butterflies. However, many tropical species are more brightly coloured, including this pair from Trinidad in the West Indies.

THISTLE FEEDER

The Silver-spotted Skipper haunts chalk hills and flies close to the ground. It likes to roost and feed on the flowers of low-growing thistles. Although it basks like the Large Skipper (*right*), it shuts its wings in dull weather.

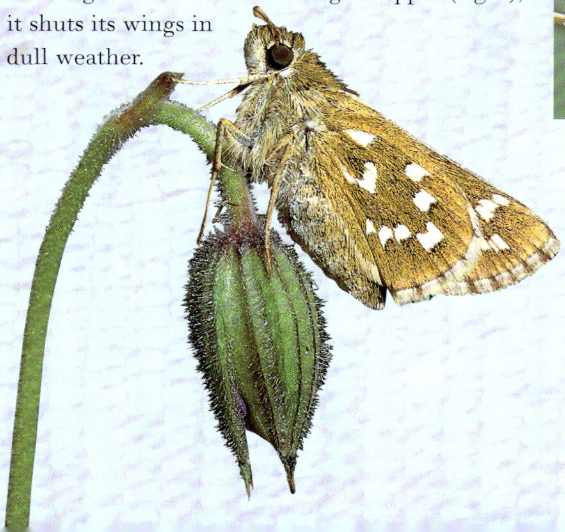

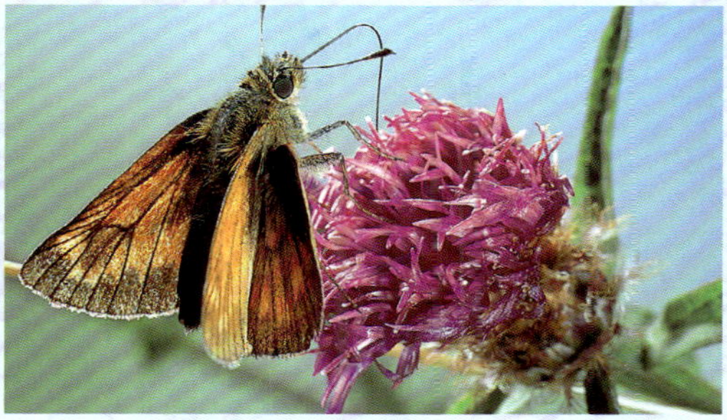

GOLDEN SKIPPERS

The Large Skipper, seen here on knapweed, is a member of a group called Golden Skippers. They bask in an unusual way, flattening their hindwings and tilting their forewings forward. Male Golden Skippers have scent scales in a black streak in the middle of their wing.

Migration

Some butterflies and moths live and die within a very small area, never moving far from their birthplace. However, a few species are regular migrants. They are able to travel astonishing distances in search of new plant growth, or to escape cold or overpopulated areas. Some butterflies are truly worldwide migrants in a similar way to migratory birds. Every now and then small swarms of North American butterflies turn up in Europe after crossing the Atlantic Ocean. Crimson-speckled moths have been spotted thousands of kilometres out over the Southern Atlantic. Nevertheless, butterflies are unlike birds in that most only migrate one way and do not return to their original homes.

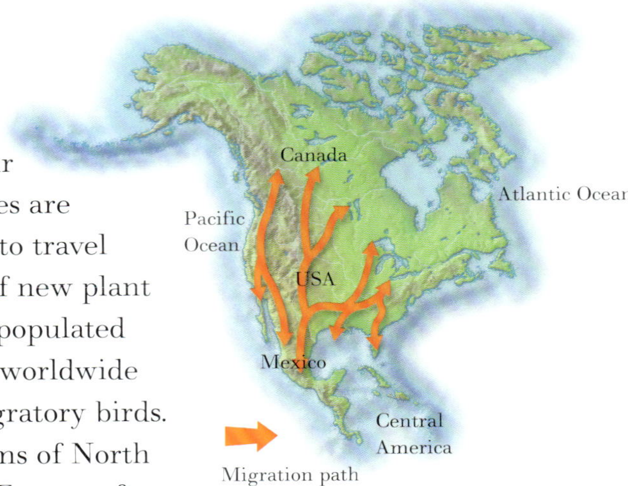

▲ MONARCH ROUTES
Monarch butterflies *(Danaus plexippus)* migrate mainly between North and Central America. A few have crossed the Atlantic and settled on islands off Africa and Portugal. Others have flown all the way to Ireland.

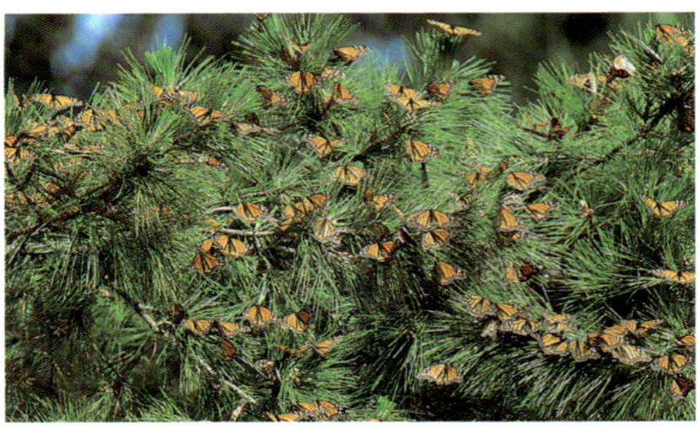

▲ MONARCH MASSES
Every autumn huge numbers of Monarchs leave eastern and western North America and fly south. They spend the winter in Florida, California and Mexico on the same trees settled by their grandparents the previous year.

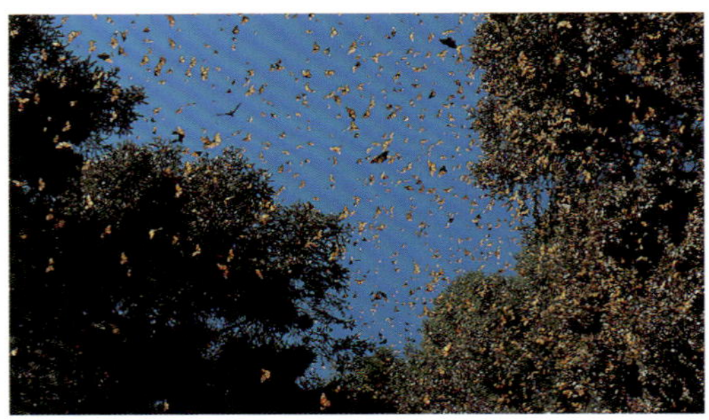

▲ KING OF MIGRANTS
In March, Monarch butterflies journey over 3000km northwards, lay their eggs on the way and die. When the eggs hatch the cycle begins again. The month-old butterflies either continue north or return south, depending on the season.

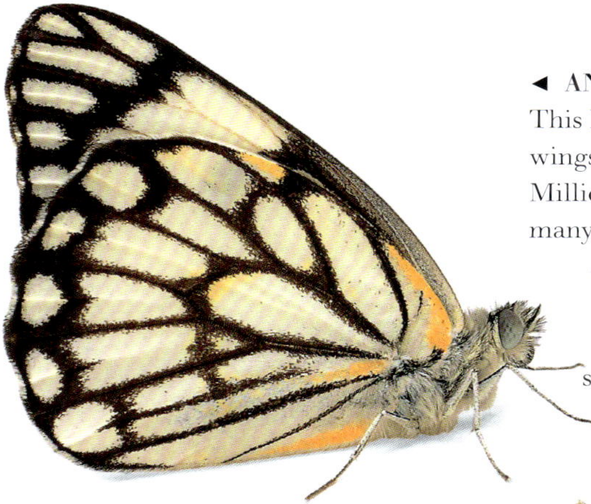

◄ AN AFRICAN MIGRANT

This Brown-veined White butterfly has large wings capable of carrying it over long distances. Millions of these butterflies form swarms in many parts of southern Africa. A swarm can cause chaos to people attempting to drive through it. Although this butterfly flies throughout the year, these swarms are seen most often in December and January.

Did you know? A large swarm of migrating butterflies can bring farm machines to a standstill by resting on them.

► HAWK MOTH

Every spring thousands of Oleander Hawk moths set off from their native tropical Africa and head north. A few of them reach the far north of Europe in late summer. Hawk moths are among the furthest flying of all moths. They are able to travel rapidly over long distances.

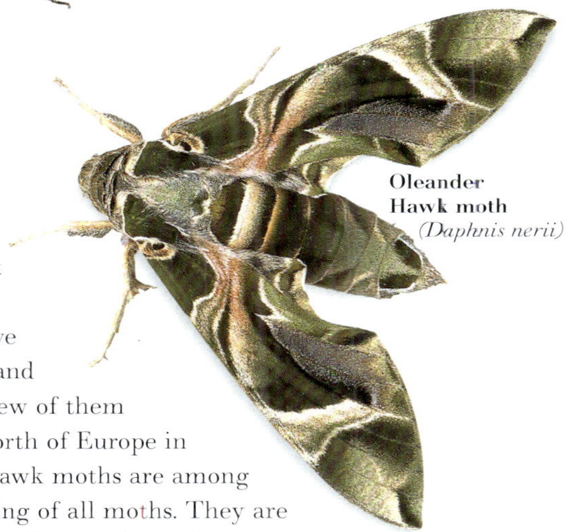

Oleander Hawk moth *(Daphnis nerii)*

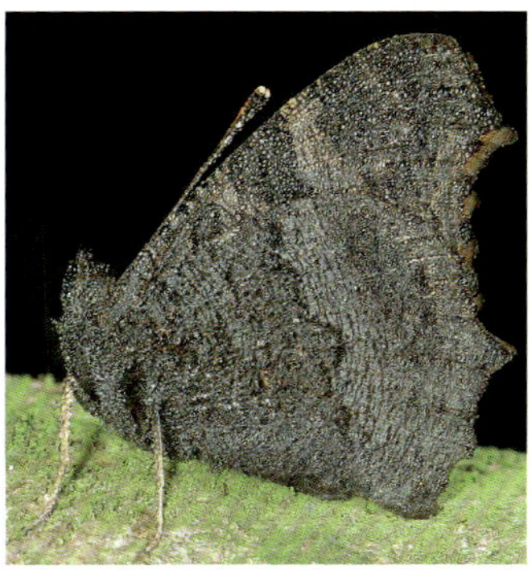

▲ HIBERNATING PEACOCK

The adult Peacock butterfly sleeps during the winter. This sleep is called hibernation. The Peacock is protected by chemicals called glycols that stop its body fluids from freezing. Many other butterflies and moths survive the winter in this way instead of migrating.

► PAINTED LADY

The Painted Lady butterfly *(Vanessa cardui)* migrates almost all over the world. In summer it is found across Europe, as far as north as Iceland. However, it cannot survive the winter frosts. Adults emerging in late summer head south, and a few reach North Africa before the autumn chill starts.

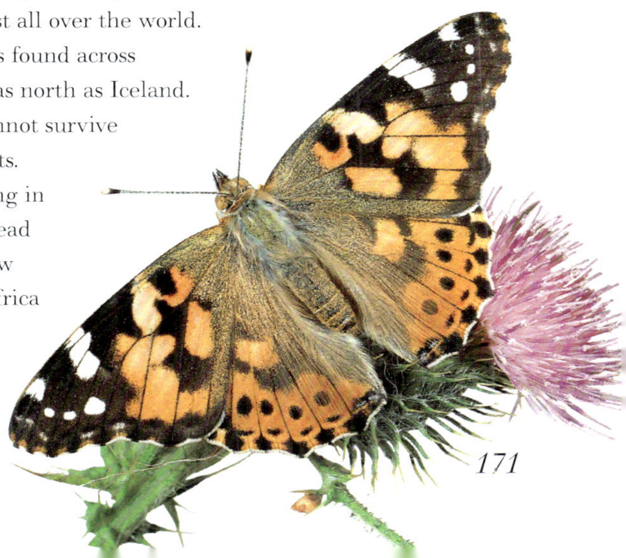

Enemies and Disease

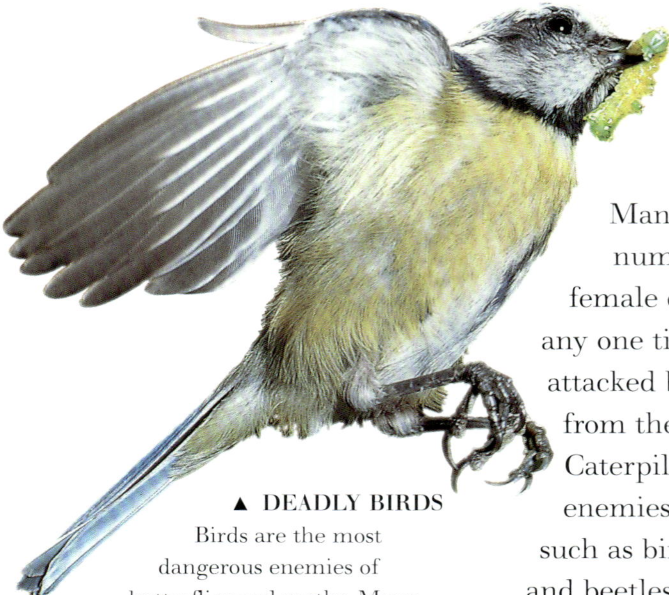

Many butterflies and moths lay huge numbers of eggs. Sometimes a single female can lay more than a thousand at any one time. However, these eggs are attacked by predators, parasites and disease from the moment they are laid. Caterpillars and adults also have many enemies and are preyed on by creatures such as birds, bats, lizards, spiders, hornets, and beetles. They are also attacked by parasitic wasps and flies that lay eggs inside caterpillars' bodies. Those that survive the attack of these predators and parasites may fall victim to diseases or harmful fungi.

▲ **DEADLY BIRDS**
Birds are the most dangerous enemies of butterflies and moths. Many types of bird prey upon adult insects. In spring, birds such as blue tits are often seen flying back to their nests with beakfuls of fat, juicy caterpillars for their young.

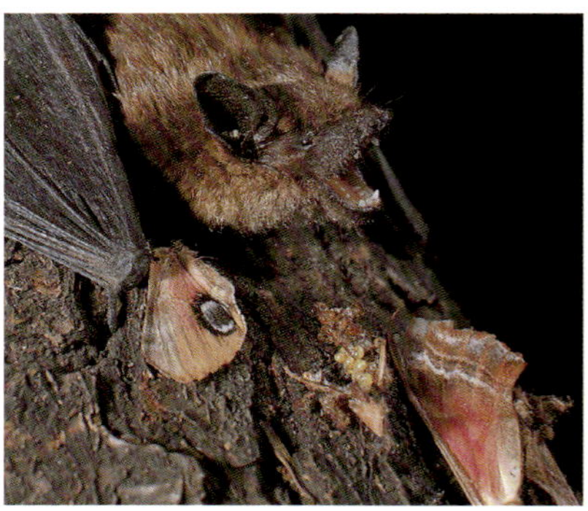

▲ **BAT ATTACK**
An Eyed Hawk moth is devoured by a Serotine Bat, leaving only wings and eggs. Night-flying moths often fall victim to bats, who can track them down in pitch darkness.

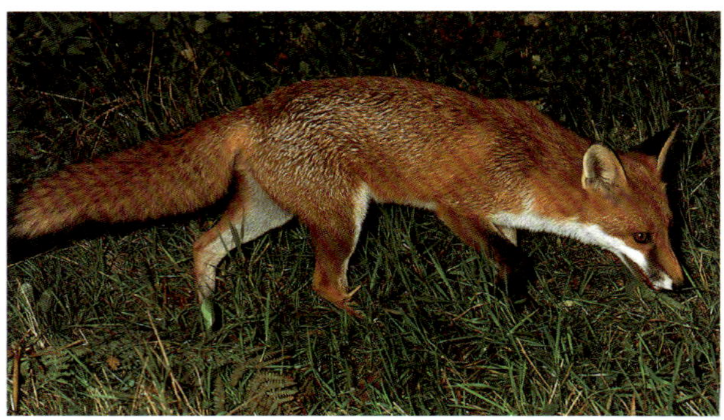

▲ **PROWLING FOXES**
Foxes seem unlikely predators of caterpillars. Surprisingly, though, when scientists have examined the stomach contents of dead foxes, they have found huge quantities of caterpillars. Foxes are sometimes forced to eat caterpillars when other food is scarce.

► UNWELCOME GUESTS

An Eyed Hawk moth caterpillar is killed by parasitic flies of the Tachinidae family. Many caterpillars are killed in this way. The fly injects its eggs into the caterpillar's body, and the newly hatched grubs eat away the body from the inside. The grubs grow and eventually bore their way out.

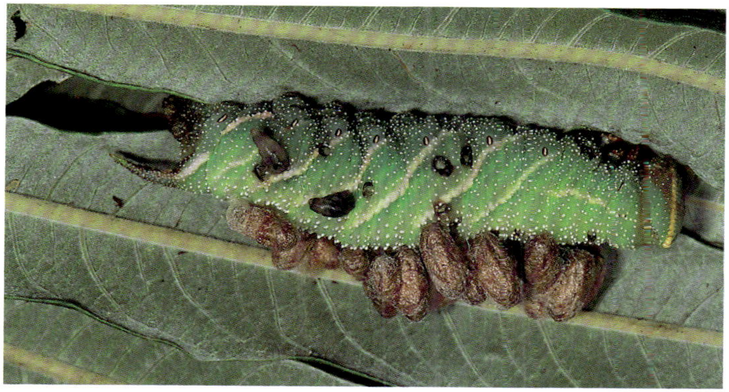

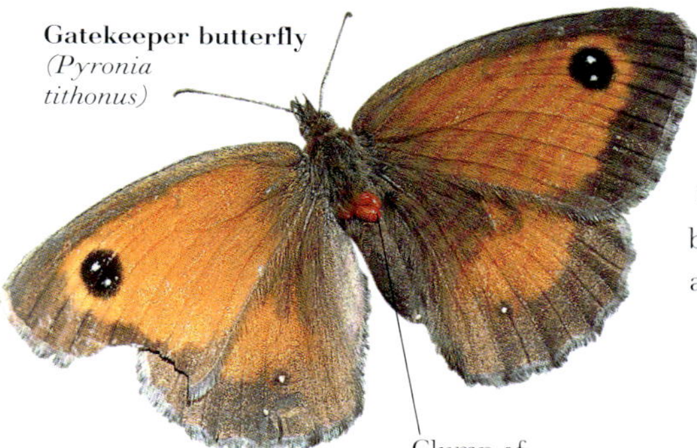

◄ RED MITES

The red blob on the back of this Gatekeeper butterfly is a clump of red mites. These mites are larvae that cling on to butterflies of the Satyridae family. They feed on the butterfly's blood until they are full and then drop off, apparently doing the butterfly little harm.

► POUNCING SPIDERS

A butterfly that is sitting motionless on a flower for a long time may not be resting. It may have been killed by a crab spider. Creamy yellow crab spiders blend in so well on flower heads that many butterflies do not notice them and fall victim to their deadly venom.

Did you know? Chinese herbal medicine uses ground-up caterpillars from which fungi have sprouted.

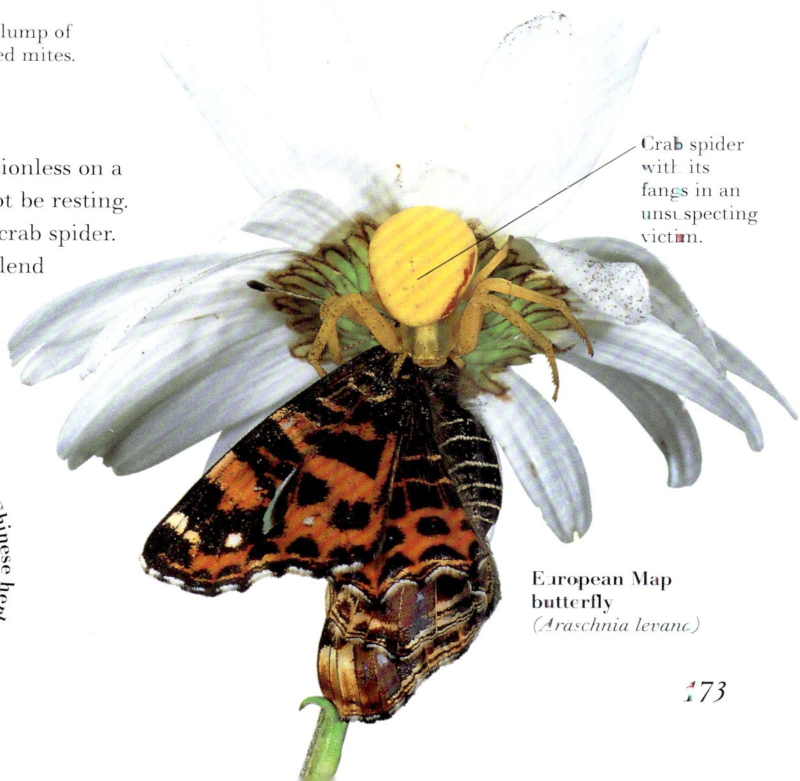

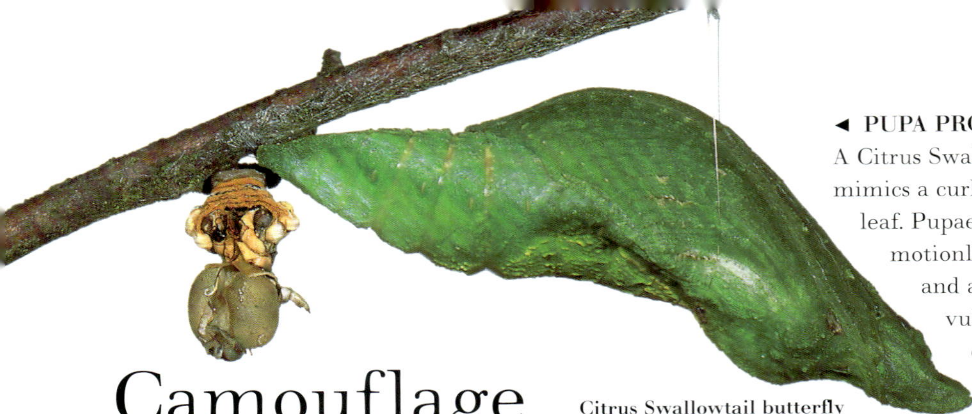

Citrus Swallowtail butterfly pupa *(Papilio demodocus)*

◂ PUPA PROTECTION
A Citrus Swallowtail pupa mimics a curled-up green leaf. Pupae remain motionless for weeks and are highly vulnerable, so camouflage is often their only protection.

Camouflage

Caterpillars and adult butterflies and moths are so vulnerable to attack that many have become masters of disguise. They hide from prying eyes by taking on the colours of trees, leaves and rocks. This defence is known as camouflage. Many moths fold back their wings during the day so they look like a leaf or a piece of bark. Most caterpillars are green to mimic leaves and grass or brown to mimic bark and mud. Inchworms (the caterpillars of Looper moths) are coloured and shaped to look just like twigs and even cling to stems at a twiglike angle.

Did you know? Emperor moth caterpillars blend in with heather stems when small and heather leaves when they grow larger.

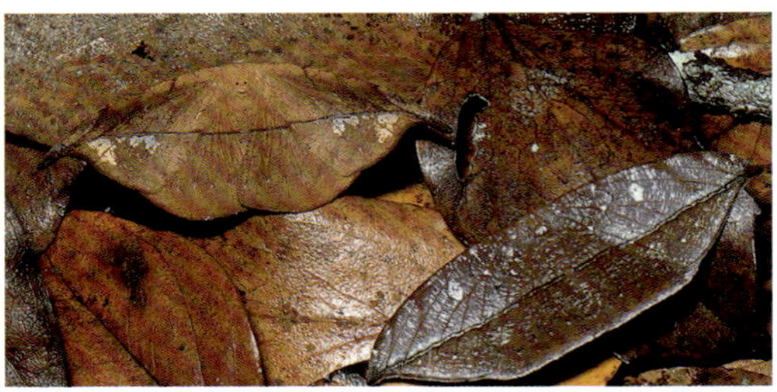

▴ LYING LOW
Geometrid moths are not easy to spot amongst dead leaves on the floor of a rainforest in Costa Rica. Another Costa Rican moth disguises itself as lichen. Moths rest in broad daylight, so they need to be especially well camouflaged.

▾ LEAF MIMIC
A wing of the Brazilian butterfly *Zaretis itis* looks like a dead leaf. The wing even mimics a leaf's natural tears and the spots made on it by fungi.

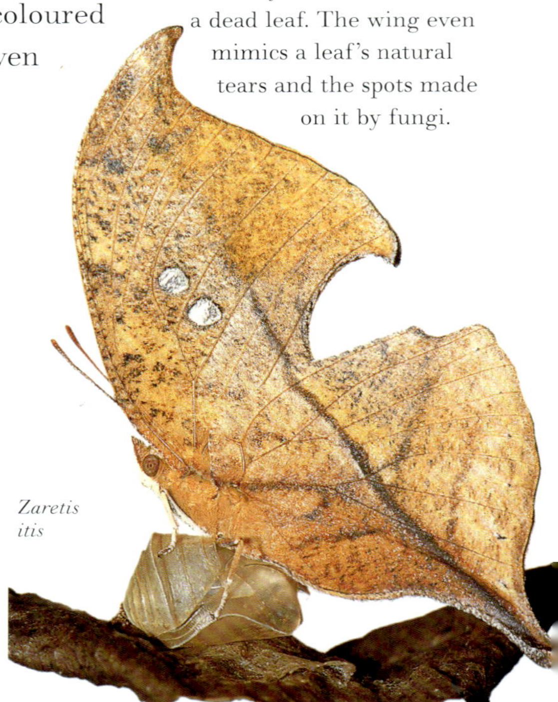

Zaretis itis

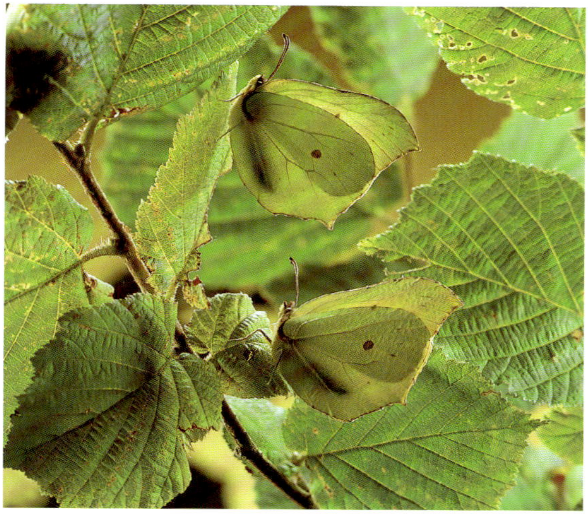

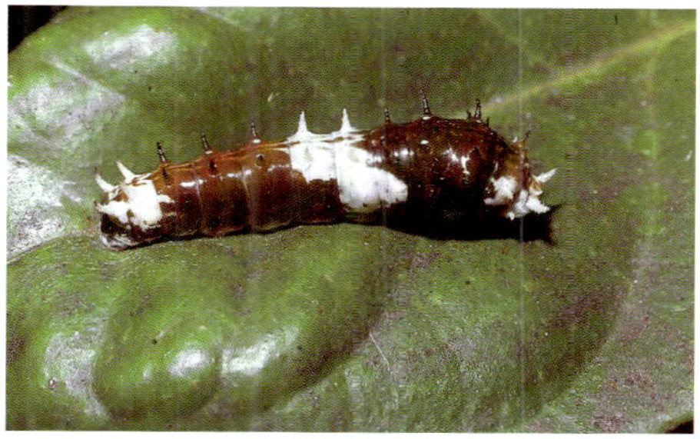

▲ **HIDDEN LARVA**

The caterpillar of the Orchard Swallowtail is camouflaged as a bird-dropping. Other caterpillars are brown or green, so they blend in with vegetation.

▲ **FOLIAGE FRIENDLY**

A Brimstone butterfly camouflages itself as a leaf by folding up its wings so that only the green underside is visible. The upper side of this butterfly's wings are the colour of brimstone (bright yellow), which is how the insect got its name.

Did you know? The moth *Belenoptera sanguine* rests with the front of its wings rolled up to resemble a leaf stalk.

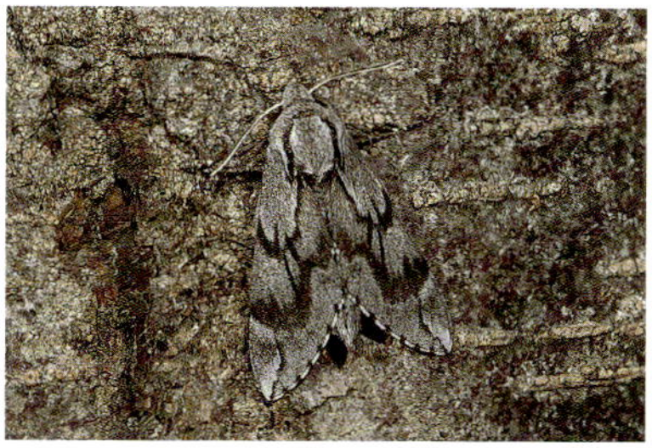

▲ **PINE MIMIC**

The Pine Hawk moth *(Hyloicus pinastri)* is perfectly adapted to the pine forests in which it lives. Its mottled silvery-grey wings match the bark of pine trees. The moth is almost impossible to spot when it roosts during the day. Other moths imitate the bark of different trees.

► **TWIGS**

The Peppered moth caterpillar resembles a twig. It even has warts on its body like the buds on a twig. In the 1800s, a darker form of the adult moth became more common. This was because the soot from factories made tree trunks sooty. The darker moth blended in better on the dark trunks.

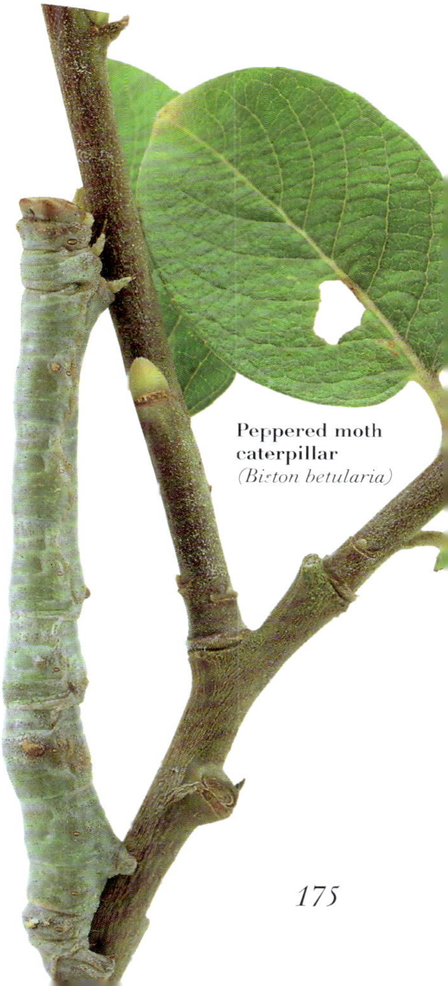

Peppered moth caterpillar *(Biston betularia)*

Decoys and Displays

Spotted Tiger moth
(Rhypasia purpurava)

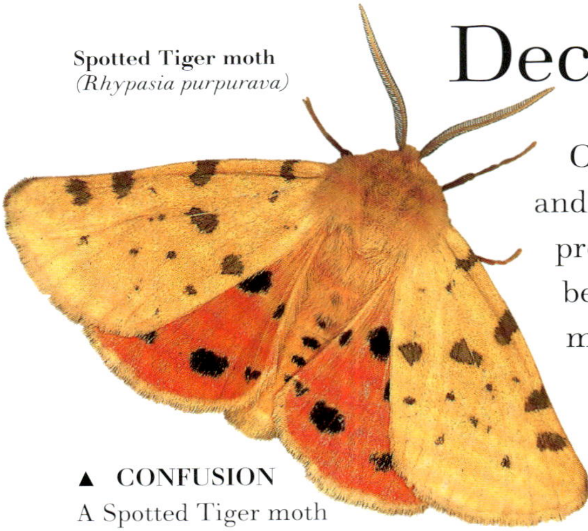

Camouflage helps to keep resting moths and butterflies hidden from the eyes of predators, but as soon as they move they become visible. Therefore butterflies and moths that fly during daylight hours must adopt other strategies to escape. The upper wings of many butterflies are coloured in all kinds of surprising ways to fool predators. Some mimic dangerous creatures. For example, the striped body, transparent wings and buzzing flight of a Hornet Clearwing moth make it resemble a stinging wasp from a distance. Others use colours or their wing shapes to confuse their predators. False antennae and eyes fool them into attacking from the wrong direction.

▲ CONFUSION
A Spotted Tiger moth escapes predators by surprising them with a quick flash of its brightly coloured underwings. When the moth is resting, these wings are hidden beneath its yellow forewings. A sudden flash of colour is often enough to confuse an enemy.

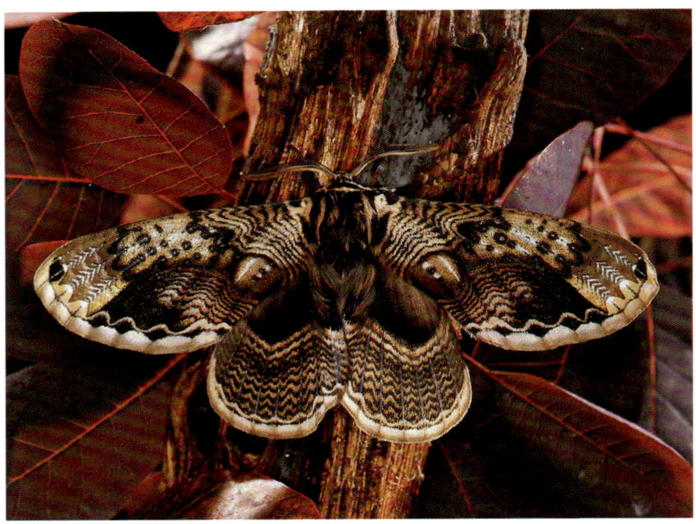

► BIG EYES
A Japanese Owl moth (*Brahmaea japonica*) flashes giant spots at a foe when threatened. These spots look like the staring eyes of a big owl, which scares off birds, lizards and other predators. Other moths display bright parts of their wings while in flight. When they are being chased, the predator focuses on the moth's bright wing. However, as soon as the moth lands the colour is hidden and the predator is confused.

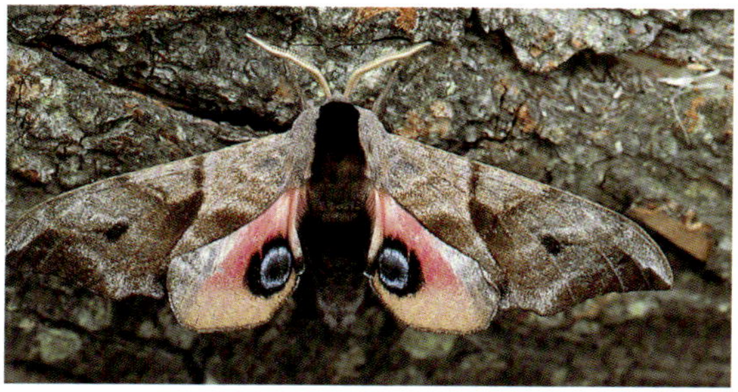

▲ **TRICK OF THE EYE**

Eyed Hawk moths have big eye spots on their hindwings. When in danger, the moth startles its enemy by flinging its wings open to reveal the enormous false eyes beneath.

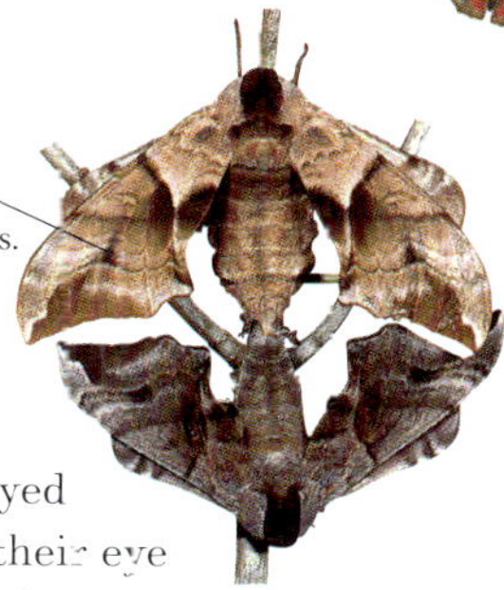
Eye spots are hidden by forewings.

► **SHUT EYES**

A mating pair of Eyed Hawk moths hide their eye spots beneath their forewings. The effectiveness of eye spots depends on flashing them suddenly. To an inquisitive predator, it looks just like a cat or an owl opening its eyes – and the bird is frightened away.

Did you know? Some moth pupae produce squeaks to deter predators from eating them.

► **TWO HEADS ARE BETTER THAN ONE...**

This blue butterfly's secret escape system is the false eyes and mock antennae on its rear end. Predatory birds are fooled into lunging for the flimsy false head rather than the butterfly's real head at the other end. The butterfly then slips away from the bird's beak.

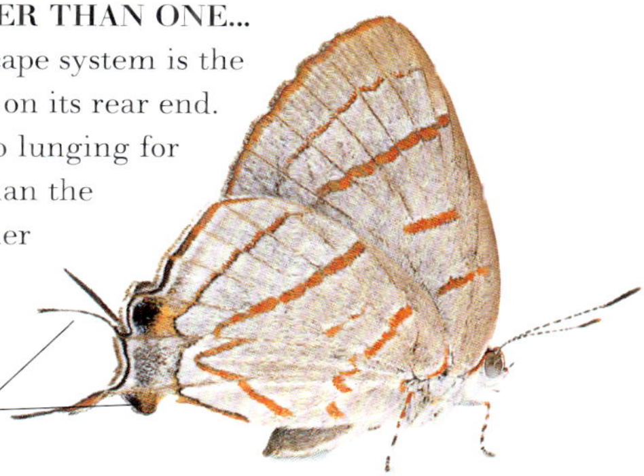
False eyes and antennae.

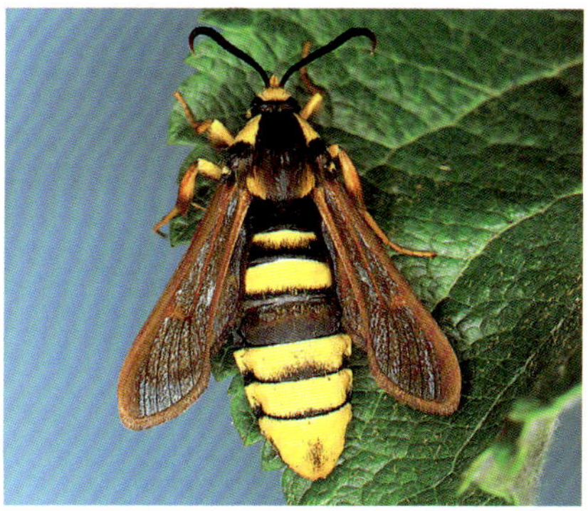

▲ **WASP IMPERSONATOR**

The Hornet Clearwing moth loses most of the scales from its wings on its first flight and then looks just like a wasp. Birds fear it has a vicious sting, although it is harmless.

▼ **DECOY EYES**

A Little Wood Satyr has false eyes at the edges of its wings. A huge number of butterflies and moths have similar spots on their wings. Birds peck at them, thinking they are real eyes. Butterflies are often seen flying with pieces bitten out of their wing edges. They do not seem to be troubled by having parts of their wings missing and are able to fly as normal.

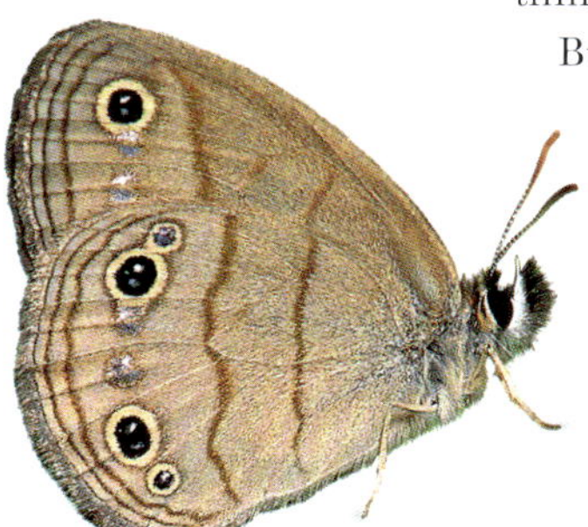

Chemical Weapons

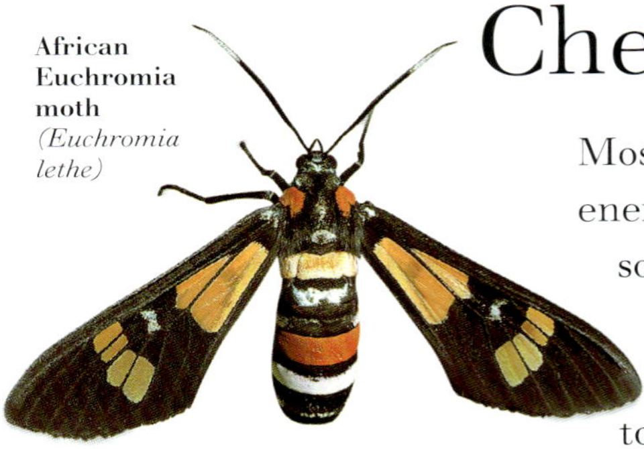

African Euchromia moth
(Euchromia lethe)

Most butterflies and moths escape their enemies by avoiding being spotted. However, some use other tricks. They cannot sting or bite like bees or wasps, but many caterpillars have different ways of using toxic chemicals to poison their attackers, or at least make themselves unpleasant to taste or smell. For example, the caterpillar of the Brown-tail moth has barbed hairs tipped with a poison that can cause a severe skin rash even in humans. A Cinnabar moth cannot poison a predator, but it tastes foul if eaten. Usually, caterpillars that are unpalatable to predators are brightly coloured to let potential attackers know that they should be avoided.

▲ BRIGHT AND DEADLY
The brilliant colours of the African Euchromia moth warn any would-be predators that it is poisonous. It also has an awful smell. Some moths manufacture their own poisons, but others are toxic because their caterpillars eat poisonous plants. The poisons do not hurt the insects, but make them harmful to their enemies.

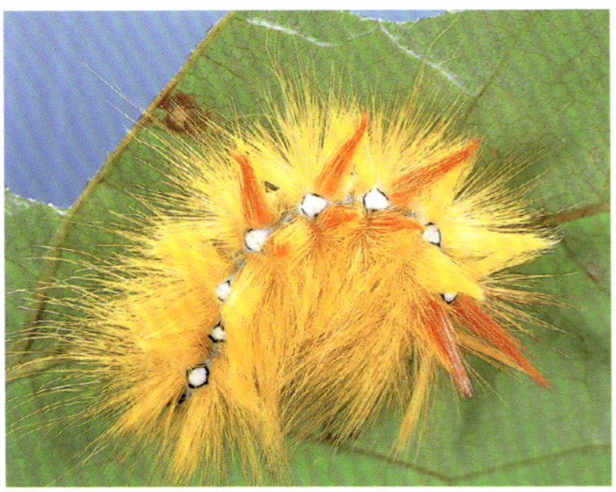

▲ HAIRY MOUTHFUL
The caterpillar of the Sycamore moth *(Apatele aceris)* is bright yellow. It is poisonous like some other brightly coloured caterpillars, but its masses of long, hairy tufts make it distinctly unpleasant to eat.

▼ THREATENING DISPLAY
The caterpillar of the Puss Moth may look as brightly coloured as a clown, but by caterpillar standards it is quite fearsome. When threatened, its slender whip-like tails are thrust forwards and it may squirt a jet of harmful formic acid from a gland near its mouth. It also uses red markings and false eye spots on its head to create an aggressive display.

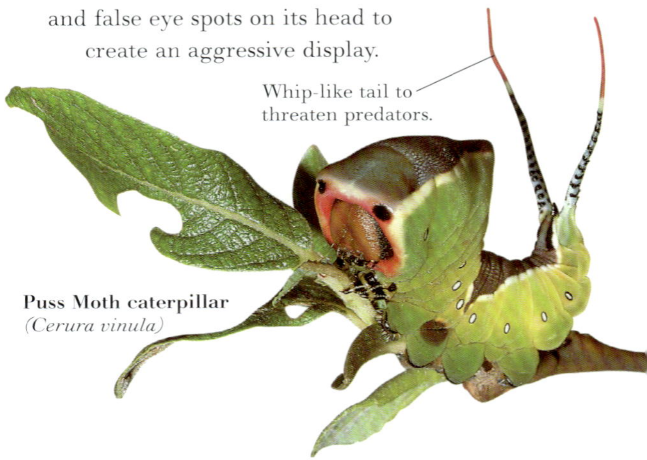

Puss Moth caterpillar
(Cerura vinula)

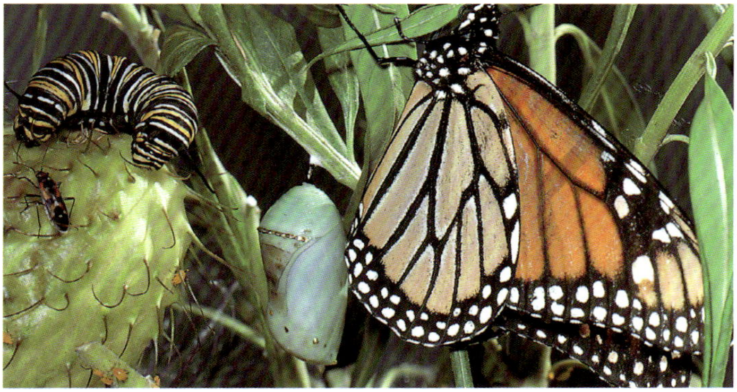

◄ POISON MILK

A Monarch butterfly caterpillar feeds on various kinds of milkweed which contain a powerful poison. This chemical is harmful to many small creatures. The poison stays in the Monarch's body throughout its life. This may be why Monarchs show less fear of predators than other butterflies.

► RED ALERT

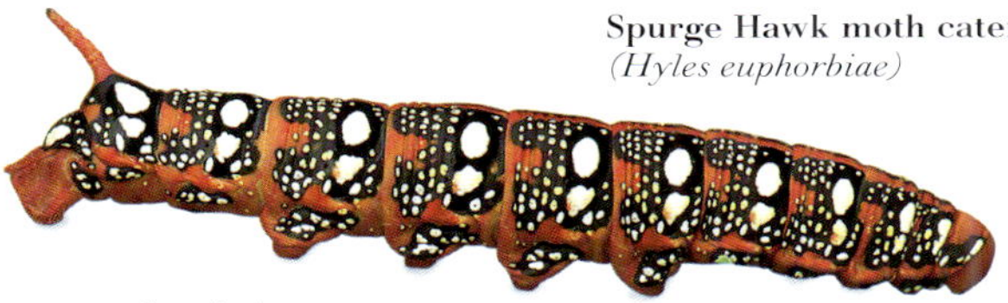

Spurge Hawk moth caterpillar
(Hyles euphorbiae)

The striking red, white and black colours of the Spurge Hawk moth caterpillar announce that it is poisonous. Unpalatable insects frequently display conspicuous colours such as reds, yellows, blacks and white. These insects do not need to protect themselves by blending into their background. This caterpillar acquires its poison from a plant called spurge.

Did you know? Many harmless butterflies mimic poisonous species so well that enemies dare not touch them.

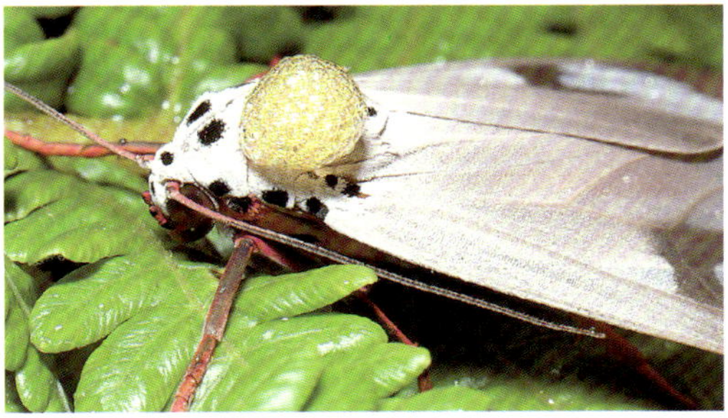

▲ DEFENSIVE FROTH

Rhodogastria moths of Australasia often have a bright red abdomen to warn others that they carry a deadly poison. When the moth is threatened, this poison oozes as a green froth from a gland on the back of its neck.

▼ SMELLY CATERPILLARS

The Swallowtail caterpillar produces an odour that is strong enough to ward off parasites. It comes from a scent-gland called the osmeterium situated just behind its head. This gland suddenly erupts and oozes acid when the caterpillar is threatened.

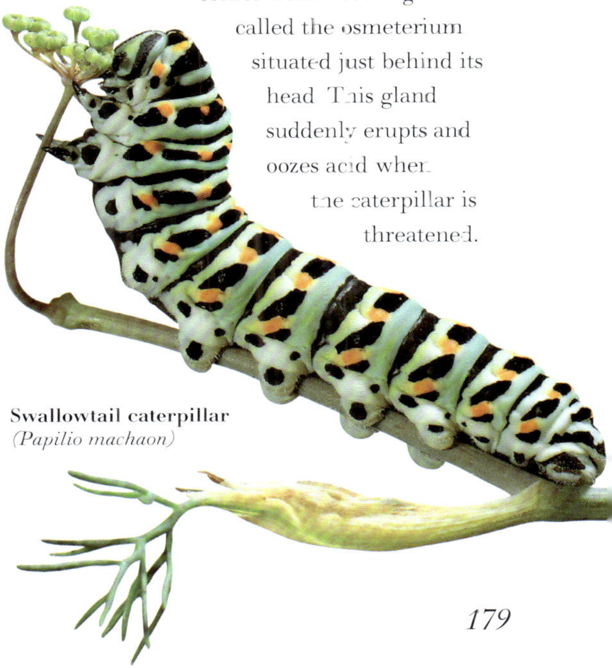

Swallowtail caterpillar
(Papilio machaon)

Around the World

Butterflies and moths are surprisingly adaptable creatures. Almost every land mass in the world has its own particular range of butterfly and moth species. They inhabit a huge variety of different places, from the fringes of the hottest deserts to the icy wastes of the Arctic. Species are adapted to living in these very different environments. For example, butterflies and moths that live in cold areas tend to be darker than those that live in warm regions. This is because they need to be warm in order to fly and dark colours soak up sunlight more easily. In mountainous areas, the local species usually fly close to the ground. Flying any higher than this would create a risk of being blown away by the strong winds.

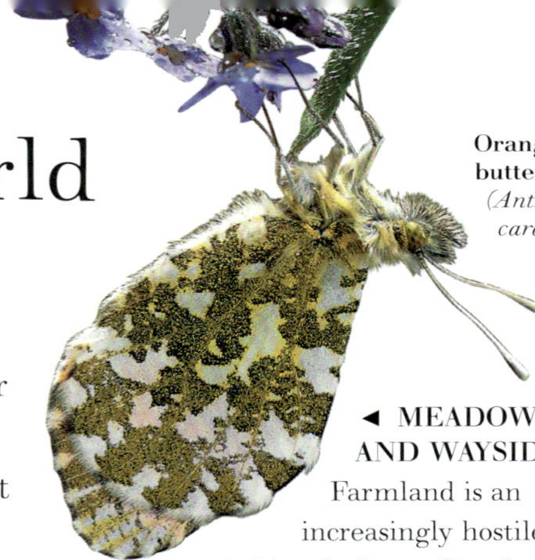

Orange-tip butterfly *(Anthocharis cardamines)*

◄ MEADOWS AND WAYSIDES Farmland is an increasingly hostile habitat for butterflies. Intensive cultivation strips away wild flowers and grasses, while crop-spraying poisons the insects. However, many butterflies still thrive in meadows and hedgerows around the fields. Orange-tips, Meadow Browns, Gatekeepers, Small Coppers, Whites and Blues are still common, as are Noctuid and Geometrid moths.

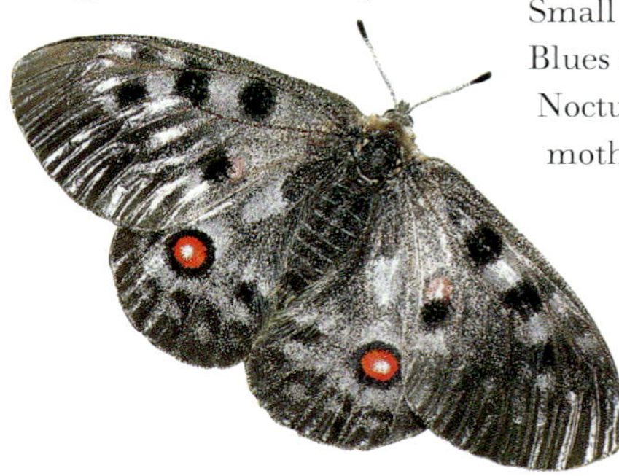

Apollo butterfly *(Parnassius apollo)*

◄ MOUNTAINS Butterflies that are adapted to life high on the mountains include the Alpine and Mountain Arguses and the Apollo. The Apollo's body is covered with fur to protect it from the extreme cold. Most Apollo eggs that are laid in autumn do not hatch until the following spring because of the low temperatures. Those caterpillars that do hatch hibernate at once.

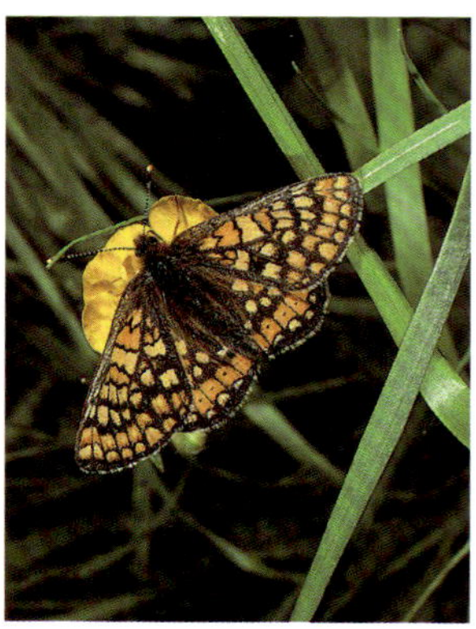

◄ MARSHES AND WETLANDS The Marsh Fritillary flourishes among the grasses and flowers of wetlands in temperate regions (areas that have warm summers and cold winters). Its caterpillar's favourite food plant is devil's bit scabious. Among the many other butterflies that thrive in wetlands are the Swallowtail, the White Peacock, and the Painted Skipper.

► DIFFERENT HABITATS

Butterflies and moths inhabit a wide range of regions. Species such as the Large White live in town gardens, while Graylings, Spanish Festoons and Two-tailed Pashas often live in coastal areas. Deserts are home to Painted Ladies, and White Admirals flutter about in woodland glades. Arctic species include the Pale Arctic and Clouded Yellow. Apollos and Cynthia's Fritillary are examples of Alpine types.

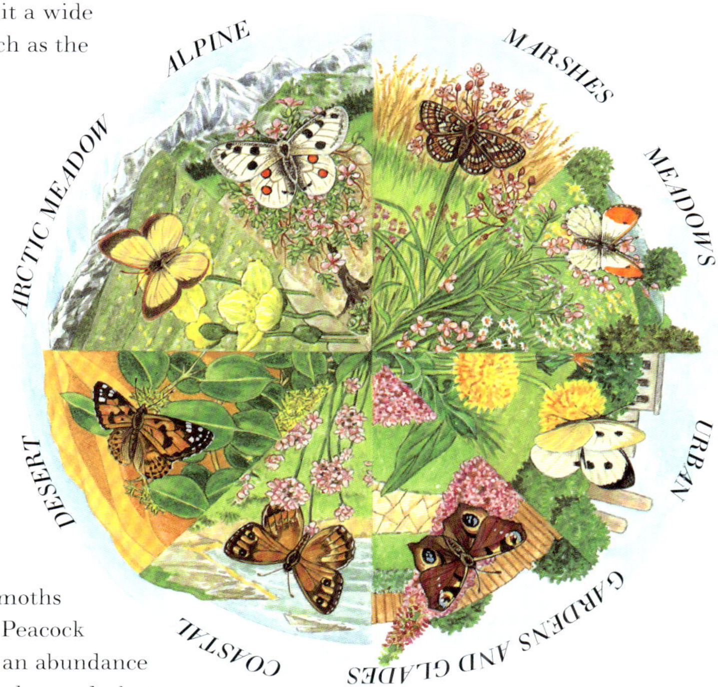

▼ GARDENS

All kinds of butterflies and moths visit gardens, including the Peacock *(Inachis io)*. Here they find an abundance of flowers to feed on – not only weeds, but also many garden flowers. Many of these flowers are actually related to wild hedgerow and field flowers such as buddleias, aubretias and Michaelmas daisies.

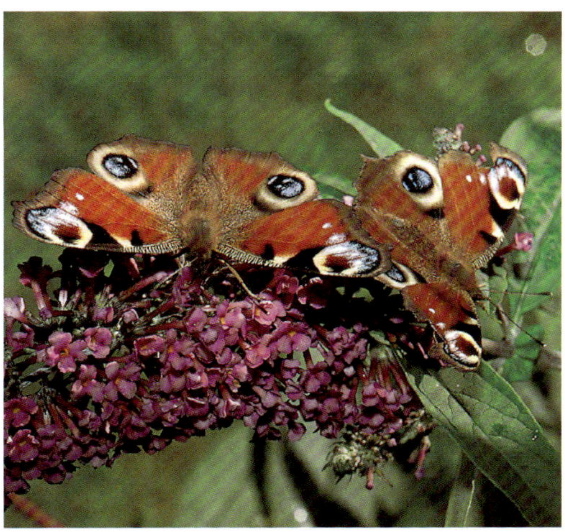

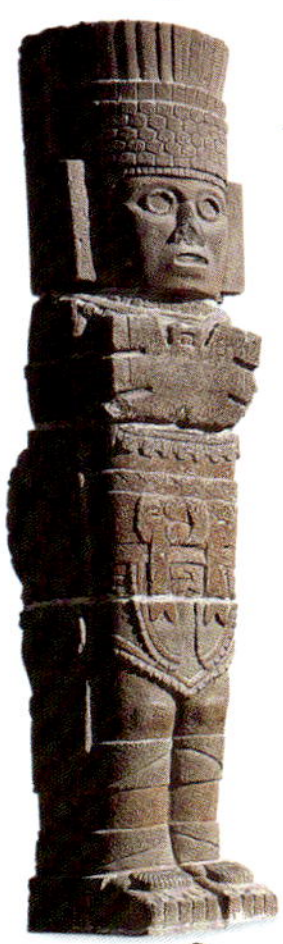

The Warrior Symbol

A statue of a proud warrior stands at the ancient Toltec capital city of Tula in Mexico. An image of a butterfly appears on the warrior's breastplate. The Toltec people knew that butterflies live short but brilliant lives. Consequently, the butterfly became a symbol for Toltec soldiers who lived a brave life and did not fear death.

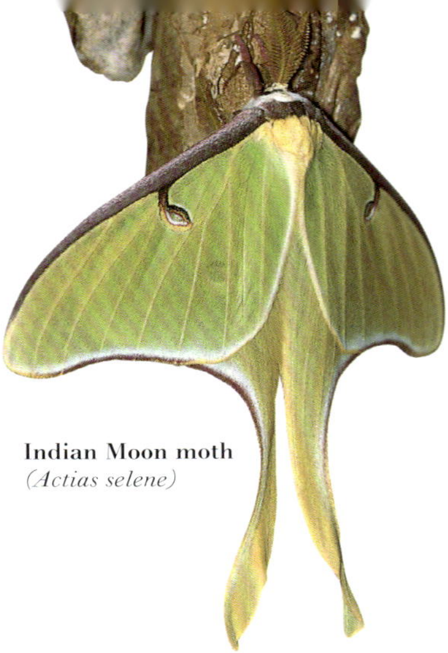

Indian Moon moth
(Actias selene)

Tropical Species

More species of butterfly and moth live in tropical parts of the world (regions near the Equator) than anywhere else. Tens of thousands of known species populate the tropical rainforests, and new species are being discovered almost every day. Some of the most spectacular and beautiful of all butterflies live in the tropics. These include shimmering Blue Morphos, vivid Orange Albatrosses, and exquisite Banded King Shoemakers. A large number of striking moths live in these areas, too, including the Indian and African Moon moths and the Golden Emperor.

▲ MOONLIT MOTH
The ghostly green-white wings of the Moon moth shine dimly on moonlit nights in forests ranging from Indonesia to India. Its huge wings measure 12cm in width and up to 18cm in length. The long tails, which are shaped like crescent moons, flutter in the shadows beneath the trees.

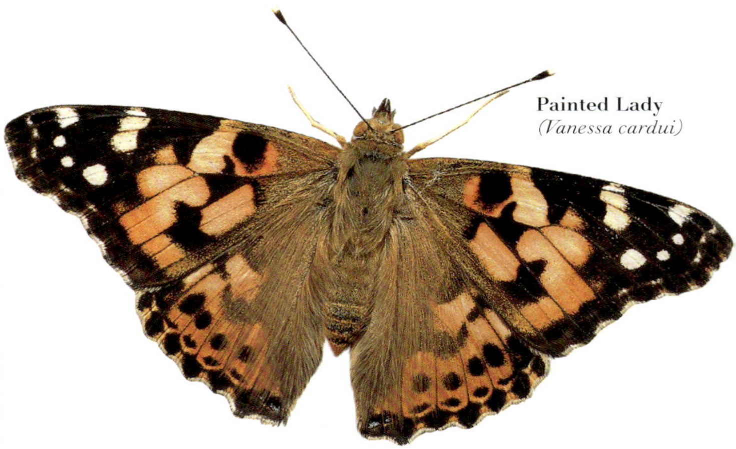

Painted Lady
(Vanessa cardui)

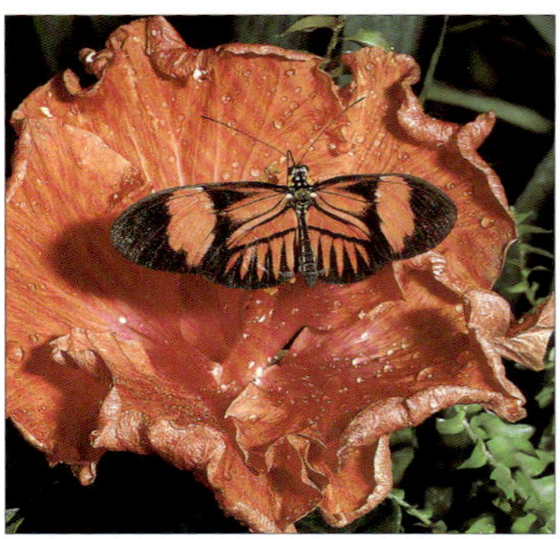

▲ POSTMAN BUTTERFLY
The brightly coloured Postman butterfly is found across a wide area of South America and has many different sub-species. These butterflies eat pollen as well as nectar.

▲ DESERT WANDERER
The Painted Lady butterfly lives in warm regions, although in summer it is often seen far to the north in Europe and North America. In autumn, it flies south to avoid perishing in the cold. In Africa, the natural homes of this species are the edges of the Sahara desert.

► EMERALD JEWEL

The Swallowtail family of butterflies (known by scientists as the Papilionids) includes some of the biggest and most beautiful of all butterflies. Among the most prized is the shimmering green *Papilio palinurus* that lives in the rainforests of South-east Asia. Its green colouring blends in perfectly with the lush vegetation. Many types of Swallowtail are protected species because of humans cutting down large areas of rainforest.

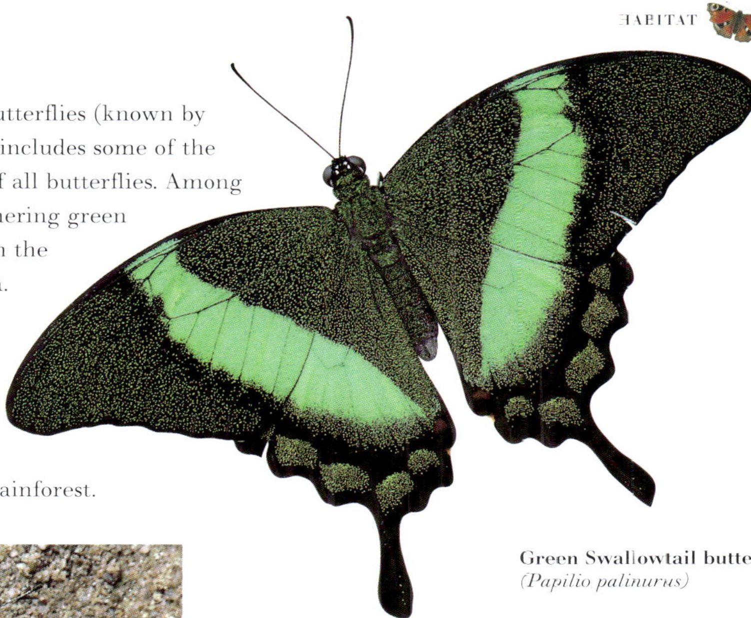

Green Swallowtail butterfly
(Papilio palinurus)

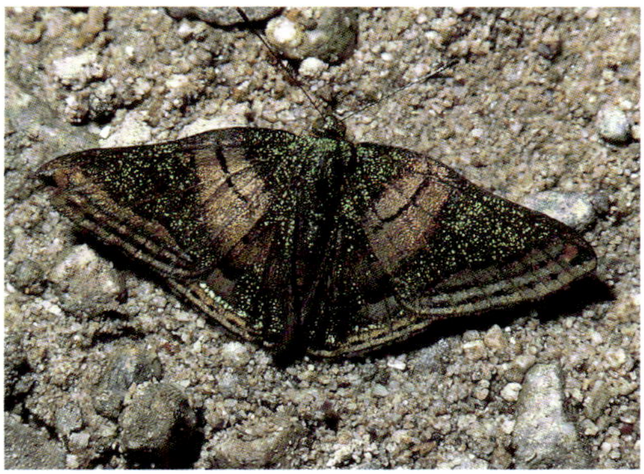

◄ METALMARK

A Metalmark (*Caria mantinea*) feeds on salts from damp ground. This butterfly is one of the Metalmark (or Riodinidae) family. It is one of the few families that are almost entirely restricted to the tropics. Their distinctive, rapid zigzag flight is often seen in rainforests.

Did you know? The Cattle Heart Swallowtail of Central and South America flies at heights of up to 1,500m along the edges of rainforests.

► WISE OWL

Owl butterflies, such as *Caligo memnon* of South and Central America, are some of the most distinctive of all tropical butterflies. Their large eyespots suggest the staring eyes of an owl. They feed mainly on bananas. For this reason, many owners of banana plantations regard these butterflies as pests.

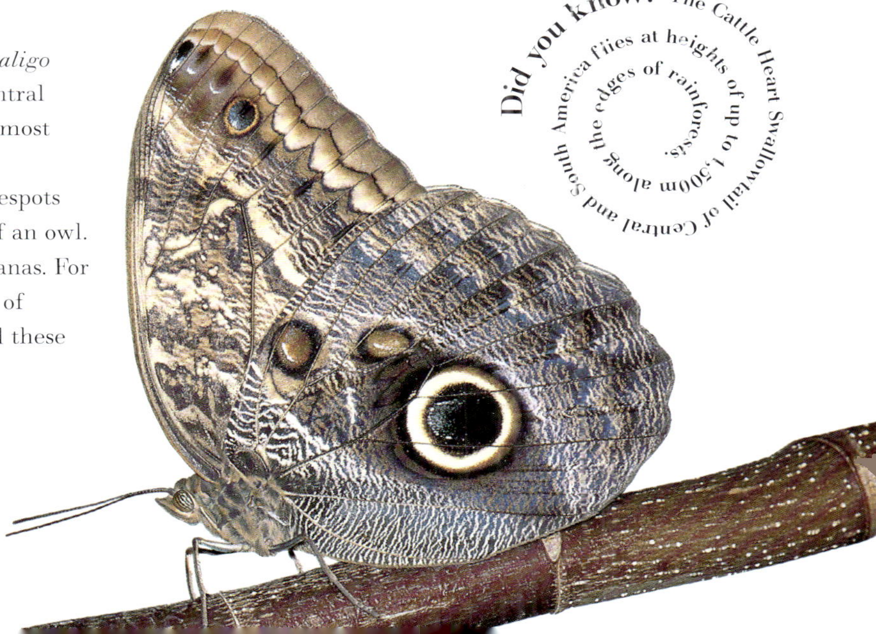

Owl butterfly
(Caligo memnon)

Woodland Species

Purple hairstreak
(Quercusia quercus)

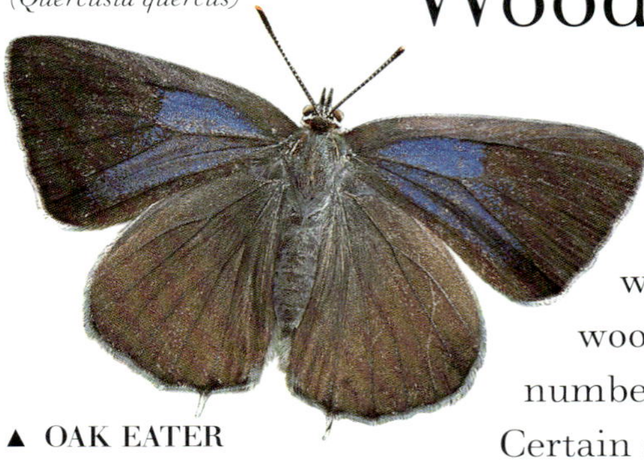

▲ **OAK EATER**
The Purple Hairstreak's favoured food plant is the oak tree. It can be found almost anywhere where large oaks grow in Africa and Asia. The adults do not seek out flowers for nectar because they flutter high in trees to feed on honeydew (a sweet liquid secreted by aphids).

Butterflies and moths have suffered from intensive farming in open country, but they still flourish in woodlands. A small number live in dense woods where there are few flowers. Larger numbers gather around clearings or glades. Certain species live mostly at low, shady levels while others prefer to dwell high among the treetops. The largest number of species live in mixed woodland, where food sources are varied. However, some species prefer particular kinds of woodland. For example, the Pine Hawk moth is common in coniferous forests, the Lobster moth is found in beech woods and the Green Oak Tortrix likes oak woodlands.

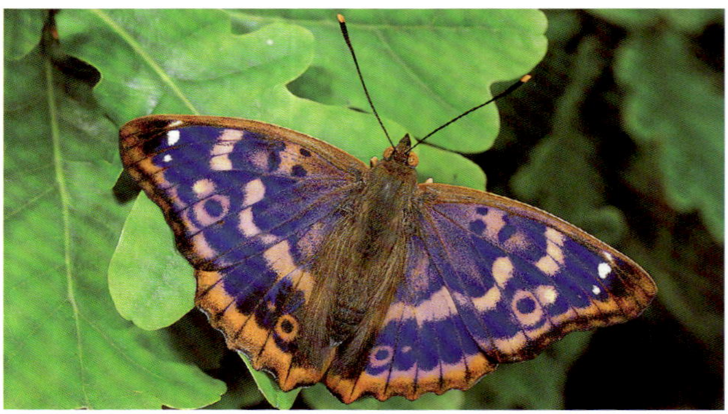

▲ **SHIMMERING PURPLE**
The Lesser Purple Emperor *(Apatura ilia)* and its cousin the Purple Emperor are among the most magnificent of all woodland butterflies. Their rapid, soaring flight is highly distinctive, as are their shimmering purple wings. They can often be seen near streams and ponds around willows, on which their caterpillars feed.

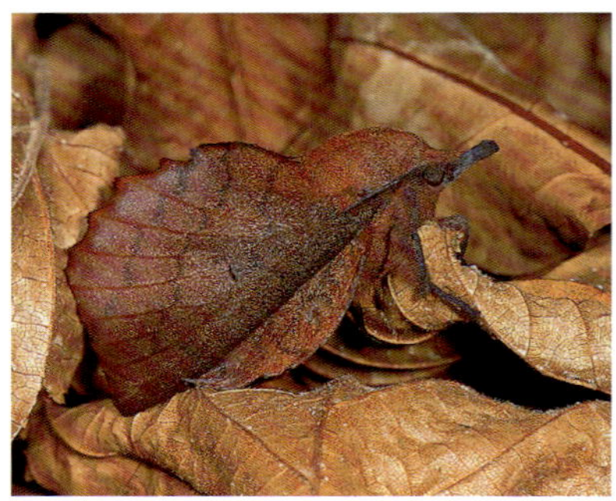

▲ **DEAD LEAF MOTH**
The Lappet moth is perfectly adapted to woodland life. When its wings are folded in rest it looks just like a dead leaf. Its caterpillar feeds on blackthorn, apple and other fruit trees, and is regarded as a pest by orchard owners.

Did you know? Pine White caterpillars can completely strip a pine tree of its needles.

► FRITILLARY FLUTTER

The Silver-washed Fritillary is one of a large number of related species that inhabit woodlands. It can often be seen gliding through clearings and over woodland paths searching for nectar-rich bramble blossom. Its caterpillars feed on violet leaves.

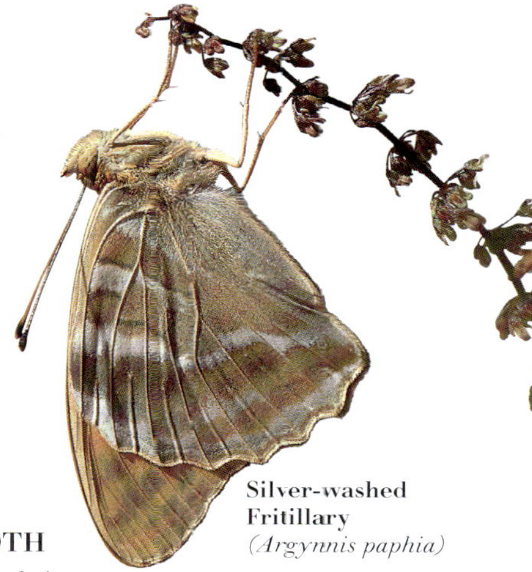

Silver-washed Fritillary *(Argynnis paphia)*

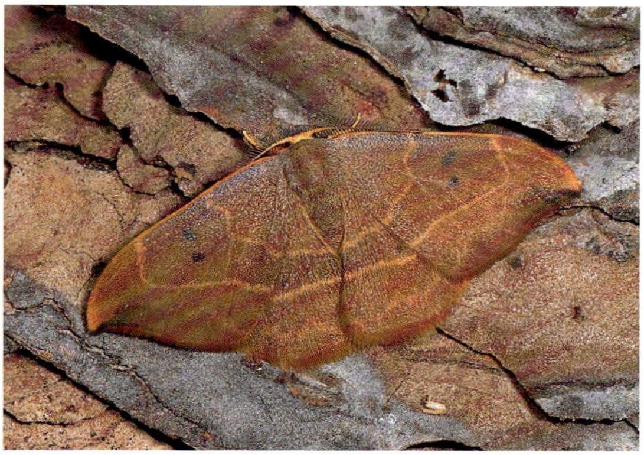

◄ OAK MOTH

The Oak Hooktip moth *(Drepana binaria)* lives in woodlands wherever there are oak trees. It flies mainly at night, but is sometimes seen on sunny afternoons. Its browny colouring blends perfectly with the bark on which it rests. Its caterpillar feeds on oak leaves. When it is fully grown it pupates inside a cocoon spun between two oak leaves.

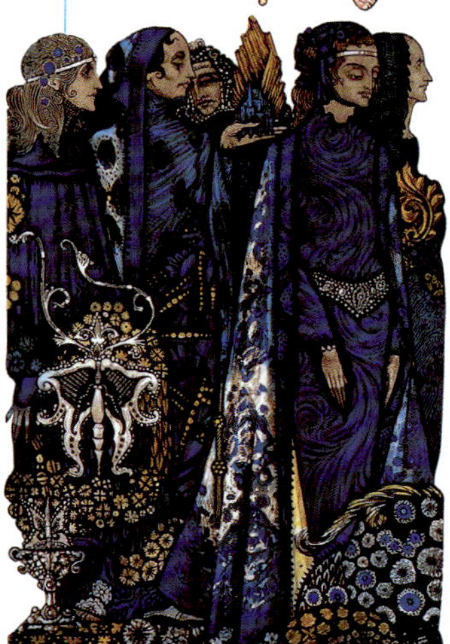

The Legend of Etain

An old Irish myth tells of Etain, who became a butterfly. At first, he was changed into a puddle by his first wife, who was jealous when he remarried. A worm was born from the puddle. This turned into a beautiful butterfly which was sheltered and guarded by the gods.

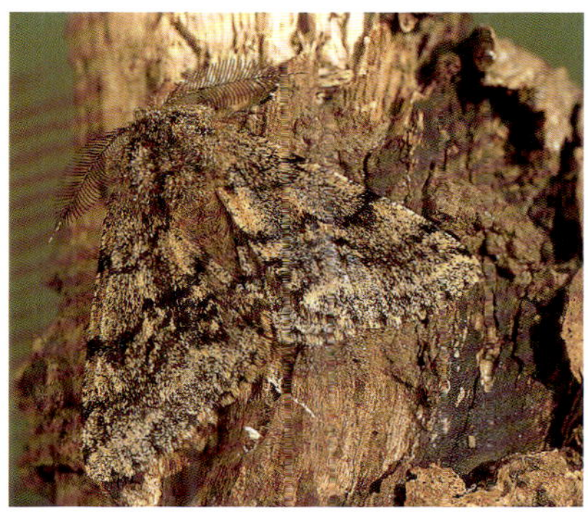

▲ SPOTS AND STREAKS

The Brindled Beauty gets its name from the feathery bands on its wings. The word brindled means marked with spots or streaks. As well as living in woods, it is common in parks and gardens. Its caterpillars eat the leaves of various trees.

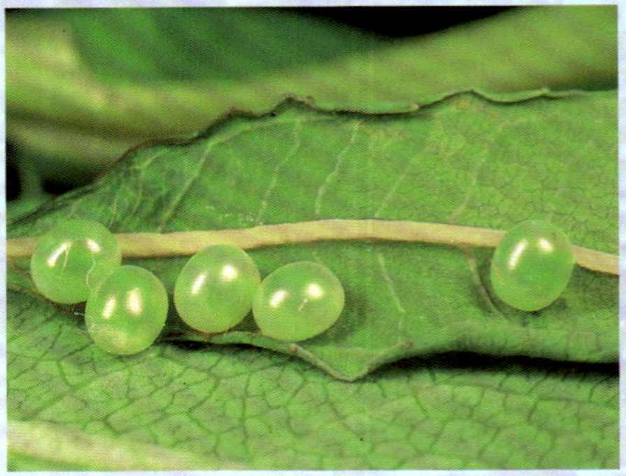

1 Hawk moths begin life as eggs laid on the leaves of the food-plant. The round eggs are a distinctive shiny green. They are laid singly or in small batches and hatch a week or two afterwards.

2 The Elephant Hawk moth's name comes from the ability of its caterpillar to stretch out its front segments like an elephant's trunk. It takes about six weeks to grow fully and, like most hawk moths, it passes the winter in the pupal stage.

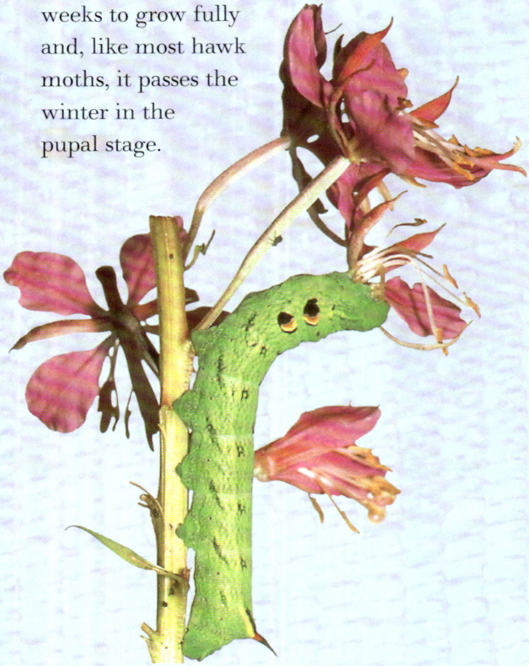

Focus on

Hawk moths are perhaps the most distinctive of all the moth families. Their scientific name is *Sphingidae*. Their bodies are unusually large and they are strong fliers. Hawk moths can fly at speeds of up to 50km an hour, and many hover like a hummingbird while feeding from flowers. Many hawk moths have very long tongues that enable them to sip nectar from even the deepest flowers. When these moths come to rest, their wings usually angle back like the wings of a jet plane. Hawk moth caterpillars nearly all have a pointed horn on the end of their bodies.

3 The adult Elephant Hawk moth is one of the prettiest of all moths. It flies for a few weeks in the summer. Its candy-pink wings are a perfect match for the pink garden fuchsias and wild willow-herbs on which it lays its eggs.

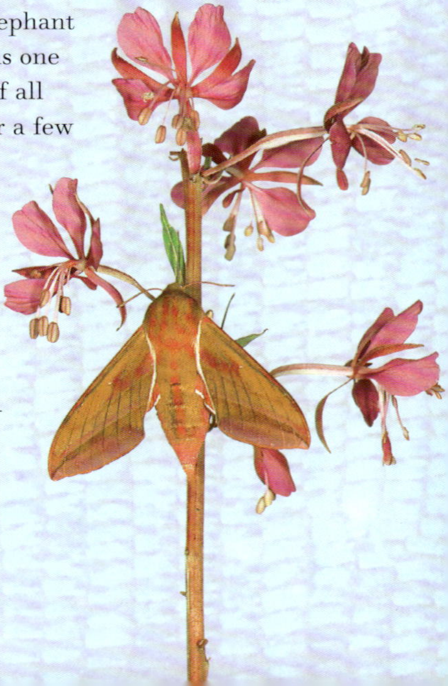

Hawk Moths

POPLAR HAWK MOTHS

During the late spring and summer, Poplar hawk moths can often be seen flying towards lighted shop windows in European towns at night. They have a short tongue and do not feed. Unusually for hawk moths, when they are resting during the day, their hindwings are pushed in front of the forewings.

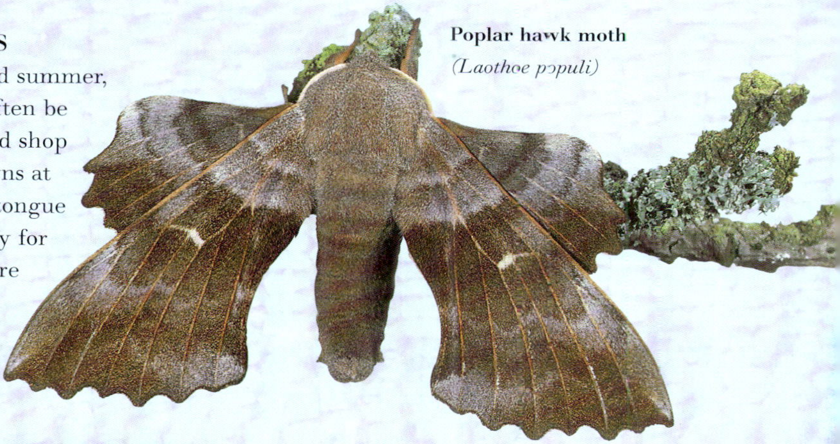

Poplar hawk moth
(Laothoe populi)

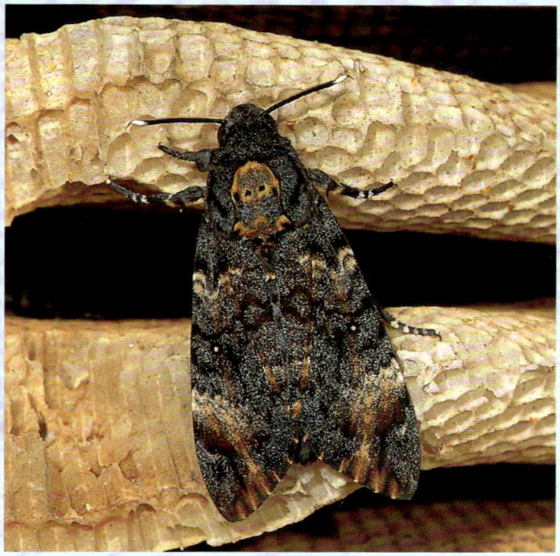

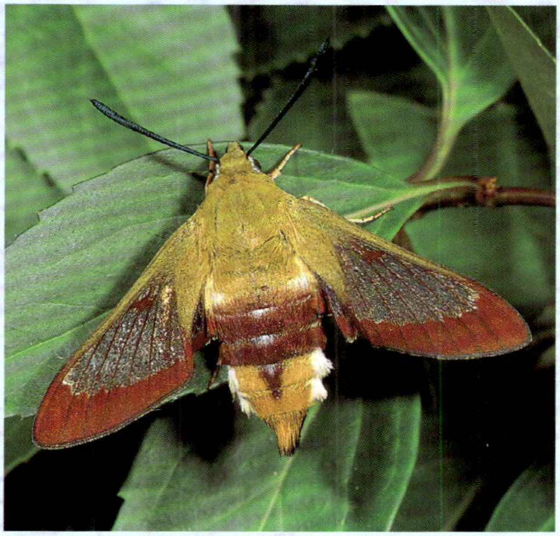

HONEY LOVER

The Death's Head Hawk moth *(Acherontia atropos)* is named after the skull-like markings near the back of its head. Its proboscis is too short to sip nectar. Instead, it sometimes enters beehives and sucks honey from the combs.

MASTER OF DISGUISE

The Broad-bordered Bee Hawk moth *(Hemaris fuciformis)* resembles a bumblebee. It has a fat, brown and yellow body and clear, glassy wings. This helps protect it from predators as it flies during the day.

Superfamilies

Scientists group butterflies and moths into 24 groups known as superfamilies. All but two of these superfamilies are moths, ranging from the tiny Micropterigoidea to the huge Bombycoidea. This latter group contains the giant Atlas moths. Butterflies belong to the other two superfamilies. The first, Hesperoidea, includes all 3,000 or so species of Skippers. The second, Papilionoidea, consists of about 15,000 species, divided among several families. These families include Papilionidae (Swallowtails, Apollos and Festoons), Pieridae (Whites and Yellows), Lycaenidae (Blues, Coppers and Hairstreaks) and Nymphalidae (Fritillaries, Morphos, Monarchs, Browns and Satyrs).

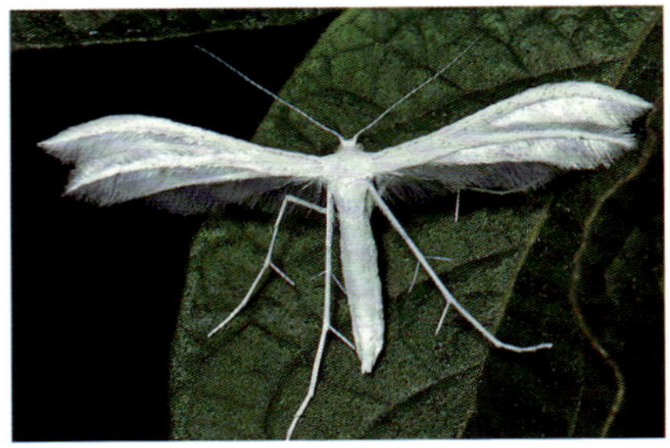

▲ **FEATHERY FAMILY**
The Plume moths (Pterophoridae) are small but very distinctive. They get their name from the way their wings are branched in feathery fronds, making them look almost like craneflies.

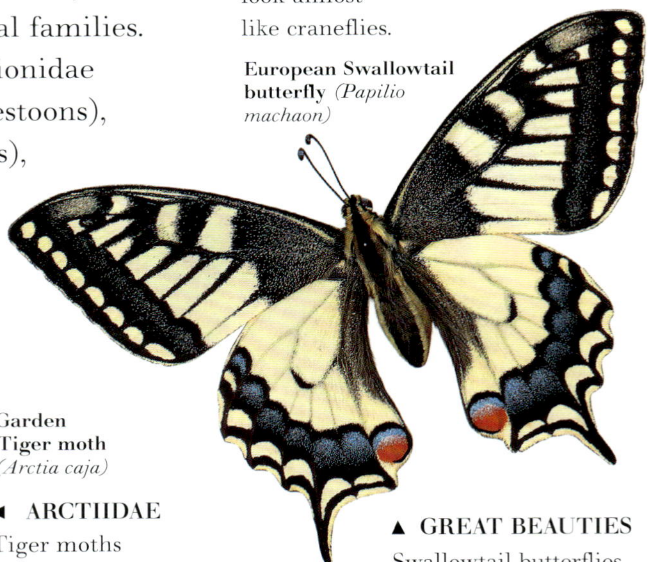

European Swallowtail butterfly *(Papilio machaon)*

▲ **GREAT BEAUTIES**
Swallowtail butterflies belong to a family called Papilionidae. This family contains about 600 species. It includes some of the largest and most beautiful of all butterflies, such as the Birdwings of South-east Asia and the African Giant Swallowtail, whose large wings reach about 25cm across.

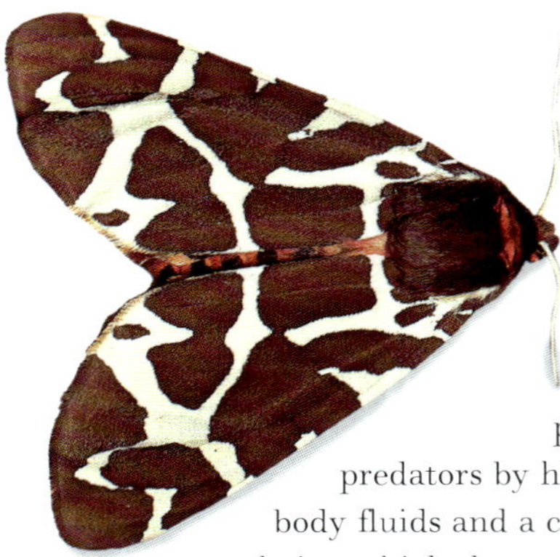

Garden Tiger moth *(Arctia caja)*

◄ **ARCTIIDAE**
Tiger moths belong to a family of moths called the Arctiidae. Many of them are protected from predators by highly distasteful body fluids and a coat of irritating hairs, which they announce with their striking colours and bold patterns.

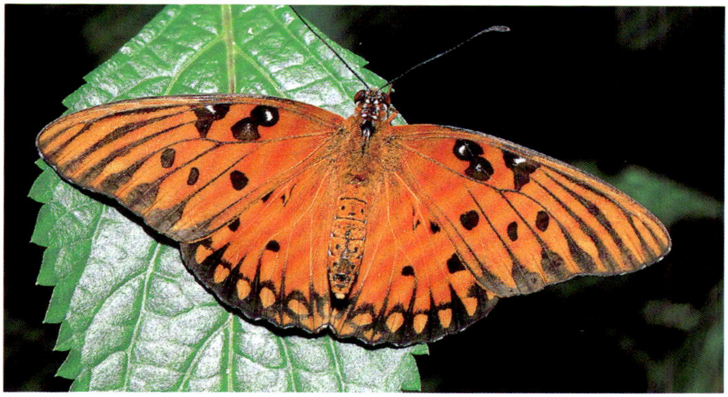

◄ THE BRUSH-FOOTS

The Fritillaries belong to one of the largest families of butterflies, called the Nymphalidae. This family is sometimes known as the brush-foots, because their front legs are short and covered in tufts of hair. The Fritillaries get their name from *fritillaria*, the ancient Roman game of chequers.

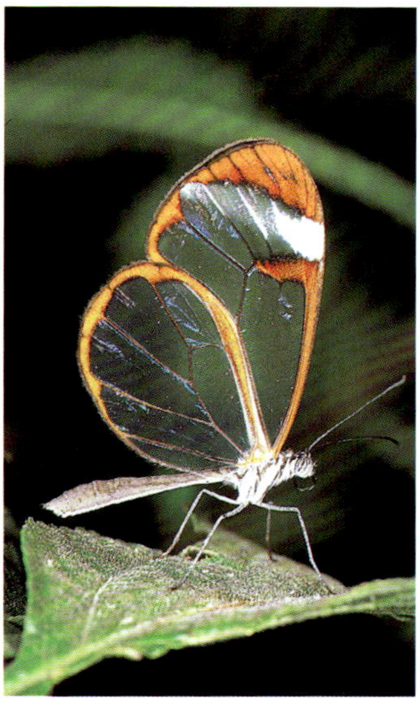

▲ TROPICAL RELATIVES

The beautiful and aptly named Glasswing butterfly of South America is a member of a group called the Ithomiids. This group forms part of the larger Nymphalidae (or brush-foot) family, which are found all over the world. Ithomiids, however, live only in the tropics.

▼ AN EXCLUSIVE BUNCH

The Japanese Oak Silk moth has brown wing markings, unlike the famous white Silk moth of China. Silk moths belong to a family of moths called the Bombycidae. Only 300 species of Bombycidae are known to exist. Silk moths are among the best known of all moths because of the ability of their caterpillars to spin large quantities of silk.

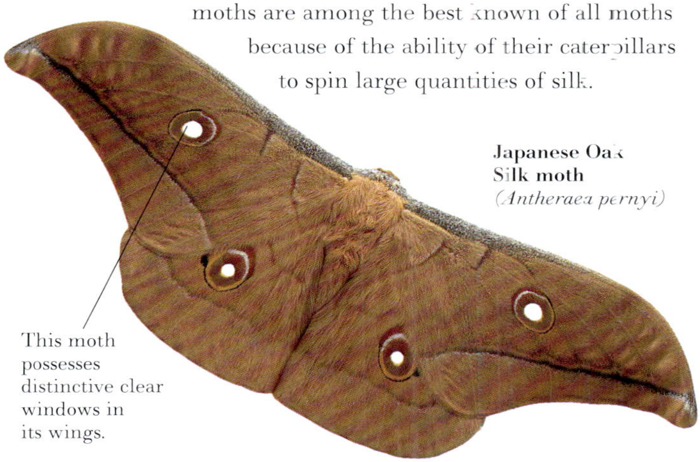

Japanese Oak Silk moth
(Antheraea pernyi)

This moth possesses distinctive clear windows in its wings.

► SMALL WONDERS

The Longhorn moths belong to a family of tiny moths called the Incurvariidae. These European moths are often metallic in colour. Longhorn moths are easily recognised by their unusually long antennae.

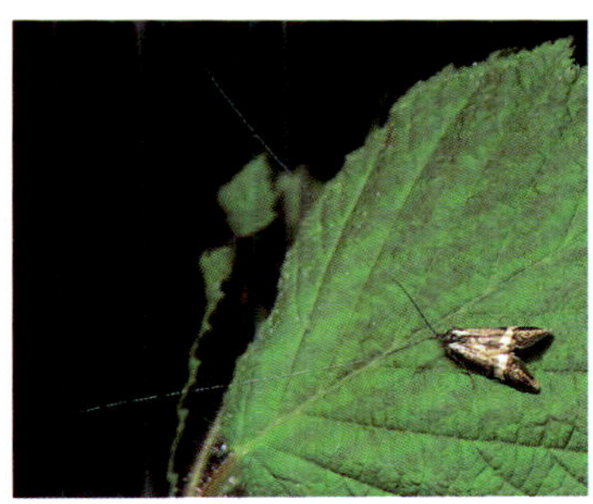

Conservation

Ever-increasing numbers of butterfly and moth species are becoming rare or even endangered. Their homes are lost when forests are cut down, hedgerows pulled up, wetlands drained and fields sprayed with pesticides. All wild creatures have been endangered to some extent by human activity, but butterflies and moths have suffered more than most. The life of each species is dependent on a particular range of food plants. Any change in the habitat that damages food plants can threaten butterflies and moths. For example, the ploughing up of natural grassland has significantly reduced the numbers of Regal Fritillary in North America, while tourism in mountain areas may kill off the magnificent Apollo butterfly.

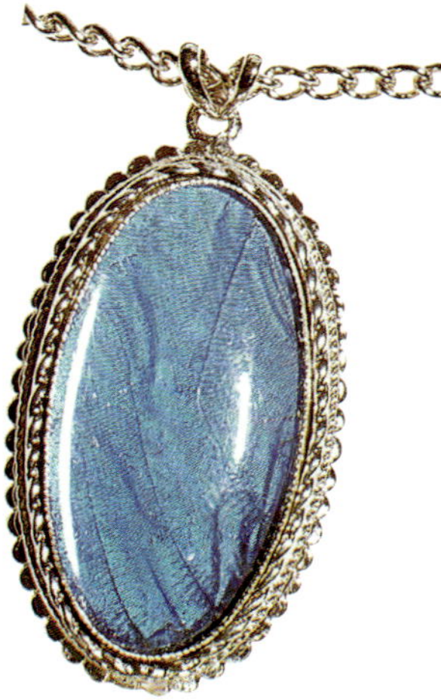

▲ MORPHO JEWELLERY
Millions of brilliant Blue Morpho butterflies are collected and made into jewellery. Only the brightly coloured males are collected, leaving the less colourful females to lay their eggs.

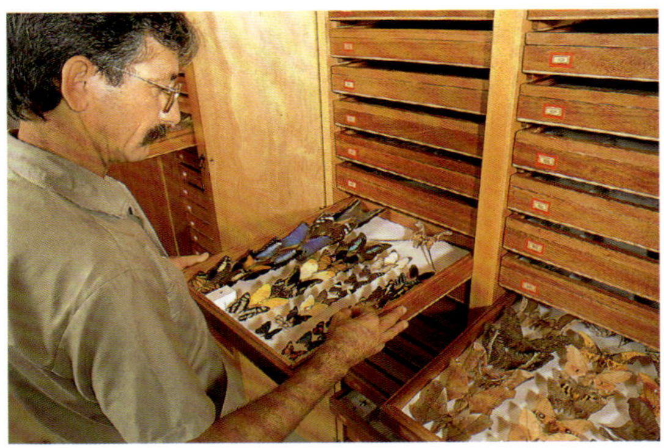

▲ FATAL COLLECTIONS?
In the 1800s, millions of butterflies were caught and killed by collectors. However, their activities had little effect on populations, because each adult female lays more than enough eggs to make up the difference. However, the destruction of their habitats in the 1900s has now made some species so rare that collecting even a few specimens may tip the balance against their survival.

▼ AT RISK
The False Ringlet is probably Europe's most endangered butterfly. The drainage of its damp grassland habitats has led to its disappearance from all but a few areas.

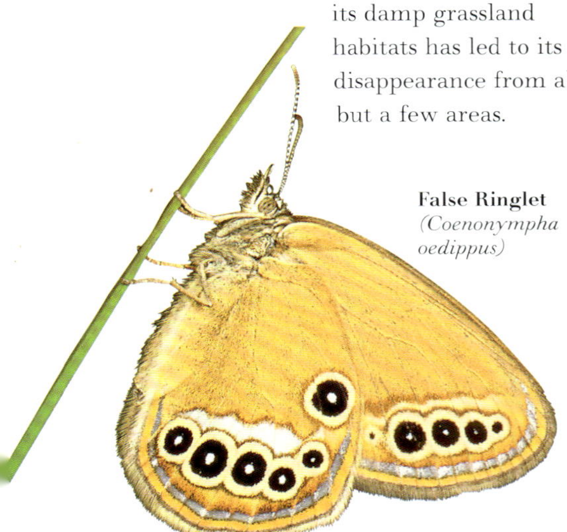

False Ringlet
(Coenonympha oedippus)

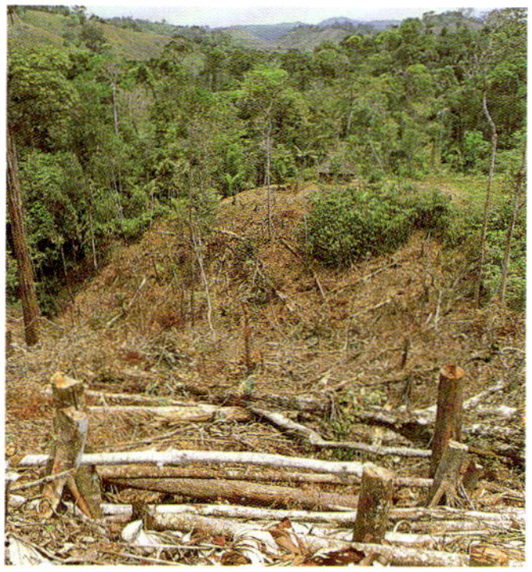

▲ **SLASH AND BURN**
Rainforests are burned away by developers to create new farmland and towns. Many species of butterfly and moth are threatened by the destruction of their habitat.

Did you know? A butterfly collector once painted eyespots on the wings of a common species to pretend it was a new species.

▼ **PRIZED SWALLOWTAIL**
The stunning Scarlet Swallowtail butterfly is found only in the Philippines. It is now under threat as its rainforest habitat is destroyed by urban development. Thoughtless collectors also trap this insect as a highly prized specimen.

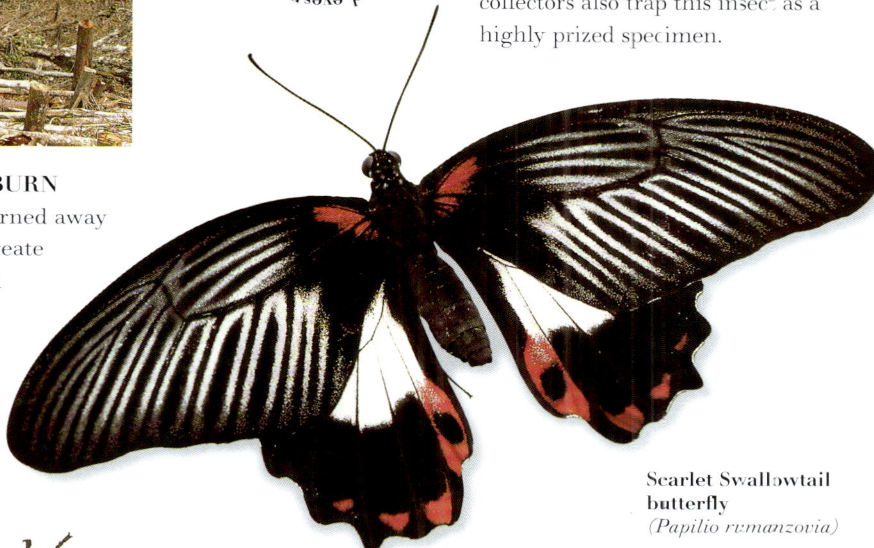

Scarlet Swallowtail butterfly
(Papilio rumanzovia)

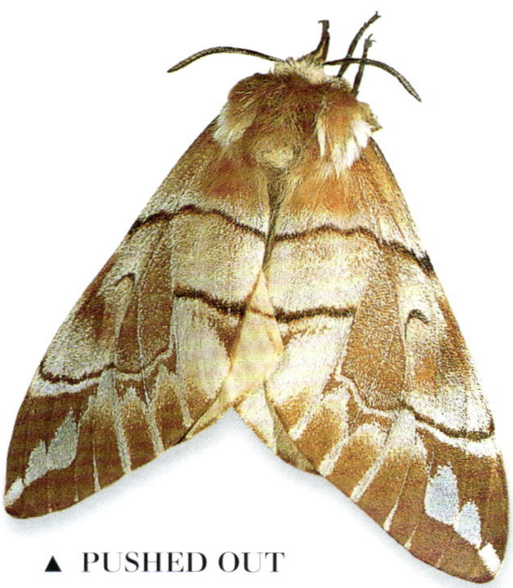

▲ **PUSHED OUT**
The Kentish Glory *(Endromis versicolora)* moth became extinct in England in the 1960s. This was when the birchwoods in which it lived were destroyed.

ANCIENT MEXICO
The ancient civilizations of Mexico were fascinated by the many brilliant butterflies that inhabit this part of the world. The people of Teotihuacan (around 150BC – AD650) adorned some of their temples with butterfly carvings. The Aztecs (around AD1200 – 1525) also worshipped a butterfly god.

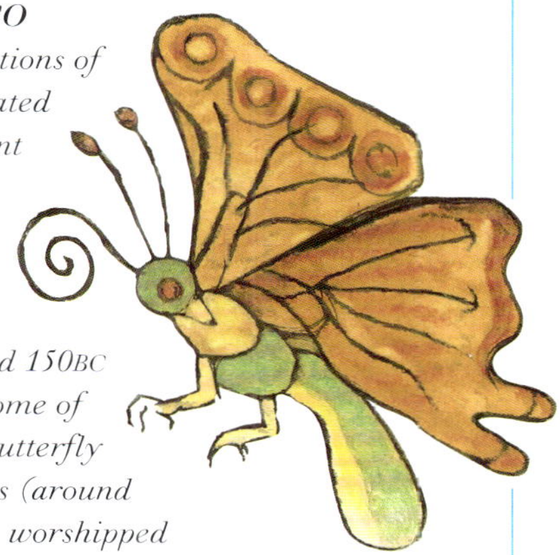

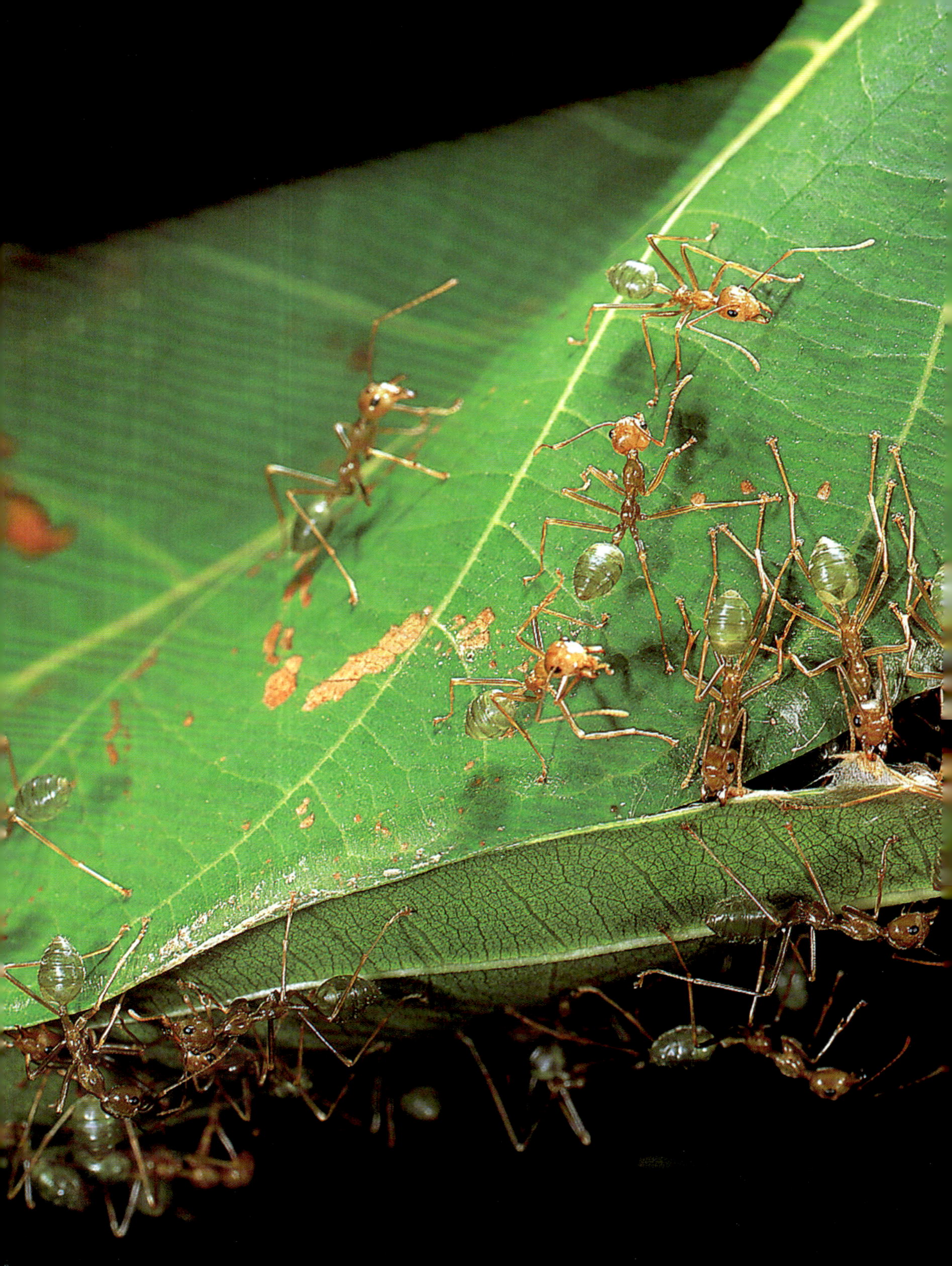

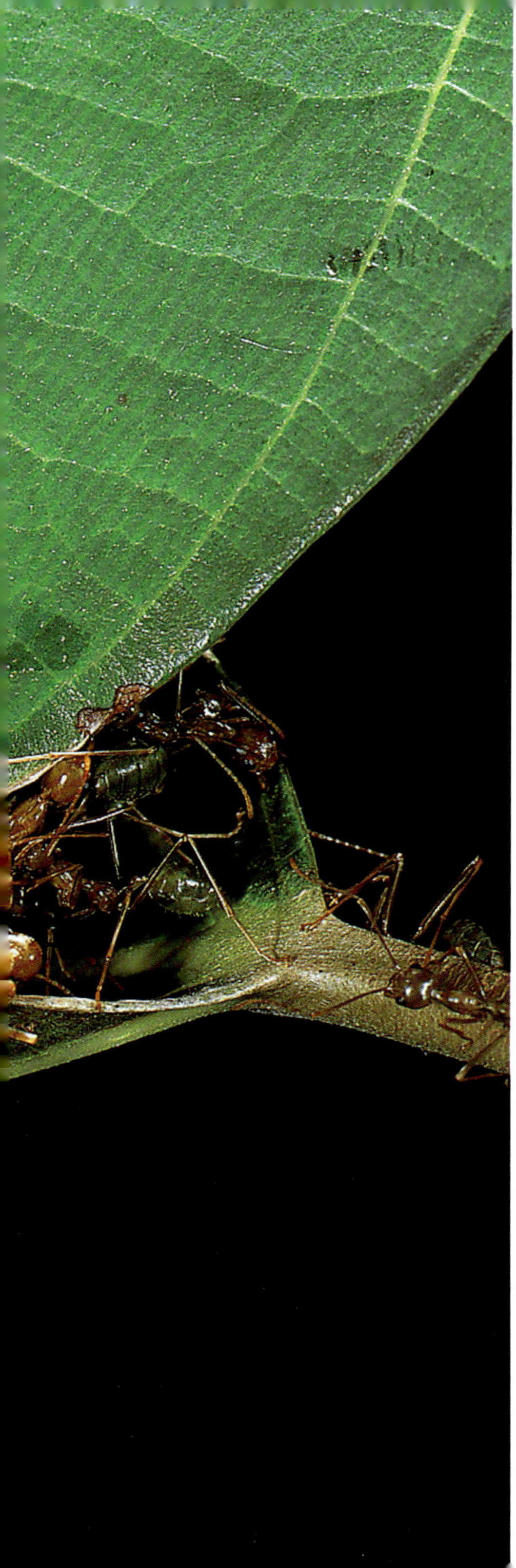

SOCIAL INSECTS

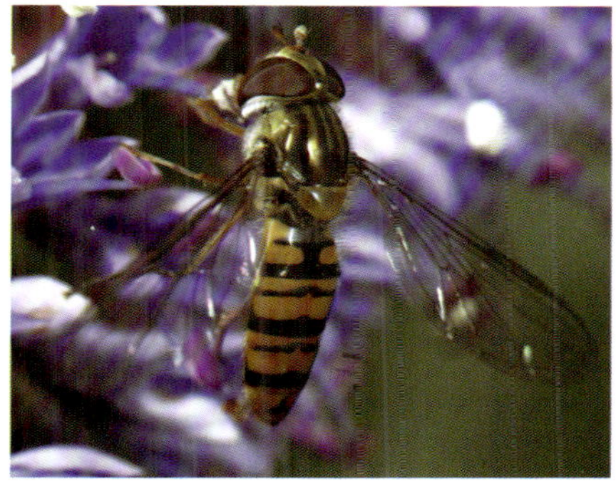

Most insects leave their young to fend for themselves, but a few care for their young in complex societies that are like miniature cities. All ants and termites, some types of bees and a few kinds of wasps are social insects. The insects in a colony share out the work of building and maintaining the nest, gathering food and caring for the young. Within each colony of insects, one or more females called queens lay eggs, workers (and sometimes soldiers) care for the young and defend the colony while males mate with queens so they can lay more eggs. The largest colonies are those of termites, which may contain up to five million individuals.

What are Social Insects?

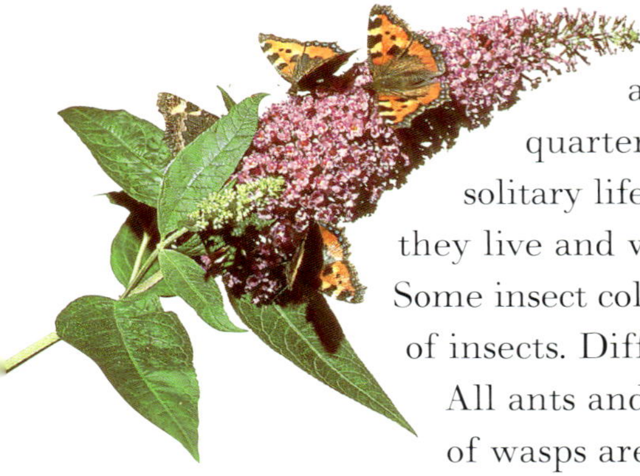

Insects are the most successful group of animals on Earth. They make up about three-quarters of all animal species. Most insects have a solitary life, but a few kinds are called social insects because they live and work together in a group known as a colony. Some insect colonies hold hundreds, thousands or even millions of insects. Different members of the colony do different jobs. All ants and termites, some types of bees and a few kinds of wasps are social. For centuries, people have been fascinated by these insects because their colonies seem similar to human societies. Some types of social insects are also important because they make useful products such as honey, and they help to pollinate flowers. For these reasons, social insects are among the world's best-known insect groups.

▲ LONELY LIVES
Most insects, such as these tortoiseshell butterflies, do not live in colonies. They spend almost all of their lives on their own. After mating, the female lays her eggs on a plant that will feed her young when they hatch. Then she flies away, leaving her young to fend for themselves.

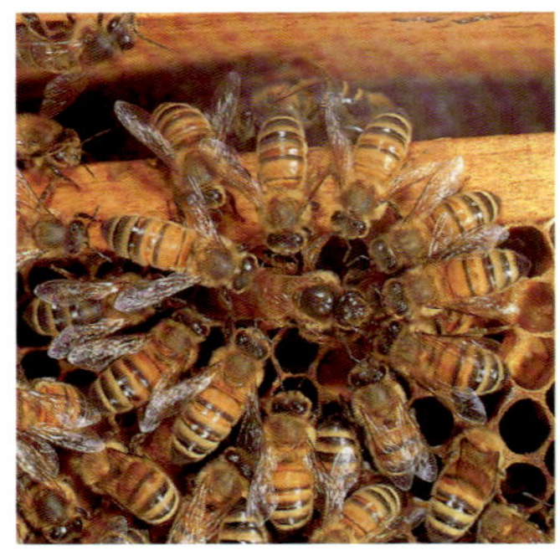

▲ ONE LARGE FAMILY
This scene inside a honeybee's nest shows a fertile (breeding) female bee, called the queen, in the centre, surrounded by her children, who are called workers. Social insect colonies are like overgrown families. Each colony is made up of a parent or parents and lots of their offspring, who help to bring up more young.

Royal Emblem

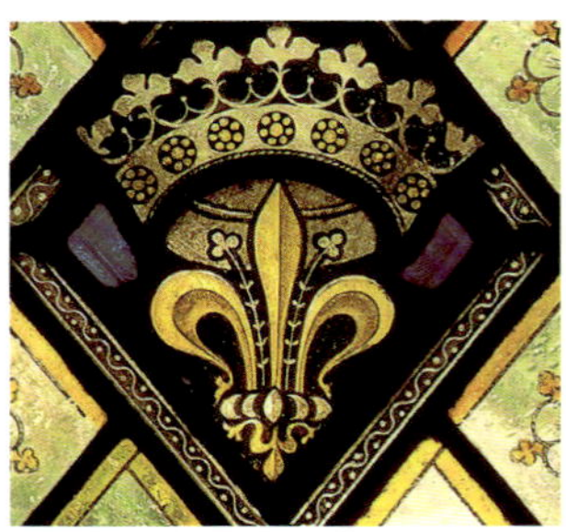

This stained-glass window from Gloucester Cathedral, England, shows a fleur-de-lys, the emblem of the French royal family. 'Fleur-de-lys' is a French term for an iris or lily flower. Originally, however, the symbol represented a flying bee with outstretched wings. French kings chose the bee as their symbol because bee colonies function like well-run, hard-working human societies. Bees also represented riches because they made precious honey.

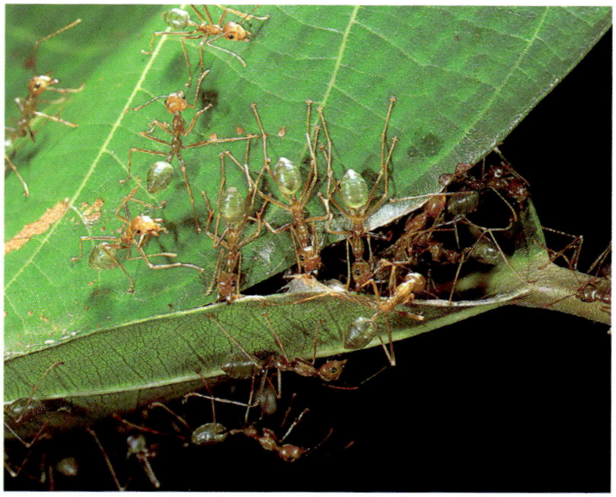

◄ TEAMWORK
These green tree ant workers are pulling leaves together to make a nest to protect the colony's young. Like all adult insect workers in a colony, they help rear the young but do not breed themselves. One ant working alone would not be strong enough to pull the leaf together – the task needs a group of ants working as a team.

DIFFERENT JOBS ►
These two different types of termites are from the same species. The brown insects with large heads and fierce jaws are soldiers. They are guarding the smaller, paler workers, who are repairing damage to the nest. The insects in all social insect colonies are divided into groups called castes. Different castes have different roles, for example, worker termites search for food, while soldiers guard the nest. In some species, the castes look quite different from each other because they have certain features, such as large jaws, that help them do their work.

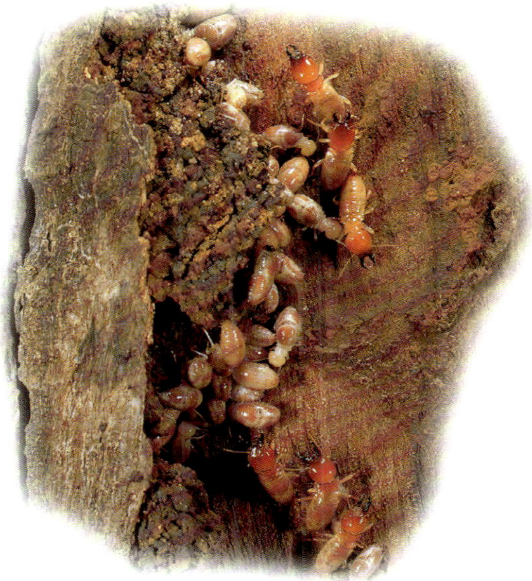

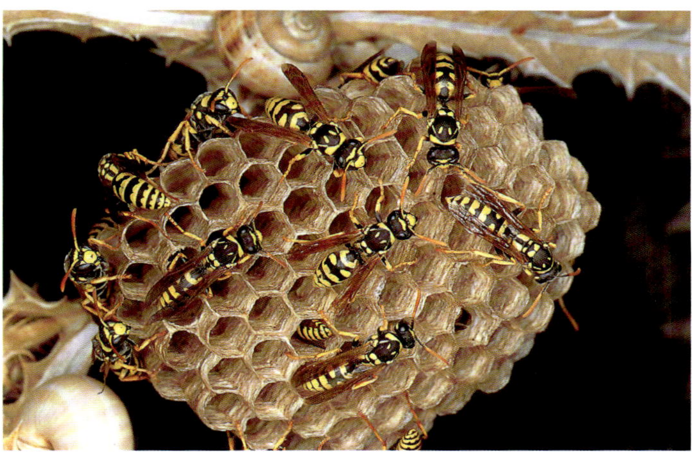

◄ NEST BUILDERS
Paper wasps are so called because they build nests made of chewed wood fibres or 'paper'. Like these wasps, most social insects live and rear their young inside a nest built by colony members. Some nests are complicated, beautiful structures, such as those made by some wasps and bees. Some nests, such as those made by certain termites, are huge in size and tower several metres high.

Busy Bees

The insect world contains over a million different species (kinds) of insects. Scientists divide them into large groups called orders. All the insects in an order share certain characteristics. Bees belong to the order Hymenoptera. The name means 'transparent (see-through) wings', which bees have. Bees are found in most parts of the world except very cold places and tiny ocean islands. Experts have identified 20,000 different bee species. Many types live alone for most of the year, but over 500 species are social. They include honeybees, bumblebees and stingless bees. Honeybees live in colonies larger than those of any other bee.

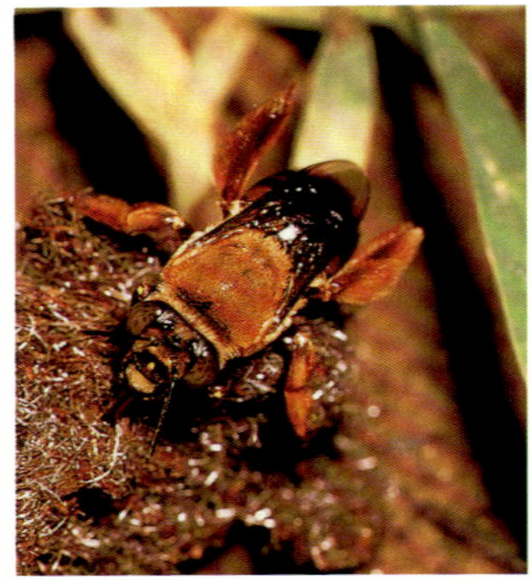

▲ **TINY BEES**
This stingless bee is among the world's smallest bees – it is just 2mm long. Stingless bees live in hot, tropical countries near the Equator. These bees cannot sting, hence their name.

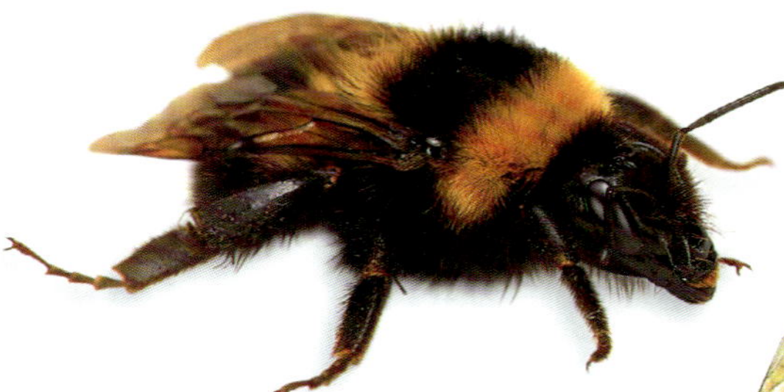

Common white-tailed bumblebee (*Bombus lucorum*)

▲ **HEAVYWEIGHT INSECT**
Bees vary a lot in size. Bumblebees, such as the one shown here, are among the largest species. They grow up to 4cm long. Bumblebees are plump, hairy bees found in the Northern hemisphere in temperate regions. These bees live in small colonies where the queen has just a few workers to help her feed the young bees in the nest.

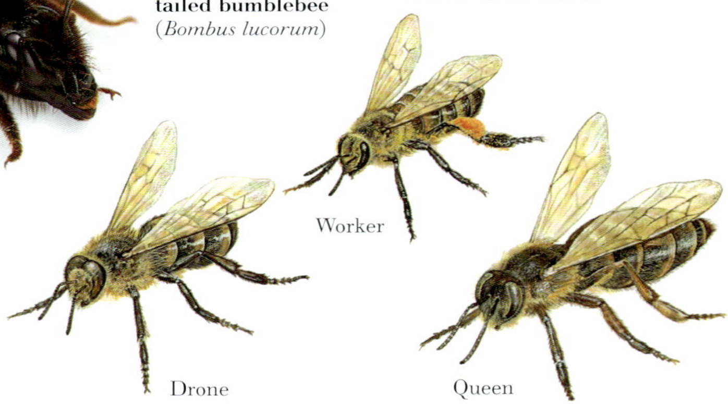

▲ **IDENTITY PARADE**
A honeybee colony contains three castes (types) of insect. The queen is the only fertile female. She lays all the eggs, and these hatch into the colony's young. Most of the other bees in the colony are females that do not breed. They are called workers. At certain times of year, male bees, called drones, hatch out. Their role is to mate with the queen so that she will lay more eggs.

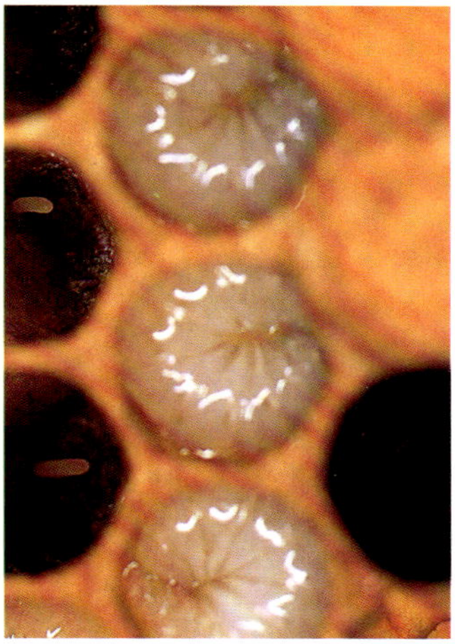

Bees in Ancient Egypt

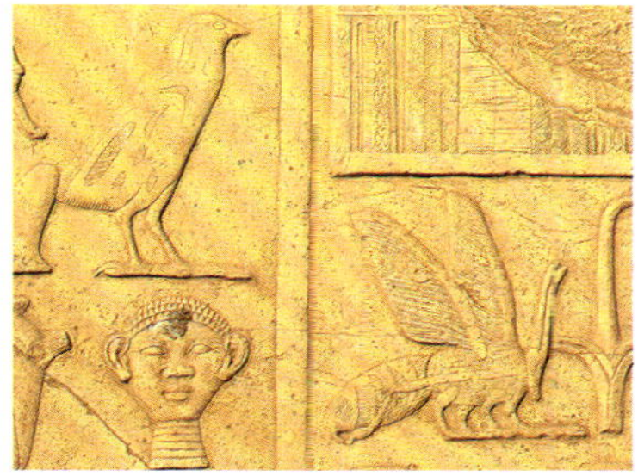

This Egyptian tomb is carved with symbols of life, one of which is a large bee. The ancient Egyptians were among the first people to keep bees, over 2,500 years ago. They kept honeybees in clay hives, and even moved the hives from place to place in search of nectar-bearing flowers, in the same way some modern beekeepers do. Experts think the bees were probably transported by raft along the River Nile.

▲ SAFE NURSERY

These young honeybees are growing up in the nest, safe inside special cells that the worker bees have constructed. Wild bees usually build their nests in hollow trees or rocky crevices. People rear honeybees in artificial nests called hives, so that they can harvest the bees' honey to eat.

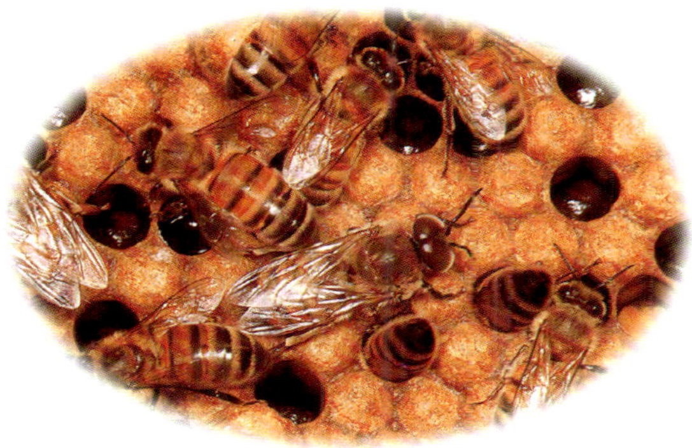

▲ DRONES AND WORKERS

These honeybees are male drones and smaller, female workers. The drones mate with the queen, while worker bees have many different tasks, such as looking after the young, making the nest larger and finding food.

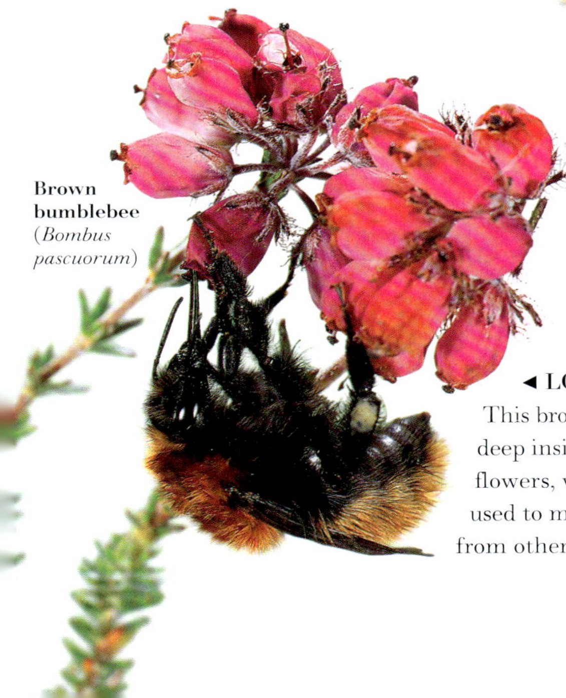

Brown bumblebee (*Bombus pascuorum*)

◄ LONG-TONGUED BUMBLEBEE

This brown bumblebee is using her tongue to reach nectar deep inside the flower. Nectar is a sweet liquid made by flowers, which bees feed on. Back in the nest, the nectar is used to make honey. Brown bumblebees can be distinguished from other bumblebees by their unusually long tongues.

Hard-working Wasps

Bees and wasps are quite closely related. They belong to the same order, Hymenoptera. Like bees, wasps have transparent wings. Wasps live mainly in tropical or temperate regions, although a few species live in cold places. Experts have identified about 17,000 different species of wasps, but only about 1,500 species are social. They include common wasps, hornets and tree wasps. Social wasps live in nests that may contain as many as 5,000 insects. Most wasp nests contain only one fertile female, the queen.

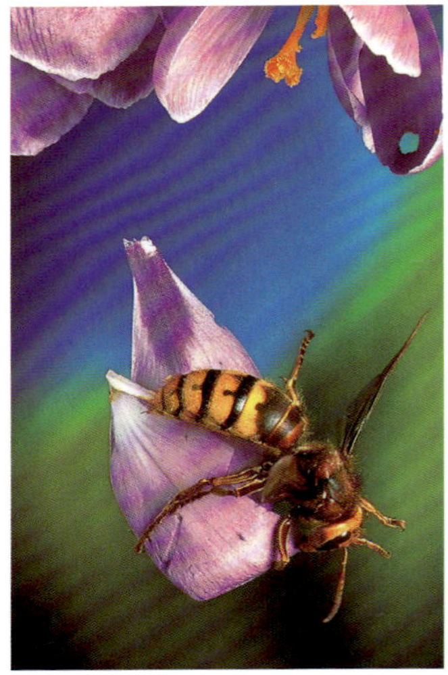

▲ LARGEST WASPS
The weight of a queen hornet has caused this flower to drop a petal. European hornets, like the one above, are among the largest wasps, growing up to 2.5cm long.

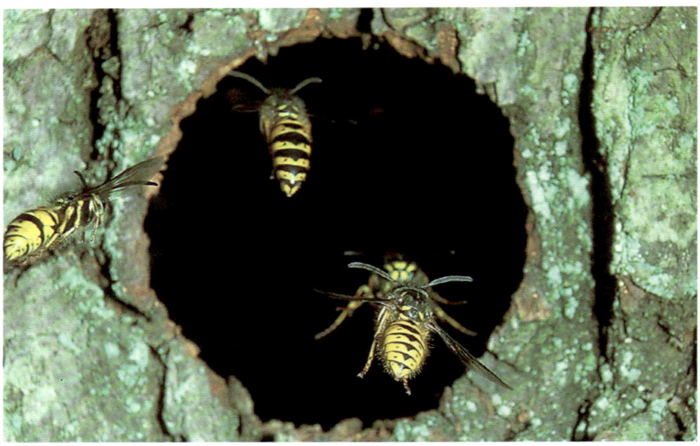

▲ DISTINCTIVE STRIPES
These common wasp workers are entering their nest hole in a tree. Many types of wasps can be recognized by the bright stripes on their bodies. The colours warn other animals that the wasps are dangerous. Common wasps have yellow-and-black stripes.

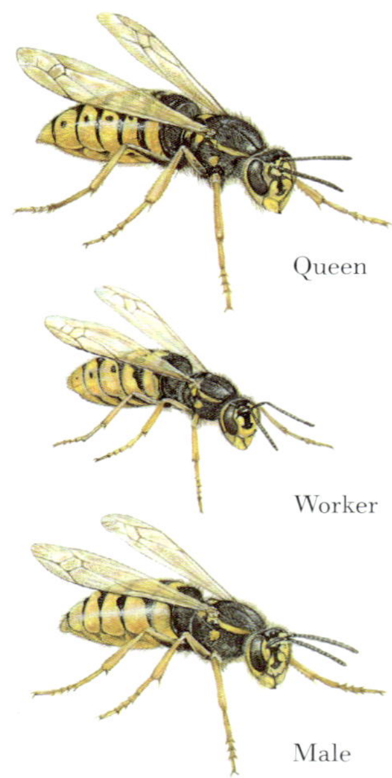

CASTES OF THE COMMON WASP ►
There are three castes (types) of wasps in a common wasps' nest – the queen, female workers (her daughters) and males (her sons). The queen is the largest wasp. Male wasps hatch out only in the breeding season.

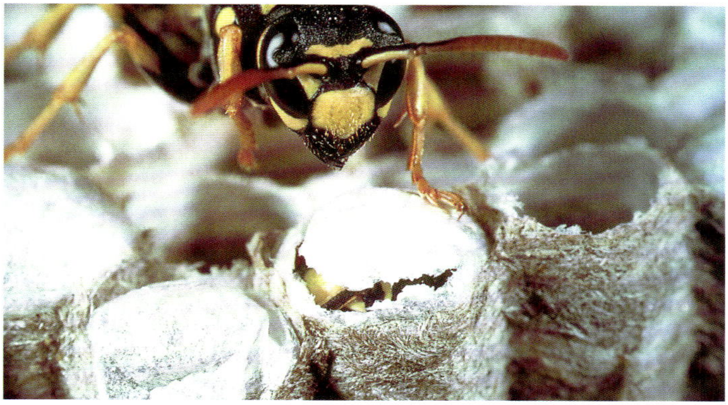

◄ NEW WORKER
A paper wasp worker looks on as a younger sister, a new worker, hatches from the paper nest cell in which she has developed. Like other social insects, the nests of social wasps contain at least two generations of insects that work together to maintain colony life.

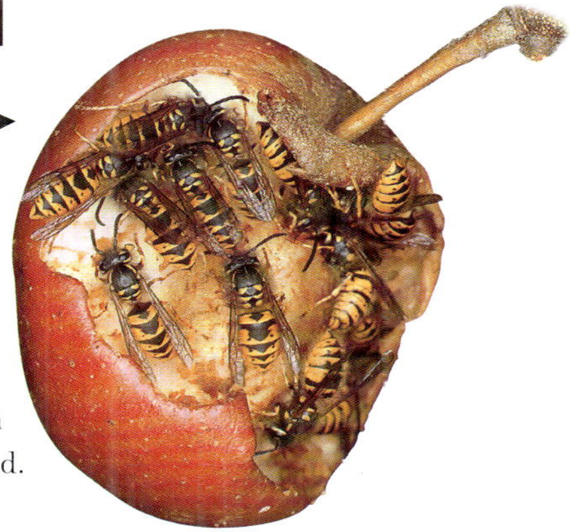

SWEET FEAST ►
Adult wasps like to feed on sweet foods such as fruit, plant sap and flower nectar. In autumn, you will often see common wasp workers gathering to feast on the flesh of ripe apples that have fallen to the ground.

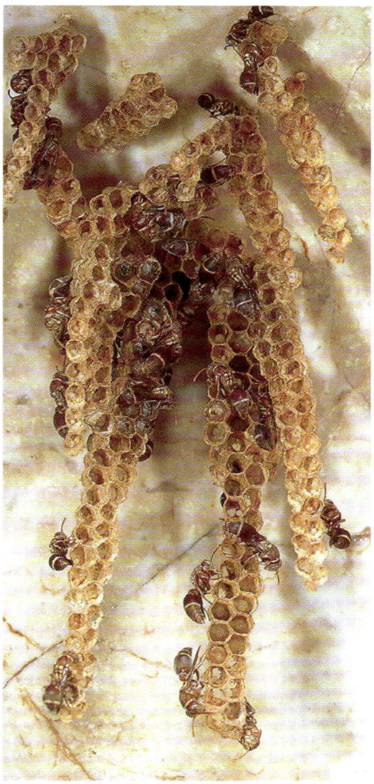

◄ SLENDER NESTS
These Australian paper wasps have attached their nest to the roof of a dark cave. It is sheltered from the weather and from some predators. Some paper wasps build open nests in which the cells are clearly visible, as shown here. Others build a protective cover around their nests.

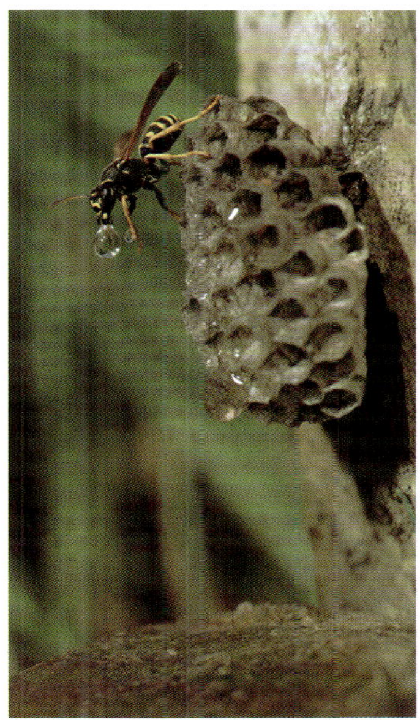

KEEPING COOL ►
This European paper wasp is removing water from her nest after a rainy night. In hot weather, the wasp cools her nest by sprinkling it with drops of water from a stream. Many types of wasps cool their nest by fanning it with their wings. European paper wasps often build open nests that hang from tree trunks.

Amazing Ants

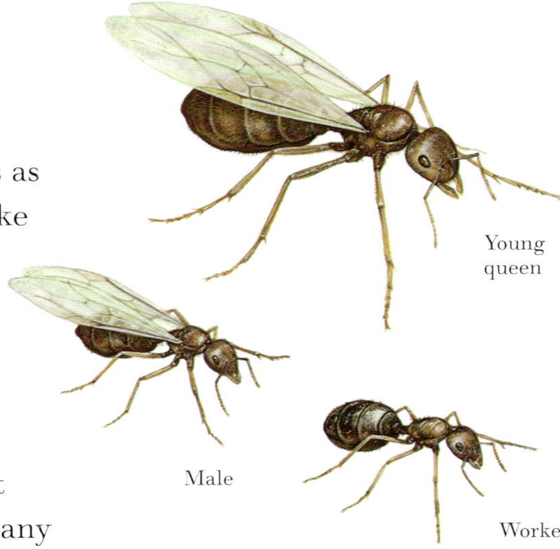

The order Hymenoptera contains ants as well as wasps and bees. However, unlike their cousins, most ants do not have wings. Ants are found in many parts of the world, mostly in hot or warm countries. More than 9,000 different species of ants are found worldwide.

All types of ants are social. Some ant colonies are very large, and contain many thousands of individuals. Some ants nest high in trees, but most live underground. Ants are generally small in size. Most are about 1cm long, but some are only 1mm. Around the world, ants live in many amazing ways. Some species keep certain insects, such as aphids, captive and feed on the sweet food they produce. Other species keep other types of ants as slaves.

▲ ANT COLONY CASTES
Ant nests contain several different castes (types) of ants. There may be one or several queens, who have plump bodies. Male ants and young queens emerge during the breeding season – at this stage both have wings. Worker ants are smaller than the queen, and they perform many jobs around the nest. Some species of ant have a fourth caste of soldiers, whose job is to defend the colony.

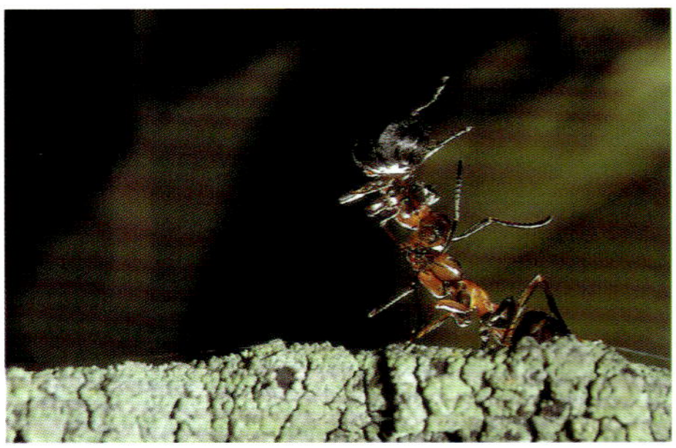

▲ TINY BUT STRONG
This European wood ant is carrying a dead comrade to a rubbish tip outside the nest. Ants are very strong for their size. Some species can lift up to 50 times their weight.

FLYING HIGH ►
Young queens and male ants have wings, and mate in the air. Afterwards, the male ant dies. The queen bites off her wings, as they are no longer needed. She digs into the soil to create a new nest. The queen rears the first brood of workers herself, feeding them on spare eggs and saliva.

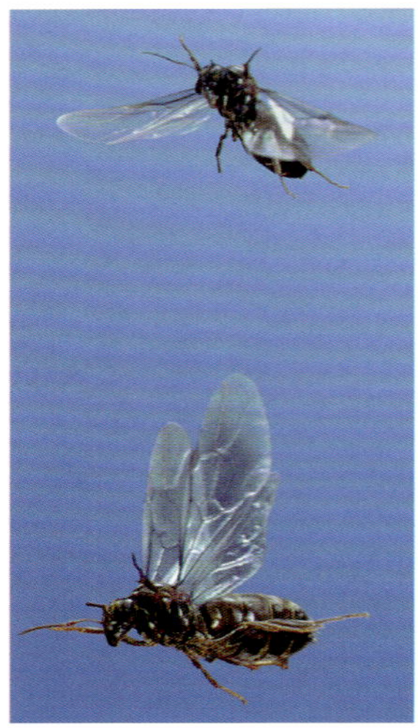

▼ A FLYING SAUSAGE

The winged males of African safari ants have rosy, sausage-shaped bodies. They are known as sausage flies. Ants come in many colours, but the commonest colours are red or black.

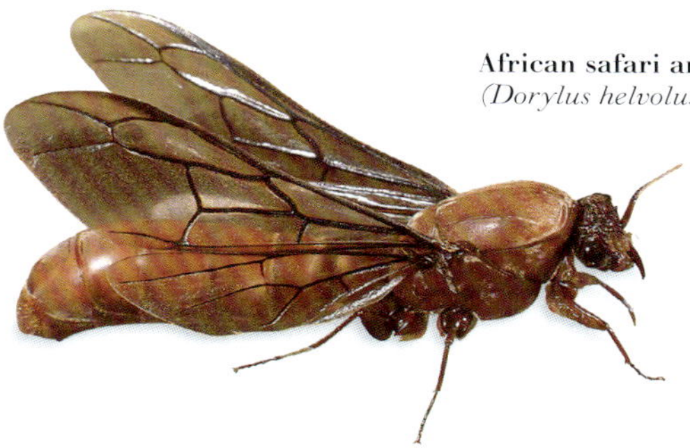

African safari ant
(Dorylus helvolus)

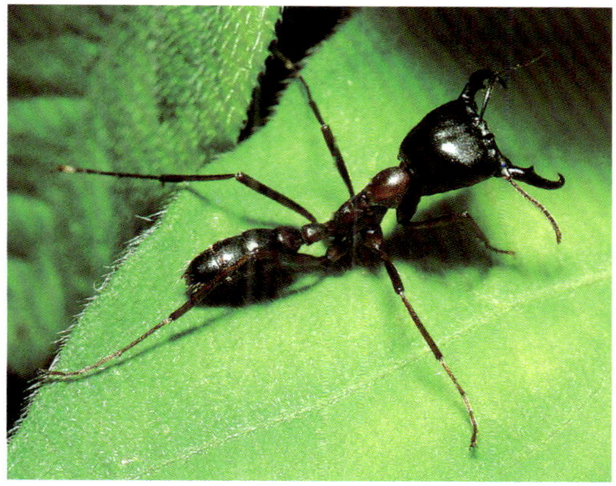

▲ SCARY SOLDIER

An African driver ant soldier readies herself for action. Many species of ants have a special caste of soldiers that have large heads and fierce jaws. The soldiers' job is to protect the colony. African driver ants are particularly fierce. They usually prey on other insects, but sometimes attack much larger creatures such as birds and lizards, and domestic animals that have been tethered and can't escape. They work together to bring food back to the nest.

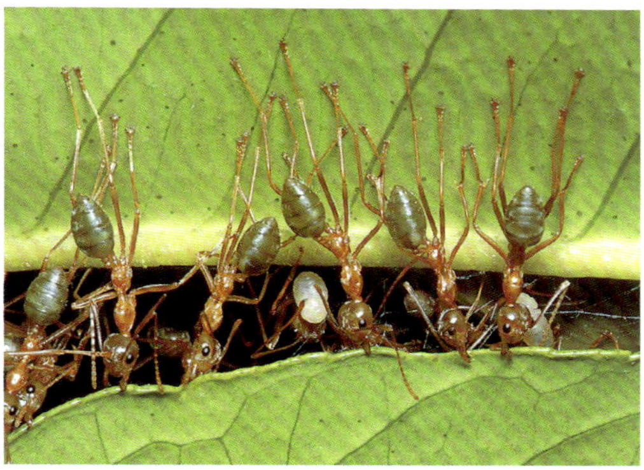

▲ SEWING A HOME

Weaver ant workers are holding the pale bodies of young ants, which are spinning silk. Weaver ants make their nests by joining leaves. The workers pull the leaves together, and then sew them with the silken threads.

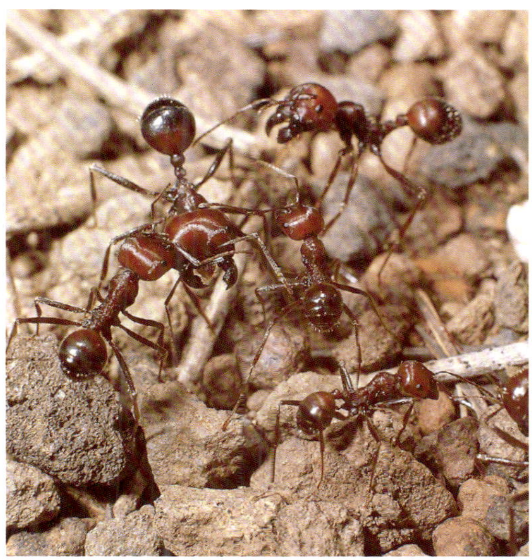

FIGHT SCENE ►

Some ants, such as these harvester ants, wage war on those from neighbouring colonies to gain possession of a good feeding area. Sometimes, an impressive show of strength is enough to force the rival ants to retreat.

Teeming Termites

Termites belong to the insect order Isoptera. The name means 'equal wings', even though most termites (the workers) do not have wings. Termites live mainly in tropical countries such as Africa and Australia, although some species are found in temperate parts of North and South America and Europe. All of the 2,000 species of termites are social.

Termites establish the largest insect colonies. A nest may contain up to five million individuals. Unlike other insect societies, a termite colony is made up of roughly equal numbers of males and females. As well as a queen, all termite colonies include a male called the king, who lives with the queen and fertilizes her eggs.

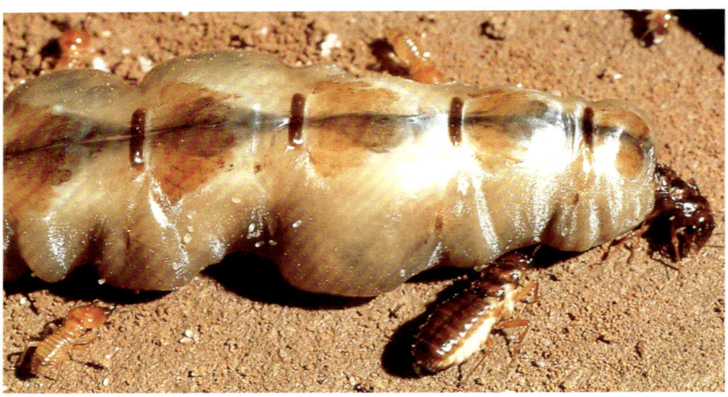

▲ ROYAL FAMILY
This strange, sausage-shaped object is the termite queen. The rear part of her body is huge because it is swollen with thousands of eggs. Below her, to the right, you can see the king, who is a little larger than the workers. The king and queen normally live in a special chamber deep inside the nest.

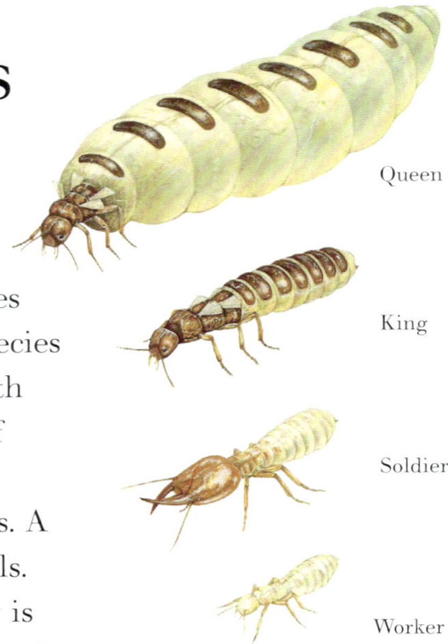

▲ TERMITE CASTES
A termite colony contains four main castes (types) of insect – the queen, king, workers and soldiers. The queen is by far the largest insect in the colony, measuring up to 10cm long. The workers grow to only 5mm, a small fraction of her length.

▼ READY TO BREED
Termites emerge from their nest ready for their mating flight. After mating, the king and queen will found a new colony. They shed their wings and will probably remain underground for the rest of their lives.

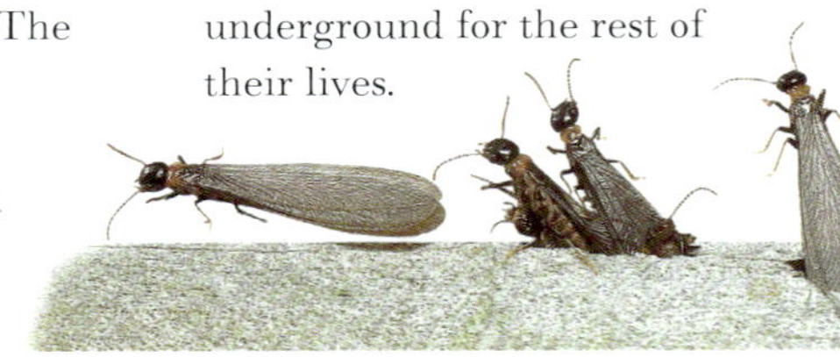

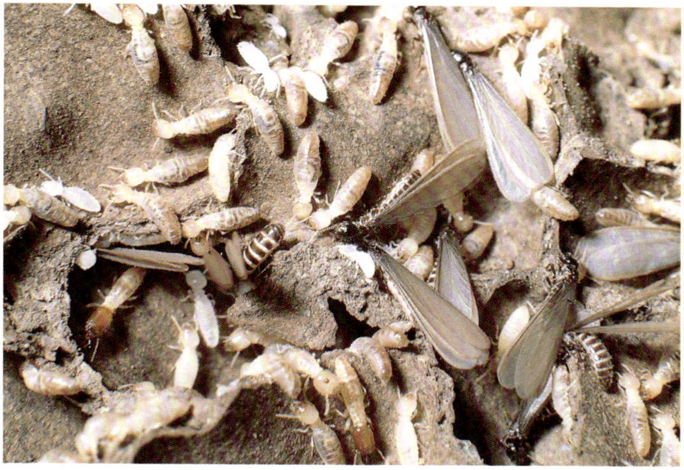

▲ **PALE INSECTS**
This picture shows white, wingless termite workers and fertile (breeding) termites with wings. Most termites are pale in colour. For this reason, termites are sometimes called 'white ants', although they are not closely related to ants. All termite workers and soldiers are blind and wingless.

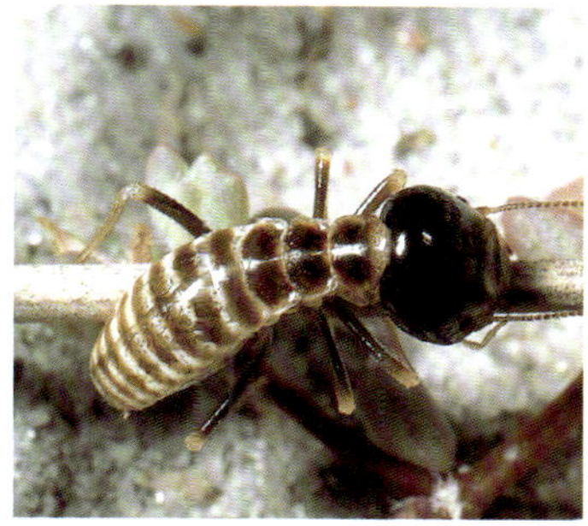

▲ **STRIPY SPECIES**
The harvester termite worker has an unusual black-and-cream colouring. Its dark stripes help it to survive as it gathers plant food above the ground. Most termites live underground and find food there. They are pale-coloured and often die if exposed to bright sunlight for long.

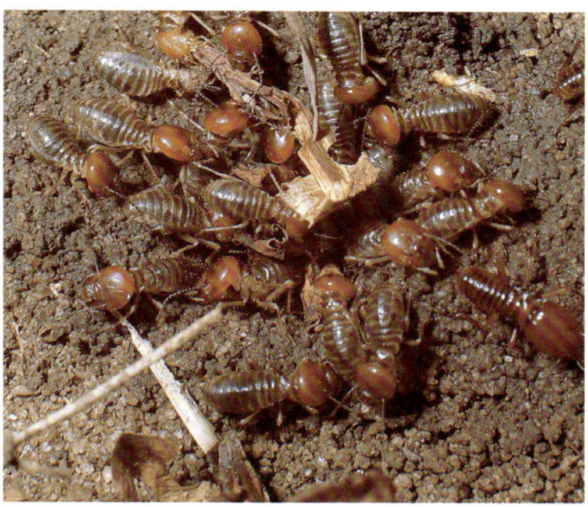

▲ **WORKERS AND SOLDIERS**
African termite workers gather grass and petals to feed the colony. They are guarded by soldiers, the large insects with well-armoured heads. Both soldier and worker termite castes contain male and female insects – roughly half of each.

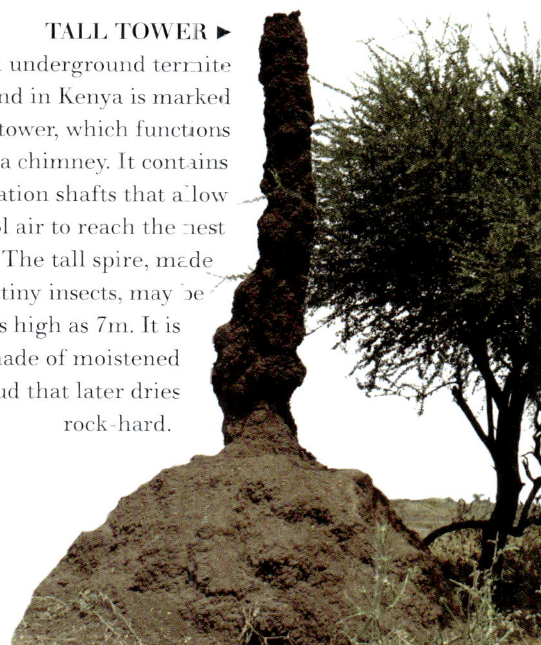

TALL TOWER ►
An underground termite mound in Kenya is marked by a tower, which functions as a chimney. It contains ventilation shafts that allow cool air to reach the nest below. The tall spire, made by the tiny insects, may be as high as 7m. It is made of moistened mud that later dries rock-hard.

Body Parts

Like all insects, adult social insects have six legs. Bees and wasps have wings, but non-breeding ants and termites (workers and soldiers) have no wings. As with other insects, the bodies of social insects are protected by a hard outer case that is called an exoskeleton. This tough covering is waterproof and helps to prevent the insect from drying out. An insect's body is divided into three main sections, the head, thorax (middle section) and abdomen (rear).

Social insects differ from non-social insects in some important ways. For example, they possess glands that produce special scents that help them communicate with one another. The various castes also have special features, such as stings.

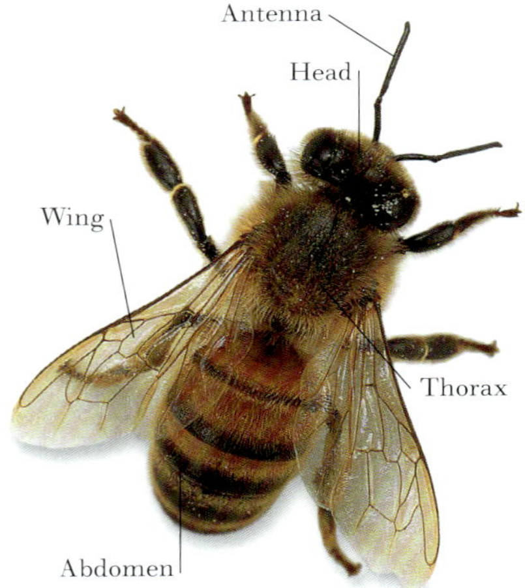

▲ PARTS OF AN INSECT
An insect's head holds the main sense organs, including the eyes and antennae. Its wings, if it has any, and legs are attached to the thorax. The abdomen holds the digestive and reproductive parts.

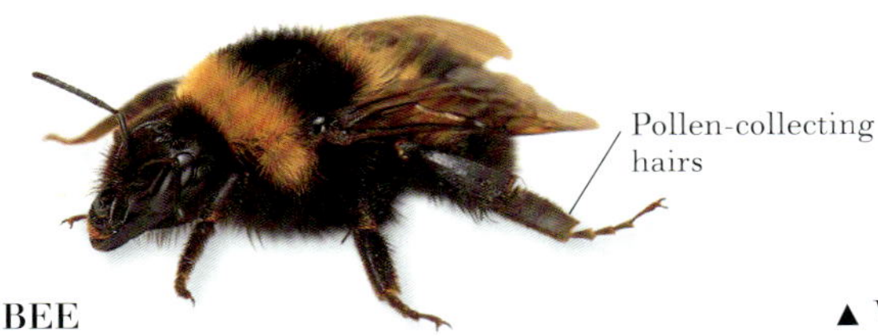

▲ BEE
A bumblebee's body is covered with dense hairs. She collects flower pollen in special pollen baskets, surrounded by bristles, on her back legs.

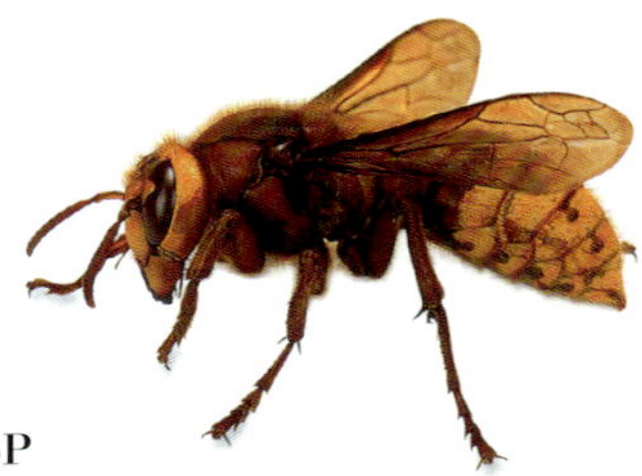

▲ WASP
A wasp has narrow, delicate wings and a long body. In many wasp species, the abdomen and thorax are brightly striped.

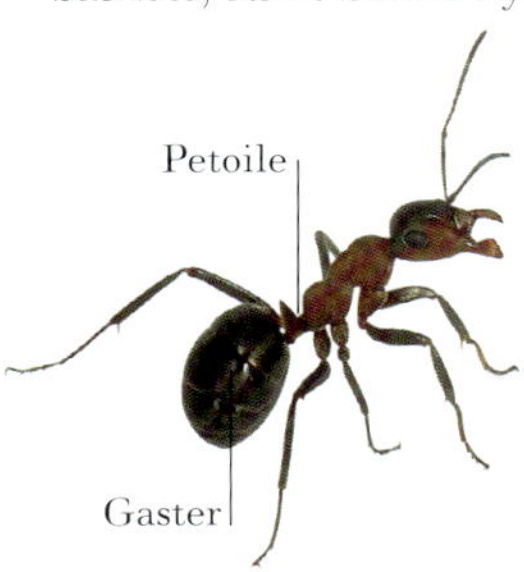

◄ ANT
An ant's abdomen is made up of the petoile (narrow waist) and the gaster (large rear part). The thorax contains strong muscles that move the six legs.

TERMITE ►
Unlike other social insects, termites do not have a narrow 'waist' between their thorax and abdomen. They are less flexible than other social insects.

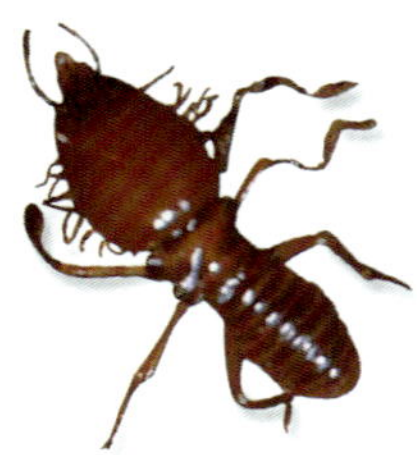

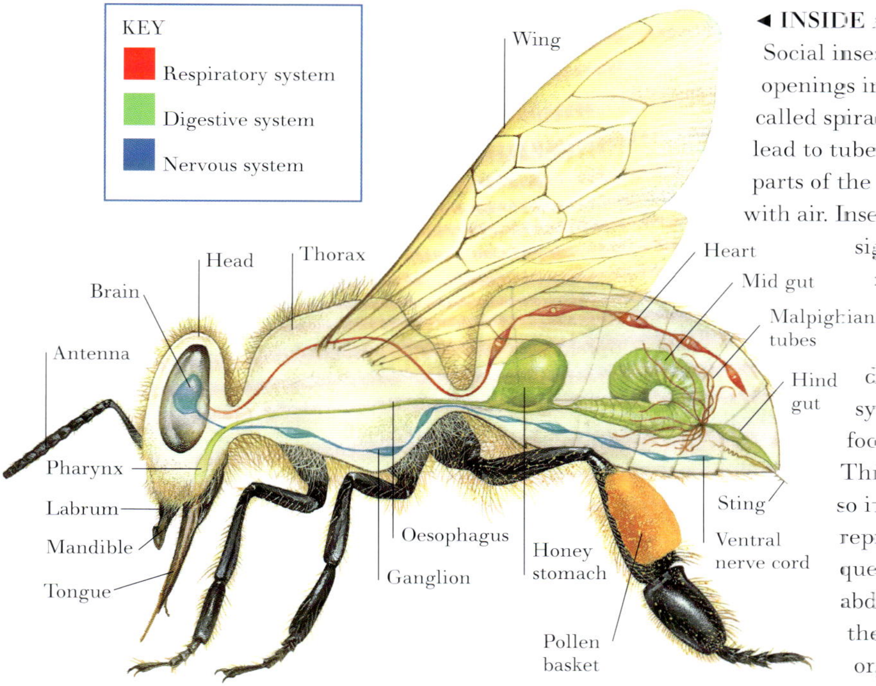

◀ INSIDE A BEE

Social insects 'breathe' through openings in their body case called spiracles. These holes lead to tubes that supply all parts of the insect's body with air. Insect nerves receive signals from the sense organs and organize a response, such as flying away from danger. The digestive system breaks down food and absorbs it. This bee is a worker, so it does not have any reproductive parts. In queens and males, the abdomen contains the main reproductive organs – ovaries for fertile females and testes for males.

Wasp Waist

In the late 19th century, it became fashionable for women to have a narrow 'wasp waist'. Well-to-do ladies achieved this shape by wearing corsets like the one shown in this advertisement. However, the corsets were very tight and pressed on the ribs and lungs. They were very uncomfortable and even caused some women to faint from lack of oxygen.

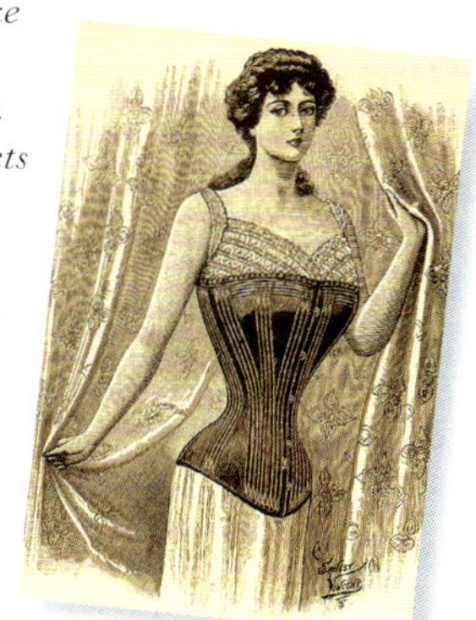

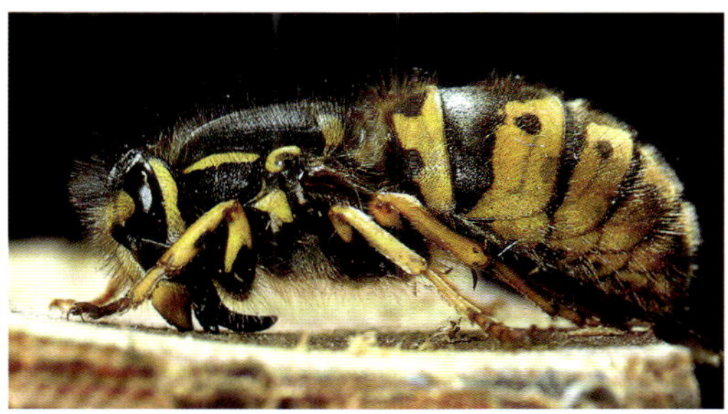

▲ COLD-BLOODED CREATURES

A queen wasp spends the winter in a sheltered place, such as a woodpile. Like all insects, social insects are cold-blooded, which means that when they are still, their body temperature is the same as the temperature outside. In winter, worker wasps die, but the queen enters a deep sleep called hibernation. She wakes up when the weather gets warmer again in spring.

On the Wing

All adult wasps and bees have two pairs of narrow, transparent (see-through) wings. They fly to escape their enemies and to get to food that cannot be reached from the ground. Honeybees fly off in swarms (groups) to start a new nest.

The wings of a bee or a wasp are attached to its thorax. Like other flying insects, bees and wasps may bask in the sun to warm their bodies before take-off. They also warm up by exercising their flight muscles. Flying uses up a lot of energy, so bees and wasps eat high-energy foods such as nectar. Most ants and termites are wingless, but young queens and males have wings, which they use during mating.

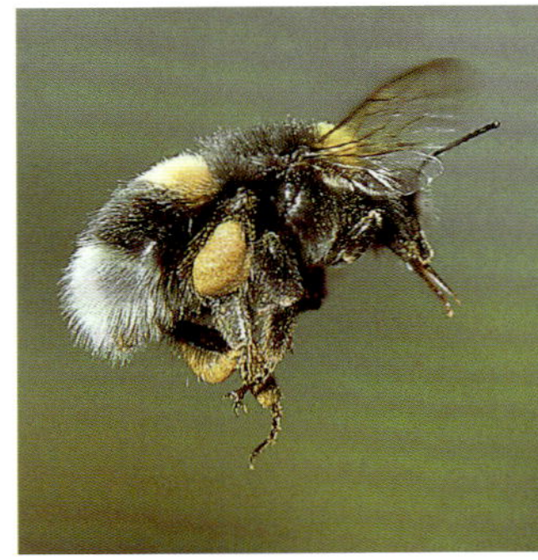

▲ HOW BEES FLY
Inside the thorax, bees and wasps have two sets of muscles that make their wings move. One set of muscles pulls down on the domed top of the thorax, which makes the wings flip up. Another set pulls on the ends of the thorax, so the top clicks back into its original shape. This makes the wings flip down.

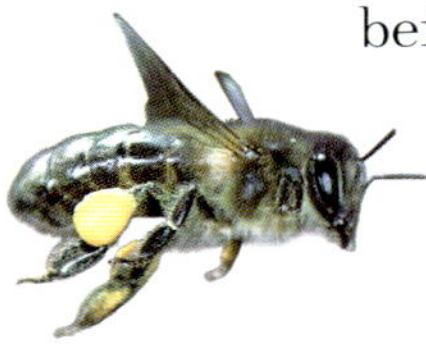

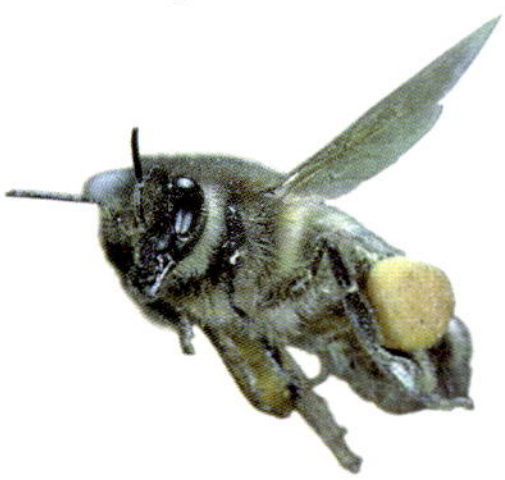

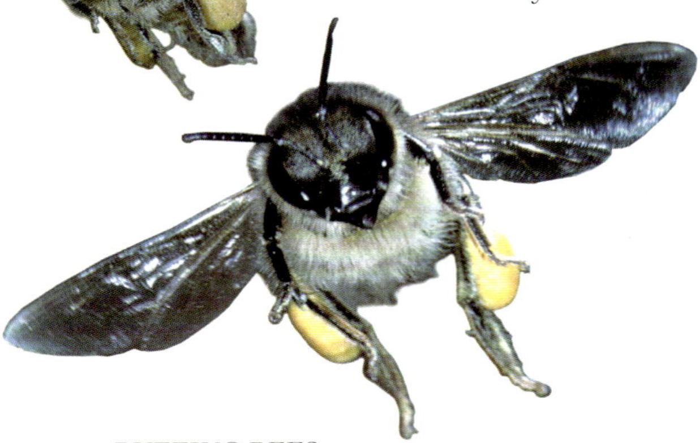

▲ BUZZING BEES
A group of honeybees approaches a flower. Flying bees beat their wings amazingly quickly – at more than 200 beats per second. The beating movement produces a buzzing sound, which becomes more high pitched the faster the wings flap up and down.

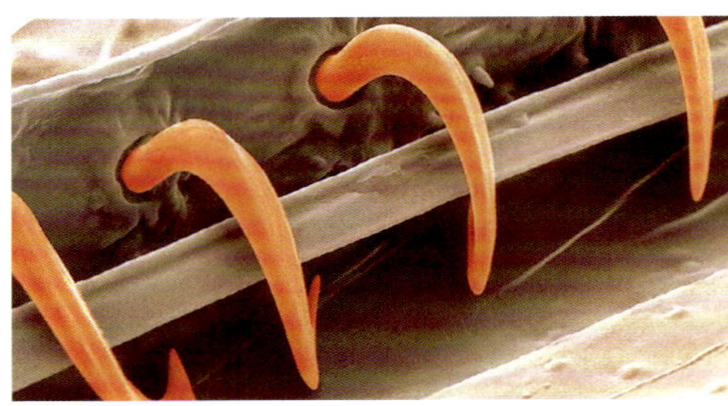

▲ HOOKING UP
This row of tiny hooks is on the edge of a bee's front wing. Wasps have wing hooks, too. The hooks attach the front wings to the hind ones when the insect is flying. Each wing has a larger surface area, helping the bee to move faster.

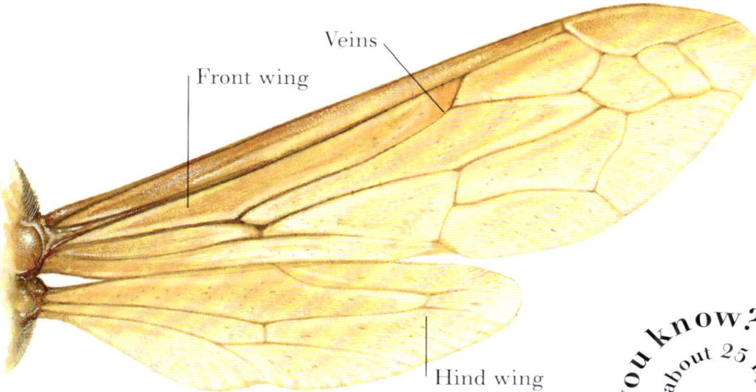

◄ DELICATE WINGS

The front wings of bees and wasps are bigger than their hind (back) wings. The wings are made up of the same hard material, called chitin, that covers the rest of their body, but the wings are thin and delicate. They are supported and strengthened by a network of veins.

Did you know? A bee's top flying speed is about 25 kph.

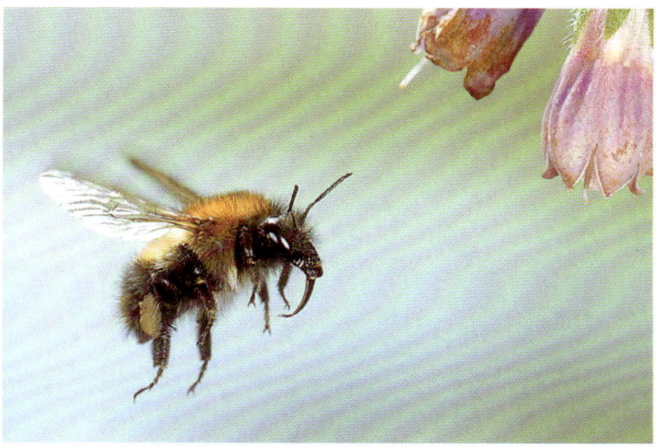

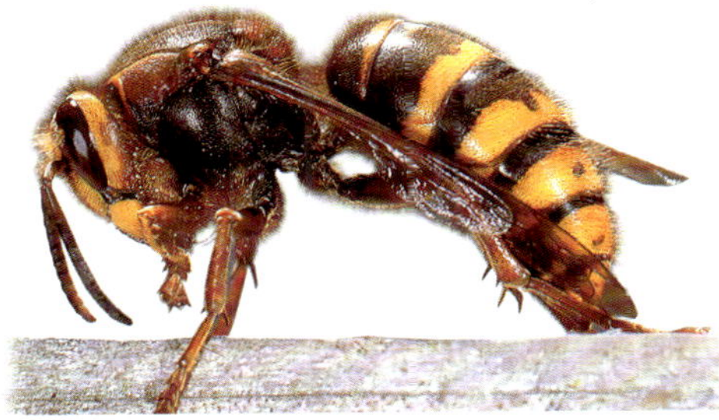

French wasp
(Dolichovesoula media)

▲ SKILFUL FLIER

A brown bumblebee hovers in front of a flower. Bees are very agile in the air. They can move their wings backwards and forwards as well as up and down, so they can fly forward, reverse and also hover in one place.

▲ KEEPING CLEAN

This queen is cleaning her wings using tiny combs on her front legs. Bees and wasps clean their wings regularly to keep them in good working order. When not in use, they fold their wings over their backs to protect them from damage.

The Sound of a Bee

'Flight of the Bumblebee' is a piece of piano music that was written by the Russian composer Nikolai Andreyevich Rimsky-Korsakov (1844–1908). The piece was inspired by the buzzing sound that is made by these flying insects. The fast pace and quavering melody suggest the buzzing noise made by the bee as she moves from flower to flower, gathering nectar. The piece is well known for being very difficult to play.

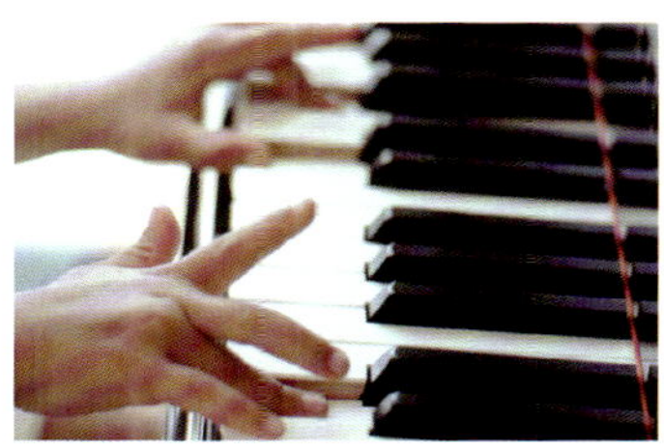

Lively Legs

Most ants and termites cannot fly, but they move around and even climb trees using their six legs. Social insects also use their legs to groom (clean) their bodies.

All insects belong to a larger group of animals called arthropods, which means 'jointed leg'. True to this name, adult insects often have many-jointed legs. An insect's legs have four main sections – the coxa, femur, tibia and tarsus. The coxa is the top part of the leg, where it joins to the thorax. The femur corresponds to the thigh, and the tibia is the lower leg. The tarsus, or foot, is made up of several smaller sections. Insects' legs do not have bones. Instead, they are supported by hard outer cases, like hollow tubes.

Did you know? All adult insects have six legs, but young bees, wasps and ants have no legs at all.

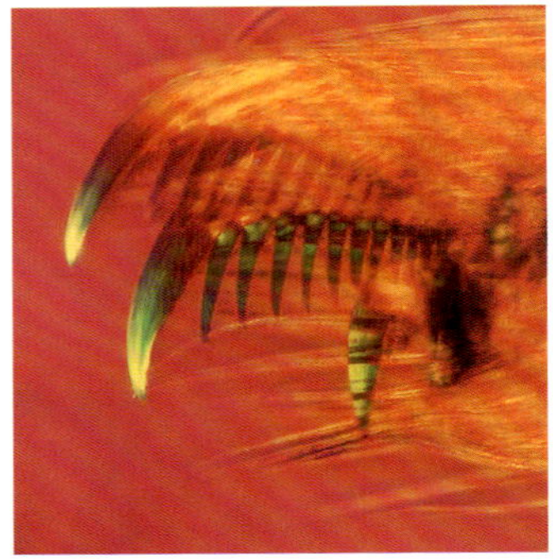

▲ **GRIPPING CLAWS**
This magnified photograph of a bee's foot shows clearly the tiny claws on the end of the foot. Claws help the insects to grip smooth surfaces such as shiny leaves, stems and branches without slipping. Ants can walk along the underside of leaves with the help of their claws.

WALKING ON STILTS ►
Like other ants, this Australian bulldog ant has legs made up of several long, thin sections. In the hot, dry areas of Australia, the ant's stilt-like legs raise her high above the hot, dusty ground, helping to keep her cool. As well as walking, climbing and running, social insects' legs have other uses. Some ants and termites use their legs to dig underground burrows. Bees carry food using their hind legs.

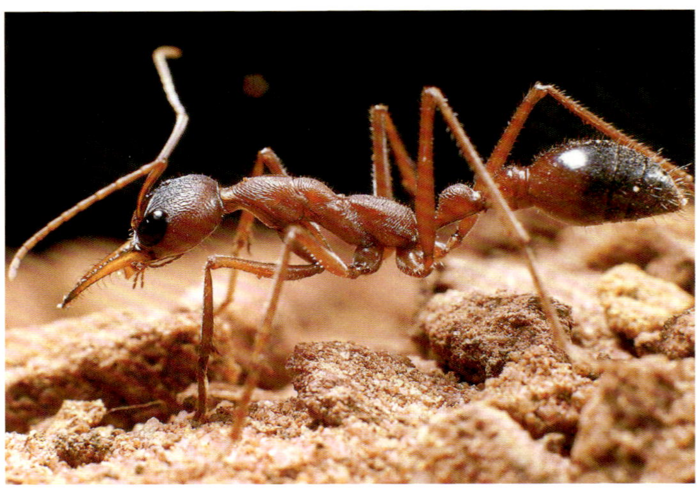

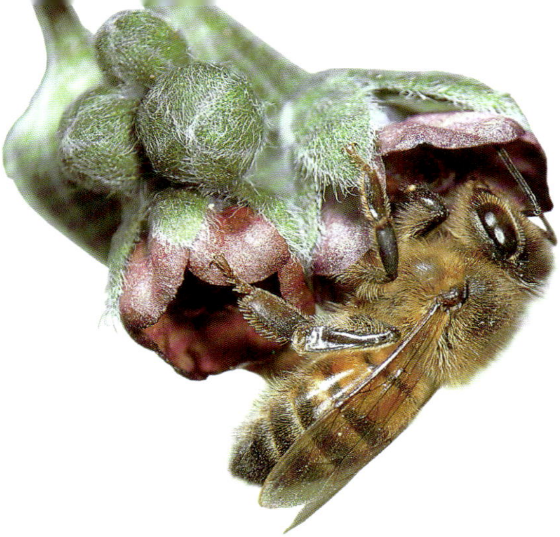

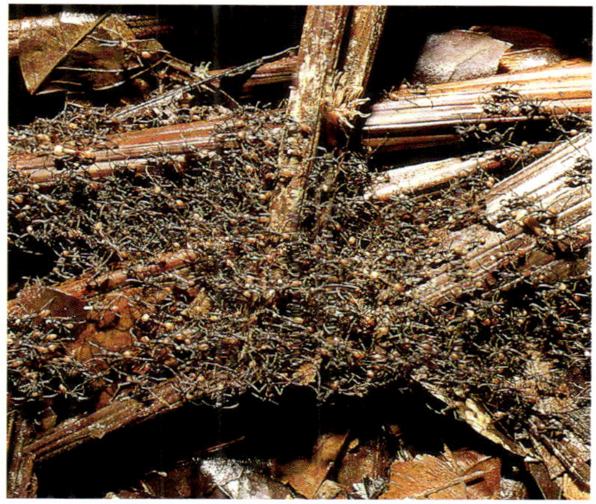

▲ **MULTI-PURPOSE LEGS**
Bees use their legs to grip on to flowers and also to walk, carry nesting materials and clean their furry bodies. Their front legs have special notches to clean their antennae. They use their hind legs to carry pollen back to the nest.

▲ **ON THE MOVE**
Army ants spend their whole lives on the move. Instead of building permanent nests as other ants do, they march through the forest in search of prey, attacking any creature they find and scavenging from dead carcasses.

▼ **EXPERT CLIMBERS**
Termites swarm along a tree branch in Malaysia, South-east Asia. Many termites nest underground, but some build their nests high in trees. They climb vertical surfaces such as trees by digging their claws into the bark.

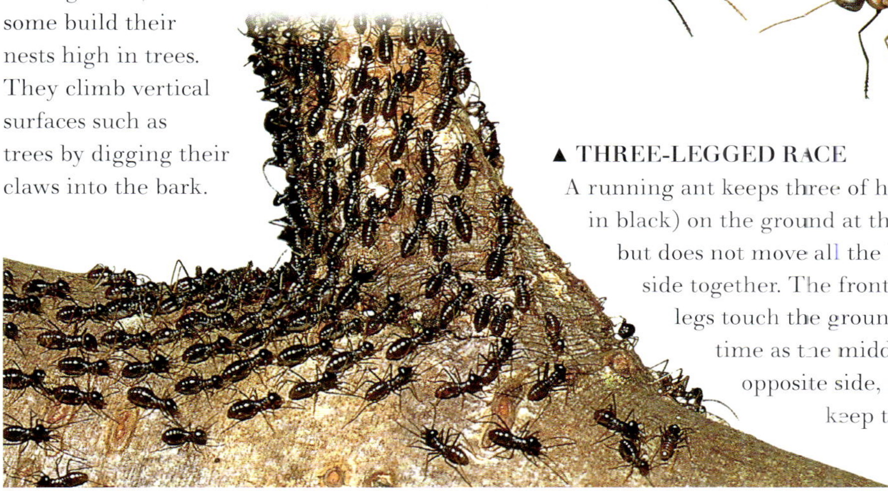

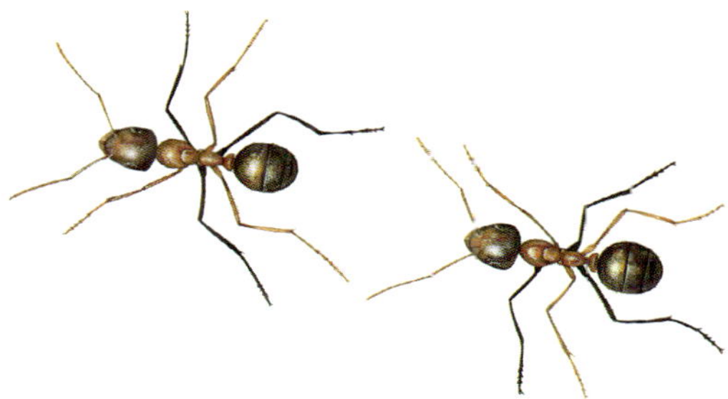

▲ **THREE-LEGGED RACE**
A running ant keeps three of her legs (shown in black) on the ground at the same time, but does not move all the legs on one side together. The front and hind legs touch the ground at the same time as the middle leg on the opposite side, helping to keep the ant steady.

Amazing Senses

Social insects find food, escape from danger and communicate with their nestmates with the help of their keen senses. However, the world their senses show them is very different from the one we humans know.

Antennae are the main sense organs for many insects. These long, thin projections on the insect's head are used to smell and feel, and sometimes to taste or hear. Sight is important to wasps, bees and most ants, but many termites have no eyes and are blind. Their world is a pattern of scents and tastes.

Social insects have no ears, so they cannot hear as people do. Instead, they 'hear' using special organs that pick up tiny air currents, or vibrations, produced by sounds. Sensitive hairs all over their bodies help the insects know when danger is near.

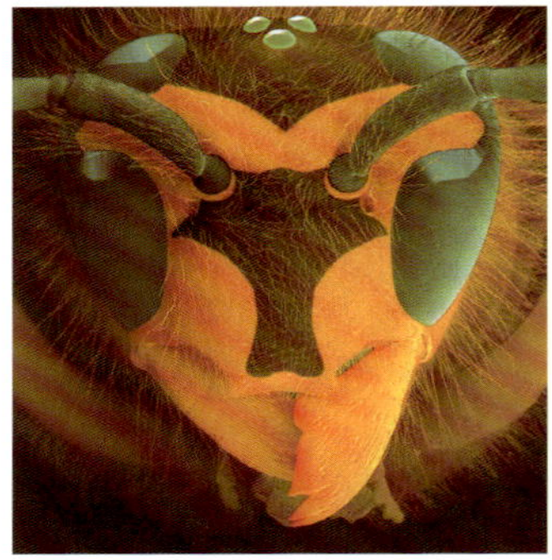

▲ **TWO TYPES OF EYE**
This close-up of a wasp shows the large compound eyes that cover much of the head. The curving shape of the eyes allows the wasp to see in front, behind and above at the same time. Compound eyes make out colours and shapes, and are good at detecting movement. On top of the wasp's head are three simple eyes, arranged in a triangle. These detect light and help the wasp know what time of day it is.

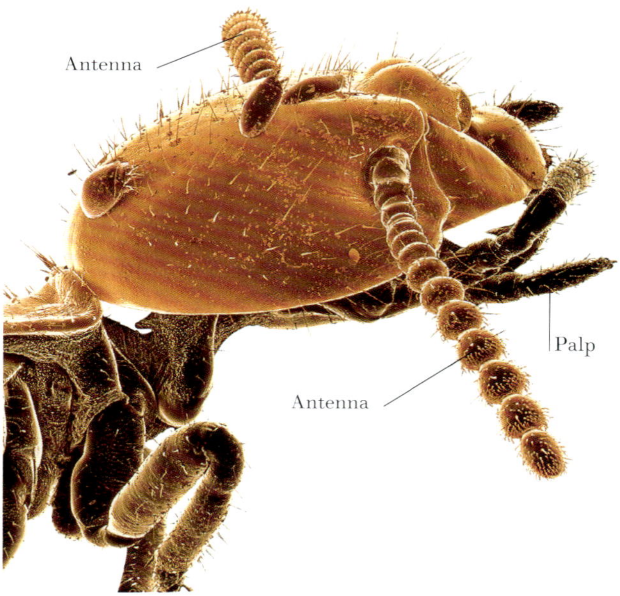

◄ **TOUCHY-FEELY**
This close-up of a soldier termite clearly shows its antennae – the main sense organs. They are divided into bead-like segments that are covered with tiny hairs, which send signals to the insect's brain. Shorter feelers called palps, on the mouth, give the termite a better sense of touch. The palps help it to find and guide food to its mouth. This termite has tiny parasites called mites crawling on its head.

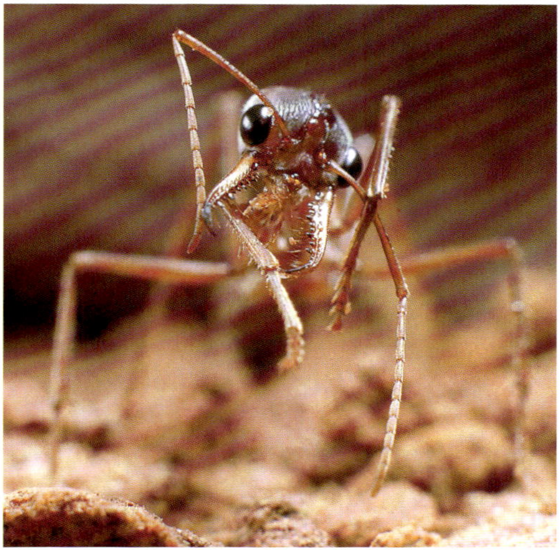

▲ **ELBOW ANTENNAE**
A bull ant worker uses her feet to clean her antennae. Ant antennae have a sharp-angled 'elbow' joint, which can be seen here.

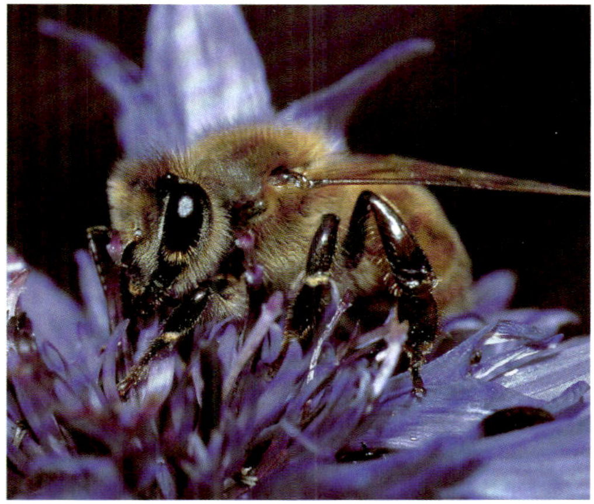

▲ **BRISTLING WITH SENSES**
Honeybee workers have compound eyes, simple eyes and short but sensitive antennae that pick up the scents of flowers. Hairs on the head detect wind speed and tell the bee how fast she is flying.

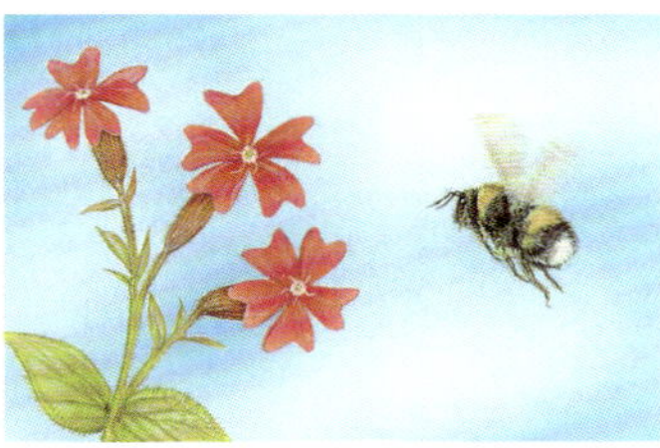

Human's-eye view.

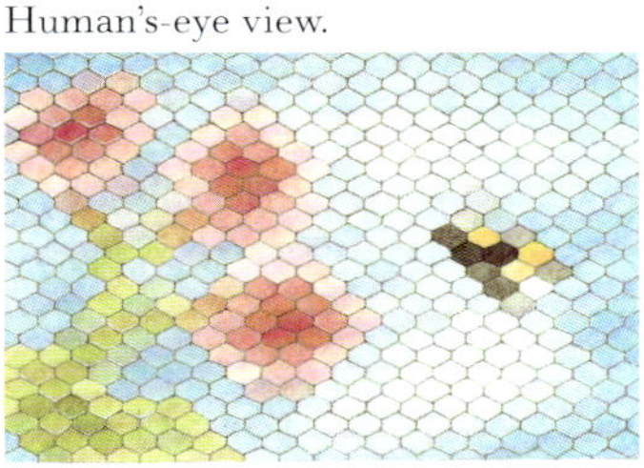

Possible bee's-eye view.

◄ **MANY LENSES**
A bee's compound eyes are made up of many small, six-sided lenses. Bees and wasps have thousands of these lenses in each eye. Some ants have only a few. Each lens lies at a slightly different angle from its neighbours on the curved surface of the eye, and each gives a slightly different picture. The insect's brain may combine all these little images to build up a big picture of the world.

Did you know? Only the termite king and queen have eyes – workers and soldiers are blind.

ON THE ALERT ►
Ants don't have ears so they use special organs on their antennae, body and feet to 'listen' out for prey. This Caribbean ant is lying in wait to pounce on passing minibeasts. It is in a special ambush position.

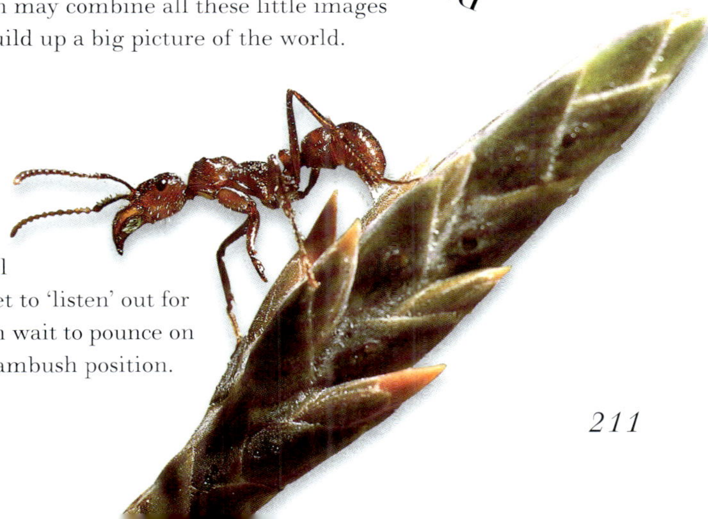

Armed and Deadly

Ants, bees, wasps and termites have many enemies in the animal kingdom but, unlike many insects, most social insects are armed. They use their weapons to defend the colony, and will often sacrifice their own lives in so doing. Bees and termites are armed for defence, but wasps and ants use their weapons to help kill or capture their prey.

Bees, wasps and some ants are armed with stings. Some ants and termites have powerful jaws that can deliver a nasty bite, while others can squirt a jet of poison at their enemies. Some wasps and bees have bright yellow-and-black or red-and-black markings on their bodies. These colour combinations, known as warning colours, tell other creatures that these insects are dangerous and best avoided.

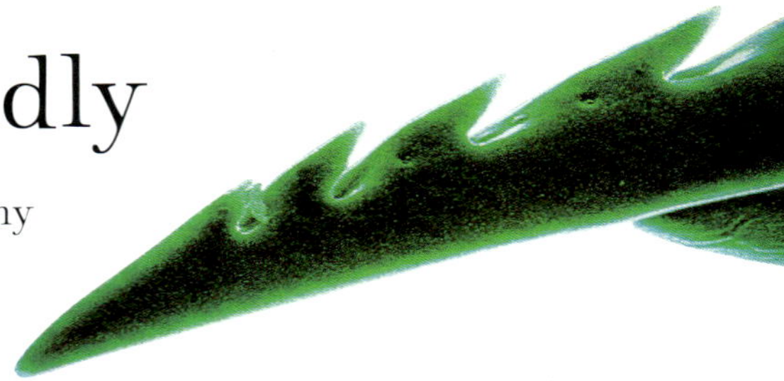

▲ BARBED SPINES
A worker bee's sting has tiny barbs on the spine. These catch in the victim's flesh as the bee stings, so the bee cannot draw the sting out again. As the bee tries to free herself, part of her abdomen comes away with the sting, and she dies soon afterwards. Wasps and queen bees have smooth stings that they can pull out safely, so they don't die after they sting.

Did you know? Wasps and bees sting in self defence, so are unlikely to harm you unless you alarm them.

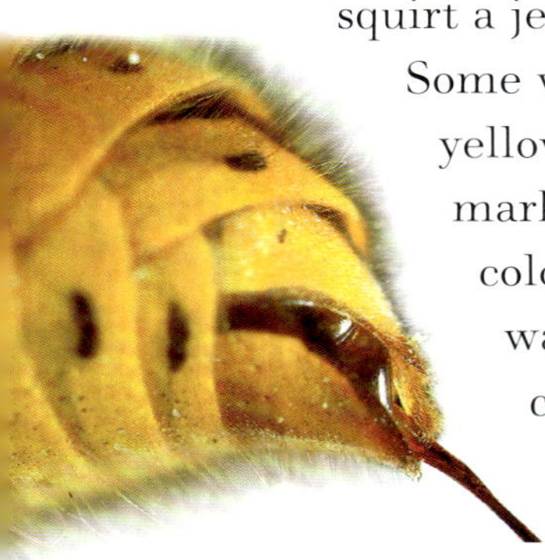

▲ NASTY STINGER
This close-up shows the sting of a common worker wasp. The sting of a wasp or bee consists of a sharp, hollow spine connected to a venom (poison) gland in the insect's abdomen. When the wasp or bee stings, the spine punctures its victim's skin, then the gland pumps venom into the wound. Only female wasps and bees have stings.

READY FOR ACTION ►
Wood ants have powerful jaws that can give a painful nip. This cornered worker has taken up a defensive position with open jaws ready to bite. Her abdomen points upward, ready to spray acid from a poison gland in her abdomen. In this case, her enemy is the photographer who is taking the picture.

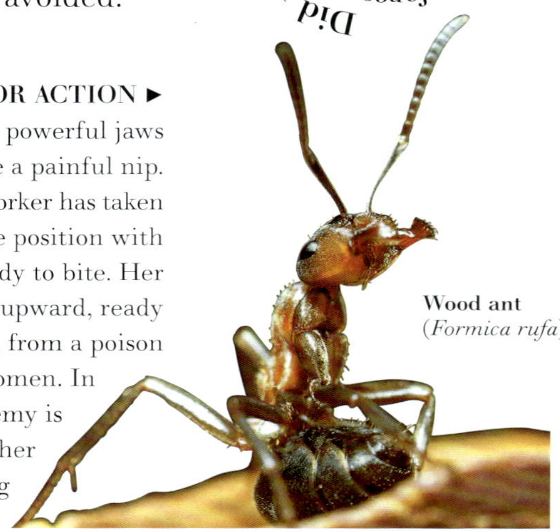

Wood ant
(*Formica rufa*)

Attack of the Killer Bees

Several horror films have featured 'deadly bees' that attack and kill people without warning. In the late 20th century, real killer bees caused a great scare in America. A deadly strain of crossbred bees developed when fierce African honeybees mated with honeybees in South America. Many people were killed by stings from the crossbred bees. Most of the people were stung when they disturbed a bee nest by accident.

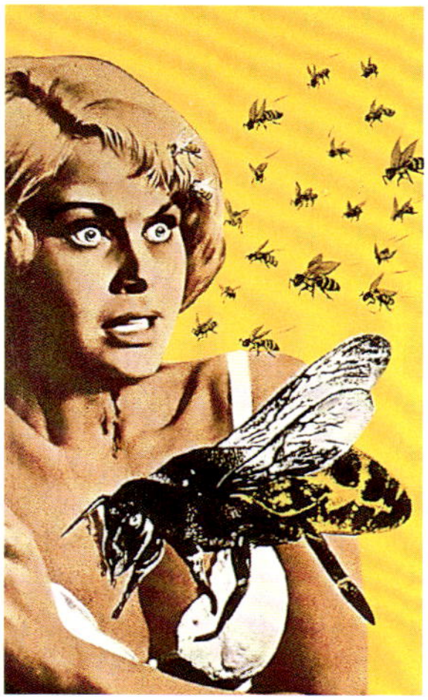

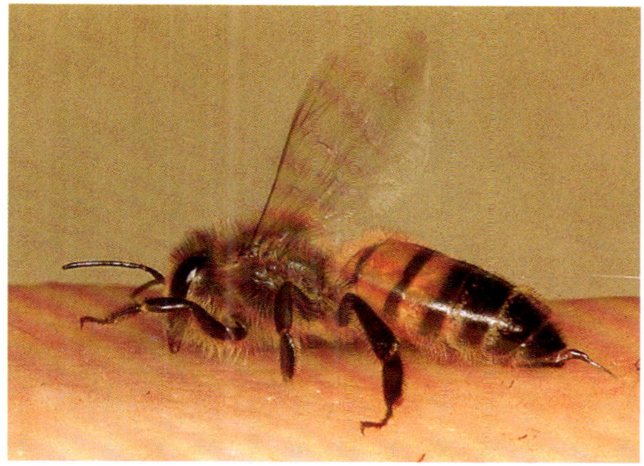

▲ STINGING BEE

This honeybee is stinging a person's arm. Bee stings cause pain and often produce swelling. If you are stung by a bee, gently ease the sting out, then wash the area with soap and water. A cold, damp cloth can help to ease the pain and bring down the swelling. The pain lasts only a few minutes, but the swelling may take a day or more to go down.

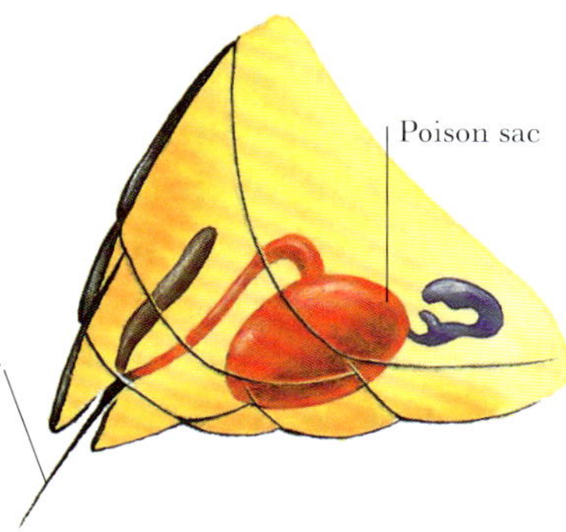

▲ INSIDE THE BODY

This diagram shows a wasp's sting, which consists of a smooth, sharp spine, attached to a poison gland in its rear end. If you are stung by a wasp, wash the wound with antiseptic. Wasp and bee stings are not life-threatening for people, unless the victim is allergic to stings.

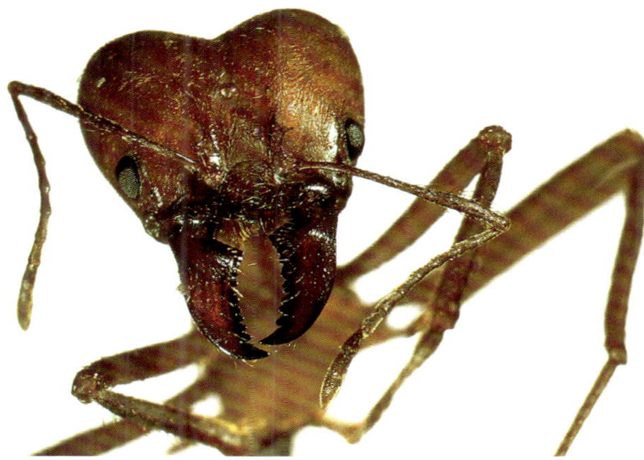

▲ A SOLDIER'S WEAPONS

A leafcutter soldier ant shows off its fierce jaws. Many ants and termites can give their enemies a nasty bite. Some types of termites have long, nozzle-like snouts instead of large jaws. They use the little nozzles to squirt a jet of sticky poison at attackers to kill or immobilize them.

How Insects Eat

The mouthparts of insects are shaped to tackle the particular food they eat. Most social insects eat plant matter, but some species, such as army ants, eat meat and actively hunt their prey. Bees feed on sugary nectar and pollen from flowers. They also use nectar to make honey, which they eat in winter. Bee larvae are fed the same food as adults, but young wasps eat different food. Adult wasps feed mainly on liquid foods, but their larvae eat chewed-up insects.

Many ants eat liquid plant food. Some species lick sweet honeydew from aphids. Other ant species prey on caterpillars and worms, or even lizards, birds and mammals. Most termites and their young eat plant matter. They absorb the goodness in their food with the help of tiny organisms in their guts.

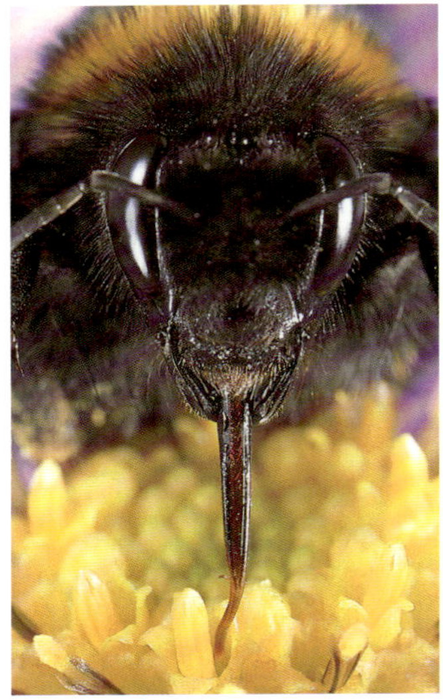

▲ **NECTAR COLLECTOR**
A honeybee's tongue forms a long, flexible tube that can be shortened or made longer and pointed in any direction. The worker bee uses her tongue like a drinking straw to suck up nectar. She stores most of the liquid in her honey stomach until she returns to the nest.

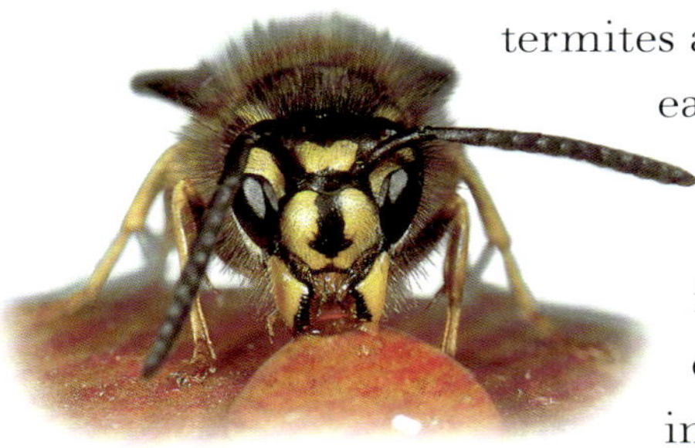

▲ **DUAL-PURPOSE MOUTH**
A common wasp laps up juice from an apple. Worker wasps have mouthparts designed to tackle both fluid and insect food. They slurp up liquid food for themselves with their sucking mouthparts, and use their strong jaws to chew up the bodies of insects for the young wasps in the nest.

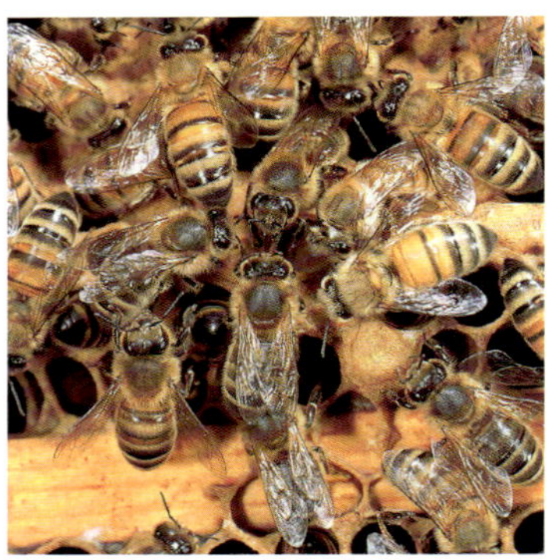

◂ **FEEDING TIME**
A honeybee feeds another worker at the nest. As the bee laps flower nectar, strong muscles inside her mouth pump the sweet fluid into her honey stomach. Back at the nest, the worker regurgitates (brings up) the nectar to feed a nestmate, or stores the nectar in special larder cells.

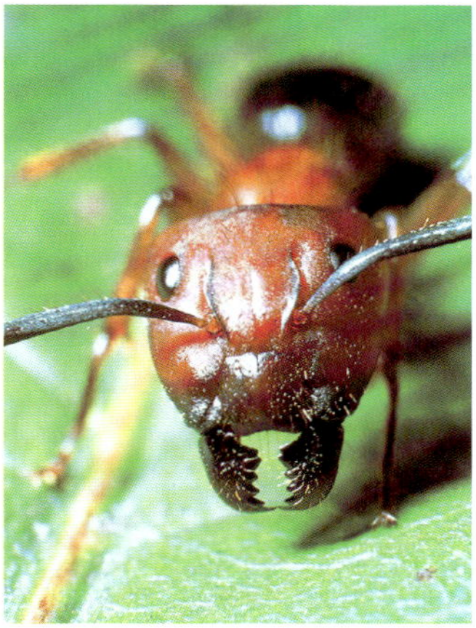

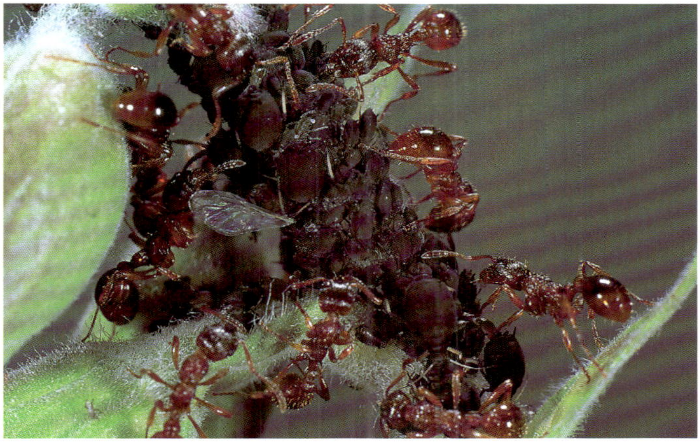

▲ STRONG-JAWED ANT

A red carpenter ant shows her large, powerful, toothed jaws, called mandibles. An ant's jaws, which move from side to side, not up and down, are used to break off chunks of plant food.

▲ DAIRYING ANTS

These red ant workers are 'milking' black aphids for the sweet liquid called honeydew that the aphids give off as a waste product. Some types of ants keep the aphids like miniature cattle. They 'milk' their captives by stroking them with their antennae to get them to release the honeydew. The ants protect the aphids from their enemies, and in return, have a ready supply of food.

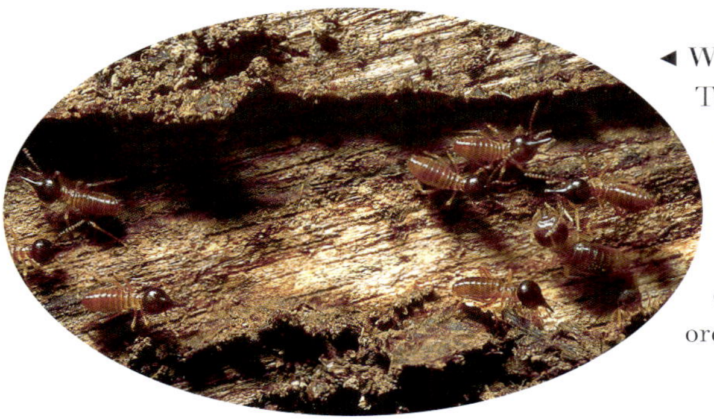

◄ WOOD-MUNCHERS

Termites feed mainly on soft, decaying wood in fallen trees and in human settlements. In tropical countries, they can damage wooden houses and destroy furniture, books and other wood products. They also cause great damage in plantations and orchards if they infest trees or crops.

HELP WITH DIGESTION ►

Inside a termite's body live even smaller creatures. These strange, pear-shaped forms are called protozoans and they live inside the guts of termites. This photo was taken using a microscope and has been magnified 65 times. Inside the termite's gut, the protozoans digest cellulose, a tough material that forms the solid framework of plants. In this way, the protozoans, and other tiny organisms called bacteria, help termites to break down and absorb the goodness in their food.

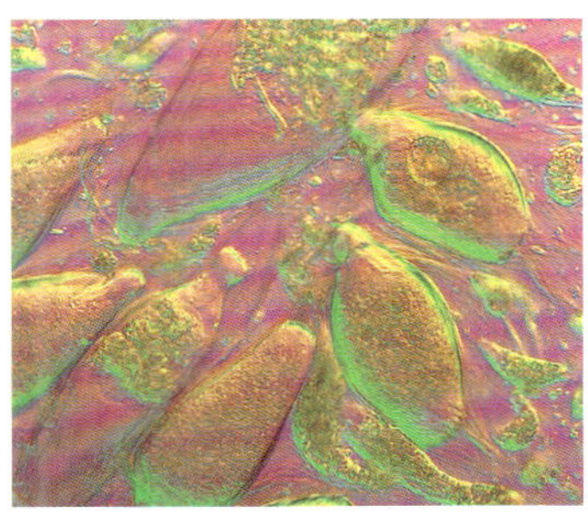

The Gardens of the

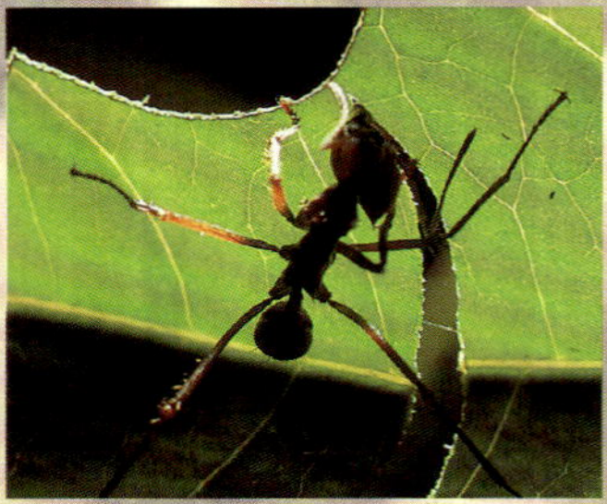

1 Leafcutter ants are so called because they snip off pieces of leaves with their sharp, pointed jaws. They use the leaf pieces to grow the special fungus that forms the ants' food. A huge quantity of vegetation is needed to keep the leafcutters' fungus gardens well supplied.

Leafcutter ants from Central and South America have rather unusual feeding habits. They live in underground nests where they grow their own food – a type of fungus (like tiny mushrooms). This particular fungus is found only in the ants' nests. The leafcutters tend them carefully in special chambers called fungus gardens. Leafcutter ants feed their fungi on bits of leaves that they snip from plants near the nest.

A leafcutter nest contains several types of workers that do different tasks. Some workers maintain the nest and feed and care for the queen and young, just as in most colonies. Other workers snip leaves and carry them back to the nest. Gardener ants prepare the leaf food for the fungi.

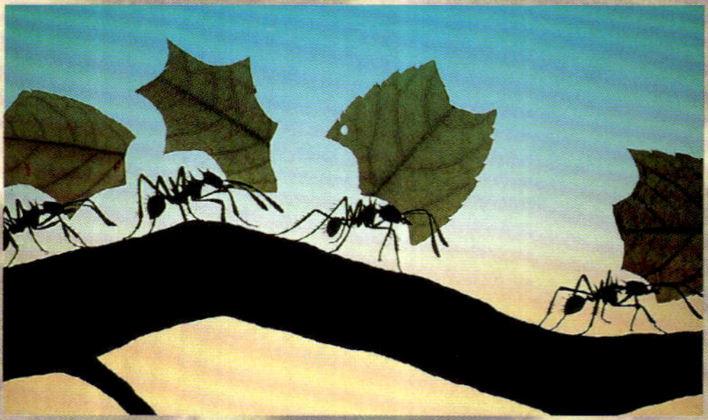

2 A line of leafcutter ants hoists the snipped leaves above their heads to carry them back to the nest. Leafcutter ants are also called parasol ants because the snipped leaves look like tiny parasols, or sunshades. The line of ants forms a small but spectacular parade as it makes its way back to the nest.

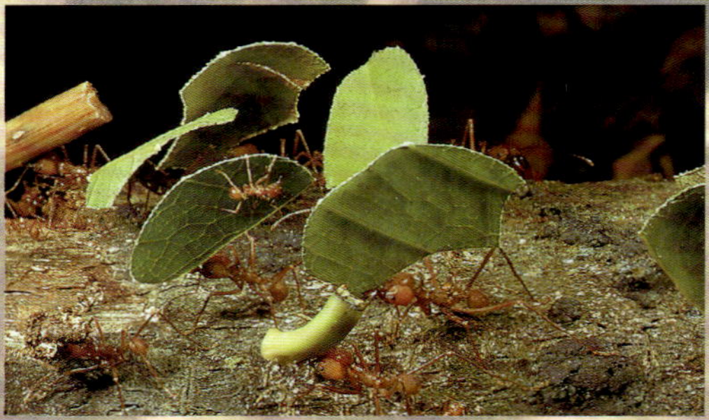

3 These leafcutter ant workers are large and strong enough to carry pieces of leaf many times their own size in their mandibles (jaws). In some leafcutter ant species, tiny ants called minors ride on the snipped leaves. They guard their larger worker sisters from flies that try to lay their eggs on the busy workers.

Leafcutter Ants

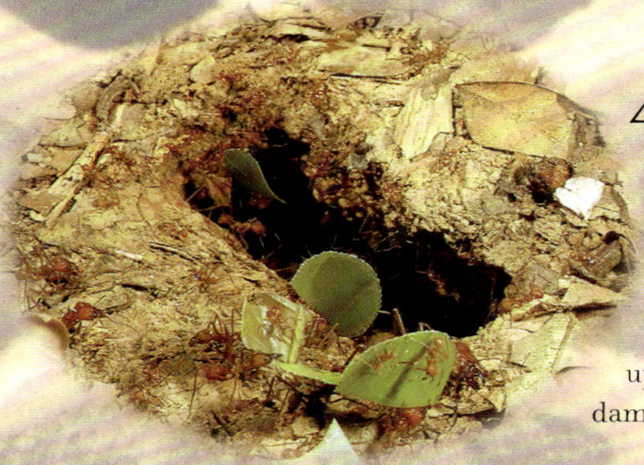

4 A line of leaf-carrying ants reaches the nest hole. There the leaf-bearers drop their loads for the gardener ants to deal with, and go back for more leaves. If heavy rain starts to fall, the ants drop their leaves and hurry to the nest site. Experts think they do this because a batch of soaking leaves would upset conditions inside the nest, and perhaps damage the growing fungi.

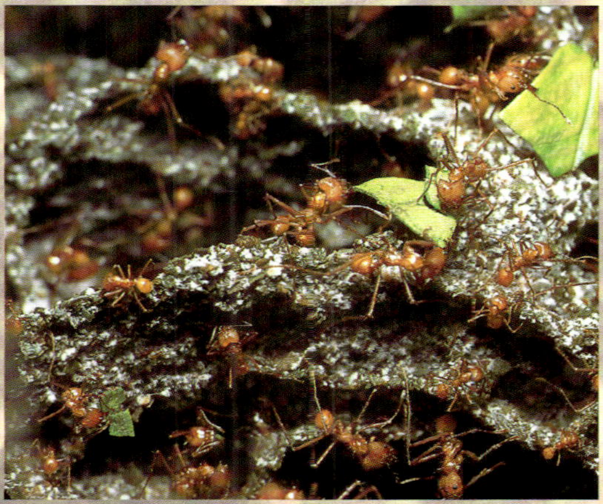

5 Gardener ants carefully tend the patches of fungi so that they will flourish. They snip up the leaves into smaller pieces and chew them up to form a compost for the fungi to grow in. They fertilize the compost with their droppings, and spread special chemicals that kill bacteria, which might harm the fungi. Other workers remove debris from the fungus gardens and keep them clean.

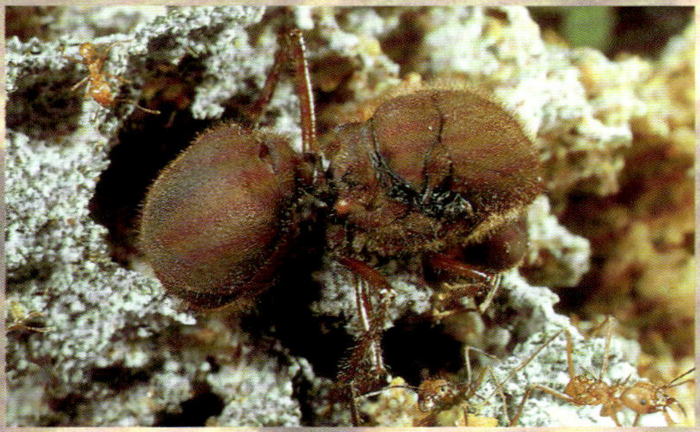

6 All leafcutter ants, including the queen (who is shown here) and her young, feed exclusively on the fungi. When a young queen leaves the nest to start a new colony, she carries a piece of fungus in her mouth, which she plants in her new nest. If the new colony flourishes it may one day hold a million workers. A large colony of leafcutter ant workers may shift up to 40 tonnes of soil as they excavate their vast underground nest.

Bee and Wasp Nests

Social bees and wasps build complex nests that house the queen, workers and young. Some of these insects nest underground, but many make their homes high in trees or caves, or under the eaves of houses.

Bee and wasp nests contain small six-sided brood cells where the young are reared. Some species also use the cells to store food. These little cells are often built in flattish sheets called combs. In warm countries, wasps and bees often build open-celled nests with no protective covering. In cooler countries, many species protect their nest by enclosing it in a tough covering. In the wild, honeybees construct nests with long, slender open-celled combs. They also live in human-made hives. Bumblebees live in smaller nests, often underground. Some tropical wasps build heavy mud nests hanging from a tree branch. These nests have a long, vertical slit-shaped opening.

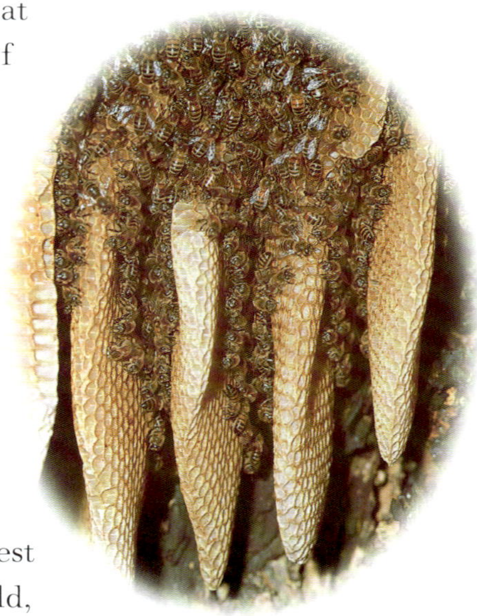

▲ HOME SWEET HOME
Wild honeybees nest in tree holes. The slender combs are covered with cells made from wax. Workers have special glands on the underside of their abdomens to produce the wax.

HIDDEN NEST ►
Bumblebee queens make homes in abandoned animal burrows, rocky crevices or grassy hollows. The small nest contains an untidy comb with a few brood cells for the young. The queen also builds a little pot to store honey, which she feeds on in spring when she incubates her first batch of eggs. Bumblebee workers die off in winter, and only the young queens survive.

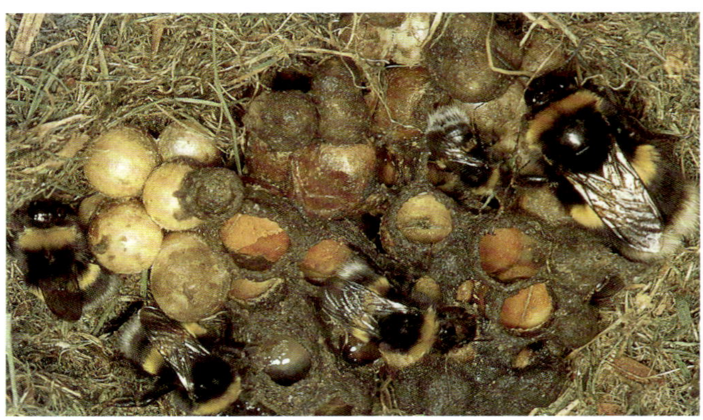

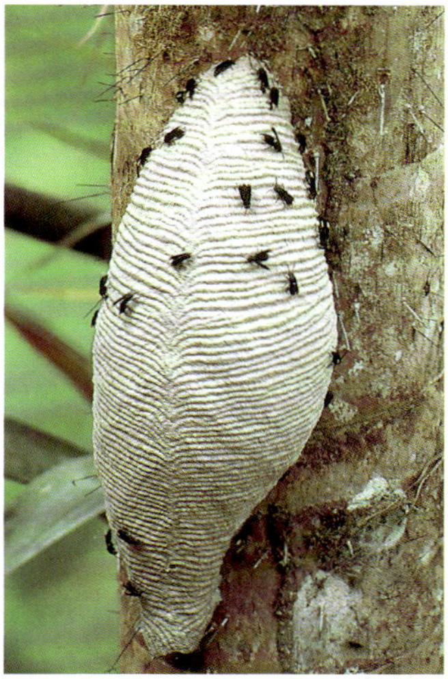

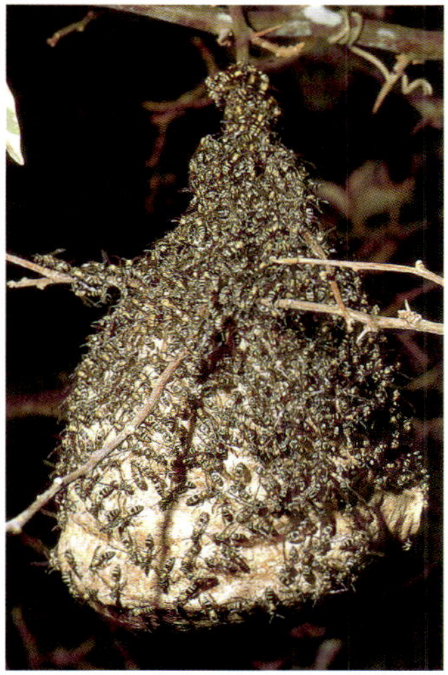

◄ BELL-SHAPED HOME
In Venezuela in South America, these tropical wasps have built a bell-shaped nest hanging from a tree branch. The nest looks heavy, but it is made of chewed wood fibres, and so is in fact fairly light.

▲ OUT OF HARM'S WAY
This long, slender wasp's nest in Central America is out of reach of many enemies. The nest is protected by a stout paper cover and has a small opening at the bottom. When threatened, some tropical wasps beat their wings on the nest case to make a loud sound that frightens enemies away.

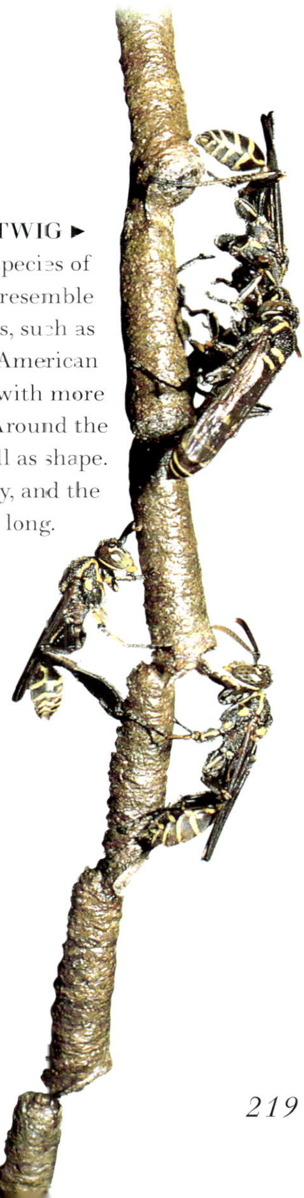

CAMOUFLAGED AS A TWIG ►
In South America, some species of wasps build long, thin nests that resemble slender twigs hanging downwards, such as this one from Peru. Other South American wasps construct a paper nest with more prickles than a porcupine. Around the world, wasp nests vary in size as well as shape. The smallest are tiny, and the largest measure up to 1m long.

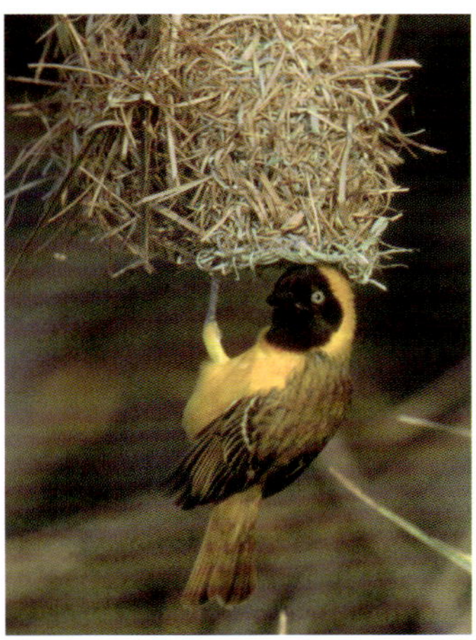

◄ NEST WITHIN A NEST
This skilful weaver bird in southern Africa is making its nest by tying grass into knots. The nest is hanging from a branch. Sometimes, a colony of *Philetarus* wasps will build their own home inside a weaver bird's nest. The wasps' brood cells are protected from the weather. In return, the stinging insects help to protect the birds from their enemies.

Ant and Termite Homes

Nests built by ants and termites come in many different shapes and sizes. Most build their colonies underground, but others live high in trees. Some ants' nests are tiny and contain only a small number of insects. They may be small enough to fit in tiny hollows in twigs or even inside the thorns of spiky plants. Other species live in vast underground colonies that shelter millions of workers and may cover an area the size of a tennis court.

Termites are master builders. Some species build vast underground homes with tall towers above ground that act as ventilation chimneys. These amazing structures allow cool air to flow through the living quarters of the colony, which keeps conditions comfortable there.

Did you know? Termites can control the temperature inside their nest to within 1°C.

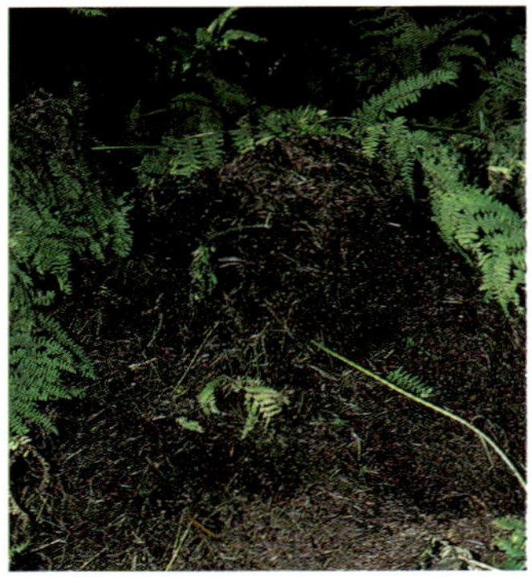

▲ **COSY FOREST HOME**
In European woodlands, wood ants build large, domed nests of soil, twigs and pine needles. There may be a dozen separate mounds linked by a network of tunnels. In winter, the ants retreat to the deepest, warmest part of the nest. They move back into the upper chambers when the weather warms up again in spring.

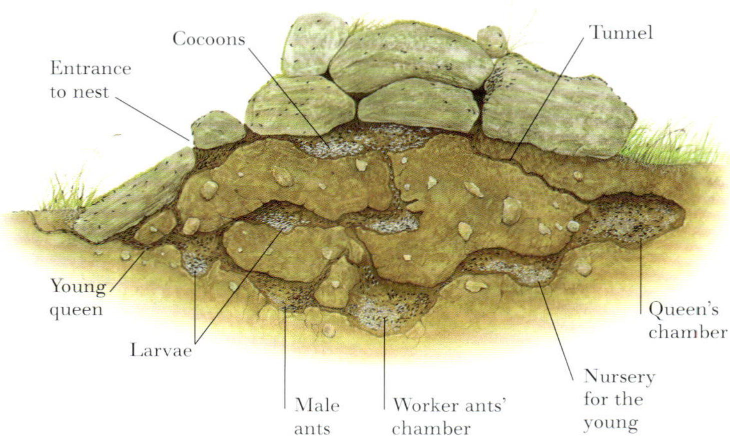

◄ **INSIDE AN ANTS' NEST**
An ants' nest is a maze of narrow tunnels leading to wider living spaces called rooms or chambers. The queen lives and lays her eggs in a large chamber. The young ants are fed and reared in separate rooms called nurseries. Worker ants rest and gather in their own quarters. Other rooms are larders, where food is stored, or rubbish pits.

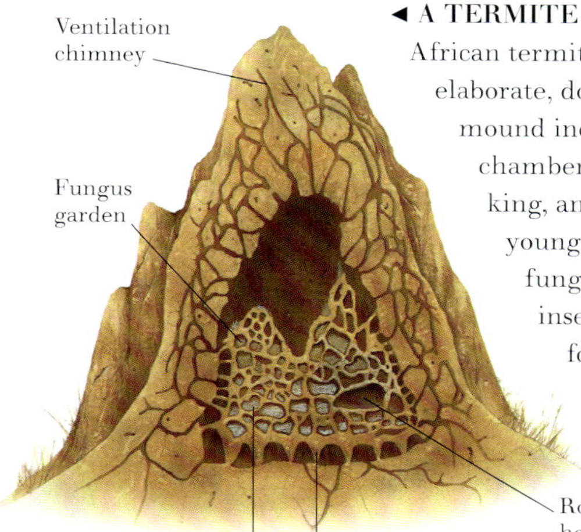

◄ A TERMITE PALACE
African termites live in an elaborate, domed nest. The soil mound includes a royal chamber for the queen and king, and nurseries for the young. It also contains fungus gardens where the insects grow their own food using methods similar to those of leafcutter ants.

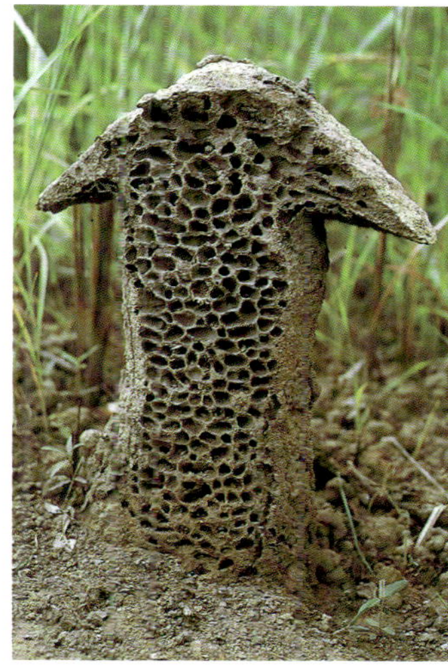

▲ MUSHROOM CAP
Some termites from West Africa build mushroom-shaped mud chimneys. The shape helps the rain to run off easily. This chimney has been cut in half so you can see inside. It is full of tiny passages that the workers can open or block to adjust the temperature in the nest below. Up to five mushroom caps are sometimes stacked on top of one another.

TREE HOUSE ►
Most termites nest underground, but some species build treetop nests, such as this one in eastern Mexico. Nests on the ground are built of mud or sand. Tree nests are usually made from wood fibres moistened with the insects' saliva, a mixture that dries as hard as rock.

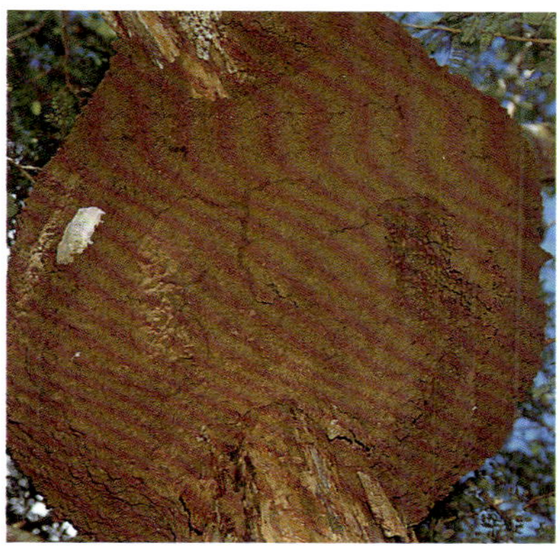

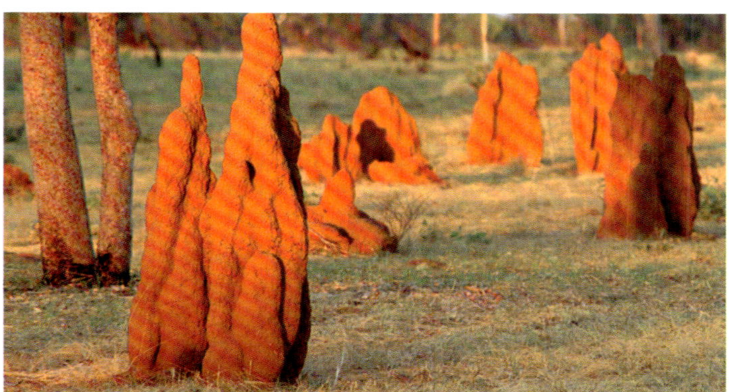

◄ USING THE SUN
Australian compass termites are so-called because they build nests with unusual, flat-sided chimneys that all face in the same direction, east–west. This allows the nest to be warmed by the weak rays of the sun at dawn and dusk. Only the narrow face of the chimney faces the fierce midday sun, which helps keep the nest cool.

Building a

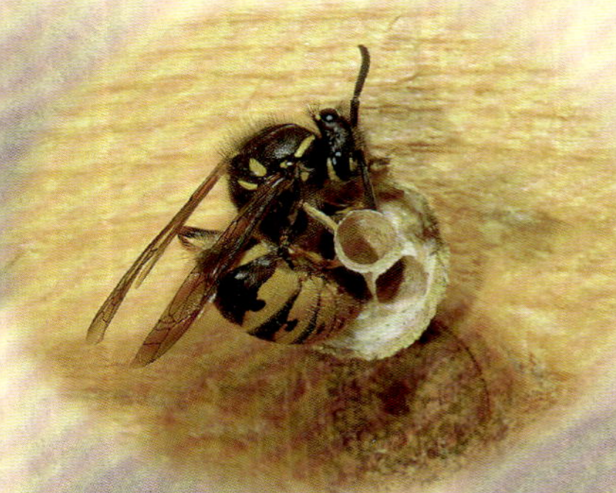

A Saxony wasp nest is started by the queen alone, without any help from her workers. The nest is made from chewed up wood fibres. It begins as a tiny cup and gradually grows to the size of a football or even larger. The gnawed fibres are soft and flexible at first, but later, dry hard and tough. While the nest is still small, the queen lays an egg in each cell on the comb. When the larvae (young insects) hatch, she feeds them on chewed-up insects. When her first brood become adult workers they take over the day-to-day running of the colony. As the numbers of insects in the colony grow, the nest gets bigger.

1 The Saxony wasp queen begins by making a little paper cup hanging from a strong support, such as a wooden beam. Like a tiny lampshade, the nest is suspended on a thin but flexible paper stalk. The queen builds cells for her first brood of young.

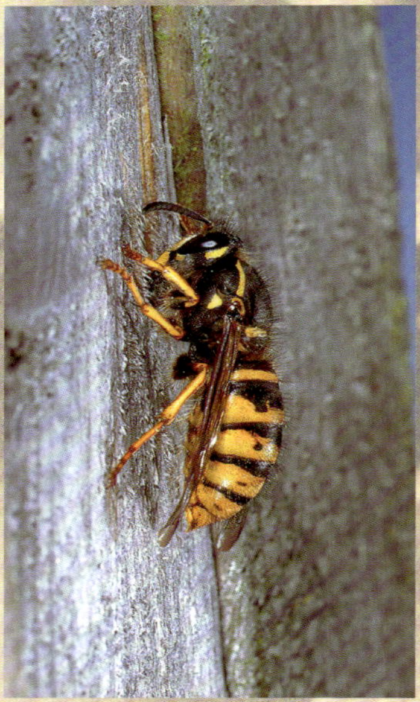

2 The queen collects fibres for her nest from an old fence post. She scrapes away small slivers of wood with her jaws, leaving little tell-tale grooves in the post. The rasping sound she makes with her jaws can be heard from some distance away. She has to make many trips to collect enough paper for the nest.

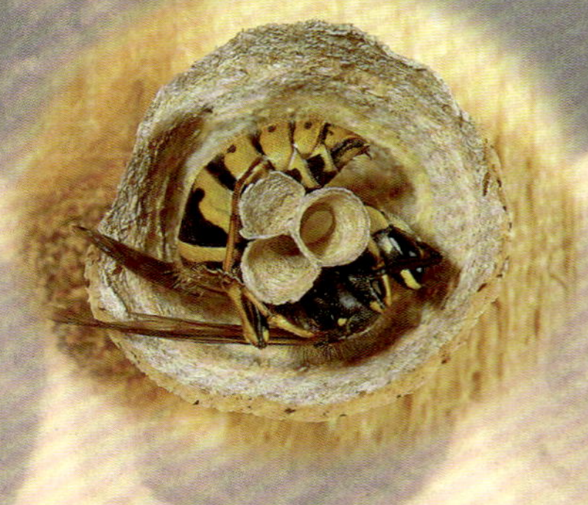

3 At night, the wasp queen sleeps coiled around the stem of her nest. You can see the brood cells hanging down inside the cup. Soon the queen will lay a tiny egg at the bottom of each cell. She glues the eggs firmly so they do not drop out.

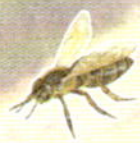

Saxony Wasp Nest

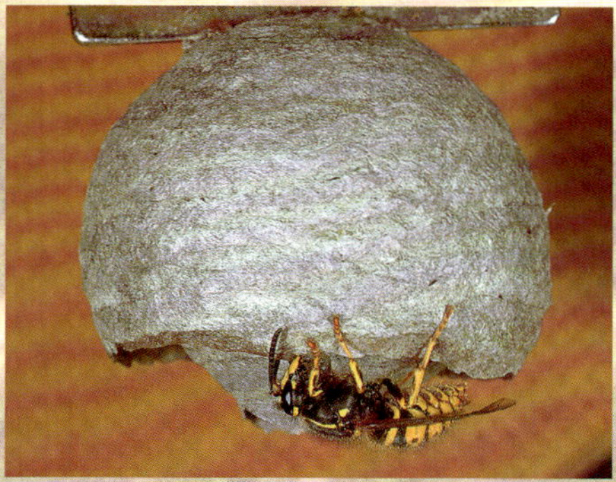

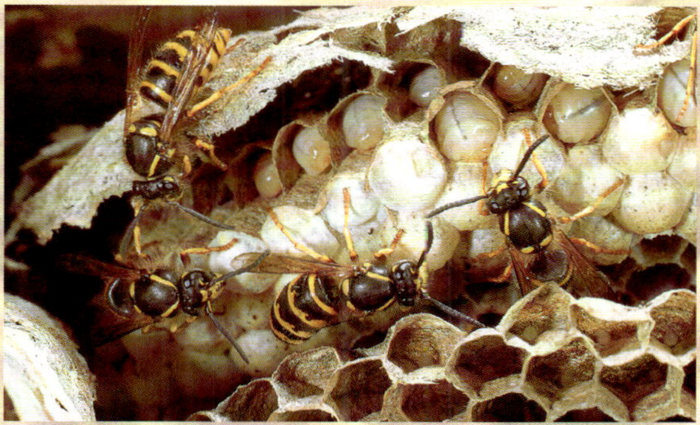

4 The queen builds a second paper 'envelope' around her nest to strengthen it. As the sides of the cup are extended downwards, the nest becomes more rounded. Eventually, only a small entry hole is left at the bottom so the wasps can enter and leave. Having a small opening makes the nest easier to defend.

5 The worker wasps now take over many tasks around the nest, including enlarging the nest. These workers are feeding the next batch of young. You can see the pale larvae curled up inside the open cells. Freed of her other duties, the queen is able to concentrate on laying eggs.

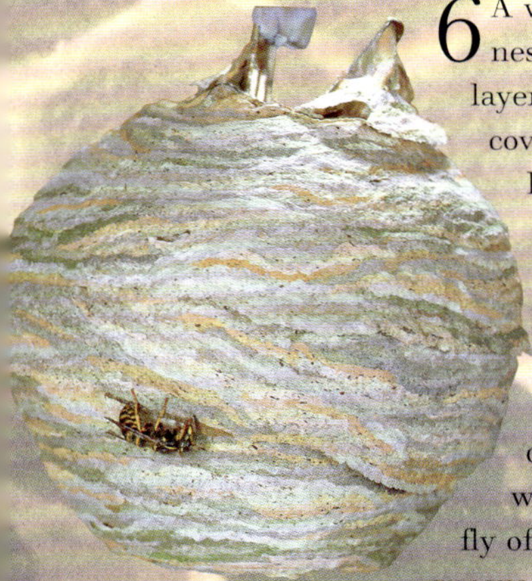

6 A worker improves the nest by adding a new layer to the outer covering. Inside, the old layers of envelope are gnawed away to make room for more brood cells. Towards the end of the season, young queens and male wasps hatch out and fly off to find mates. The queens will start new colonies the following year.

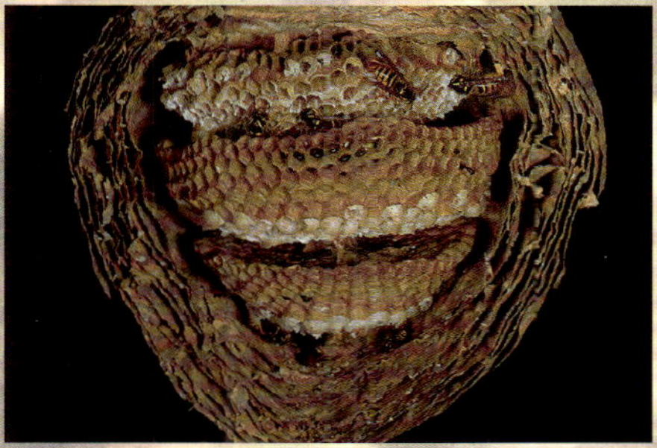

7 This abandoned Saxony wasp nest has been cut in half so you can see inside. The fully developed nest is the size of a football. Like a multistorey building, it contains many 'floors' of cells that are supported by paper pillars and connected by vertical passageways.

Bee and Wasp Colonies

Social bee and wasp colonies work like miniature, smooth-running cities. Like good citizens, all the insects in the colony instinctively know their roles and carry out their tasks.

In a honeybee colony, the workers perform different tasks according to their age. The youngest workers stay in the nest and spend their first weeks cleaning out the brood cells. Later they feed the young. As the wax glands in their abdomen develop, they help to build new cells. They also keep the nest at the right temperature. After about three weeks, the worker honeybees go outside to fetch nectar and pollen to store or to feed their sisters. The oldest, most-experienced workers act as guards and scouts. Many wasp colonies work in a similar way, with workers doing different jobs according to their age.

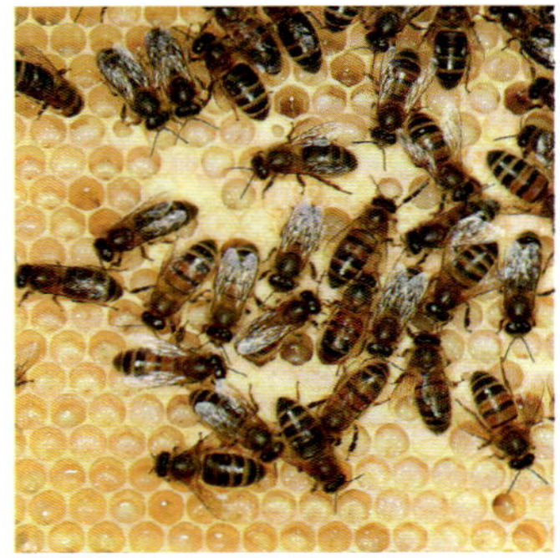

▲ ADJUSTING THE HEAT
Honeybees are very sensitive to tiny changes in temperature. The worker bees adjust the temperature around the brood cells to keep the air at a constant 34°C. In cold weather, they cluster together to keep the brood cells warm. In hot weather, they spread out to create cooling air channels.

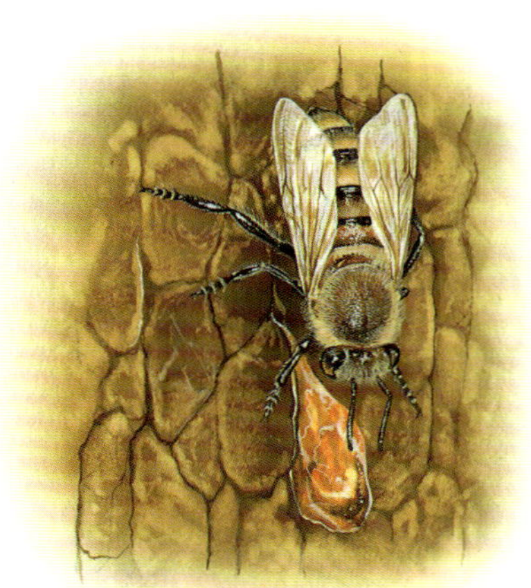

◄ NEST REPAIRS
Worker honeybees use a sticky tree resin to repair cracks in their nest. This gummy material is also known as propolis, or 'bee glue'. The bees carry it back to the nest in the pollen baskets on their hind legs. If there is no resin around, the bees may use tar from roads instead.

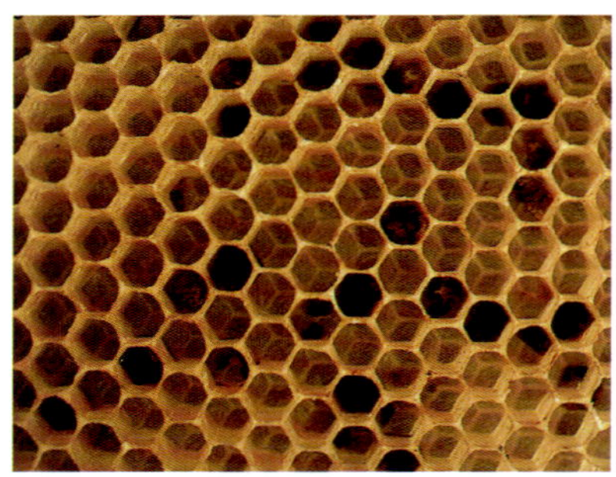

▲ BUILDING NEW CELLS
A worker honeybee builds cells using wax from her abdomen. She uses her antennae to check the dimensions of the cells because they must be exactly the right size.

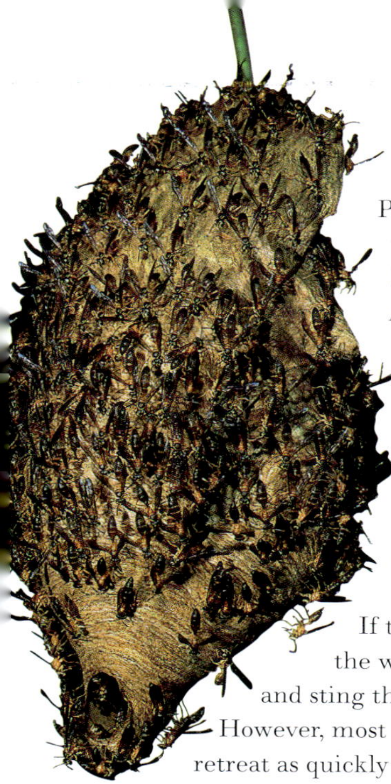

◄ **THREAT DISPLAY**
Paper wasp workers from Equador in South America swarm over the outside of their nest to frighten off intruders. Like all wasp workers, one of their main roles is to defend the nest. If this display fails, the wasps will attack and sting their enemy. However, most animals will retreat as quickly as they can.

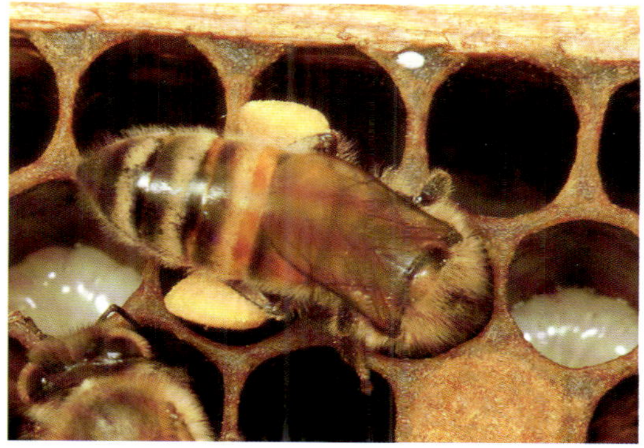

▲ **PRECIOUS CARGO**
A worker honeybee unloads her cargo of nectar. The bees use the nectar to make honey, which is a high-energy food. The honeybee workers eat the honey, which allows them to survive long, cold winters in temperate regions, when other worker bees and wasps die.

PROVIDING A MEAL ►
A wasp worker feeds a larva (young wasp) on a ball of chewed-up insects. The young sister is allowed to feed for about ten seconds, then the worker remoulds the food ball and offers it to another larva. The adult may suck juices from the insect meat before offering it to the young. Up to four larvae can feed on the ball.

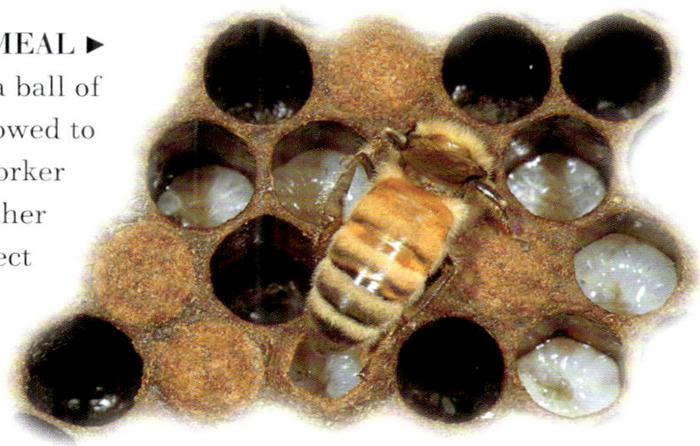

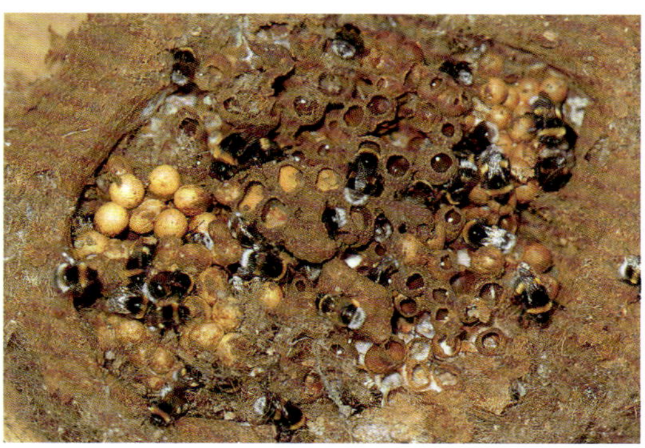

◄ **LITTLE BUMBLEBEE NESTS**
Social bumblebees live in much smaller colonies than honeybees. European bumblebee nests usually hold between 20–150 insects, whereas a thriving honeybee colony may hold 60–80,000 insects. The queen bumblebee helps her workers with the day-to-day running of the nest as well as laying eggs.

Ant and Termite Societies

Like bee and wasp societies, ant colonies are all-female for much of the year. Males appear only in the breeding season to mate with the young queens. Ant colonies are tended by hundreds or thousands of sterile female workers. The worker ants also fight off enemies when danger threatens, repair and expand the nest, and adjust conditions there. Some ants use the workers from other species as 'slaves' to carry out these chores.

In most types of ants, the large queen is still nimble and active. However, the termite queen develops a huge body and becomes immobile. She relies on her workers to feed and care for her, while she produces masses of eggs.

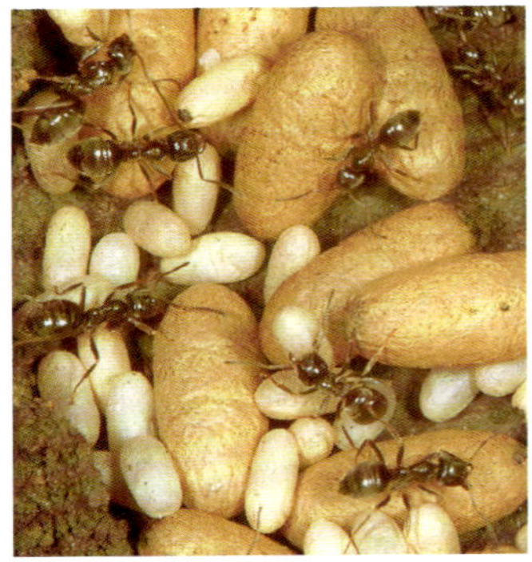

▲ ON GUARD
These ants are guarding the cocoons of queens and workers, who will soon emerge. One of the workers' main tasks is to defend the colony. If you disturb an ants' nest, the workers will rush out with the cocoons of young ants and carry them to a new, safe site.

▼ RIVER OF ANTS
Safari ants march through the forest in long lines called columns. The workers, carrying the cocoons of young ants, travel in the middle of the column, where it is safer. They are flanked by a line of soldiers on each side. Resembling a river of tiny bodies, the column may stretch more than 100m.

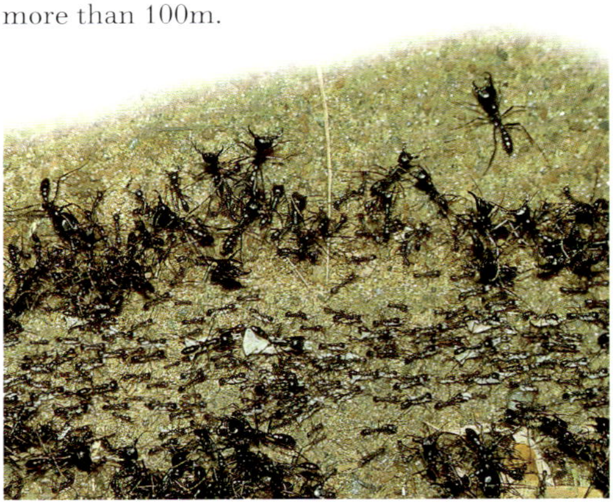

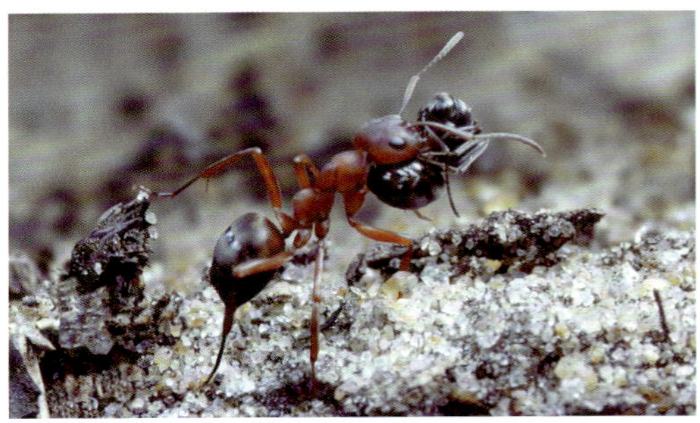

▲ ANT RAIDERS
Slavemaker ants survive by raiding. Here an ant is carrying off a worker from another species. Some slavemakers, such as red Amazon ants, have sharp, pointed jaws that are good for fighting, but no use for other tasks. They rely on ant slaves to gather food and run the nest.

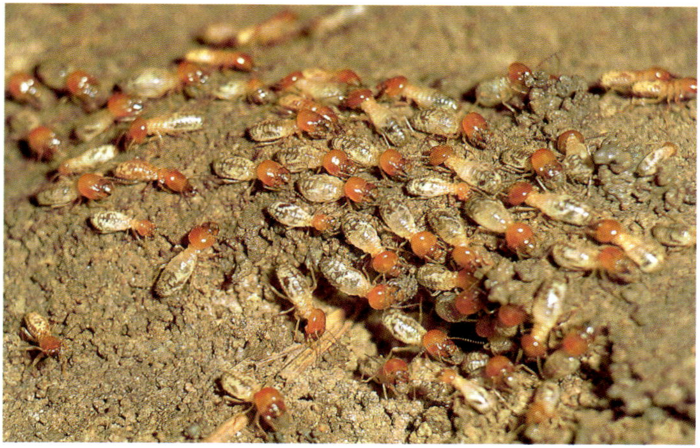

◄ TERMITE SKYSCRAPER

These African termite workers are building a new ventilation chimney for their nest. African termites build the tallest towers of any species, up to 7.5m high. If humans were to build a structure of the same height relative to our body size, we would have to build skyscrapers that were more than 9.5km high. The tallest skyscraper today is less than 500m tall.

FAMILY LIFE ►

A queen termite is flanked by the king (the large insect below her), workers and young termites. The king and queen live much longer than the workers – for 15 years or even more in some species. The queen may lay 30,000 eggs in a day – that is one every few seconds. The king stays at her side in the royal chamber and fertilizes all the eggs.

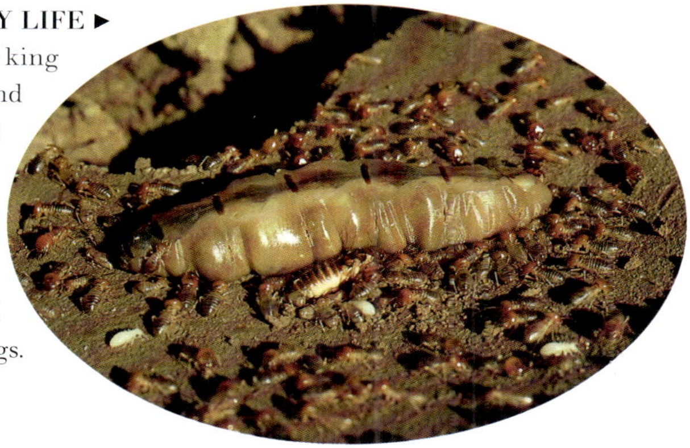

Did you know? A column of army ants on the march may contain 150,000 insects.

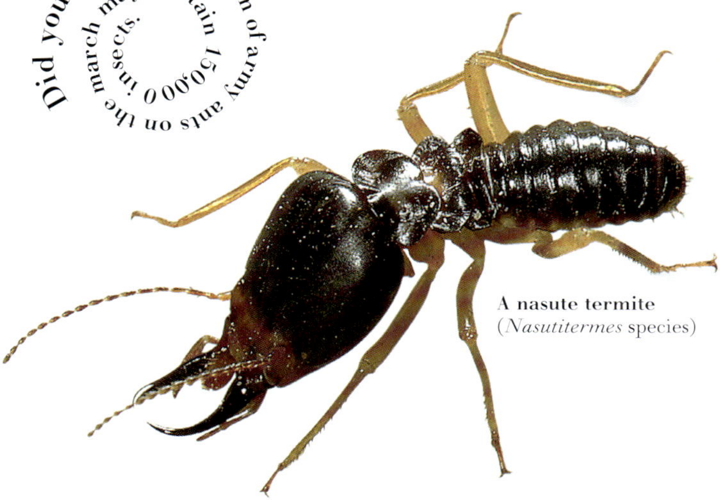

A nasute termite
(*Nasutitermes* species)

◄ BLIND GUARD

A soldier termite displays its huge head, which is packed with muscles to move the curved jaws at the front. Being blind, the guard detects danger mainly through scent, taste and touch. Like termite workers, soldiers may be either male or female, but they do not breed. The arch-enemies of these plant-eating insects are meat-eating ants, which hunt them for food.

Social Insect Habitats

Huge numbers of social insects live in tropical regions, where the climate is hot all year round. They include most termites and many different types of ants, wasps and bees. Rainforests are home to a greater variety of insects, including social species, than any other habitat on Earth. Many termite species live in dry grasslands, or savannas. Scrublands on the edges of deserts are home to some hardy social insects, such as honeypot ants. The world's temperate regions have warm summers and mild or coolish winters. They provide many different habitats, which are home to particular kinds of social insects. The polar regions are generally too cold for insects to survive.

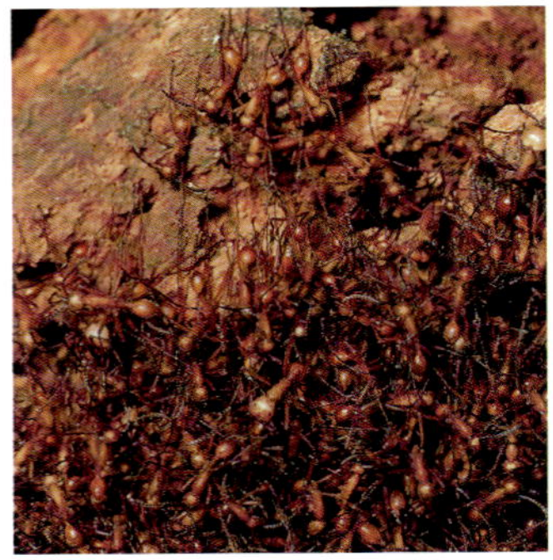

▲ **FOREST BIVOUAC**
Driver ants spend their lives on the move through the South American rainforests. At night, the workers lock claws and form a ball, called a bivouac, to make a living nest.

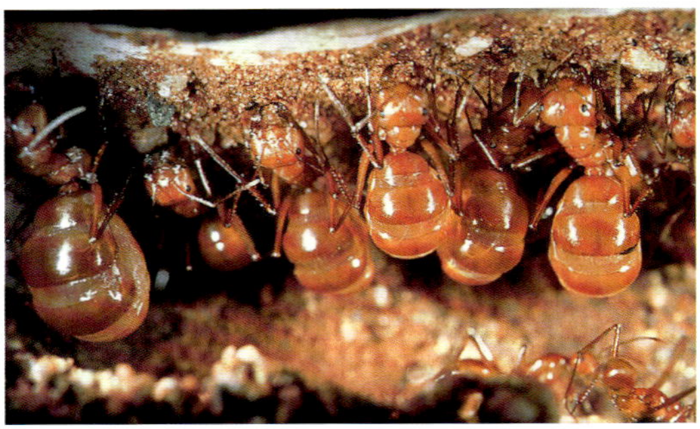

◄ **LIVING CUPBOARD**
Honeypot ants live in dry parts of the world, including the southwest USA, Mexico and Australia. During the rainy season, the ants gather nectar. They store the sweet food in the crops (honey stomachs) of ants called repletes, whose bodies swell to form living honeypots. The repletes hang from the roof of the nest and feed the other ants during the dry season.

KEEPING COOL AND DRY ►
Some African termites nest in tropical forests where rain falls almost every day. These species build broad caps on their ventilation chimneys to prevent rain dripping into the nest. The chimneys provide a vital cooling system. Being wingless, termites cannot keep their nests cool by fanning them with their wings, as tropical wasps and bees do.

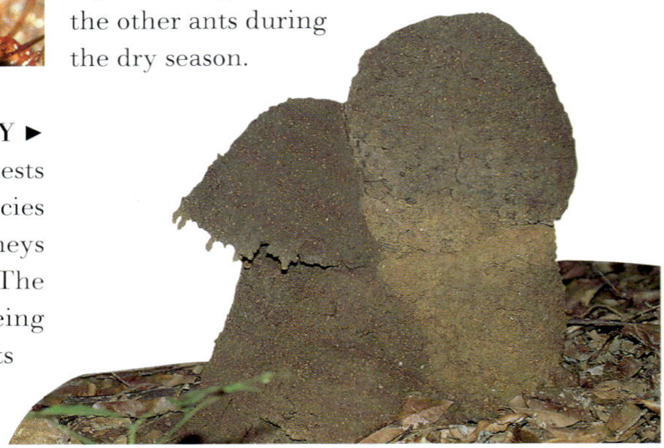

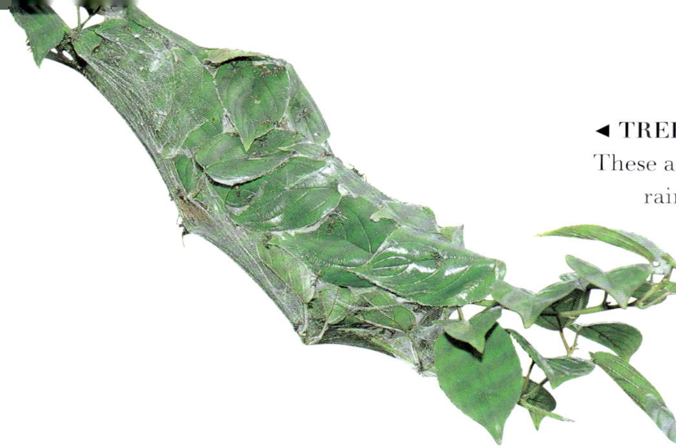

◂ **TREETOP TERRITORY**

These ants are gathering leaves in an African rainforest. Some tree-dwelling ants establish large treetop territories that include many nests. African weaver ant colonies, for instance, can contain up to 150 nests in 20 different trees. The ants patrol a territory of 1,600 sq metres – one of the largest insect territories ever known.

PINEFOREST HOME ▸

A wasp queen perches on her home. In rainy parts of the world, wasps' nests with open cells are constructed with the cells facing downwards, so rainwater can't collect in them. Other species build an outer covering around the nest to protect the young wasps from the elements.

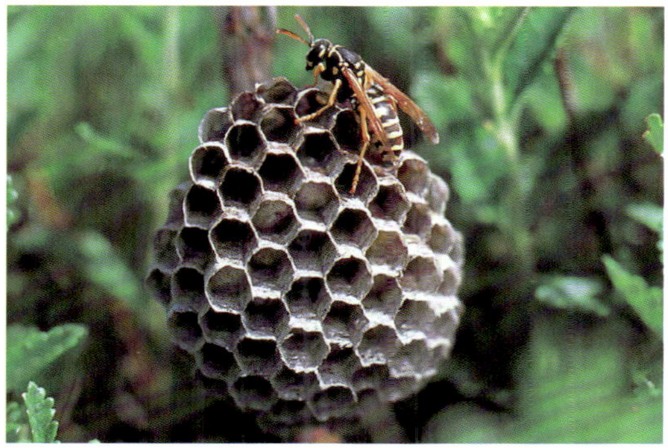

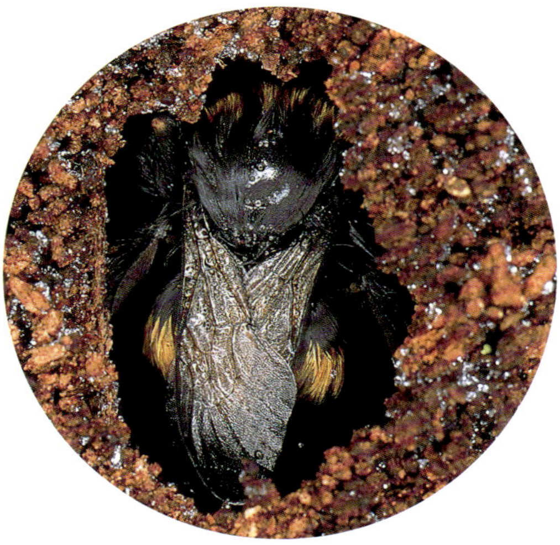

▴ **MOUNTAIN-DWELLER**

Bumblebees live mainly in northern temperate regions where the climate is coolish. In winter, the queen hibernates in a burrow where the temperature is warmer than above ground. Her thick coat helps her to keep warm. Bumblebees also live in mountainous parts of the tropics, where the height of the land keeps the air cool.

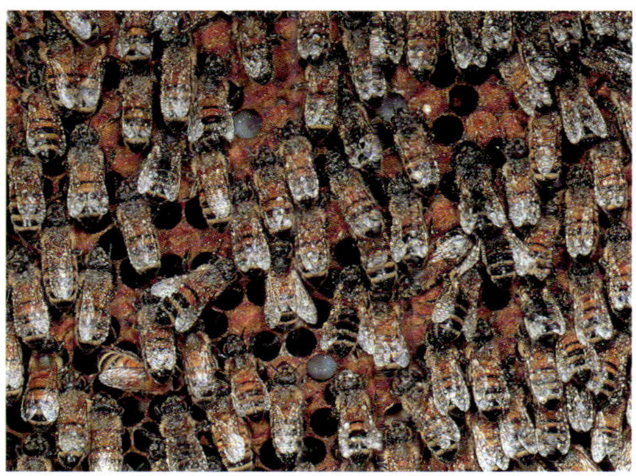

▴ **HONEYBEES IN THE RAIN**

Honeybees normally shelter on the comb inside the hive or nest cavity in rainy weather and do not venture outside to forage. If the comb becomes exposed to the elements for any reason, the bees will adopt a head-up position when it rains, so the water drains off their bodies.

How Social Insects

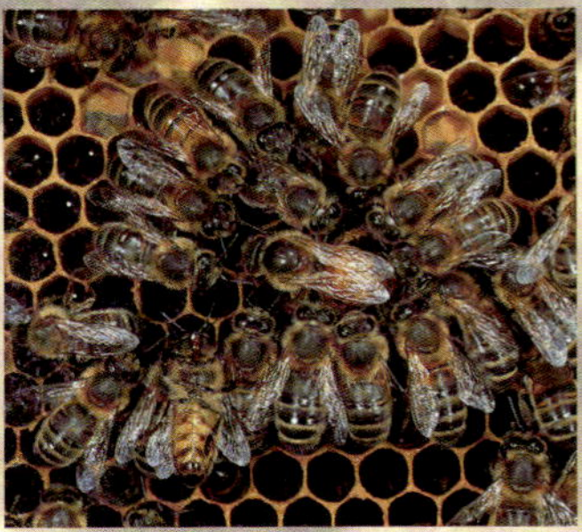

THE QUEEN'S SCENT
Honeybee workers lick and stroke their queen to pick up her pheromones. If the queen is removed from the nest, her supply of pheromones stops. The workers rear new queens who will produce the vital scents.

Communication is the key to the smooth running of social insect colonies. Colony members interact using smell, taste, touch and sound. Social insects that can see also communicate through sight. Powerful scents called pheromones are the most important means of passing on information. These strong smells, given off by special glands, are used to send a wide range of messages that influence nestmates' behaviour. Workers release an alarm pheromone to rally their comrades to defend the colony. Ground-dwelling ants and termites smear a scent on the ground to mark the trail to food. Queens give off pheromones that tell the workers she is alive and well.

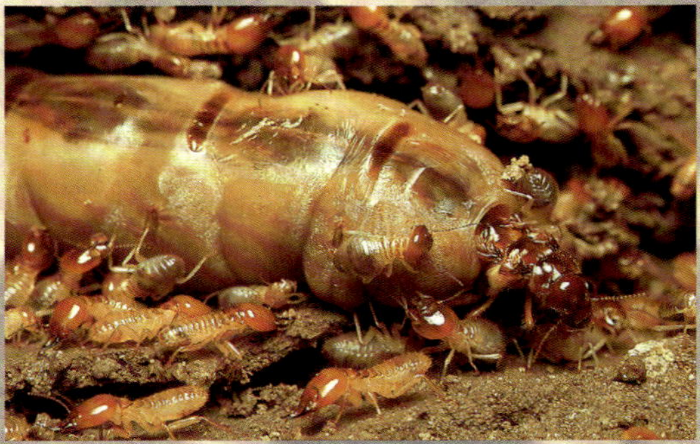

TERMITE PHEROMONES
A queen termite spends her life surrounded by workers who are attracted by her pheromones. Different scents cause her workers to fetch food, tend the young and enlarge or clean the nest.

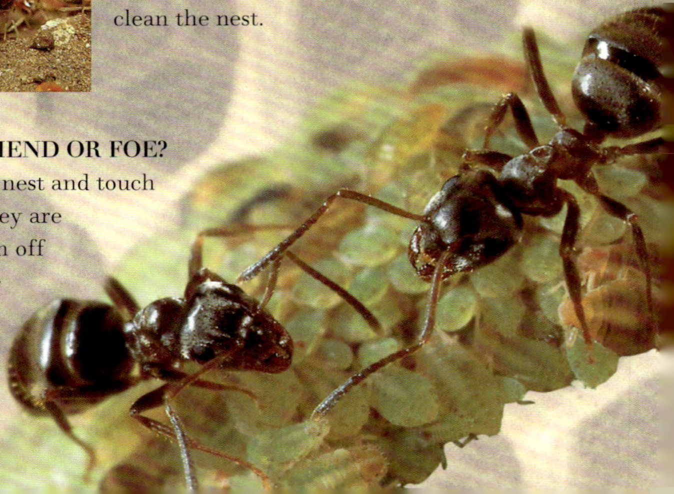

FRIEND OR FOE?
Two black ants meet outside the nest and touch antennae to identify one another. They are checking for the particular scent given off by all colony members. Ants with the correct scent are greeted as nestmates. 'Foreign' ants will probably be attacked.

Communicate

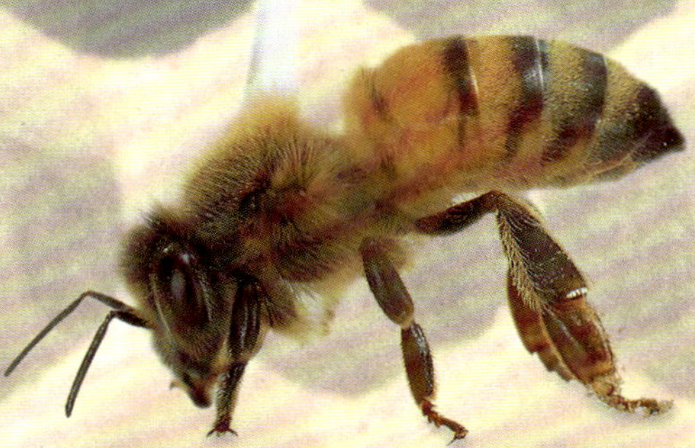

THIS WAY, PLEASE
A honeybee worker exposes a scent gland in her abdomen to release a special scent that rallies her fellow workers. The scent from this gland, called the Nasonov gland, is used to mark sources of water. It is also used like a homing beacon to guide other bees during swarming, when the insects fly in search of a new nest.

ALARM CALL
These honeybees have come to the hive entrance to confront an enemy. When alarmed, honeybees acting as guards give off an alarm pheromone that smells like bananas. The scent tells the other bees to come to the aid of the guards against an enemy. In dangerous 'killer bee' species, the alarm pheromone prompts all hive members to attack, not just those guarding the nest.

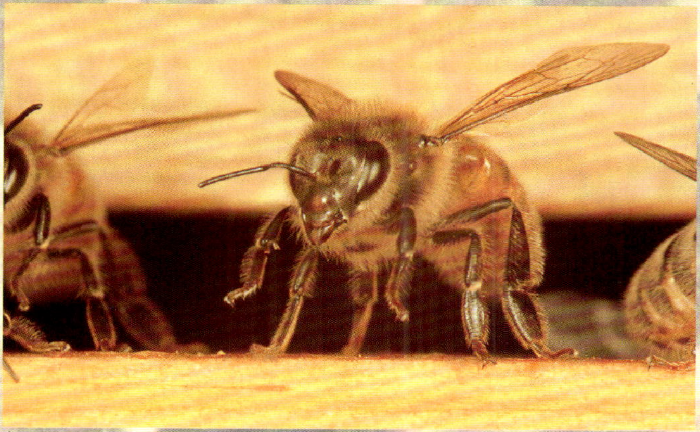

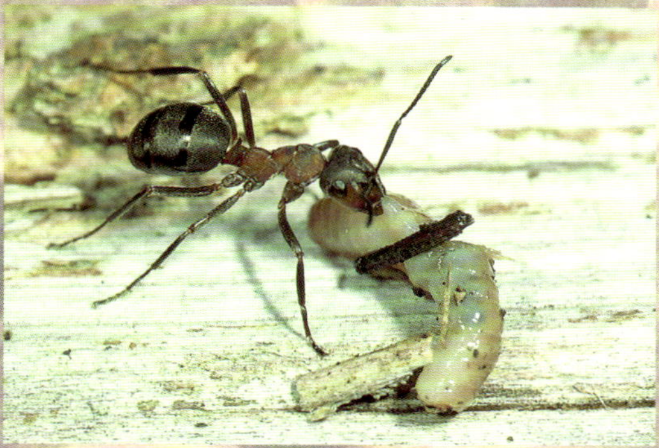

SCENT TRAIL
This wood ant worker has captured a worm. The ant is probably strong enough to drag this small, helpless victim back to the nest herself. A worker that comes across larger prey returns to the nest to fetch her comrades, rubbing her abdomen along the ground to leave a scent trail as she does so. Her fellow workers simply follow the smelly trail to find the food. Ants can convey as many as 50 different messages by releasing pheromones and through other body language.

The Search for Food

Social insects work in teams to bring back food for the colony. Experienced workers acting as scouts forage (search) for new food sources. When they are successful, they return to the nest and communicate their information to their comrades. The workers are then able to visit the same food source. Ants mark the trail to the food with pheromones.

Bees and wasps fly back to the nest with their food. Some ants carry food to the nest in long lines, guarded by soldiers. They may need to cut up the food into manageable pieces, or work together to lift heavy loads. Worker wasps feed their young on chewed-up insects. In return, the larvae produce a sweet saliva which the adults feed on.

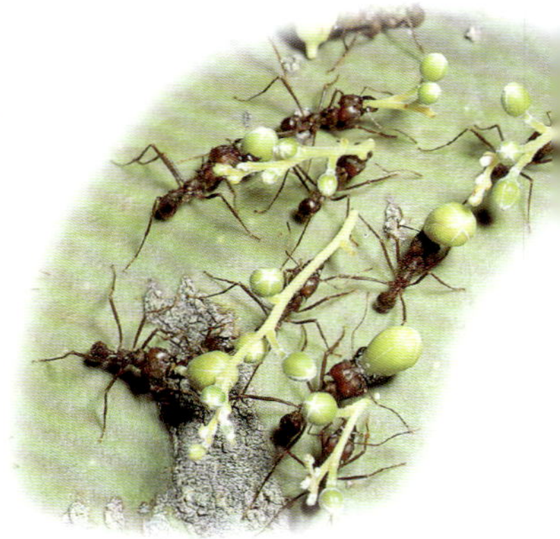

▲ **STORING BUDS**
These harvester ants live in the Sonoran Desert, western USA. They take seeds and buds back to the nest to store in special chambers called granaries. Ants that live in dry places put food aside for the times when there is nothing to eat.

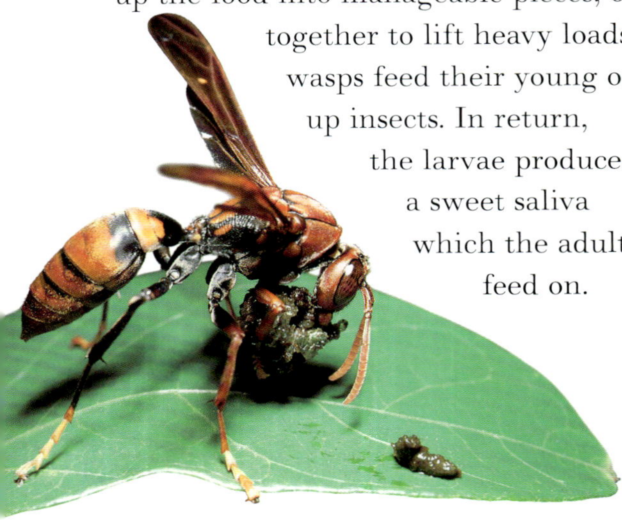

▲ **MAKING MEATBALLS**
A wasp converts her caterpillar prey to a ball of pulp, which will be easier to carry back to the nest. Social wasps kill their insect prey by stinging them or simply chewing them to death. The wasp then finds a safe perch and cuts off hard parts such as the wings. She chews the rest of the body into a moist ball.

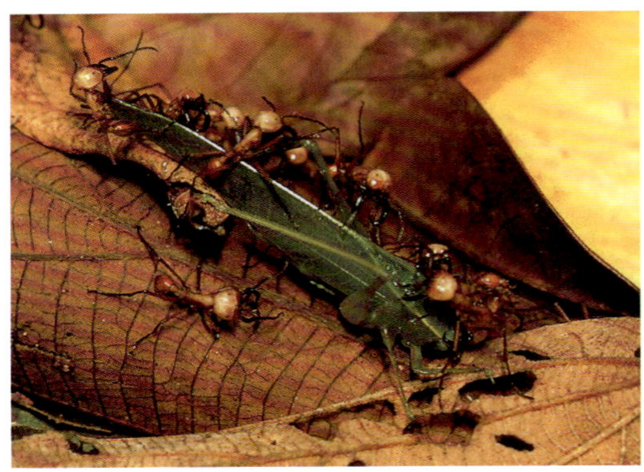

▲ **LARGE PRIZE**
This column of Central American army ants has captured a katydid, a type of grasshopper. Soldiers holds down the struggling insect while a group of workers arrives to cut it into pieces. Army ants spend most of their lives on the move, but sometimes stay in one place while the colony's newly hatched young grow up.

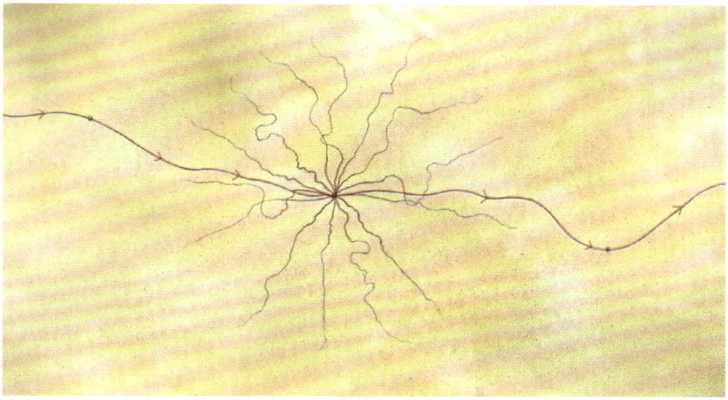

◄ **RAIDING PATTERN**

This diagram shows the temporary camp of a colony of army ants. When camping, a column of ants marches out to raid for food. Each day, the ants take a different direction, which varies about 120 degrees from the route of the previous day. Their routes form a star pattern radiating from the nest. Army ants camp for about three weeks.

▼ **AN ARMY OF TERROR**

Army ants are feared forest hunters. They mainly hunt small creatures, such as this insect, but will also kill large animals such as dogs, goats and even horses that are tied up and unable to escape.

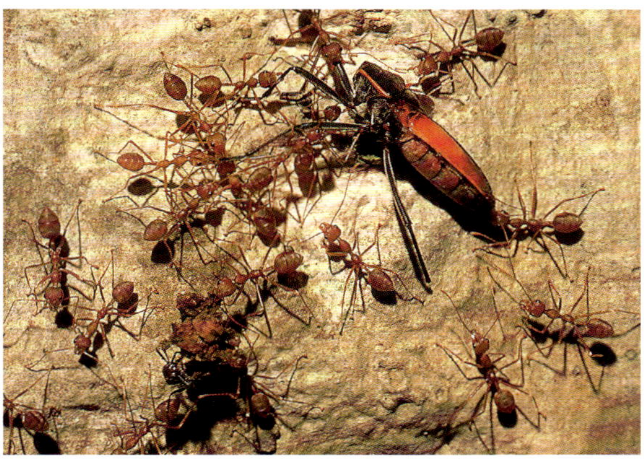

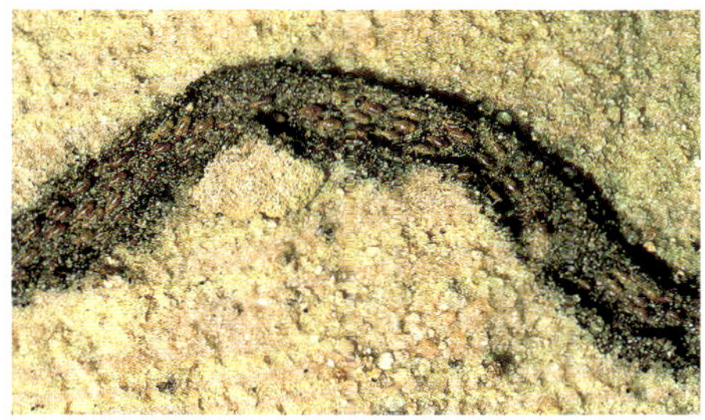

▲ **KEPT IN THE DARK**

Termites scurry along a hidden highway they have built inside a fallen log. These insects forage widely in search of food, but seldom move into the open because bright sunlight harms them. Instead, they excavate long tunnels by digging through soft wood or earth. When moving above ground, they roof over their highways with moistened soil.

SWEET FOOD ►

A European hornet sucks nectar from a hogweed flower. This sweet liquid forms a staple food for both adult bees and wasps. The young wasps produce a sweet saliva that the adult workers also feed on. In autumn, no more eggs are laid, so the supply of saliva stops. Deprived of this food, the wasp workers wander in search of other sweet fluids to drink, such as fruit sap.

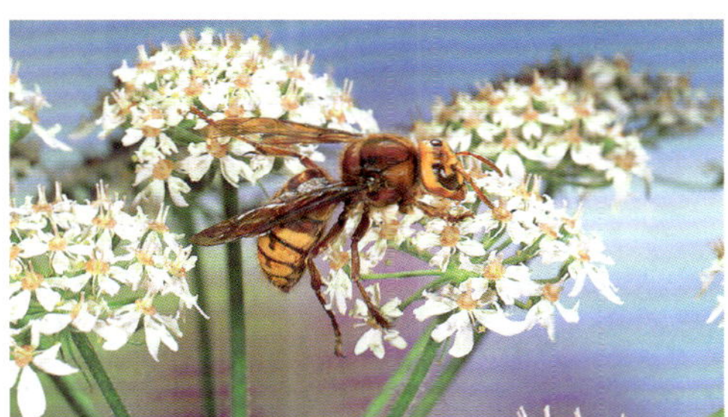

Bees and Flowers

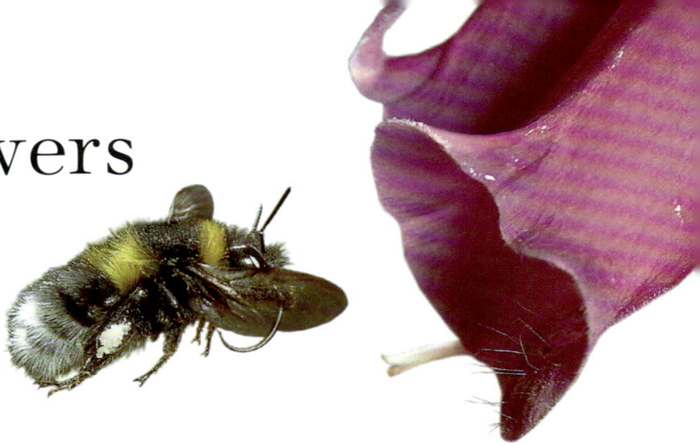

Flowering plants provide bees with nectar and pollen. In turn, many plants depend on the bees to reproduce. In order to make seeds, plants must be fertilized by pollen from the same species. This process is known as pollination. Many plants are pollinated by nectar-gathering insects such as honeybees. As the bee wanders over the flower collecting food, the pollen grains stick to her hairy body. When she visits a second flower, the grains rub off to pollinate the second plant. Plants that are fertilized in this way produce flowers with bright colours, sweet scents and special shapes to attract the insects.

Back at the nest, the pollen and nectar are fed to the other bees or stored in larder cells. The nectar is concentrated and matures to make honey. Bee scouts tell other workers about sites with many flowers by performing a special dance.

▲ WHERE THE BEE SUCKS
A white-tailed bumblebee approaches a foxglove, attracted by its sweet scent. The plant's bell-shaped flowers are just the right size for the bee to enter.

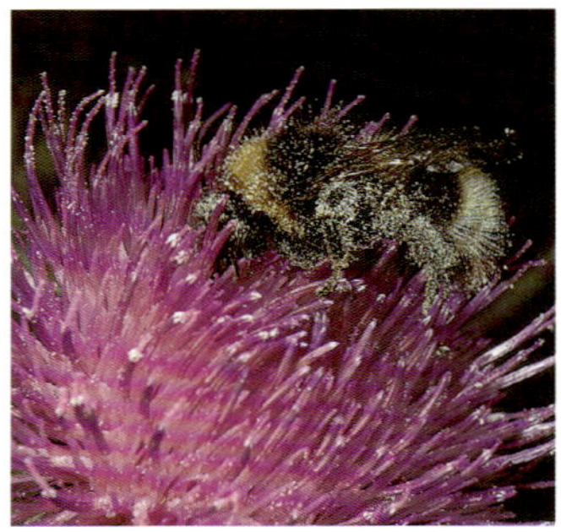

▲ BUSY AS A BEE
A white-tailed bumblebee worker feeds from a thistle. If the weather is good, a bee may visit up to 10,000 flowers in a single day.

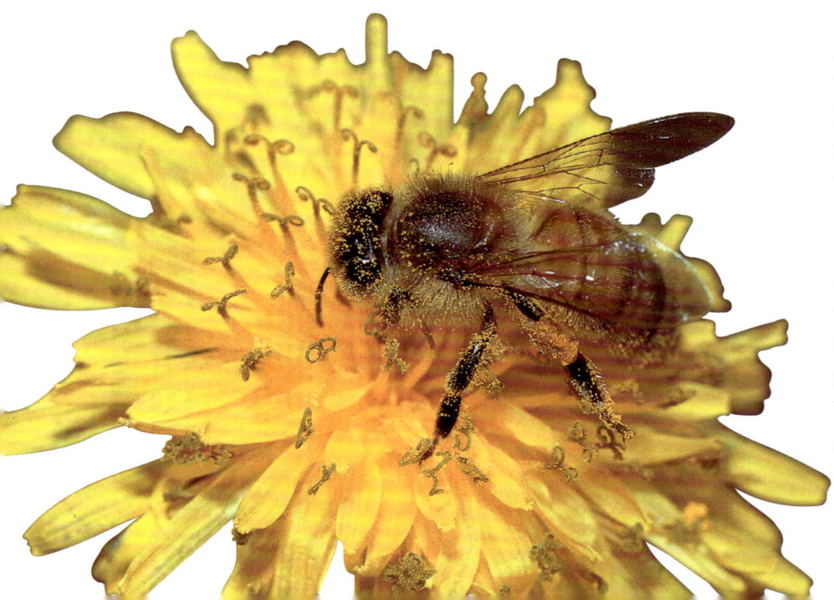

◄ HONEY TUMMY
A honeybee sucks up nectar with her long tongue and stores it in her honey stomach. She may visit up to 1,000 flowers before her honey stomach is full and she returns to the nest.

Did you know? A large honeybee colony eats 255kg of honey in a year.

GUIDING LIGHT ►

In ultraviolet light, dark lines or markings show up on flowers such as this potentilla. Called nectar guides, the markings radiate out from the centres of flowers, which often contain nectar. The markings are very noticeable to bees, who can see ultraviolet light. They guide the insect to the flower's centre, where she can gather food.

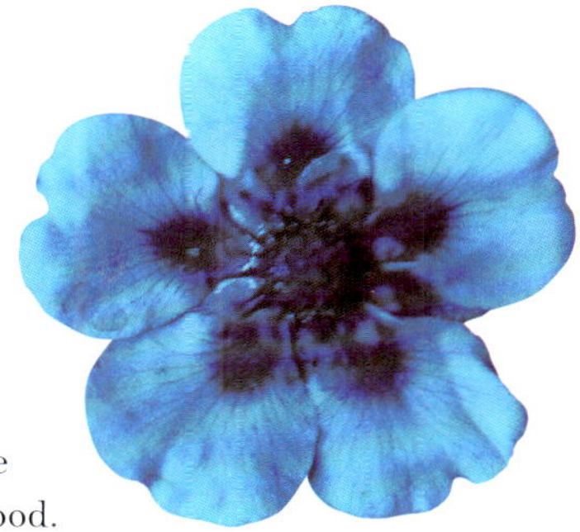

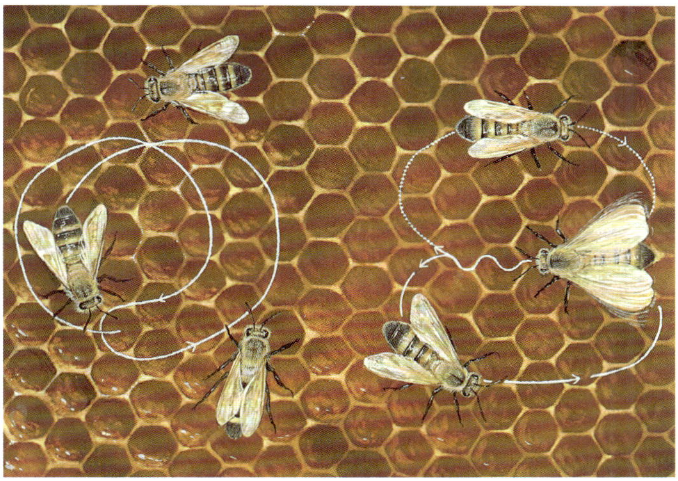

Circular dance

Figure-of-eight dance

◄ BEE DANCES

Honeybees perform a dance to tell their nestmates where nectar-producing flowers are. When the flowers are close, the bee performs a circular dance on the comb, first in one direction, then in the other. If the food is far way, the bee performs a figure-of-eight dance, waggling her abdomen as she reaches the middle of the figure. The angle between the line of waggles and the vertical is the same as the angle between the sun, the hive and the food.

ROBBER BEE ►

A honeybee gathers nectar from a runner bean flower. Not all bee visits help plants to reproduce. Some bees gather nectar by biting a hole in the base of the flower so the insect avoids being dusted with pollen. The bee gets her food, but far from helping the plant with pollination, she damages the flower. This process is known as robbing. This honeybee is re-using a hole made by a bumblebee.

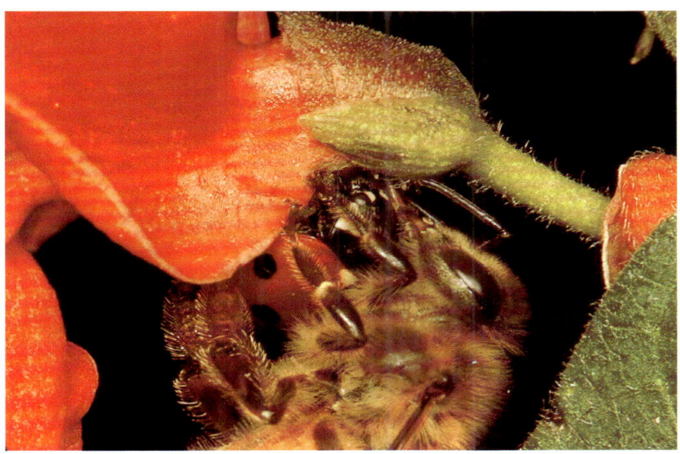

Life Cycle of Bees and Wasps

There are four different stages in the life cycle of bees and wasps. They start life as eggs, and hatch into worm-like larvae (grubs). The larvae are fed by the workers, so they do not need legs to move about and find food. When fully grown, the larva enters a resting stage and is called a pupa. Sealed inside its cell, the larva's body breaks down into mush and is reformed into an adult bee or wasp. Finally, the fully-formed adult breaks out of its cell. This process is called complete metamorphosis.

For much of the year, only sterile (non-breeding) worker wasps and bees develop. During the breeding season, male insects and young queens are reared. Some bees fly off and mate high in the air. The queens store sperm (male sex cells) in their abdomen. The males die soon after, but the young queens live on and begin to lay eggs.

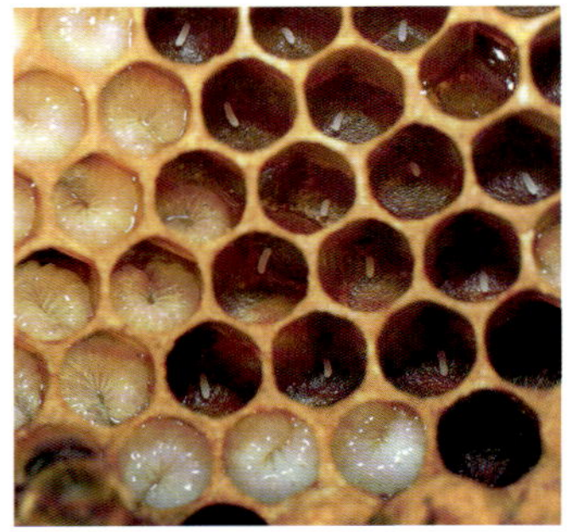

▲ FROM EGG TO LARVAE
Honeybees begin life as pale, pin-sized eggs, like the ones seen here on the right. The eggs hatch and grow into fat, shiny grubs, seen here coiled in their cells. Like all bees and wasps, the queen controls the sex of the grubs. If she fertilises the egg with sperm, it develops into a female (and becomes either a queen or a worker). Unfertilised eggs develop into male drones.

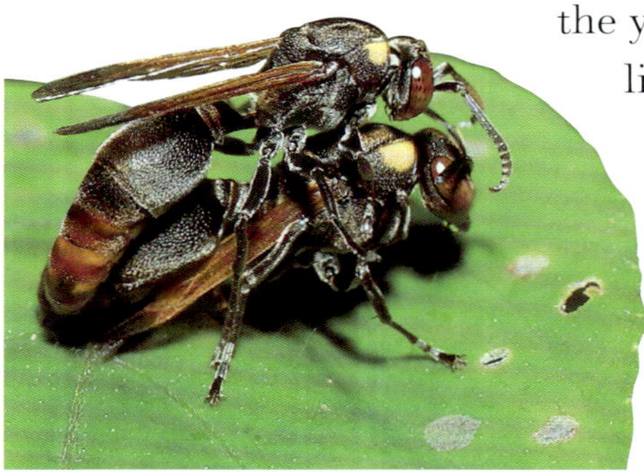

▲ MATING WASPS
A male wasp courts a queen by stroking her with his antennae and rubbing his abdomen on hers. Soon the insects will mate. In temperate regions, male wasps and young queens emerge in late summer, then fly away from the nest and find mates.

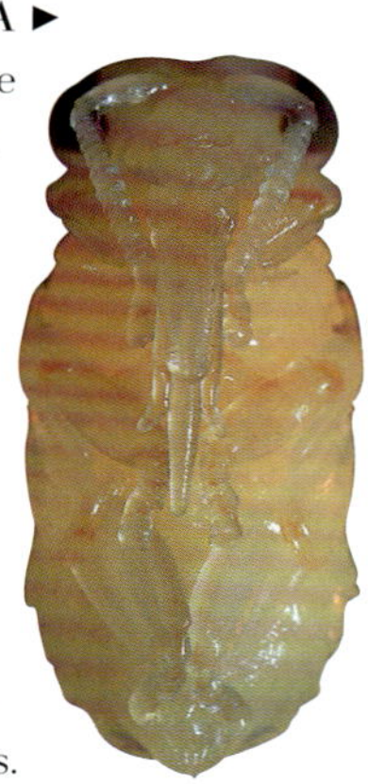

HONEYBEE PUPA ►
This pale form is a honeybee pupa. Inside, the transparent case, the insect has developed legs, wings, eyes, antennae and all the other adult body parts. The young bee will soon emerge. In honeybees, the queens, drones and workers take different amounts of time to develop. Workers take 21 days, drones take 24, while queens develop in only 16 days.

SWARM SCOUTS ►

Bees start new colonies by swarming, as shown here. The queen leaves the nest with half her workers in a swarm (group), leaving the nest to a young, fertilized queen. The swarming bees gather in a buzzing ball on a tree branch, while scouts, in the foreground, fly off to find a new nest site. They return and perform a dance to tell the other bees where the new site is. Then the swarm flies there and builds the new nest.

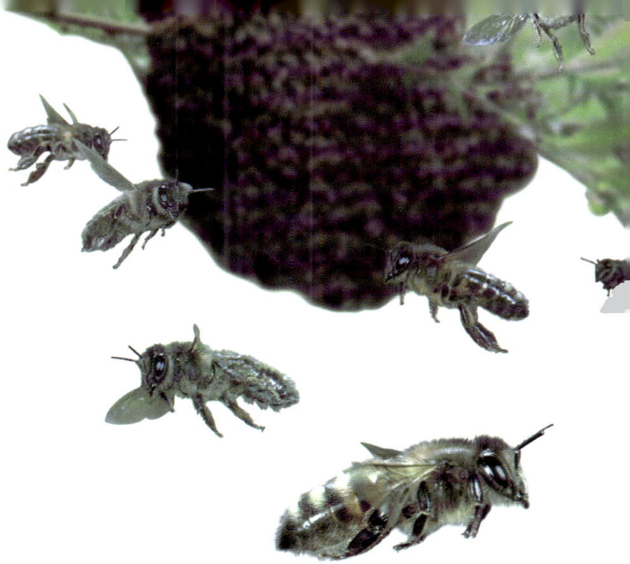

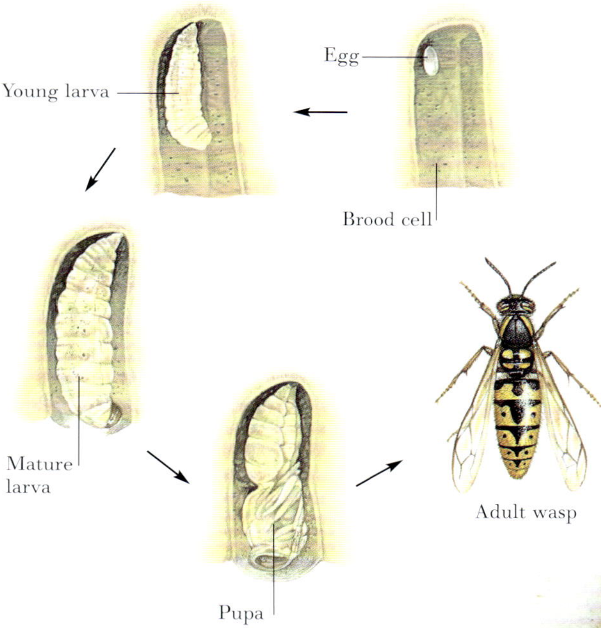

◄ FROM EGG TO WORKER

This diagram shows the life cycle of a wasp. The queen lays a tiny egg at the bottom of each brood cell, which hatches out into a legless grub. The grub is fed by the queen or the workers on a rich diet of chewed insects, and grows quickly. When fully grown, the larva pupates to emerge as an adult wasp.

BIRTH OF A WASP ►

A young tree wasp emerges from its brood cell, transformed from larva to adult. It breaks through the silken cap that it spun to close the cell before becoming a pupa. (Bee cells are sealed with wax by the workers.) This cell will soon be cleaned by a worker so another egg can be laid inside. Wasps take between 7 and 20 days to grow from egg to adult, depending on their species and the climate.

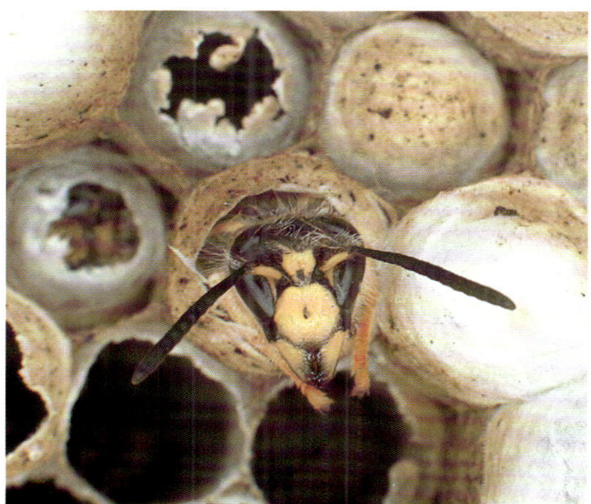

Young Ants and Termites

Like wasps and bees, ants have a four-stage life cycle. From eggs, they hatch into legless grubs. When they are large enough, they become pupae, and then adults.

For most of the year, the ant colony rears only sterile workers, but during the breeding season, fertile males and females appear. Unlike other ants, these have wings. During her mating flight, a queen receives a store of sperm, which will fertilize all the eggs she will lay in her lifetime.

Termites have a different life cycle with only three stages. From eggs, they hatch into young called nymphs, which look like the adults but are smaller. The nymphs feed and grow and gradually reach full size.

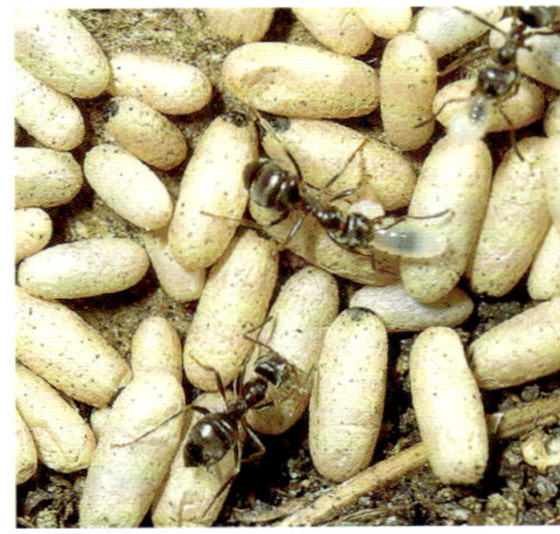

▲ BABYSITTING DUTY
Black ant workers tend the colony's young – the small, transparent grubs and large, pale, sausage-shaped pupae. Workers feed the grubs for a few weeks until they are ready to become pupae. Some ant larvae spin themselves a protective silk cocoon before pupating. They emerge as adults after a few weeks.

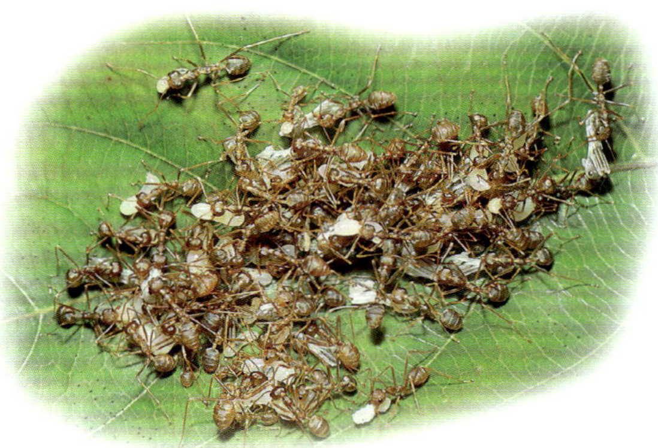

▲ MOVING THE BROOD
Weaver ant workers in an African forest have assembled the colony's eggs, grubs and pupae on a leaf before carrying them to a new site. The larvae produce silk, which the workers will use to create a new, leafy nest-ball.

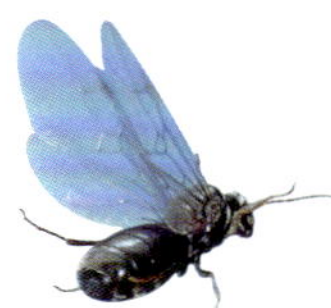

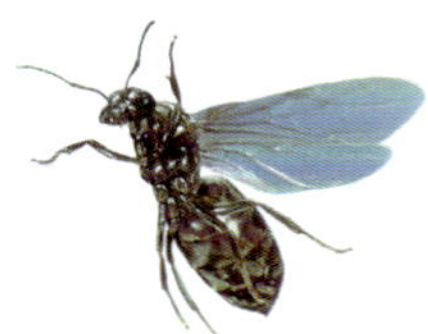

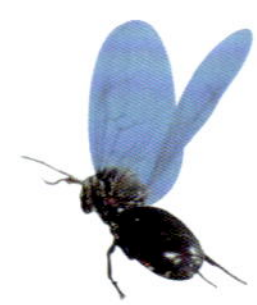

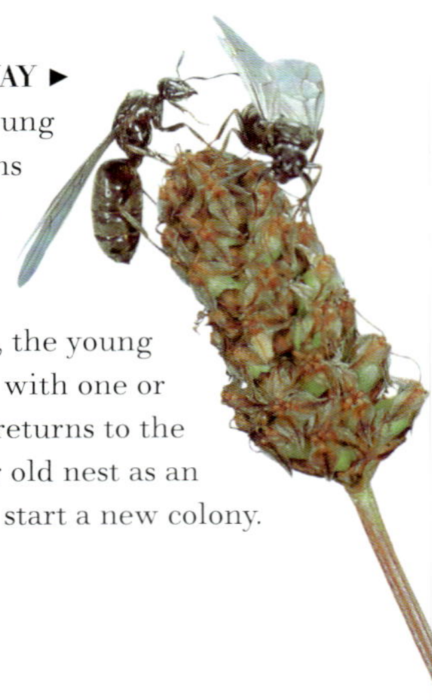

UP AND AWAY ►
A group of young black ant queens launch themselves on their mating flight. During the mating flight, the young queen may mate with one or several males. She returns to the ground to rejoin her old nest as an extra queen, or to start a new colony.

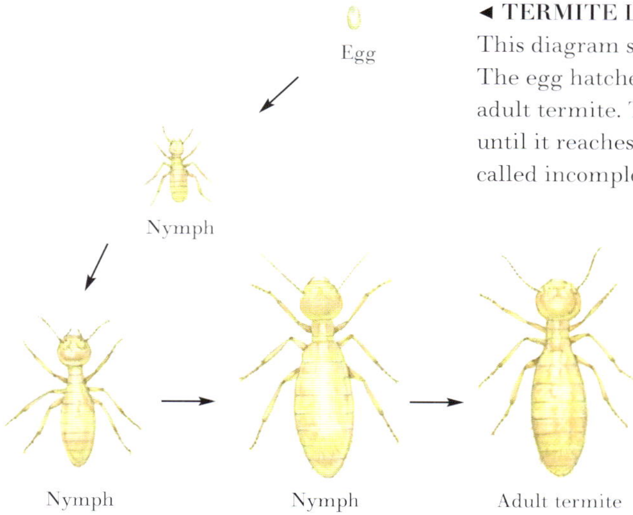

◄ **TERMITE LIFE CYCLE**
This diagram shows the life cycle of a termite. The egg hatches out into a tiny version of an adult termite. The young insect feeds and grows until it reaches its adult shape. This process is called incomplete metamorphosis.

Did you know? Many other insects such as grasshoppers and bugs also have this three-stage life cycle.

TERMITE DEVELOPMENT ►
For a long time, experts thought that termite castes were determined during reproduction, and that workers and soldiers were naturally sterile. Recently it has been discovered that the insects absorb chemicals from the queen in their food that prevent them from becoming fertile. If the king and queen die, nymphs at a particular stage in their growing cycle develop reproductive organs and become new kings or queens.

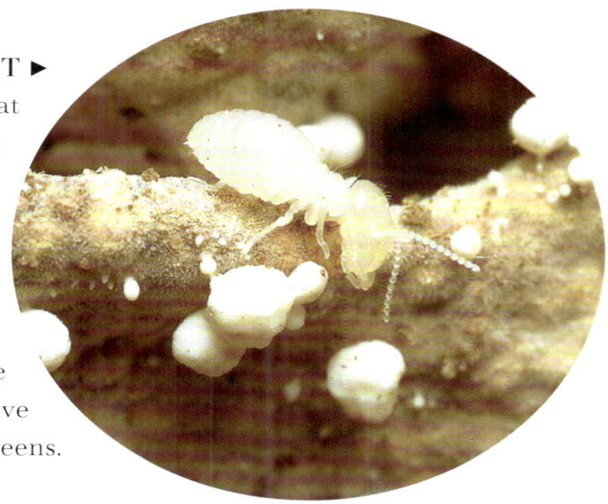

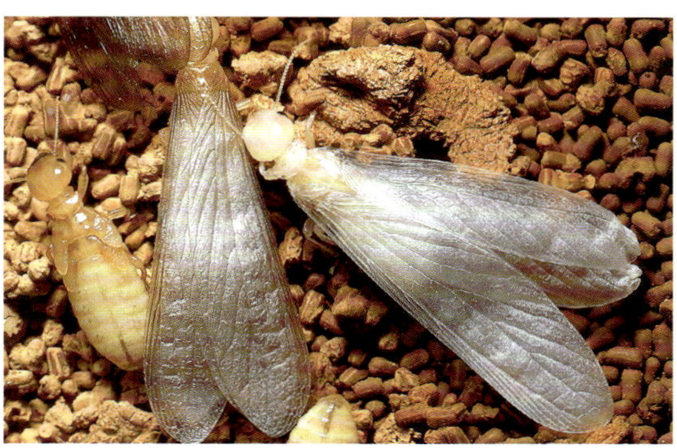

◄ **FOUNDERS OF A NEW COLONY**
Winged, fertile male and female termites, shown here, develop in termite colonies during the breeding season. They have harder, darker bodies than other termites, and compound eyes so they can see. These fertile insects fly off and pair up to start new colonies. They shed their wings, but the male does not die as in other types of social insects. He stays with the queen and fertilises her eggs to father all the insects in the colony.

Insect Enemies

Bees, wasps, ants and termites provide a rich source of food for many animal predators, ranging from large mammals to birds, lizards, frogs, toads and minibeasts. A bees' nest, in particular, contains a feast of different foods – stored honey and pollen, young bees and even beeswax. Bears, badgers and bee-eater birds tear into the nest to eat the contents. Some insects, such as waxmoths, are specialized to feed on particular bee products, including, as their name suggests, wax.

Bees try to defend the nest with their stings, but may not manage to fight off their enemies. Wasp, ant and termite nests contain only large numbers of young insects, but they still provide a good meal.

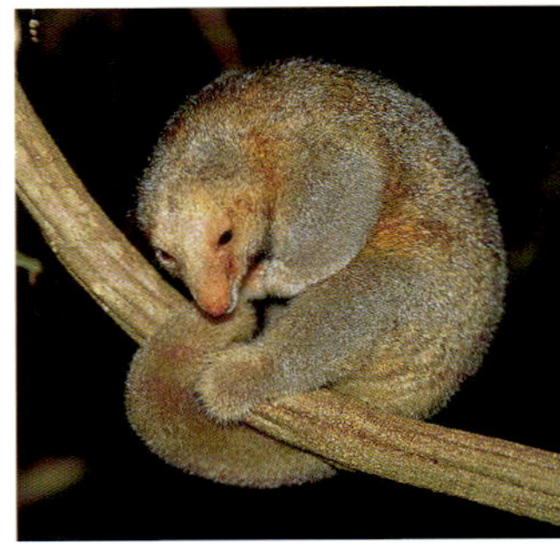

▲ FOREST FEAST
Silky anteaters live in the forests of Central and South America. They feed on forest-dwelling ants and termites. Like other mammals that eat ants, they have long snouts, sticky tongues and sharp claws.

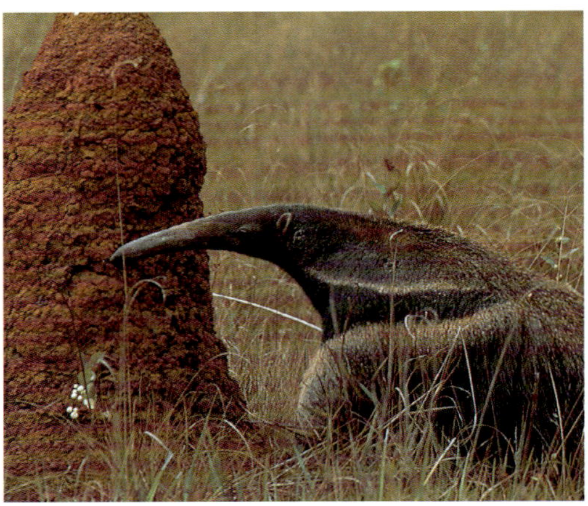

▲ GRASSLAND ANTEATER
This giant anteater is probing a termite mound with its long, sticky tongue. These bushy-tailed mammals, which live in Central and South American grasslands, are major enemies of ants and termites.

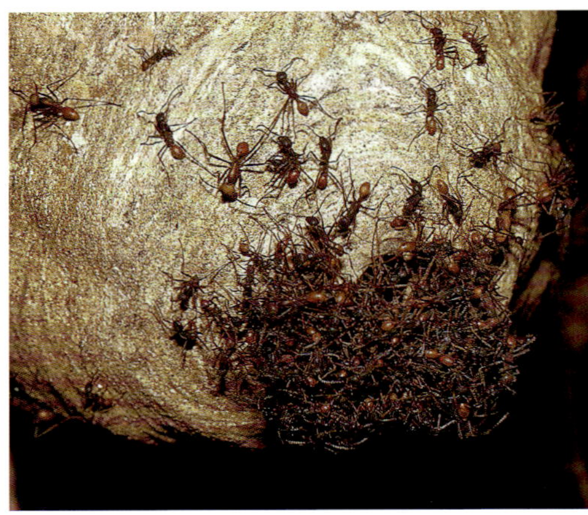

▲ INVASION FORCE
These army ants are invading a wasps' nest. They will break into the wasps' nest to steal – and later feast on – the young wasps. Army ants are enemies of many social insects, including other types of ants and termites.

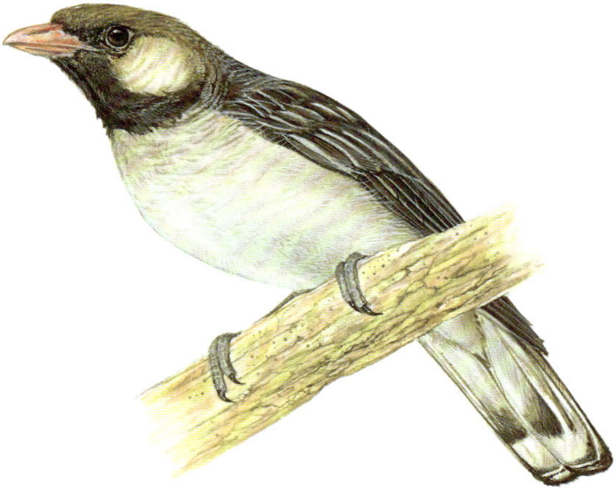

◄ FOLLOW THE BIRD

This bird is a honey guide, and it is found in Africa and western Asia. Its favourite foods are found in bees' nests. It can't attack a nest by itself, so it enlists the help of a mammal called a honey badger, or ratel. The honey guide makes a special call and the badger follows the bird to the bee's nest. The ratel breaks open the nest to get to the honey, allowing the bird to feed on the bee larvae, the wax and the remains of the honey. Honey guides also lead people to bees' nests for the same reason.

BLOOD-SUCKING PARASITE ►

One of a bee colony's worst enemies is a tiny creature called the varroa mite. This photograph of the mite has been magnified many times. This eight-legged creature lives on the bee's skin and sucks its blood. Some varroa mites carry disease.

Another type of mite, the tracheal mite, infests the bee's breathing tubes. The two types of mites have destroyed thousands of bee colonies worldwide in the last ten years.

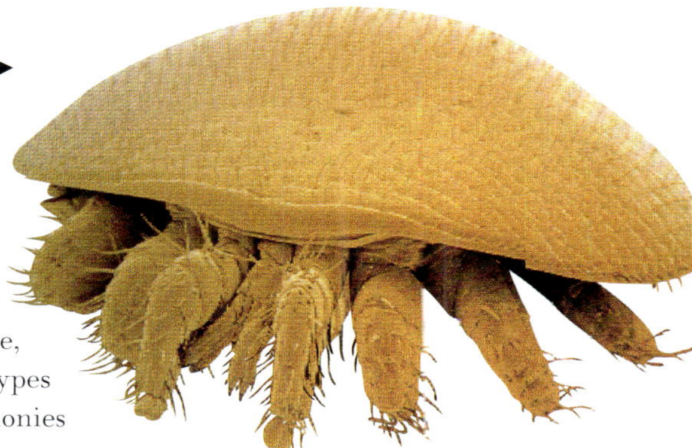

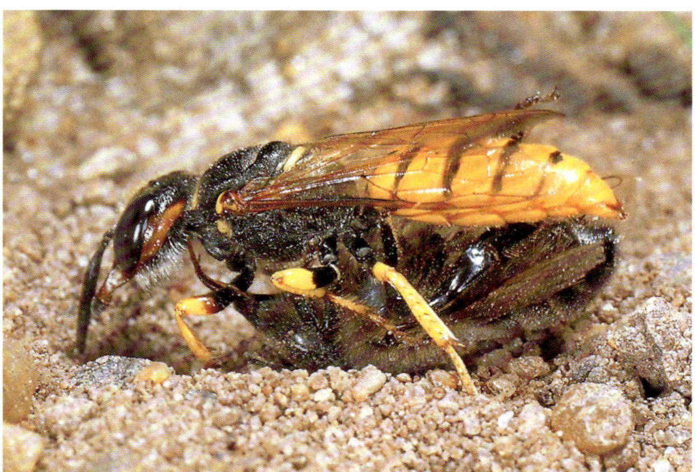

◄ EATEN ALIVE

This solitary wasp, called a bee-killer, has captured and paralysed a worker bee and is dragging it to its burrow. There the bee will become food for the wasp's young. At the burrow, the bee-killer wasp lays an egg on the unlucky worker. When the young wasp larva hatches out, it feeds on the still-living bee.

Solitary Relatives

Bees, wasps, ants and termites are the only types of insects that include truly social species. However, many types of bees and wasps are solitary, and do not rear their own young. After mating, the female lays her eggs, often in a specially prepared nest stocked with food for the babies. Solitary wasps provide insect prey for their young to feed on. Solitary bees lay in a store of bee-bread, which is a mixture of nectar and pollen. Then the female flies away and takes no further care of her young.

In the wider world of insects, a few other species show some social behaviour. Female earwigs tend their eggs, and shield bugs stay with their young and guard them from enemies. However, they are not truly social because they do not work together to raise their young, or have castes that perform different tasks in the colony.

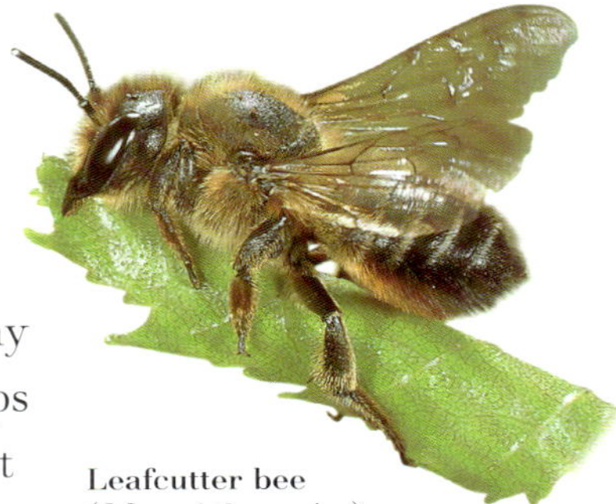

Leafcutter bee
(*Megachile* species)

◄ **PREPARING THE NEST**
This leafcutter bee is carrying a piece of leaf to her nest. Solitary bees, such as this one, build underground nests for their young. They line the nests with pieces of leaf or petal that they snip off with their scissor-like jaws.

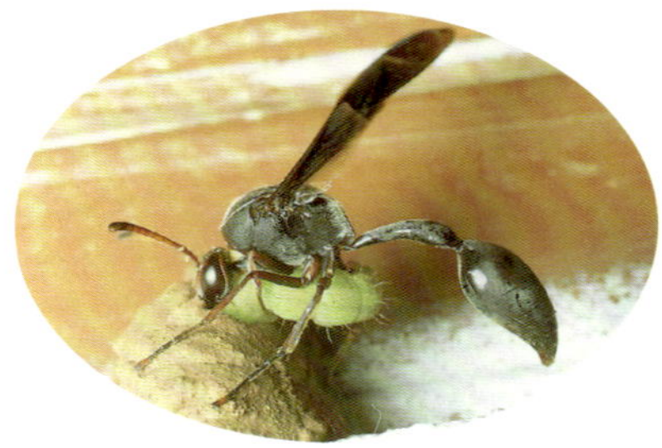

▲ **STOCKING UP**
This potter wasp has paralysed a caterpillar and is dragging it back to the nest for its young to feed on when it hatches. This solitary wasp gets its name from the pot-shaped nests it moulds from clay.

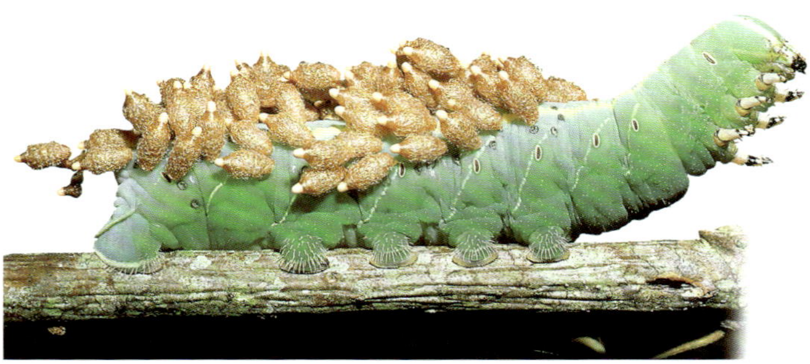

◄ **PARASITIC WASPS**
Braconid wasp larvae emerge from a hawkmoth caterpillar when they are ready to pupate. This family of wasps builds no nests for their young. Instead, they lay their eggs in slow-moving insects such as caterpillars. When the eggs hatch, the larvae feast off their host as parasites.

HIBERNATING IN CLUSTERS ►

Monarch butterflies show some signs of social behaviour. They have gathered in a flock to hibernate on a sheltered tree. In autumn, monarch butterflies fly hundreds of kilometres south to spend the winter in warmer countries. In spring, they fly north again to lay their eggs.

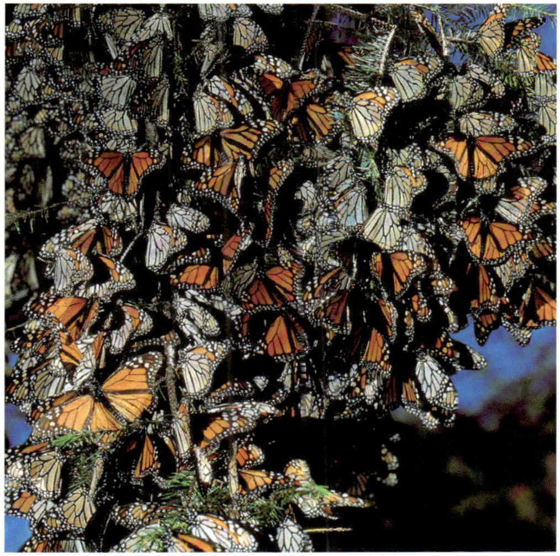

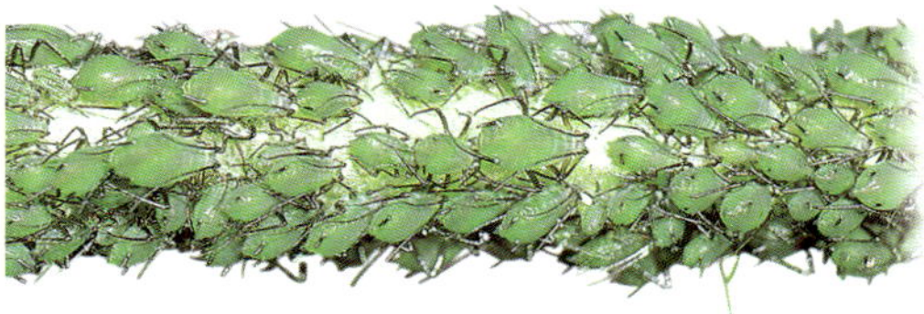

▲ GROUP FEEDERS

In summer, rose aphids gather on the stems and leaves of garden plants to suck juicy plant sap. The insects may collect together on their favourite food plants, but do not actively cooperate with one another, and so are not classed as social.

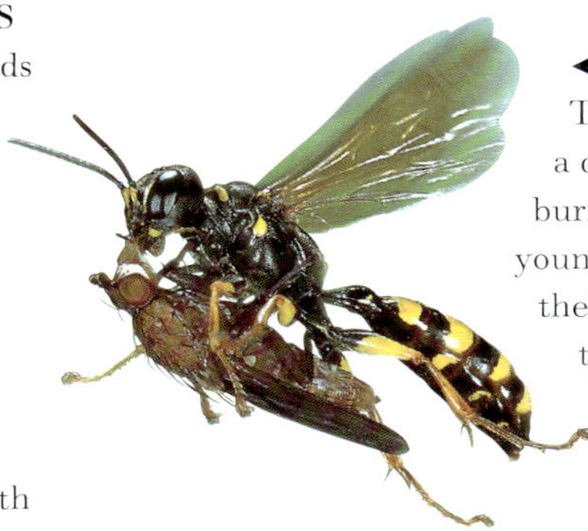

Field digger wasp
(*Mellinus arvensis*)

◄ TAKEAWAY SUPPER

This field digger wasp is carrying a captured fly to her underground burrow, where it will feed her young. Instead of stinging their victims, some types of solitary wasps bite their prey to kill or subdue them, before using them to stock their nests.

Did you know? Some solitary mason bees build clay nests on walls, or lay their eggs in abandoned snail shells.

INSECT SWARMS ►

Locusts are relatives of grasshoppers and live mostly in hot, dry countries. During the long, dry season, locusts are solitary, but when rain falls and plants bloom, they gather and breed quickly to form large swarms. The adult locusts gather in huge, destructive swarms and fly around the countryside looking for food.

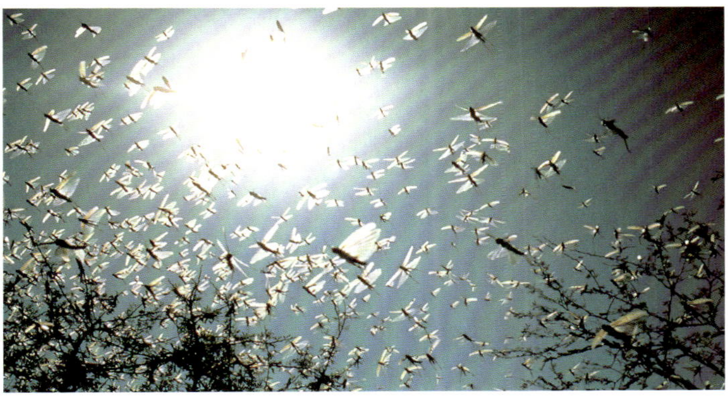

How Insects Evolved

Insects are a very ancient group of creatures. They started to evolve from common ancestors about 400 million years ago and developed into about 30 or so orders (types). Insects were the first creatures to fly and some evolved wings more than 350 million years ago.

Relatively few fossils of prehistoric insects survive because insects are so small and fragile. However, some fossils have been preserved in amber (hardened tree resin). Experts believe that modern ants, wasps and bees all evolved from the same wasp-like, meat-eating ancestors.

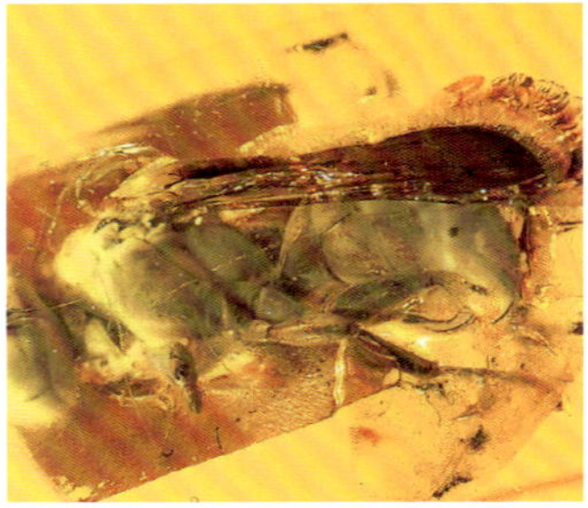

▲ FOSSILIZED IN AMBER
This prehistoric bee has been preserved in amber. About 40–50 million years ago, the bee landed on the trunk of a pine tree and became trapped in the sticky resin. Later, the resin slowly hardened to become clear, golden-coloured amber, which is often used to make jewellery.

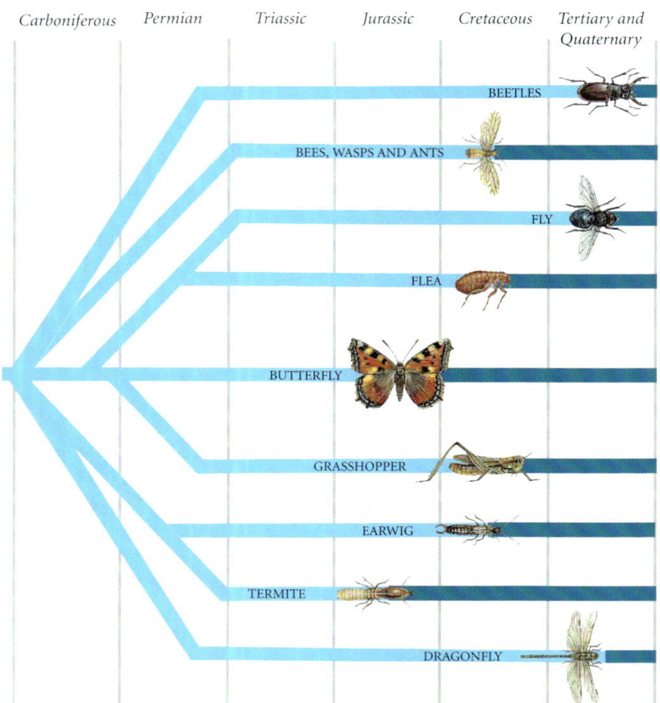

◄ INSECT EVOLUTION
This diagram shows the time period when some insect species evolved and how they are related to each other. There are more than a million different insect species divided into about 30 orders. Bees, wasps and ants belong to the order Hymenoptera. Termites belong to a separate order, Isoptera. As this diagram shows, termites developed earlier than many other insects. They are more closely related to earwigs than they are to bees, wasps and ants.

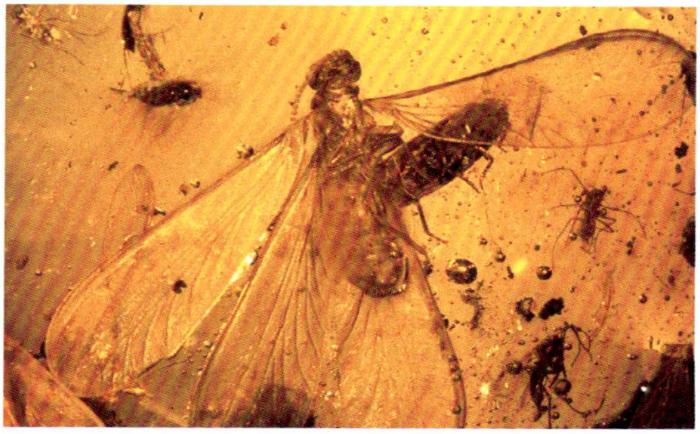

◄ ANCIENT TERMITE

This winged male termite became trapped in tree resin about 30 million years ago. As you can see, the insect's delicate wings, legs and even its antennae have been preserved in the amber. The oldest amber fossils date back to about 100 million years ago, but termites are thought to have evolved long before that.

A NEW PARTNERSHIP ►

The ancestors of bees and wasps were meat-eaters. About 100 million years ago, bees began to feed on pollen and nectar from newly evolved flowers. Experts think that plants developed the flowers to lure insects into helping them with pollination. The partnership between insects and flowering plants flourished and the number of both species increased greatly.

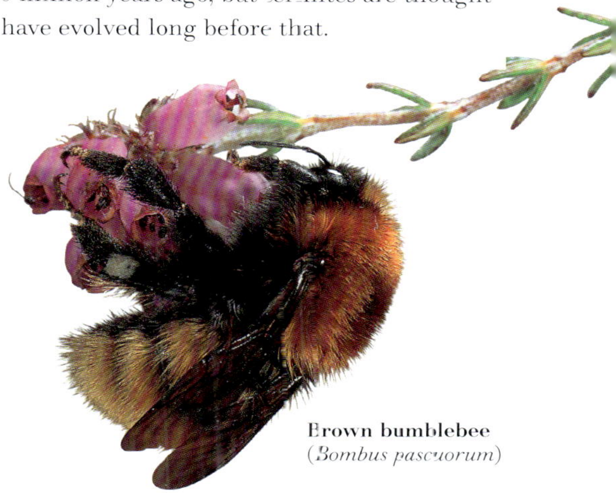

Brown bumblebee
(*Bombus pascuorum*)

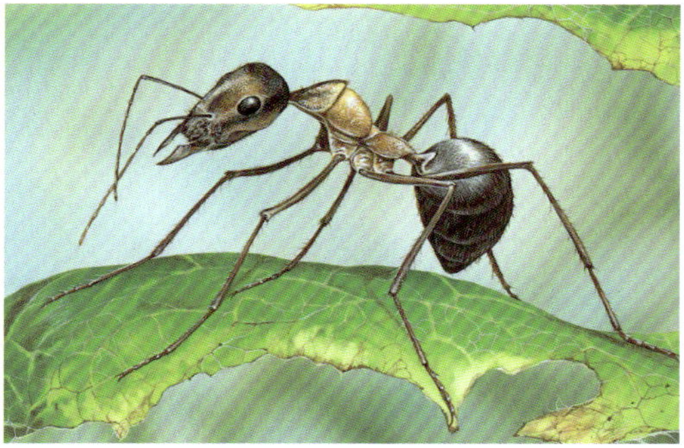

▲ TERROR OF THE PAST

About 45 million years ago, giant ants roamed the forests of Europe. This picture shows how a worker may have looked. The ants probably lived in large colonies and were carnivorous, just like many ants today. The queens were the largest ants ever to have lived and had a wing-span of up to 13cm, which is larger than some hummingbirds.

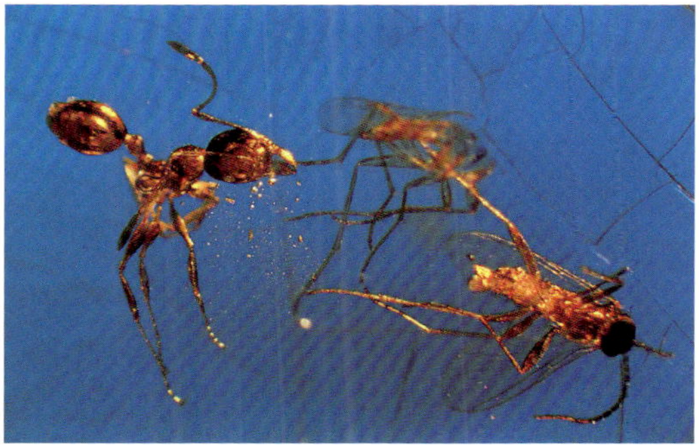

▲ PREHISTORIC HUNTER

This amber fossil contains an ant with two mosquito-like insects. The ant, a meat-eating hunter, became trapped in the resin while preying on one of the mosquitoes. Its leg can still be seen between the ant's jaws. Experts believe ants were originally ground-dwelling insects. Later they became social and began to live in underground nests.

Insect Societies and People

Social insects affect our lives and the world we live in. We think of some species as friends, others as enemies. Bees are important because they pollinate crops and wild plants. They also give us honey and many other products. We fear bees and wasps for their stings, which can kill if the victim has a strong allergic reaction. However, bee venom contains chemicals that are used in medicine. Wasps help us by killing huge numbers of pests that feed on farmers' crops.

Plant-eating ants damage gardens and orchards, and can spoil food stores. Some types of ants protect aphids, which are a pest in gardens, but other ants hunt and kill crop-harming pests. In tropical countries, termites cause great damage in plantations and orchards and to wooden houses. However, even termites play an important role in the cycle of life in their natural habitats.

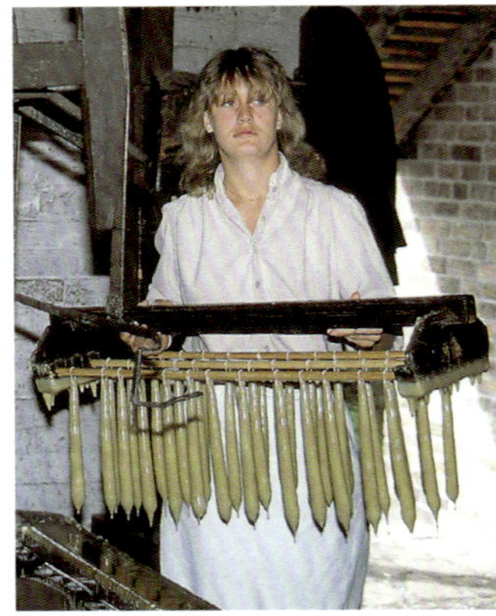

▲ **WONDERFUL WAX**
Bees do not just give us honey – they also produce beeswax, which is used to make polish and candles, like the ones shown here. People eat pollen pellets collected by bees, and royal jelly, which young bees feed on, because they are healthy and nourishing.

Did you know? In Australia, Aboriginals eat honeypot ants like sweets.

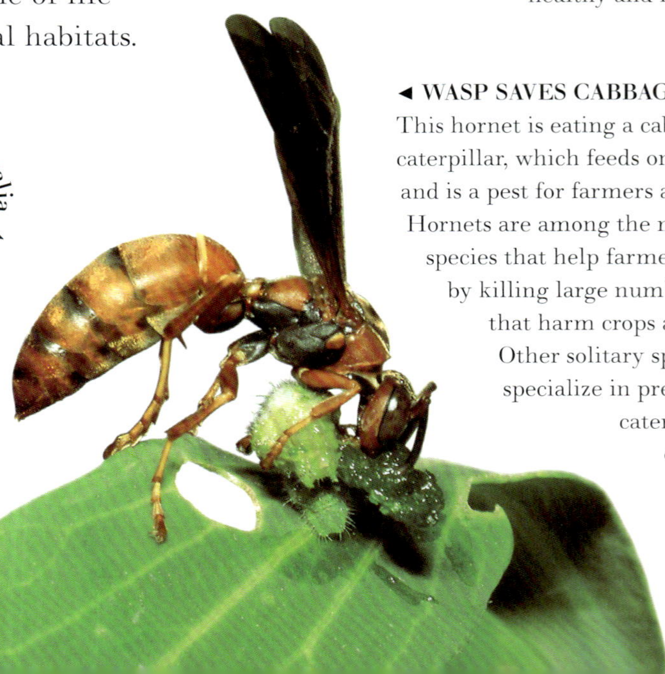

◄ **WASP SAVES CABBAGE**
This hornet is eating a cabbage white caterpillar, which feeds on cabbage plants and is a pest for farmers and gardeners. Hornets are among the many wasp species that help farmers and gardeners by killing large numbers of insects that harm crops and prize plants. Other solitary species of wasps specialize in preying on aphids, caterpillars and other pests.

Hornet
(*Vespa crabro*)

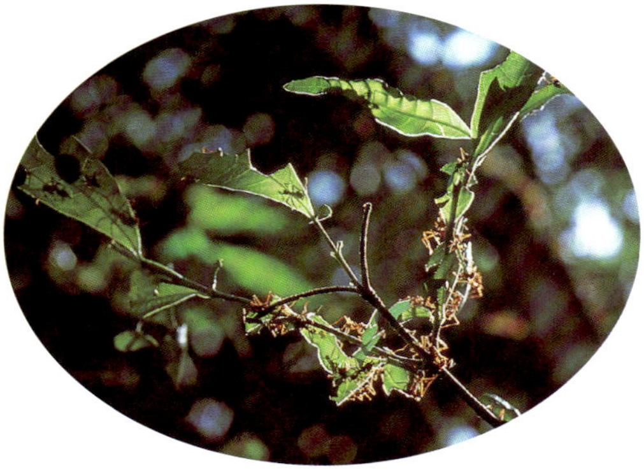

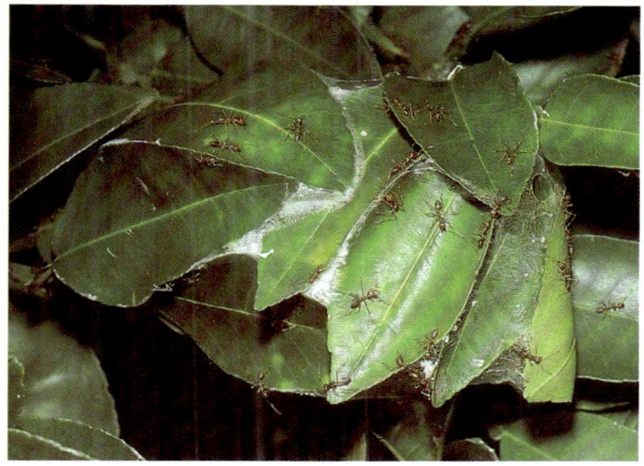

▲ PLANTATION PEST
In warm countries, leafcutter ants can become a major pest in plantations and orchards. These insects need large quantities of leaves to feed the fungi in their fungus gardens. A large colony of leafcutters can strip a fruit tree bare of leaves in a single night.

▲ PROTECTING THE TREES
These weaver ants are being used to control pests in an orange orchard. In China, weaver ant nests have been sold for the last 2,000 years, making them the earliest-known form of natural pest control. Farmers hang the nests in their trees and the ants eat the harmful pests.

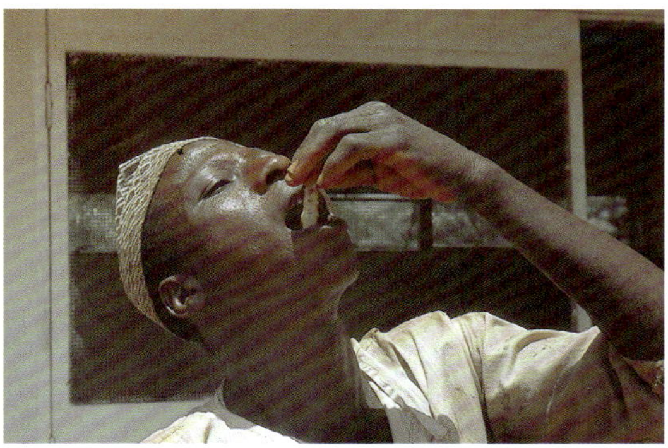

◄ EATING SOCIAL INSECTS
This man from West Africa is eating a fat, juicy termite queen, which is considered to be a delicacy in that part of the world. Social insects, including adult termites and young wasps, bees and ants, are eaten in many parts of the world, including Australia. In Western countries, people are squeamish about eating insects, but in some developing countries, tasty and nourishing insects provide up to 10 per cent of the animal protein in people's diets.

READ ALL ABOUT TERMITE DAMAGE ►
Wood-eating termites have damaged this book. Termites also cause major damage to timber structures in some parts of the world. Some species burrow under buildings where they damage the wooden foundations. People often do not even know the termites are there until the damage is done and the wood is eaten away. Termites also cause havoc by eating wooden sleepers used on railway tracks.

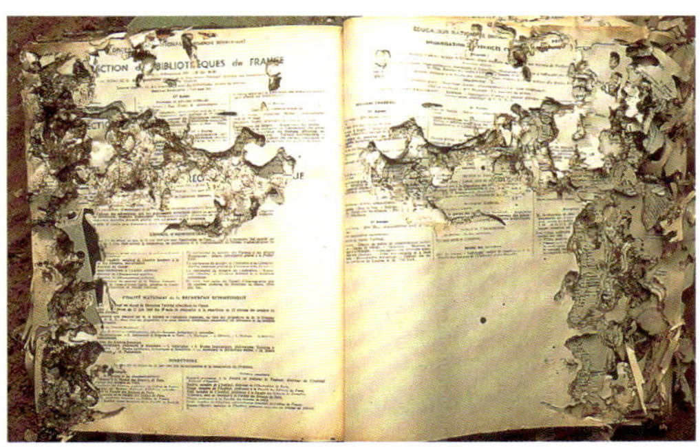

Collecting Honey

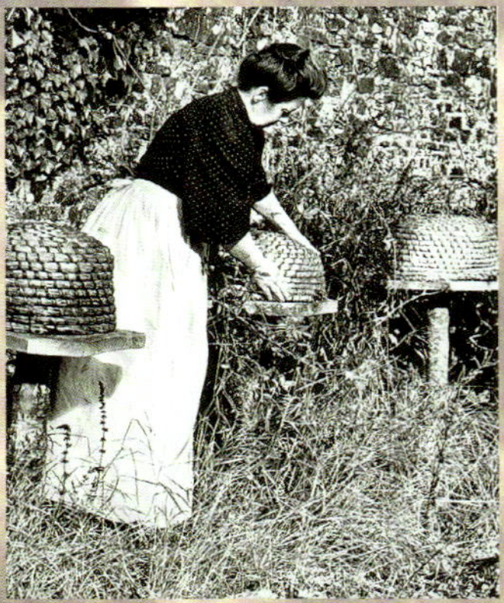

TRADITIONAL HIVES
This photo, taken around 1900, shows traditional methods of beekeeping. In past centuries, honeybees were kept in straw containers called skeps, shown here. This brave beekeeper has no protective clothing for her arms and head.

People have eaten honey as a natural delicacy since the beginning of human history. Long before written records existed, people raided wild bees' nests to harvest this sweet food. A prehistoric cave painting dating to 7000BC shows a person taking honeycomb from a bees' nest. About 3,000 years ago, people began to domesticate bees and keep them in hives so they could harvest the honey more easily. Beekeeping is now practised throughout the world.

Several different species of honeybee exist; the best known is the European honeybee which produces large amounts of honey. This bee, originally from the Middle East and Asia, was spread to Europe by travellers long ago, and later taken to North America by early settlers. Now it is found on every continent except Antarctica.

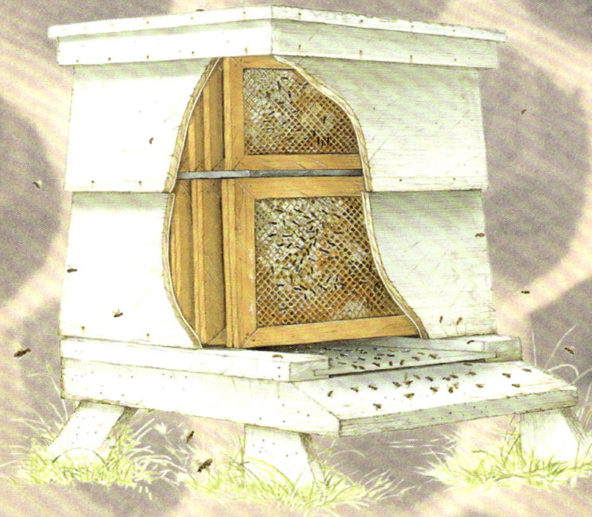

A MODERN HOME
Today, most beehives are wooden boxes containing several frames that can be removed, allowing beekeepers to reach the bees and honey. The queen and her brood live in the lower frames. The workers store nectar and pollen in the upper frames, called supers. The beekeeper harvests honey from the supers. A metal screen prevents the queen from laying eggs in the supers.

from Bees

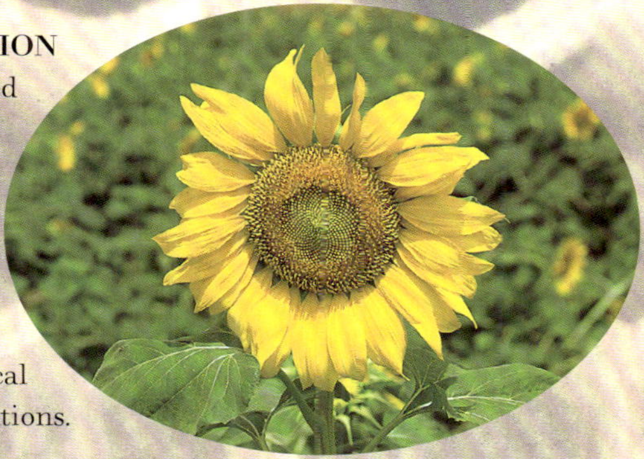

THE BUSINESS OF POLLINATION
This field of sunflowers has been pollinated by bees. In North America and Australia, beekeeping is big business. Farmers and orchard owners hire the bees to pollinate their crops. Beekeepers travel thousands of kilometres to move their bees to regions where plants are flowering and producing nectar. Many beekeeping businesses are run by local farmers. Others are owned by large corporations.

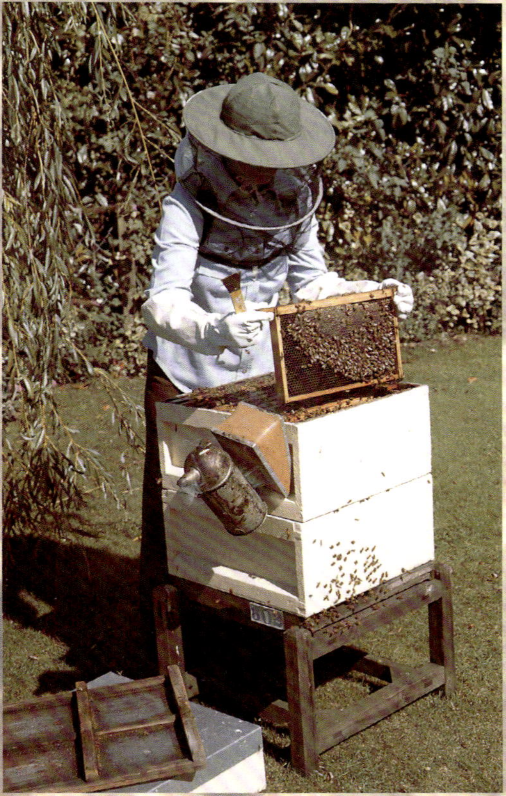

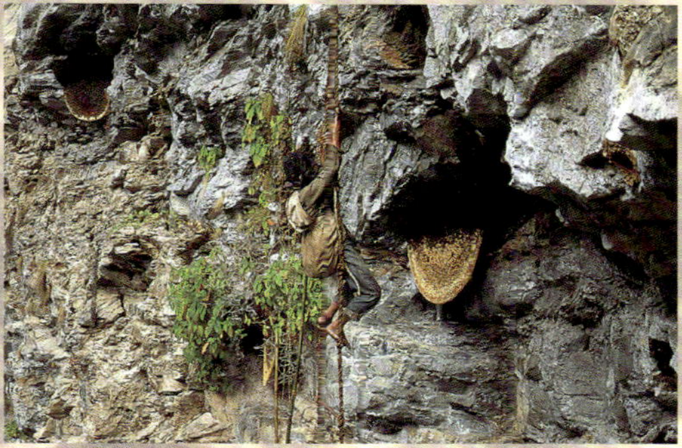

DIFFICULT ACCESS
In the mountain kingdom of Nepal in Asia, giant Himalayan honeybees nest in caves and cracks in vertical cliff faces. These bees are adapted to survive in the cold mountain climate. Local people risk their lives to reach the honey.

COVERING UP
Modern beekeepers wear protective clothing. Nylon overalls, gloves, thick boots and a hat with a veil help protect the wearer from stings. Keepers may also pacify their bees with smoke, but they still get stung frequently.

Conservation

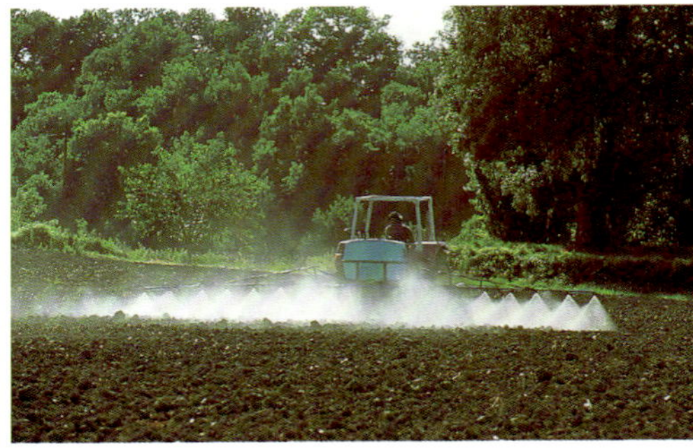

Just as social insects affect our lives, so we affect the lives of social insects. As human populations expand, we change the wild places where insects live. For example, large areas of tropical rainforest are being felled for timber or fuel, and to build settlements. This threatens the survival of the forest's plants and animals, including social insects. In developed countries all over the world, farms cover large areas that used to be wild. Crops are a feast for some insect pests, so their numbers multiply quickly. Many farmers use chemical insecticides to protect their crops from the pests, but these chemicals kill 'helpful' insects along with the pests.

All over the world, conservationists fight to save rare animal species, such as tigers. It is important that we start to protect social insects, too.

▲ **POISON SPRAY**
A tractor sprays insecticide over a field. The poisonous chemicals kill not only pests but also other insects such as bees, which pollinate flowers, and wasps, which prey on the pests. Some types of insecticide are now banned because they damage and pollute the natural world. Herbicides designed to control weeds also kill wild plants that social insects feed on.

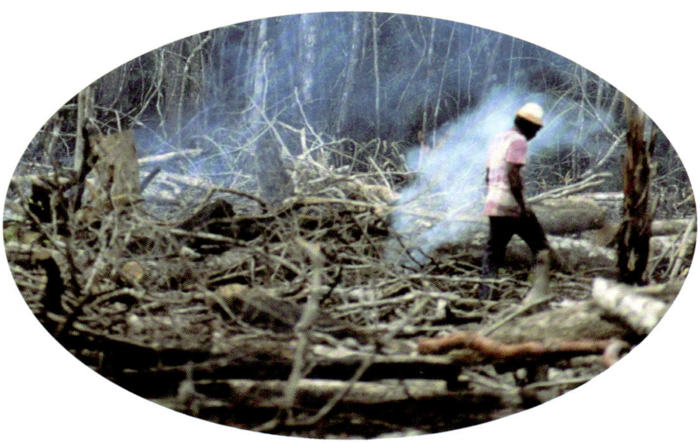

◄ **FOREST DESTRUCTION**
A forest is being felled for timber. The tropical rainforests contain over half of all known animal species, including thousands of social insects. Destroying forests affects not only large animals but also tiny insects. Experts fear that some social insects in these huge forests may become extinct before they have even been identified.

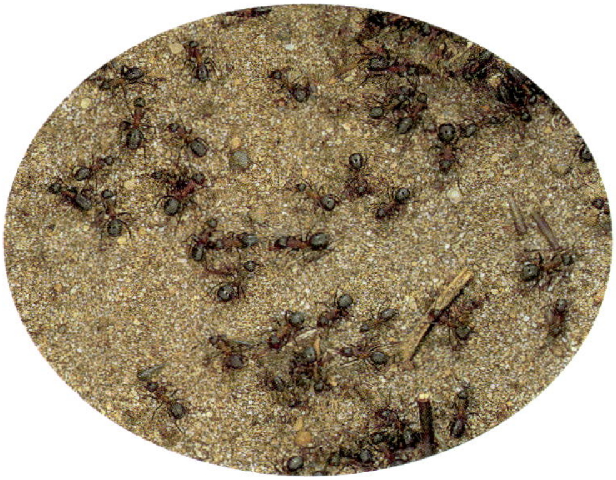

◄ PROTECTED BY LAW

In temperate forests, wood ant colonies do a vital job in preying on insects that harm the forest. In Aachen, Germany, in 1880, the wood ant became the first insect to be protected by a conservation law. It is now protected in several other European countries. Foresters also help to protect the insects by screening off their mounds to prevent people from stealing the young ants to use as fish food. Although one wood ants' nest may contain up to a million insects, including several hundred queens, it is still vulnerable to human destruction.

HELPING THE FOREST ►

Termites become our enemies when they move into our houses and eat wooden beams and furniture. People kill them using poisonous chemicals. In the wild, however, even these unpopular insects do a useful job. As they munch through leaves and wood, they help to break down plant matter so the goodness it contains returns to fertilize the soil.

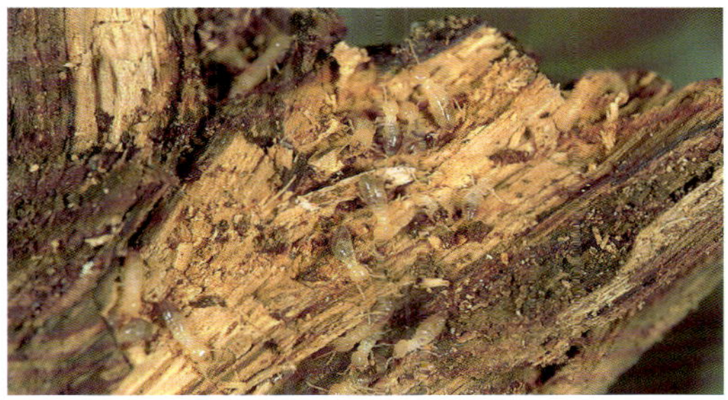

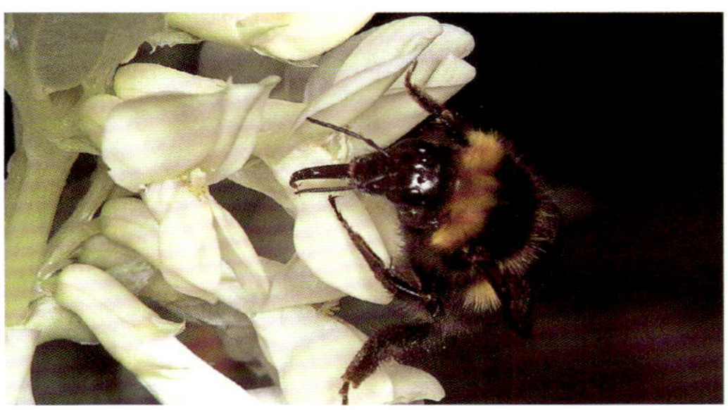

◄ RARE BEE

A long-tongued bumblebee feeds from a field bean flower. This and several other crops can only be pollinated by bumblebees with long tongues. In some areas, however, domestic honeybees now thrive at the expense of the native long-tongued bees. When the long-tongued bees become scarce, the plants that depend on them for pollination are threatened too.

VITAL FOR POLLINATION ►

Many of our most popular fruits, vegetables and other crops are pollinated by honeybees. These include apples, pears, melons, onions, carrots, turnips and cotton. Experts estimate that up to a third of all human foods depend on bees for pollination.

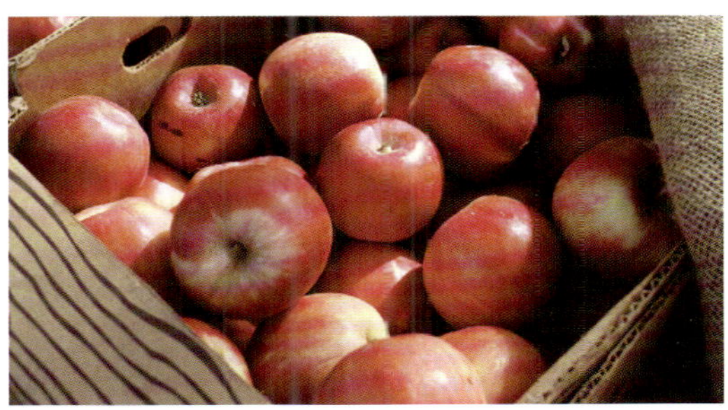

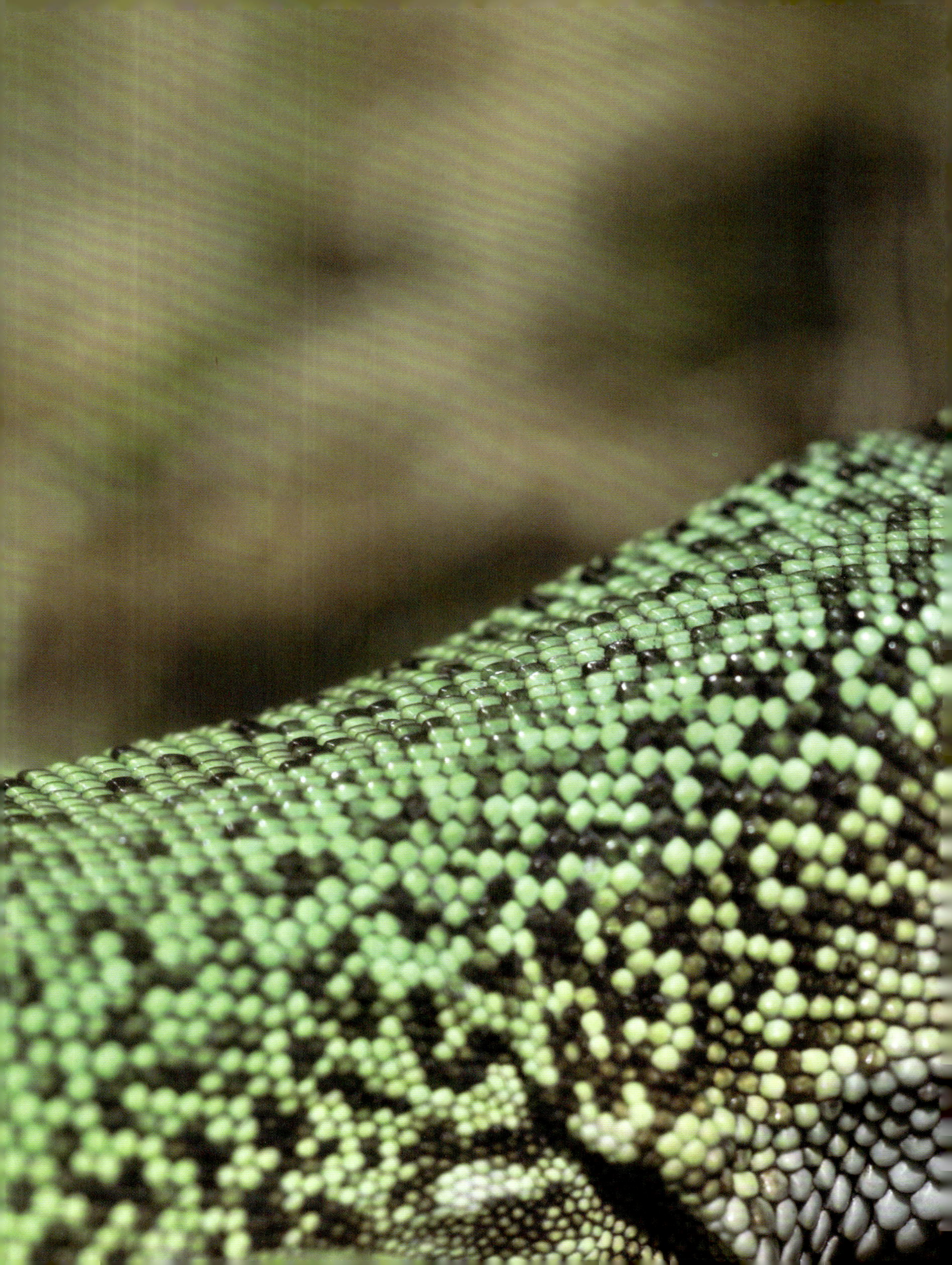

REPTILES

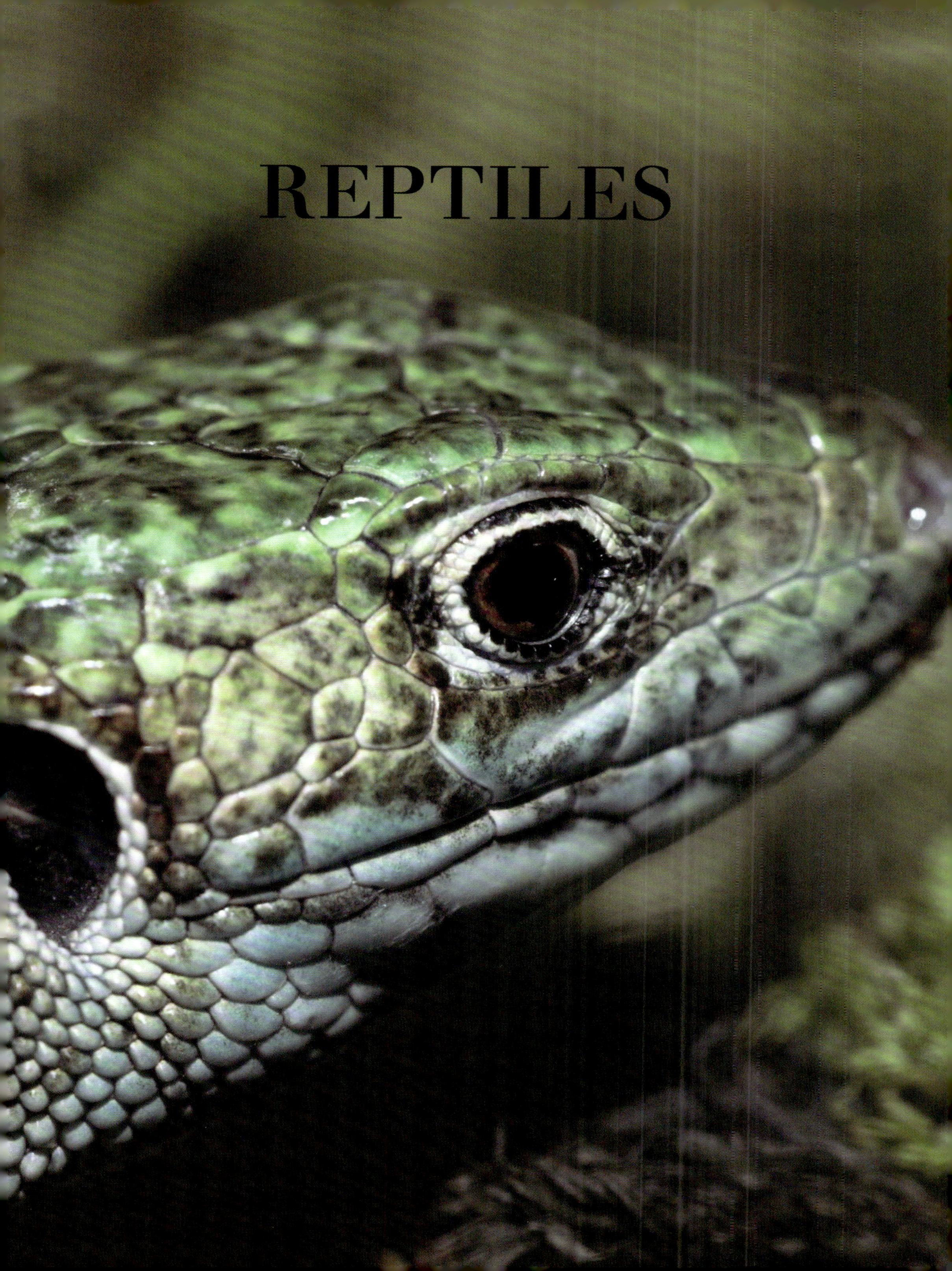

Introducing Reptiles

Reptiles are animals such as lizards, snakes, turtles and crocodiles. These prehistoric survivors have lived on Earth for hundreds of millions of years. Most of the reptiles that lived long ago, such as the dinosaurs, are now extinct but there are still more than 7,000 different species roaming around the world today.

All reptiles have a bony skeleton, breathe through lungs and are covered by a scaly or leathery skin, which keeps their bodies from drying out. They rely on their surroundings for warmth and most of them live in warmer places on land, such as rainforests and deserts. Some live in rivers, lakes and swamps, while a few swim through the oceans.

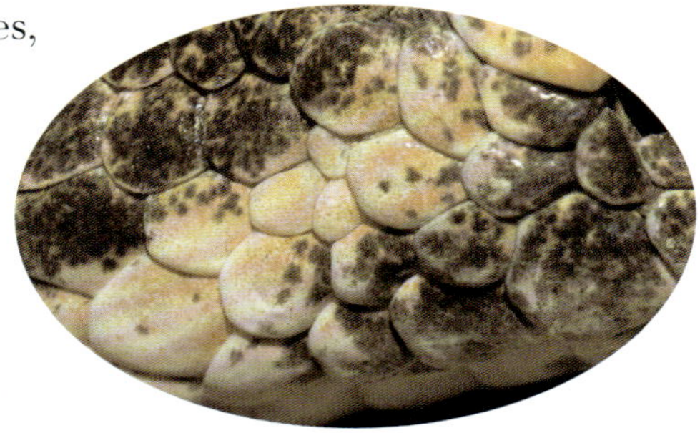

The scales of snakes and lizards overlap to form a protective sheet that covers the whole body. Turtles, tortoises and crocodilians usually have rows of scales, called scutes.

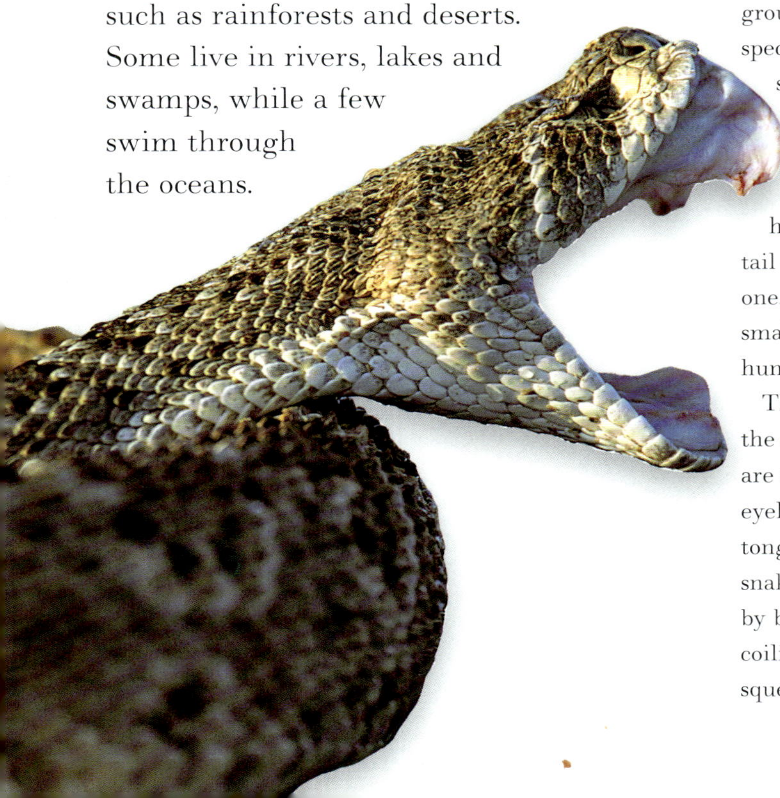

Each reptile group has its own distinctive characteristics. The largest group is the lizards, with almost 4,000 species. A typical lizard has a small, slim body, four well-developed legs that stick out to the side, sharp claws and a long tail. Some lizards can break off their tail to help them escape predators. A new tail eventually grows to replace the old one. Most lizards have a mouthful of small sharp teeth and are swift, agile hunters of small animals.

The second largest reptile group is the snakes. The 2,700 species of snakes are unusual reptiles with no legs, eyelids or external ears. Their forked tongue tastes and smells the air. All snakes are carnivores, killing animals by biting them with poisonous fangs or coiling around their bodies and squeezing hard to suffocate them.

The crocodilian reptile group of some 22 species of crocodiles, alligators, caimans and gharials does not contain any poisonous kinds but some crocodilians are fearsome predators because of their size. The biggest crocodilian, a large saltwater crocodile, or 'saltie', reaches lengths of 7m or more. The longest snake, the reticulated python, grows to maximum lengths of 9m but cannot match a 'saltie' for sheer aggression, power and speed. The prehistoric lizard, Megalania, grew to the same size as a 'saltie' but the biggest lizard alive today, the Komodo Dragon, grows no longer than 3m or so. The Komodo dragon is the only living lizard to threaten people, but big crocodilians and snakes (especially 300 of the most poisonous snakes), are also capable of killing people. Surprisingly, most crocodilians and snakes are timid creatures and avoid human beings wherever possible.

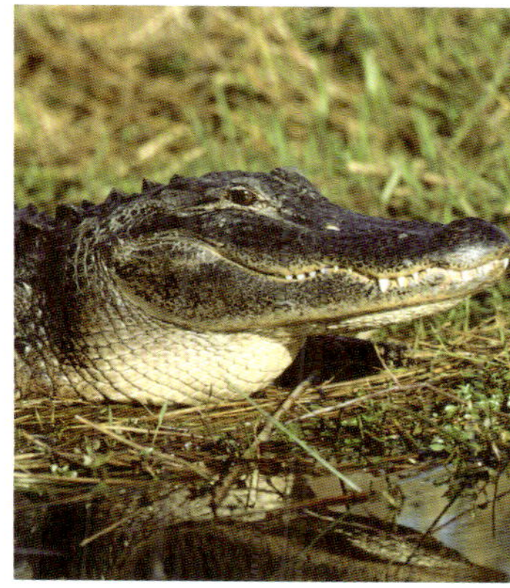

Alligators move regularly in and out of the water searching for food. When they are not on the hunt for food they can be found basking in the sun.

The 300 species of chelonians include tortoises and terrapins as well as turtles. Most chelonians are harmless, although snapping turtles have vile tempers and jaws strong enough to bite through people's fingers! Chelonians are protected by their strong bony shells. Sea and freshwater species tend to have flatter, lighter shells to make them more streamlined for swimming. Land species are more likely to have high domed shells to protect them from predators. The biggest shells of all belong to the giant tortoises of the Galapagos and Aldabra Islands.

All chelonians, even the sea turtles, lay their waterproof eggs on land and don't look after their young. Most other reptiles also lay eggs on land, but a few lizards and snakes give birth to live young. This allows them to survive in colder climates, because the young can develop in the warmth of their mother's body. There is hardly any parental care in lizards and snakes, but mother crocodilians are responsible parents, helping their eggs to hatch and guarding their tiny young for a few weeks.

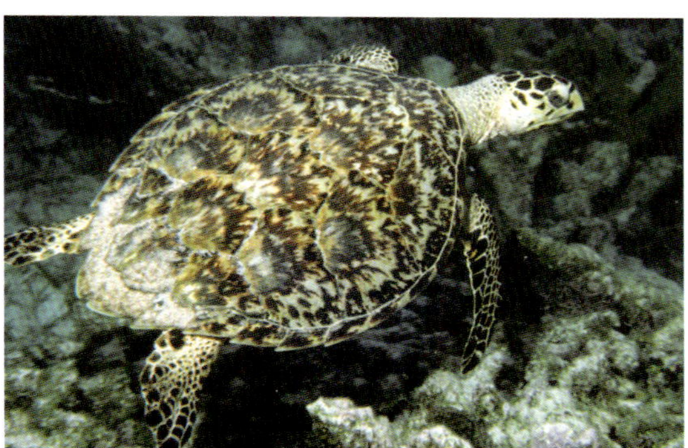

Sea turtles use their strong flippers to 'fly' underwater. Some of them are very fast swimmers, reaching speeds of up to 29km/h.

Both young and old reptiles need our help if they are to survive. People kill these remarkable animals for their meat, skin and other body parts. They also destroy their habitats, collect their eggs or sell young wild reptiles as pets. Many reptiles, such as snakes, are killed because people think they are more dangerous than they really are. Conservation measures such as captive breeding, stopping illegal trade, education and protection in reserves are essential if a variety of reptiles are to share our future world.

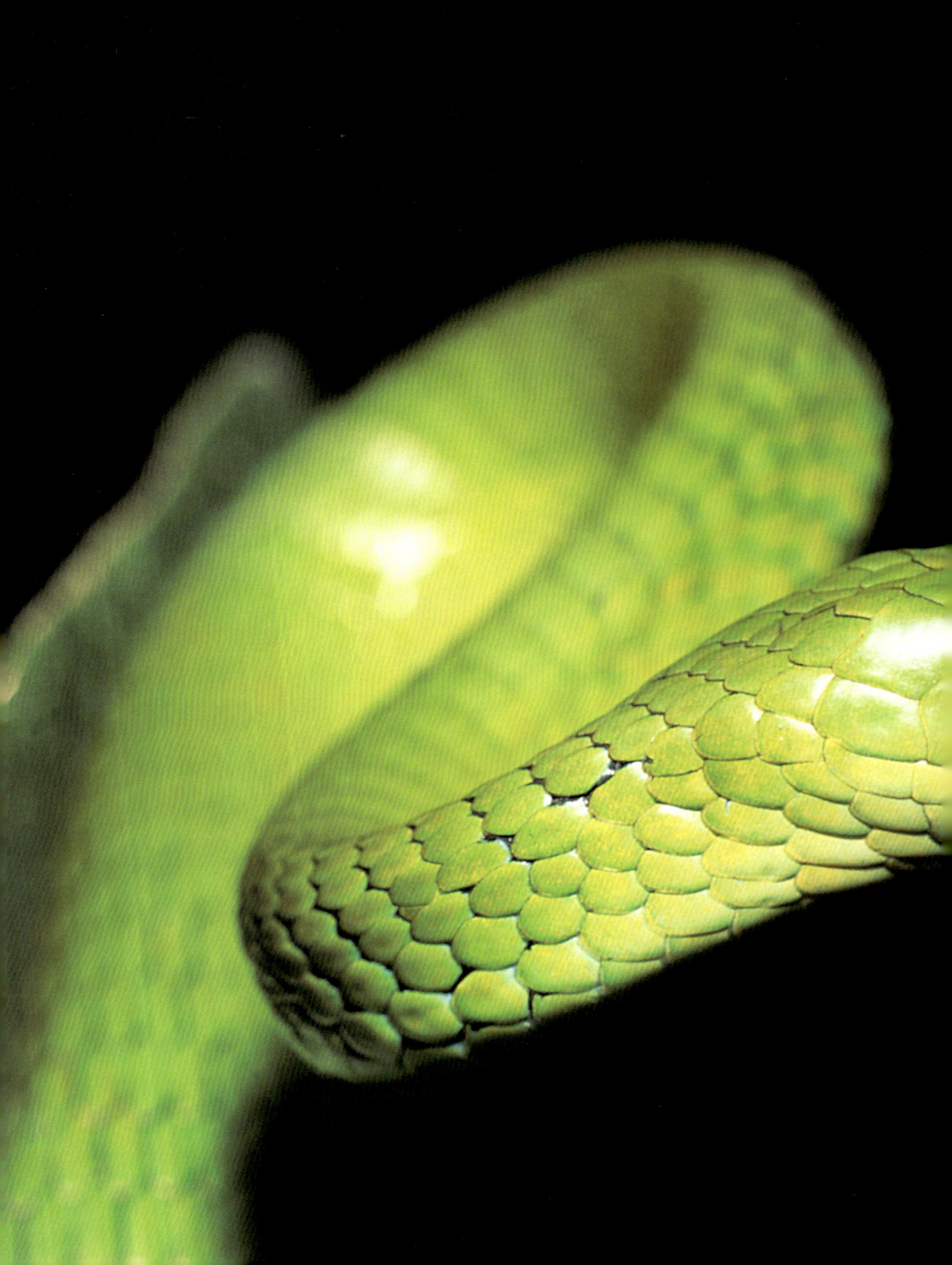

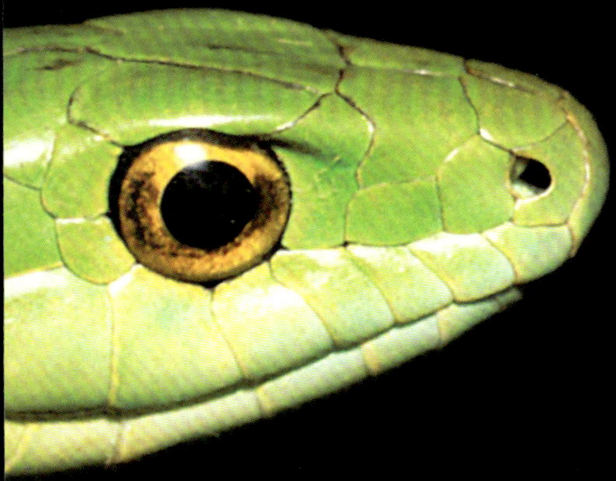

SNAKES

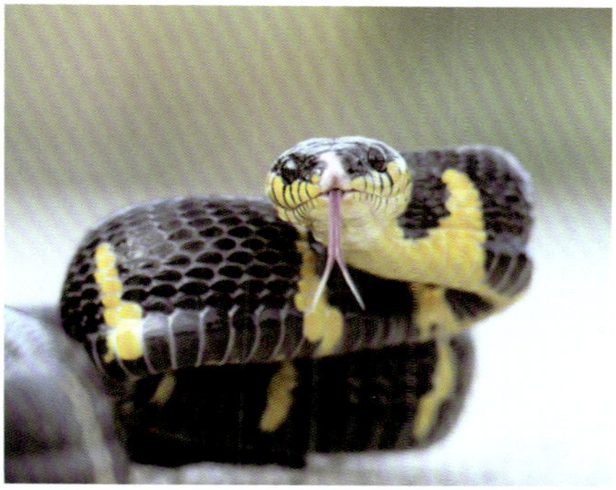

Coiled motionless around tree branches or slithering silently through the undergrowth, snakes are the most secretive and feared of all the reptiles. They are also among the least understood: less than a quarter of all snakes are poisonous, and they rarely attack people unless provoked. They vary in size from the tiny blind snake that can fit in the palm of your hand to the enormous Burmese python, and the range of colours is just as dramatic, ranging from startling green or red to muted brown. Some snakes kill victims by squeezing them to death in seconds, while others swallow their live prey whole, and many snakes can survive without eating for months.

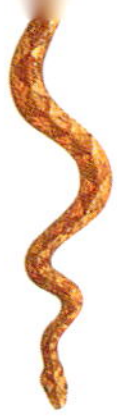

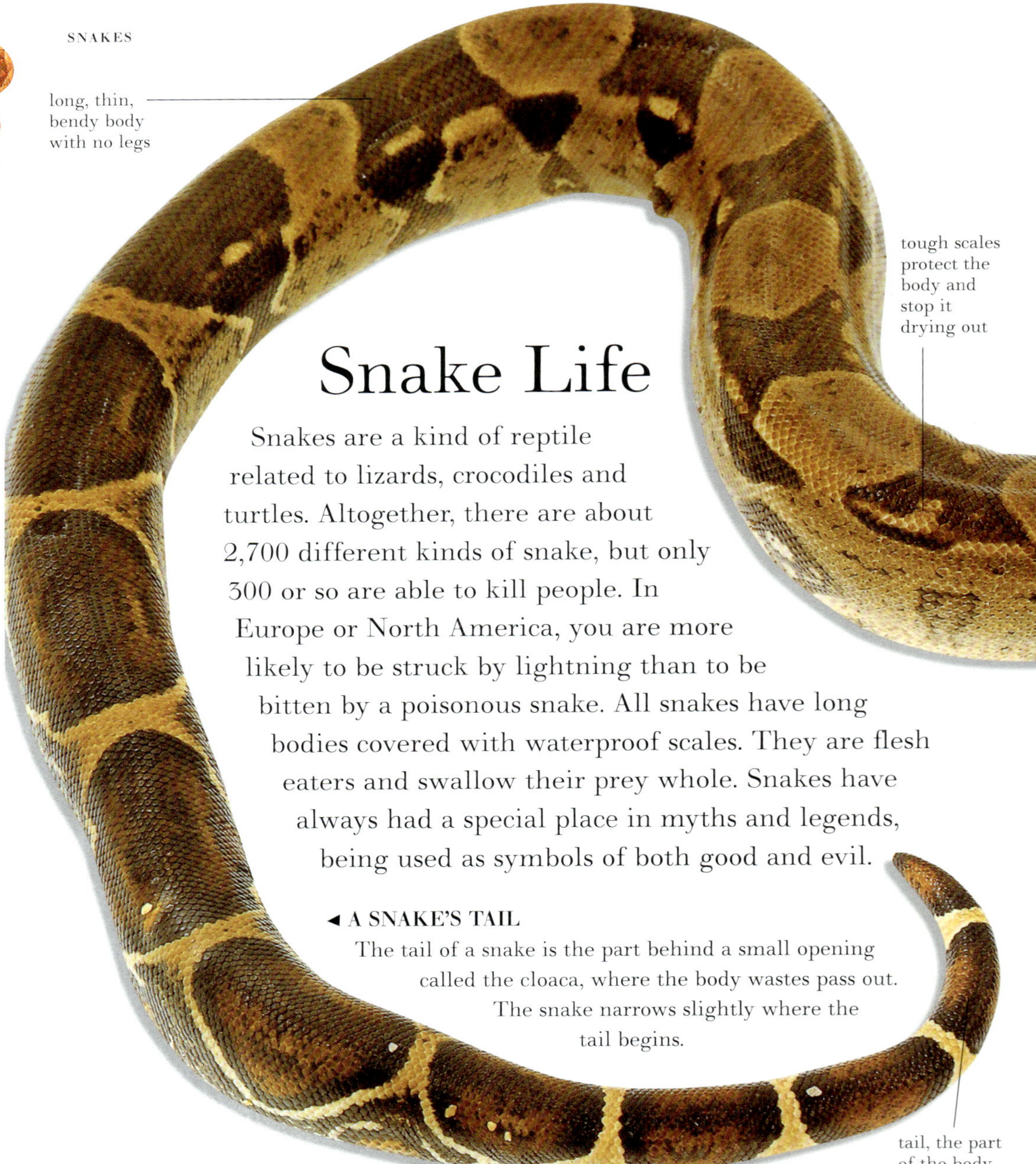
long, thin, bendy body with no legs
tough scales protect the body and stop it drying out
tail, the part of the body that tapers off to a point

Snake Life

Snakes are a kind of reptile related to lizards, crocodiles and turtles. Altogether, there are about 2,700 different kinds of snake, but only 300 or so are able to kill people. In Europe or North America, you are more likely to be struck by lightning than to be bitten by a poisonous snake. All snakes have long bodies covered with waterproof scales. They are flesh eaters and swallow their prey whole. Snakes have always had a special place in myths and legends, being used as symbols of both good and evil.

◂ A SNAKE'S TAIL
The tail of a snake is the part behind a small opening called the cloaca, where the body wastes pass out. The snake narrows slightly where the tail begins.

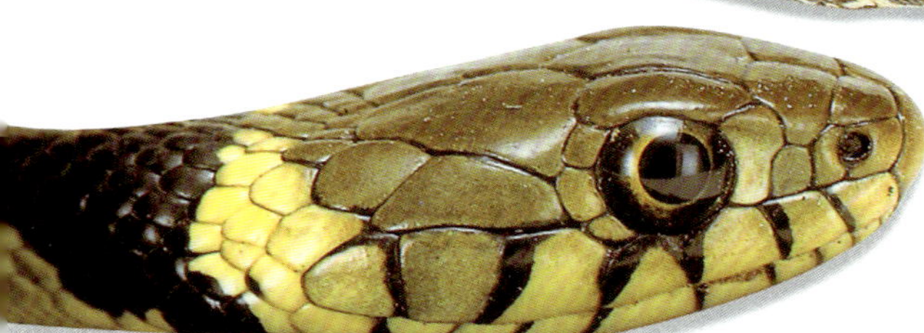

◂ SNAKE HEADS
Most snakes have a definite head and neck. But in some snakes, one end of the body looks very much like the other end!

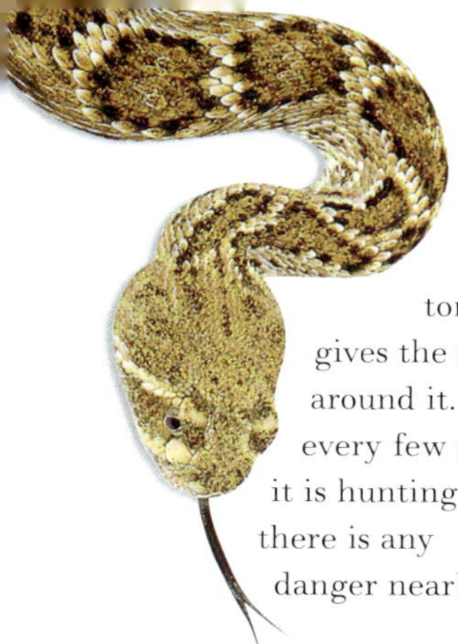

◄ FORKED TONGUES

Snakes and some lizards have forked tongues. A snake flicks its tongue to taste and smell the air. This gives the snake a picture of what is around it. A snake does this every few seconds if it is hunting or if there is any danger nearby.

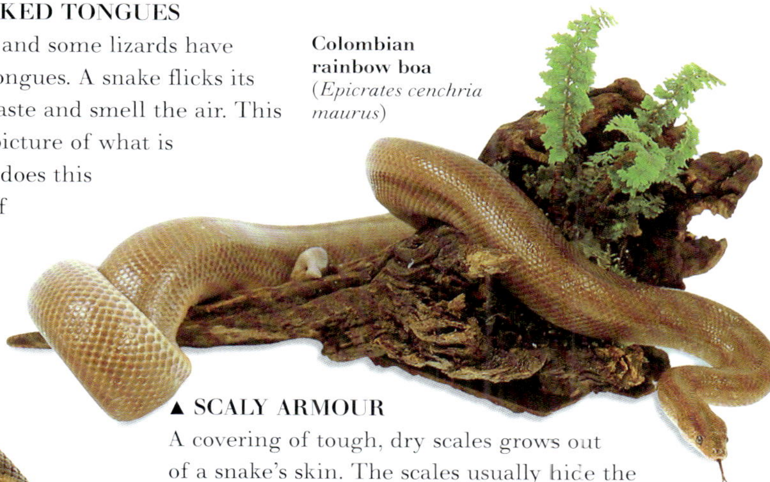

Colombian rainbow boa
(*Epicrates cenchria maurus*)

▲ SCALY ARMOUR

A covering of tough, dry scales grows out of a snake's skin. The scales usually hide the skin. After a big meal, the scaly skin stretches so that the skin becomes visible between the scales. A snake's scales protect its body while allowing it to stretch, coil and bend. The scales may be either rough or smooth.

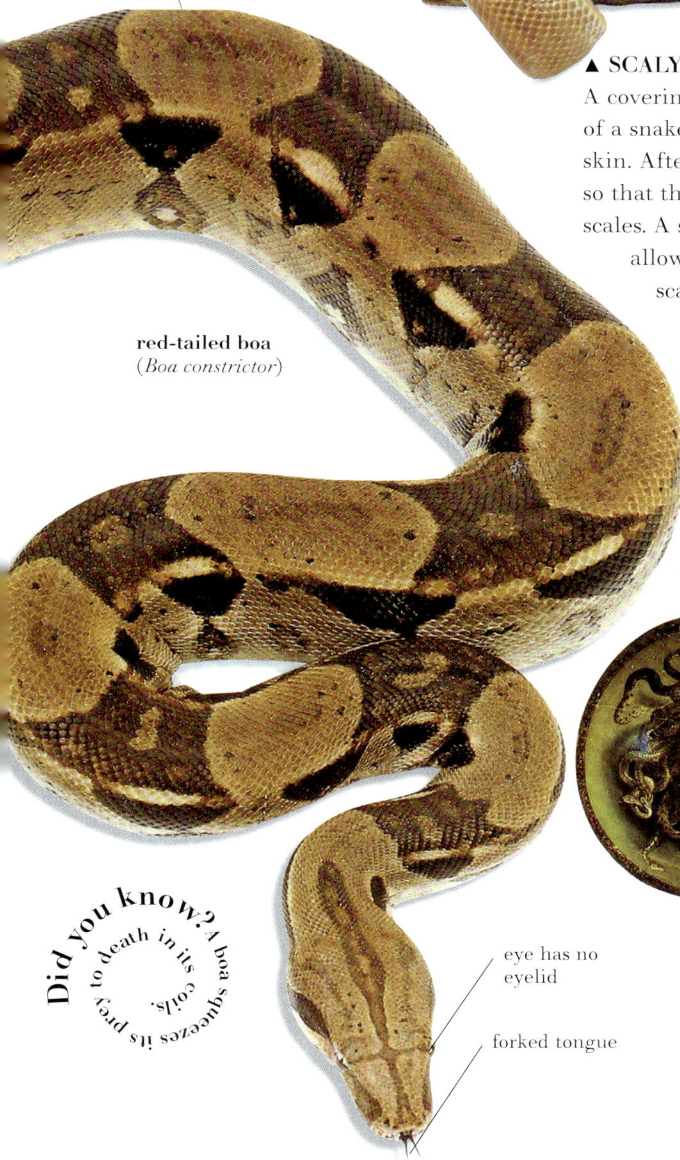

red-tailed boa
(*Boa constrictor*)

eye has no eyelid

forked tongue

Did you know? Snakes never feel slimy to the touch.

Did you know? A boa squeezes its prey to death in its coils.

Medusa

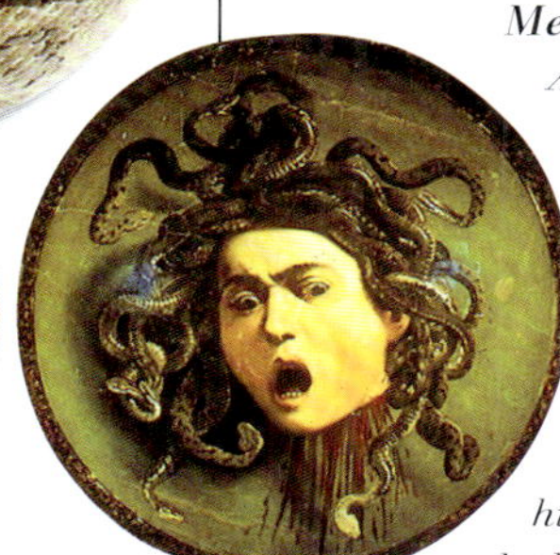

An ancient Greek myth tells of Medusa, a monster with snakes for hair. Anyone who looked at her was turned to stone. Perseus managed to avoid this fate by using his polished shield to look only at the monster's reflection. He cut off Medusa's head and carried it home, dripping with blood. As each drop touched the earth, it turned into a snake.

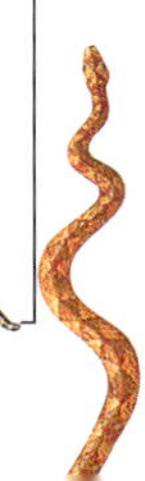

Shapes and Sizes

Can you imagine a snake as tall as a three-storey house? The reticulated python is this big. The biggest snakes' bodies measure nearly a metre round. Other snakes are as thin as a pencil and small enough to fit into the palm of your hand. Snakes also have different shapes to suit their environments. Sea snakes, for example, have flat bodies and tails like oars to help them push against the water and move forwards.

▼ THICK AND THIN

Vipers mostly have thick bodies with much thinner, short tails. The bags of poison on either side of a viper's head take up a lot of space, so the head is quite large.

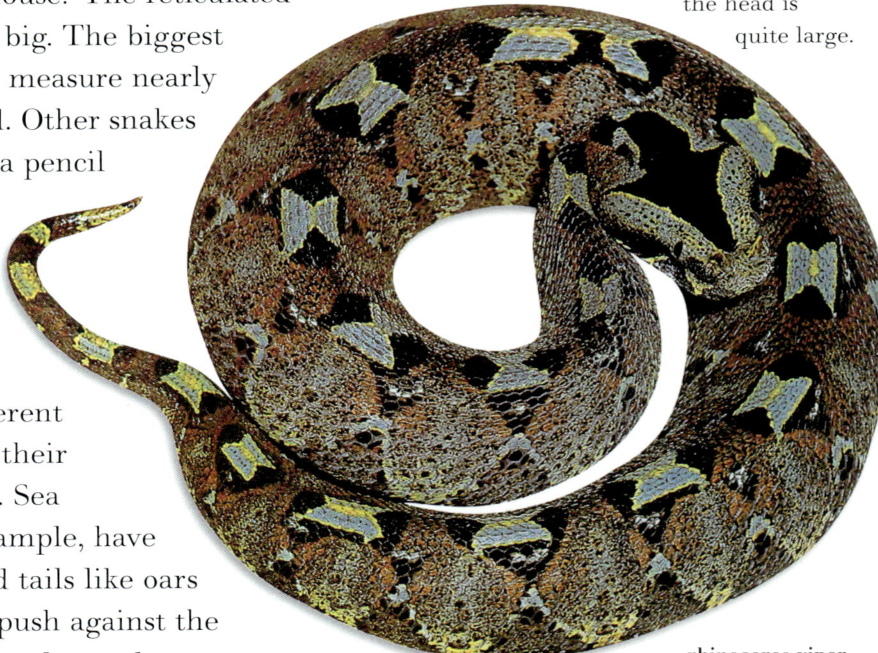

rhinoceros viper
(Bitis nasicornis)

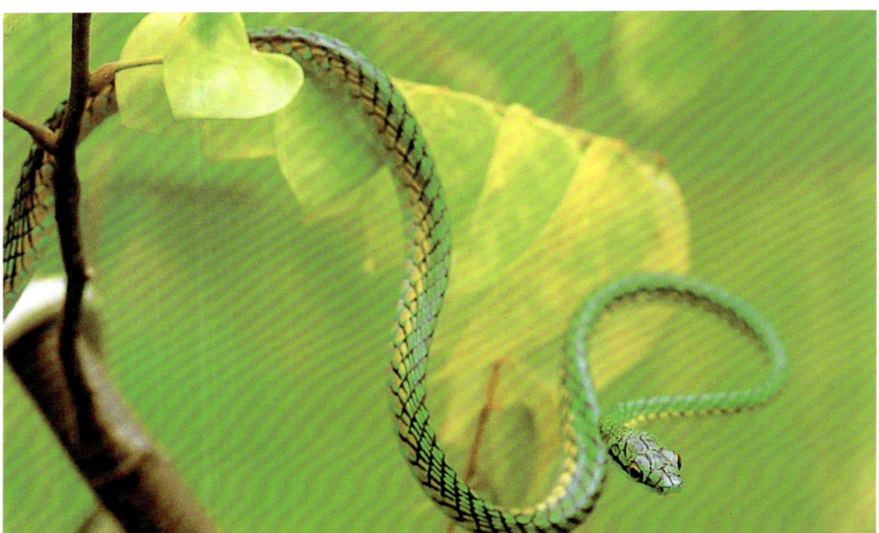

◀ LONG AND THIN

A tree snake's long, thin shape helps it slide along leaves and branches. Even its head is long, pointed and very light so that it does not weigh the snake down as it reaches for the next branch.

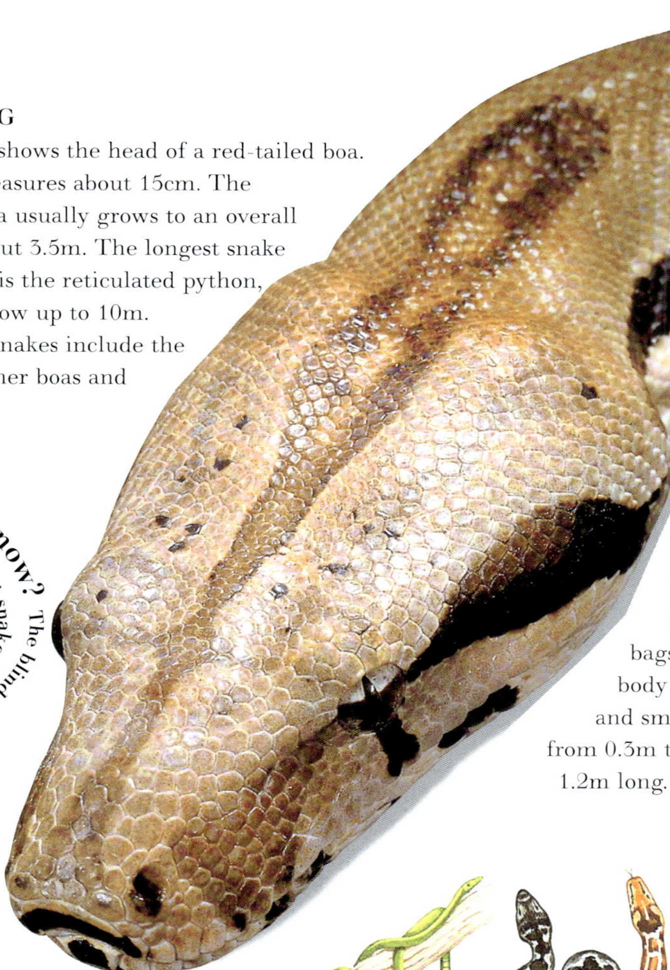

► BEING BIG

This picture shows the head of a red-tailed boa. The head measures about 15cm. The red-tailed boa usually grows to an overall length of about 3.5m. The longest snake in the world is the reticulated python, which can grow up to 10m. Other giant snakes include the anaconda, other boas and the pythons.

Did you know? The blind snake, *Leptotyphlops bilineata*, is the shortest snake in the world at only 10.8cm long.

red-tailed boa
(Boa constrictor)

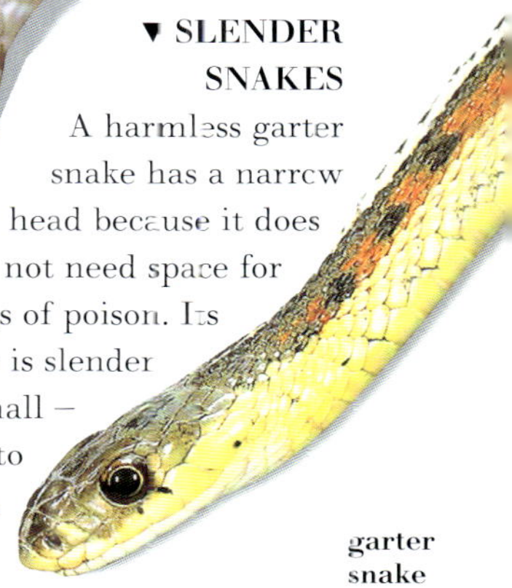

▼ SLENDER SNAKES

A harmless garter snake has a narrow head because it does not need space for bags of poison. Its body is slender and small – from 0.3m to 1.2m long.

garter snake
(Thamnophis sirtalis)

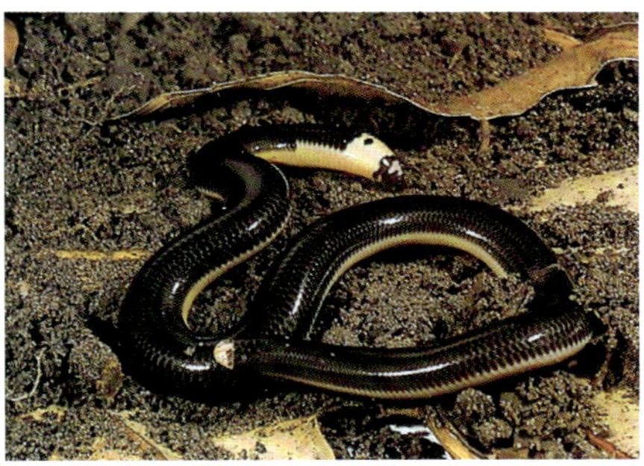

▲ SMALLEST SNAKE

The world's smallest snakes are the blind snakes and the thread snakes. They are less than 40cm long.

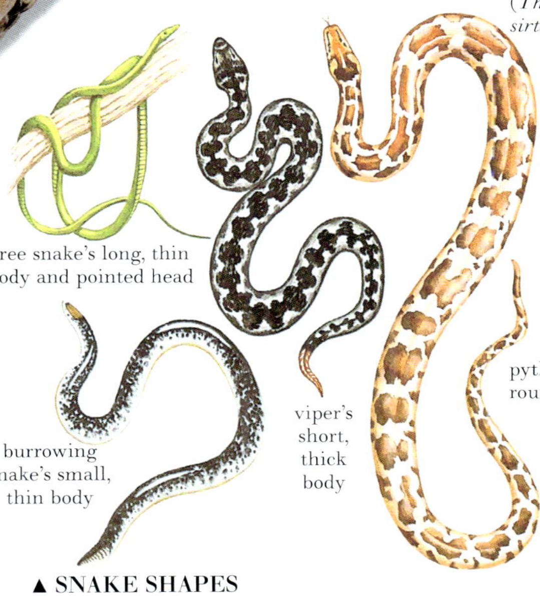
tree snake's long, thin body and pointed head
burrowing snake's small, thin body
viper's short, thick body
python's large, round body

▲ SNAKE SHAPES

Snakes have four general body shapes and lengths.

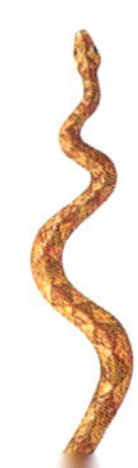

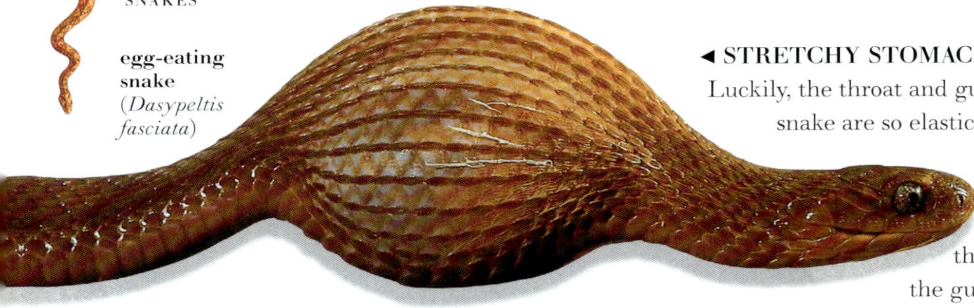

egg-eating snake (*Dasypeltis fasciata*)

◂ **STRETCHY STOMACH**
Luckily, the throat and gut of the egg-eating snake are so elastic that its thin body can stretch enough to swallow a whole egg. Muscles in the throat and first part of the gut help force food down into the stomach.

How Snakes Work

A snake has a stretched-out inside to match its long, thin outside. The backbone extends along the whole body with hundreds of ribs joined to it. There is not much room for organs such as the heart, lungs, kidneys and liver, so these organs are thin shapes to fit inside the snake's body. Many snakes have only one lung. The stomach and gut are stretchy so that they can hold large meals. When a snake swallows big prey, it pushes the opening of the windpipe up from the floor of the mouth in order to keep breathing. Snakes are cold-blooded, which means that their body temperature is the same as their surroundings.

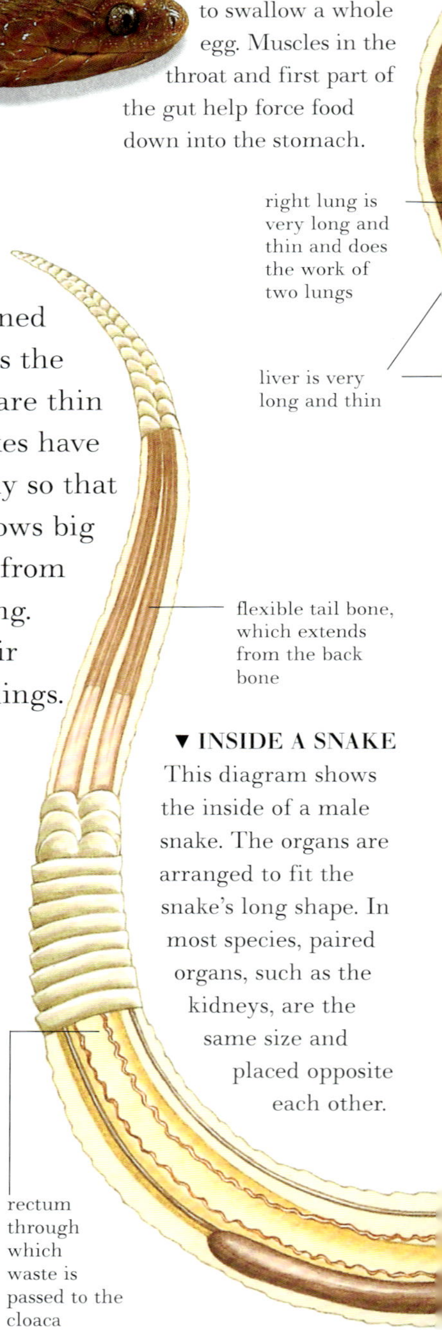

▾ **INSIDE A SNAKE**
This diagram shows the inside of a male snake. The organs are arranged to fit the snake's long shape. In most species, paired organs, such as the kidneys, are the same size and placed opposite each other.

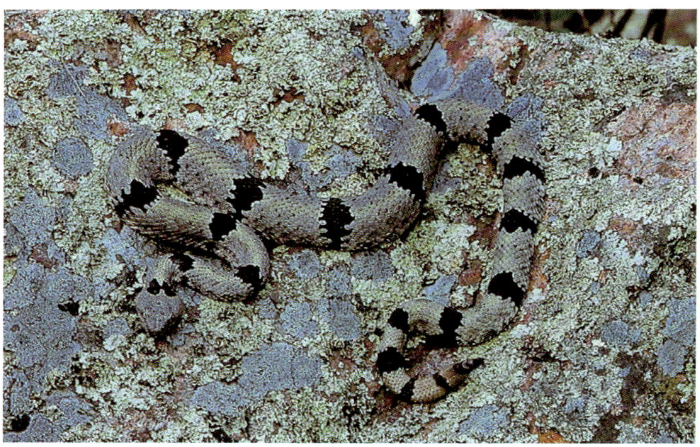

▴ **COLD-BLOODED CREATURE**
Like all snakes, the banded rattlesnake is cold-blooded.

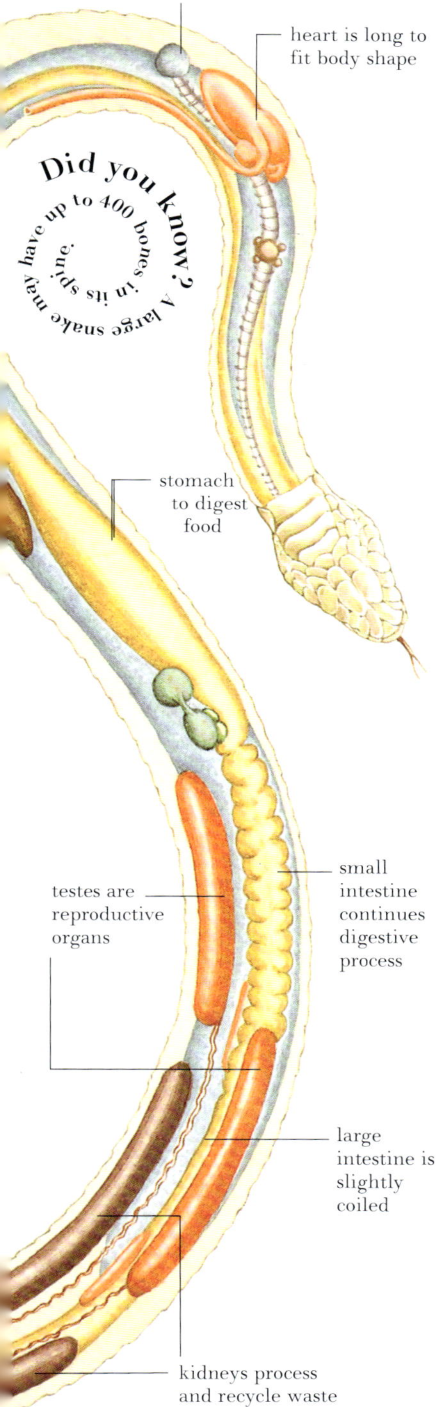

Did you know? A large snake may have up to 400 bones in its spine.

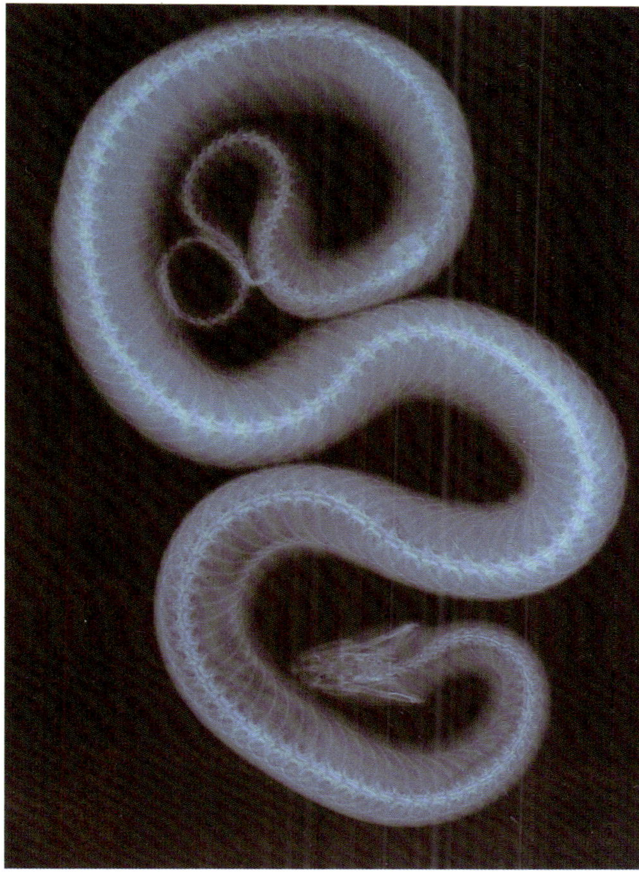

▲ SNAKE BONES

This X-ray of a grass snake shows the delicate bones that make up its skeleton. There are no arm, leg, shoulder or hip bones. The snake's ribs do not extend into the tail.

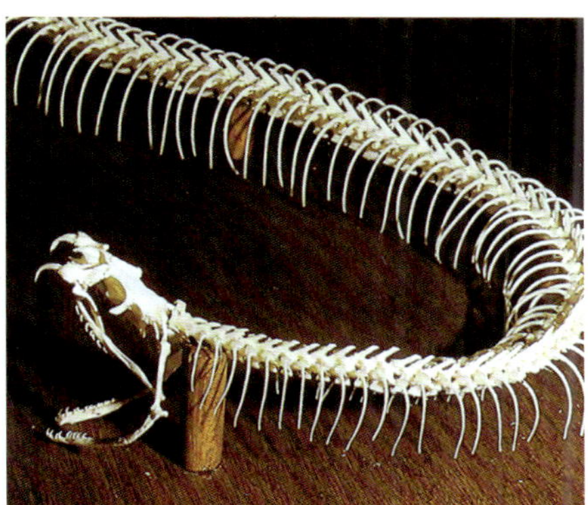

◄ SKELETON

A snake's skeleton is made up of a skull and a backbone with ribs arching out from it. The free ends of the ribs are linked by muscles.

A Scaly Skin

▼ HORNED SNAKE
As its name suggests, the European nose-horned viper has a strange horn on its nose. The horn is made up of small scales that lie over a bony or fleshy lump sticking out at the end of the nose.

A snake's scales are extra-thick pieces of skin. Like a suit of armour, the scales protect the snake from knocks and scrapes as it moves. They also allow the skin to stretch when the snake moves or feeds. Scales are usually made of a horny substance, called keratin. Every part of a snake's body is covered by a layer of scales, including the eyes. The clear, bubble-like scale that protects each eye is called a brille or spectacle.

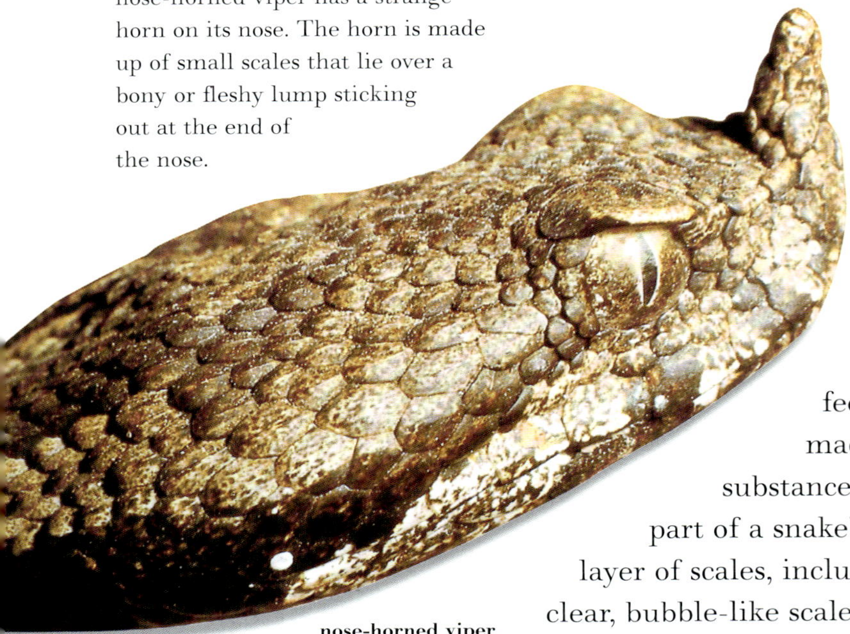

nose-horned viper
(*Vipera ammodytes*)

▼ SCUTES
Most snakes have a row of broad scales, called scutes, underneath their bodies. The scutes go across a snake's body from side to side, and end where the tail starts. Scutes help snakes to grip the ground.

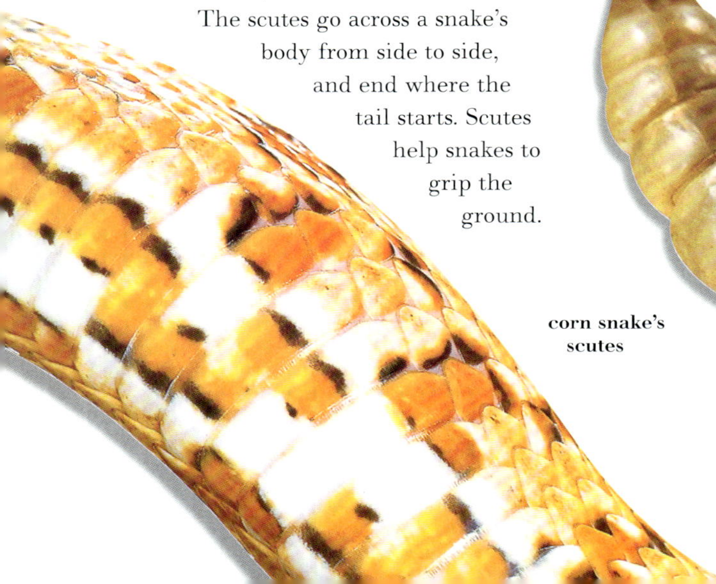

corn snake's scutes

▼ WARNING RATTLE
The rattlesnake has a number of hollow tail-tips that make a buzzing sound when shaken. The snake uses this sound to warn enemies. When it sheds its skin, a section at the end of the tail is left, adding another piece to the rattle.

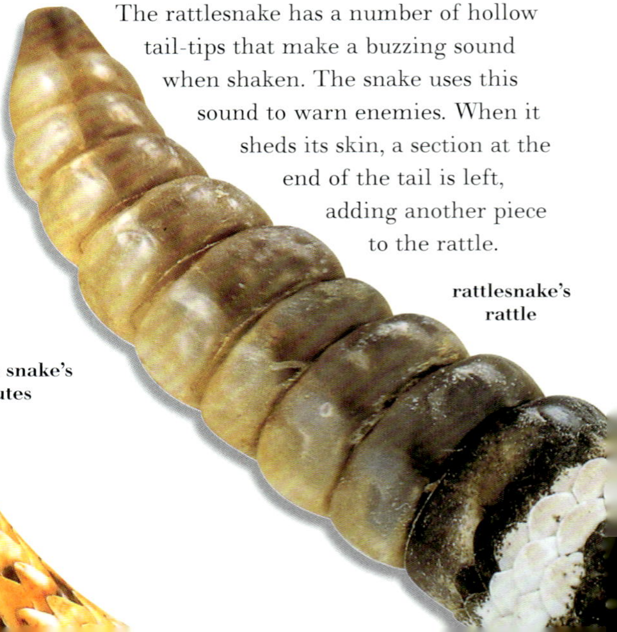

rattlesnake's rattle

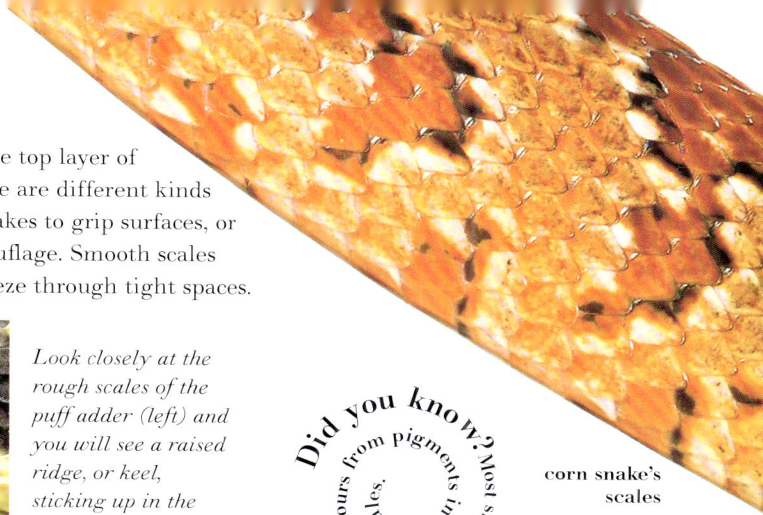

corn snake's scales

► **SKIN SCALES**

The scales of a snake grow out of the top layer of the skin, called the epidermis. There are different kinds of scales. Keeled scales may help snakes to grip surfaces, or break up a snake's outline for camouflage. Smooth scales make it easier for the snake to squeeze through tight spaces.

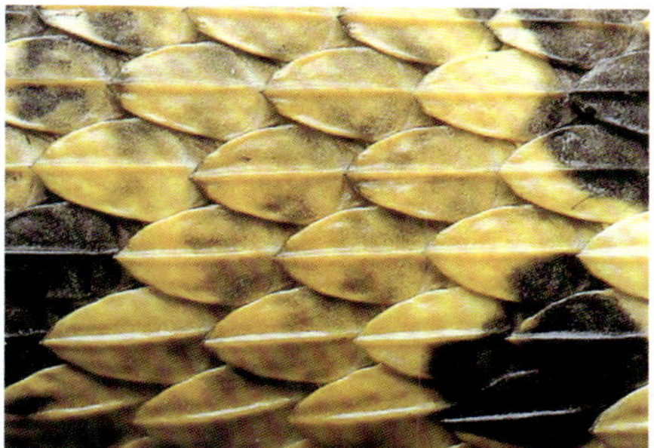

Look closely at the rough scales of the puff adder (left) and you will see a raised ridge, or keel, sticking up in the middle of each one.

Did you know? Most snakes get their colours from pigments in the scales.

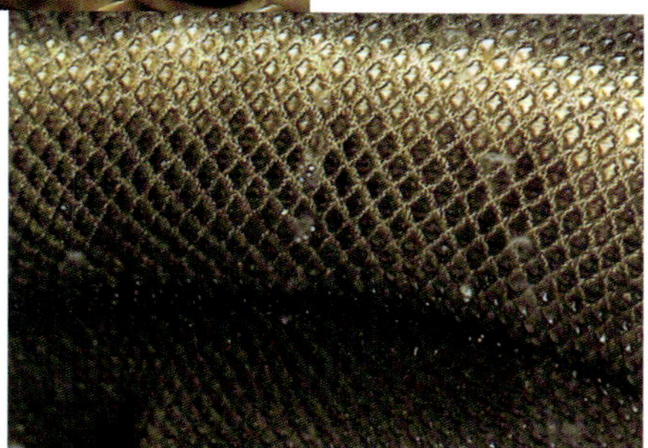

The wart snake (right) uses its scales to grip its food. Its rough scales help the snake to keep a firm hold on slippery fish until it can swallow them. The snake's scales do not overlap.

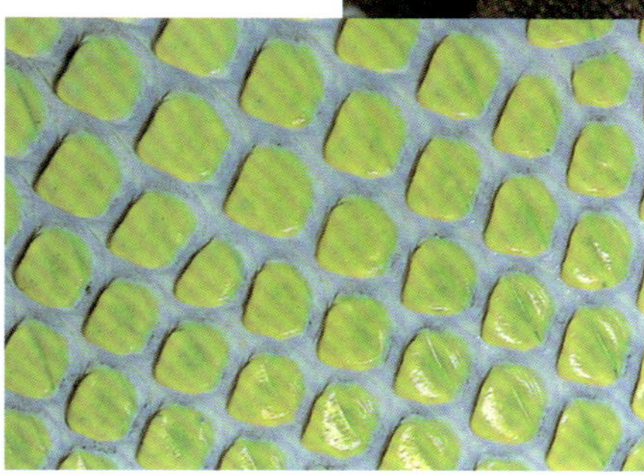

The green scales and stretched blue skin (left) belong to a boa. These smooth scales help the boa to slide over leafy branches. Burrowing snakes have smooth scales so that they can slip through soil.

Did you know? The hairy bush viper has pointed scales with curled tips, making it look hairy.

Eternal Youth

A poem written in the Middle East about 3,700 years ago tells a story about why snakes can shed their skins. The hero of the poem is Gilgamesh (shown here holding a captured lion).

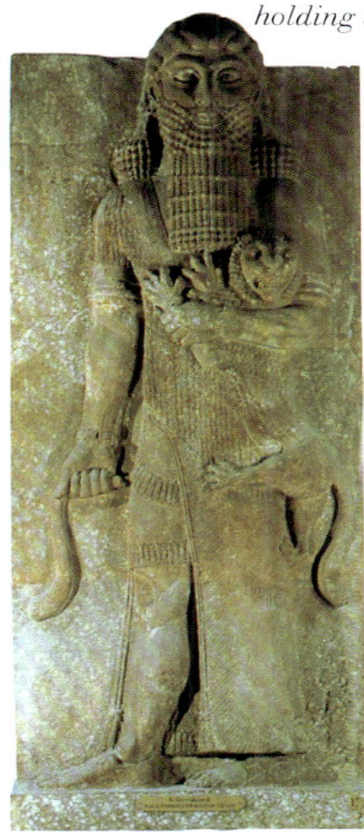

He finds a magic plant that will make a person young again. While he is washing at a pool, a snake eats the plant. Since then, snakes have been able to shed their skins and become young again. But people have never found the plant – which is why they always grow old and die.

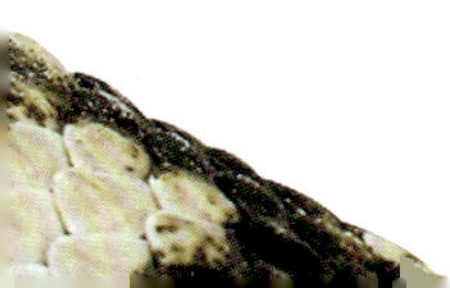

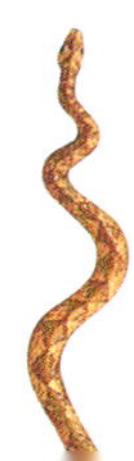

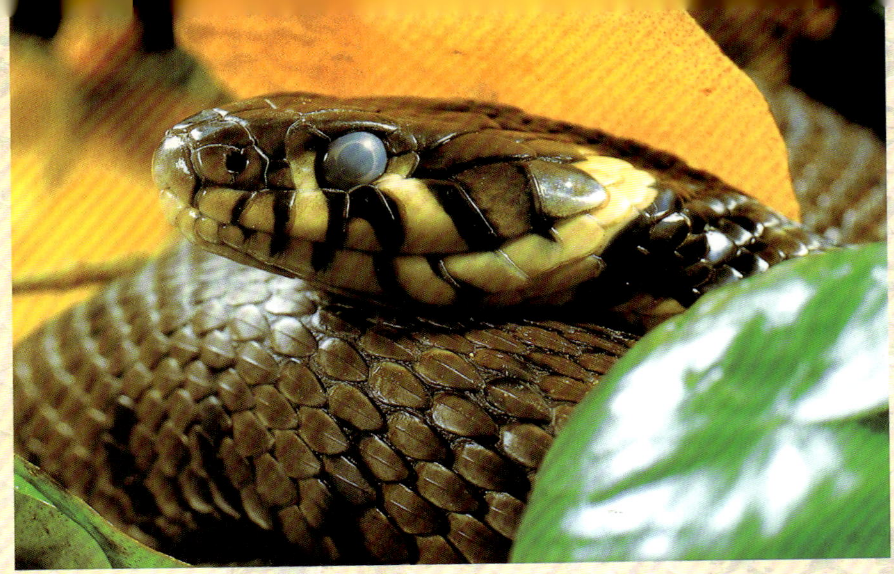

1 In the days before its skin peels, a snake is sluggish and its colours become dull. Its eyes turn cloudy as their coverings loosen. About a day before moulting, the eyes clear.

Focus on New Skin

About six times a year, an adult snake wriggles out of its old, tight skin to reveal a new, shiny skin underneath. Snakes shed their worn-out skin and scales in one piece. This process is called moulting or sloughing. Snakes only moult when a new layer of skin and scales has grown underneath the old skin.

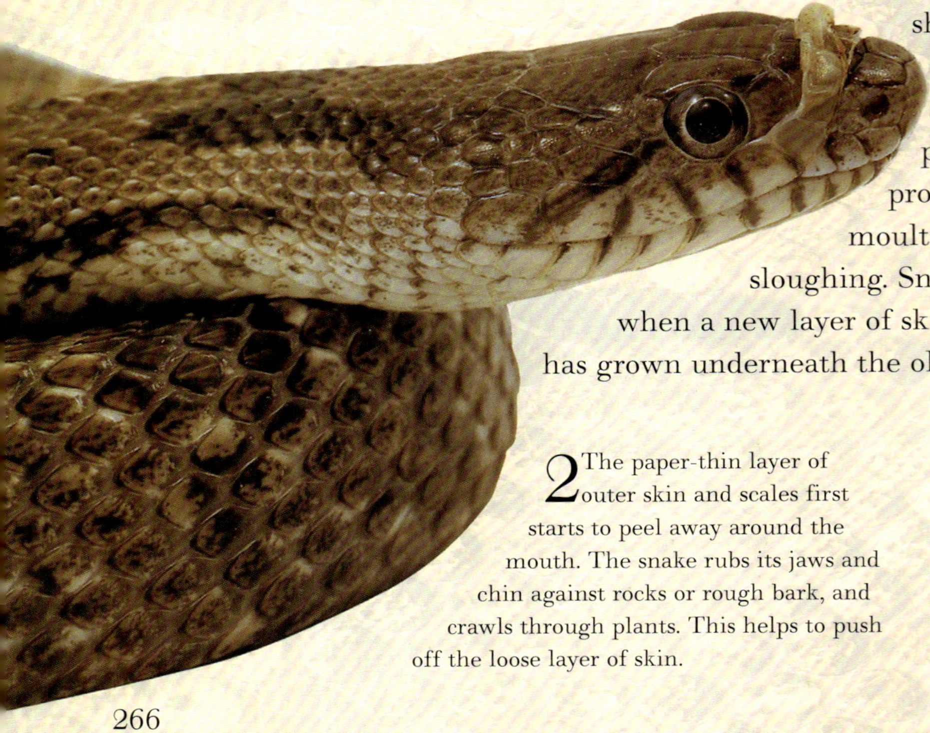

2 The paper-thin layer of outer skin and scales first starts to peel away around the mouth. The snake rubs its jaws and chin against rocks or rough bark, and crawls through plants. This helps to push off the loose layer of skin.

Did you know? A baby snake may shed its skin when it is only a few days old.

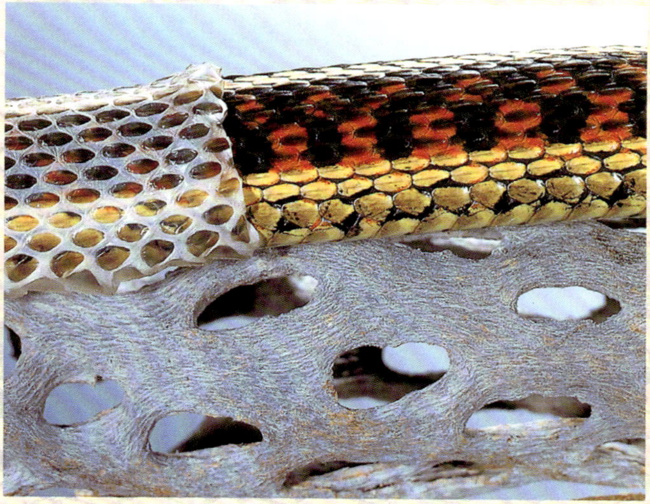

3 The outer layer of skin gradually peels back from the head over the rest of the body. The snake slides out of its old skin, which comes off inside-out. It is rather like taking hold of a long sock at the top and peeling it down over your leg and foot!

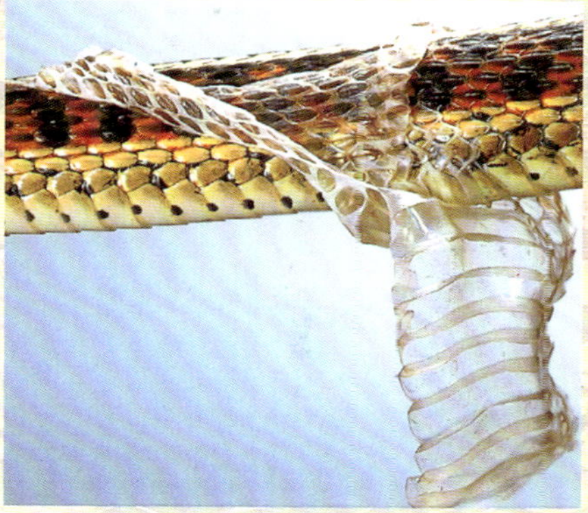

Did you know? Female snakes often shed their skin just before giving birth

4 A snake usually takes several hours to shed its whole skin. The old skin is moist and supple soon after shedding, but gradually dries out to become crinkly and rather brittle. The moulted skin is a copy of the snake's scale pattern. It is very delicate, and if you hold it up to the light, it is almost see-through.

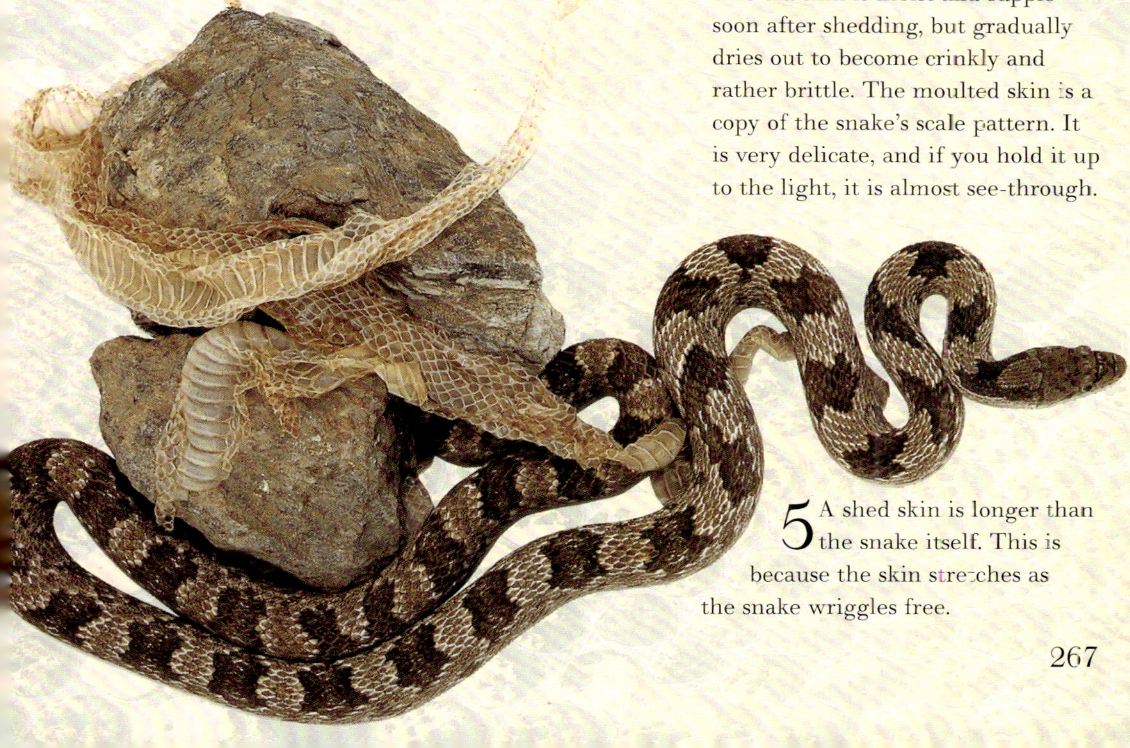

5 A shed skin is longer than the snake itself. This is because the skin stretches as the snake wriggles free.

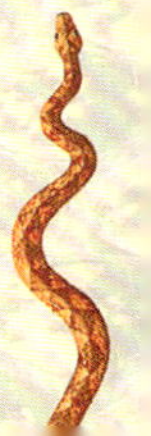

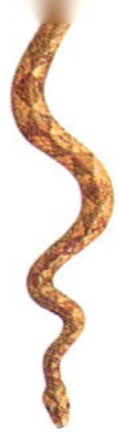

Snakes on the Move

For animals without legs, snakes move around very well. They can glide over or under the ground, climb trees and swim through water. A few snakes can even parachute through the air. Snakes are not speedy – most move at about 3kph. Their bendy backbones give them a wavy movement. They push themselves along using muscles joined to their ribs. The scales on their skin also grip surfaces to help with movement.

Did you know? A person can walk faster than a snake can move.

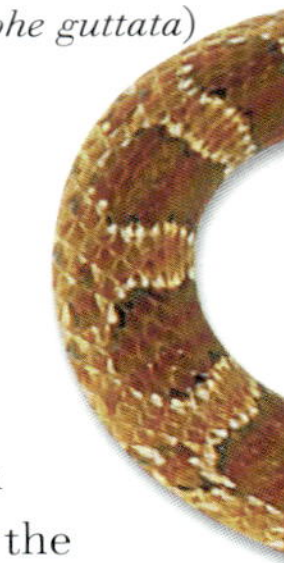

corn snake
(Elaphe guttata)

► S-SHAPED MOVER
Most snakes move in an S-shaped path, pushing the side curves of their bodies backwards against the surface they are travelling on or through. The muscular waves of the snake's body hit surrounding objects and the whole body is pushed forward from there.

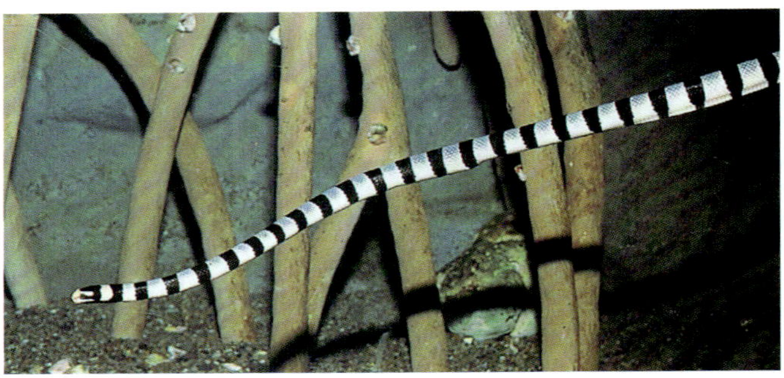

▲ SWIMMING SNAKE
The banded sea snake's stripes stand out as it glides through the water. Snakes swim using S-shaped movements. A sea snake's tail is flattened from side to side to give it extra power, like the oar on a row boat.

▼ CONCERTINA SNAKE
The green whip snake moves with an action rather like a concertina. The concertina is played by squeezing it forwards and backwards.

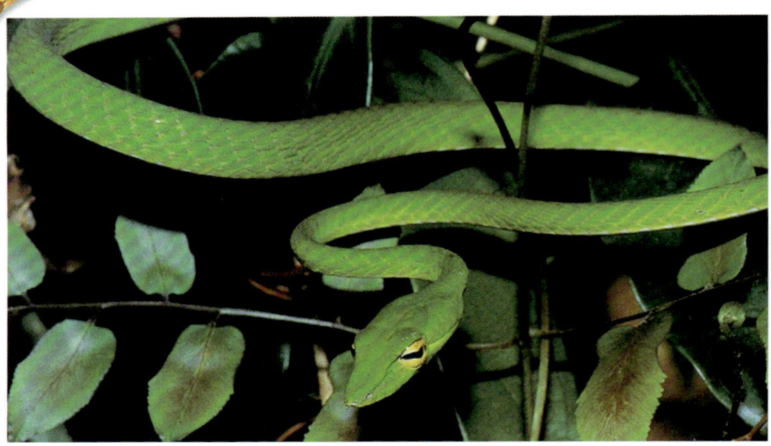

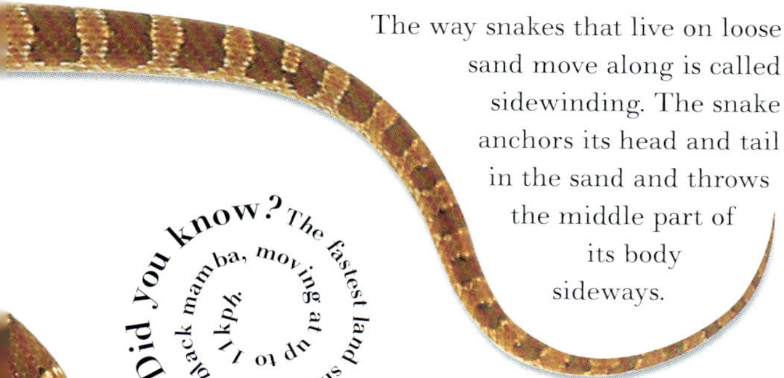

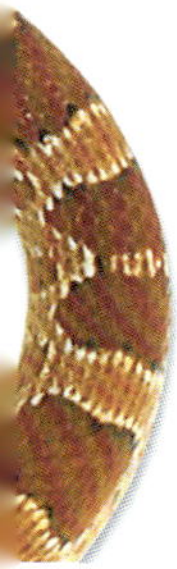

► SIDEWINDING

The way snakes that live on loose sand move along is called sidewinding. The snake anchors its head and tail in the sand and throws the middle part of its body sideways.

Did you know? The fastest land snake is the black mamba, moving at up to 11kph.

▼ HOW SNAKES MOVE

Most land snakes move in four different ways, depending on the type of terrain they are crossing and the type of snake.

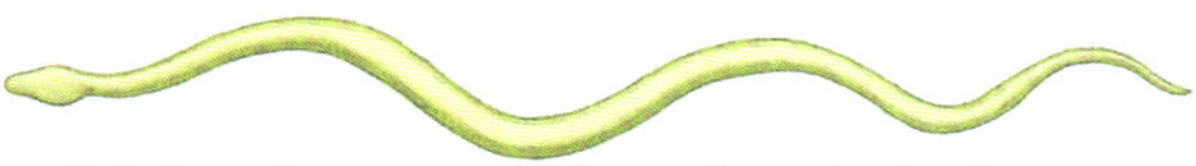

1 S-shaped movement: the snake wriggles from side to side.

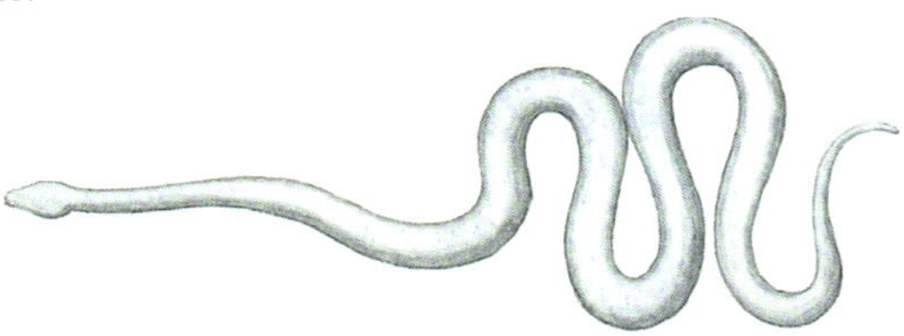

2 Concertina movement: the snake pulls one half of its body along first, then the other half.

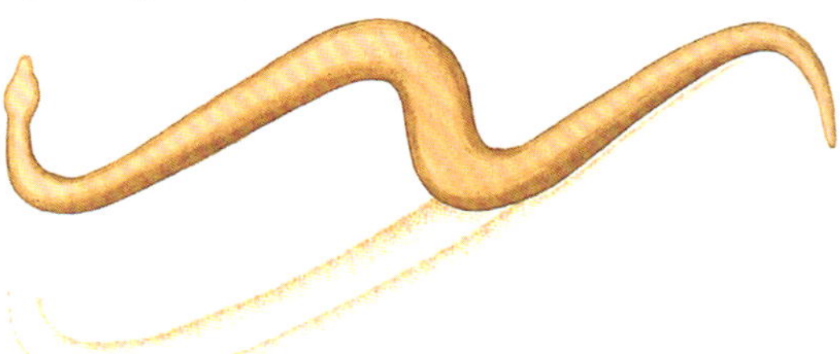

3 Sidewinding movement: the snake throws the middle part of its body forwards, keeping the head and tail on the ground.

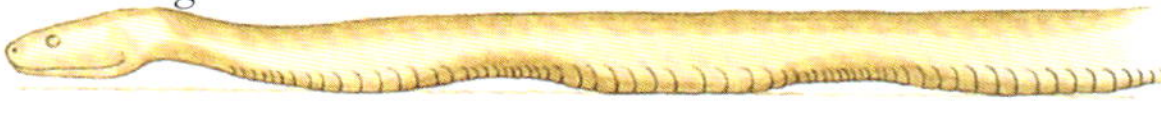

4 Caterpillar movement: the snake uses its belly scutes to pull itself along in a straight line.

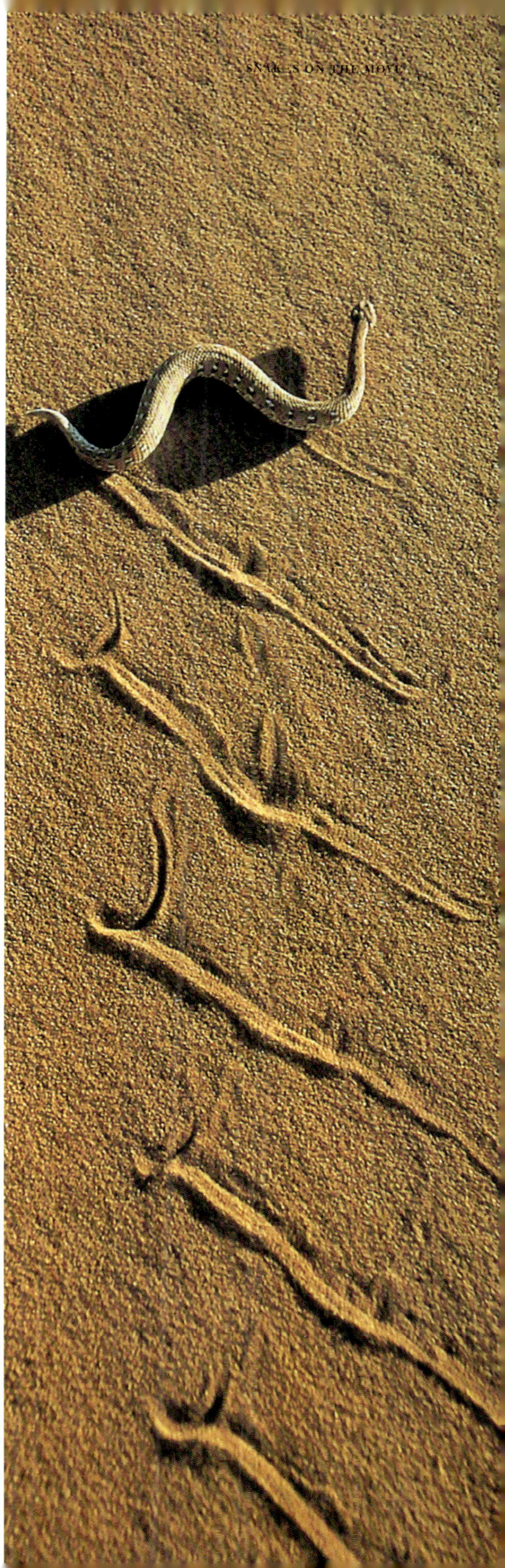

Snake Senses

To find prey and avoid enemies, snakes rely more on their senses of smell, taste and touch than on sight and hearing. Snakes have no ears, but they do have one earbone joined at the jaw. The lower jaw picks up sound vibrations travelling through the ground. As well as ordinary senses, snakes also have some special ones. They are one of the few animals that taste and smell with their tongues.

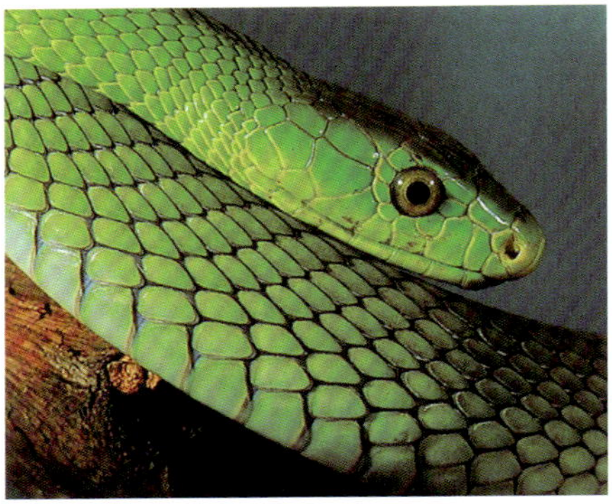

▲ **EYESIGHT**
Snakes have no eyelids to cover their eyes. The snakes with the best eyesight are tree snakes, such as this green mamba, and day hunters.

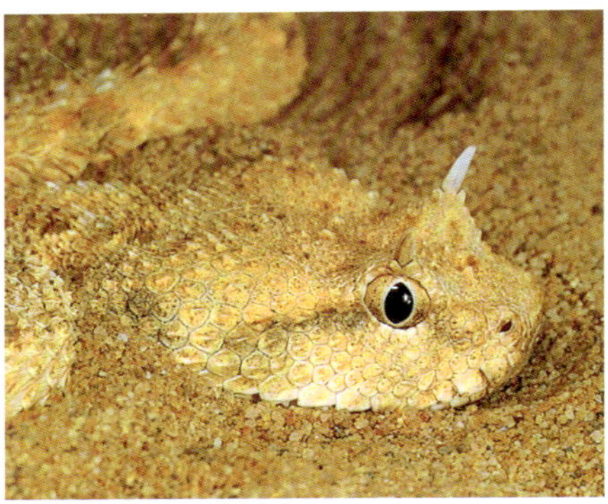

▲ **NIGHT HUNTER**
The horned viper's eyes open wide at night (*above*). During the day, its pupils close to narrow slits (*below*).

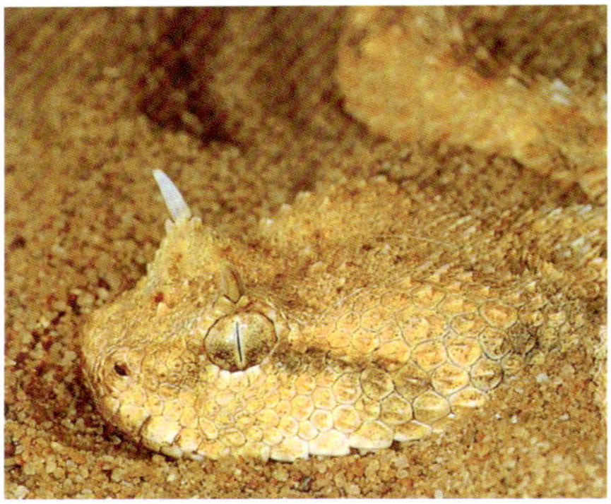

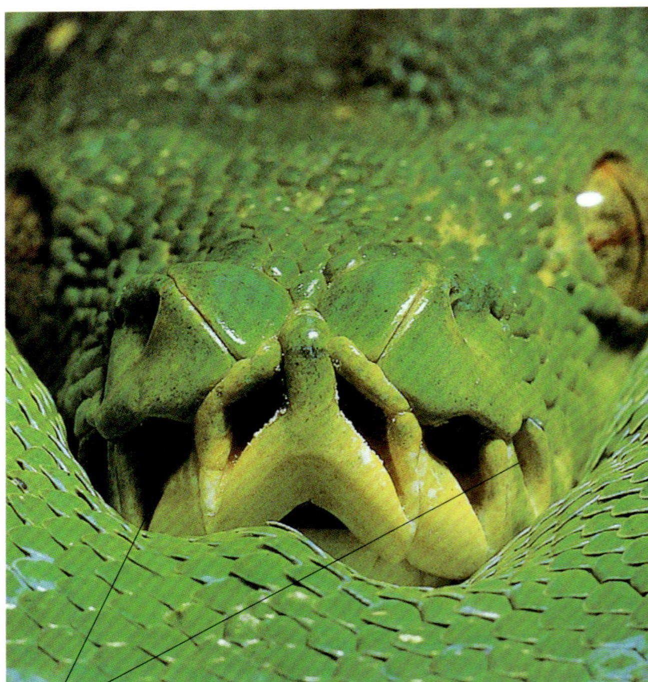

▲ **SENSING HEAT**
The green tree python senses heat given off by its prey through pits on the sides of its face.

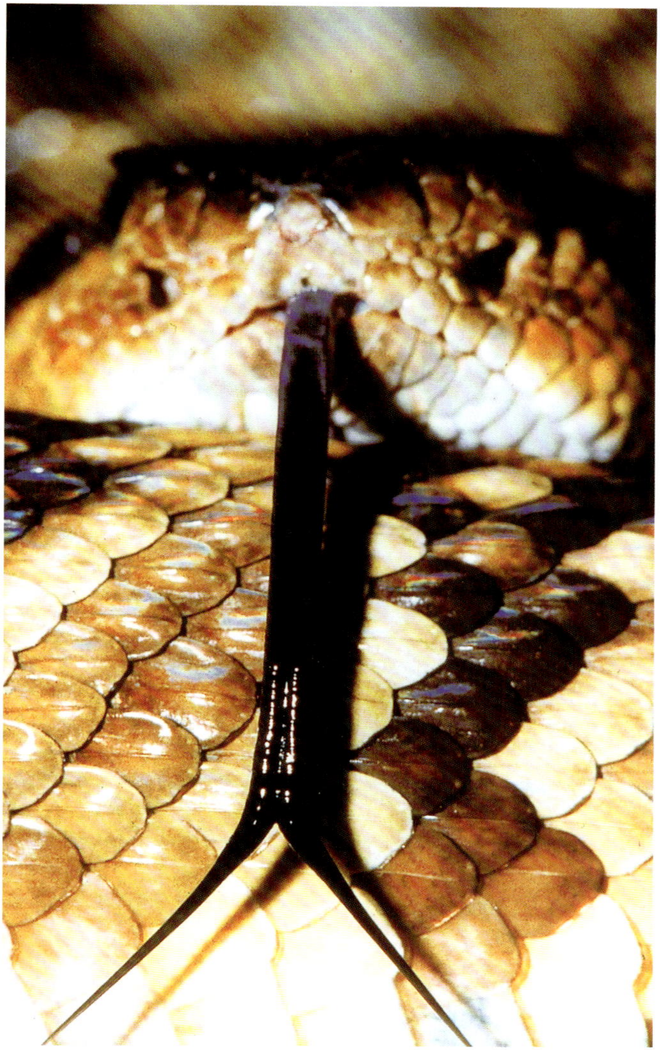

◄ **THE FORKED TONGUE**
When a snake investigates its surroundings, it flicks its tongue to taste the air. The forked tongue picks up tiny chemical particles of scent.

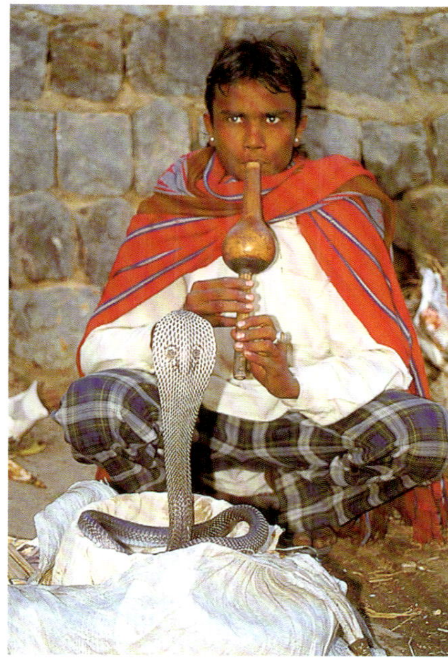

▲ **HEARING**
As it has no ears, the cobra cannot hear the music played by the snake charmer. It follows the movements of the pipe, which resemble a snake, and rises up as it prepares to defend itself.

► **JACOBSON'S ORGAN**
As a snake draws its tongue back into its mouth, it presses the forked tip into the two openings of the Jacobson's organ. This organ is in the roof of the mouth and it analyses tastes and smells.

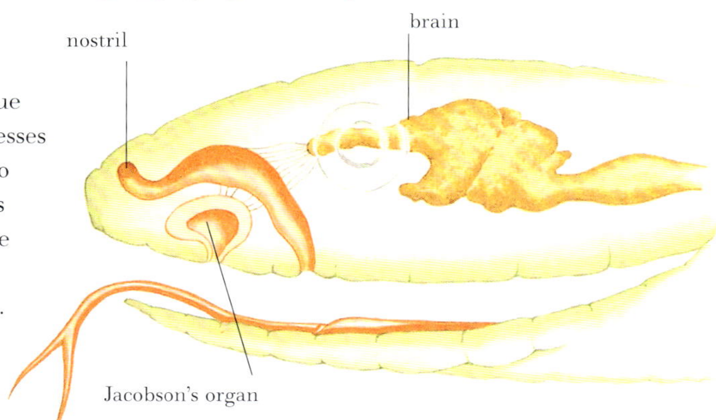

Food and Hunting

Snakes eat different foods and hunt in different ways depending on their size, their species and where they live. Some snakes eat a wide variety of food, while others have a more specialized diet. A snake has to make the most of each meal because it moves fairly slowly and does not get the chance to catch prey very often. A snake's body works at a slow rate so it can go for months without eating.

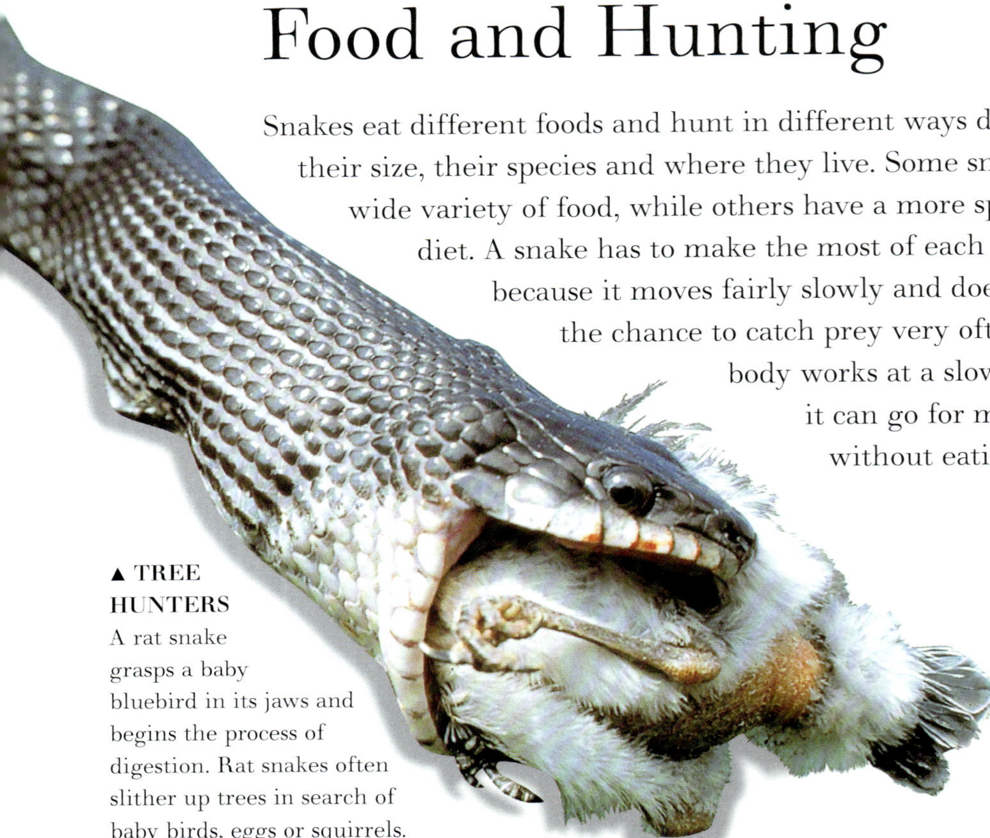

▲ TREE HUNTERS
A rat snake grasps a baby bluebird in its jaws and begins the process of digestion. Rat snakes often slither up trees in search of baby birds, eggs or squirrels.

rat snake
(*Elaphe*)

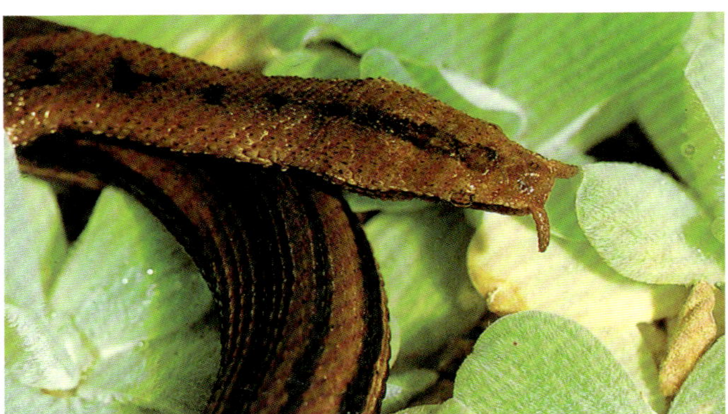

▲ FISHY FOOD
The tentacled snake lives on fish. It probably hides among plants in the water and grabs fish as they swim past.

▼ TRICKY LURE
The Australasian death adder's colourful tail tip looks like a worm. The adder wriggles the 'worm' to lure lizards, birds and small mammals to come within its range.

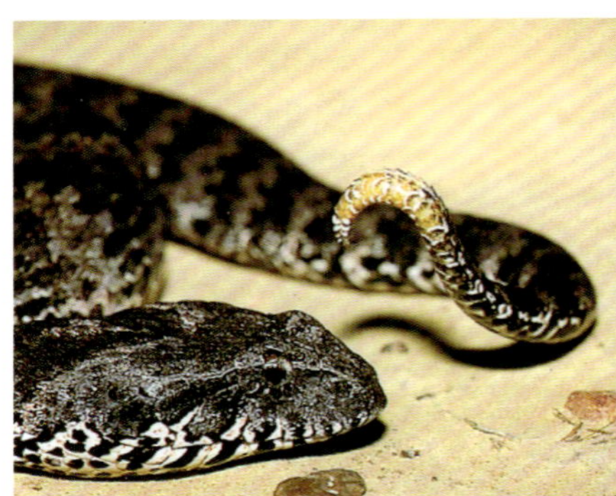

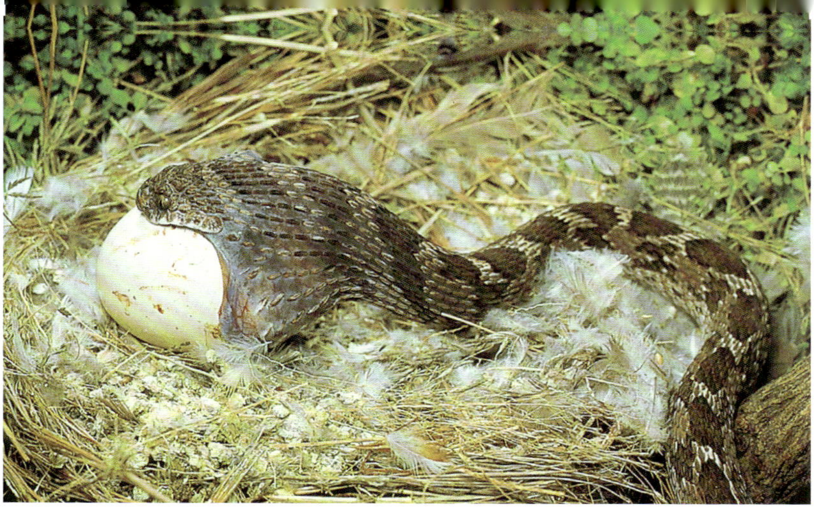

◄ **EGG-EATERS**
The African egg-eater snake checks an egg with its tongue to make sure it is fresh. Then it swallows the egg whole. It uses the pointed ends of the bones in its backbone to crack the eggshell. It eats the egg and coughs up the crushed shell.

► **SURPRISE ATTACK**
Lunch for this gaboon viper is a mouse! The gaboon viper hides among dry leaves on the forest floor. Its colouring and markings make it very difficult to spot. It waits for a small animal to pass by, then grabs hold of its prey in a surprise attack. Many other snakes that hunt by day also ambush their prey.

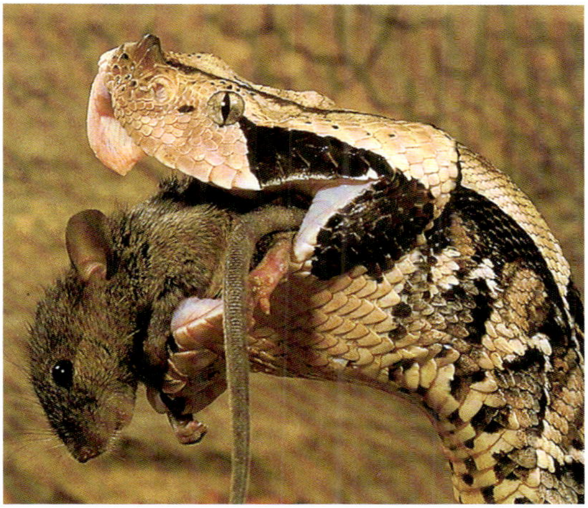

Did you know? Sometimes a snake coughs up its prey – alive!

smooth snake
(*Coronella austriaca*)

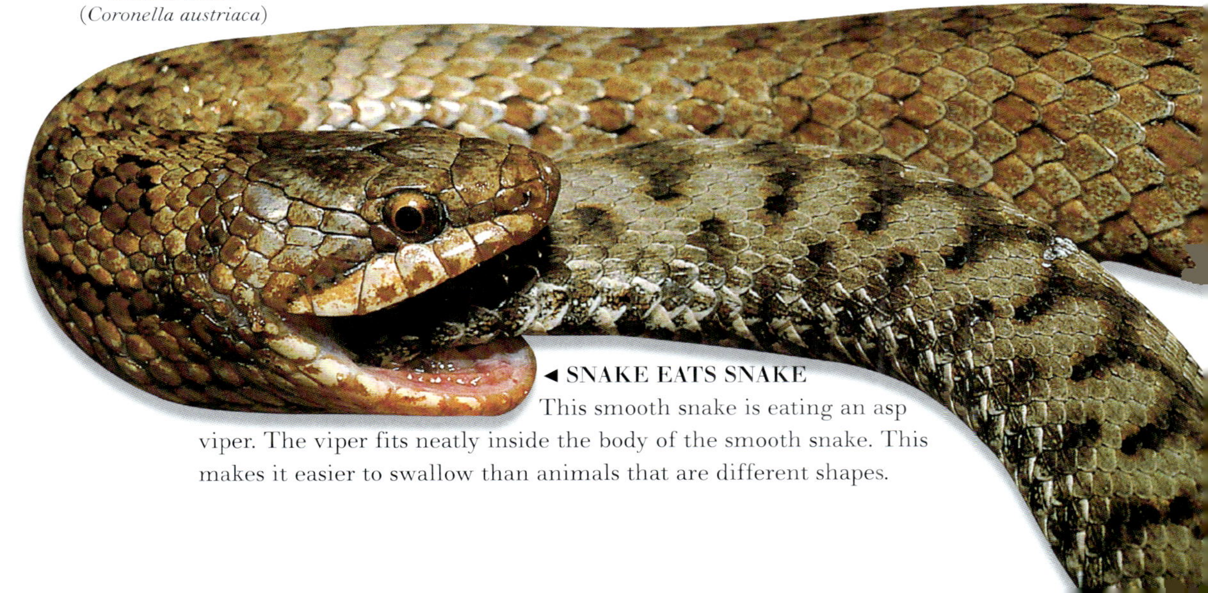

◄ **SNAKE EATS SNAKE**
This smooth snake is eating an asp viper. The viper fits neatly inside the body of the smooth snake. This makes it easier to swallow than animals that are different shapes.

Teeth and Jaws

Most snakes have short, sharp teeth that are good for gripping and holding prey, but not for chewing it into smaller pieces. The teeth are not very strong, and often get broken, so they are continually being replaced. Poisonous snakes also have some larger teeth called fangs. When the snake bites, poison flows down the fangs to paralyse the prey and break down its body. All snakes swallow their prey head-first and whole.

▼ BACK FANGS
A few poisonous snakes have fangs at the back of their mouths. This African boomslang is digging its fangs hard into a chameleon's flesh to get enough poison inside.

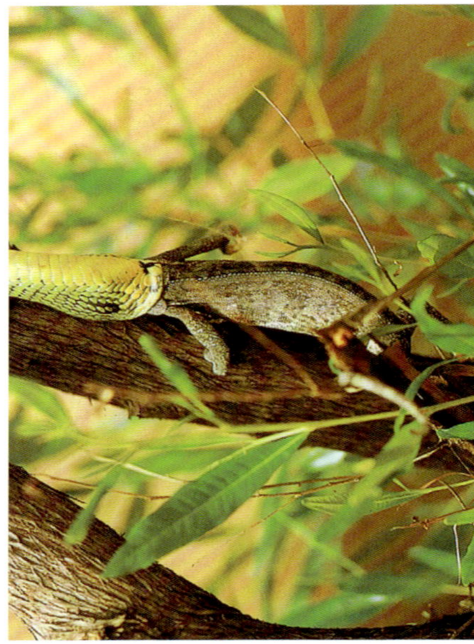

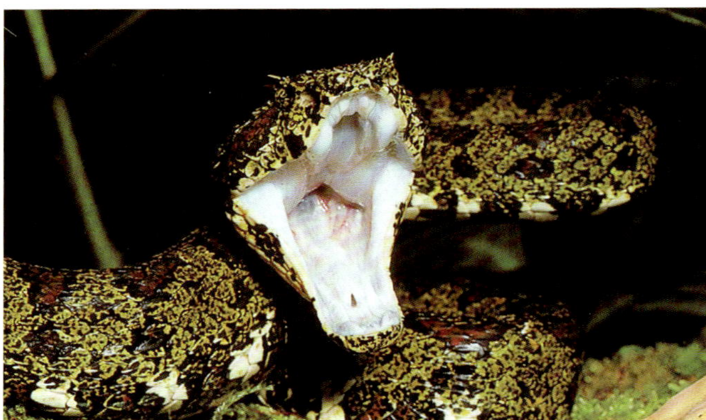

▲ OPEN WIDE
An eyelash viper opens its mouth as wide as possible to scare an enemy. Its fangs are folded back against the roof of the mouth. When it attacks, the fangs swing forwards.

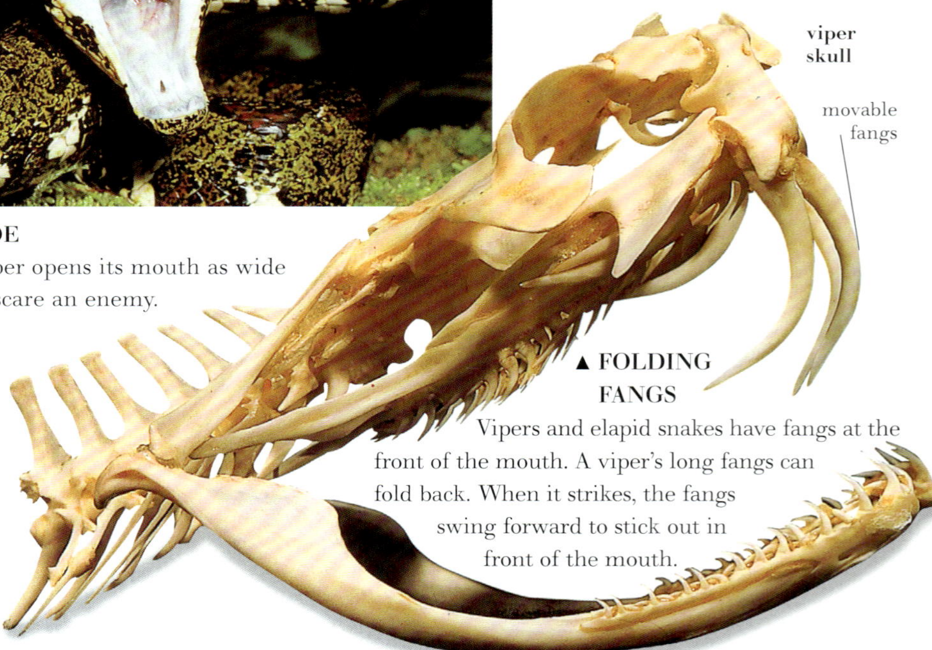

▲ FOLDING FANGS
Vipers and elapid snakes have fangs at the front of the mouth. A viper's long fangs can fold back. When it strikes, the fangs swing forward to stick out in front of the mouth.

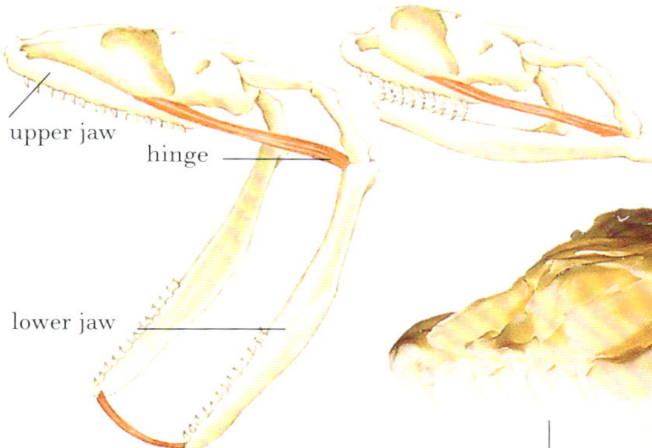

▲ STRETCHY JAWS
When a snake eats, a hinge at the back of the lower jaw lets the jaw swing wide, like a gate. The lower jaw is in two halves connected by a stretchy ligament, so the jaw can stretch sideways, and the two sides of the jaw can move separately. One side holds the prey, while the other side slides forward to get a new grip.

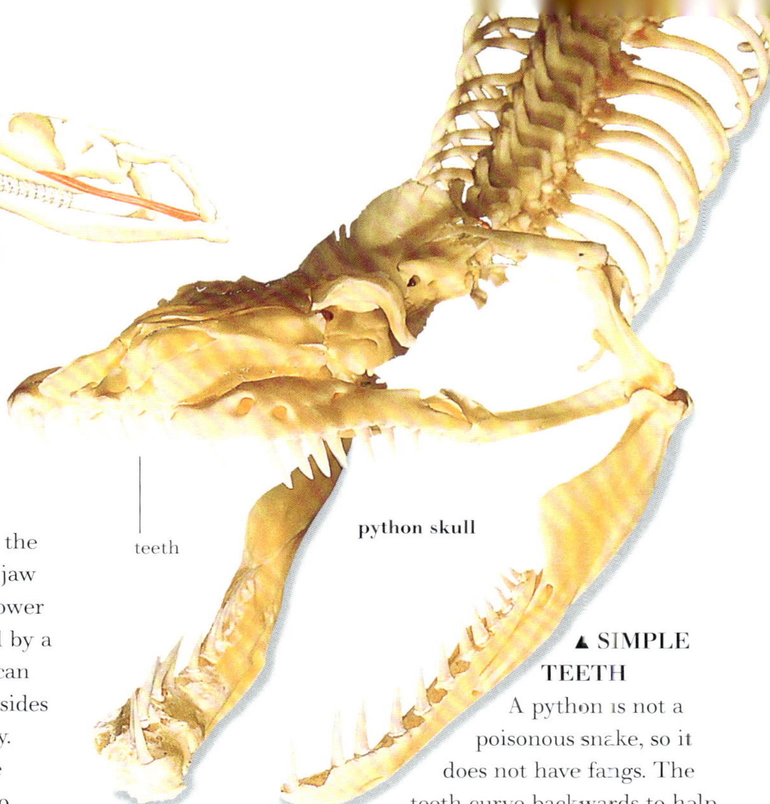

▲ SIMPLE TEETH
A python is not a poisonous snake, so it does not have fangs. The teeth curve backwards to help the python keep hold of its prey. A snake's teeth are attached to the inner edges of the jawbones rather than on top of them.

Did you know? The gaboon viper has the longest fangs of any snake.

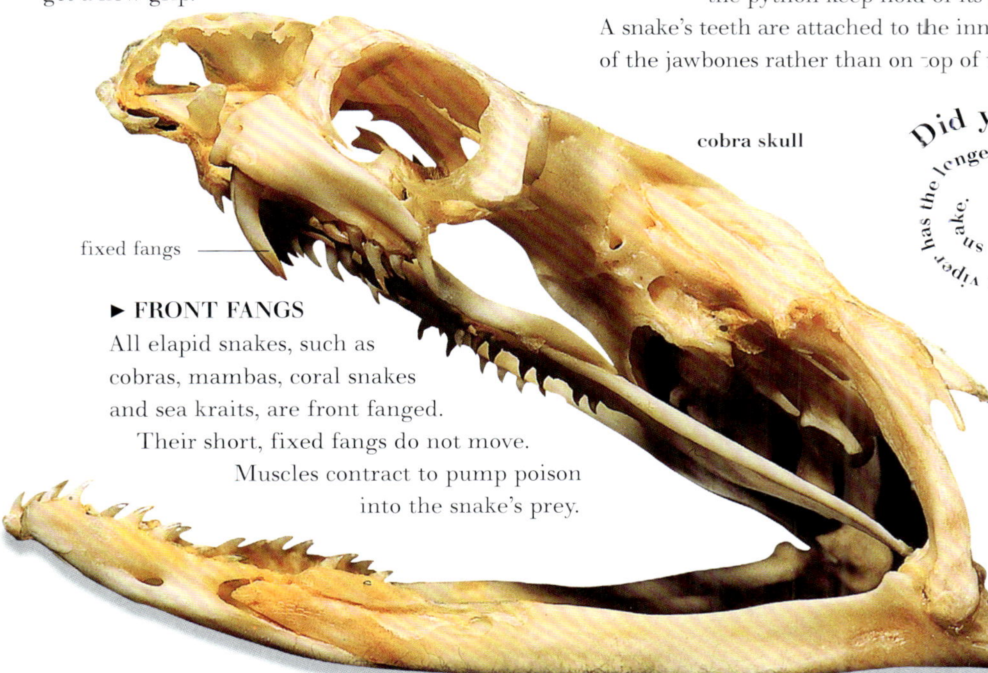

► FRONT FANGS
All elapid snakes, such as cobras, mambas, coral snakes and sea kraits, are front fanged. Their short, fixed fangs do not move. Muscles contract to pump poison into the snake's prey.

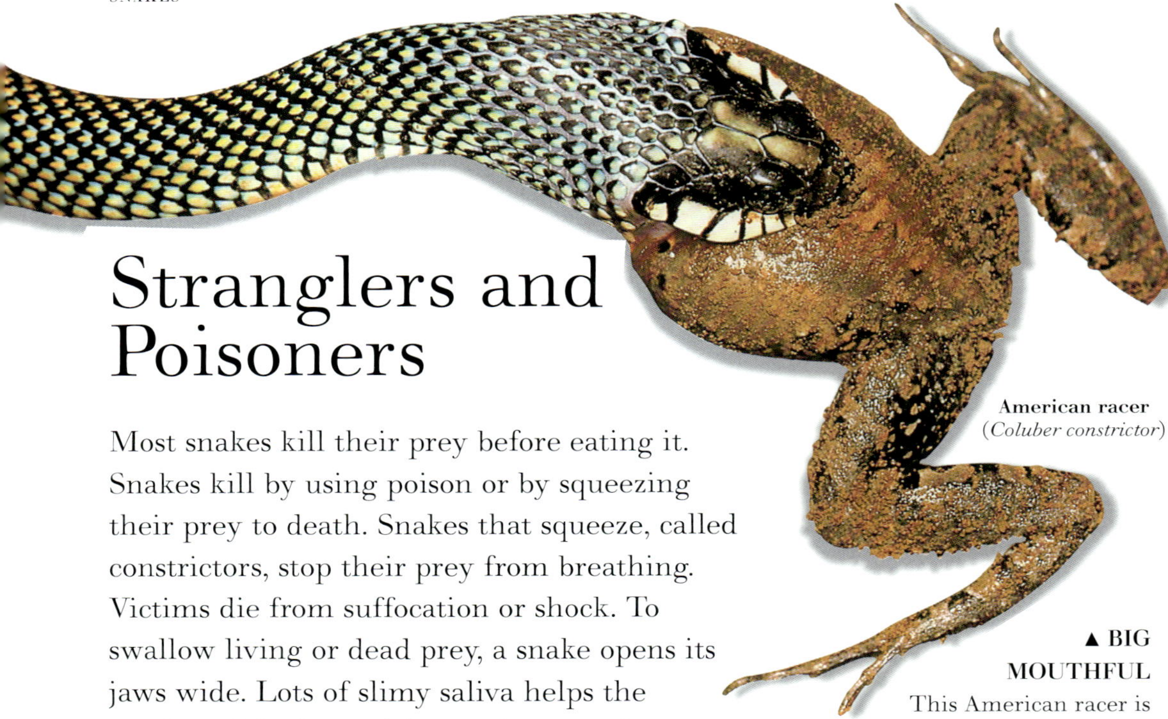

Stranglers and Poisoners

Most snakes kill their prey before eating it. Snakes kill by using poison or by squeezing their prey to death. Snakes that squeeze, called constrictors, stop their prey from breathing. Victims die from suffocation or shock. To swallow living or dead prey, a snake opens its jaws wide. Lots of slimy saliva helps the meal to slide down. After eating, a snake yawns widely to put its jaws back into place. Digestion can take several days, or even weeks.

American racer
(*Coluber constrictor*)

▲ BIG MOUTHFUL
This American racer is trying to swallow a living frog. The frog has puffed up its body with air to make it more difficult for the snake to swallow.

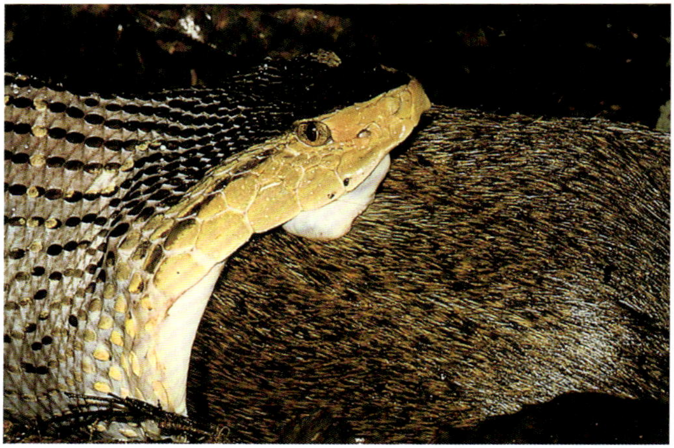

▲ AT FULL STRETCH
This fer-de-lance snake is at full stretch to swallow its huge meal. It is a large pit viper that kills with poison.

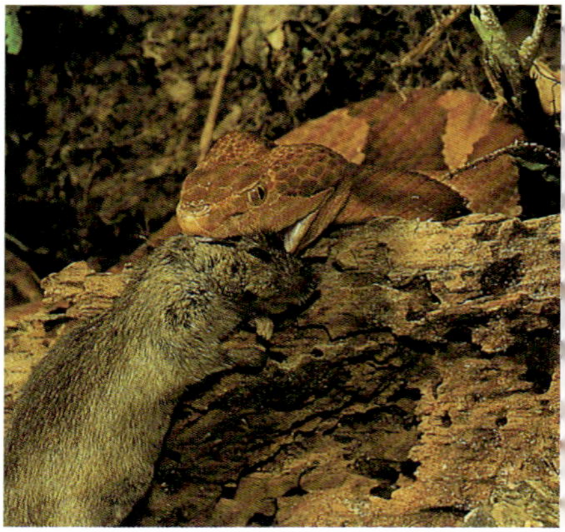

▲ SWALLOWING A MEAL
The copperhead, a poisonous snake from North America, holds on to a dead mouse.

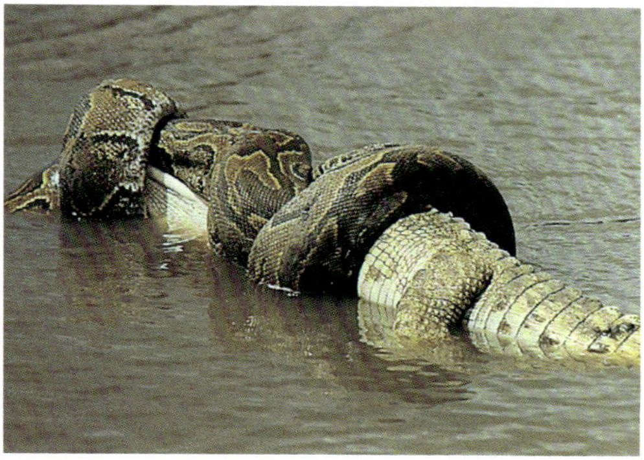

▲ KILLING TIME

A crocodile is slowly squeezed to death by a rock python. The time it takes for a constricting snake to kill its prey depends on the size of the prey and how strong it is.

Did you know? King cobras sometimes kill Indian elephants by biting them on the trunk.

► COILED KILLER

The spotted python sinks its teeth into its victim. It throws coils around the victim's body, and tightens its grip until the animal cannot breathe.

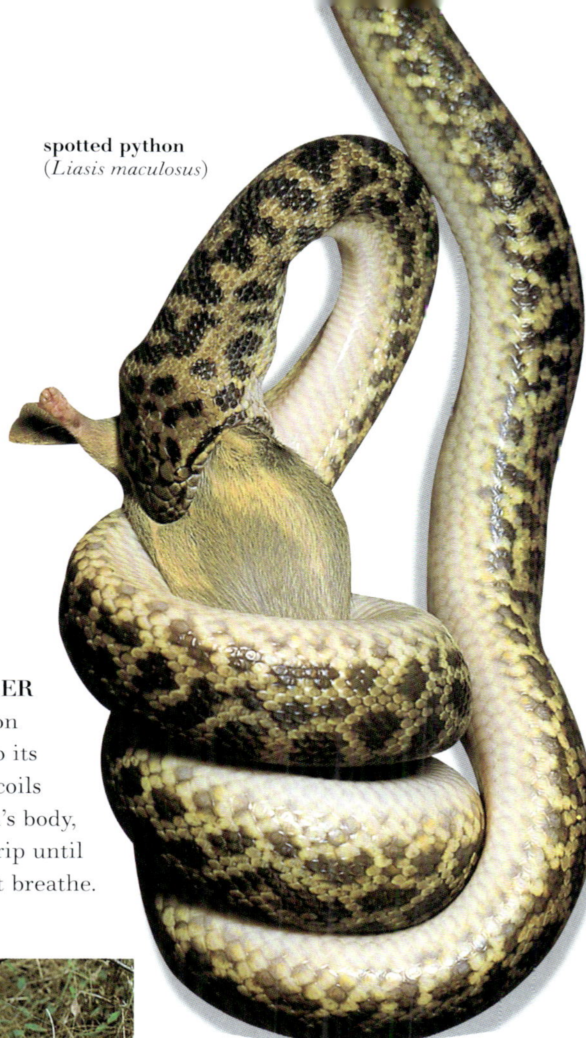

spotted python
(Liasis maculosus)

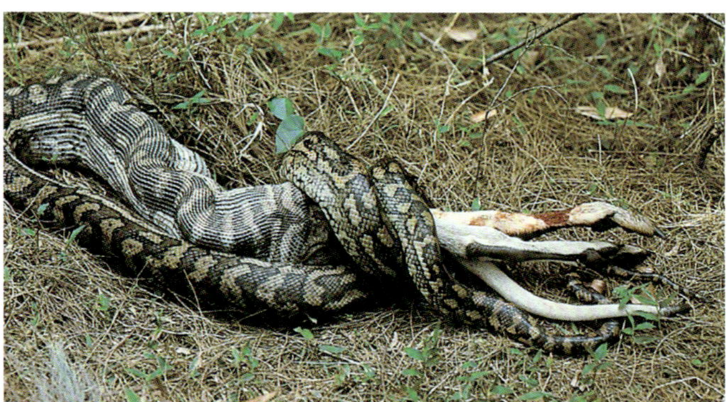

▲ HEAD-FIRST

A whiptail wallaby's legs disappear inside a carpet python's body. Snakes usually try to swallow their prey head-first so that legs, wings or scales fold back. This helps the victim to slide into the snake's stomach more easily.

▼ BREATHING TUBE

An African python shows its breathing tube. As the snake eats, the windpipe moves to the front of the mouth so that air can get to and from the lungs.

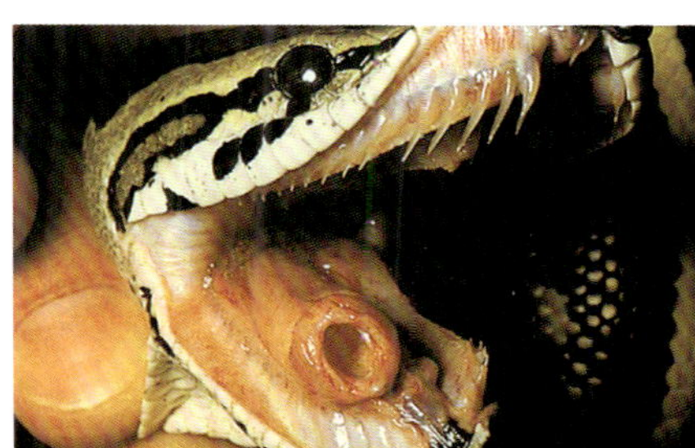

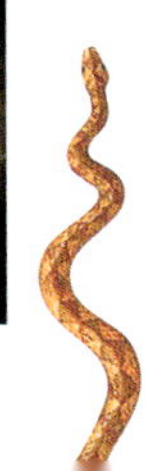

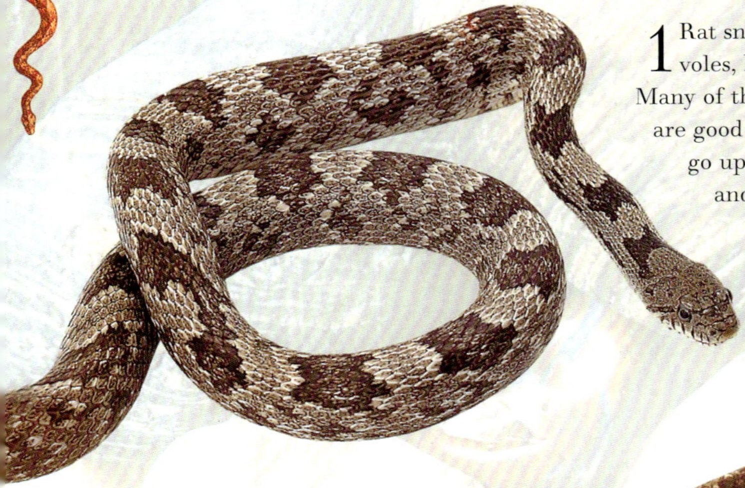

1 Rat snakes feed on rats, mice, voles, lizards, birds and eggs. Many of them hunt at night. They are good climbers and can even go up trees with smooth bark and no branches. Rat snakes find their prey by following a scent trail or waiting to ambush an animal.

Focus on Lunch

This rat snake is using its strong coils to kill a vole. Rodents, such as voles and rats, are a rat snake's favourite food. With the vole held tightly in its teeth, the snake coils around its body. It squeezes hard to stop the vole breathing. When the vole is dead, the rat snake swallows its meal head-first.

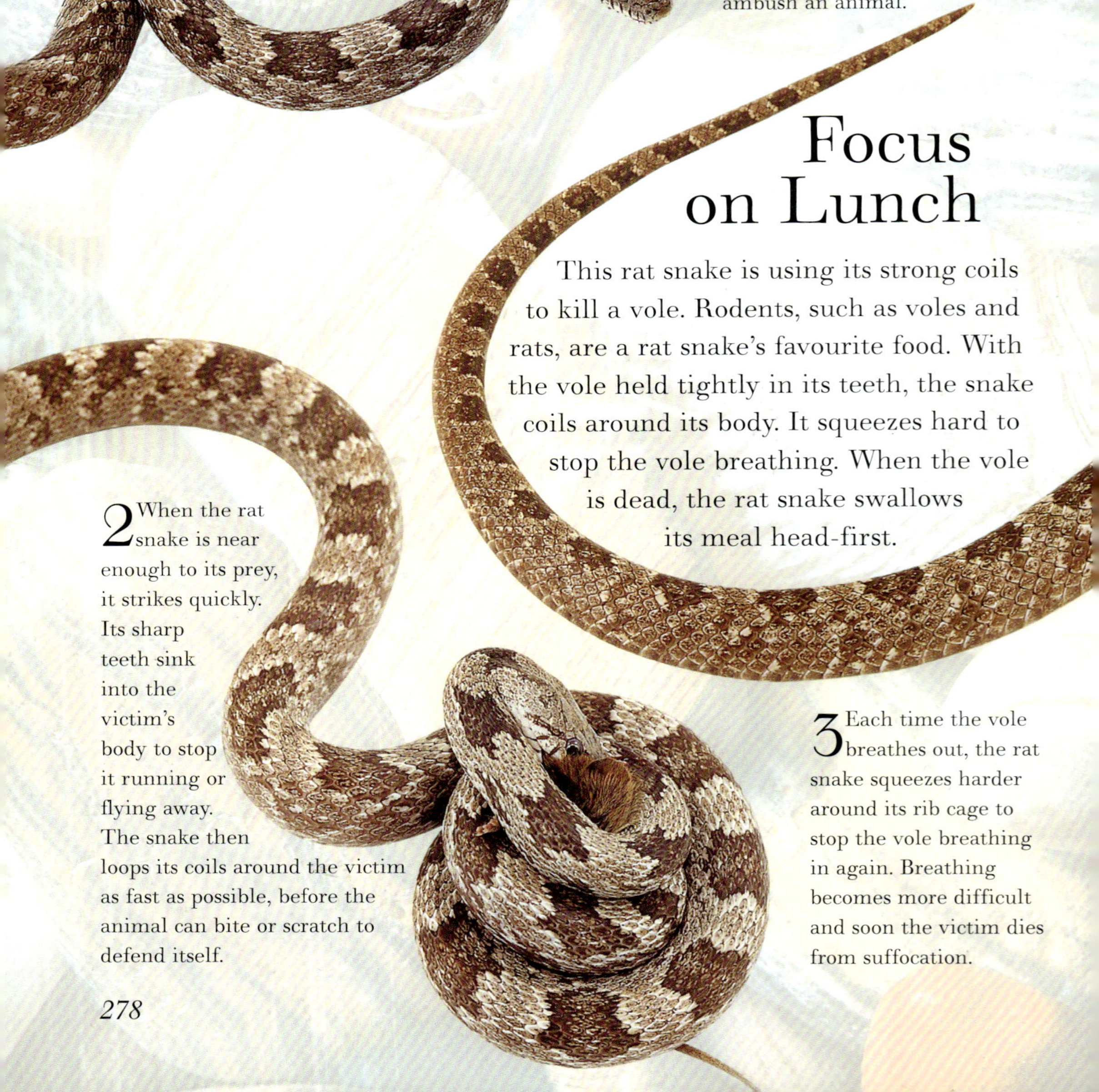

2 When the rat snake is near enough to its prey, it strikes quickly. Its sharp teeth sink into the victim's body to stop it running or flying away. The snake then loops its coils around the victim as fast as possible, before the animal can bite or scratch to defend itself.

3 Each time the vole breathes out, the rat snake squeezes harder around its rib cage to stop the vole breathing in again. Breathing becomes more difficult and soon the victim dies from suffocation.

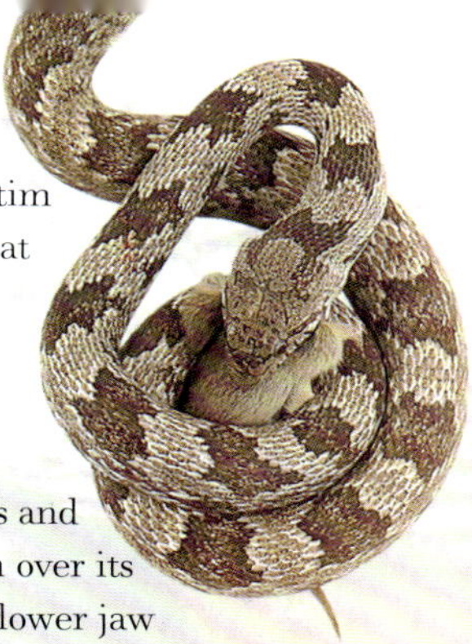

4 Once the victim is dead, the rat snake loosens its coils and begins the process of swallowing. It unhinges its jaws and 'walks' its mouth over its meal. The loose lower jaw stretches sideways to fit around the shape of the dead prey.

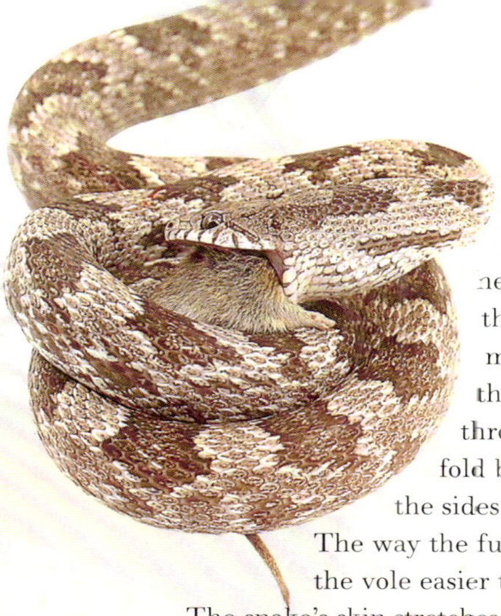

5 The rat snake swallows its meal head-first. As the vole moves down the snake's throat, its legs fold back against the sides of its body. The way the fur lies makes the vole easier to swallow. The snake's skin stretches as the meal moves down its body.

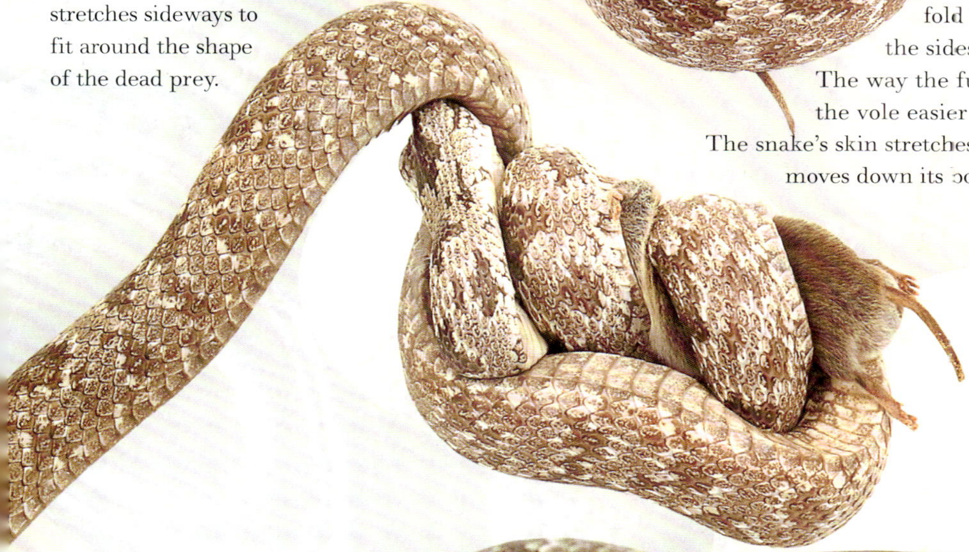

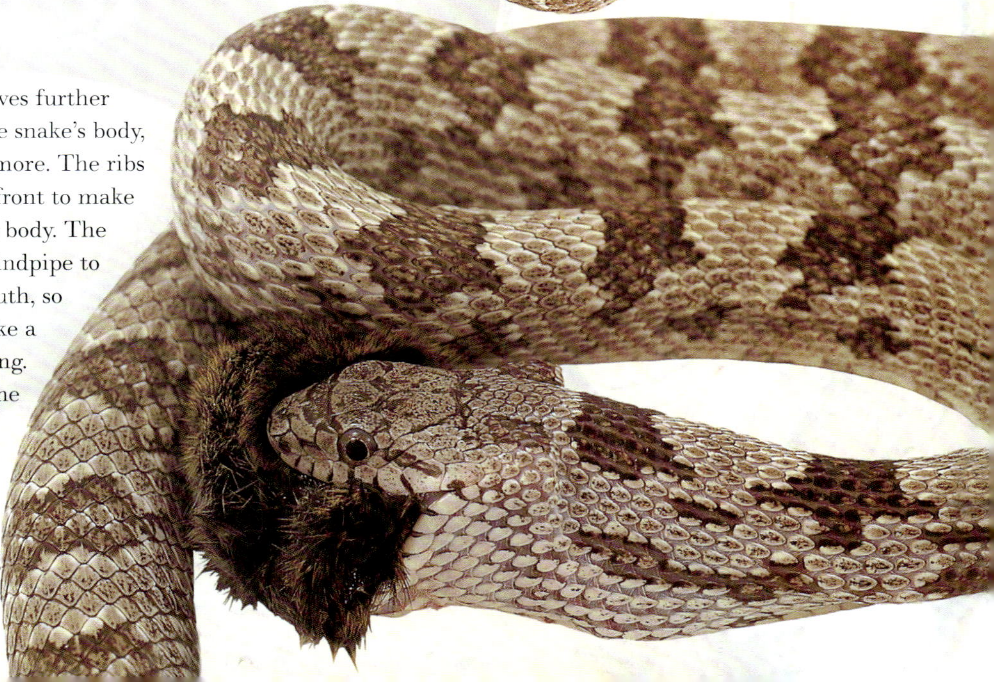

6 As the vole moves further down inside the snake's body, the skin stretches more. The ribs move apart at the front to make space for the vole's body. The snake pushes its windpipe to the front of its mouth, so that it can use it like a snorkel for breathing. It may take only one or two gulps for a snake to swallow a small animal whole.

Poisonous Snakes

Only about 700 species of snake are poisonous. Snake poison, called venom, is useful for snakes because it allows them to kill without having to fight a long battle against their prey. Some snake venom works on the prey's body, softening it and making it easier to digest. There are two main kinds of venom. One type attacks the blood and muscles. The other attacks the nervous system, stopping the heart and lungs from working.

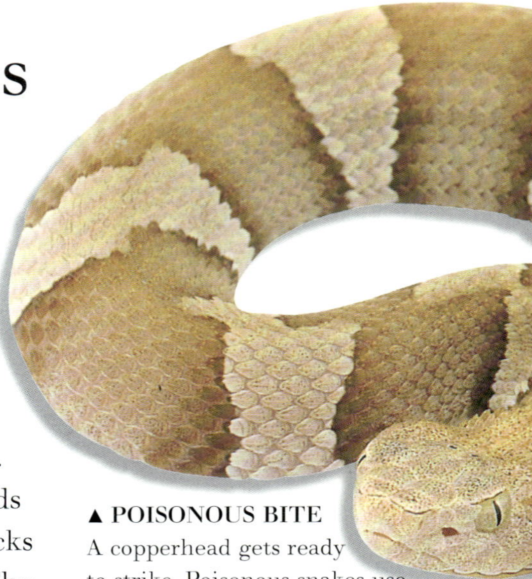

▲ POISONOUS BITE
A copperhead gets ready to strike. Poisonous snakes use their sharp fangs to inject a lethal cocktail of chemicals into their prey. The death of victims often occurs in seconds or minutes, depending on the size of prey and where it was bitten.

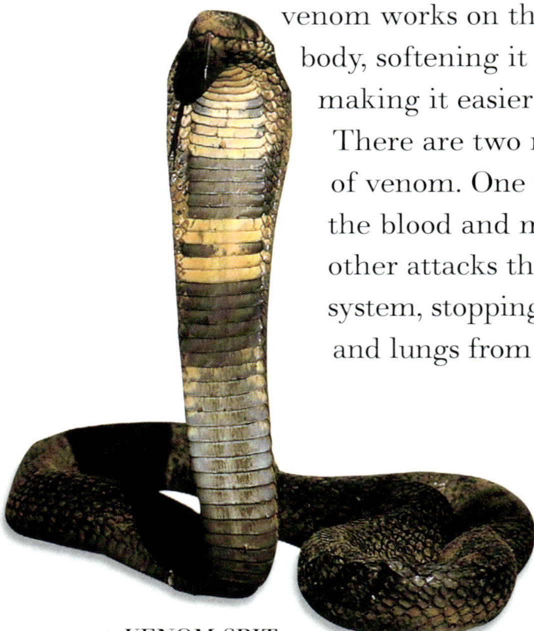

spitting cobra
(*Hemachatus haemachatus*)

▼ WARNING COLOURS
The colourful stripes of coral snakes warn predators that they are very poisonous. There are more than 50 species of coral snake, all with similar patterns. But predators remember the basic pattern and avoid all coral snakes.

▲ VENOM SPIT
Spitting cobras have an opening in their fangs to squirt venom into an enemy's face. They aim at the eyes, and the venom can cause blindness.

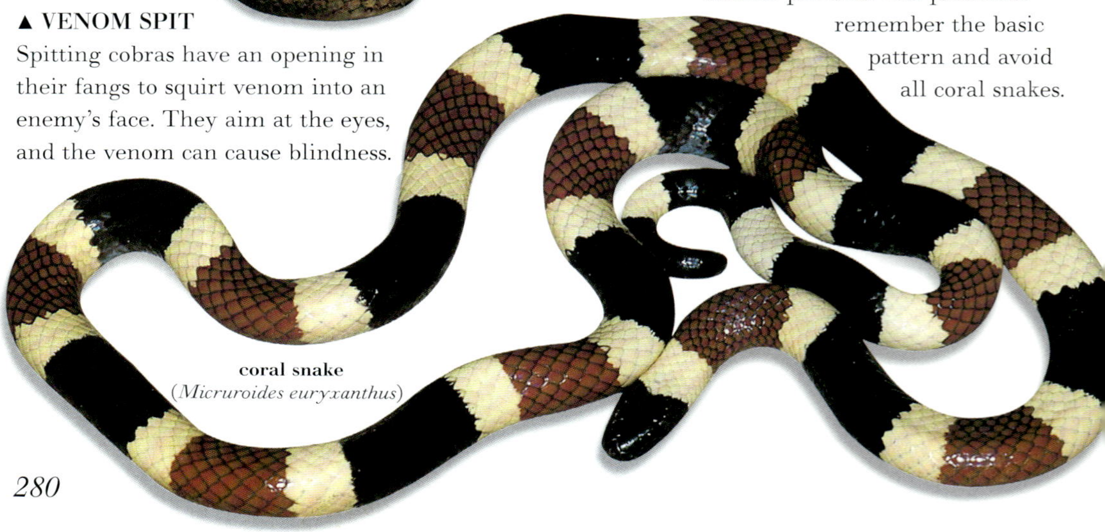

coral snake
(*Micruroides euryxanthus*)

Did you know? The most poisonous snake in the world is the black-headed sea snake.

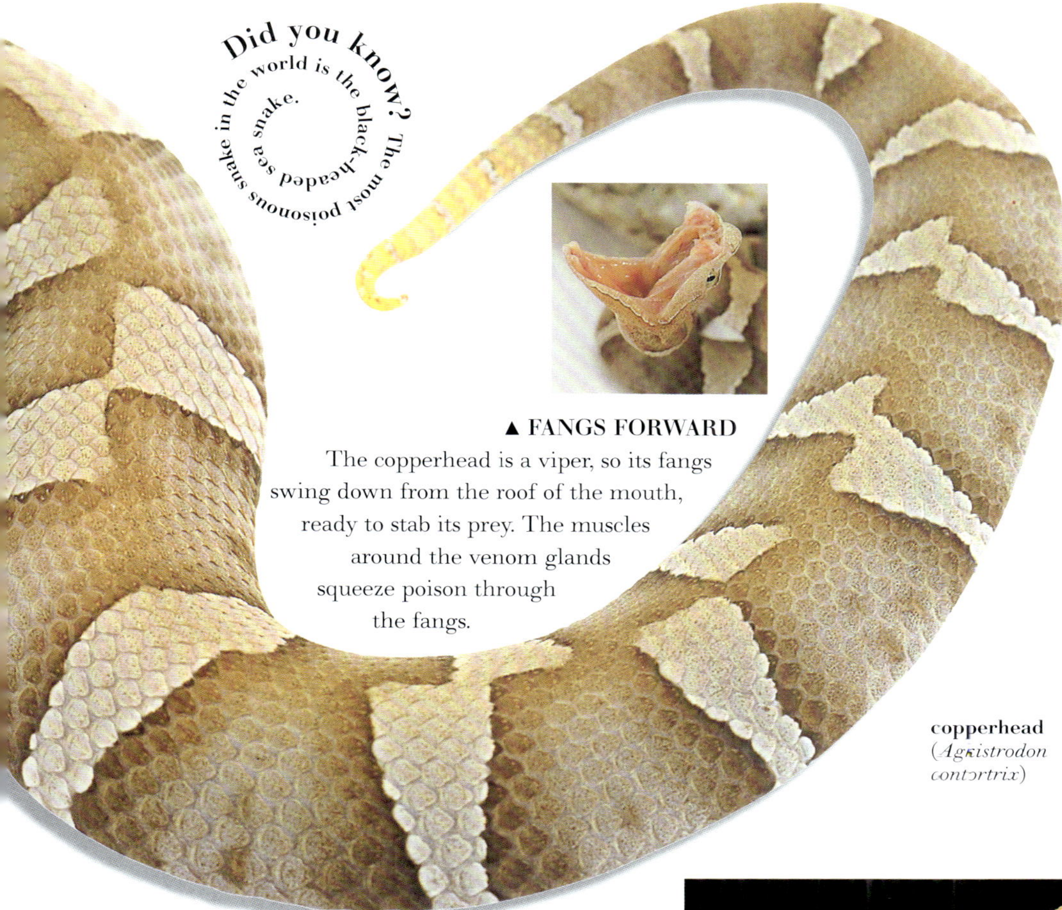

▲ FANGS FORWARD

The copperhead is a viper, so its fangs swing down from the roof of the mouth, ready to stab its prey. The muscles around the venom glands squeeze poison through the fangs.

copperhead
(*Agkistrodon contortrix*)

Bible Snake

At the beginning of the Bible, a snake is the cause of problems in the Garden of Eden. God told Adam and Eve never to eat fruit from the tree of knowledge of good and evil. However, the snake persuaded Eve to eat the fruit. It told Eve that the fruit would make her as clever as God. Eve gave some fruit to Adam too. As a punishment, Adam and Eve had to leave the Garden of Eden and lose the gift of eternal life.

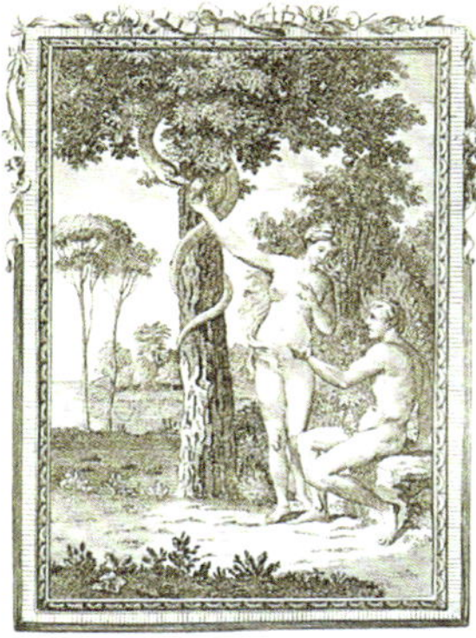

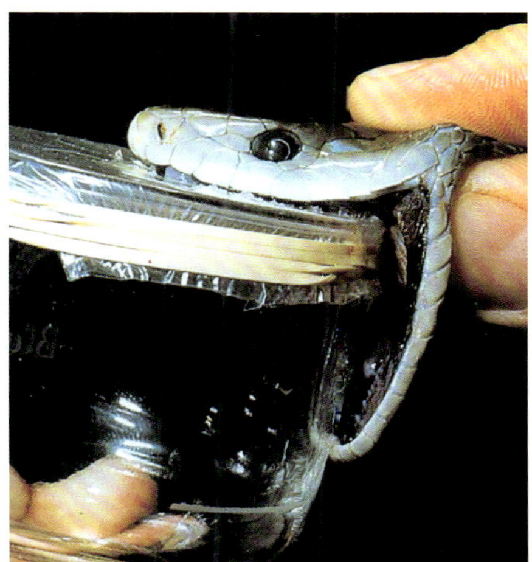

▲ MILKING VENOM

Venom is collected from a black mamba.

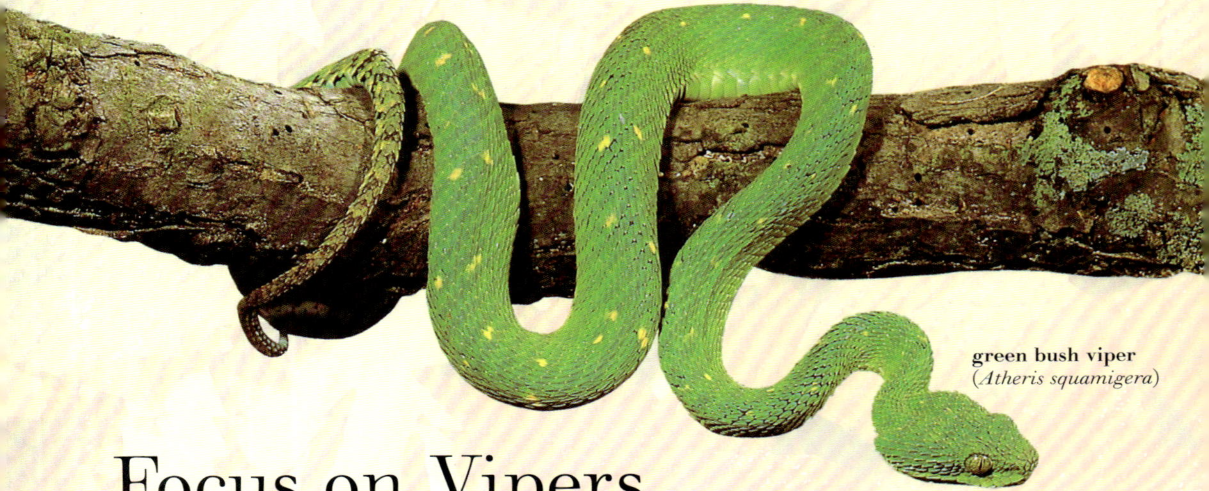

green bush viper
(*Atheris squamigera*)

Focus on Vipers

Vipers are the most efficient poisonous snakes of all. Their long fangs can inject venom deep into a victim. The venom acts mainly on the blood and muscles of the prey. Vipers usually have short, thick bodies and triangular heads covered with small, ridged scales. There are two main groups of vipers. Pit vipers have large heat pits on the face, and other vipers do not.

TREE VIPER
The green bush viper lives in tropical forests, mainly in the trees. Its colouring means that it is well camouflaged against the green leaves. It lies in wait for its prey and then kills it with a quick bite. Once the prey has been caught, the snake must hold tight to stop it falling out of the tree.

BALLOON SNAKE
When threatened, the puff adder swells up like a long balloon. It does this by taking a lot of air into its lungs. Being larger makes it look even more dangerous. Puff adders also hiss loudly.

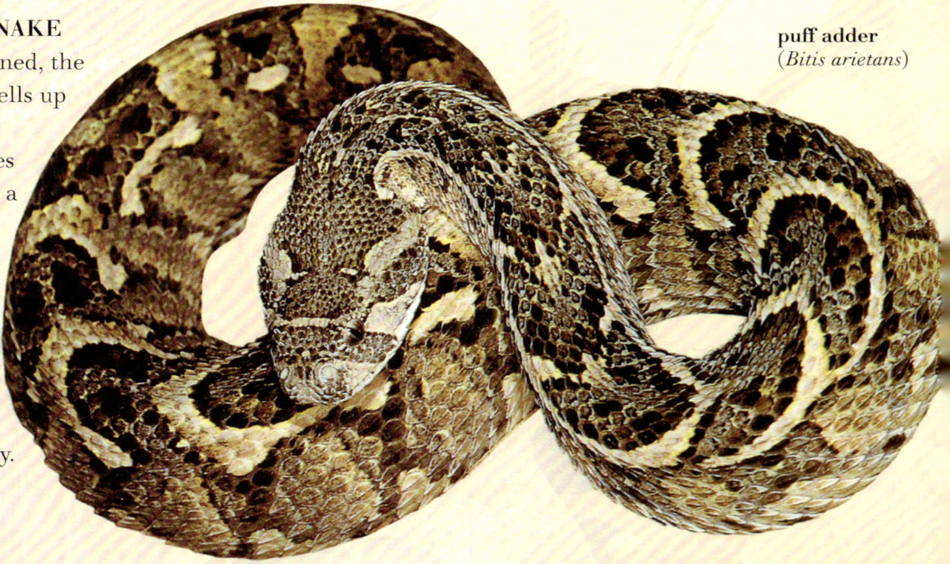

puff adder
(*Bitis arietans*)

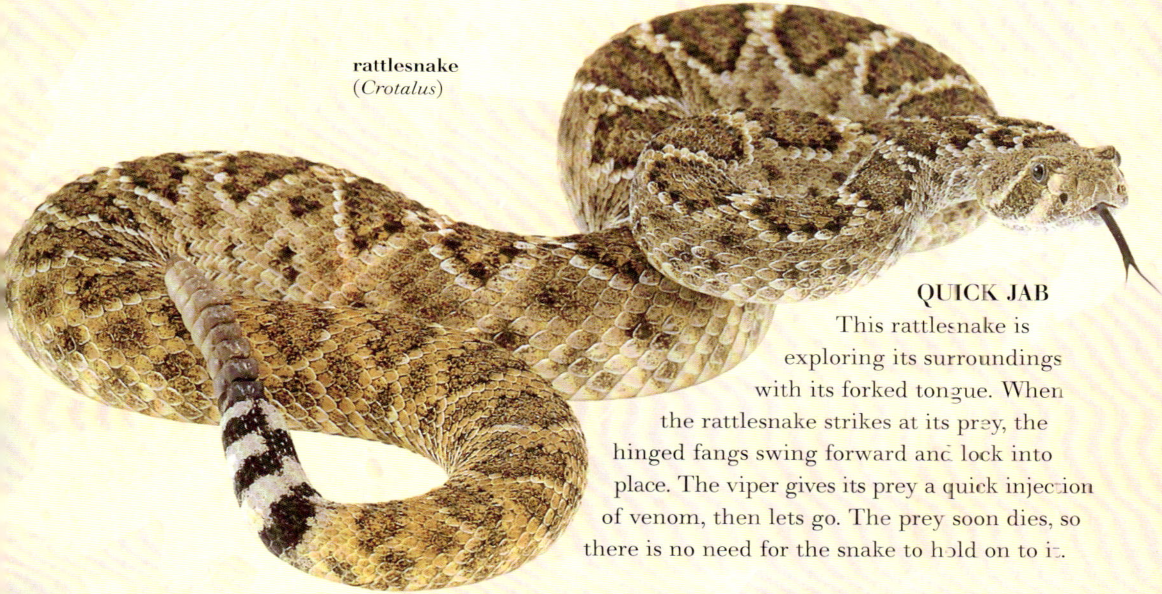

rattlesnake
(*Crotalus*)

QUICK JAB

This rattlesnake is exploring its surroundings with its forked tongue. When the rattlesnake strikes at its prey, the hinged fangs swing forward and lock into place. The viper gives its prey a quick injection of venom, then lets go. The prey soon dies, so there is no need for the snake to hold on to it.

HEAT DETECTORS

This Sumatran pit viper has a large heat pit on each side of its head, between the nostril and the eye. The heat pit is larger than the nostril. It can detect the heat given off by warm-blooded prey. By turning its head from side to side, a pit viper can work out the direction of its prey.

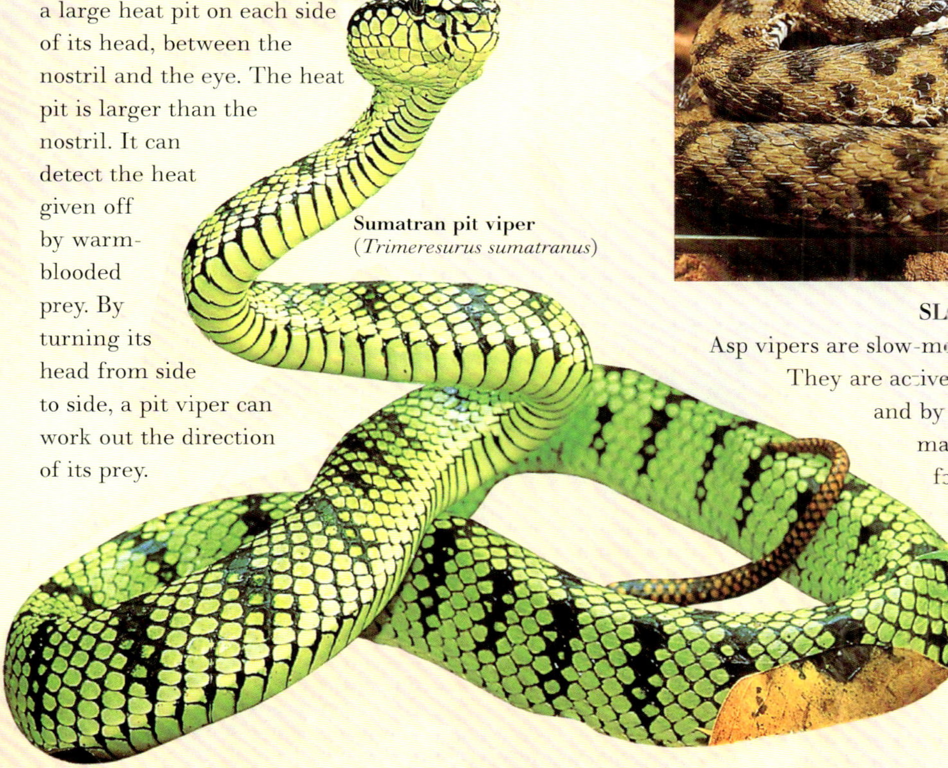

Sumatran pit viper
(*Trimeresurus sumatranus*)

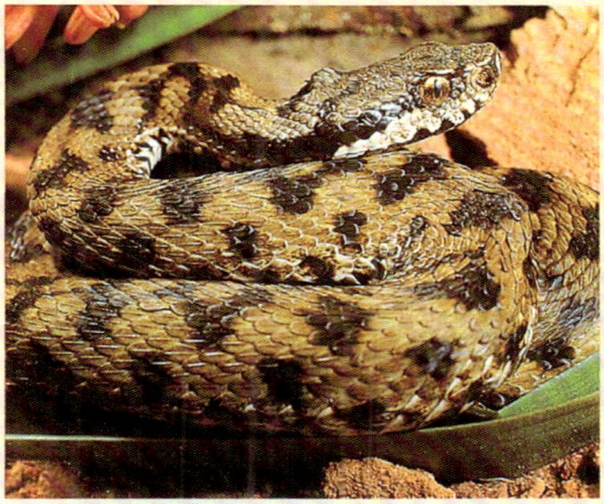

SLOW SNAKE

Asp vipers are slow-moving snakes. They are active both by day and by night. Their main sources of food are mice, lizards and baby birds.

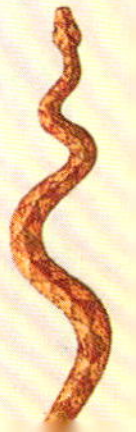

Defence

The predators of snakes include birds of prey, foxes, racoons, mongooses, baboons, crocodiles, frogs and even other snakes. If they are in danger, snakes usually prefer to hide or escape. Many come out to hunt at night, when it is more difficult for predators to catch them. If they cannot escape, snakes often make themselves look big and fierce, hiss loudly or strike at their enemies. Some pretend to be dead. Giving off a horrible smell is another good way of getting rid of an enemy!

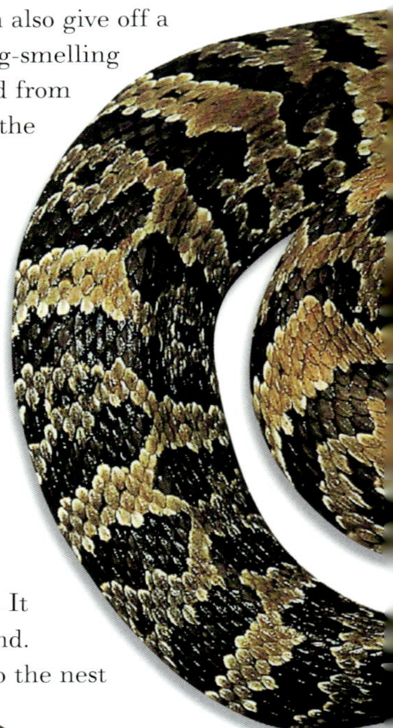

▼ **SMELLY SNAKE**
The cottonmouth is named after the white colour of the inside of its mouth, which it opens to threaten enemies. If it is attacked, it can also give off a strong-smelling liquid from near the tail.

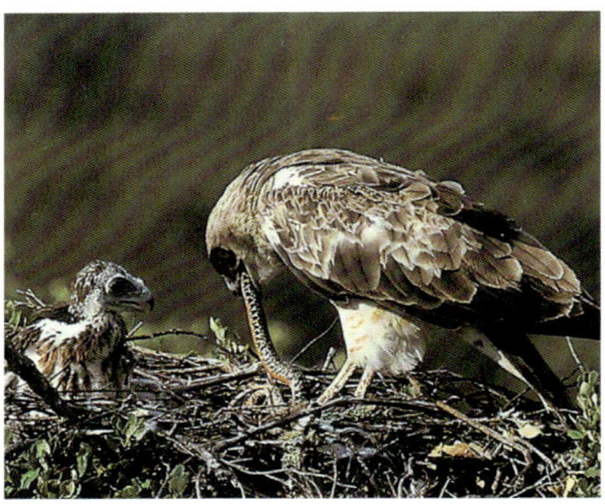

◄ **EAGLE ENEMY**
The short-toed eagle uses its powerful toes to catch snakes. It eats large snakes on the ground. It carries small snakes back to the nest to feed its chicks.

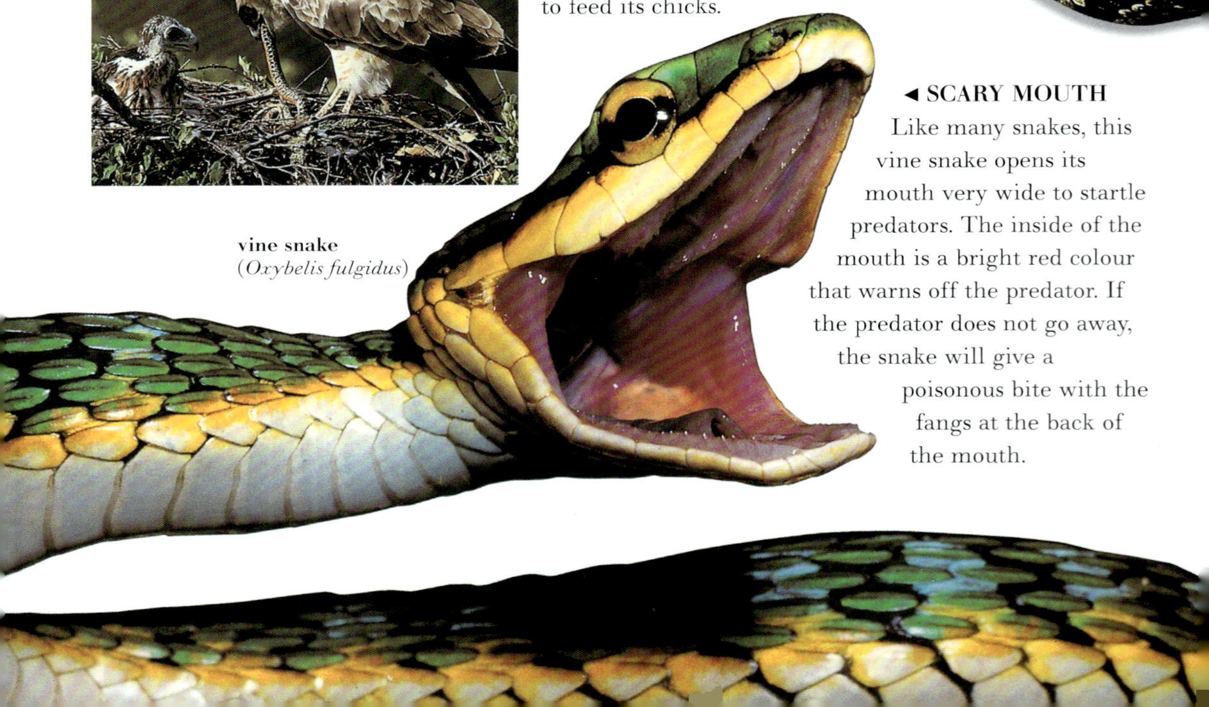

vine snake
(*Oxybelis fulgidus*)

◄ **SCARY MOUTH**
Like many snakes, this vine snake opens its mouth very wide to startle predators. The inside of the mouth is a bright red colour that warns off the predator. If the predator does not go away, the snake will give a poisonous bite with the fangs at the back of the mouth.

► PLAYING DEAD

This grass snake knows that most predators prefer healthy, living prey. So it protects itself by pretending to be dead. It rolls on to its back, opens its mouth and keeps quite still.

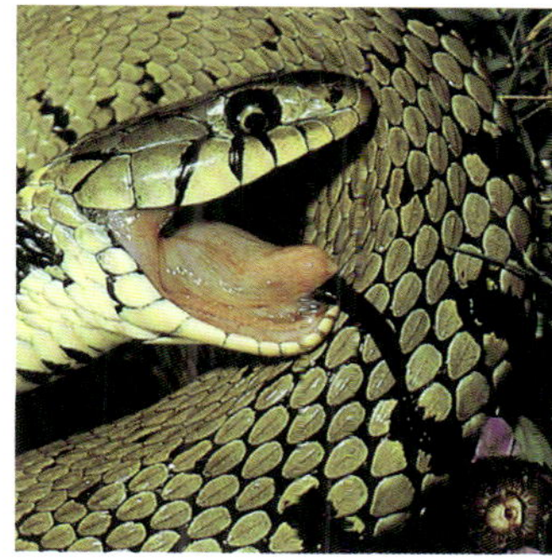

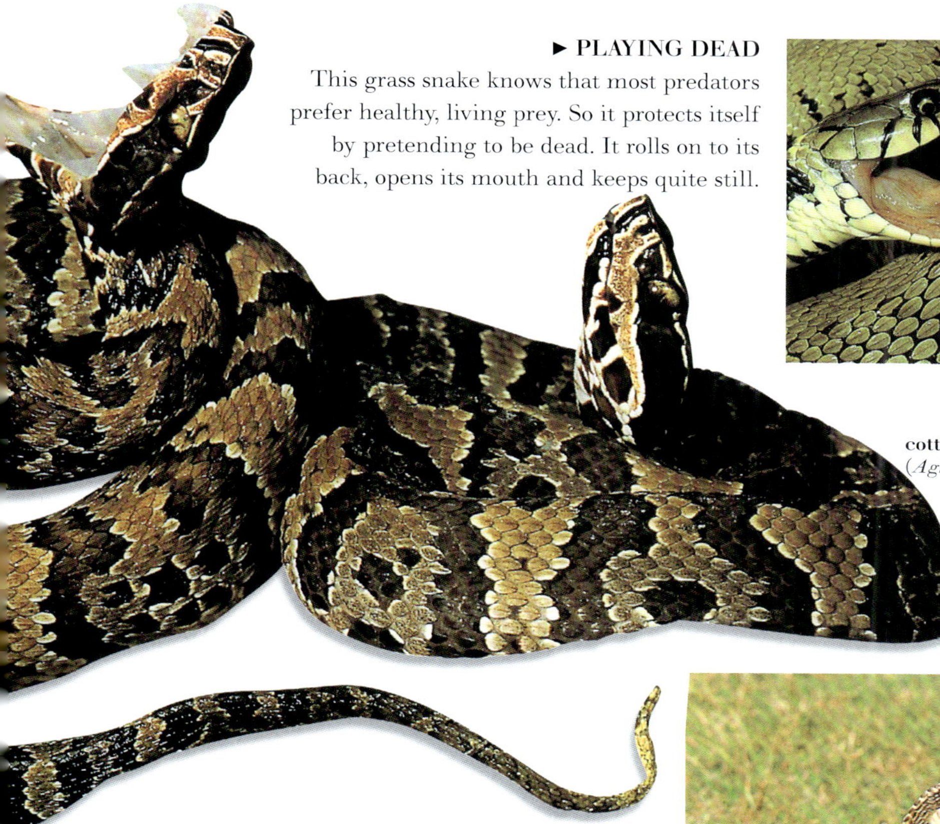

cottonmouth
(*Agkistrodon piscivorus*)

◄ DRAMATIC DISPLAY

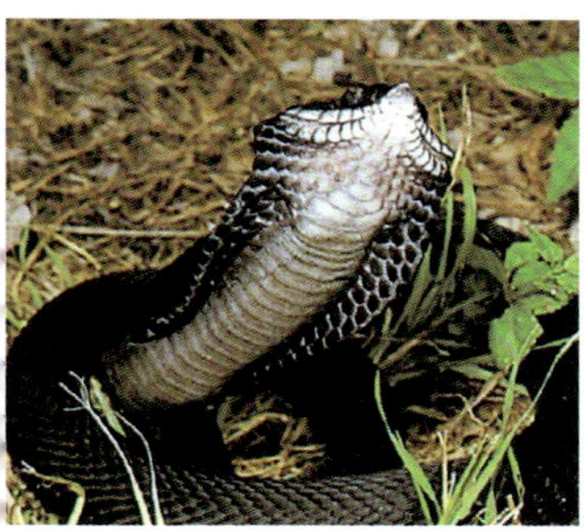

The hognose snake is harmless, but can make itself look dangerous. It flattens its neck to make a hood. It hisses loudly and strikes towards the enemy. Then it smears itself with smelly scent.

► HIDDEN SNAKE

The horned viper buries itelf so that it cannot be seen by its enemies.

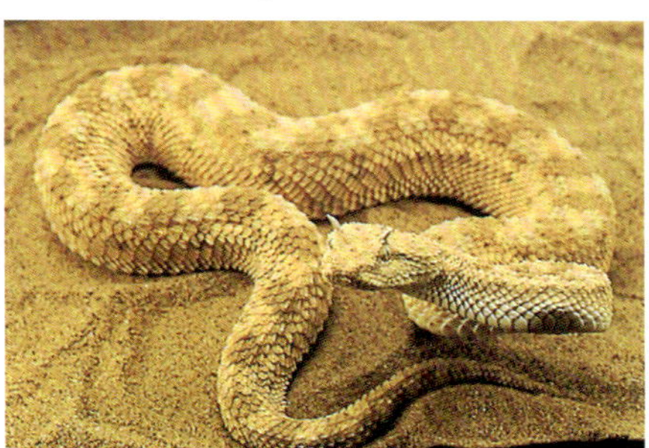

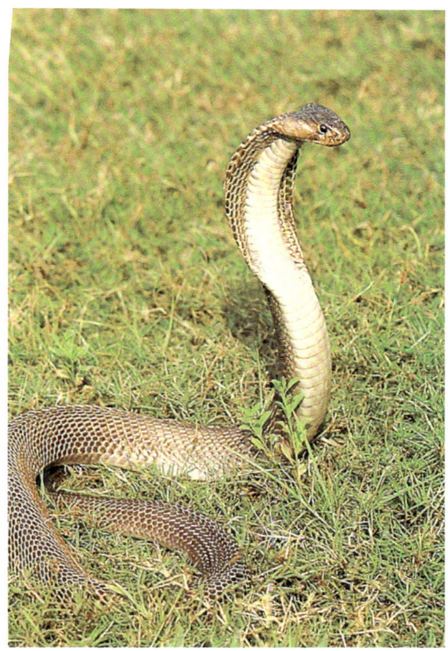

▲ LOOKING LARGER

The cobra spreads its hood wide to make itself look too big to swallow.

Did you know? In some cultures cobra venom is used as a pain reliever.

HOOD VARIETY

Like spitting cobras, the king cobra and the water cobra, this Egyptian cobra has a narrow hood. The Indian cobra and the Cape cobra of southern Africa have much wider hoods. The Egyptian cobra ranges over much of Africa and into Arabia.

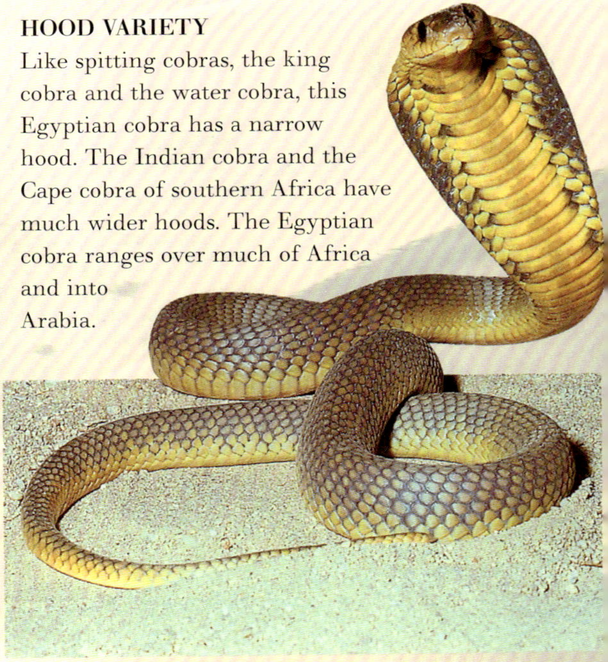

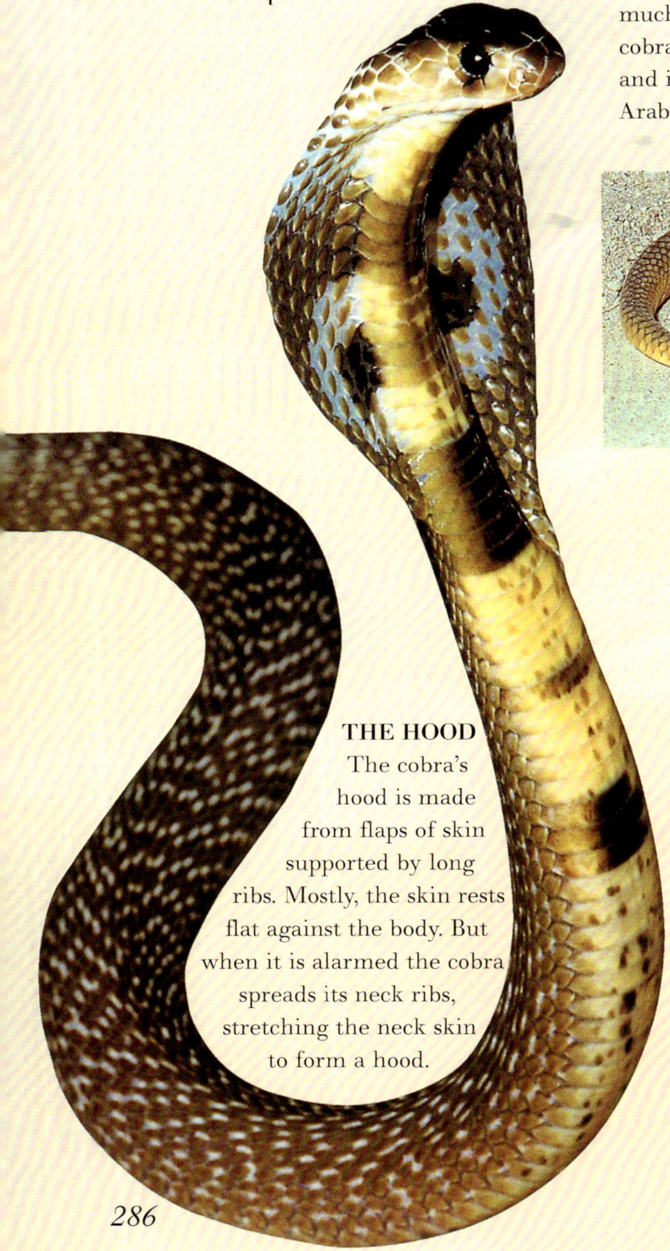

THE HOOD

The cobra's hood is made from flaps of skin supported by long ribs. Mostly, the skin rests flat against the body. But when it is alarmed the cobra spreads its neck ribs, stretching the neck skin to form a hood.

HOOD PATTERNS

Some cobras have eyespots on the back of their hoods to make them look more scary.

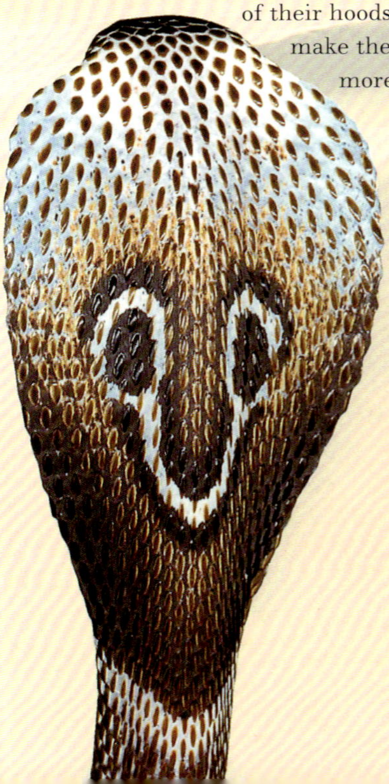

Focus on the Cobra and Its Relatives

Cobras are very poisonous snakes. Some of them can squirt deadly venom at their enemies. Cobra venom works mainly on the nervous system, causing breathing or heart problems. Cobras are members of the elapid snake family, which includes the African mambas, the coral snakes of the Americas and all the poisonous snakes of Australia.

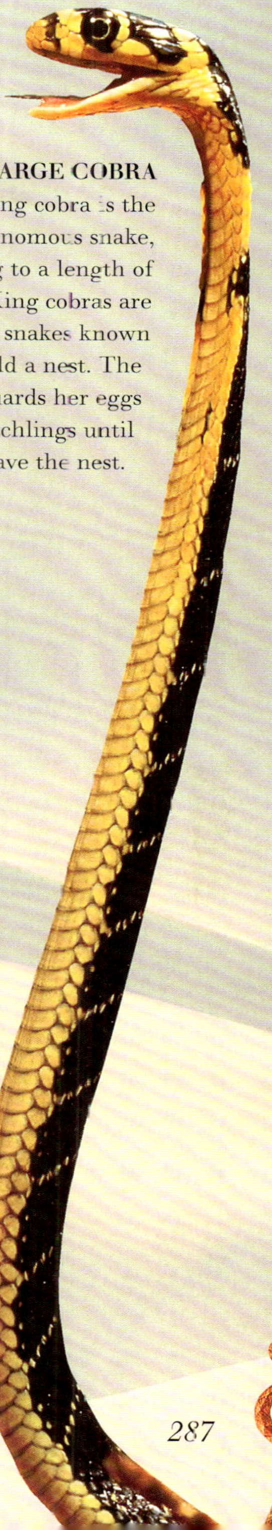

LARGE COBRA

The king cobra is the largest venomous snake, growing to a length of 5.5m. King cobras are the only snakes known to build a nest. The female guards her eggs and hatchlings until they leave the nest.

MIND THE MAMBA

The green mamba lives in trees. Other mambas, such as the black mamba, live mostly on the ground. Mambas are slim, long snakes that can grow up to 4m long. Their venom is very powerful and can kill a person in only ten minutes!

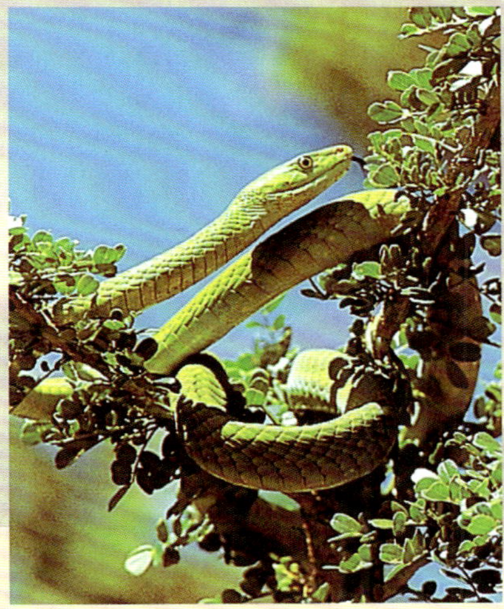

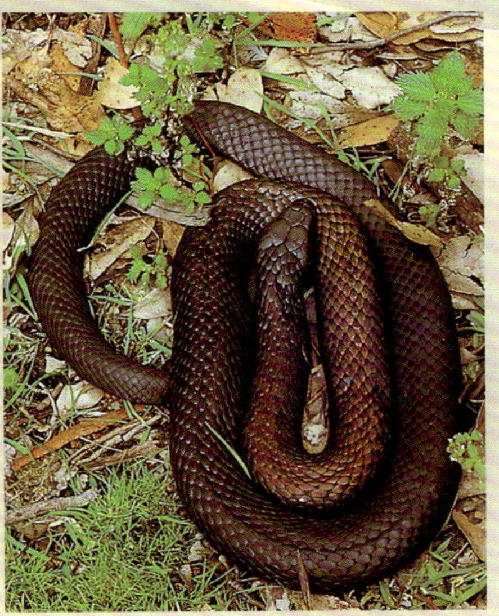

DO NOT DISTURB!

The Australian mainland tiger snake is a member of the elapid snake family. It is the world's fourth most poisonous snake. If it is disturbed, it puffs up its body, flattens its neck and hisses loudly. The diet of these snakes includes fish, frogs, birds and small mammals.

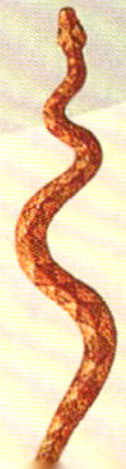

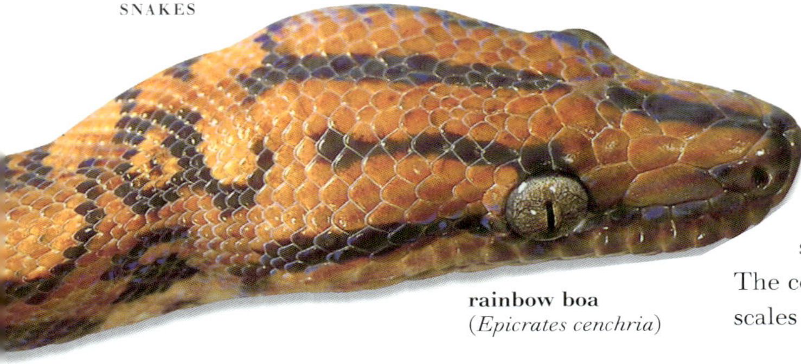

rainbow boa
(*Epicrates cenchria*)

◄ **CHANGING COLOURS**
The rainbow boa is iridescently coloured. Light is made up of all the colours of the rainbow. When light hits the thin outer layer of the snake's scales, it splits into different colours. The colours we see depend on the type of scales and the way light bounces off them.

Colour and Camouflage

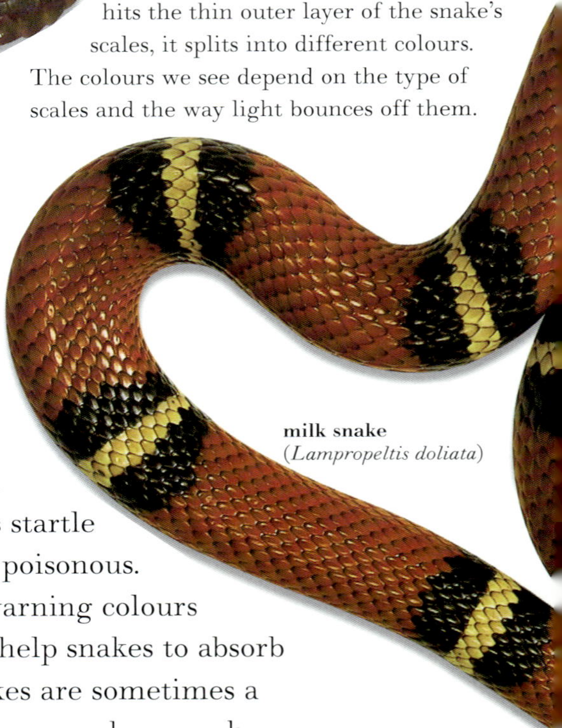

milk snake
(*Lampropeltis doliata*)

The colours of snakes come from the pigments in the scales and from the way light reflects off the scales. Dull colours help to camouflage a snake and hide it from its enemies. Bright colours startle predators or warn them that a snake is poisonous. Harmless snakes sometimes copy the warning colours of poisonous snakes. Dark colours may help snakes to absorb heat during cooler weather. Young snakes are sometimes a different colour from their parents, but no one knows why.

Did you know? Milk snakes always have black bands between the red and yellow – coral snakes have the red and yellow touching.

ring-necked snake
(*Diadophis punctatus*)

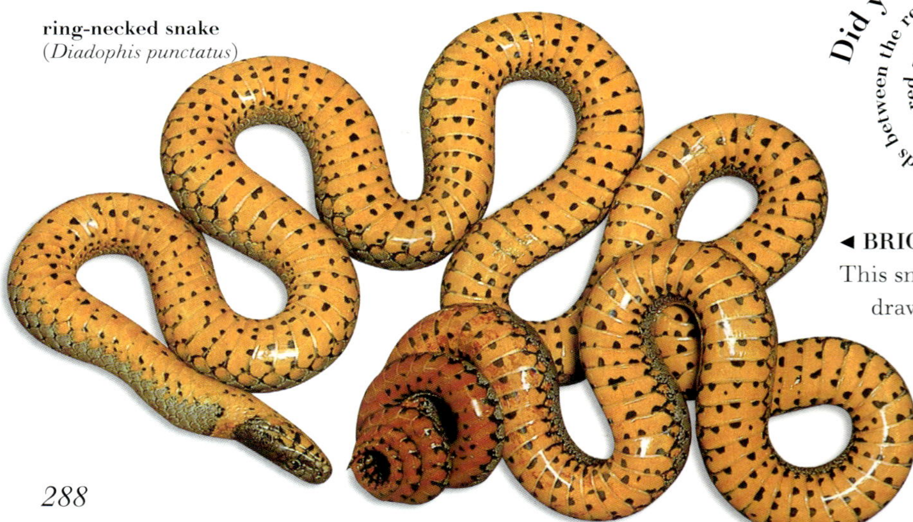

◄ **BRIGHT COLOURS**
This snake's red tail draws attention away from the most vital part of its body – the head.

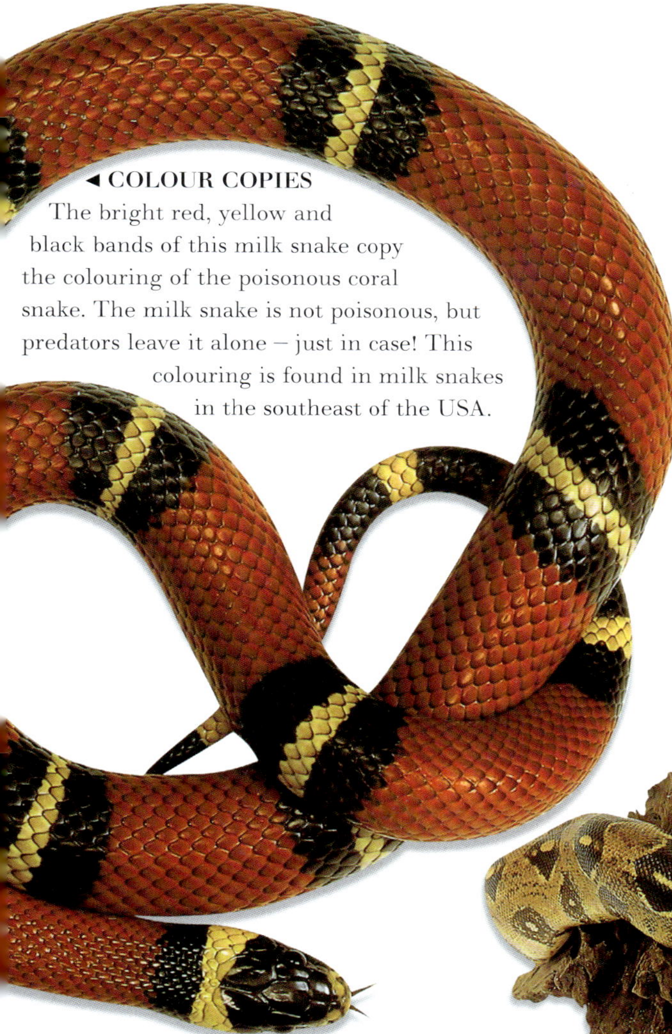

◄ COLOUR COPIES

The bright red, yellow and black bands of this milk snake copy the colouring of the poisonous coral snake. The milk snake is not poisonous, but predators leave it alone – just in case! This colouring is found in milk snakes in the southeast of the USA.

▼ NO COLOUR

White snakes, with no colour at all, are called albinos. In the wild, these snakes stand out against background colours and are usually killed by predators before they can reproduce.

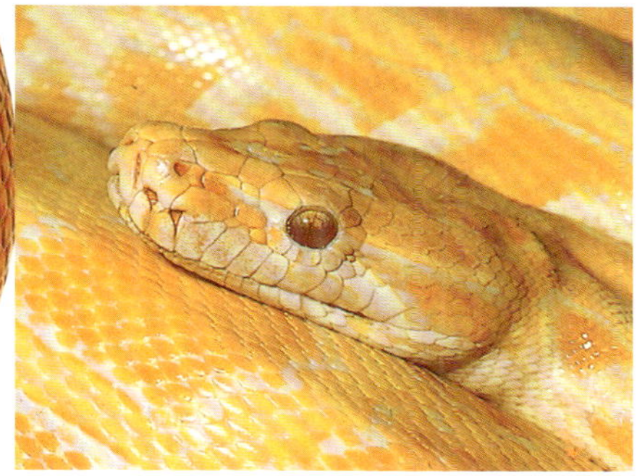

▼ SNAKE MARKINGS

Many snakes are marked with colourful patches. These markings are usually caused by groups of different pigments in the scales.

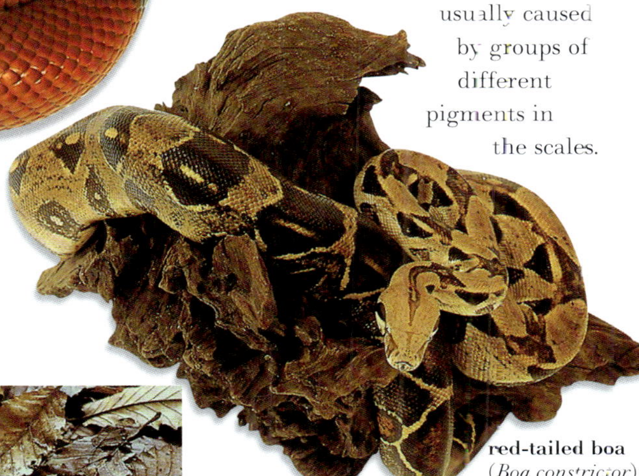

red-tailed boa
(*Boa constrictor*)

◄ CLEVER CAMOUFLAGE

Among the dead leaves of the rainforest floor, the gaboon viper becomes almost invisible. Many snakes have colours and patterns that match their surroundings.

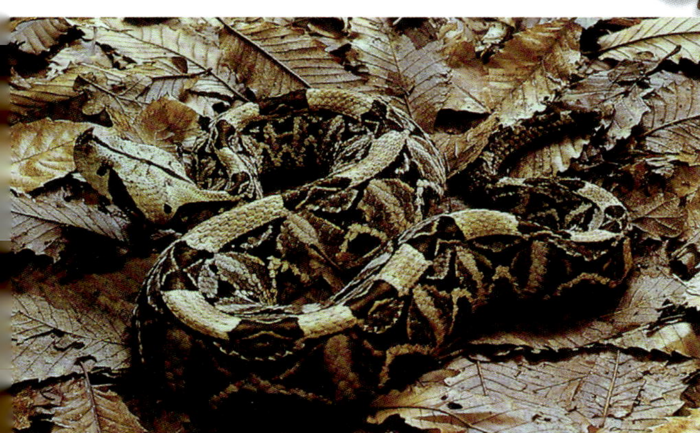

Reproduction

Snakes do not live as families, and parents do not look after their young. Males and females come together to mate, and pairs may stay together for the breeding season. Most snakes are ready to mate when they are between two and five years old. In cooler climates, snakes usually mate in spring so that their young have time to feed and grow before the winter starts. In tropical climates, snakes often mate before the rainy season, when there is plenty of food for their young. Male snakes find females by following their scent trails.

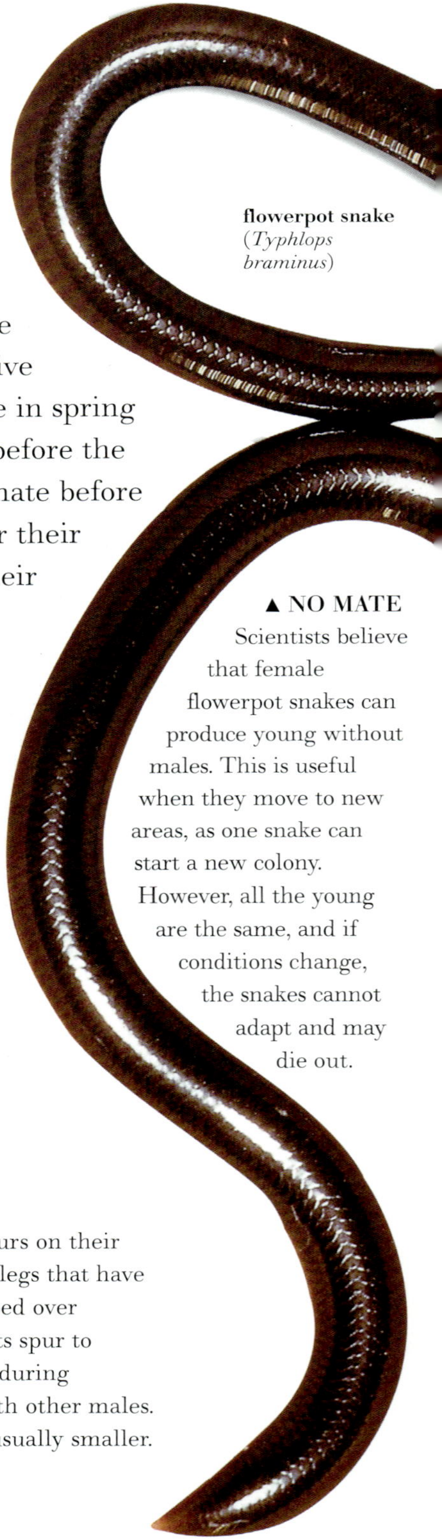

flowerpot snake (*Typhlops braminus*)

▲ NO MATE Scientists believe that female flowerpot snakes can produce young without males. This is useful when they move to new areas, as one snake can start a new colony. However, all the young are the same, and if conditions change, the snakes cannot adapt and may die out.

► FIGHTING Male adders fight to test which one is the stronger. They rear up and face each other, then twist their necks together. Each snake tries to push the other to the ground. In the end, one of them gives up.

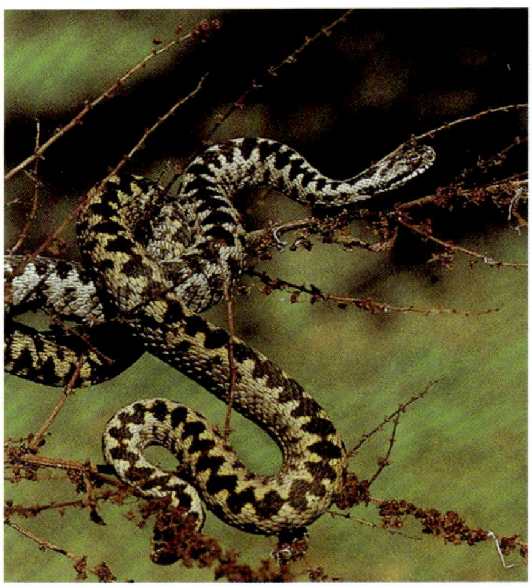

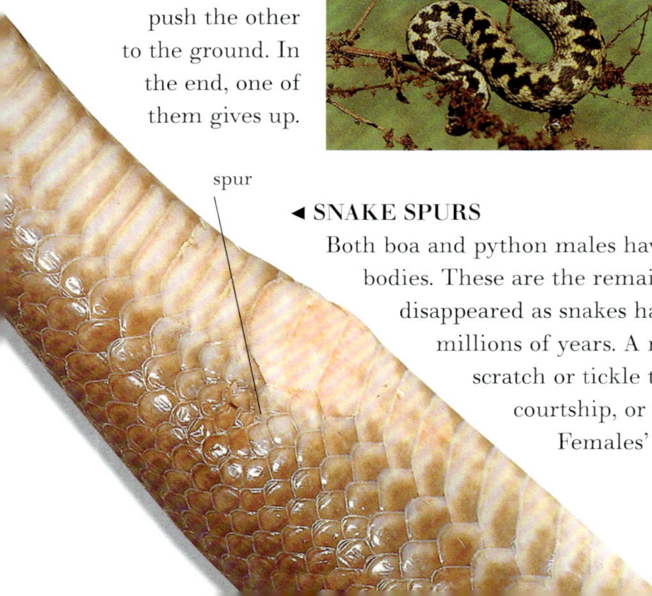

◄ SNAKE SPURS Both boa and python males have small spurs on their bodies. These are the remains of back legs that have disappeared as snakes have developed over millions of years. A male uses its spur to scratch or tickle the female during courtship, or to fight with other males. Females' spurs are usually smaller.

Did you know? The female Javan wart snake can store sperm in her body for up to 7 years.

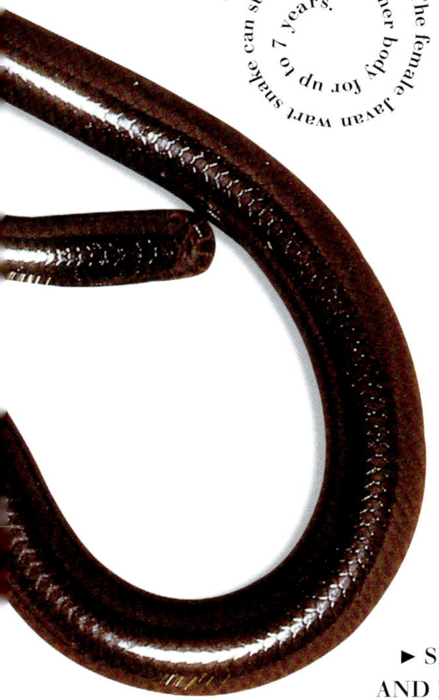

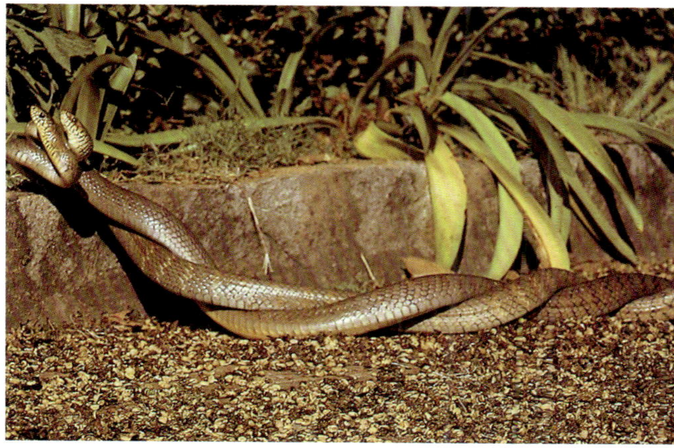

▲ WRESTLING MATCH
These male Indian rat snakes are fighting to see which is the stronger. The winner stands a better chance of mating. The snakes hiss and strike out, but they seldom get hurt.

Did you know? Some male cobras have longer fangs than the female.

► SIMILARITIES AND DIFFERENCES
No one knows why the male and female of the snake shown here have such different head shapes. In fact, male and female snakes of the same species usually look similar because snakes rely on scent rather than sight to find a mate.

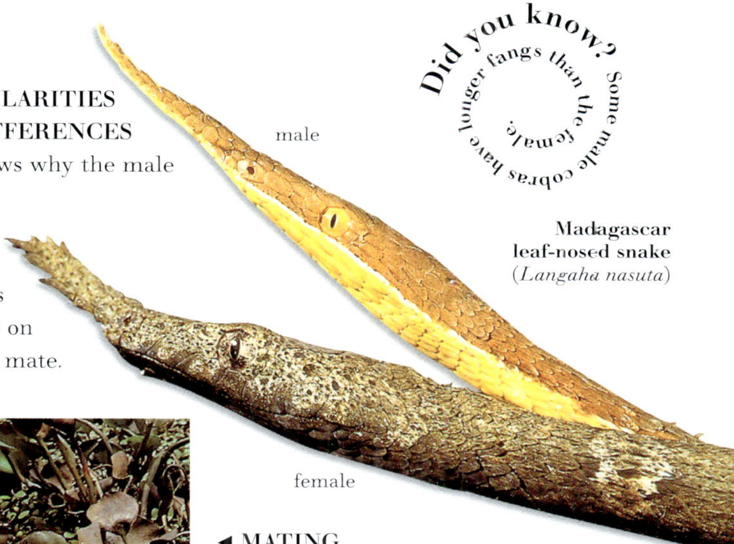

Madagascar leaf-nosed snake
(*Langaha nasuta*)

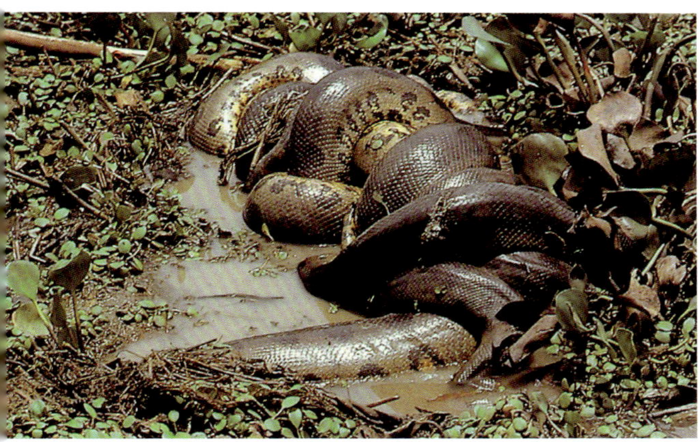

◄ MATING
When a female anaconda is ready to mate, she lets the male coil his tail around hers. The male has to place his sperm inside the female's body to fertilize her eggs. The eggs can then develop into baby snakes.

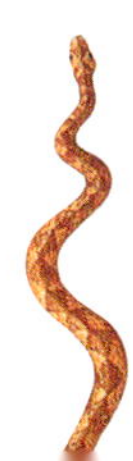

Eggs

Some snakes lay eggs and some give birth to fully developed, or live, young. Egg-laying snakes include cobras and pythons. A few weeks after mating, the female looks for a safe, warm, moist place to lay between 6 and 40 eggs. This may be under a rotting log, in sandy soil, under a rock or in a compost heap. Most snakes cover their eggs and leave them to hatch by themselves. A few snakes stay with their eggs to protect them from predators and the weather. However, once the eggs hatch, all snakes abandon their young.

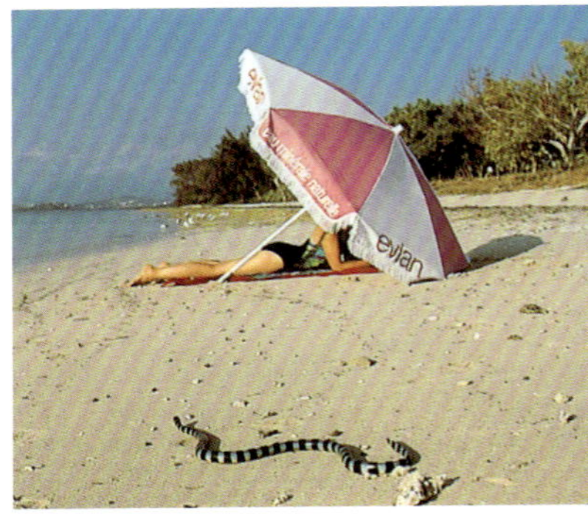

▲ **BEACH BIRTH**
Sea kraits are the only sea snakes to lay eggs. They often do this in caves, above the water level.

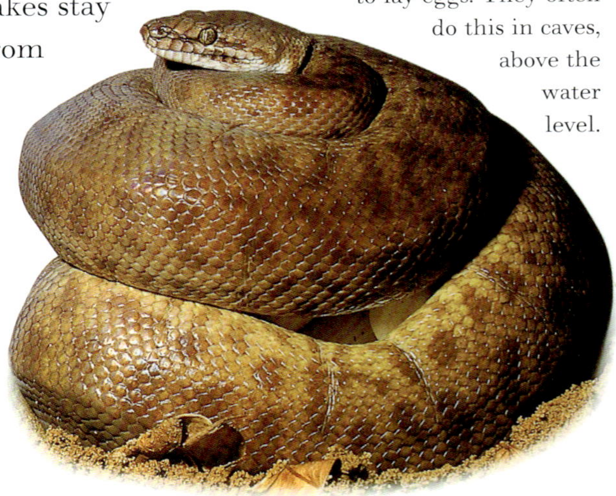

► **EGG CARE**
This female python has piled up her eggs and coiled herself around them to protect them from predators. The female Indian python twitches her muscles to warm up her body. The extra heat helps the young to develop. Snake eggs need to be kept at a certain temperature to develop properly.

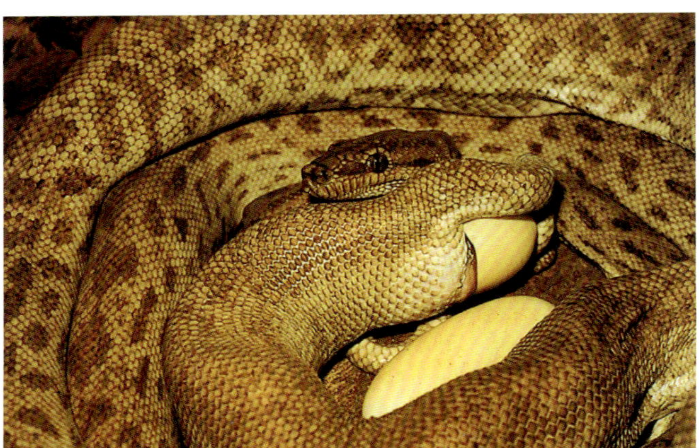

◄ **LAYING EGGS**
The Oenpellis python lays rounded eggs. The eggs of smaller snakes are usually long and thin to fit inside their smaller body. Some snakes lay long, thin eggs when they are young, but more rounded eggs when they grow larger.

Did you know? The mud snake lays over 100 eggs at a time.

▼ CHILDREN'S PYTHON MASS HATCHING

As they hatch, these children's pythons flatten their egg shells. A snake's egg shell is leathery, not brittle like the shell of a bird's egg. Birds' eggs would break into pieces if they were squashed. A snake's egg is not watertight, so it is laid in a moist place to stop it drying up.

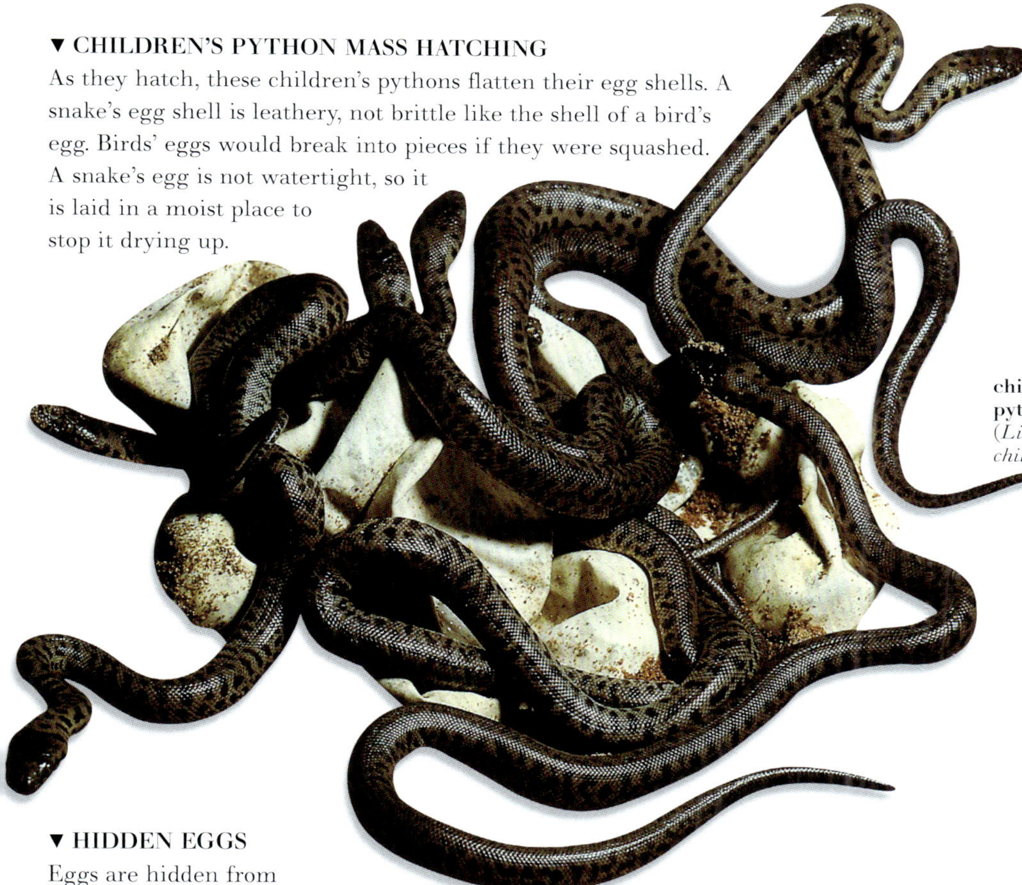

children's pythons
(Liasis childreni)

▼ HIDDEN EGGS

Eggs are hidden from predators in the soil, or under rocks and logs. Eggs are never completely buried as the young need to breathe air that flows through the outer shell.

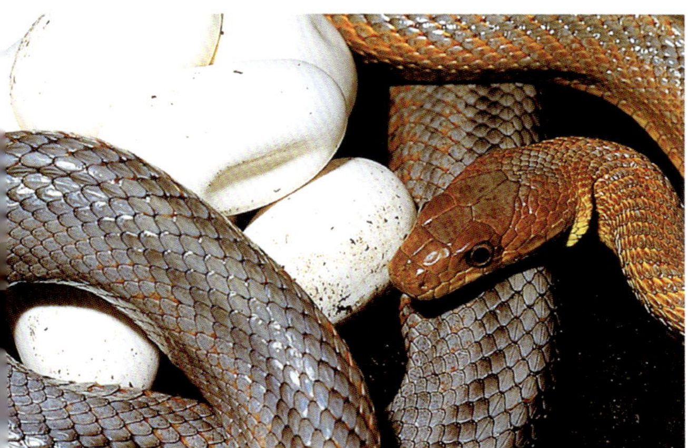

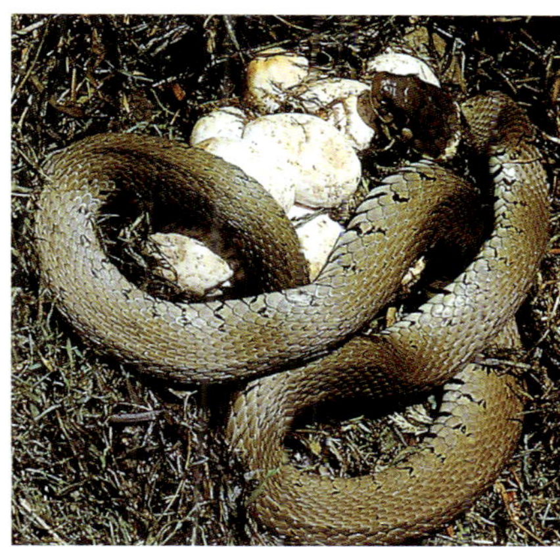

▲ HOT SPOTS

This female grass snake has laid her eggs in a warm pile of rotting plants.

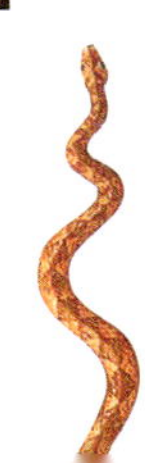

Focus on Hatching Out

About two to four months after the adults mate, the baby snakes hatch out of their eggs. Inside the egg, the baby snake feeds on the yolk, which is full of goodness. Once the snake has fully developed and the yolk has been used up, the snake is ready to hatch. All the eggs in a clutch tend to hatch at the same time. A few days later, the baby snake wriggles away to start life without any parents.

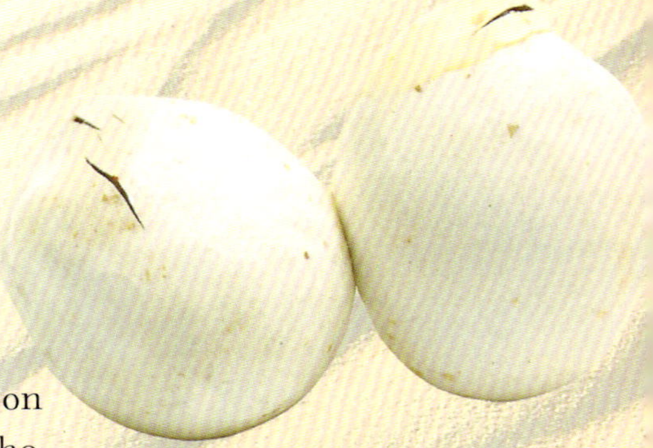

1 Eight weeks after being laid, these rat snake eggs are hatching. While they developed inside the egg, each baby rat snake fed on its yolk. A day or so before hatching, the yolk sac was drawn inside the snake's body.

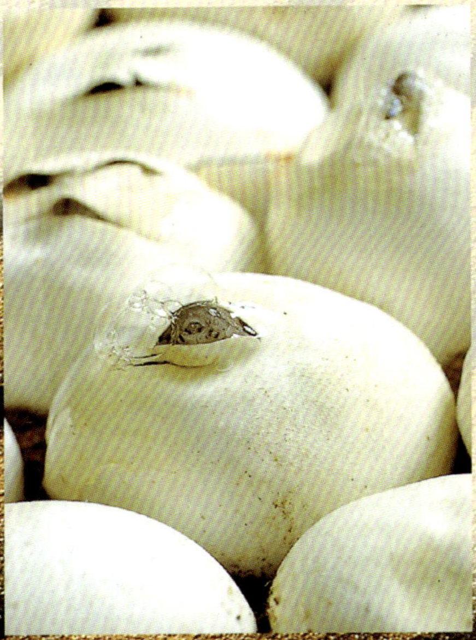

2 The baby snake has become restless, twisting inside its shell. It is now fully developed and cannot get enough oxygen through its shell. A snake's egg has an almost watertight shell, but water and gases, such as oxygen, pass in and out of it through tiny holes (pores). As the baby snake prepares to hatch, it cuts a slit in the shell with a sharp egg tooth on its snout. This egg tooth will drop off a few hours after hatching.

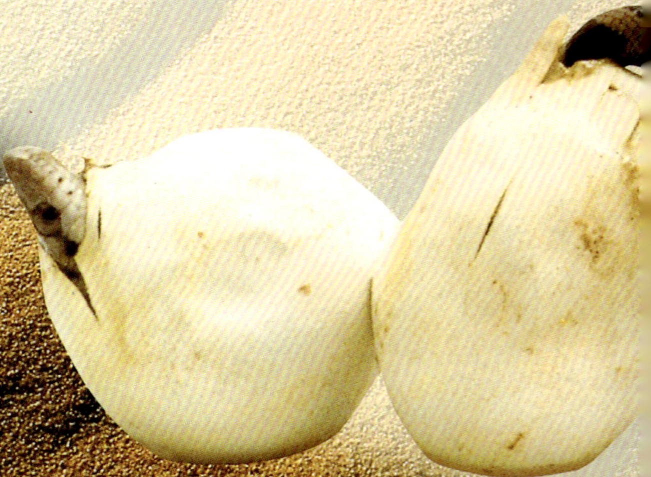

3 After it has broken through the stretchy shell, the baby snake has a rest. It pokes its nose through the slit in the egg to breathe the air and take a first look at the strange and exciting world outside.

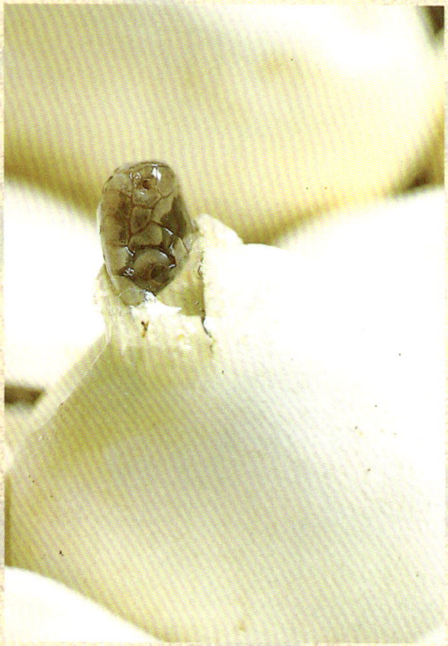

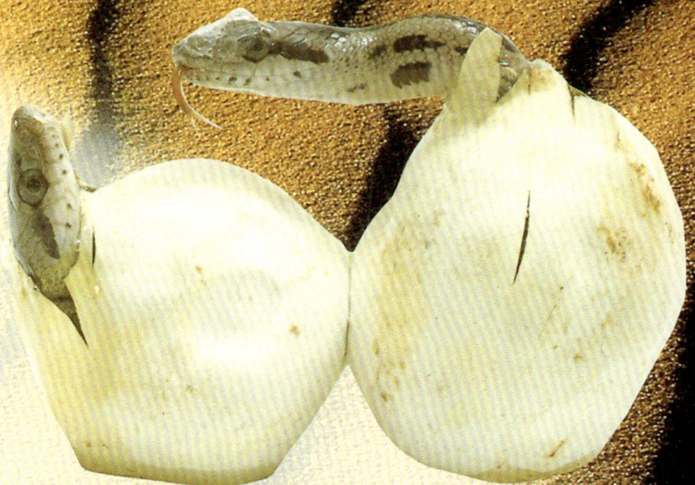

4 All the eggs in this clutch have hatched at the same time (a clutch is a set of eggs laid by a snake). After making the first slits in their leathery shells, the baby snakes will not crawl out straight away. They poke their heads out of their eggs to taste the air with their forked tongues. If they are disturbed, they will slide back inside the shell where they feel safe. They may stay inside the shell for a few days.

Did you know? Some snakes lay as many as 100 eggs in one clutch.

5 Eventually, the baby snake slithers out of the egg. It may be as much as seven times longer than the egg because it was coiled up inside.

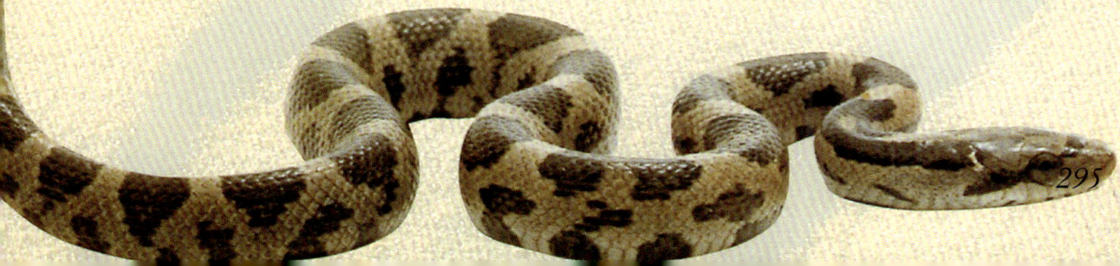

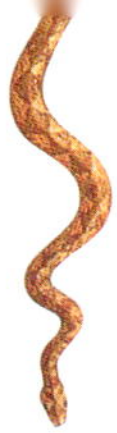

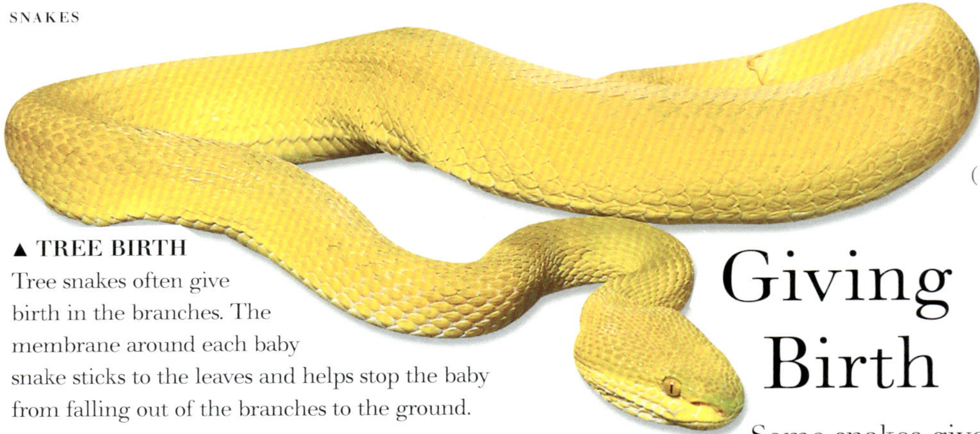

Pope's tree viper (*Trimeresurus popeorum*)

Giving Birth

Some snakes give birth to fully developed or live young. Snakes that do this include boas, rattlesnakes and adders. The eggs develop inside the mother's body surrounded by see-through bags, called membranes. While the baby snake is developing inside the mother, it gets its food from the yolk of the egg. The babies are born after a labour that may last for hours. Anything from 6 to 50 babies are born at a time. At birth, they are still inside their membranes.

▲ TREE BIRTH
Tree snakes often give birth in the branches. The membrane around each baby snake sticks to the leaves and helps stop the baby from falling out of the branches to the ground.

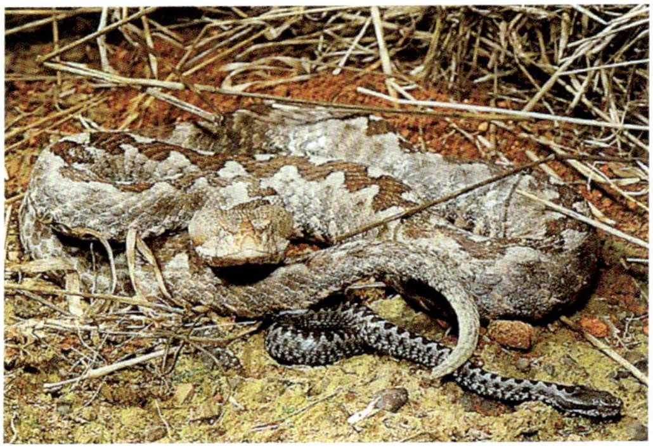

▲ BIRTH PLACE
This female sand viper has chosen a quiet, remote spot to give birth to her young. Snakes usually give birth in a hidden place, where the young are safe from enemies.

► BABY BAGS
These red-tailed boas have just been born. They are still inside their see-through bags. The bags are made of a clear, thin, tough membrane, rather like the one inside the shell of a hen's egg.

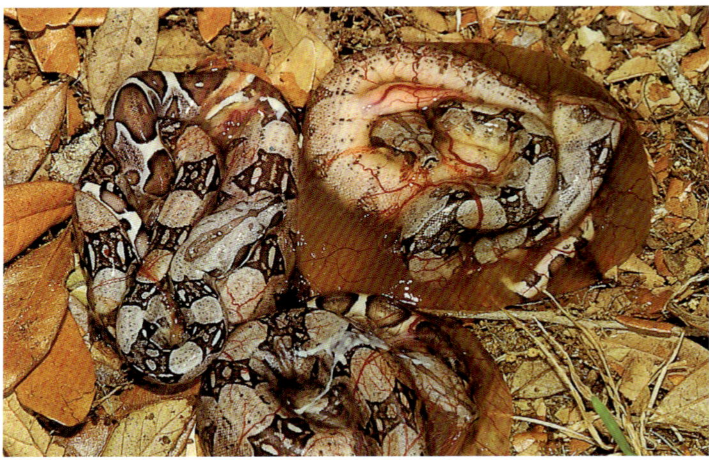

Did you know? Newborn anacondas are only 6cm long.

► BREAKING FREE
This baby rainbow boa has just pushed its head through its surrounding membrane. Snakes have to break free of their baby bags on their own. Each baby has an egg tooth to cut a slit in the membrane and wriggle out. The babies usually do this a few seconds after birth.

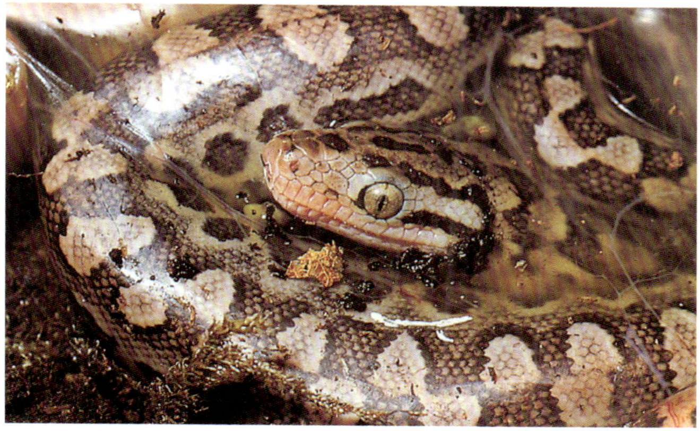

Did you know? Baby boa constrictors are 30cm long when they are born.

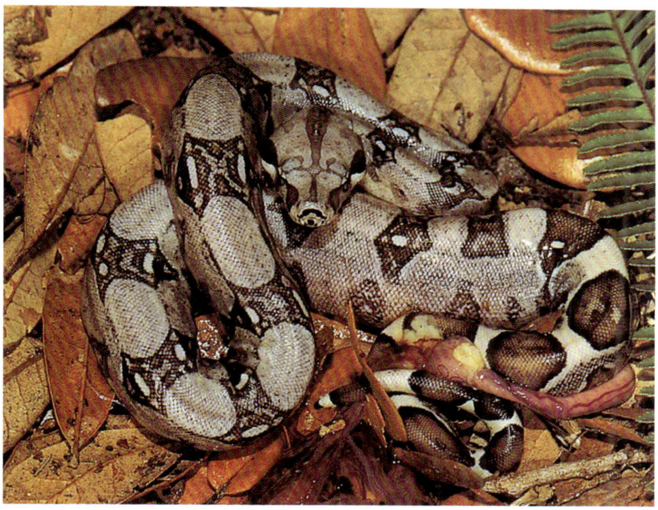

◄ NEW BABY
A red-tailed boa has broken free of its egg sac, which is in the front of the picture. The baby's colours are bright. Some newborn babies crawl off straight away, while others stay with their mother for a few days.

◄ COLOUR CHANGE
This vivid red baby is an emerald tree boa. As it grows up, it will turn green. Although boas and pythons are very similar snakes in some ways, one of the main differences between them is that boas give birth to live young while pythons lay eggs.

Did you know? Timber rattlesnake mothers defend their newborn babies for a few days.

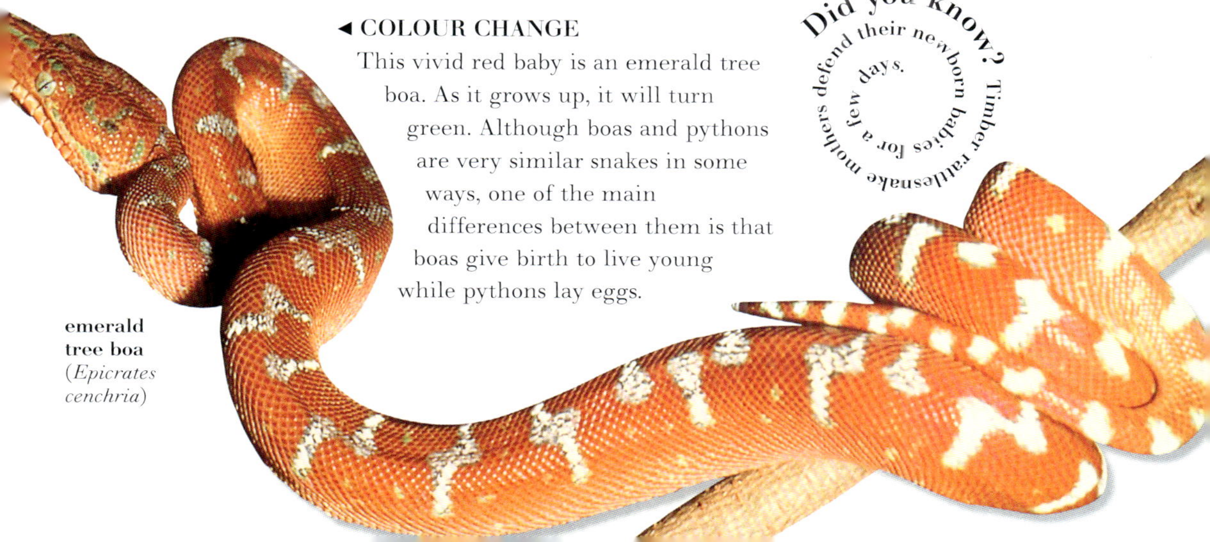

emerald tree boa
(*Epicrates cenchria*)

Growth and Development

The size of baby snakes when they are born or when they hatch from their eggs, how much they eat and the climate around them all affect their rate of growth. In warm climates, snakes may double or triple their length in just one year. Some snakes are mature and almost fully grown after three to five years, but slow growth may continue throughout their lives. Young snakes shed their skin more often than adults because they are growing quickly. While they are growing, young snakes are easy prey for animals such as birds, racoons, toads and rats.

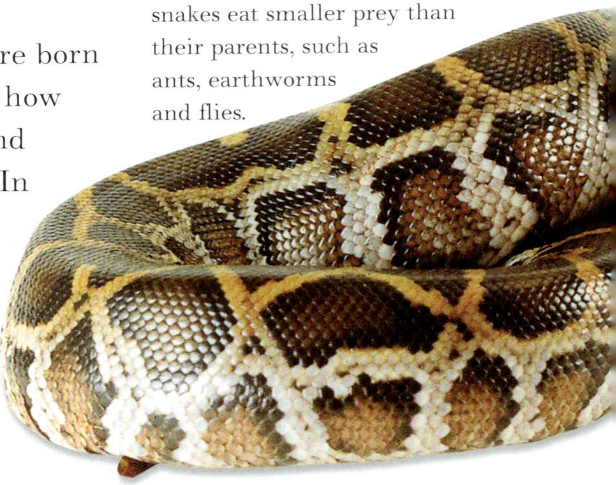

▼ FAST FOOD
Like all young snakes, this Burmese python must eat as much as possible in order to grow quickly. Young snakes eat smaller prey than their parents, such as ants, earthworms and flies.

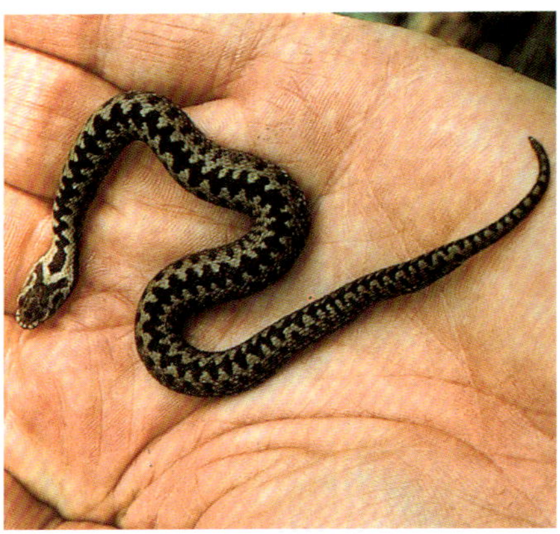

▲ DEADLY BABY
This baby European adder can give a nasty bite soon after hatching. Luckily, its venom is not very strong.

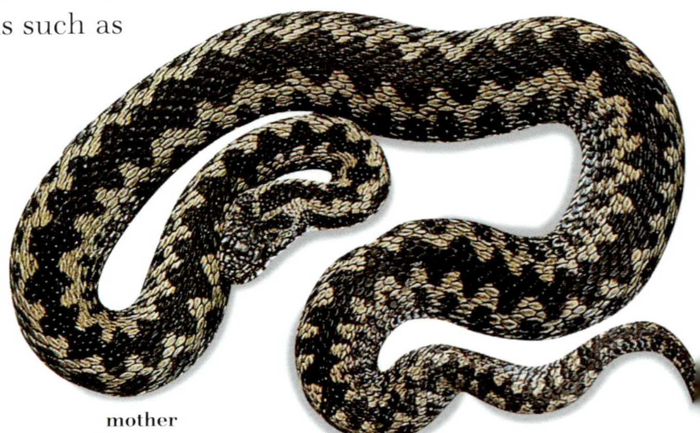

mother European adder

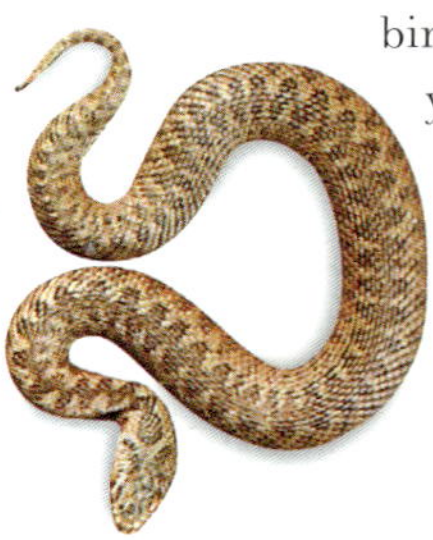

baby European adder

▲ MOTHER AND BABY
European adders give birth in summer. The young must grow fast so that they are big enough to survive winter hibernation.

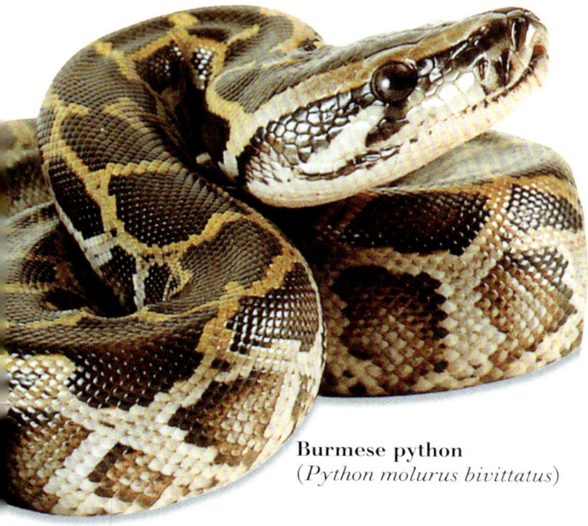

Burmese python
(*Python molurus bivittatus*)

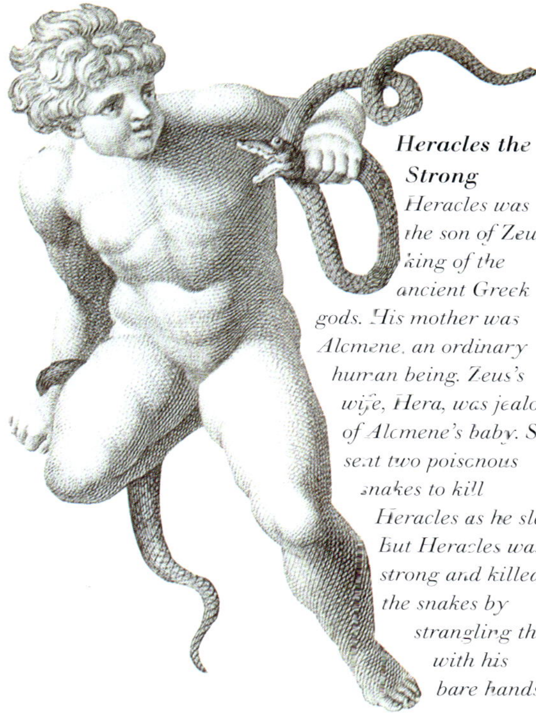

Heracles the Strong

Heracles was the son of Zeus, king of the ancient Greek gods. His mother was Alcmene, an ordinary human being. Zeus's wife, Hera, was jealous of Alcmene's baby. She sent two poisonous snakes to kill Heracles as he slept. But Heracles was strong and killed the snakes by strangling them with his bare hands.

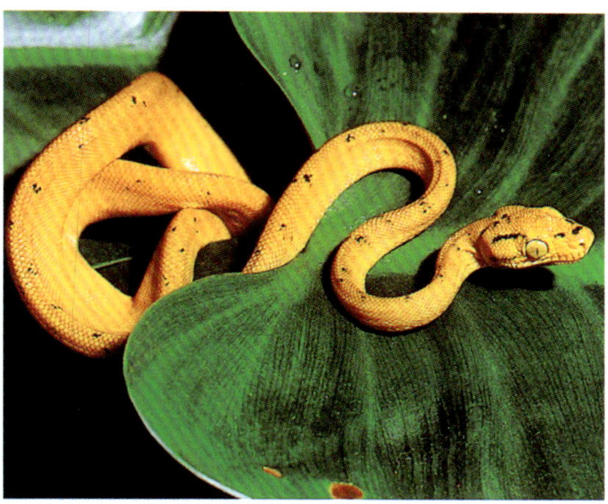

▲ DIET CHANGE

Many young Amazon tree boas live on islands in the West Indies. They start off by feeding on lizards, but as they grow they switch to feeding on birds and mammals.

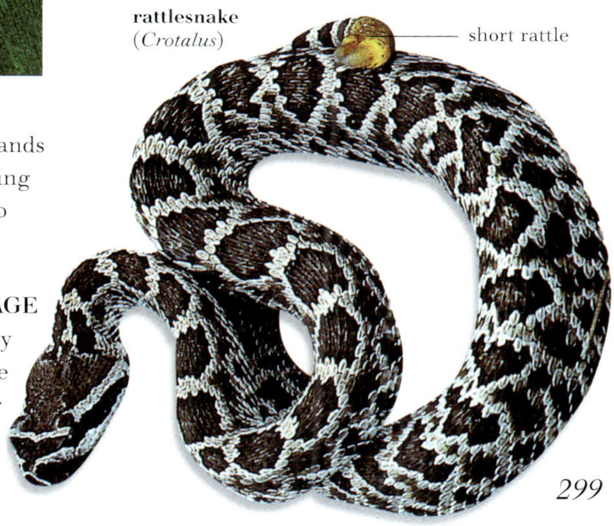

rattlesnake
(*Crotalus*)

► RATTLE AGE

You cannot tell the age of a rattlesnake by counting the sections of its rattle because several sections may be added each year and pieces of the rattle may break off.

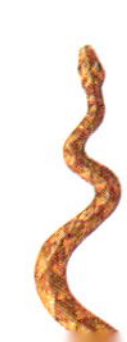

Where Snakes Live

Snakes live on every continent except Antarctica. They are most common in deserts and rainforests. They cannot survive in very cold places because they use the heat around them to make their bodies work. This is why most snakes live in warm places where the temperature is high enough for them to stay active day and night. In cooler places, snakes may spend the cold winter months asleep. This is called hibernation.

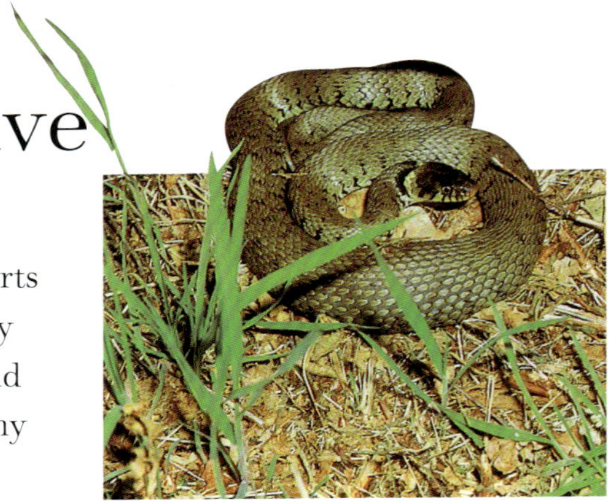

▲ GRASSLANDS
The European grass snake is one of the few snakes to live on grasslands, where there is little food or shelter.

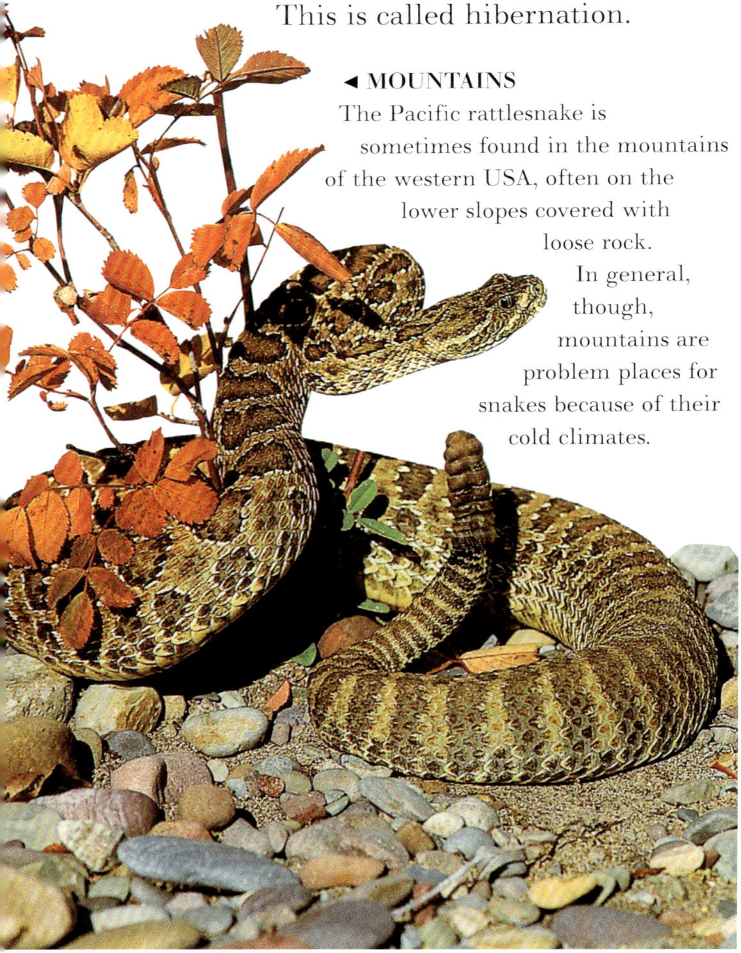

◄ MOUNTAINS
The Pacific rattlesnake is sometimes found in the mountains of the western USA, often on the lower slopes covered with loose rock. In general, though, mountains are problem places for snakes because of their cold climates.

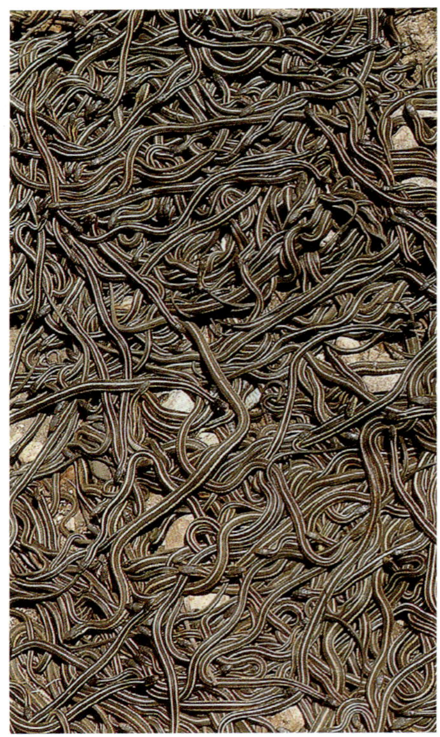

▲ WINTER SLEEP
Thousands of garter snakes emerge after their winter sleep.

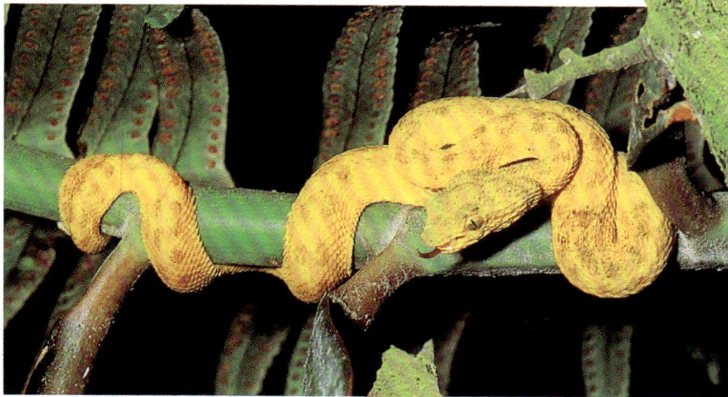

◄ **TROPICAL RAINFORESTS**

The greatest variety of snakes lives in tropical rainforests, including this Brazilian rainbow boa. There is plenty to eat, from insects, birds and bats to frogs.

▲ **LIVING IN TREES**

The eyelash viper lives in the Central American rainforest. The climate in rainforests is warm all year round, so snakes can stay active all the time. There are also plenty of places to live – in trees, on the forest floor, in soil and in rivers.

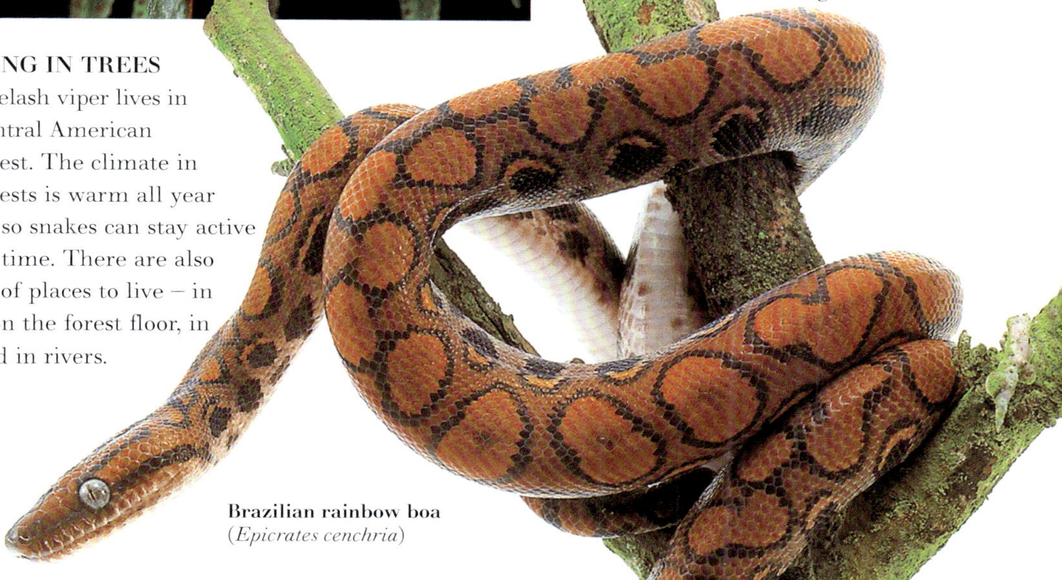

Brazilian rainbow boa
(*Epicrates cenchria*)

► **BURROWERS**

Yellow-headed worm snakes live under tree bark. Many worm, or thread, snakes live under ground where the soil is warm.

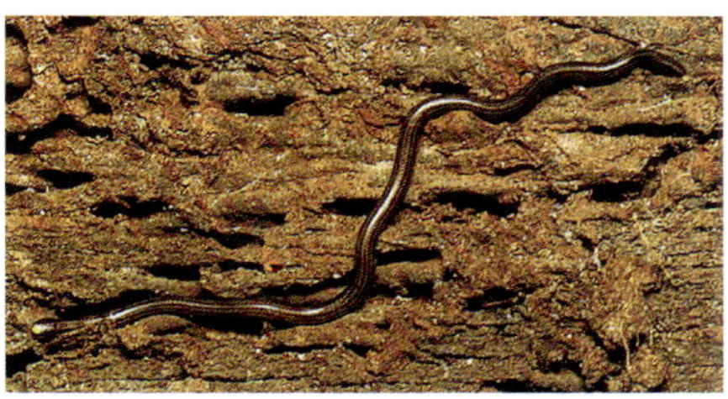

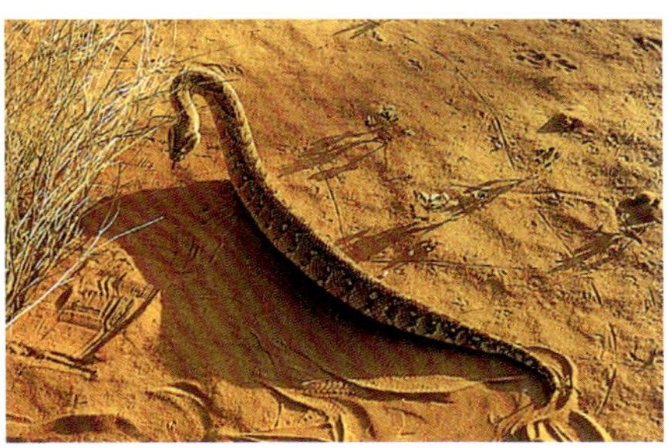

◄ **DESERTS**

This African puff adder lives in the Kalahari desert of southern Africa. Many snakes live in deserts because they can survive with little food and water.

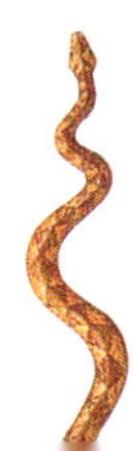

Tree Snakes

With their long, thin, flat bodies and pointed heads, tree snakes slide easily through the branches of tropical forests. Some can even glide from tree to tree. Tree boas and pythons have ridges on their belly scales to give them extra gripping power. Many tree snakes also have long, thin tails that coil tightly around branches. Green or brown camouflage colours keep tree snakes well hidden among the leaves and branches.

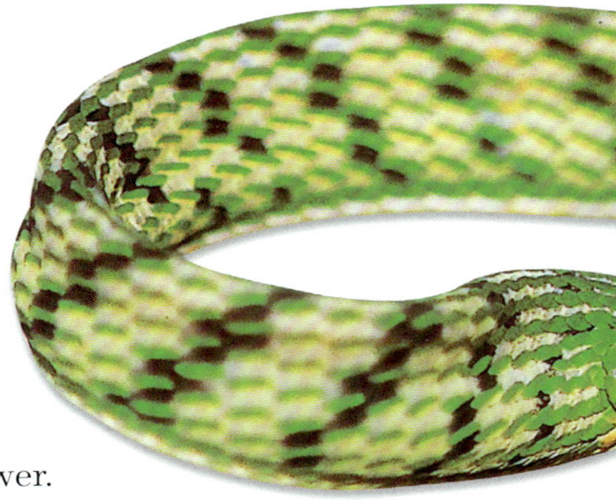

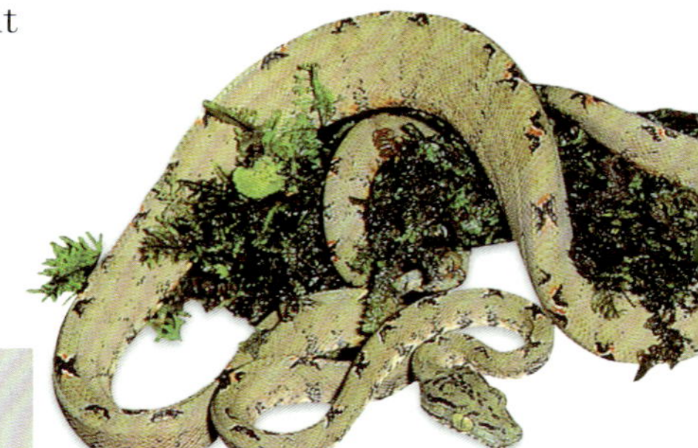

▲ COLOUR AND PATTERN
This Amazon tree boa is coloured and patterned for camouflage. Many tree snakes are green or brown with patterns that break up the outline of their body shape. Some even have patterns that look like mosses and lichens.

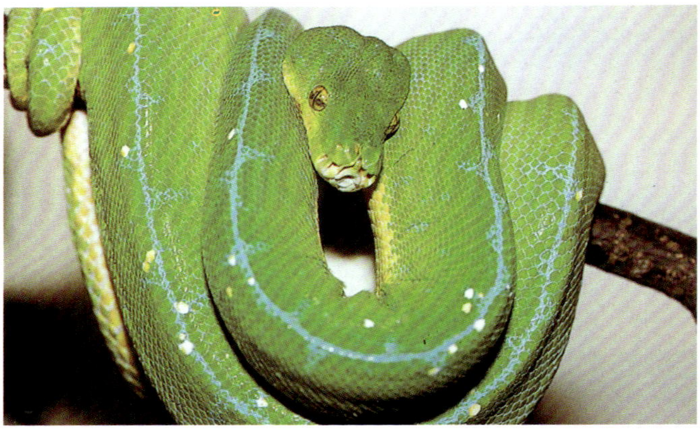

▲ TREE TWINS
The green tree python lives in the rainforests of New Guinea. It looks similar to the emerald tree boa and behaves in a similar way, but they are not closely related.

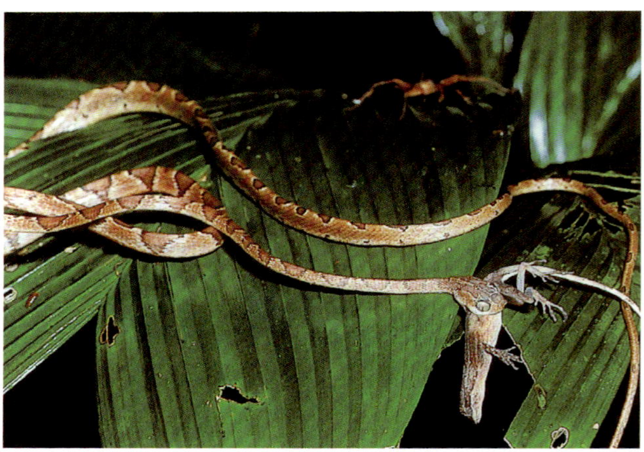

◄ GRASPING
In a rainforest in Costa Rica, a blunt-headed tree snake has caught a lizard. It grasps its prey firmly so that it does not fall out of the tree.

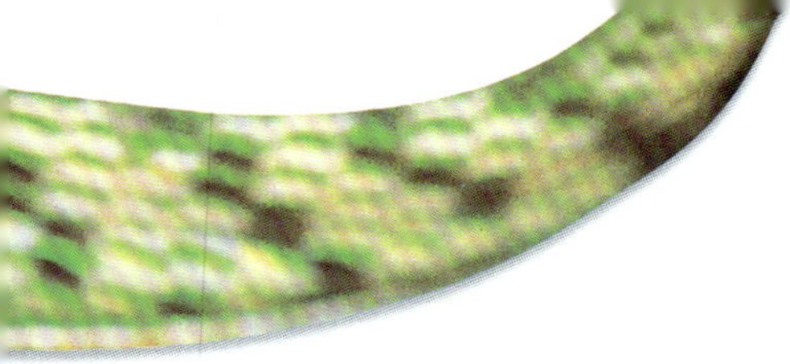

long-nosed whip snake
(*Ahaetulla mycterizens*)

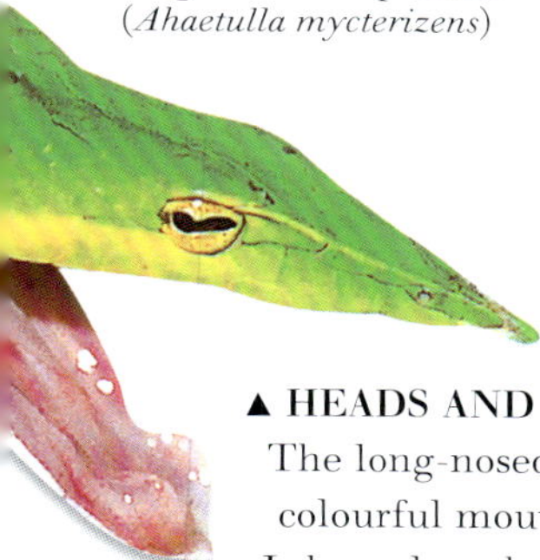

▲ HEADS AND EYES

The long-nosed whip snake opens its colourful mouth to scare away a predator. It has a long head, with a pointed snout – an ideal shape for sliding through branches.

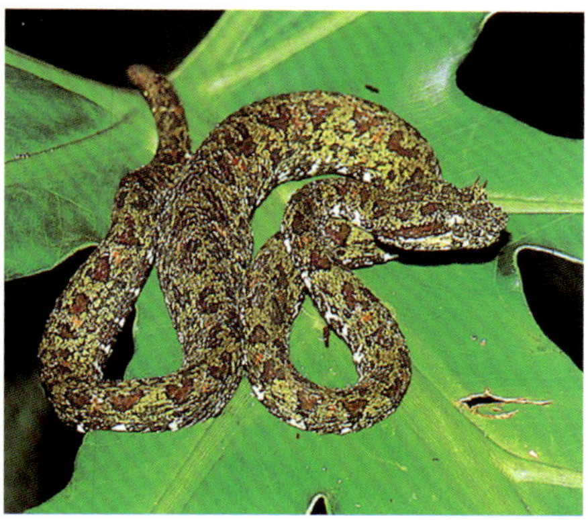

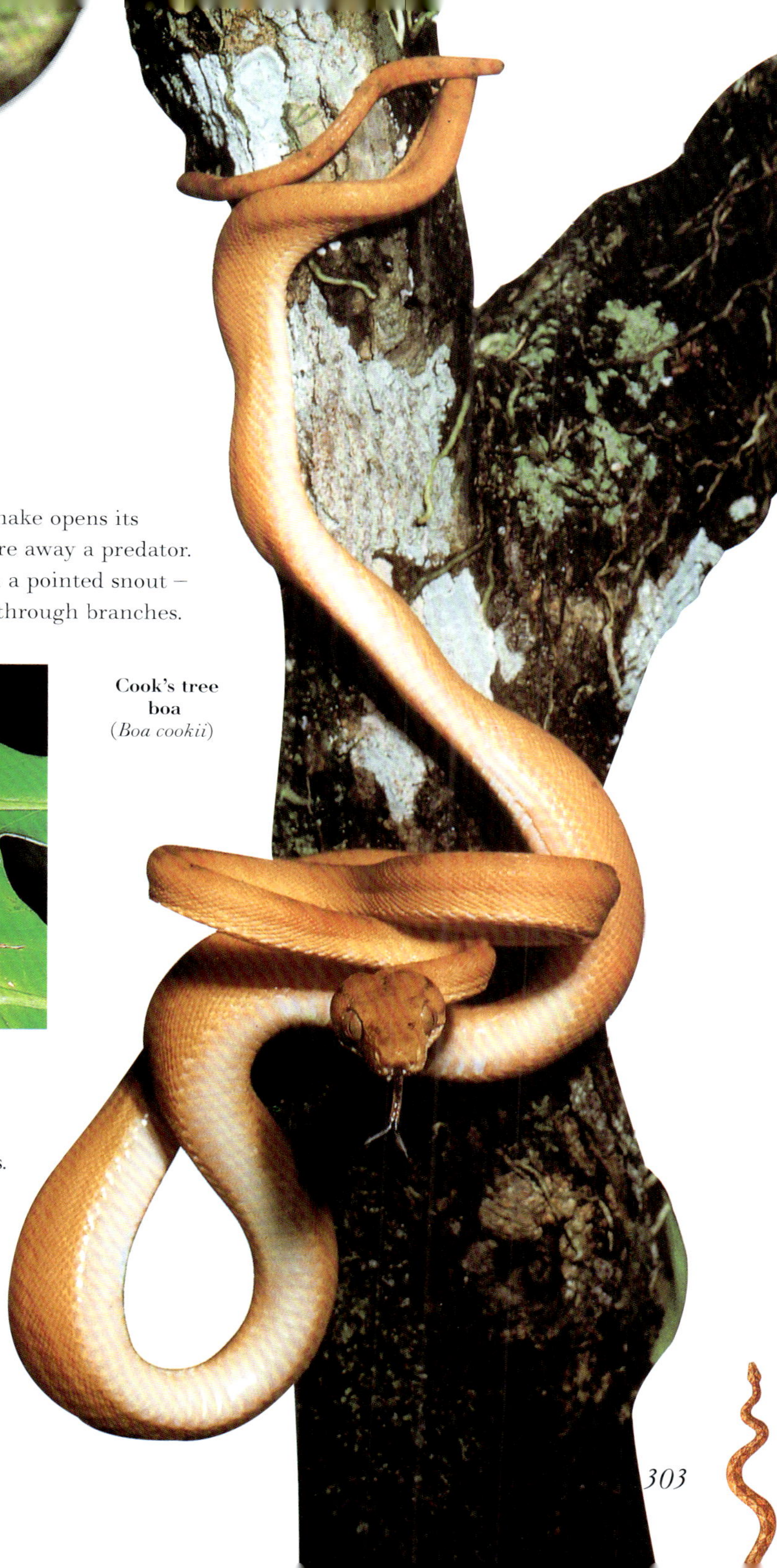

Cook's tree boa
(*Boa cookii*)

▲ VIPER REFLEXES

The green eyelash viper has such speedy reflexes that it can catch birds as they fly through the trees. It has to hold on to its prey while its venom takes effect.

► BODY WEIGHT

Tree snakes have long, thin, light bodies. This helps them to stretch easily from one branch to another.

Focus on the Emerald

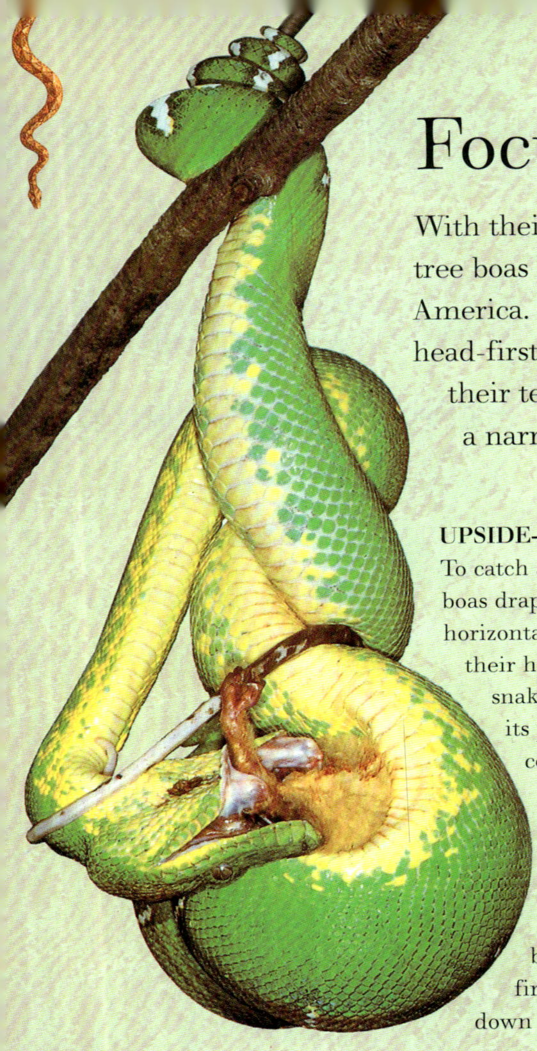

With their green coils looped around branches, emerald tree boas lurk among leaves in the rainforests of South America. These tree boas are good climbers, hanging head-first from branches to seize fast-moving prey in their teeth. To rest, they lie with their coils encircling a narrow branch, and their head lying on top.

UPSIDE-DOWN MEALS

To catch a meal, emerald tree boas drape their coils over a horizontal branch and hang their heads down. Once the snake has a firm hold on its prey with its teeth, it coils around its victim. It slowly squeezes with its coils to stop the animal breathing. When the animal is dead, the emerald tree boa swallows it head-first, so that it slides down easily.

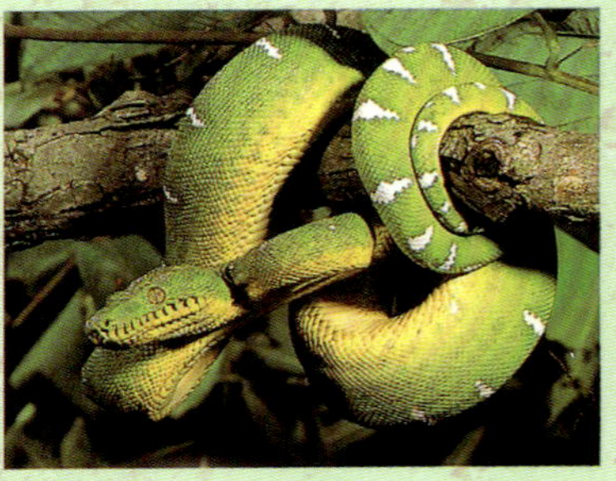

CLIMBING SKILLS

Tree boas are longer and slimmer than boas that live on the ground. This helps them to slide through the branches.

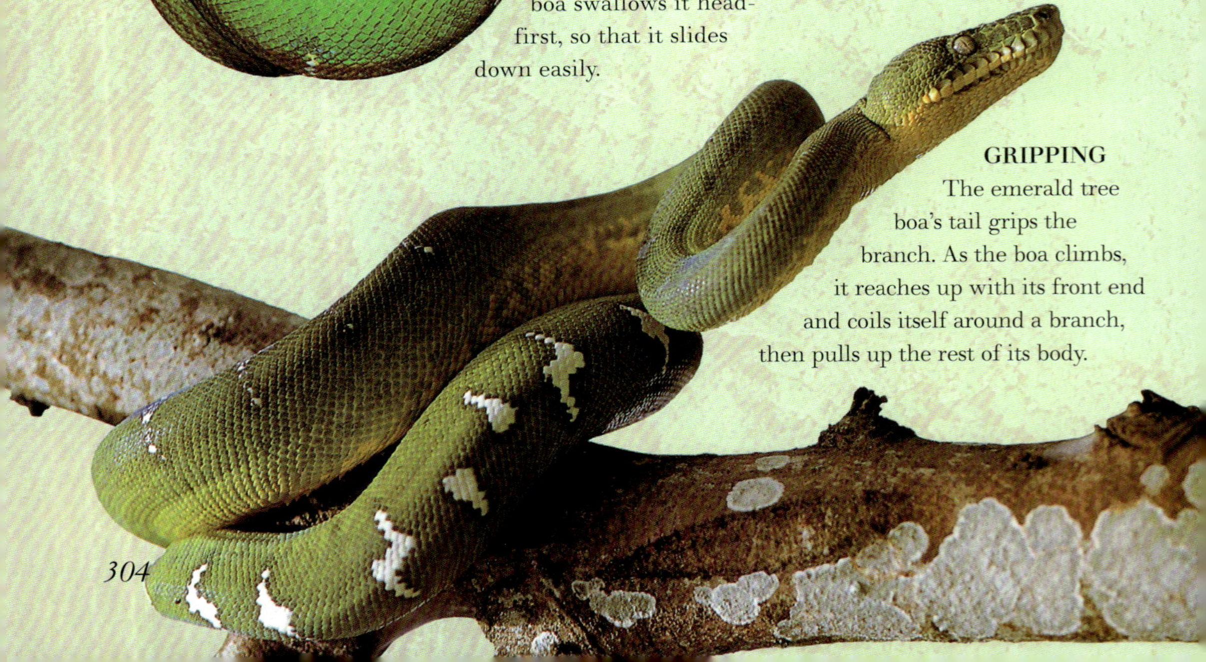

GRIPPING

The emerald tree boa's tail grips the branch. As the boa climbs, it reaches up with its front end and coils itself around a branch, then pulls up the rest of its body.

Tree Boa

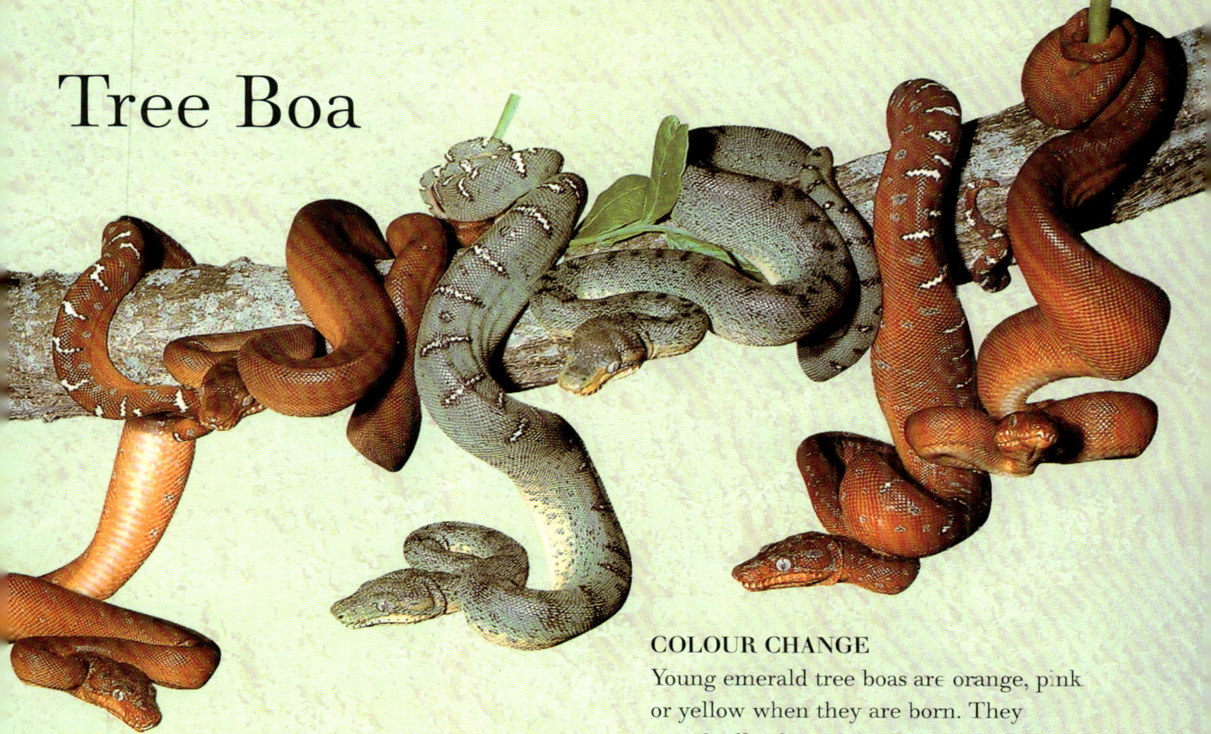

COLOUR CHANGE

Young emerald tree boas are orange, pink or yellow when they are born. They gradually change to green in their first year by producing new colour pigments in their skin. No one is sure why the young are a different colour from the adults. They may live in different places from the adults and so need a different colour for effective camouflage.

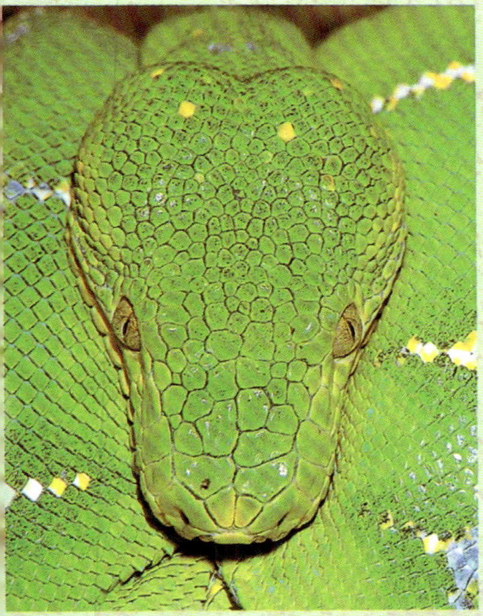

HOT LIPS

Emerald tree boas use pits on their lips to sense the heat given off by prey animals.

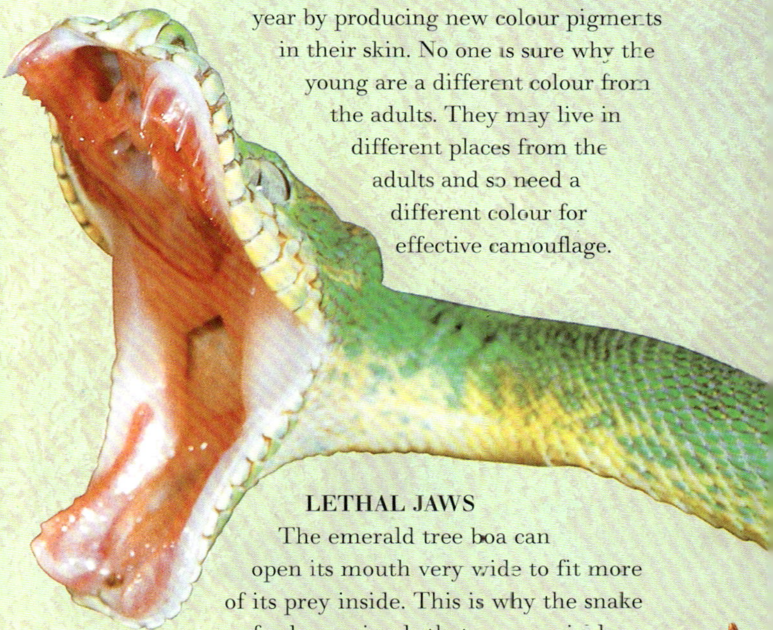

LETHAL JAWS

The emerald tree boa can open its mouth very wide to fit more of its prey inside. This is why the snake can feed on animals that move quickly, such as birds.

Desert Snakes

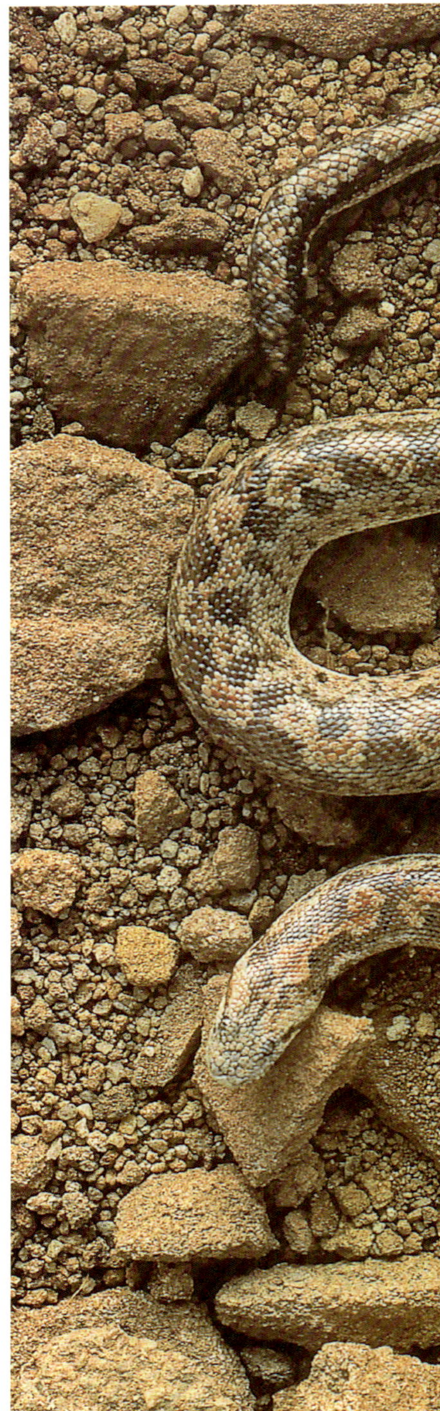

Deserts are full of snakes. This is partly because snakes can survive for a long time without food. They don't need energy from food to produce body heat because they get heat energy from their surroundings. It is also because their waterproof skins stop them losing too much water. Snakes push between rocks or down rodent burrows to escape the Sun's heat and the night's bitter cold.

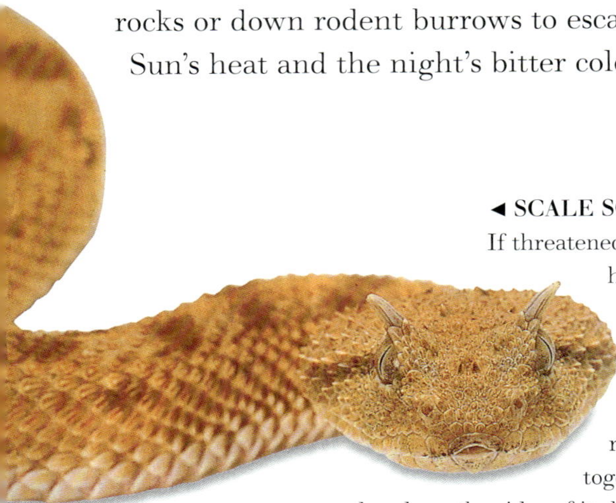

◄ SCALE SOUNDS
If threatened, the desert horned viper makes a loud rasping sound by rubbing together jagged scales along the sides of its body. This warns predators to keep away.

horned viper
(*Cerastes cerastes*)

► RATTLING
A rattlesnake shakes its rattle to warn enemies. It shakes its tail and often lifts its head off the ground. It cannot hear the buzzing noise it makes – but its enemies can.

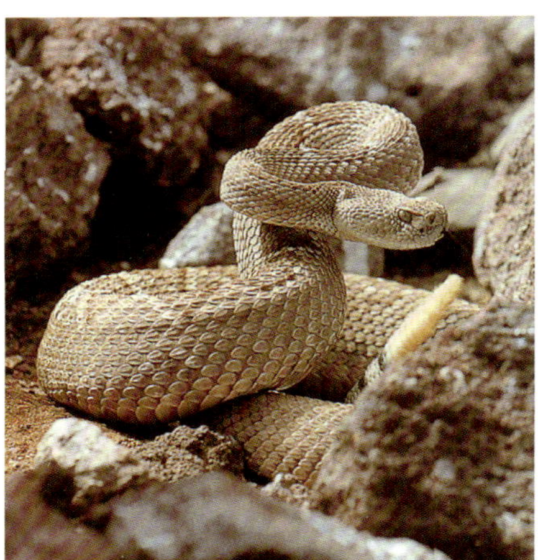

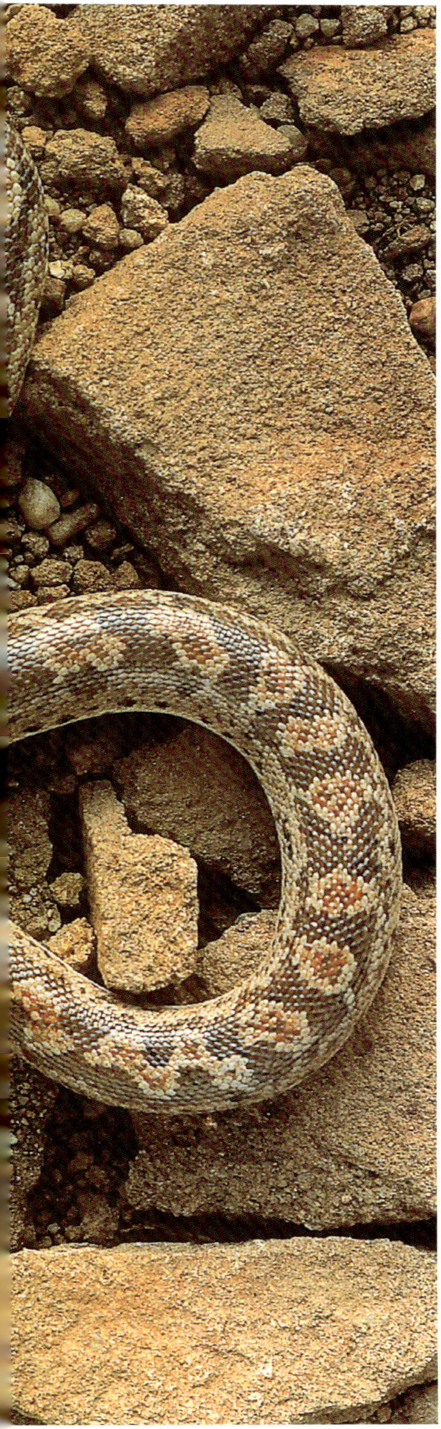

► SAND SHUFFLE
The desert horned viper shuffles under the sand by rocking its body to and fro. It spreads its ribs to flatten its body and pushes its way down until it almost disappears. It strikes out at its prey from this position.

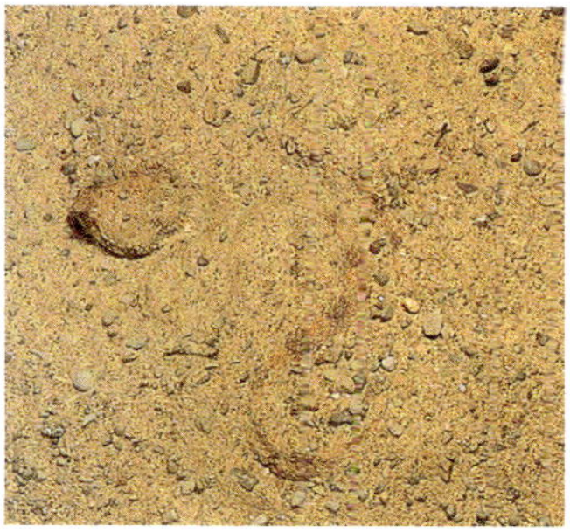

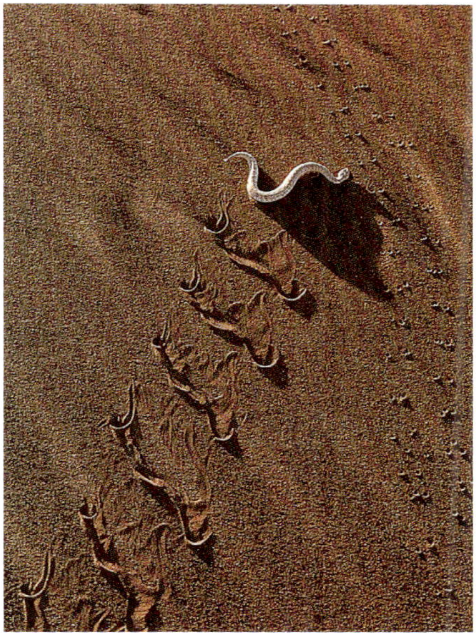

◄ SIDEWINDING
Many desert snakes, such as this Peringuey's viper, travel in a movement called sidewinding. As the snake moves, only a small part of its body touches the hot sand at any time. Sidewinding also helps to stop the snake sinking down into the loose sand.

◄ HIDDEN BOA
The colours of this sand boa make it hard for predators and prey to spot among desert rocks and sand. The sand boa's long, round body shape helps it to burrow down into the sand.

The Hopi Indians

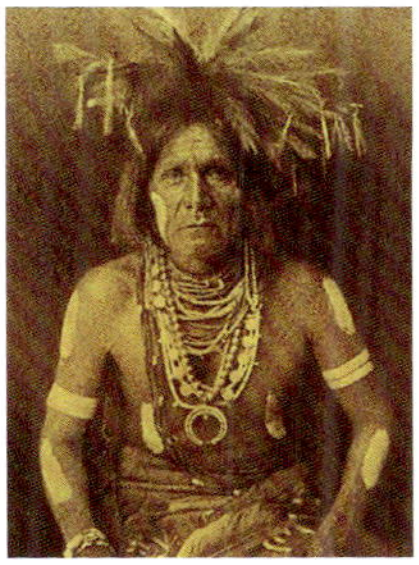

This Native North American was a Hopi snake chief. The Hopi people used snakes in their rain dances to carry prayers to the rain gods to make rain fall on their desert lands.

Water Snakes

Some snakes live in marshy areas or at the edge of freshwater lakes and rivers. Two groups of snakes live in salty sea water. They breathe air, but they can stay underwater for a long time. Glands on their heads get rid of some of the salt from the water. Sea snakes have hollow front fangs and are very poisonous. This is because a sea snake has to subdue its prey quickly in order to avoid losing it in the depths of the sea.

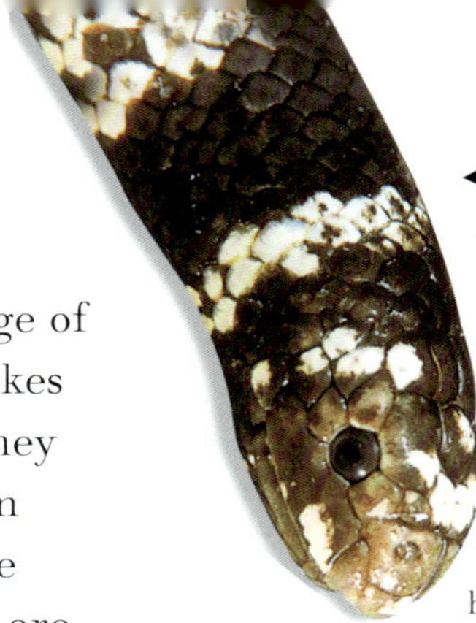

◀ **SENSES**
A sea snake's eyes and nostrils lie towards the top of the head. This means it can take a breath without lifting its head right out of the water, and the eyes can watch out for predators about to attack.

▼ **CHAMPION SWIMMER**
Northern water snakes are good swimmers, rarely found far from fresh water. They feed mainly on fish, frogs, salamanders and toads. At the first sign of danger, they dive under the water.

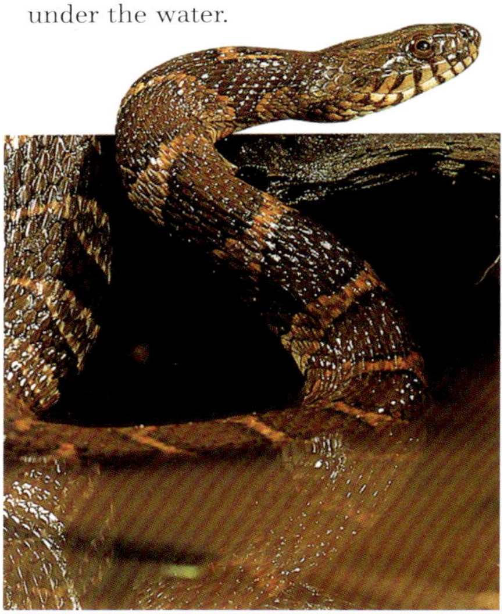

▶ **BREATH CONTROL**
Sea snakes have a large lung enabling them to stay underwater for a few hours at a time.

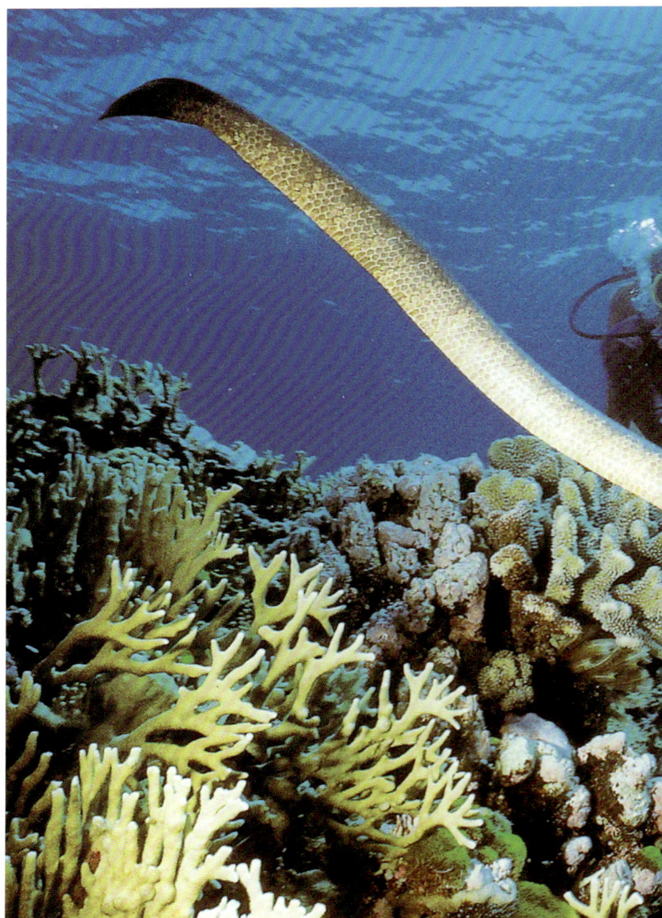

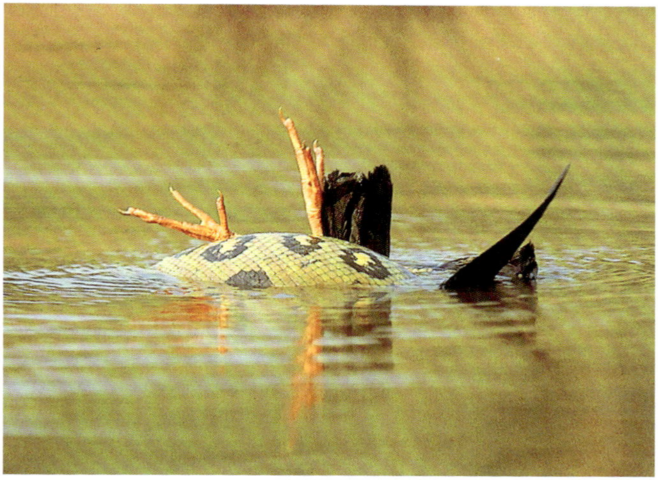

◄ **HEAVY WEIGHT**

The green anaconda lurks in swamps and slow-moving rivers, waiting for birds, turtles and caimans to come within reach of its strong coils. They weigh up to 227kg!

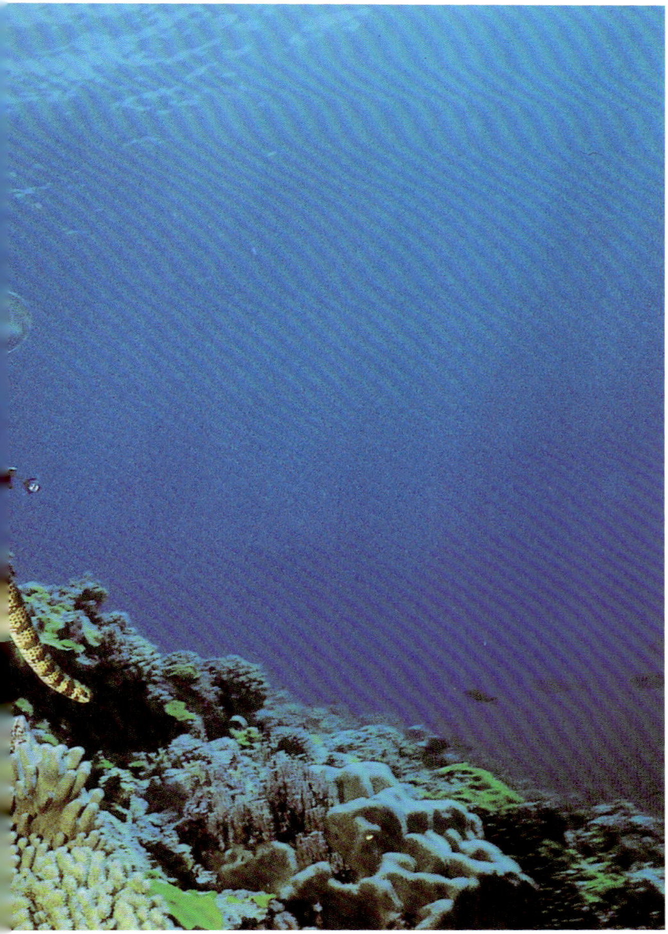

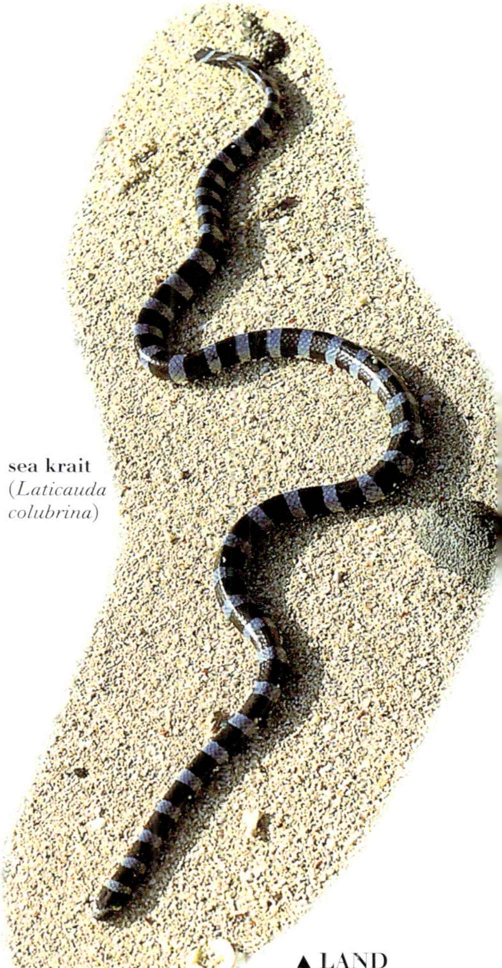

sea krait
(*Laticauda colubrina*)

▲ **LAND LUBBER**

The sea krait is less well adapted to the water and lays eggs on land.

Snake Families

Scientists have divided the 2,700 different kinds of snake into about ten groups, called families. These are the colubrids, the elapids, the vipers, the boas and pythons, the sea snakes, the sunbeam snakes, the blind snakes and worm snakes, the thread snakes, the shieldtail snakes and the false coral snake. The snakes in each family have features in common. The biggest family is the colubrid family, with over 1,800 different species of snake.

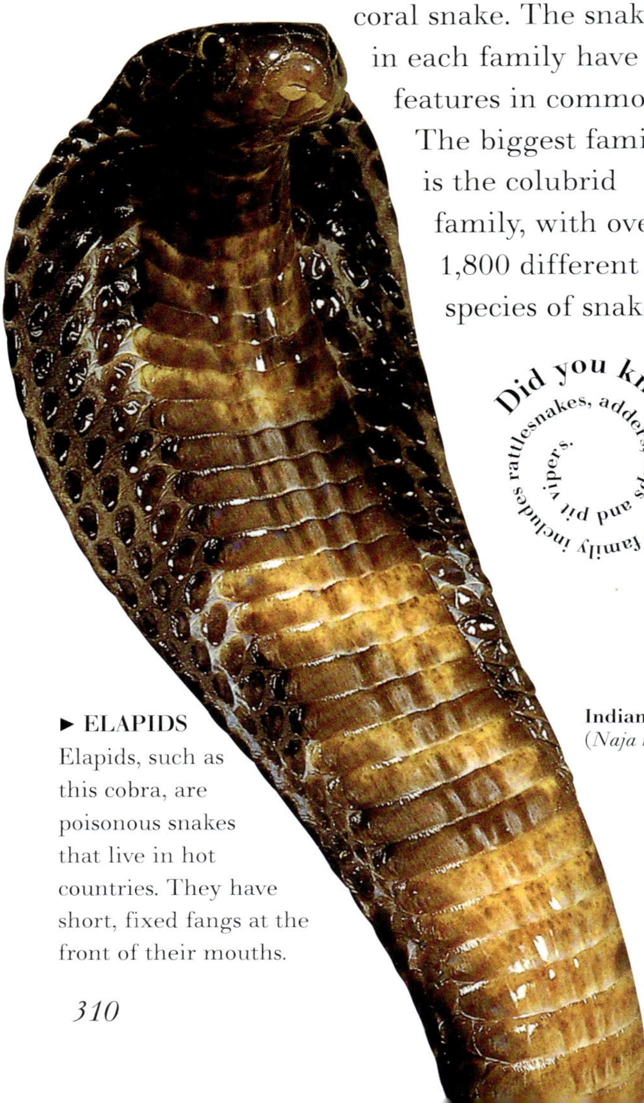

Did you know? The viper family includes rattlesnakes, adders, asps and pit vipers.

Indian cobra
(*Naja naja*)

► ELAPIDS
Elapids, such as this cobra, are poisonous snakes that live in hot countries. They have short, fixed fangs at the front of their mouths.

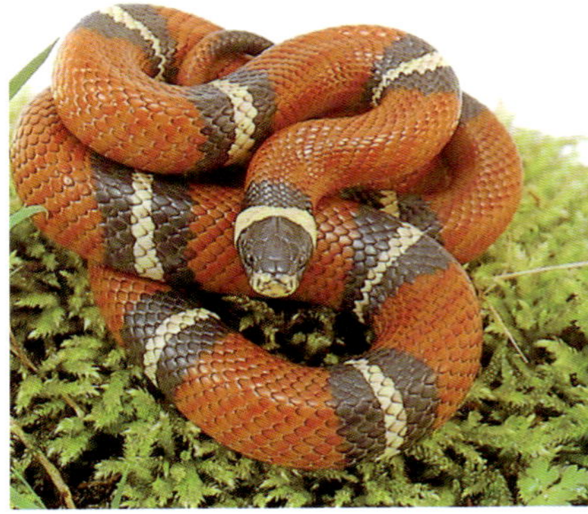

▲ COLUBRIDS
About three-quarters of all the world's snakes, including this milk snake, belong to the colubrid family. Most colubrids are not poisonous. They have no left lung or hip bones.

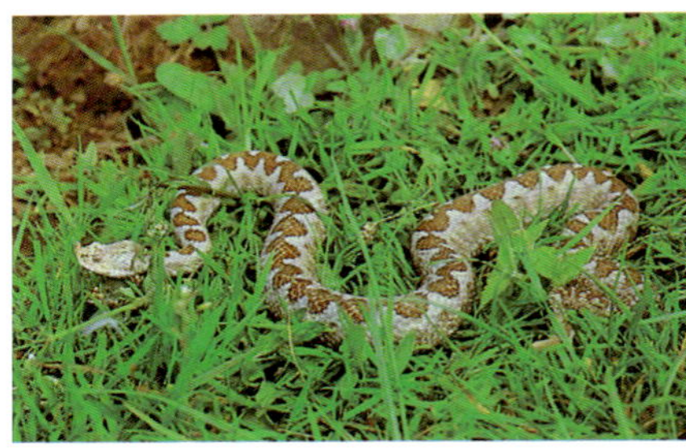

▲ VIPERS
Snakes in this family, such as the sand viper, have long, hollow fangs that can be folded back inside the mouth when they are not needed.

Classification Chart

Kingdom	Animalia
Phylum	Chordata
Class	Reptilia
Order	Squamata
Suborder	Ophidia
Family	Boidae
Genus	Boa
Species	Boa constrictor

This chart shows how a boa constrictor is classified within the animal kingdom.

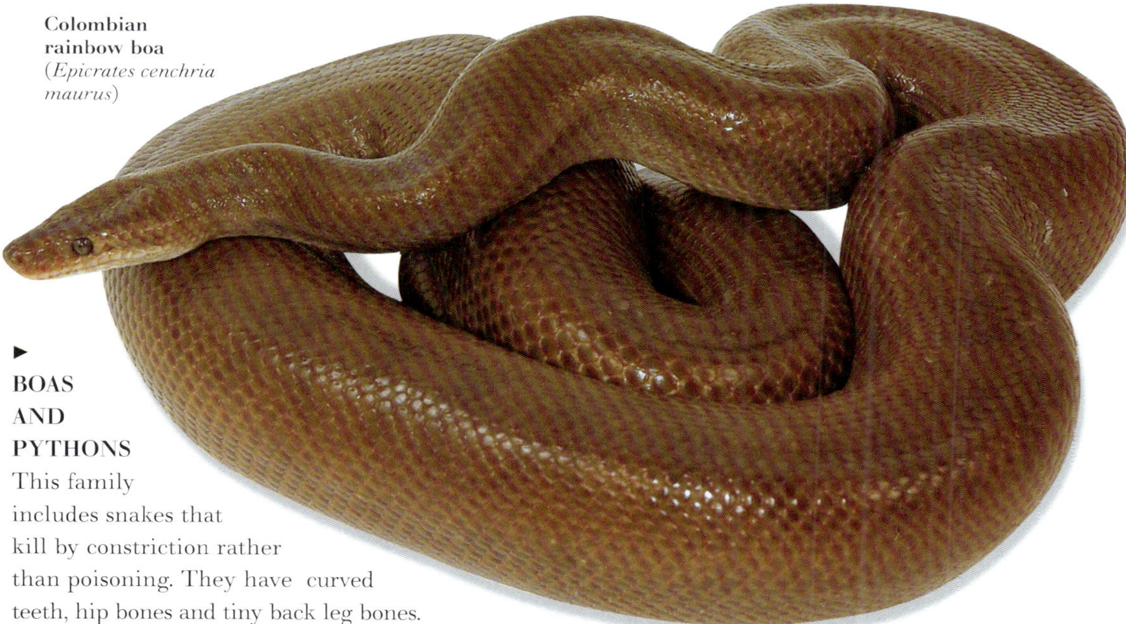

Colombian rainbow boa
(*Epicrates cenchria maurus*)

► **BOAS AND PYTHONS**
This family includes snakes that kill by constriction rather than poisoning. They have curved teeth, hip bones and tiny back leg bones.

► **SEA SNAKES**
Some sea snakes are born in the sea and spend all their lives there, and others spend part of their time on land. Sea snakes have flattened tails for swimming and nostrils that can be closed off under the water. Most live in warm waters, from the Red Sea to New Zealand and Japan.

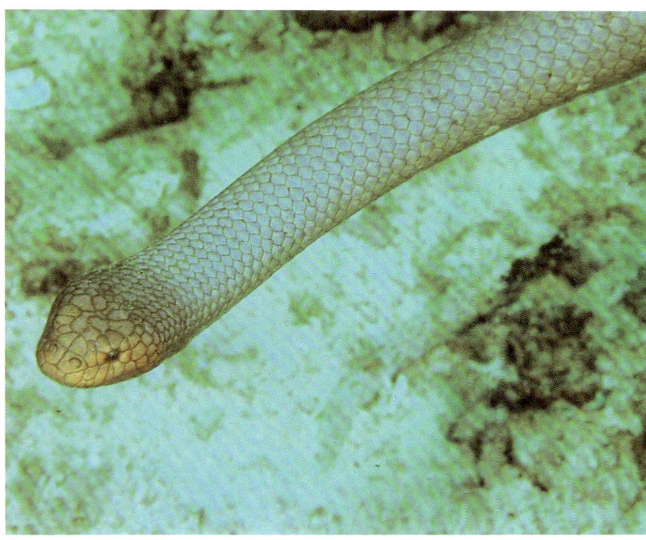

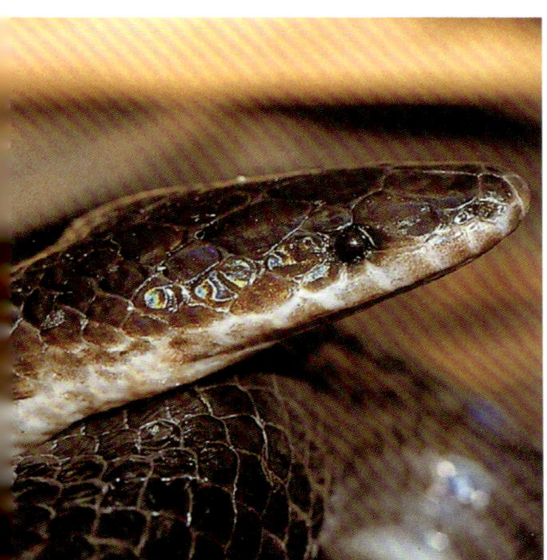

◄ **SUNBEAM SNAKES**
The two members of the sunbeam family are burrowing snakes that live in South-east Asia and southern China. Unlike most other snakes, they have two working lungs

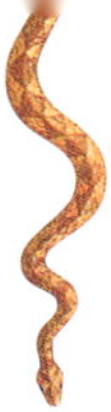

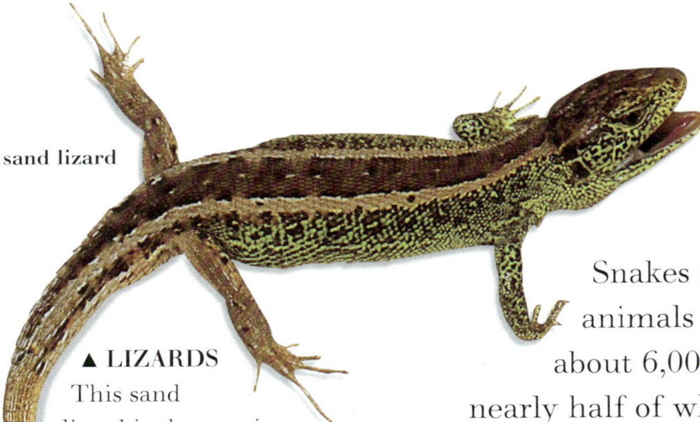

sand lizard

Snake Relatives

Snakes are part of a large group of animals called reptiles. There are about 6,000 different kinds of reptiles, nearly half of which are snakes. Other reptiles include turtles and tortoises, lizards, crocodiles and alligators. Reptiles have bony skeletons with a backbone and bodies covered in scales. They lay eggs with waterproof shells or give birth to live young. Young reptiles look like copies of their parents. Reptiles are cold-blooded and rely on their surroundings for heat, so they live mostly in warm places.

▲ LIZARDS
This sand lizard is threatening an enemy by making itself look big and scary. Lizards have movable eyelids and good eyesight. Most lizards have pointed tongues.

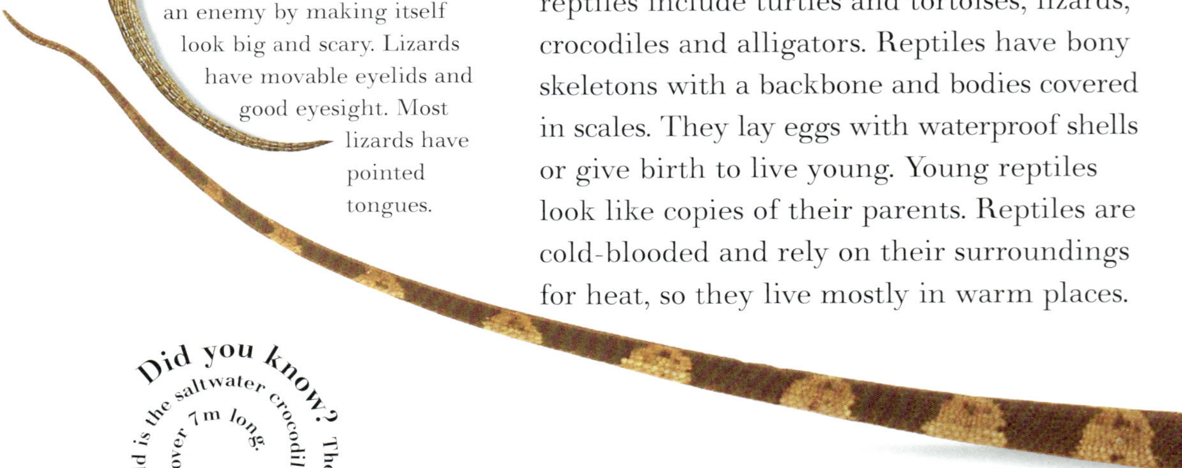

Did you know? The largest reptile in the world is the saltwater crocodile, which grows over 7m long.

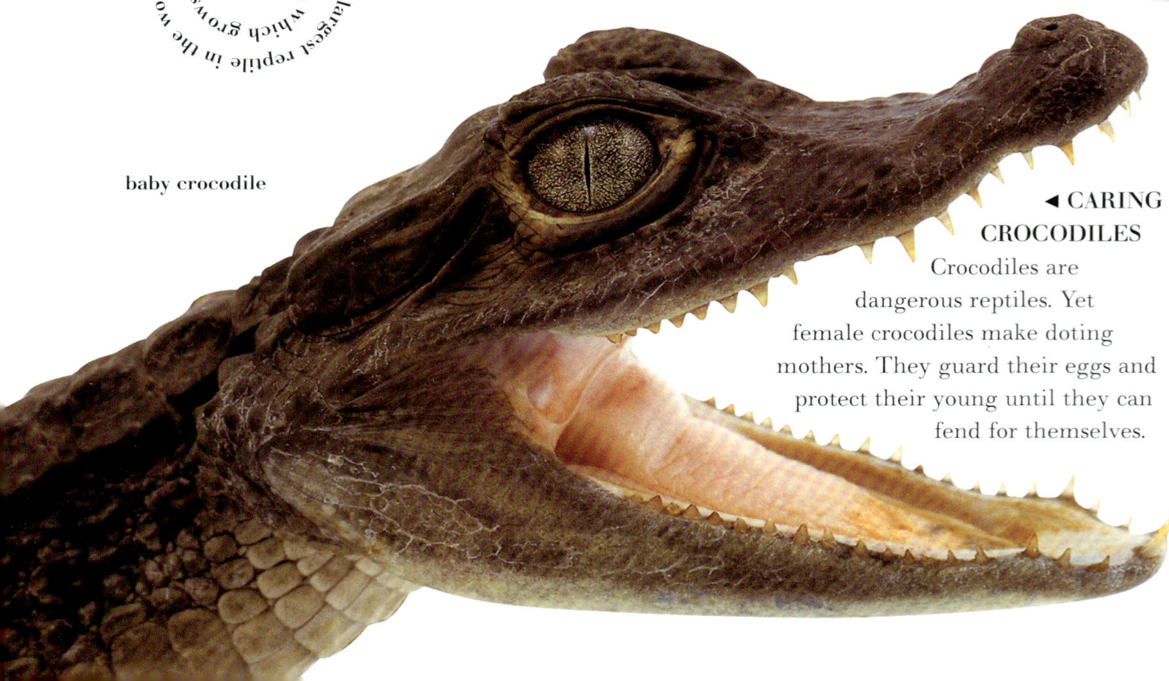

baby crocodile

◄ CARING CROCODILES
Crocodiles are dangerous reptiles. Yet female crocodiles make doting mothers. They guard their eggs and protect their young until they can fend for themselves.

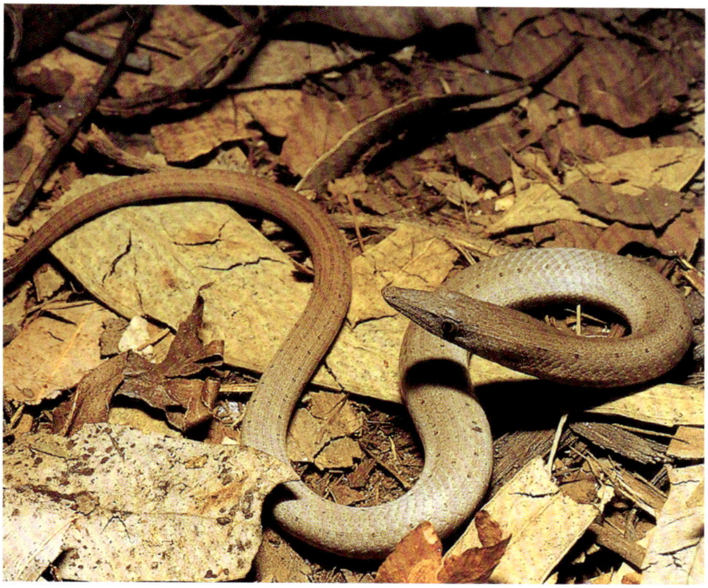

◄ LEGLESS LIZARDS

Some burrowing lizards have tiny legs – or none at all. Snakes possibly developed from burrowing lizards, which did not need legs for sliding through soil.

Did you know? The only two poisonous lizards are the Gila monster and the Mexican bearded lizard.

▼ LIZARD TAILS

Lizards, like this water dragon, generally have long tails and shed their skin in several pieces.

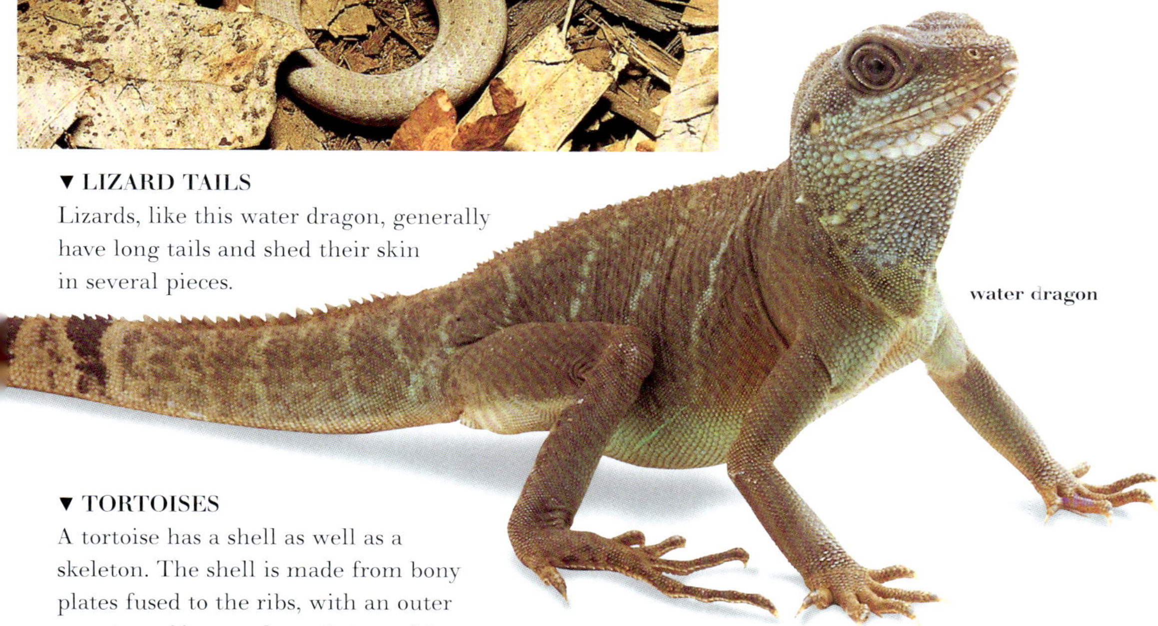

water dragon

▼ TORTOISES

A tortoise has a shell as well as a skeleton. The shell is made from bony plates fused to the ribs, with an outer covering of horny plates. It is useful for protection, but it is also very heavy.

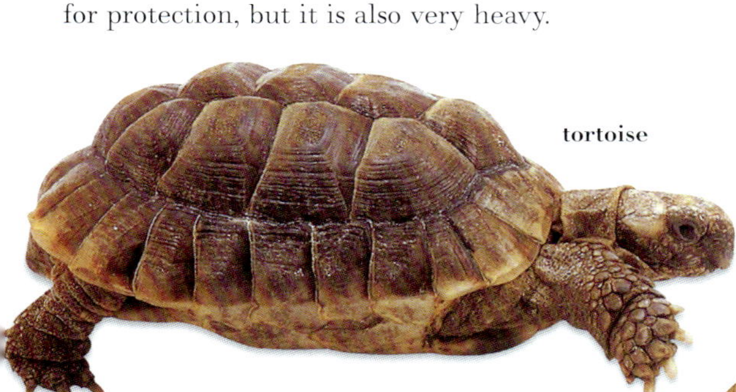

tortoise

▼ BURROWING LIZARD

Worm lizards dig burrows underground with their strong, hard heads. Their nostrils close during burrowing so they do not get clogged up with soil.

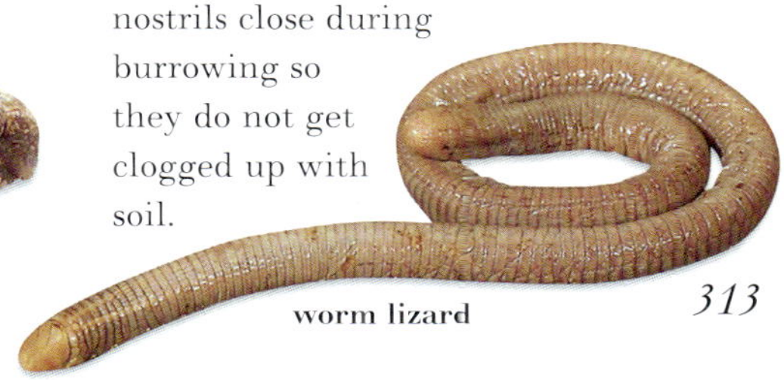

worm lizard

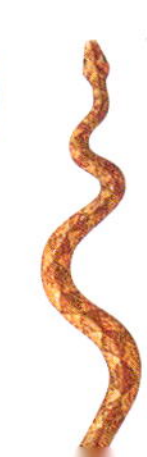

Conservation

Some snakes are killed because people are afraid of them. Farmers often kill snakes to protect their farm animals and workers, although many snakes actually help farmers by eating pests. In some countries snakes are killed for food or used to make medicines. To help snakes survive, people need to take action to preserve their habitats, so that snakes can live in safety.

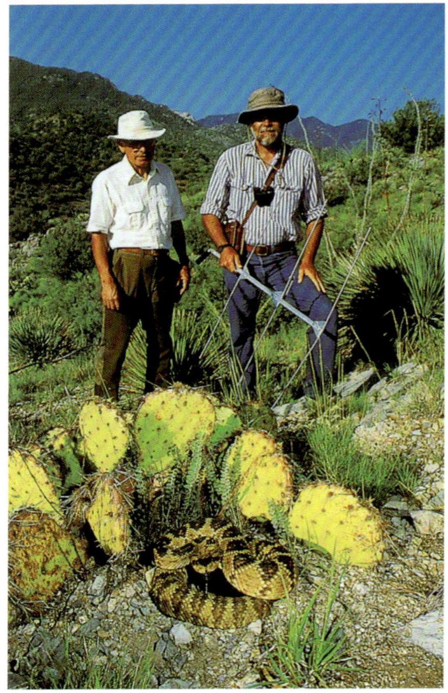

▲ **FINDING OUT MORE**
Scientists use an antenna to pick up signals from a transmitter fitted to a rattlesnake. This allows them to track the snake. The more we can learn about snakes, the easier it is to protect them.

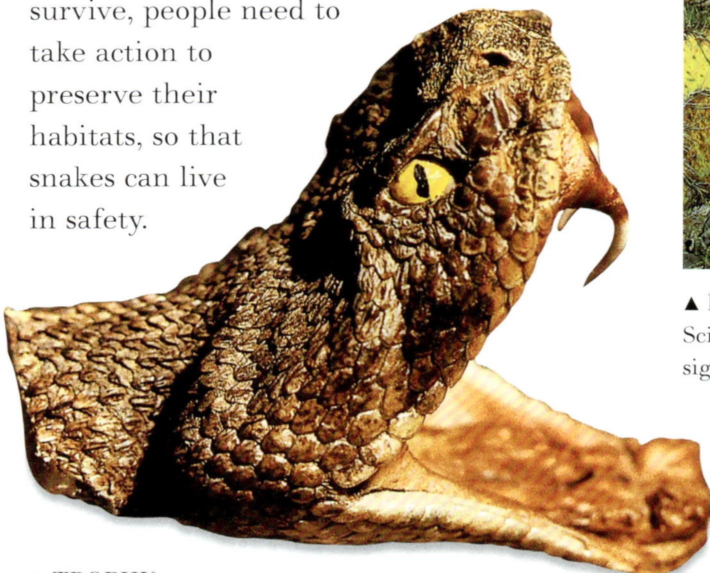

▲ **TROPHY**
There are still those who shoot snakes for recreation. The hunters put the snake's rattle or head on display as a trophy demonstrating their sporting achievements.

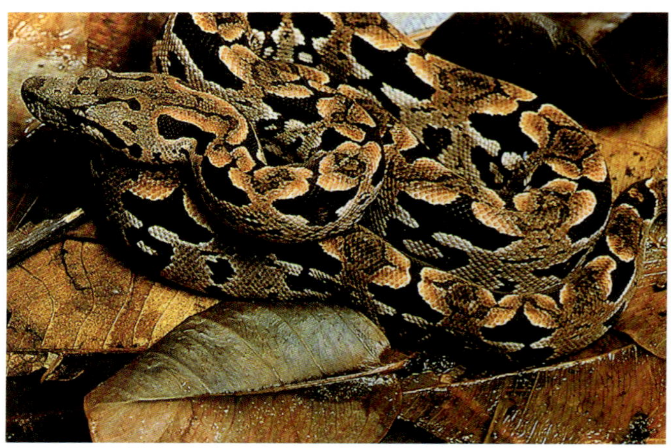

► **SNAKES IN DANGER**
Snakes, such as this Dumeril's boa, are in danger of dying out. Threats include people taking them from the wild and road building in places where they live.

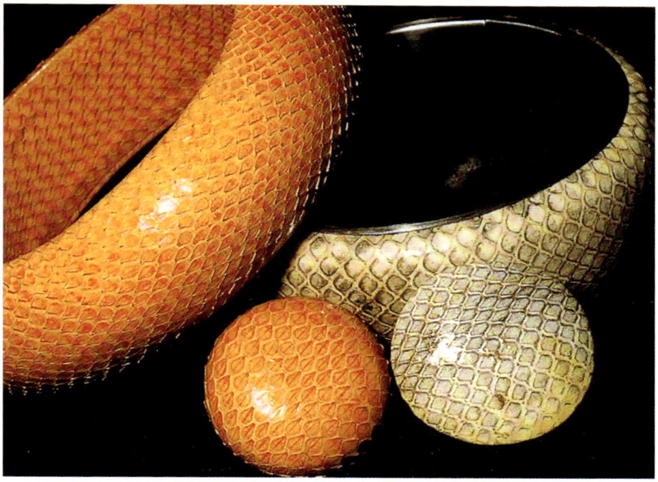

▲ USING SNAKE SKINS
Snake skins have been used for many years to make jewellery. Some species have declined as a result of intensive killing for skins in some areas. Recently, countries such as Sri Lanka and India have banned the export of snake skins.

Did you know? Legend says St Patrick banished snakes from Ireland to rid the country of evil.

▼ ROUND-UP
This show in North America demonstrates the skill of capturing a rattlesnake. Today rattlesnake hunts are not as common as they once were.

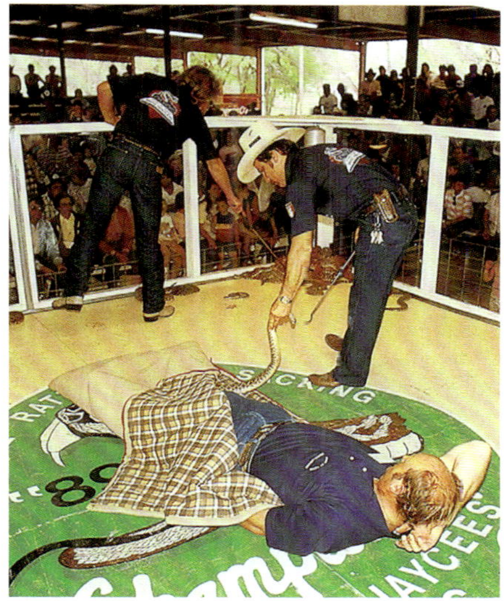

▼ PET SNAKES
Some people like to keep pet snakes. However, they can do very little and are not happy in captivity. Snakes can lose the ability to hunt and dislike being kept in a confined space.

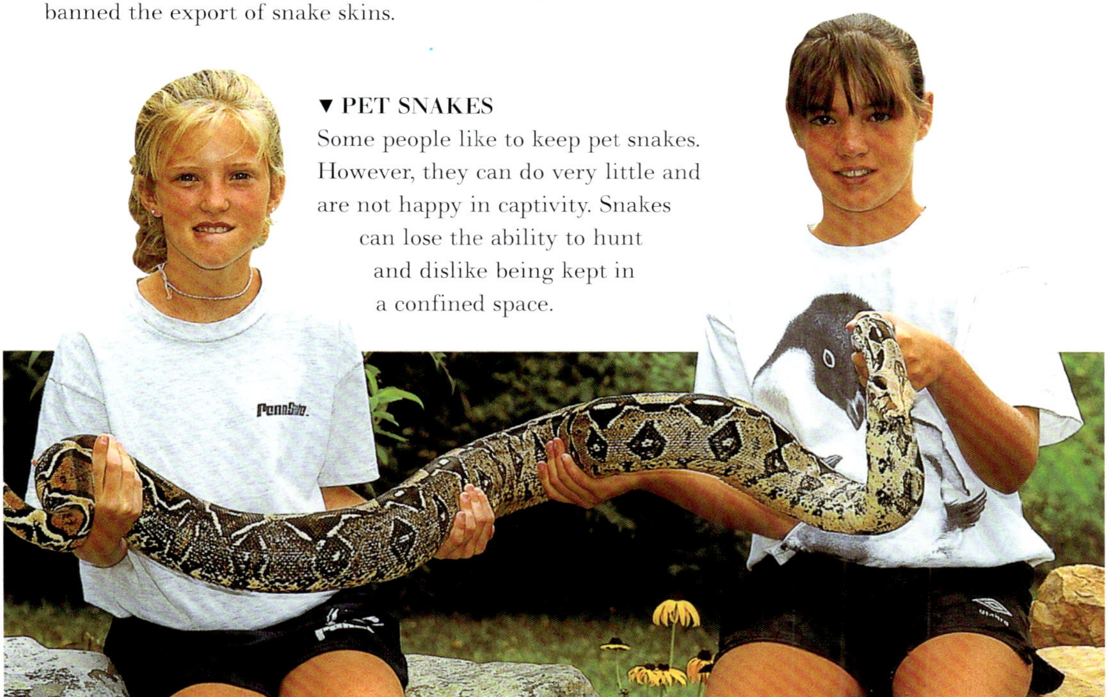

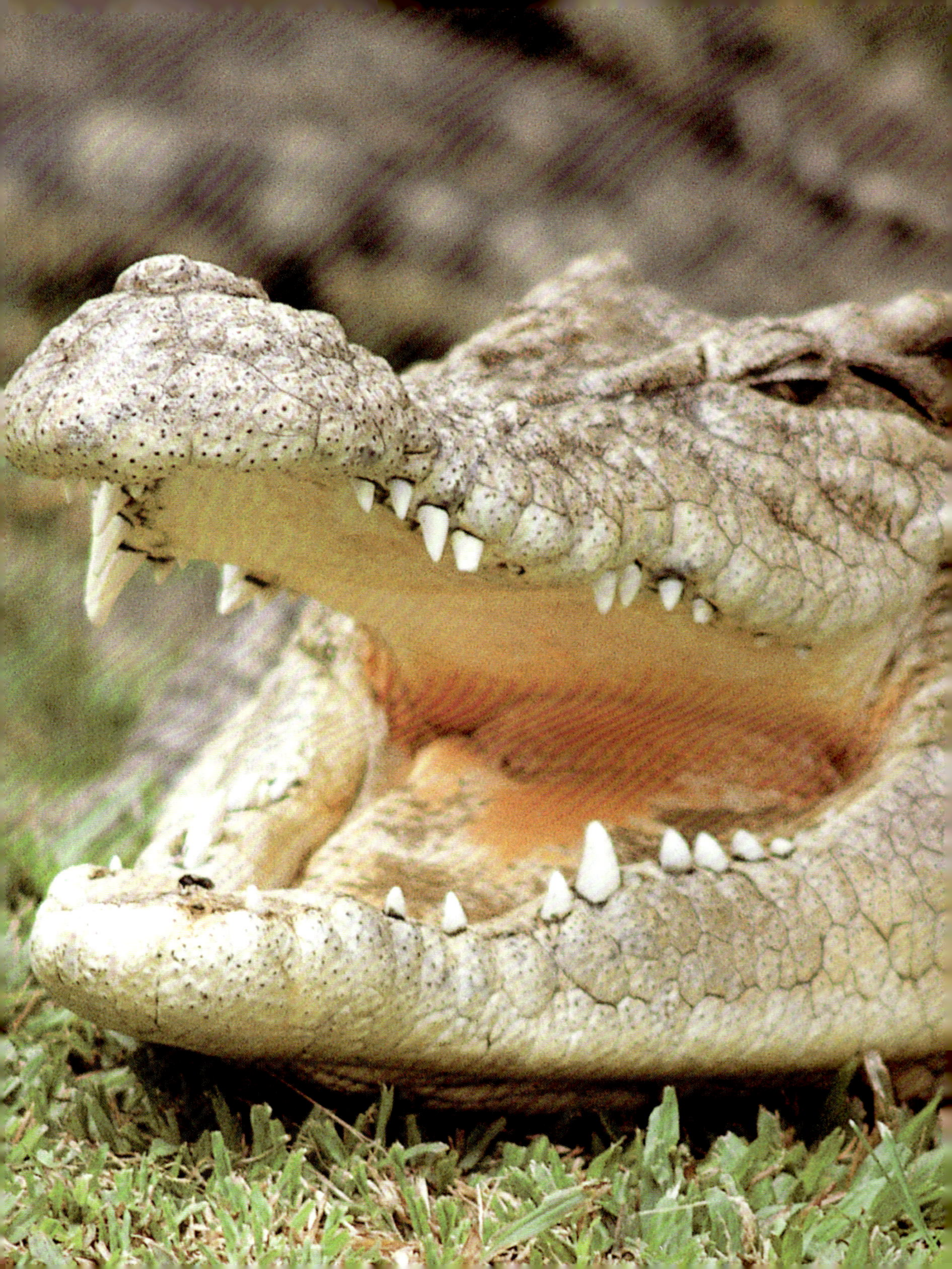

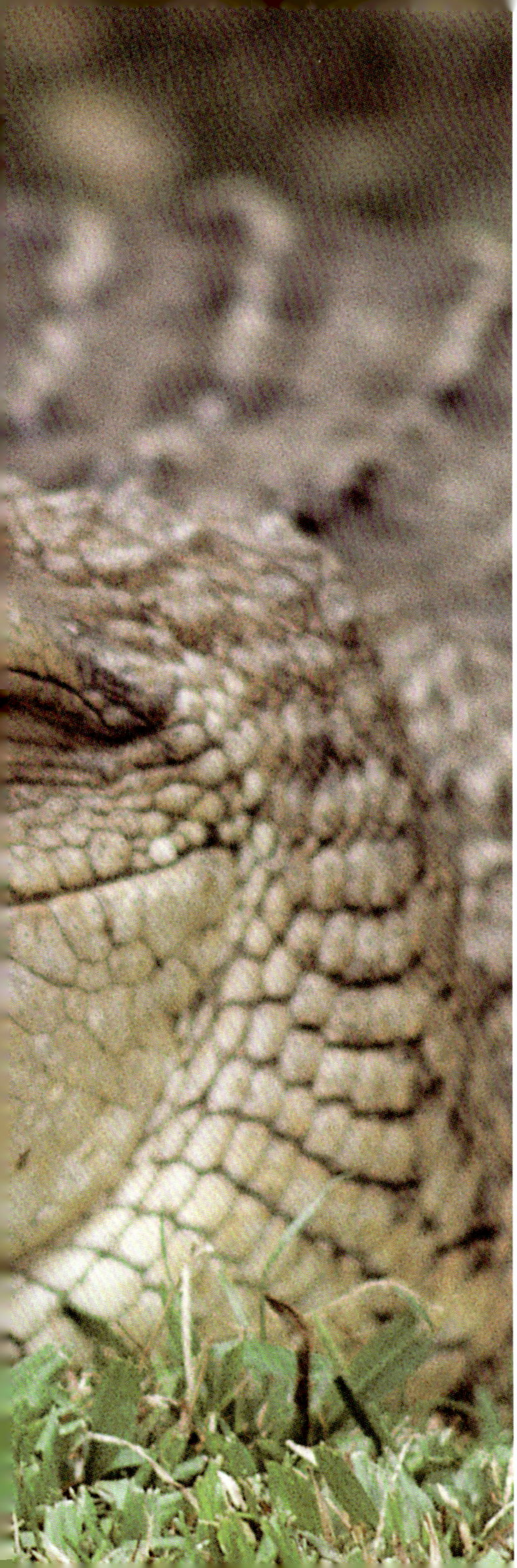

CROCODILES

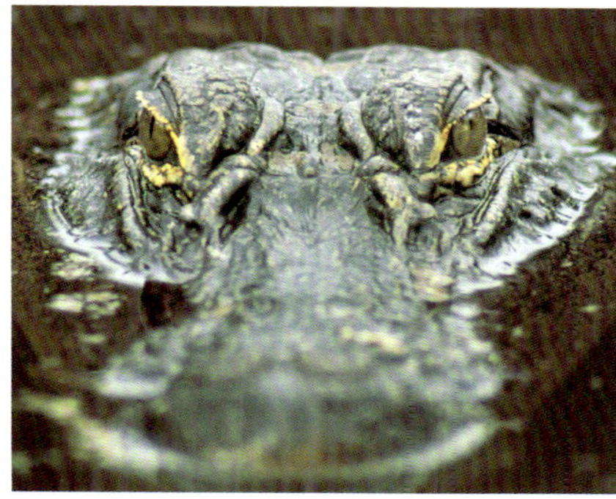

The first crocodilians lived about 200 million years ago, and today they are the largest reptiles alive on Earth. The group includes crocodiles, alligators, caimans and gharials, all of which hunt and feed mainly in the water. The largest crocodiles weigh as much as three cars and are able to tackle prey as large as a zebra, making them one of the most feared and respected predators in the world. Most crocodilians are timid and lazy though, spending their days lurking in the water and waiting for a meal to pass nearby. Unlike other reptiles, crocodilians are social animals, gathering in groups to bask in the sun, share food, court and nest.

What is a Crocodilian?

Crocodilians are scaly, armour-clad reptiles that include crocodiles, alligators, caimans and gharials. They are survivors from a prehistoric age – their relatives first lived on Earth with the dinosaurs nearly 200 million years ago. Today, they are the dinosaurs' closest living relatives, apart from birds.

Crocodilians are fierce predators. They lurk motionless in rivers, lakes and swamps, waiting to snap up prey with their enormous jaws and tough teeth. Their prey ranges from insects, frogs and fish to birds and large mammals, such as deer and zebras. Very few crocodilians regularly attack and kill humans. Most are timid. Crocodilians usually live in warm, tropical places in or near freshwater, and some live in the sea. They hunt and feed mainly in the water, but crawl on to dry land to sunbathe, nest and lay their eggs.

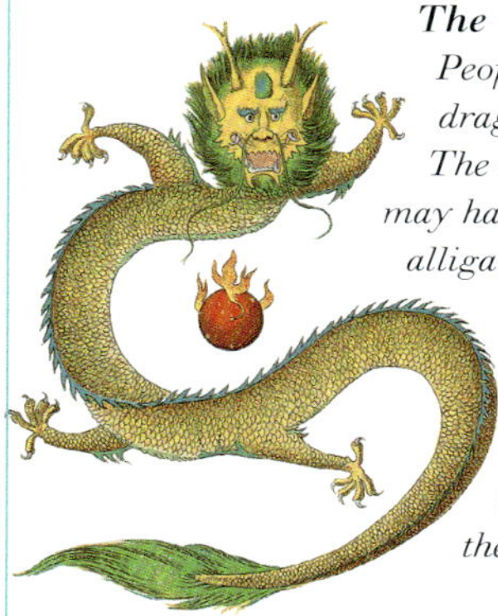

The Chinese Dragon

People in China have worshipped the dragon, a mythical creature, for centuries. The original stories surrounding the dragon may have been based on the real-life Chinese alligator. According to ancient texts, the dragon was a supernatural creature that could take on many different forms. It could change instantly from thick to thin, or long to short, and could soar into the heavens or plunge to the depths of the sea.

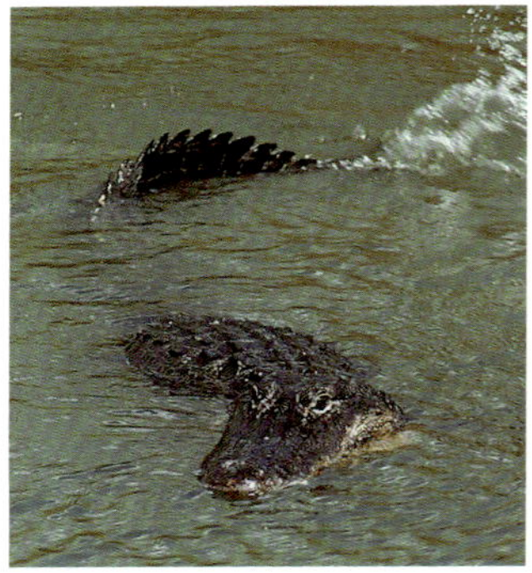

▲ **SCALY TAILS**

Like many crocodilians, an American alligator uses its long, strong tail to swim through the water. The tail moves from side to side to push the alligator along. The tail is the same length as the rest of the body.

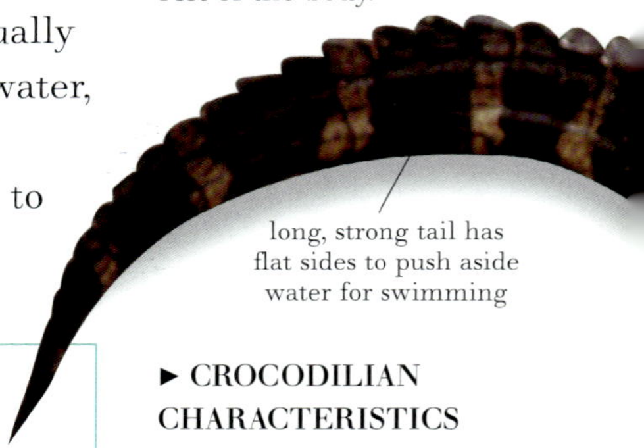

► **CROCODILIAN CHARACTERISTICS**

With its thick, scaly skin, huge jaws and powerful tail, this American alligator looks like a living dinosaur. Its eyes and nostrils are on top of the head so that it can see and breathe when the rest of its body is underwater. On land, crocodilians slither along on their bellies, but they can lift themselves up on their four short legs to walk.

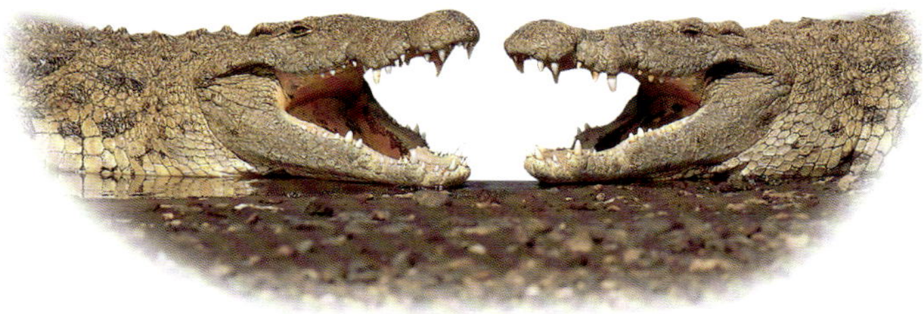

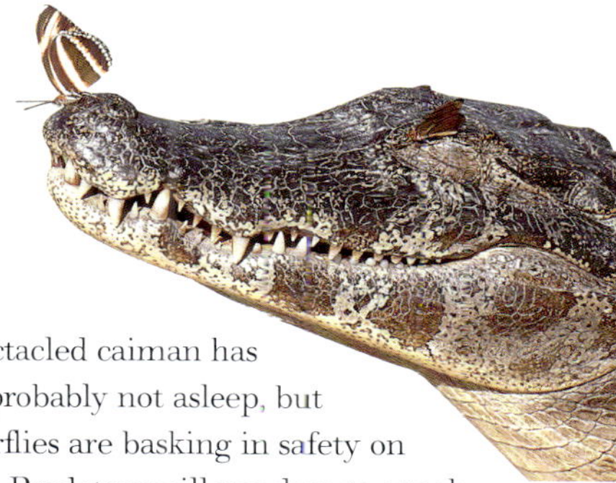

▲ **TALKING HEADS**
Huge, powerful jaws lined with sharp teeth make Nile crocodiles killing machines. They are some of the world's largest and most dangerous reptiles. The teeth are used to attack and grip prey, but are no good for chewing. Prey has to be swallowed whole or in chunks.

► **SHUT EYE**
Although this spectacled caiman has its eyes shut, it is probably not asleep, but dozing. Two butterflies are basking in safety on the caiman's head. Predators will not dare to attack them because the caiman is still aware of what is going on around it, even though its eyes are shut.

► **SOAKING UP THE SUN**
Nile crocodiles sun themselves on a sandbank. This is called basking and warms the body. Crocodilians are cold-blooded, which means that their body temperature is affected by their surroundings. They have no fur or feathers to keep them warm, nor can they shiver to warm up. They move in and out of the water to warm up or cool down.

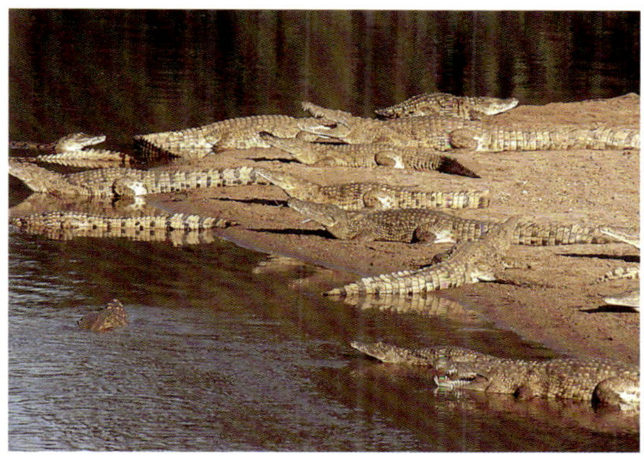

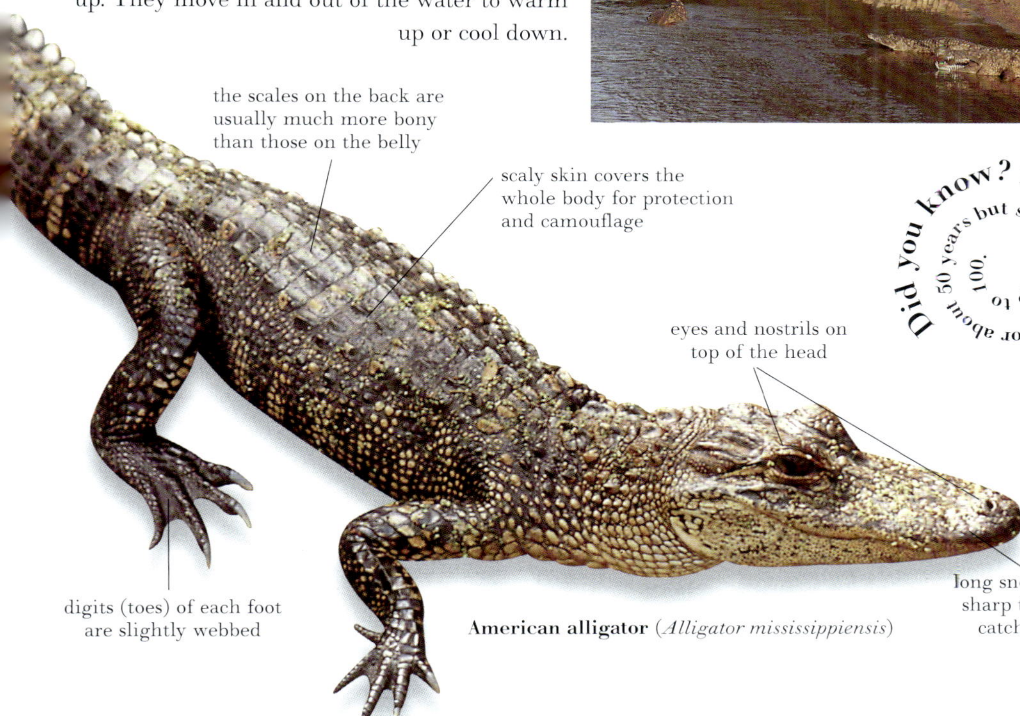
the scales on the back are usually much more bony than those on the belly
scaly skin covers the whole body for protection and camouflage
eyes and nostrils on top of the head
digits (toes) of each foot are slightly webbed
long snout with sharp teeth to catch prey

American alligator (*Alligator mississippiensis*)

Did you know? Most crocodilians live for about 50 years but some live up to 100.

Croc or Gator?

There are 13 species (kinds) of crocodile; two species of alligator, six species of caimans; and two species of gharial. Gharials have distinctive long, slender snouts, but crocodiles and alligators are often more difficult to tell apart. Crocodiles usually have longer, more pointed snouts than alligators. Crocodiles also have one very large tooth sticking up from each side of the bottom jaw when they close their mouths.

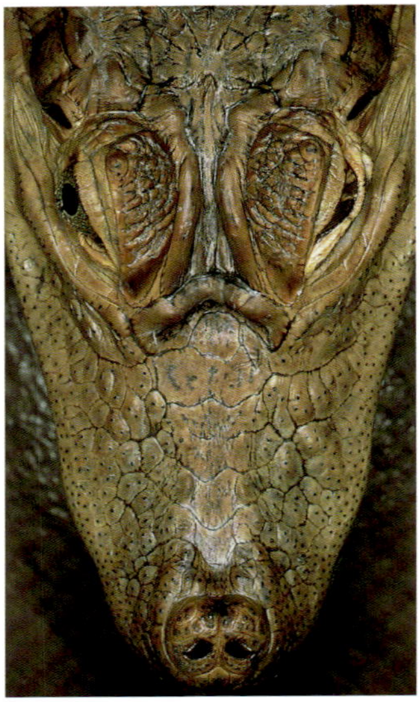

▲ **CAIMAN EYES**
Most caimans have bonier ridges between their eyes than alligators. These ridges help strengthen the skull and look like the spectacles people wear to help them see. Caimans are usually smaller than alligators.

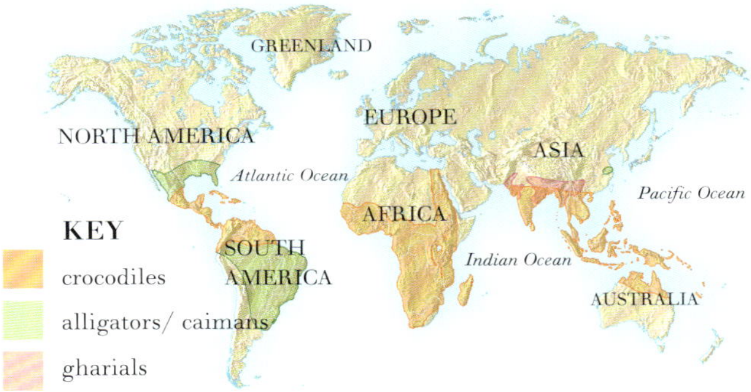

▲ **WHERE IN THE WORLD?**
Crocodiles are the most widespread crocodilian and live in Central and South America, Africa, southern Asia and Australia. Caimans live in Central and South America, while alligators live in the south-eastern USA and China. The gharial is found in southern Asia, while the false gharial lives in South-east Asia.

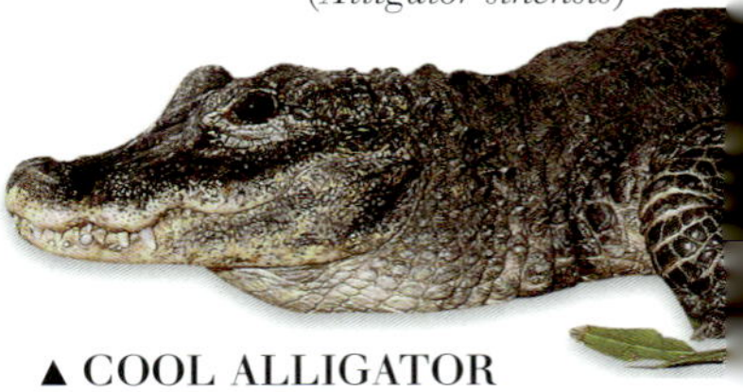

Chinese alligator
(*Alligator sinensis*)

▲ **COOL ALLIGATOR**
There are two species of alligator, the Chinese alligator (shown above) and the American alligator. Alligators are the only crocodilians that can survive cooler temperatures and live outside the tropics.

▼ **A CROCODILE'S SMILE**
With its mouth closed, a crocodile's fourth tooth in the lower jaw fits into a notch on the outside of the upper jaw. No teeth can be seen on the bottom jaw of an alligator's closed mouth.

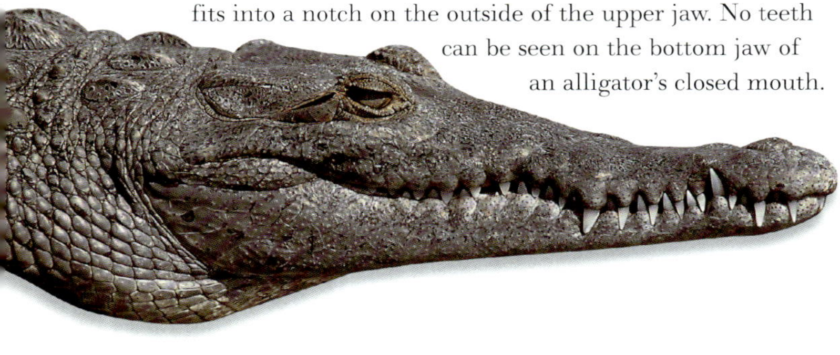

► DIFFERENT SNOUTS

Crocodilian snouts are different shapes and sizes because of the food they eat and the way they live. Gharials and crocodiles have narrow, pointy snouts suited to eating fish. Alligators, and caimans have wider, rounder snouts which can manage larger prey, such as birds and mammals. Their jaws are strong enough to overpower victims that are even larger than they are.

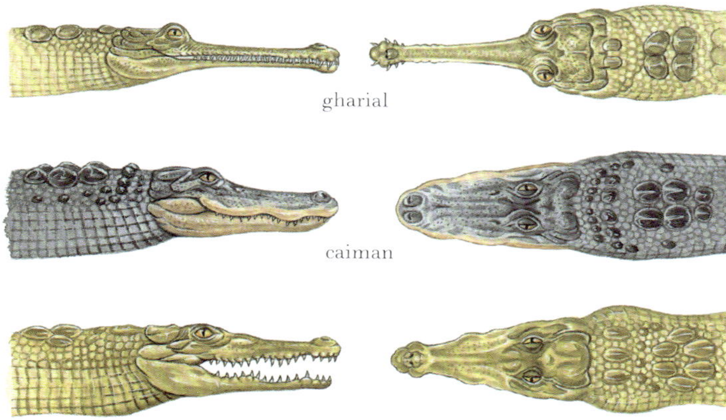

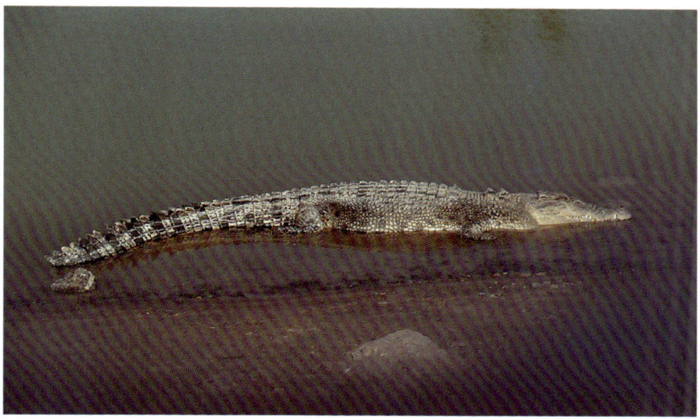

◄ OUT TO SEA

The enormous saltwater crocodile, often called the saltie, has the largest range of all the crocodilians. It is found from the east coast of India through South-east Asia to the Philippines, New Guinea and northern Australia. Saltwater crocodiles are one of the few species found far out to sea, but they do live in freshwater rivers and lakes as well.

► POT NOSE

Two species of gharial, the gharial, or gavial, and the false gharial, live in the rivers, lakes and swamps of southern Asia. The name comes from the knob on the nose of the male gharial, which is called a ghara (pot) in the Hindi language. Some experts say the false gharial is a species of crocodile and is therefore not really part of the gharial family.

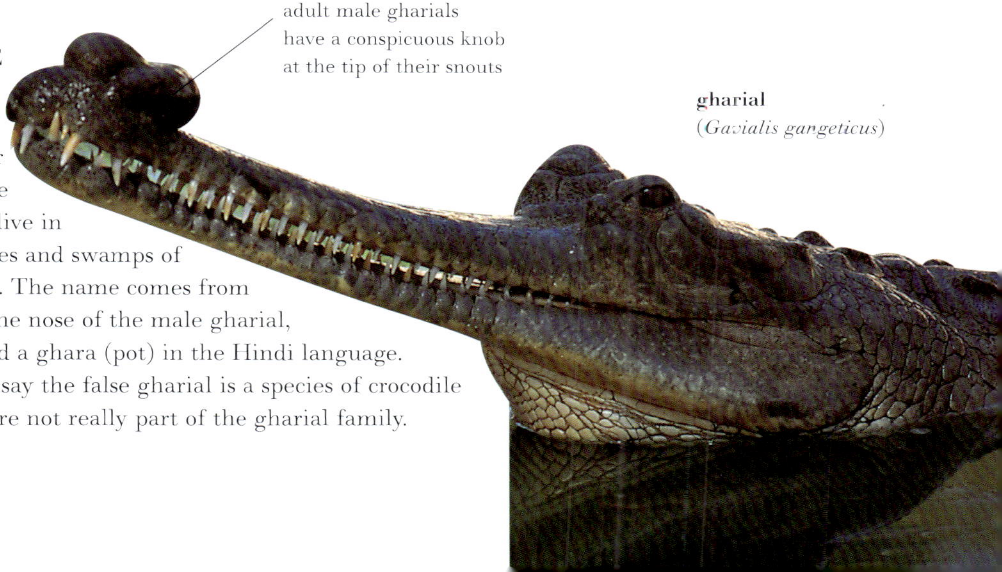

adult male gharials have a conspicuous knob at the tip of their snouts

gharial
(*Gavialis gangeticus*)

Large and Small

Can you imagine a crocodile that weighs as much as three cars? A big, 7m-long saltwater crocodile is as heavy as this. It is the heaviest living reptile in the world. Other enormous crocodilians include Nile crocodiles, gharials and American alligators, which can reach lengths of 5.5m or more. Very large crocodiles and alligators are now rare because many are hunted and killed for their meat and skins before they grow to their maximum size. The smallest species of crocodilian are the dwarf caimans of South America and the African dwarf crocodile. These forest-dwelling reptiles grow to about 1.5m long.

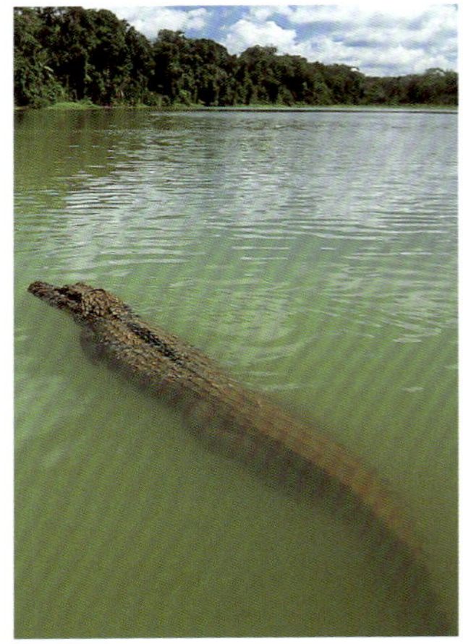

▲ **BIGGEST CAIMAN**
The black caiman is the largest of the caimans. It can grow to over 6m long and is the biggest predator in South America. Black caimans live in the flooded Amazon forest, around lakes and slow-flowing rivers. They hunt at night for capybara, turtles, deer and fish.

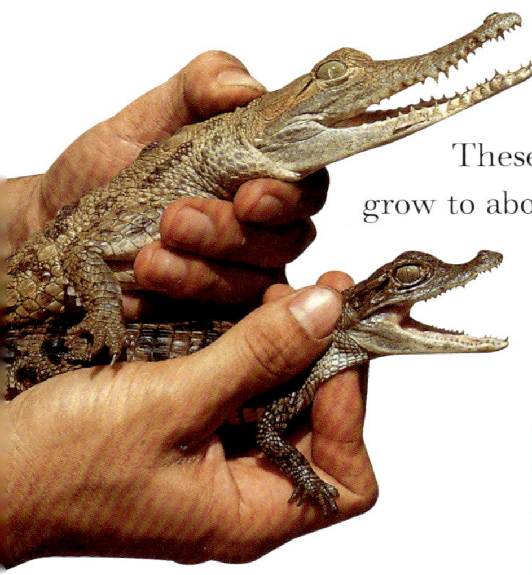

▲ **A CROC IN THE HAND**
A person holds a baby Orinoco crocodile (top) and a baby spectacled caiman (bottom). As adults, the Orinoco crocodile will be twice the length of the caiman, reaching about 5m. You can clearly see how the crocodile has a longer, thinner snout than the caiman.

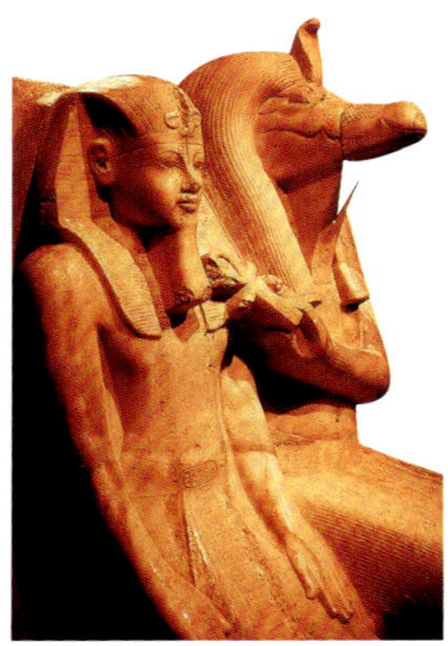

Crocodile God
The ancient Egyptians worshiped the crocodile-headed god Sebek. He was the god of lakes and rivers, and is shown here with Pharaoh Amenhotep III. A shrine to Sebek was built at Shedet. Here, a Nile crocodile decorated with gold rings and bracelets lived in a special pool. It was believed to be the living god. Other crocodiles were also treated with great respect and hand-fed on meat, cakes, milk and honey.

◄ SUPER-SNOUTED CROCODILE

The mugger crocodile of India and surrounding lands has the broadest snout of all crocodiles, making it look more like an alligator. Adult males reach about 4m long. The name mugger comes from its habit of snatching fish out of people's fishing nets.

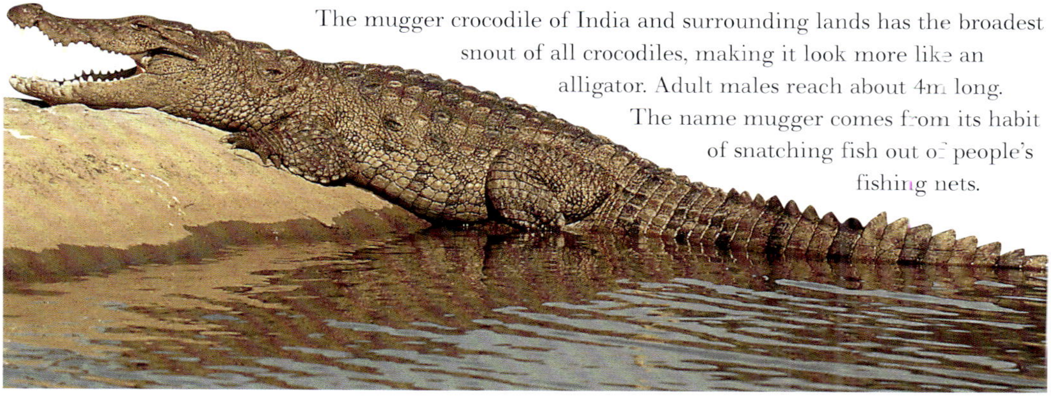

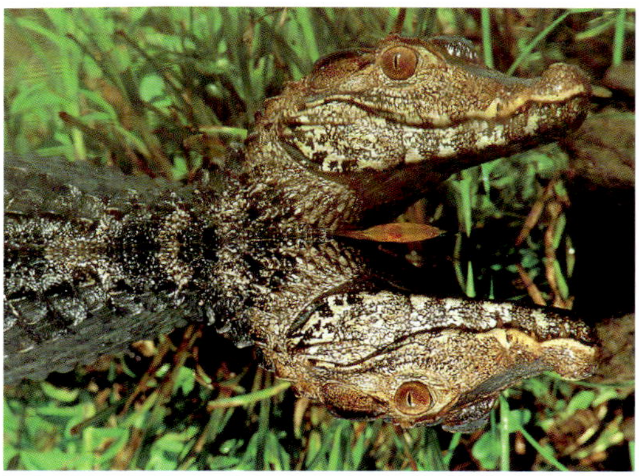

◄ SMALLEST CROCODILIAN

Cuvier's dwarf caiman is about a fifth of the size of a giant saltwater crocodile, yet it would still only just fit on your bed! It lives in the rainforests of the Amazon basin in South America. It has particularly tough, armoured skin to protect it from rocks in fast-flowing rivers. It has a short snout and high, smooth skull. Its short snout does not prevent it from eating a lot of fish.

Did you know? Male alligators keep growing until they are 15 years of age.

► MONSTER CROC

The huge Nile crocodile is the biggest and strongest freshwater predator in Africa. It can grow up to 6m long and eats any prey it can overpower, including monkeys, antelopes, zebras and people. Nile crocodiles probably kill at least 300 people a year in Africa. Despite its name, the Nile crocodile is not just found along the Nile but also lives in rivers, lakes and swamps through most of tropical Africa.

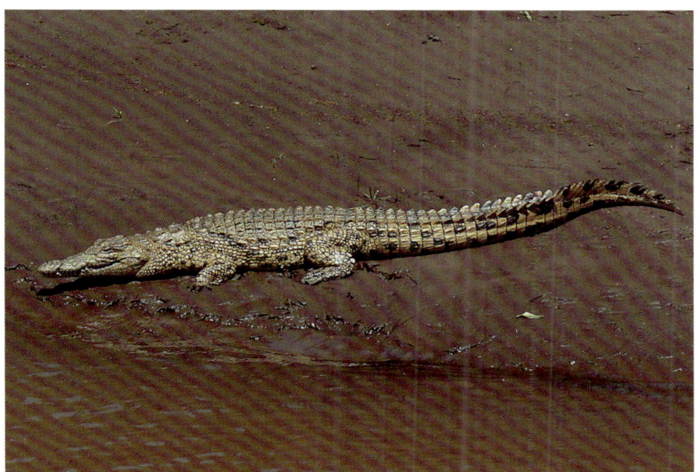

A Scaly Skin

The outside of a crocodilian's body is completely covered in a suit of leathery armour. It is made up of rows of tough scales, called scutes, that are set into a thick layer of skin. Some scutes have small bony discs inside them. Most crocodilians have bony scutes only on their backs, but some, such as caimans, have them on their bellies as well. The tail never contains bony scutes, but it does have thicker tail scutes. As crocodilians grow, bigger scutes develop under the old ones. Crocodilians do not get rid of their old scaly skin in a big piece, like a snake, or in patches like a lizard. Old scutes drop off one at a time, just as humans lose flakes of skin all the time. On the head, the skin is fused directly to the bones of the skull without any muscles or fat in between.

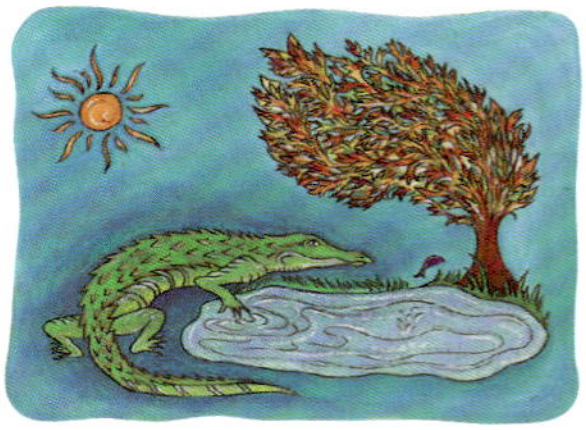

Tricky Alligator

A Guyanese myth tells how the Sun was tricked by an alligator into letting him guard his fishponds from a thief. The thief was the alligator and to punish him the Sun slashed his body, forming the scales. The alligator promised the Sun his daughter for a wife. He had no children, so he carved her from a tree. The Sun and the woman's offspring were the Carob people.

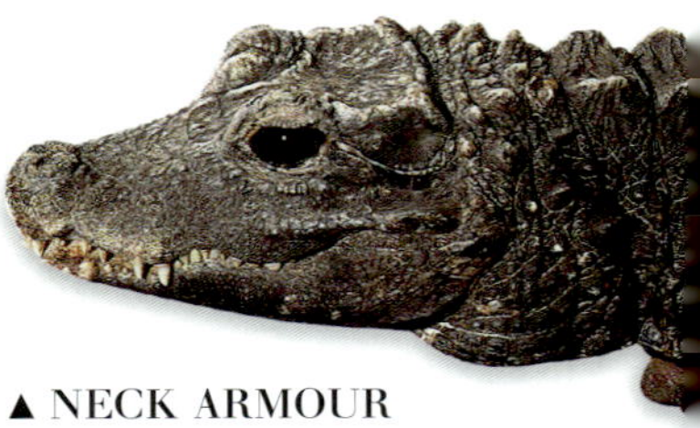

▲ NECK ARMOUR
Heavy, bony scutes pack tightly together to create a rigid and formidable armour on the back and neck of an African dwarf crocodile. Even the scutes on the sides of its body and tail are heavily armoured. This species lives in the dwindling rainforests of West and Central Africa. The small size and bony armour of the dwarf crocodile has saved it so far from being hunted for its skin.

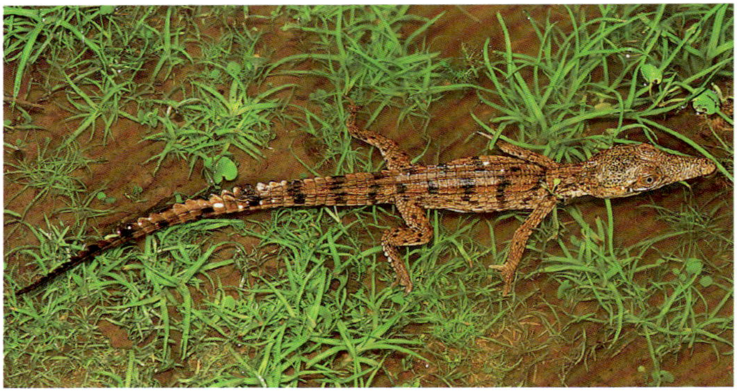

▲ COLOUR CHANGE
Most crocodilians are brightly coloured or patterned as babies, but these features usually fade as they grow older. They have more or less disappeared in the fully-grown adult. The colours and patterns may help with camouflage by breaking up the outline of the body.

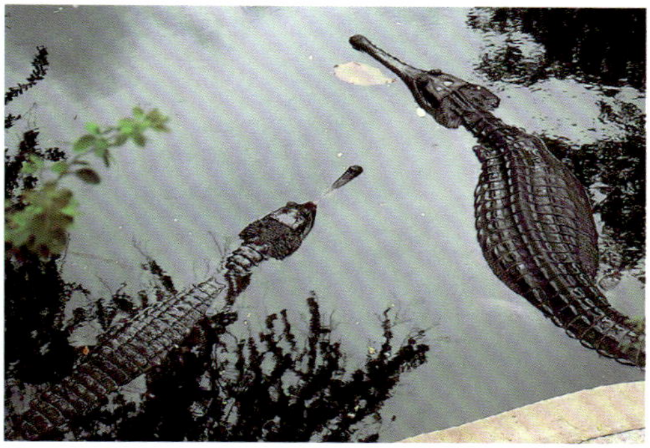

▲ MISSING SCALES
The gharial has fewer rows of armoured scutes along its back than other crocodilians. Adults have four rows of deeply ridged back scutes, whereas other crocodilians have two or four extra rows in the middle of the back. The scutes on the sides and belly are unarmoured.

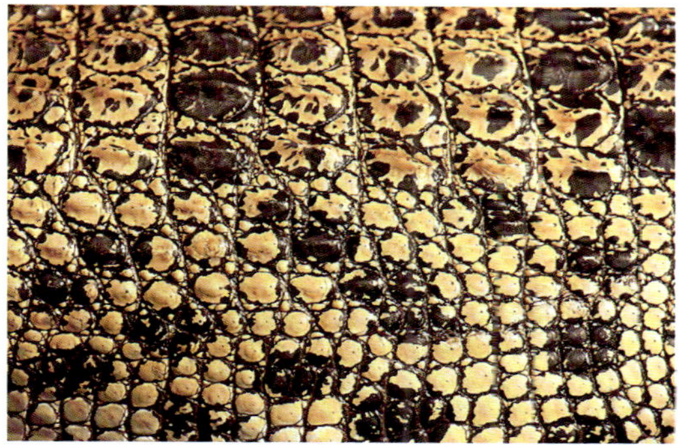

▲ BONY BACK
The belly of a saltwater crocodile does not have bony plates in the scutes. You can see the difference in this close-up. Large, bony back scutes are shown at the top of the picture and the smaller, smoother belly scutes are at the bottom. The scutes are arranged in rows.

► EXTRA ARMOUR
This close-up shows the skin of a dwarf caiman – the most heavily armoured crocodilian. It has strong bones in the scutes on its belly as well as its back. This provides protection from predators. Even its eyelids are protected by bony plates.

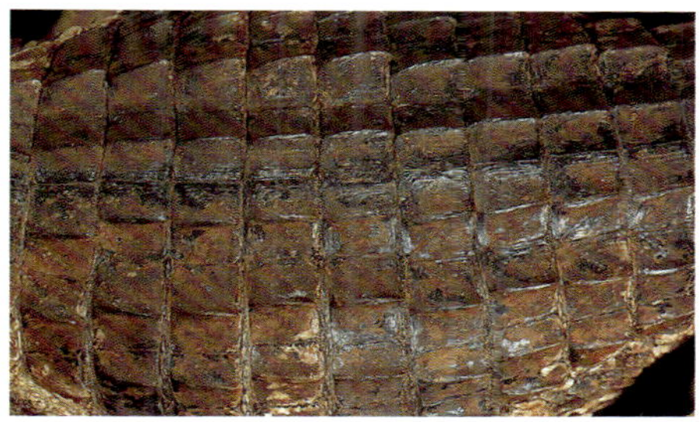

Did you know? The scales of the black caiman are as tough as the heel of a boot.

► ALBINO ALLIGATOR
An albino (white) crocodilian would not survive long in the wild. Its colours do not blend in well with its surroundings, making it easy prey. Those born in captivity in zoos or crocodile farms may survive to adulthood. True albinos are white with pink eyes. White crocodilians with blue eyes are not true albinos.

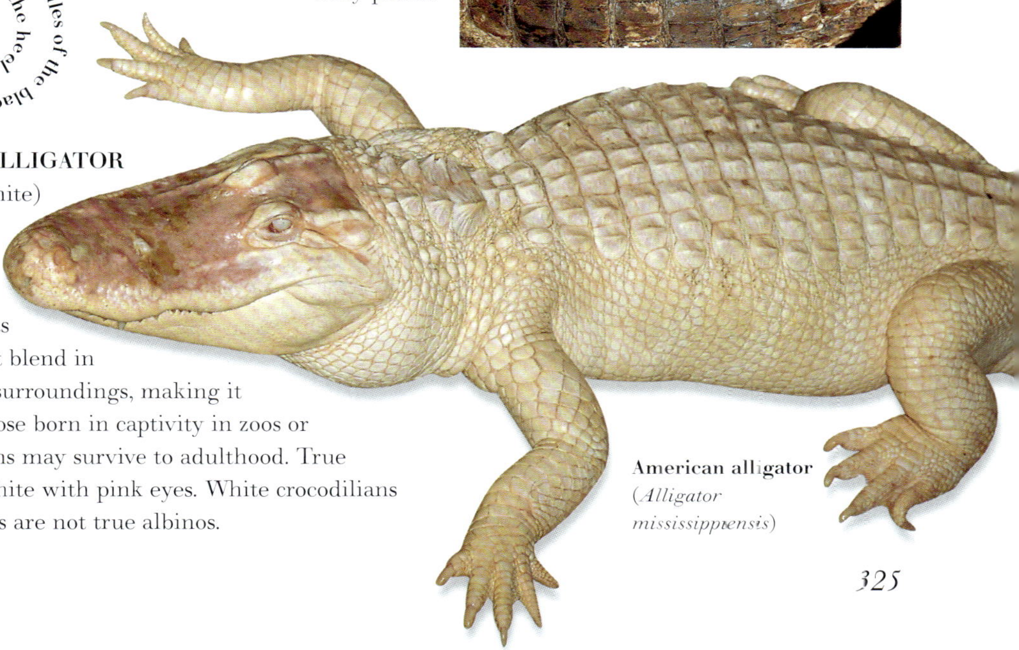

American alligator
(*Alligator mississippiensis*)

Bodies and Bones

The crocodilian body has changed very little over the last 200 million years. It is superbly adapted to life in the water. Crocodilians can breathe with just their nostrils above the surface. Underwater, ears and nostrils close and a transparent third eyelid sweeps across the eye for protection. Crocodilians are the only reptiles with ear flaps. Inside the long, lizard-like body a bony skeleton supports and protects the lungs, heart, stomach and other soft organs. The stomach is in two parts, one part for grinding food, the other for absorbing (taking in) nutrients. Unlike other reptiles, which have a single-chambered heart, a crocodilian's heart has four chambers, like a mammal. This allows the heart to pump more oxygen-rich blood to the brain during a dive. The thinking part of its brain is more developed than in other reptiles. This enables a crocodilian to learn things rather than act only on instinct.

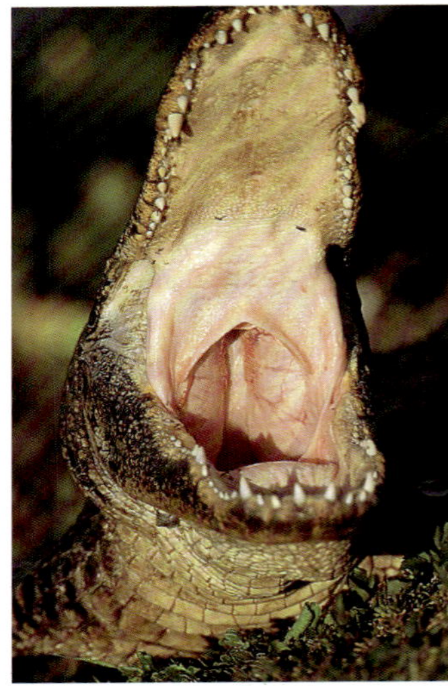

▲ **THROAT FLAP**
A crocodilian has no lips so it is unable to seal its mouth underwater. Instead, two special flaps at the back of the throat stop water filling the mouth and flowing into the lungs. This enables the crocodile to open its mouth underwater to catch and eat prey without drowning.

Did you know? A saltwater crocodile can stay underwater for more than an hour.

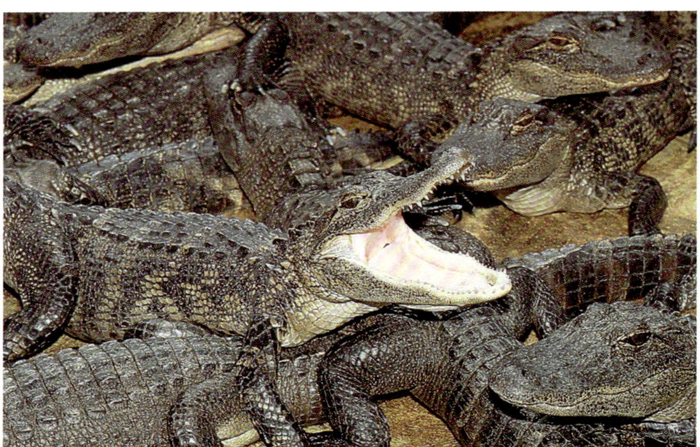

◄ **PREHISTORIC LOOKS**
These American alligators look much like their crocodilian ancestors that lived with the dinosaurs long ago. Crocodilians are the largest living reptiles. The heaviest is the saltwater crocodile which can reach up to 1,100kg.

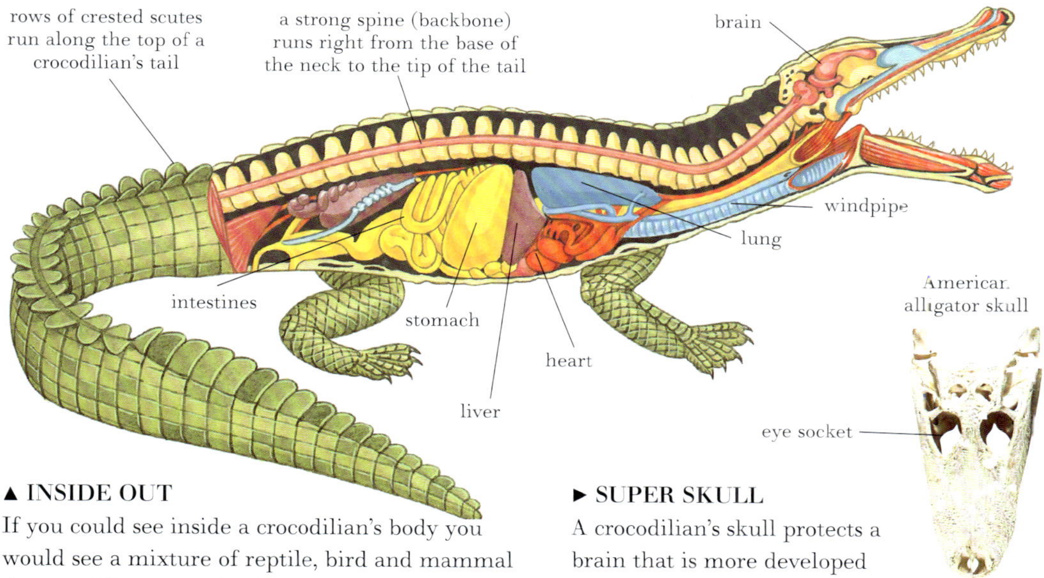

▲ INSIDE OUT

If you could see inside a crocodilian's body you would see a mixture of reptile, bird and mammal features. The crocodilian's brain and shoulder blades are like a bird's. Its heart, diaphragm and efficient breathing system are similar to those of mammals. The stomach and digestive system are those of a reptile, as they deal with food that cannot be chewed.

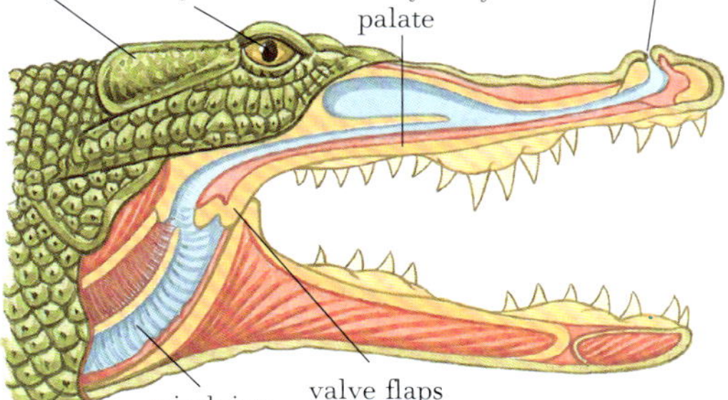

▲ WELL DESIGNED

A view inside the head of a crocodilian shows the ear, eye and nostril openings set high up in the skull. The bones in the mouth are joined together to create a secondary bony palate that separates the nostrils from the mouth. Flaps of skin form a valve, sealing off the windpipe underwater.

American alligator skull

eye socket

American crocodile skull

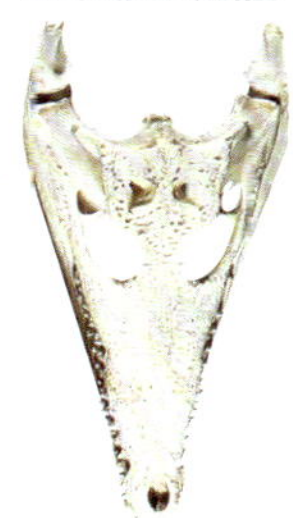

► SUPER SKULL

A crocodilian's skull protects a brain that is more developed than any other reptile's. The skull is wider and more rounded in alligators (top), and long and triangular in crocodiles (bottom). Behind the eye sockets are two large holes where jaw muscles attach to the skull.

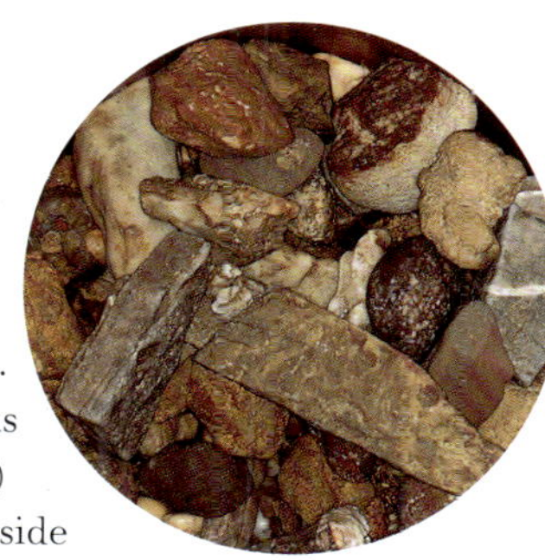

► STOMACH STONES

Crocodilians swallow objects, such as pebbles, to help break down their food. These gastroliths (stomach stones) churn around inside part of the stomach, helping to cut up food so it can be digested. Some very unusual gastroliths have been found, such as bottles, coins, a whistle and a thermos flask.

Jaws and Teeth

The mighty jaws of a crocodilian and its impressive rows of spiky teeth are lethal weapons for catching prey. Crocodilians have two or three times as many teeth as a human. The sharp, jagged teeth at the front of the mouth, called canines, are used to pierce and grip prey. The force of the jaws closing drives these teeth, like a row of knives, deep into a victim's flesh. The short, blunt molar teeth at the back of the mouth are used for crushing prey. Crocodilian teeth are no good for chewing food, and the jaws cannot be moved sideways to chew either. Food has to be swallowed whole, or torn into chunks. The teeth are constantly growing. If a tooth falls out, a new one grows through to replace it.

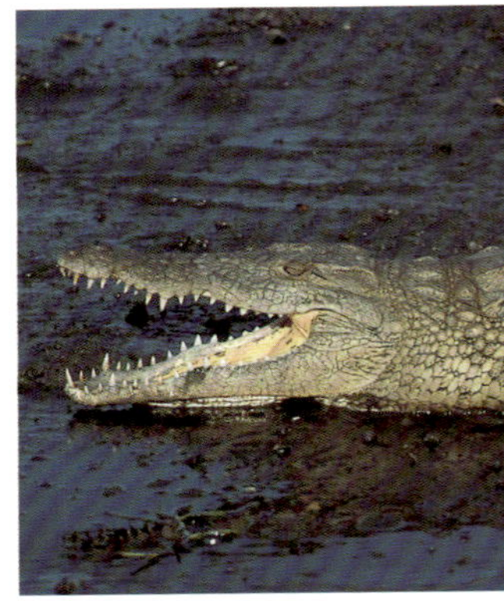

▲ MEGA JAWS
The jaws of a Nile crocodile close with tremendous force. They sink into their prey with tons of crushing pressure. Yet the muscles that open the jaws are weak. A thick elastic band over the snout can easily hold a crocodile's jaws shut.

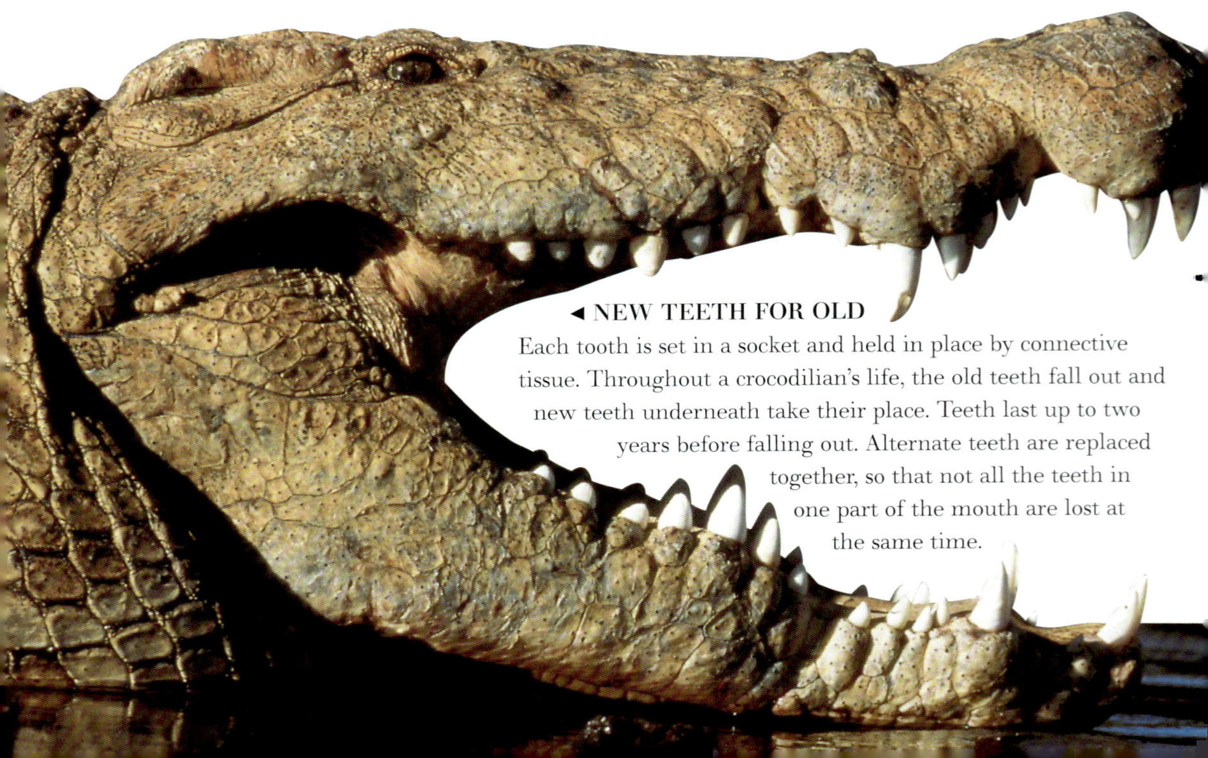

◄ NEW TEETH FOR OLD
Each tooth is set in a socket and held in place by connective tissue. Throughout a crocodilian's life, the old teeth fall out and new teeth underneath take their place. Teeth last up to two years before falling out. Alternate teeth are replaced together, so that not all the teeth in one part of the mouth are lost at the same time.

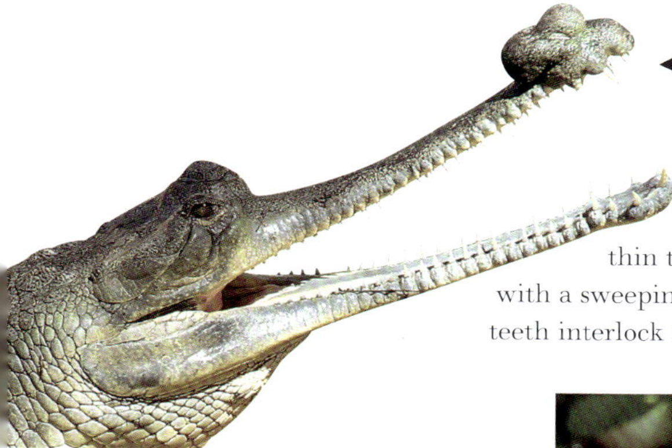

◄ LOTS OF TEETH

The gharial has more teeth than any other crocodilian, around 110. Its teeth are also smaller than those of other crocodilians and are all the same size. The narrow, beak-like snout and long, thin teeth of the gharial are geared to grabbing fish with a sweeping sideways movement of the head. The sharp teeth interlock to trap and impale the slippery prey.

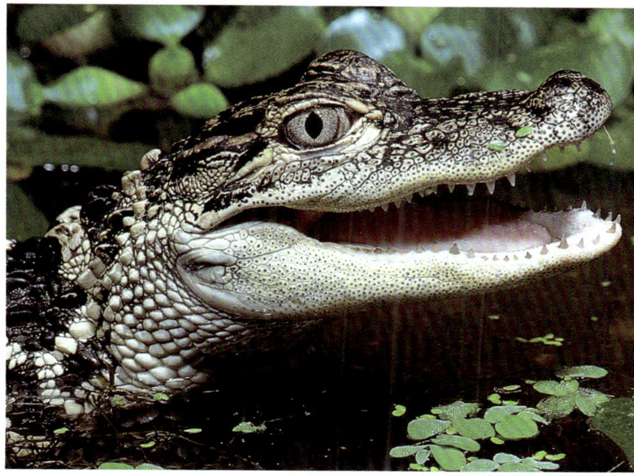

▲ BABY TEETH

A baby American alligator is born with a full set of 80 teeth when it hatches from its egg. Baby teeth are not as sharp as adult teeth and are more fragile. They are like tiny needles. In young crocodiles, the teeth at the back of the mouth usually fall out first. In adults, it is the teeth at the front that are replaced more often.

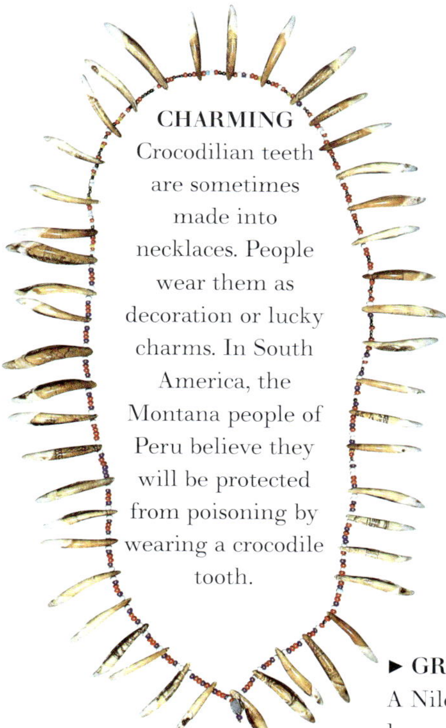

CHARMING

Crocodilian teeth are sometimes made into necklaces. People wear them as decoration or lucky charms. In South America, the Montana people of Peru believe they will be protected from poisoning by wearing a crocodile tooth.

► GRABBING TEETH

A Nile crocodile grasps a lump of prey ready for swallowing. If prey is too large to swallow whole, the crocodile grips the food firmly in its teeth and shakes its head hard so that any unwanted pieces are shaken off.

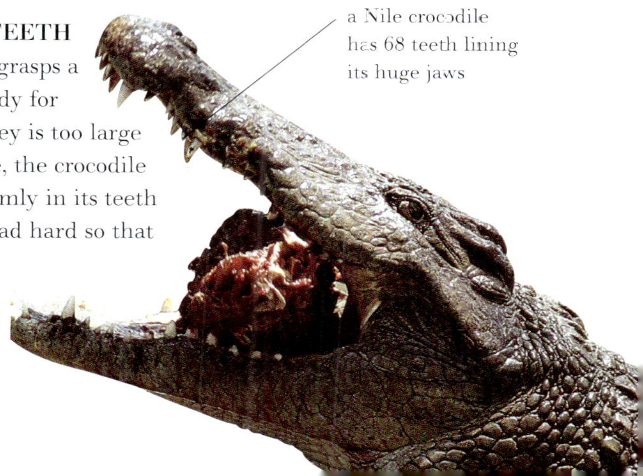

a Nile crocodile has 68 teeth lining its huge jaws

Did you know? A Nile crocodile may use 45 sets of teeth by the time it is 4m long.

On the Move

Have you ever seen a film of an alligator gliding through the water with slow, S-shaped sweeps of its powerful tail? Crocodilians move gracefully and easily in the water, using very little energy and keeping most of their body hidden under the surface. Legs lie close alongside bodies to make them streamlined, and cut down drag from the water. They may be used as rudders to change course. On land, the short legs of crocodilians make their walk look slow and clumsy, but they can move quite fast if they need to. Some can gallop at 18kmh when running for short distances of up to 90m. Crocodilians also move by means of the belly slide. With side-to-side twists of the body, the animal uses its legs to push along on its belly. This tobogganing movement is useful for fast escapes, but is also used to slip quietly into the water.

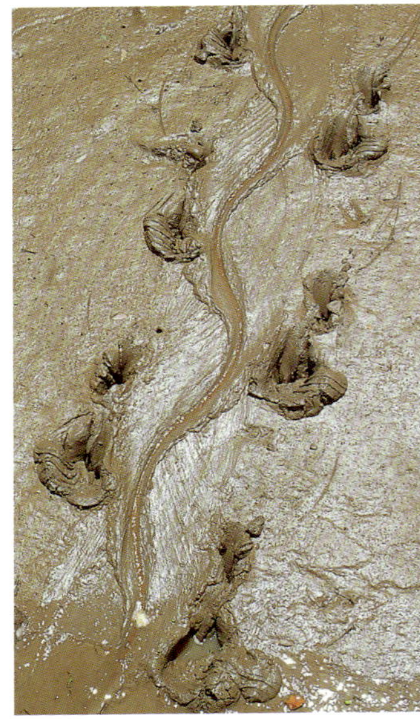

▲ BEST FOOT FORWARD
The tracks of a saltwater crocodile in the mud show how its legs move in sequence. The right front leg goes forwards first, then the back left leg. The front left leg goes forward next and finally the right back leg. If the legs on the same side moved one after the other, the crocodile would overbalance.

▼ THE HIGH WALK
To move overland, crocodilians hold their legs underneath the body, lifting most of the tail off the ground. This is called the high walk. It is very different from the walk of a lizard, which keeps its legs sprawled out at the sides of its body. The tail is dragged behind the body in the high walk, but if the animal starts to run, the tail swings from side to side. A special ankle joint lets crocodilians twist and turn their legs in the stately high walk.

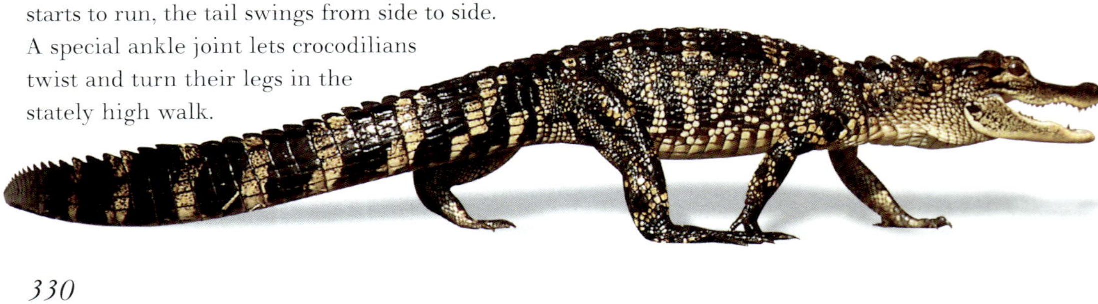

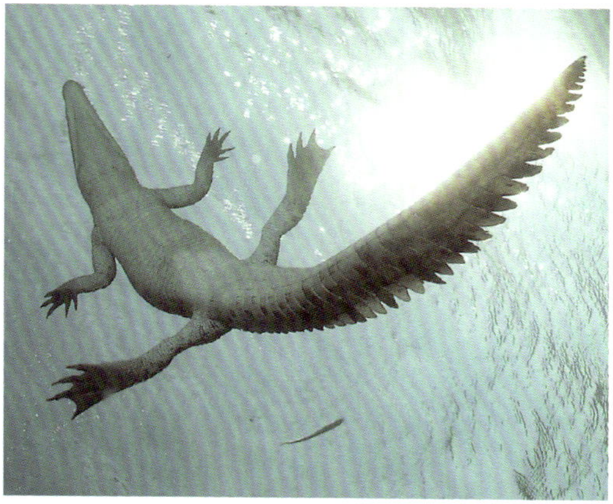

▲ FLOATING AROUND

This Nile crocodile is floating near the surface of Lake Tanganyika, Tanzania, Africa. It is holding its feet out to the sides for balance. The toes and the webbing between them are spread out for extra stability. In the water, the crocodile floats with its tail down, but as it moves its body becomes horizontal.

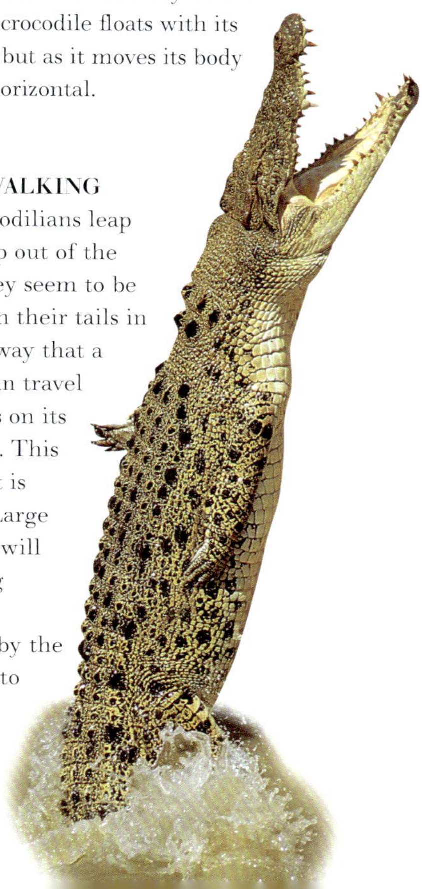

► TAIL WALKING

Some crocodilians leap straight up out of the water. They seem to be walking on their tails in the same way that a dolphin can travel backwards on its strong tail. This movement is unusual. Large crocodiles will also spring upwards, propelled by the back legs, to grab prey unawares.

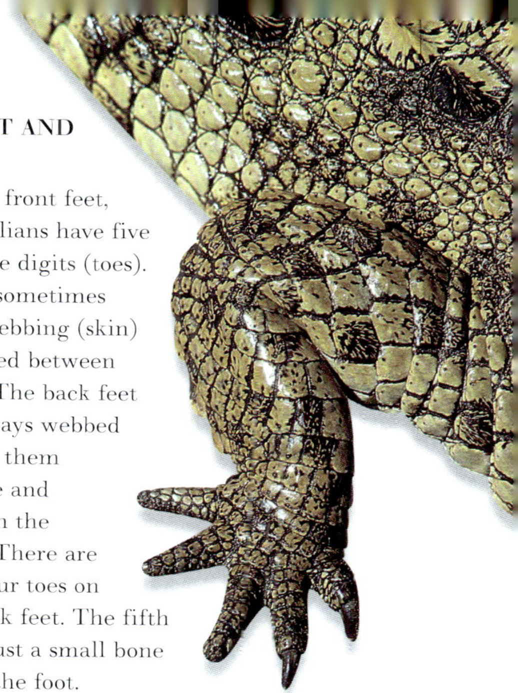

► FEET AND TOES

On the front feet, crocodilians have five separate digits (toes). These sometimes have webbing (skin) stretched between them. The back feet are always webbed to help them balance and move in the water. There are only four toes on the back feet. The fifth toe is just a small bone inside the foot.

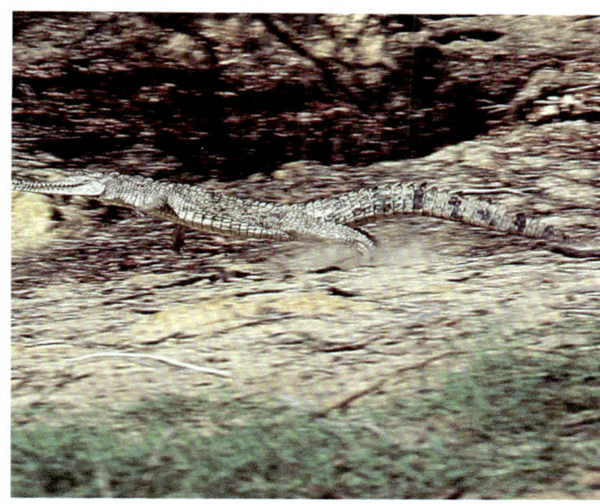

▲ THE GALLOP

The fastest way for a crocodilian to move on land is to gallop. Only a few crocodiles, such as the Johnston's crocodile shown above, make a habit of moving like this. In a gallop, the back legs push the crocodilian forward in a leap and the front legs stretch out to catch the body as it lands at the end of the leap. Then the back legs swing forward to push the animal forwards again.

Temperature Check

Soon after the sun rises, the first alligators heave themselves out of the river and flop down on the bank. The banks fill up quickly as more alligators join the first, warming their scaly bodies in the sun's rays. As the hours go by and the day becomes hotter, the alligators open their toothy jaws wide to cool down. Later in the day, they may go for a swim or crawl into the shade to cool off. As the air chills at night, the alligators slip back into the water again. This is because water stays warmer for longer at night than the land.

Crocodilians are cold-blooded, which means their body temperature varies with outside temperatures. To warm up or cool down, they move to warm or cool places. Their ideal body temperature is between 30 and 35°C.

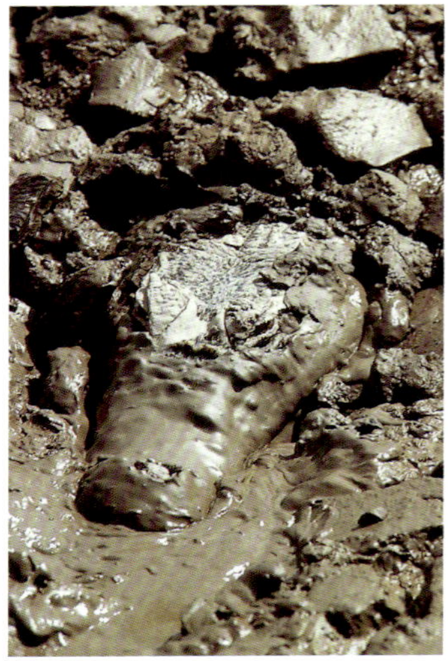

▲ MUD PACK
A spectacled caiman is buried deep in the mud to keep cool during the hot, dry season. Mud is like water and does not get as hot or as cold as dry land. It also helps to keep the caiman's scaly skin free from parasites and biting insects.

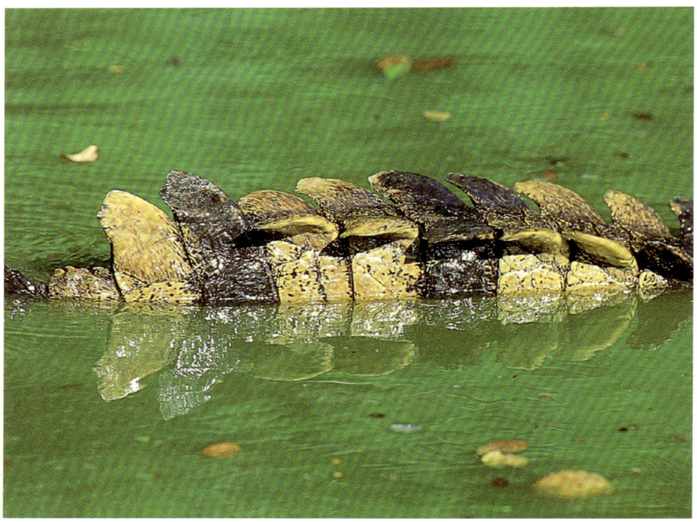

◄ SOLAR PANELS
The crested scutes on the tail of a crocodilian are like the bony plates on armoured dinosaurs. They act like solar panels, picking up heat when the animal basks in the sun. The scutes also move apart fractionally to let as much heat as possible escape from the body to cool it down.

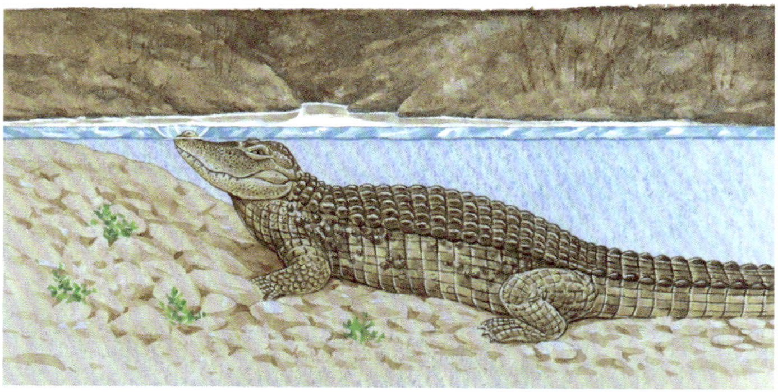

◄ **UNDER THE ICE**

An alligator can survive under a layer of ice as long as it keeps a breathing hole open. Only alligators stay active at temperatures as low as 12 or 15°C. They do not eat, however, because the temperature is too low for their digestions to work.

▼ **OPEN WIDE**

While a Nile crocodile suns itself on a rock it also opens its mouth in a wide gape. Gaping helps to prevent the crocodile becoming too hot. The breeze flowing over the wide, wet surfaces of the mouth and tongue dries its moisture and, in turn, cools off its blood. If you lick your finger and blow on it softly, you will notice that it feels a lot cooler.

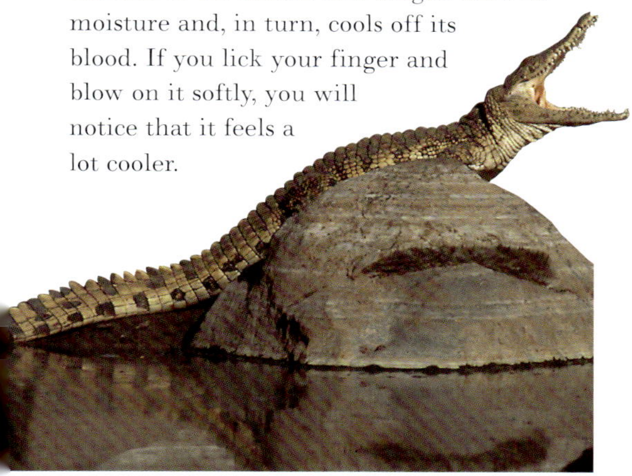

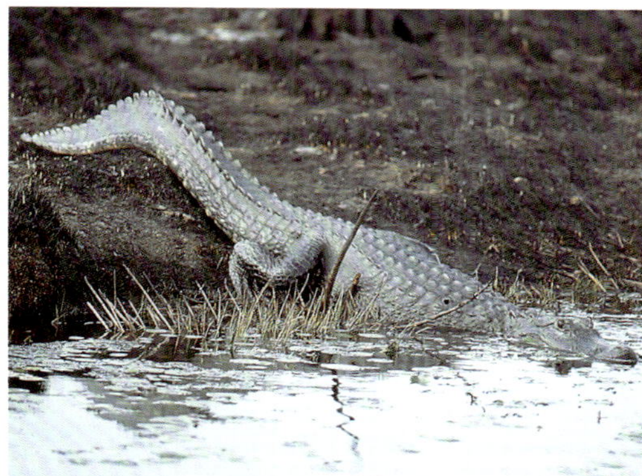

▲ **ALLIGATOR DAYS**

Alligators follow a distinct daily routine when the weather is good, moving in and out of the water at regular intervals. They also enter the water if they are disturbed. In winter, alligators retreat into dens and become rather sleepy because their blood cools and slows them down.

► **MEAL BREAKS**

Being cold blooded is quite useful in some ways. These alligators can bask in the sun without having to eat very much or very often. Warm-blooded animals such as mammals have to eat regularly. They need to eat about five times as much food as reptiles to keep their bodies warm.

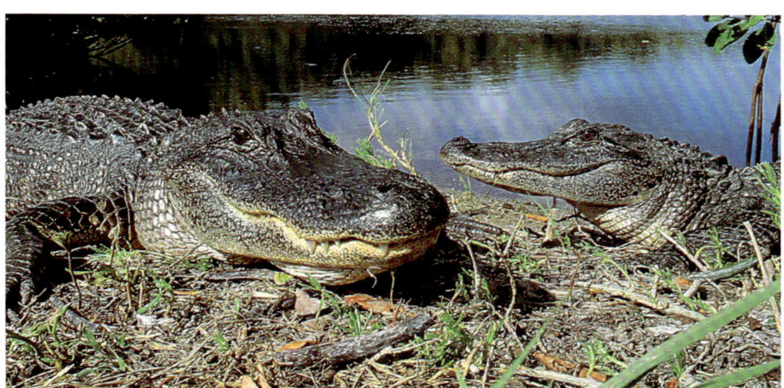

Crocodilian Senses

The senses of sight, hearing, smell, taste and touch are much more powerful in a crocodilian than in other living reptiles. They have good eyesight and can see in colour. Their eyes are also adapted to seeing well in the dark, which is useful because they hunt mainly at night. Crocodilians also have sharp hearing. They sense the sounds of danger or prey moving nearby and listen for the barks, coughs and roars of their own species at mating time. Crocodilians also have sensitive scales along the sides of their jaws, which help to feel and capture prey.

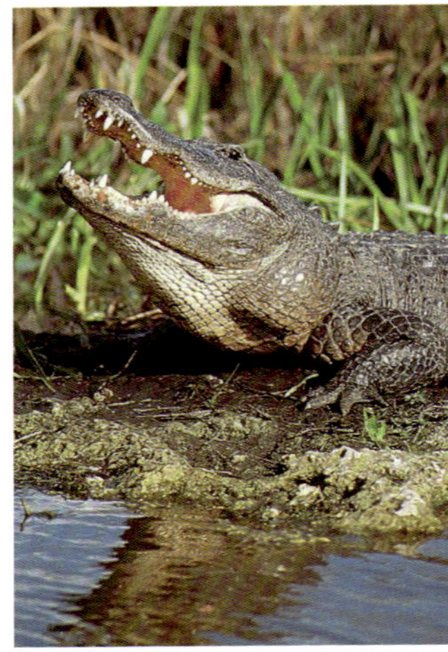

▲ **NOISY GATORS**
An American alligator bellows loudly during courtship. Noises such as hissing or snarling, are made at enemies. Young alligators call for help from adults. Small ear slits behind the eyes are kept open when the animal is out of the water. Flaps close to protect the ears when the animal submerges.

Did you know? Crocodiles shake their ear flaps up and down when they are angry.

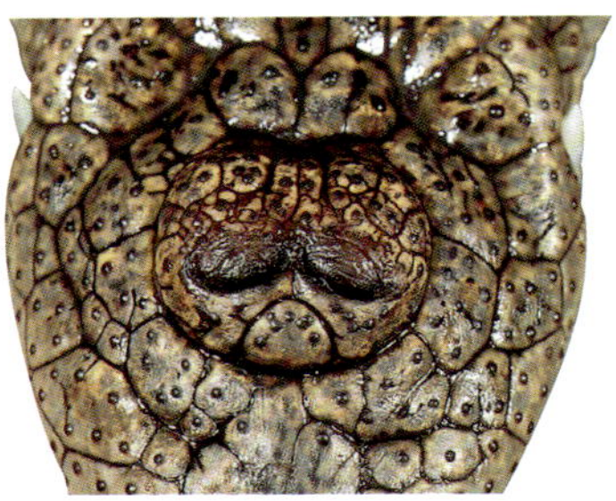

▲ **SMELL DETECTORS**
A Nile crocodile picks up chemical signals through the nostrils at the tip of its snout. These smelly messages help it to detect prey and others of its kind. Crocodiles can smell food over long distances. They are known to have come from as far away as 3km to feed together on the carcass of a large animal.

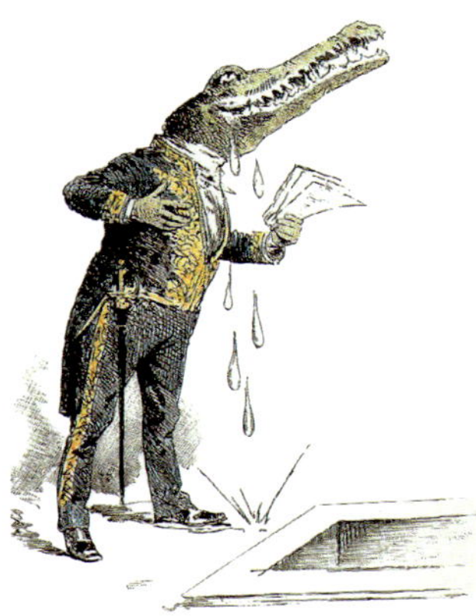

Crocodile Tears

According to legend, crocodiles cry to make people feel so sorry for them that they come near enough for the crocodiles to catch them. Crocodiles are also supposed to shed tears of remorse before finishing their meal. It is said that people cry crocodile tears when they seem to be sorry for something, but really are not. Real-life crocodiles cannot cry but sometimes look as if they are.

► TASTY TONGUE

Inside the gaping mouth of an American crocodile is a wide, fleshy tongue. It is joined to the bottom of the mouth and does not move, so it plays no part in catching prey. We know that crocodilians have taste buds lining their mouths because some prefer one type of food to another. They can tell the difference between sweet and sour tastes. They also have salt glands on their tongues that get rid of excess salt. Salt builds up in the body over time if the animal lives in the sea or a very dry environment.

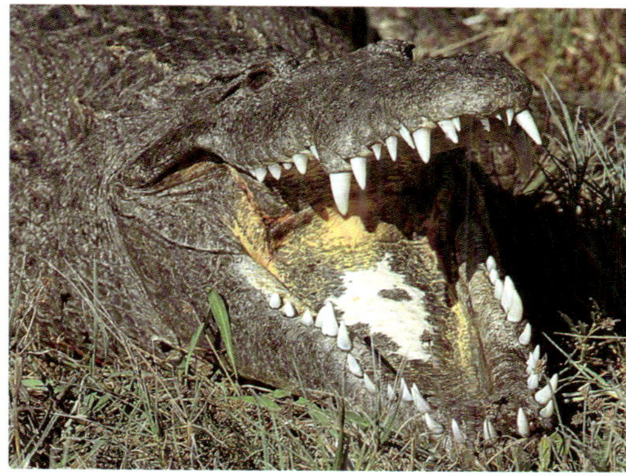

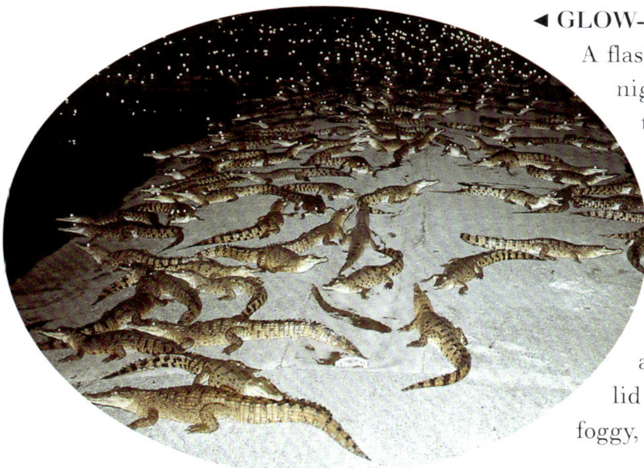

◄ GLOW-IN-THE-DARK EYES

A flashlight shone into a crocodile farm at night makes the dark glow eerily with a thousand living lights. The scientific explanation is that a special layer at the back of the eye reflects light back into the front of the eye. This makes sure that the eye catches as much light as possible. Above water, crocodilians see well and are able to spot prey up to 90m away. Under water, an inner, transparent lid covers the eye. This makes their eyesight foggy, rather like looking through thick goggles.

► A PREDATOR'S EYE

The eye of a spectacled caiman, like all crocodilians, has both upper and lower lids. A third eyelid at the side, called a nictating (blinking) membrane, moves across to clean the eye's surface. The dark, vertical pupil narrows to a slit to stop bright light damaging the eye. At night, the pupil opens wide to let any available light into the eye. A round pupil, such as a human's, cannot open as wide.

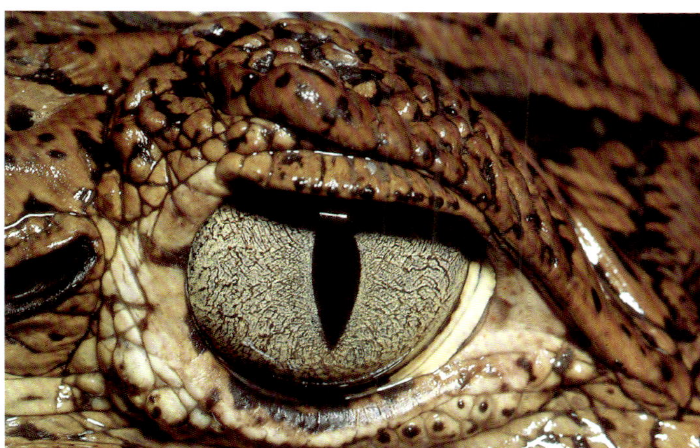

Food and Hunting

How would it feel to wait up to two years for a meal? Amazingly, a big crocodile can probably survive this long between meals. It lives off fat stored in its tail and other parts of its body. Crocodilians eat a lot of fish, but their strong jaws will snap up anything that wanders too close, from birds, snakes and turtles to raccoons, zebras, cattle and horses. They also eat dead animals. Young crocodilians eat small animals such as insects, snails and frogs.

Most crocodilians sit and wait for their food to come to them, which saves energy. They also catch their meals by stealthily stalking and surprising prey. The three main ways of capturing and killing food are lunging towards prey, leaping up out of the water and sweeping open jaws from side to side through the water. Most crocodilians hunt at night. They eat every part of their prey, including the bones.

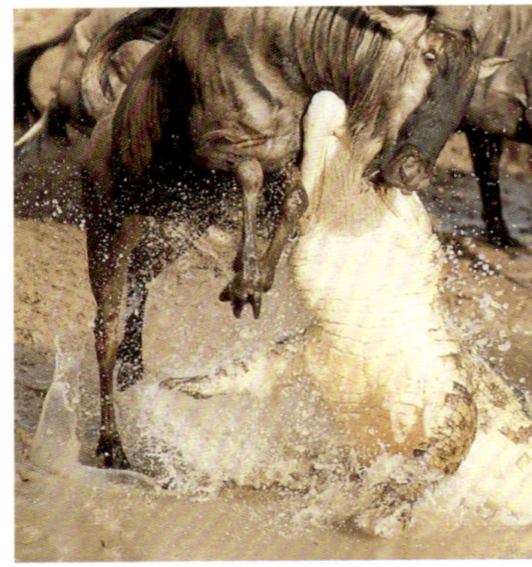

▲ SURPRISE ATTACK
A Nile crocodile lunges from the water at an incredible speed to grab a wildebeest in its powerful jaws. It is difficult for the wildebeest to jump back as the river bank slopes steeply into the water. The crocodile will plunge back into the water, dragging its prey with it in order to drown it.

▼ CHEEKY BIRDS
Large crocodiles feed on big wading birds such as this saddlebill stork. Birds, however, often seem to know when they are in no danger from a crocodile. Plovers have been seen standing on the gums of crocodiles and even pecking at the fearsome teeth for leftovers. A marabou stork was once seen stealing a fish right out of a crocodile's mouth.

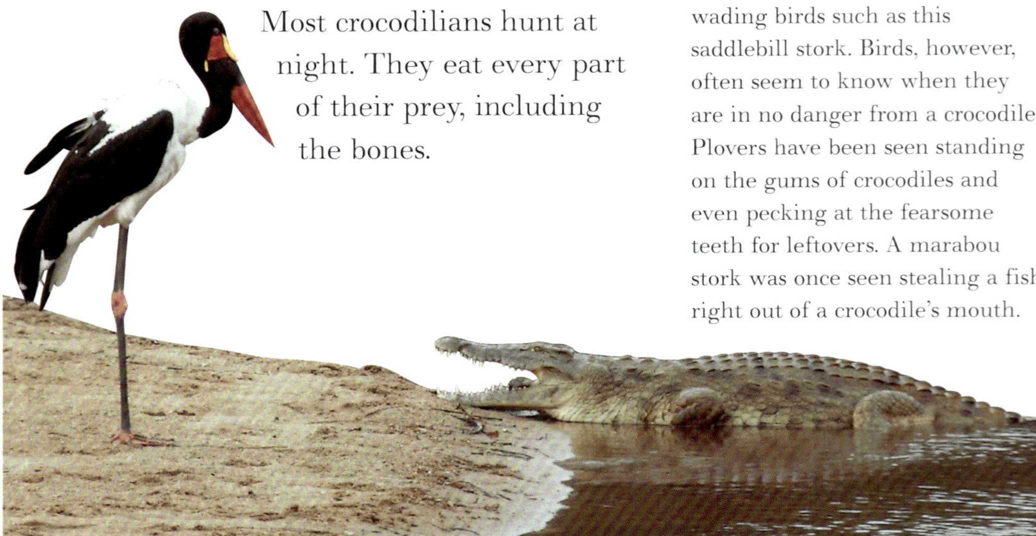

► SMALLER PREY

A dwarf caiman lies in wait to snap up a tasty bullfrog. Small species of crocodilian like this caiman, as well as young crocodilians, eat a lot of frogs and toads. Youngsters also snap up beetles, spiders, giant water bugs and small fishes. They will leap into the air to catch dragonflies and other insects hovering over the water. Small crocodilians are also preyed upon by their larger relatives.

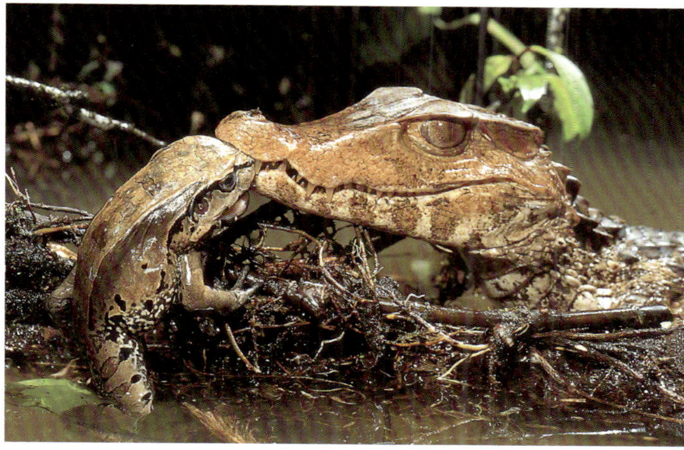

crocodilians have varied diets and will eat any animal they can catch

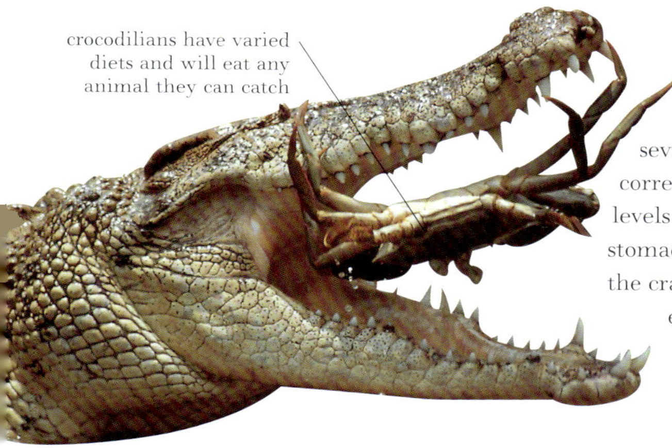

◄ SWALLOWING PREY

A crocodile raises its head and grips a crab firmly at the back of its throat. After several jerky head movements the crab is correctly positioned to be eaten whole. High levels of acid in the crocodile's stomach help it break down the crab's hard shell so that every part is digested.

Did you know? A Nile crocodile has a stomach that is about the size of a basketball!

► FISHY FOOD

A Nile crocodile swallows a fish head first. This stops any spines it has sticking in the crocodile's throat. About 70 per cent of the diet of most crocodilians is fish. Crocodilians with narrow snouts, such as the gharial, Johnston's crocodile and the African slender-snouted crocodile, feed mainly on fish. Fish are caught with a sideways, snapping movement that is easier and faster with a slender snout.

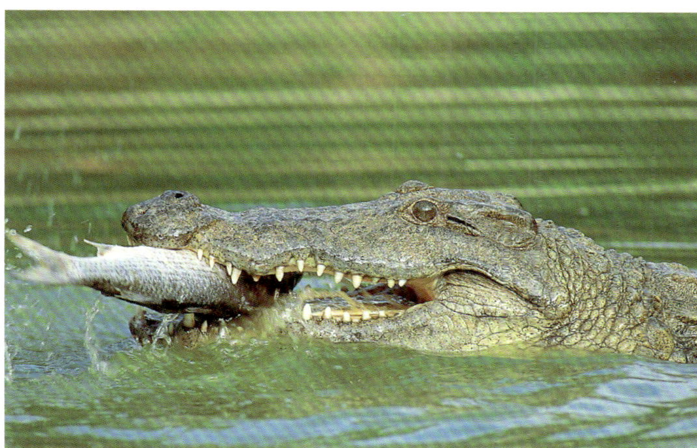

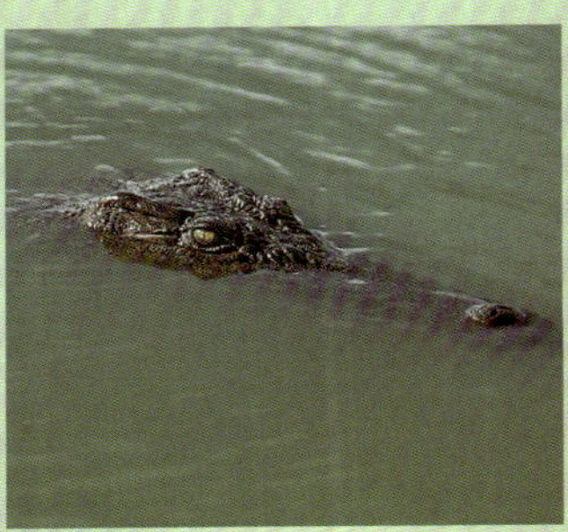

Focus on a

1 A Nile crocodile is nearly invisible as it lies almost submerged in wait for its prey. Only its eyes, ears and nostrils are showing. It lurks in places where it knows prey regularly visit the river. Its dark olive colour provides effective camouflage. To disappear completely it can vanish beneath the water. Some crocodilians can hold their breath for more than an hour while submerged.

A crocodile quietly drifting near the shore looks just like a harmless, floating log. This is just a disguise as it waits for an unsuspecting animal to come down to the river to drink. The crocodile is in luck. A herd of zebras come to cross the river. The crocodile launches its attack with astonishing speed. Shooting forwards it snaps shut its powerful jaws and sharp teeth like a vice around a zebra's leg or muzzle. The stunned zebra is pulled into deeper water to be drowned. Other crocodiles are attracted to the large kill. They gather round to bite into the carcass, rotating in the water to twist off large chunks of flesh. Grazing animals constantly risk death-by-crocodile to drink or cross water. There is little they can do to defend themselves from the attack of such a large predator.

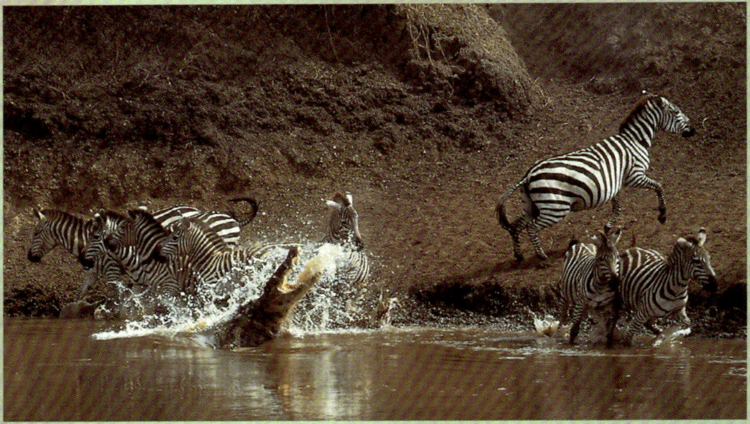

2 The crocodile erupts from the water, taking the zebras by surprise. It lunges at its victim with a quick burst of energy. It is important for the crocodile to overcome its prey quickly as it cannot chase it overland. The crocodile is also easily exhausted and takes a long time to recover from exercise of any kind.

Crocodile's Lunch

3 The crocodile seizes, pulls and shakes the zebra in its powerful jaws. Sometimes the victim's neck is broken in the attack and it dies quickly. More often the shocked animal is dragged into the water, struggling feebly against its attacker.

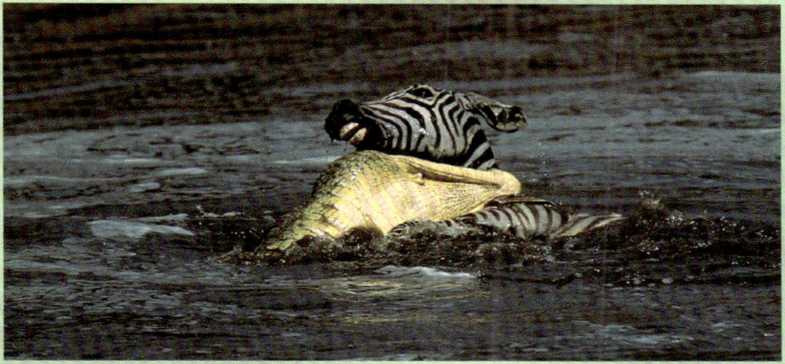

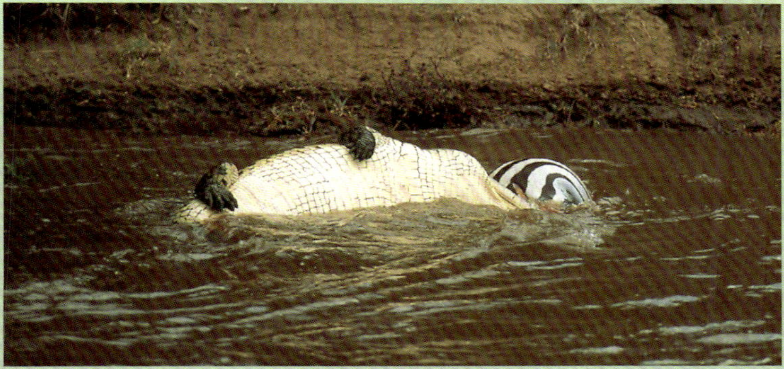

4 The crocodile drags the zebra into deeper water and holds it down to drown it. It may also spin round in a roll, until the prey stops breathing. The crocodile twists or rolls around over and over again, with the animal clamped in its jaws, until the prey is dead.

5 A freshly killed zebra attracts Nile crocodiles from all around. A large kill is too difficult for one crocodile to defend on its own. Several crocodiles take it in turns to share the feast and may help each other to tear the carcass apart. They fasten their jaws on to a leg or lump of muscle and twist in the water like a rotating shaft, until a chunk of meat is torn loose and can be swallowed.

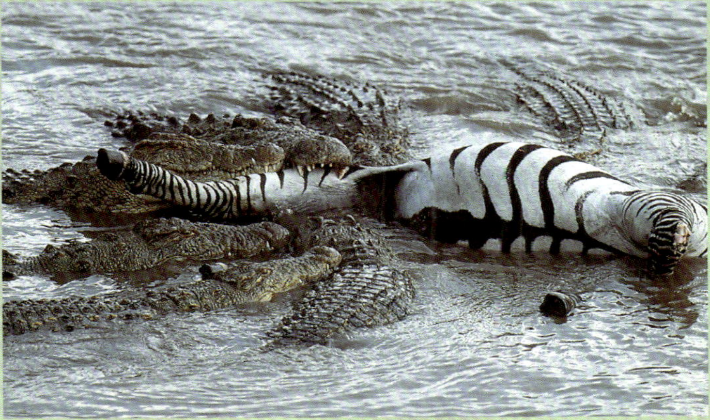

Communication

Crocodilians pass on messages to each other by means of sounds, body language, smells and touch. Unlike other reptiles, they have a remarkable social life. Groups gather together for basking, sharing food, courting and nesting. Communication begins in the egg and continues throughout life. Adults are particularly sensitive to hatchling and juvenile distress calls and respond with threats or actual attacks. Sounds are made with the vocal cords and with other parts of the body, such as slapping the head against the surface of the water. Crocodilians also use visual communication. Body postures and special movements show which individuals are strong and dominant. Weaker individuals signal to show that they recognize a dominant individual and in this way avoid fighting and injury.

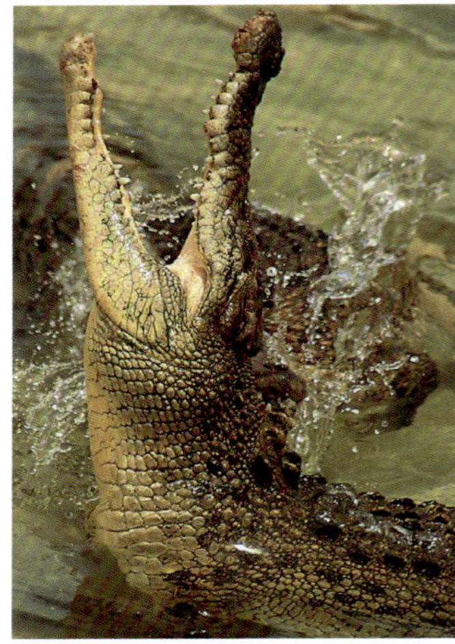

▲ HEAD BANGER
A crocodile lifts its head out of the water, jaws open. The jaws slam shut just before they smack the surface of the water. This is called the head slap and makes a loud pop followed by a splash. Head slapping may be a sign of dominance and is often used during the breeding season.

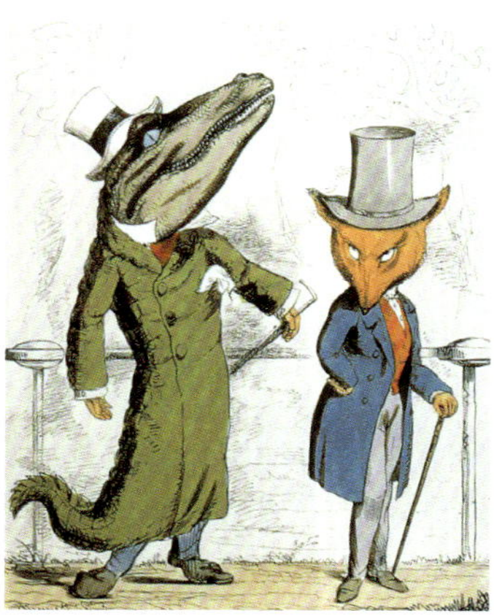

The Fox and the Crocodile
In this Aesop's fable, the fox and the crocodile met one day. The crocodile boasted at length about its cunning as a hunter. Then the fox said, "That's all very impressive, but tell me, what am I wearing on my feet?" The crocodile looked down and there, on the fox's feet, was a pair of shoes made from crocodile skin.

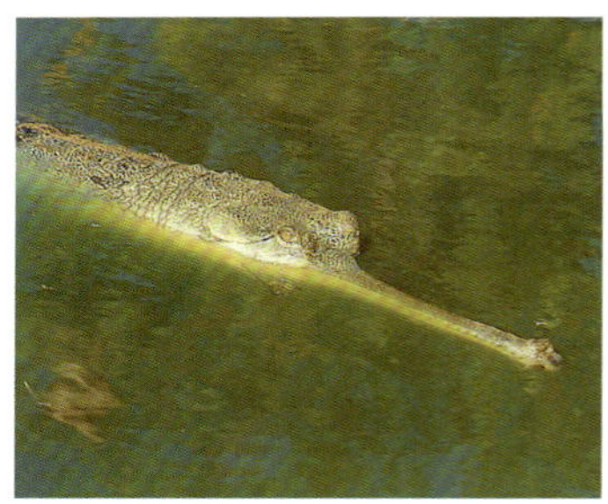

▲ GHARIAL MESSAGES
The gharial does not head slap, but claps its jaws under water during the breeding season. Sound travels faster through water than air, so sound signals are very useful for aquatic life.

▶ INFRASOUNDS

Some crocodilians make sounds by rapidly squeezing their torso muscles just beneath the surface of the water. The water bubbles up and bounces off the back. The sounds produced are at a very low level so we can hardly hear them. At close range, they sound like distant thunder. These infrasounds travel quickly over long distances through the water and may be part of courtship. Sometimes they are produced before bellowing, roaring or head slaps.

Did you know? The bellow of an alligator can be heard at least 150m away.

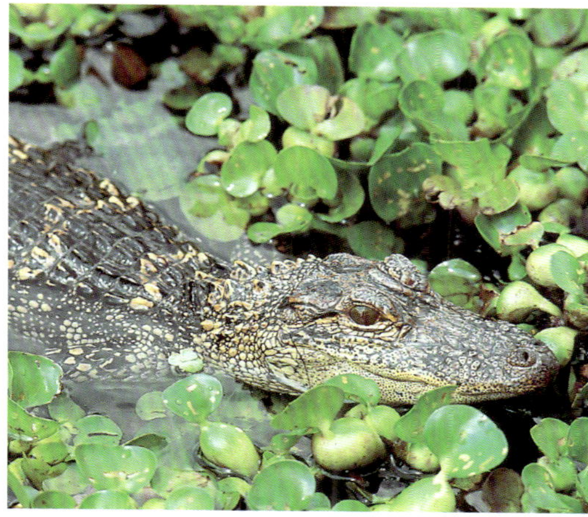

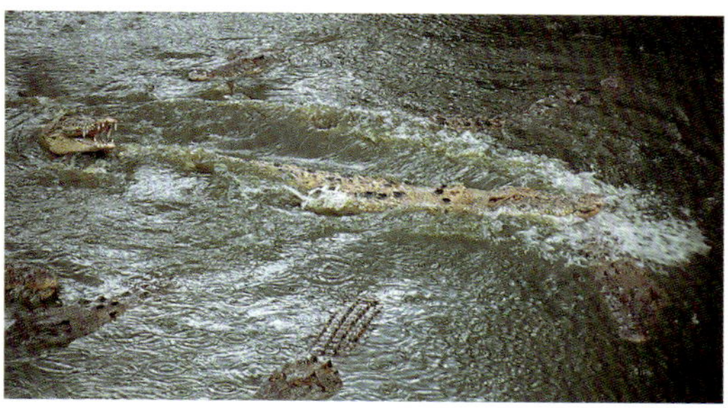

◀ I AM THE GREATEST

Dominant animals are usually bigger and more aggressive than submissive ones. They show off their importance by swimming boldly at the surface or thrashing their tails from side to side on land. Weaker individuals usually only lift their heads out of the water and expose their vulnerable throats. This shows that they submit and do not want to fight.

▶ GETTING TOGETHER

These caimans are gathering together at the start of the rainy season in Brazil. Crocodilians often come together in loose groups, for example when basking, nesting or sharing food. They tend to ignore each other once dominance battles have been established. During a long, dry spell, large numbers of crocodilians often gather together at water holes to share the remaining water. Young crocodilians stay in a close group for the first months of life as there is safety in numbers.

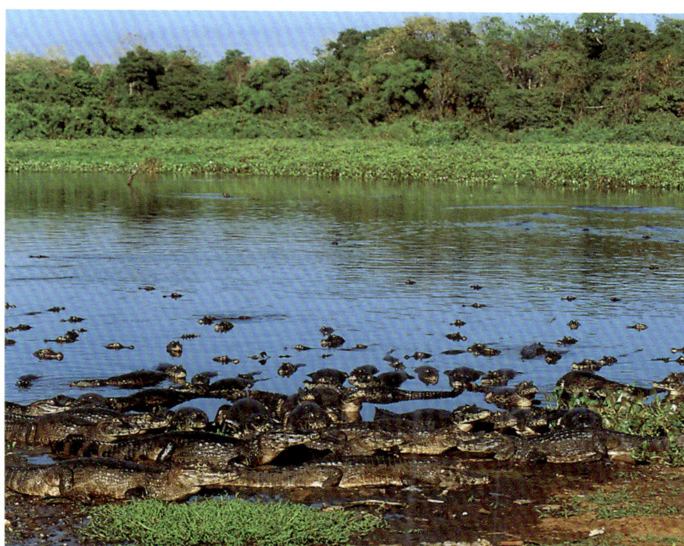

Choosing a Mate

Male and female crocodilians are often difficult to tell apart. Only male gharials are immediately recognizable, distinguished from females by the knob on the end of their snouts. Most males are larger, and grow and mature more quickly than females. They are ready to mate at about seven years old and females at about nine.

In some species, groups of adults gather together in the breeding season and set up special mating territories. In other species, mating takes place in long-established territories. Females often begin the courtship process. Courtship behaviour includes bellowing and grunting, rubbing heads and bodies, blowing bubbles, circling and riding on the partner's back.

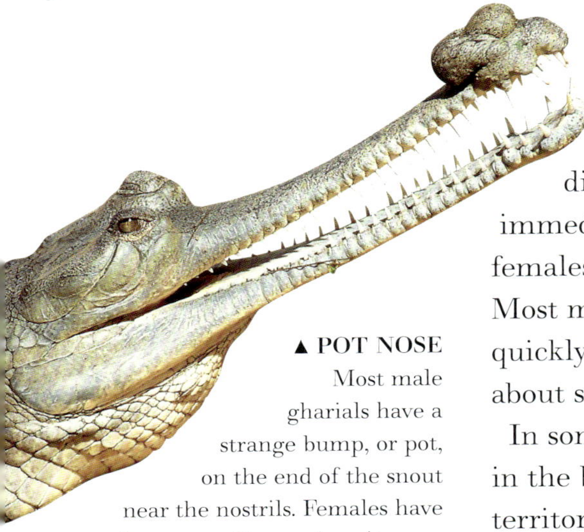

▲ **POT NOSE**
Most male gharials have a strange bump, or pot, on the end of the snout near the nostrils. Females have flat snouts. No-one is quite sure what the pot is for, but it is probably used in courtship. It may help the male to change hissing sounds into buzzing sounds as air vibrates inside the hollow pot.

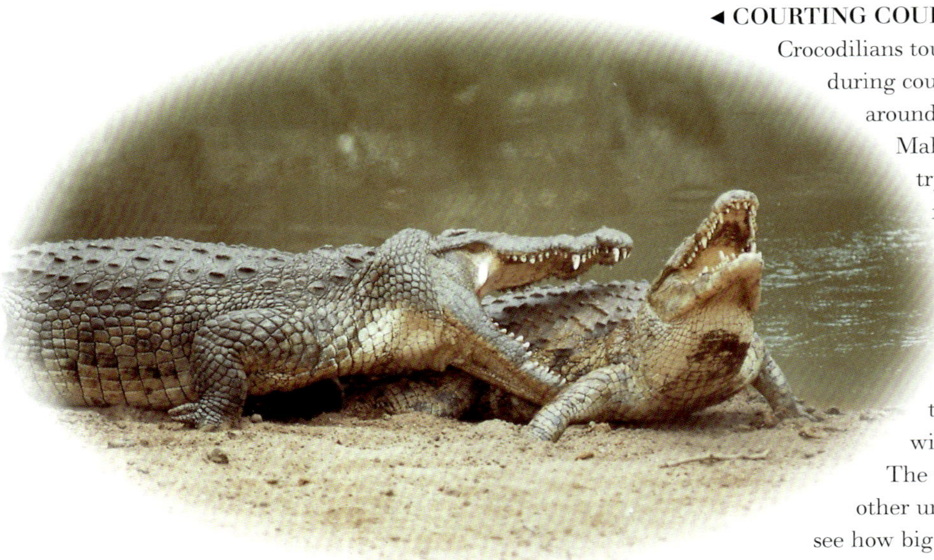

◄ **COURTING COUPLE**
Crocodilians touch each other a lot during courtship, especially around the head and neck. Males will also try to impress females by bubbling water from the nostrils and mouth. An interested female arches her back, then raises her head with her mouth open. The two may push each other under the water to see how big and strong their partner is.

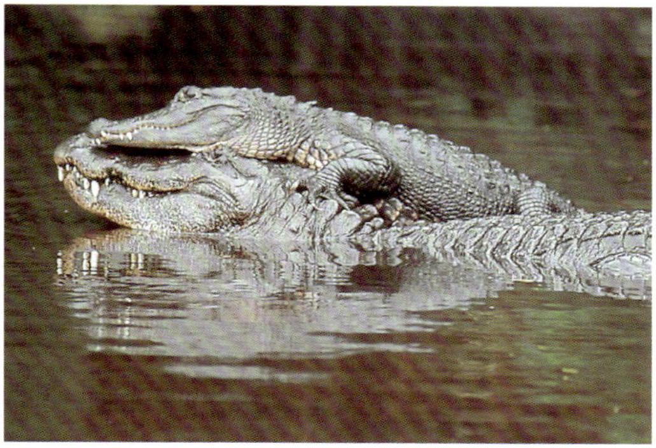

◄ SWEET-SMELLING SCENT

Crocodilians have little bumps under their lower jaws. These are musk glands. The musk is a sweet-smelling, greenish, oily perfume. It produces a scent that attracts the opposite sex. Musk glands are more noticeable in males. During courtship, the male may rub his throat across the female's head and neck. This releases the scent from the musk glands and helps to prepare the female for mating.

► FIGHTING MALES

Male crocodilians may fight each other for the chance to court and mate with females. They may spar with their jaws open or make themselves look bigger and more powerful by puffing up their bodies with air. Saltwater crocodiles are particularly violent and bash their heads together with a loud thud. These contests may go on for an hour or more but do not seem to cause much permanent damage.

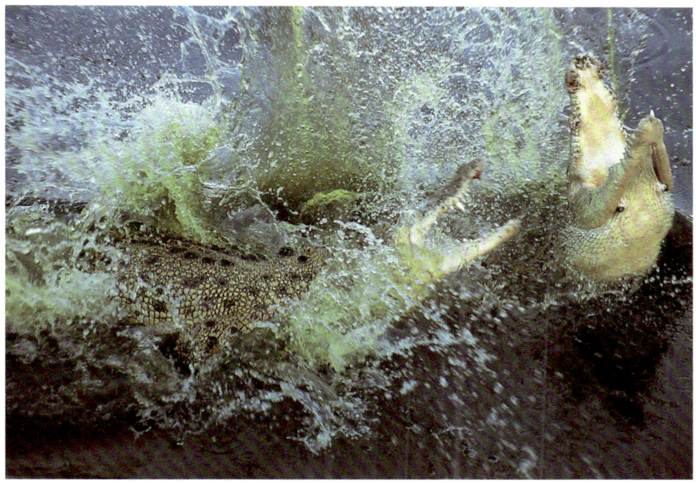

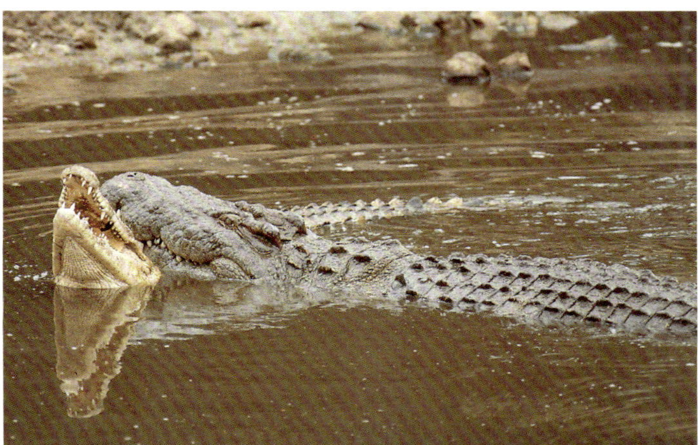

◄ THE MATING GAME

Courtship can last for up to two hours before mating occurs. The couple sink under the water and the male wraps his tail around his partner. Mating takes only a few minutes. The couple mate several times during the day. A dominant male may mate with up to 20 females in the breeding season. Females, too, mate with other males, although the dominant male tries to prevent this.

Focus on

Early in April or May, American alligators begin courtship rituals. Males fight each other to win their own territories. The biggest and strongest males win the best territories. Their musk glands give off a strong, sweet smell, attractive to females. Female alligators do not have territories. They visit the territories of several males and may mate several times. Once a female and a male have mated, they part. The female builds a nest in June or July and lays her eggs. In about 60 to 70 days, the young alligators begin to hatch and the female digs them out of the nest and carries them to water. She remains with her young for months or even years.

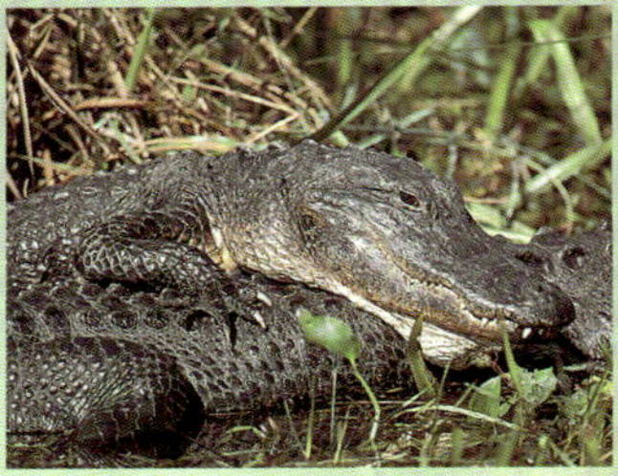

1 Male and female alligators do not live together all year round. They come together in spring to court and mate. The rest of the year they glide through the swamp, searching for food or basking in the sun. In winter they rest in cosy dens.

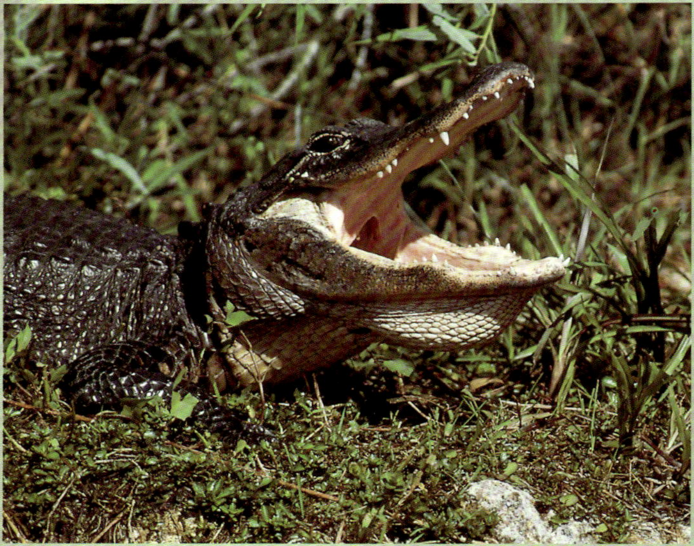

2 The American alligator is the noisiest crocodilian. Males and females make bellowing noises especially in the breeding season. Males bellow loudly to warn other males to keep out of their territories and to let females know where they are. Each alligator has a different voice, which sounds like the throaty roar of a stalling motorboat engine. The sound carries for long distances in the swamp. Once one alligator starts to bellow, others soon join in and may carry on for half an hour.

Alligators

3 In the mating season bulls (males) test each other to see which is the biggest and strongest. They push and wrestle and sometimes fight violently. The strongest males win the best territories for food and water. Bellowing helps to limit serious fighting. Other males stay away from areas where they have heard a loud bull.

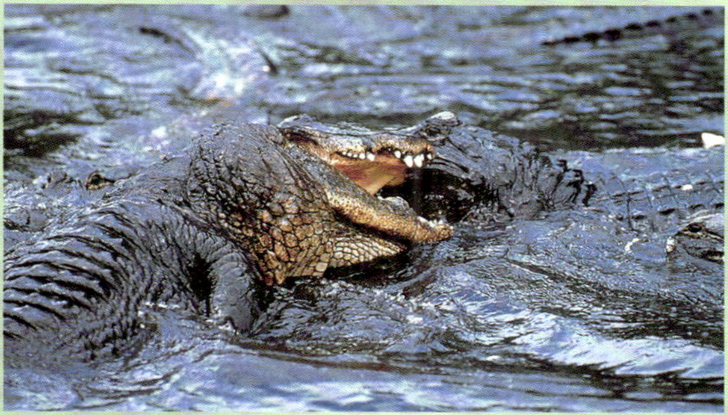

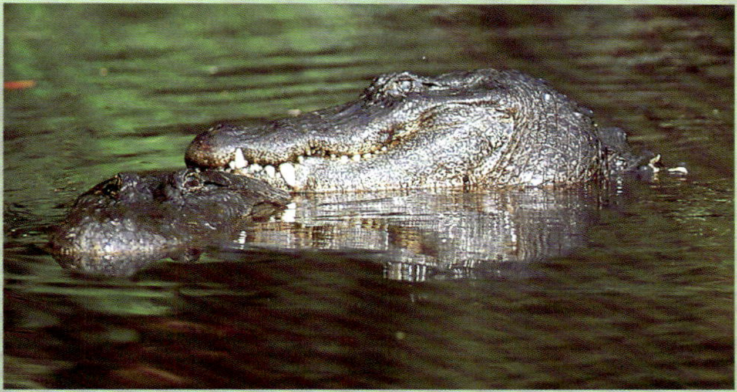

4 Alligators mate in shallow water. Before mating, there is a slow courtship made up of slapping the water and rubbing each other's muzzle and neck. Mating usually lasts only a minute or two before the pair separate. Alligators may mate with several partners in a season.

5 The female alligator uses her body, legs and tail to build a nest out of sand, soil and plants. It takes about two weeks to build and may be up to 75cm high and 2m across. In the middle the female digs a hole and lines it with mud. She lays between 20 and 70 eggs, which she then covers up. She stays near the nest site while the eggs develop, guarding them from raccoons and other predators.

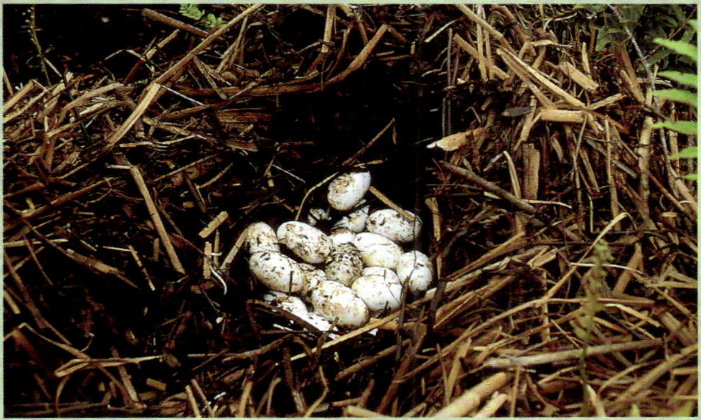

Building a Nest

About a month after mating, a female crocodilian is ready to lay her eggs on land. First she builds a nest to keep her eggs warm. If the temperature stays below 28°C, the babies will die before they hatch. The temperature inside the nest determines whether the hatchlings are male or female. Females build their nests at night. Alligators, caimans and some crocodiles build nests that are solid mounds of fresh plants and soil. Other crocodiles, and gharials, dig holes in the sand with their back feet. Some species dig trial nests before they dig the real one. This may be to check that the temperature is right for the eggs to develop. Nest sites are chosen to be near water but above the floodwater mark. The females often stay close to the nest to guard it against predators, even while searching for food.

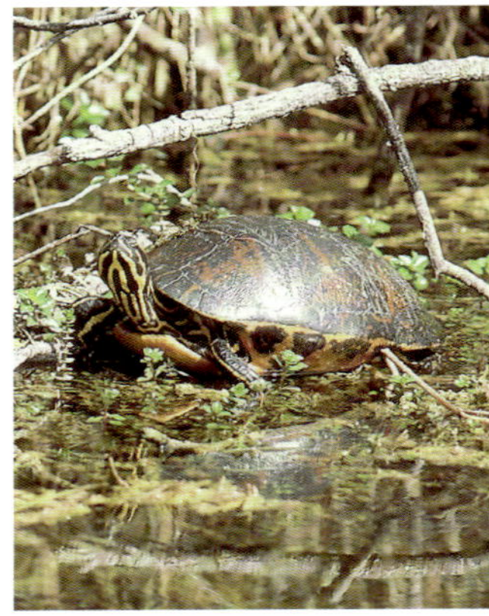

▲ **SHARING NESTS**
Turtles, such as this red-bellied turtle, sometimes lay their eggs in crocodilian nests to save them the hard work of making their own nests. The eggs are protected by the fierce crocodilian mother, who guards her own eggs and the turtle's eggs. As many as 200 red-bellied turtle eggs have been found in alligator nests.

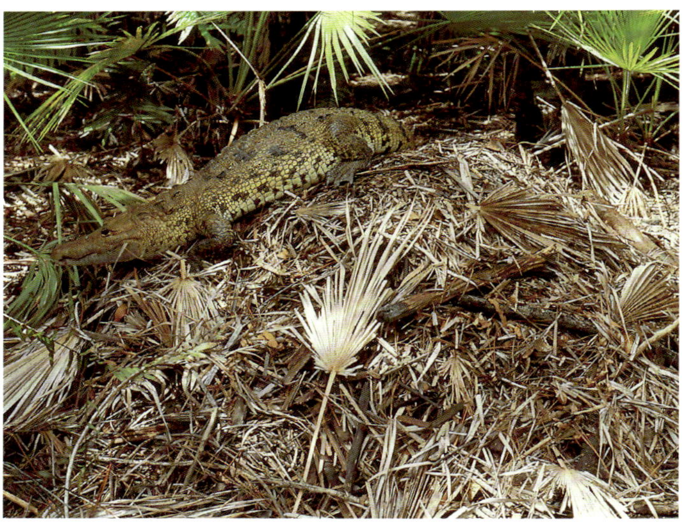

◄ **NEST MOUNDS**
A Morelet's crocodile has scratched soil and uprooted plant material into a big pile to build her nest mound. She uses her body to press it all together firmly. Then she scoops out a hole in the mound with her back feet. She lays her eggs in the hole and then closes the top of the nest. As the plant material rots, it gives off heat, which keeps the eggs warm.

Did you know? Male crocodilians do not help with making nests.

▼ IS IT A BOY OR A GIRL?

A saltwater crocodile, like all crocodilians, keeps its eggs at about 30 to 32°C inside the nest. The temperatures during the first few weeks after the eggs are laid is crucial. This controls whether the babies are male or female. Higher temperatures, such as 32–33°C produce more males, while temperatures of 31°C or lower produce more females. Temperature also affects the colour and body patterns of the babies.

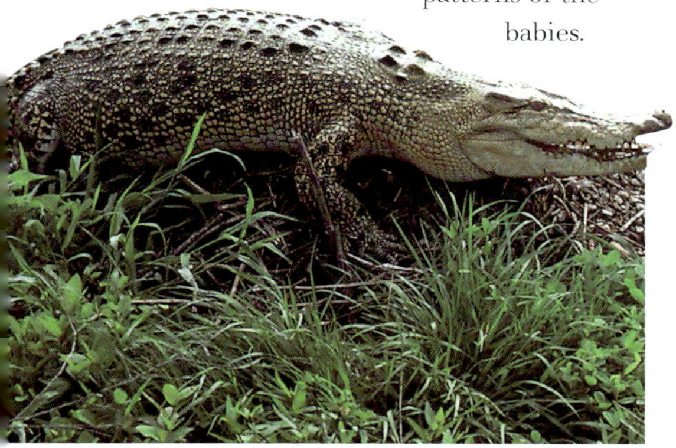

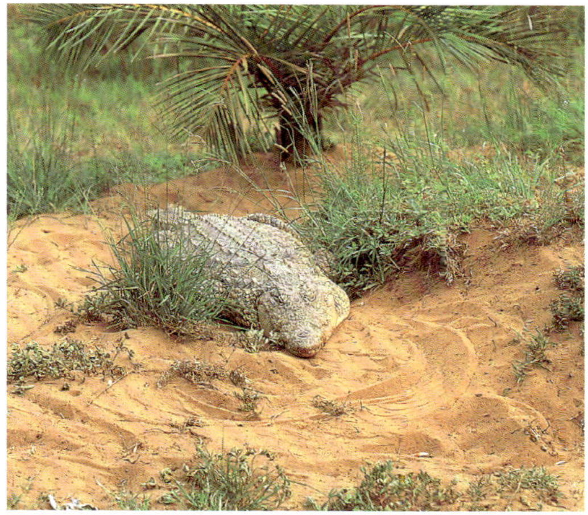

▲ A SANDY NEST

Nile crocodiles dig their nests on sandy river banks, beaches or lakesides. Females may compete for nest sites by trying to push each other over. Larger, heavier females usually win these contests. The female uses her back legs for digging, so the nest burrow is dug to a depth of about the same length as her back legs.

► NESTING TOGETHER

Female Nile crocodiles often nest together. A female may even return to the same breeding ground and nest site each year. Each female guards her nest, either by lying right on top of the nest or watching it from the nearby shade.

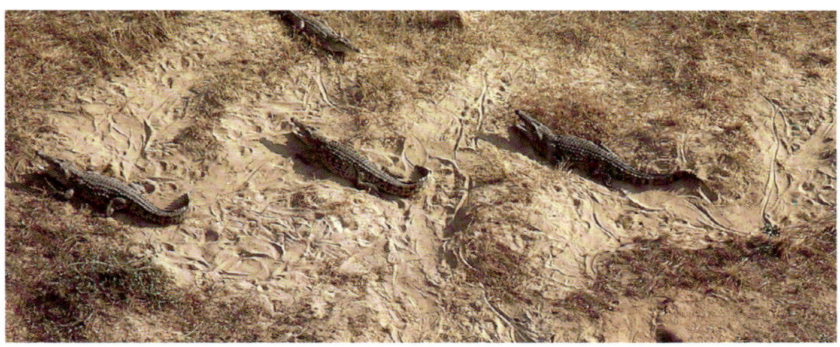

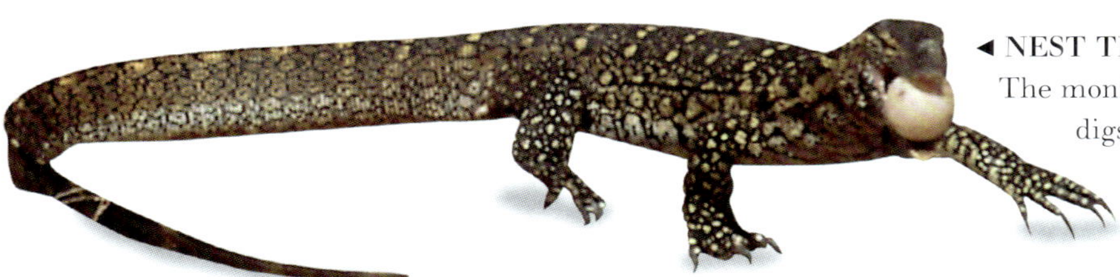

◄ NEST THIEF

The monitor lizard often digs its way into crocodile nests in Africa and Asia to eat the eggs. In Africa, these lizards may sometimes steal over half of all the eggs laid.

Developing Eggs

All crocodilians lay white, oval eggs with hard shells like those of a bird. The number of eggs laid by one female at a time varies from about 10 to 90, depending on the species and the age of the mother. Older females lay more eggs. The length of time it takes for the eggs to hatch varies with the species and the temperature, but takes from 55 to 110 days. During this time, called the incubation period, the weather can affect the babies developing inside the eggs. Too much rain can drown the babies before they are born as water can seep through the shells. Hot weather may cause the inside of the egg to overheat. This hardens the yolk so that the baby cannot absorb it and starves to death. Another danger is that eggs laid by one female are accidentally dug up and destroyed by another female digging a nest in the same place.

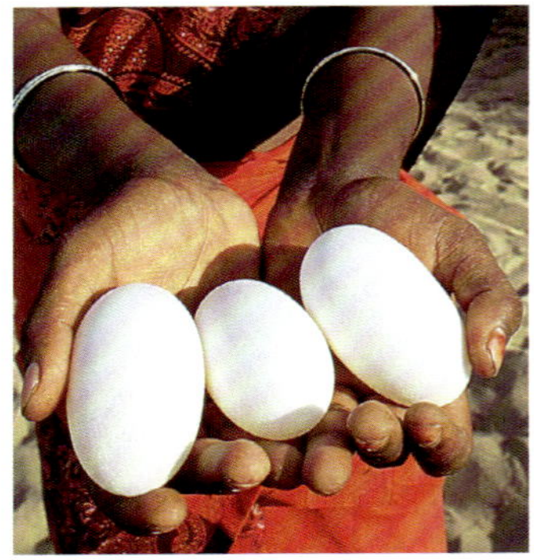

▲ **EGGY HANDFUL**
In many countries, people eat crocodilian eggs. They harvest them from nests for sale at the local market. This person is holding the eggs of a gharial. Each egg weighs about 100g. The mother gharial lays about 40 eggs in a hole in the sand. She lays them in two tiers, separated from each other by a fairly thick layer of sand, and may spend several hours covering her nest.

► **LAYING EGGS**
The mugger, or swamp, crocodile of India digs a sandy pit about 50cm deep in a river bank and lays 10 to 50 eggs inside. She lays her eggs in layers and then covers them with a mound of twigs, leaves, soil and sand. During the 50-to 75-day incubation, the female spends most of the time practically on top of the nest. When females lay their eggs, they are usually quite tame. Researchers have been able to catch the eggs as they are laid.

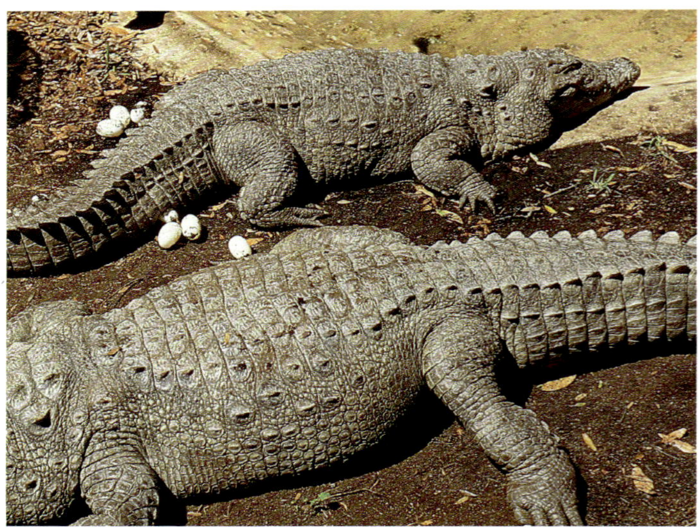

► INSIDE AN EGG

Curled tightly inside its egg, this alligator has its head and tail twisted around its belly. Next to the developing baby is a supply of yolk, which provides it with food during incubation. Researchers have removed the top third of the shell to study the stages of development. The baby will develop normally even though some of the shell is missing. As the eggs develop, they give off carbon dioxide gas into the nest. This reacts with air in the chamber and may make the shell thinner to let in more oxygen.

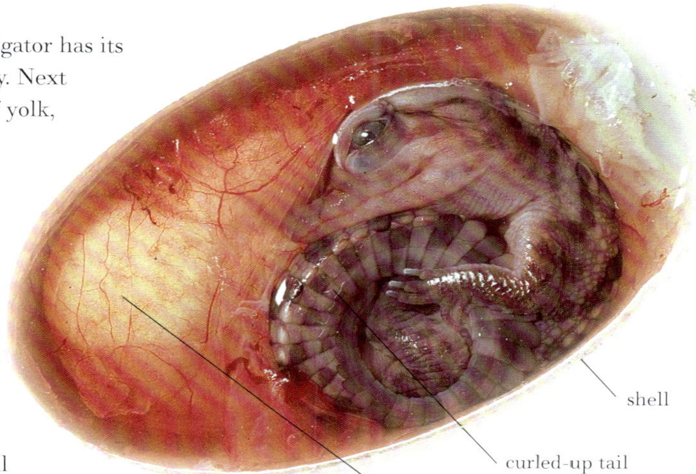

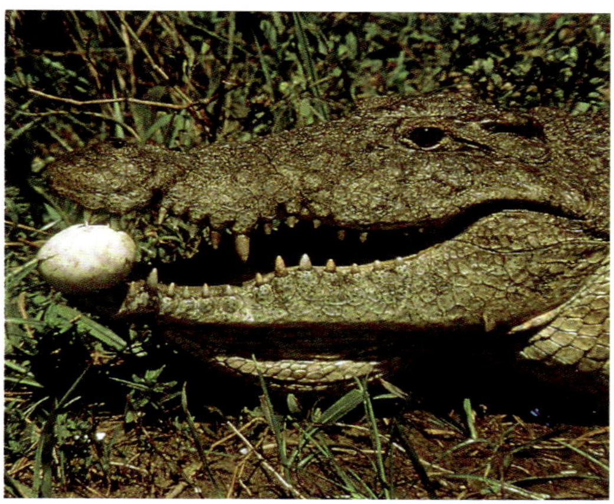

◄ CRACKING EGGS

Mother crocodiles sometimes help eggs to hatch. When she hears the baby calling inside, she picks up the egg in her mouth. Holding it gently, she rolls the egg to and fro against the roof of her mouth, pressing gently to crack the shell. The mother may have to do this for around 20 minutes before the baby breaks free from the egg.

Did you know? A large crocodile may take an hour to lay 80 or more eggs.

► EGGS IN THE NEST

Saltwater crocodiles lay large, creamy-white eggs, up to twice the size of chickens' eggs. However, the eggs are more equally rounded at each end than chicken's eggs. It takes a female saltwater crocodile about 15 minutes to lay between 20 and 90 eggs in her nest. The eggs take up to 90 days to hatch.

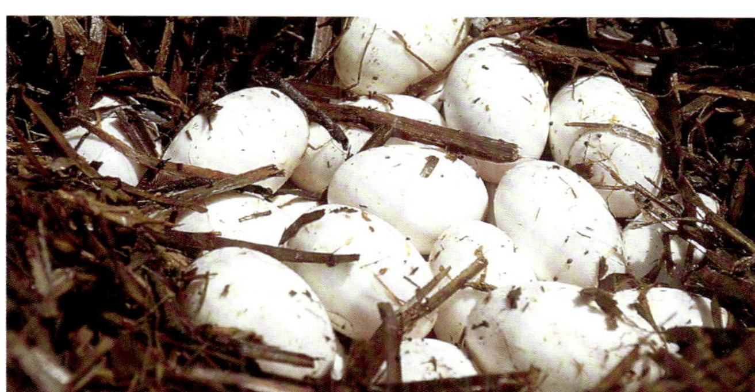

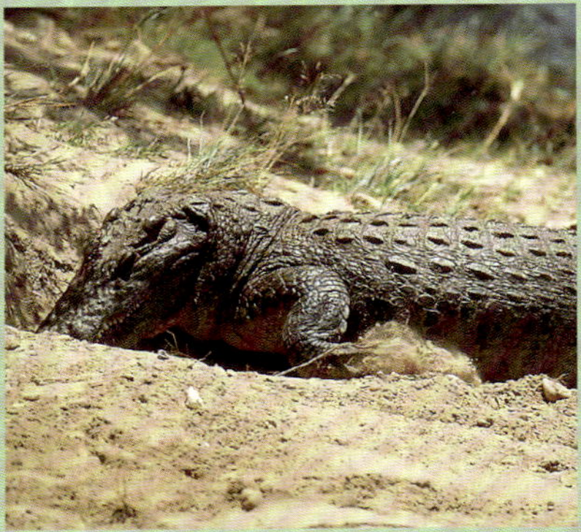

Focus on

Baby crocodilians make yelping, croaking and grunting noises from inside their eggs when it is time to hatch. The mother hears the noise and digs the eggs from the nest. The babies struggle free of their eggshells, sometimes with help from their mother. While the young are hatching, the mother is in a very aggressive mood and will attack any animal that comes near. The hatchlings are about 28cm long, lively and very agile. They can give a human finger a painful nip with their sharp teeth. Their mother carries them gently in her mouth down to the water. She opens her jaws and waggles her head from side to side to wash the babies out of her mouth.

1 As soon as a mother Nile crocodile hears her babies calling from inside their eggs, she knows it is time to help them escape from the nest. She scrapes away the soil and sand with her front feet and may even use her teeth to cut through any roots that have grown between the eggs. Her help is very important as the soil has hardened during incubation. The hatchlings would find it difficult to dig their way up to the surface without her help.

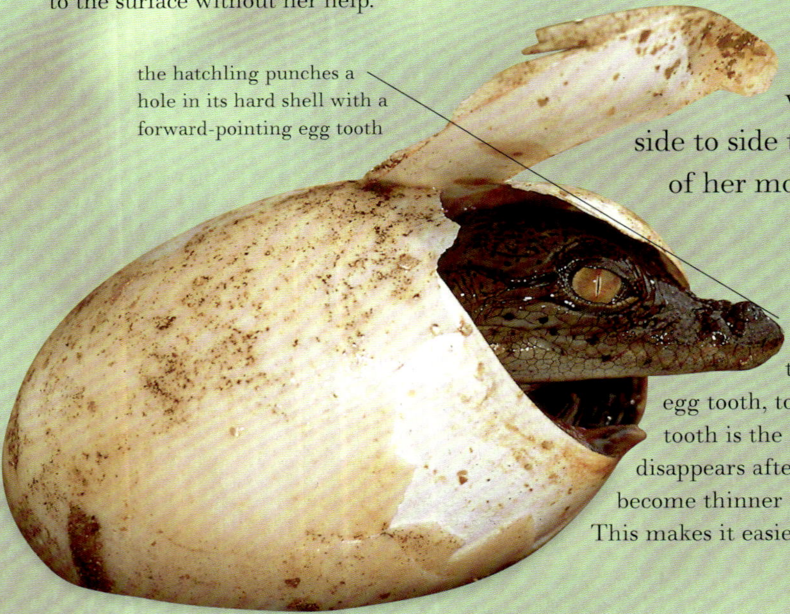

the hatchling punches a hole in its hard shell with a forward-pointing egg tooth

2 This baby Nile crocodile has just broken through its eggshell. It used a horny tip on the snout, called the egg tooth, to break through. The egg tooth is the size of a grain of sand and disappears after about a week. The egg has become thinner during the long incubation. This makes it easier for the baby to break free.

Hatching Out

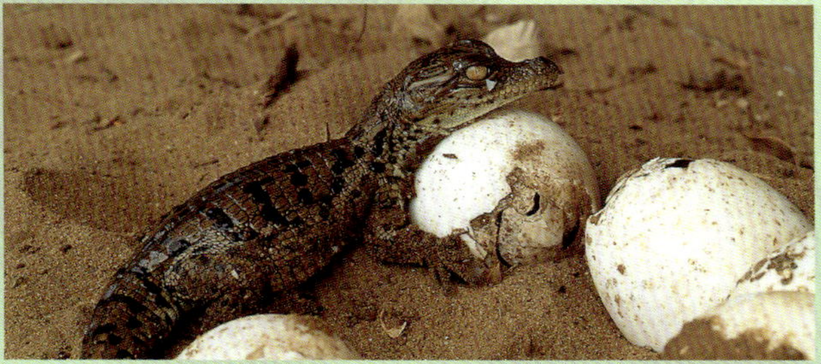

3 Struggling out of an egg is a long, exhausting process for the hatchling. When the babies are half out of their eggs, they sometimes take a break so they can rest before completely leaving their shells. After hatching, the mother crushes or swallows rotten eggs.

4 Even though they are fierce predators crocodilians make caring parents. The mother Nile crocodile lowers her head into the nest and delicately picks up the hatchlings, as well as any unhatched eggs, between her sharp teeth. She gulps them into her mouth. The weight of all the babies and eggs pushes down on her tongue to form a pouch that holds up to 20 eggs and live young. Male mugger crocodiles also carry the young like this and help hatchlings to escape from their eggs.

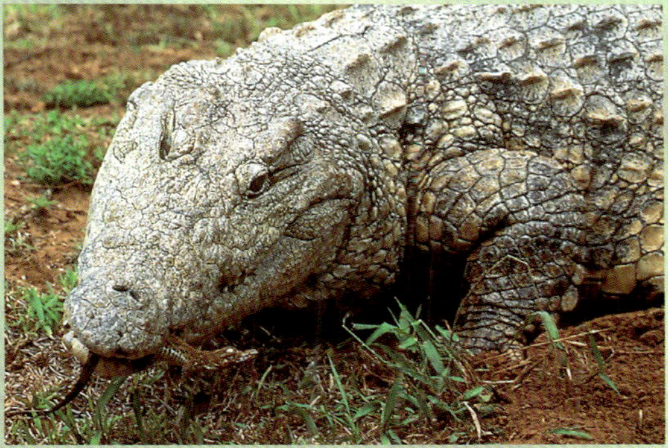

5 A young crocodilian's belly looks fat when it hatches. This is because it contains the remains of the yolk sac, which nourished it through the incubation period. The hatchling can swim and catch its own food straight away, but it continues to feed on the yolk sac for up to two weeks. In Africa, the wet season usually starts soon after baby Nile crocodiles hatch. This provides an abundance of food, such as insects, tadpoles and frogs for the hatchlings. They are very vulnerable to predators and are guarded by their mother for at least the first weeks of life.

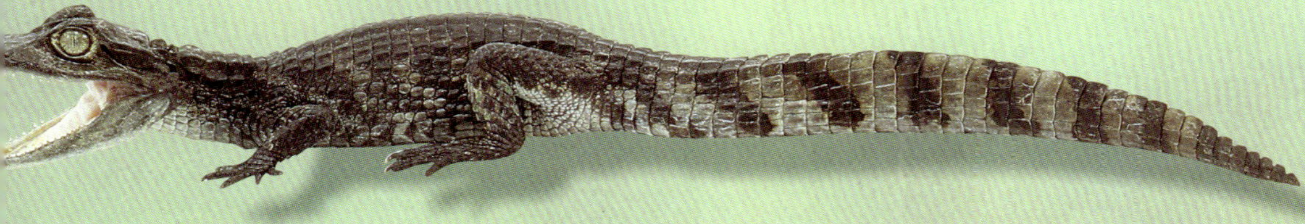

Growing Up

Juvenile (young) crocodilians lead a very dangerous life. They are too small to defend themselves easily, despite their sharp teeth. Their bright colours also make them easy for predators to spot. All sorts of predators lurk in the water and on the shore, from birds of prey and monitor lizards to otters, pelicans, tiger fish and even other crocodilians. One of the reasons that crocodilians lay so many eggs is that so many young do not survive to reach their first birthday. Only one in ten alligators lives to the end of its first year. Juveniles often stay together in groups during the first weeks of life and call loudly to the adults for help if they are in danger. By the time the juveniles are four years old, they stop making distress calls and start responding to the calls of other young individuals.

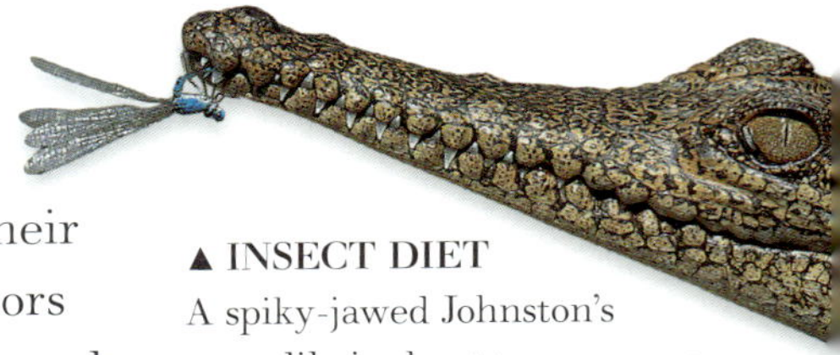

▲ INSECT DIET
A spiky-jawed Johnston's crocodile is about to snap up a damselfly. Juveniles eat mainly insects. As they grow, they take larger prey, such as snails, shrimps, crabs and small fish. Their snouts gradually strengthen, so that they are able to catch bigger prey. At a few months old, they live rather like lizards and move quite a distance away from the water.

Did you know? 15 percent of baby saltwater crocodiles do not survive a month

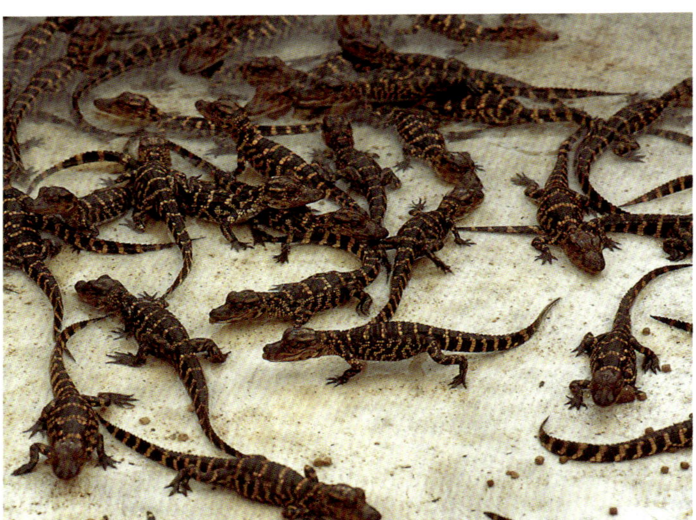

◄ FAST FOOD
These juvenile alligators will grow twice as fast in captivity as they would in the wild. This is because they are fed regular meals and do not have to wait until they can catch a meal for themselves. It is also because they are kept in warm water – alligators stop feeding in cooler water. The best temperature for growth is 30–32°C.

► BABY CARRIERS

Juveniles stay close to their mother for the first few weeks, often using her back to rest on. No predator would dare to attack them there. Baby alligators are only about 25cm long when they are born but they grow very quickly. When they have enough food to eat, male alligators grow about 30cm a year until they are 15 years of age.

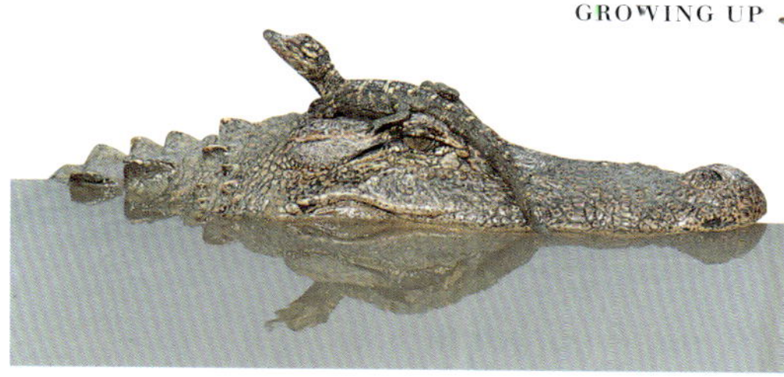

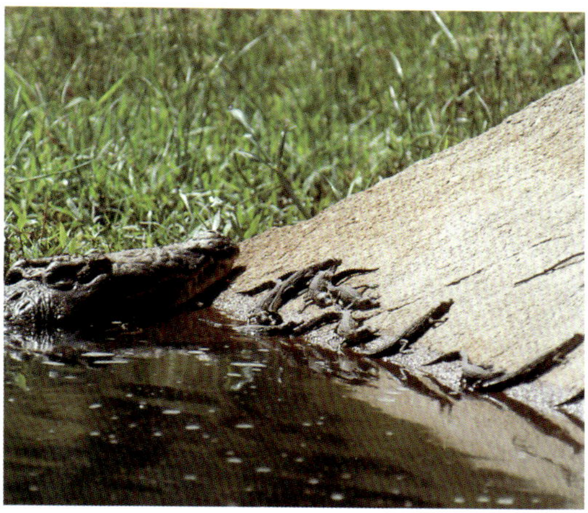

▲ CROC CRECHE

A Nile crocodile guards her young while they bask in the sun. A group of crocodilian young is called a pod. A pod may stay in the same area for as long as two years. At the first sign of danger, the mother rapidly vibrates her trunk muscles and the young immediately dive underwater.

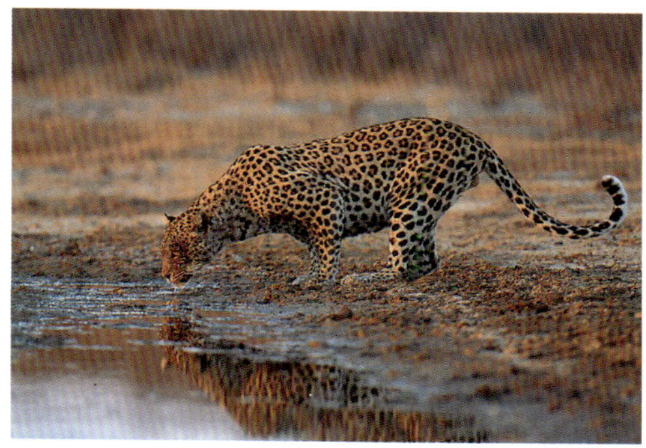

▲ TOO MANY ENEMIES

The list of land predators that attack juvenile crocodilians include big cats such as this leopard, ground hornbills, marabou storks and genet cats. Large wading birds, including herons, spear them with their sharp beaks in shallow water, while, in deeper water, catfish, otters and turtles all enjoy a young crocodilian as a snack. Only about two per cent of all the eggs laid each year survive to hatch and grow into adults.

► NOISY POD

A pod of juveniles, like this group of young caimans, is a noisy bunch. By chirping and yelping for help, a juvenile warns its brothers and sisters that there is a predator nearby. The siblings quickly dive for shelter and hope that an adult will come to protect them. If a young Nile crocodile strays from its pod, it makes loud distress calls. Its mother, or any other female nearby, will pick up the youngster in her jaws and carry it back to the group.

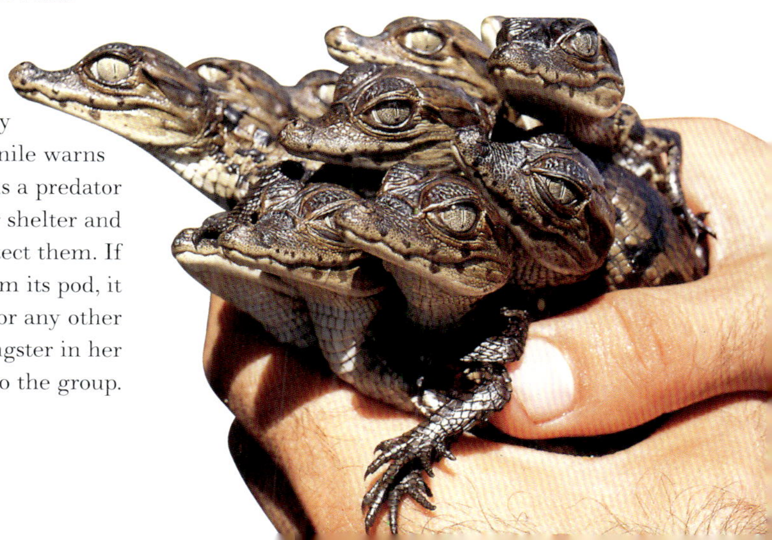

On the Defensive

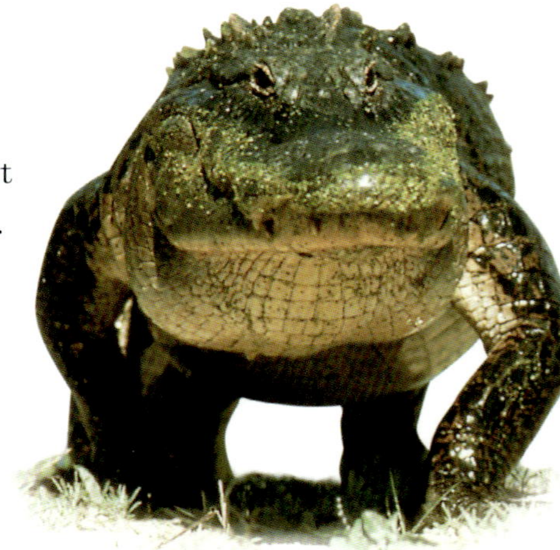

By the time a crocodilian has grown to about 1m long, very few predators will threaten it. The main dangers to adult crocodilians come from large animals, such as jaguars, lions, elephants, and hippopotamuses, who attack to protect their young. Giant snakes called anacondas will attack and kill crocodilians for food. Adults may also be killed during battles with other crocodilians during the breeding season. People are the Number One enemy of crocodilians. They kill them for their skins, for food or because they are dangerous. Crocodilians are protected by their powerful jaws, strong tail and heavy armour. They can also swim away from danger and hide under the water, in the mud or among plants.

▲ KEEP AWAY!
An American alligator puffs up its body with air to look bigger and more threatening. It lets out the air quickly to make a hissing sound. If an enemy is still not scared away, the alligator will then attack.

► THE HIDDEN EYE
What sort of animal is peeping out from underneath a green carpet of floating water plants? It is hard to tell that there is a saltwater crocodile lurking just beneath the surface. Crocodilians feel safer in the water because they are such good swimmers. They may spend hours almost completely under water, keeping very still, waiting for prey to come by or for danger to pass. They move so quietly and smoothly that the vegetation on top of the water is hardly disturbed.

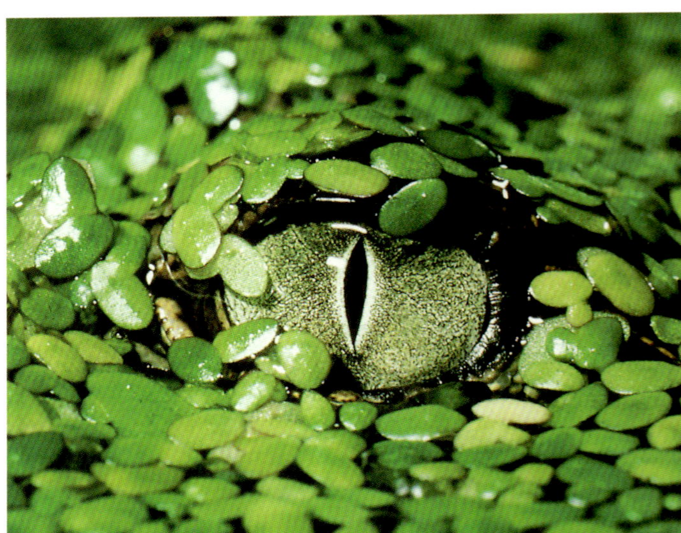

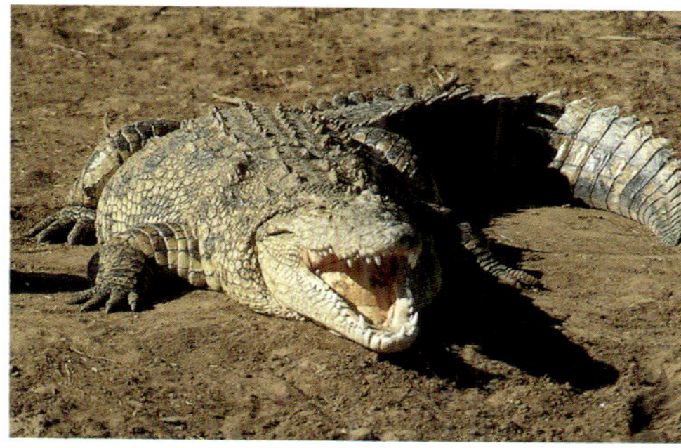

► CAMOUFLAGE COLOURS

The colour of crocodilians blends in well with their surroundings. Many species change colour all the time. For example, at warmer times of the day, they may become lighter in colour. In cool parts of the day, such as the morning, they may look duller and are often mistaken for logs.

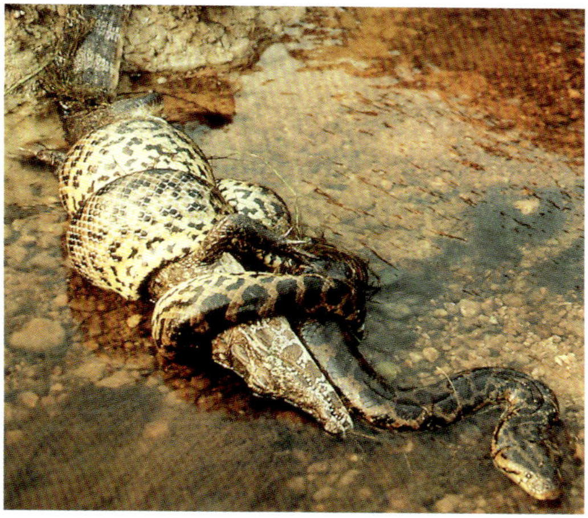

◄ CAIMAN FOR LUNCH

A deadly anaconda squeezes the life out of an unfortunate caiman. The anaconda of South America lives partly in the water and can grow up to 9m long. It can easily kill a caiman by twisting its strong coils around the caiman's body until the victim cannot breathe any more. The caiman dies slowly, either from suffocation or shock. However, anacondas only kill caimans occasionally – they are not an important part of the snake's diet.

Ticking Croc

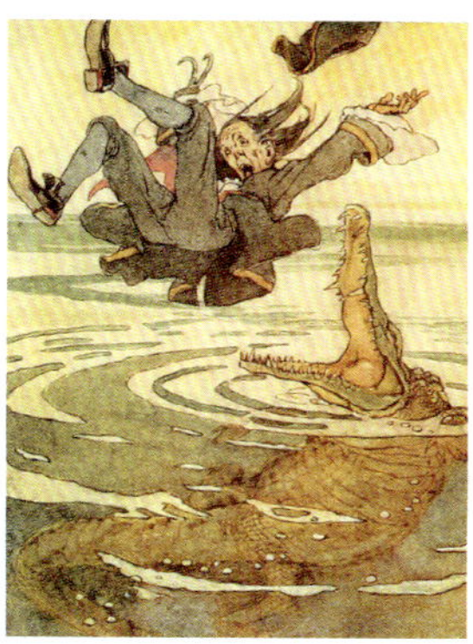

One of the most famous crocodiles in literature is in Peter Pan, *written by J. M. Barrie in 1904. Peter Pan's greatest enemy is Captain Hook. In a fair fight, Peter cut off Hook's left hand, which is eaten by a crocodile. The crocodile follows Hook's ship, hoping for a chance to gobble up the rest of him. It makes a ticking noise as it travels because it swallowed a clock. At the end, Hook falls into the water. He is chased by the crocodile, but we do not find out if he eats him.*

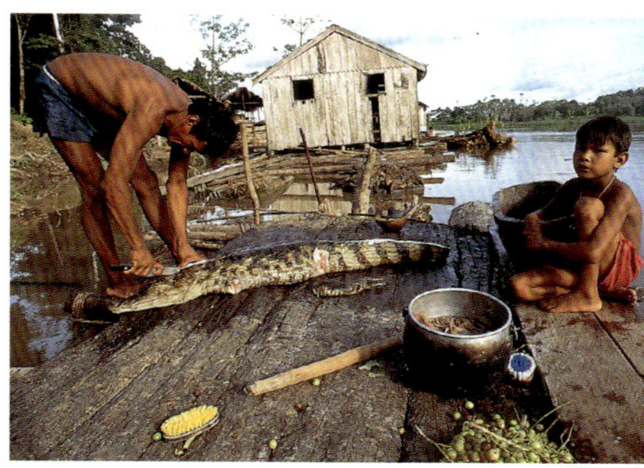

▲ HUMAN DANGERS

People have always killed small numbers of crocodilians for food, as this Brazilian family have done. However, the shooting of crocodilians through fear or for sport has had a far more severe impact on their population. Of the 22 species of crocodilian, 17 have been hunted to the verge of extinction.

Freshwater Habitats

A habitat is a place where an animal lives. Most crocodilians live in freshwater (not salty) habitats, such as rivers, lakes, marshes and swamps, in warm places. They tend to live in the shallow areas on the edge of the water because they need to be able to crawl on to dry land for basking and laying their eggs. The shallow water also has many plants to hide among and plenty of animals to eat. The temperature of the water does not vary as much as temperatures on dry land do. This helps a crocodilian keep its body temperature steady. Crocodilians save energy by moving about in water rather than on dry land, because the water supports their heavy bodies. Crocodilians also make an impact on their habitats. The American alligator, for example, digs holes in the river bed. These are cool places where alligators and other animals hide during the heat of the day.

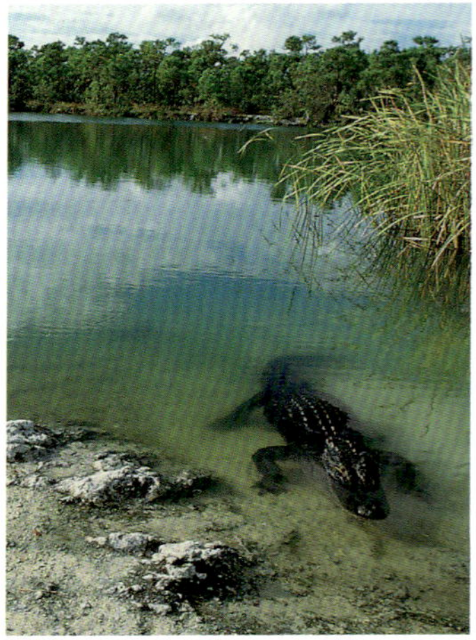

▲ **GATOR HOLES**
American alligators living in the Florida Everglades dig large gator holes in the limestone river bed. In the dry season, these holes stay full of water. They provide a vital water supply that keeps the alligators and many other animals alive.

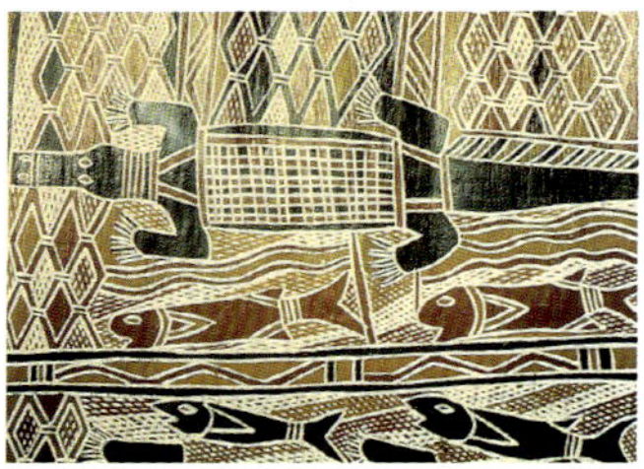

Aboriginal Creation Myth
Crocodiles are often shown in bark paintings and rock art made by the Aboriginals of Australia. Their creation myth, called the dream time, tells how ancestral animals created the land and people. According to a Gunwinggu story from Arnhem Land, the Liverpool River was made by a crocodile ancestor. The mighty crocodile made his way from the mountains to the sea, chewing the land as he went. This made deep furrows, which filled with water to become the river.

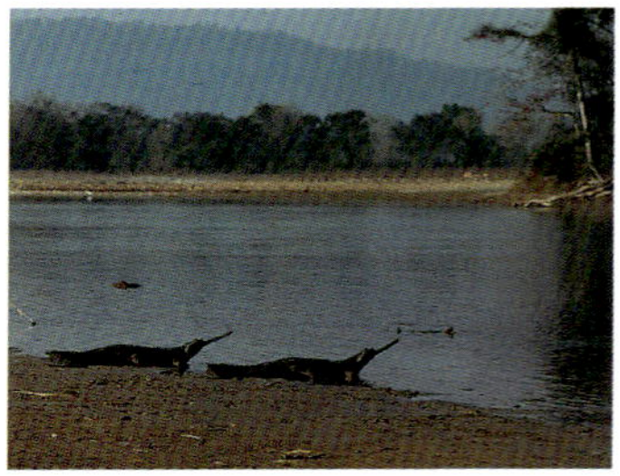

▲ **RIVER DWELLERS**
The gharial likes fast-flowing rivers with high banks, clear water and deep pools where there are plenty of fish. It inhabits rivers such as the Indus in Pakistan, the Ganges in India and the Brahmaputra of Bangladesh and Assam.

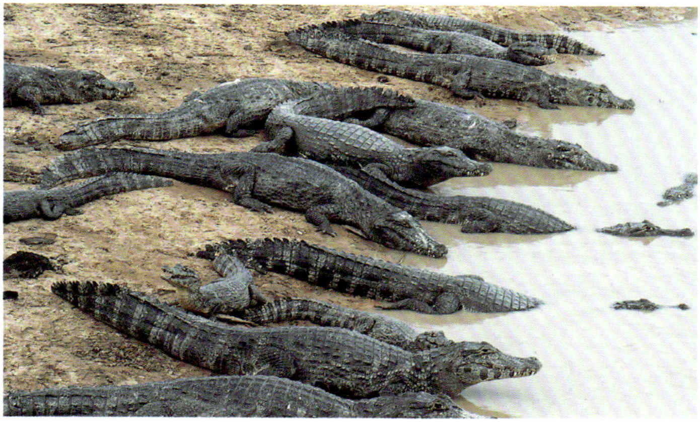

◄ **SEASONAL CHANGE**
During the dry season, caimans gather in the few remaining pools along a drying-up river bed. Although the pools become very crowded, the caimans seem to get along well together. In some parts of South America, caimans are forced to live in river pools for four or five months of the year. After the floods of the wet season, they can spread out again.

► **NILE CROCODILES**
Nile crocodiles warm themselves in the sun on a sandy riverbank. Despite their name, Nile crocodiles do not live only in the river Nile. At one time, these powerful crocodiles lived all over Africa, except in the desert areas. Nowadays, they still live in parts of the Nile, as well as the other African waterways such as the Limpopo and Senegal rivers, Lake Chad and the Okavango swamp.There are also Nile crocodiles living on the island of Madagascar.

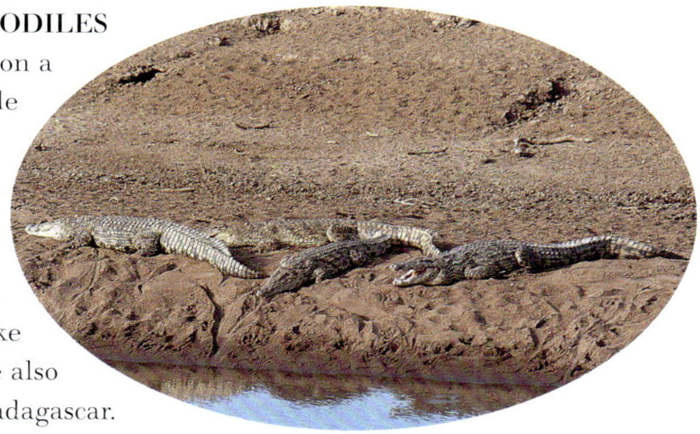

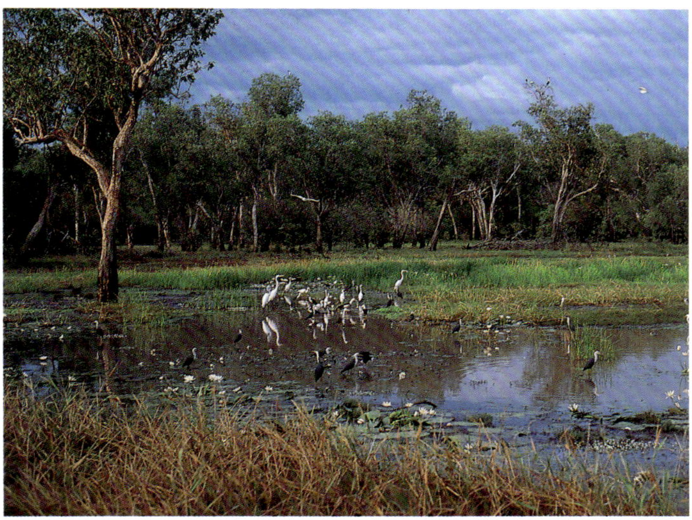

◄ **AUSTRALIAN HABITATS**
Australian crocodiles, such as Johnston's crocodile, often live in billabongs (waterholes) such as this one in the Northern Territory of Australia. They provide crocodiles with water and land as well as food to eat. A billabong is a branch of a river that comes to a dead end. Saltwater crocodiles are also found in such areas because they live in both fresh and salt water. People are advised not to swim or wade in the water and to avoid camping nearby.

Rainforest Dwellers

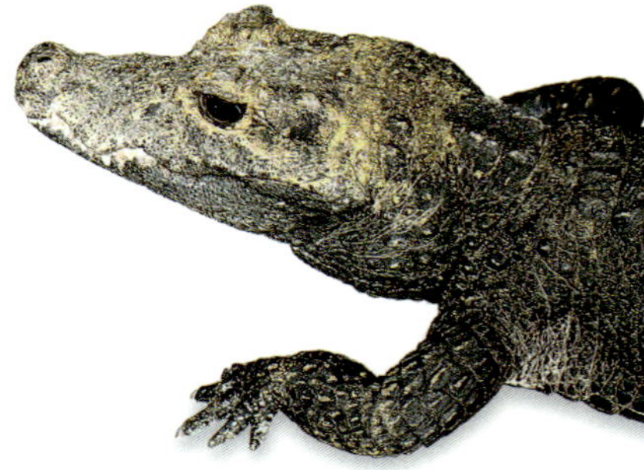

Three unusual crocodilians live in rainforest streams and swamps where they avoid competition with larger caimans and crocodiles. Cuvier's dwarf caiman and Schneider's dwarf caiman live in South America, while the African dwarf crocodile lives in the tropical forests of Central Africa. The bodies of these small crocodilians are heavily armoured. This may help to protect the South American caimans from sharp rocks in the fast-flowing streams where they live and from spiky plants in the forest. All three crocodilians may also need this extra protection from predators because of their small size. Rainforest crocodilians do not usually bask in the sun during the day, although the dwarf crocodile may sometimes climb trees to sun itself. All three crocodilians seem to spend quite a lot of time on land. Schneider's dwarf caiman lives in burrows dug in stream banks.

▲ **MYSTERY CROC**
Very little is known about the African dwarf crocodile. It is a secretive and shy animal that is active at night. It lives in swamps, ponds and small, slow-moving streams. After heavy rain, the dwarf crocodile may make long trips over land at night. Females lay about ten eggs, which take 100 days to hatch. They probably protect their young in their first weeks.

Did you know? Cuvier's dwarf caimans sometimes eat their own young.

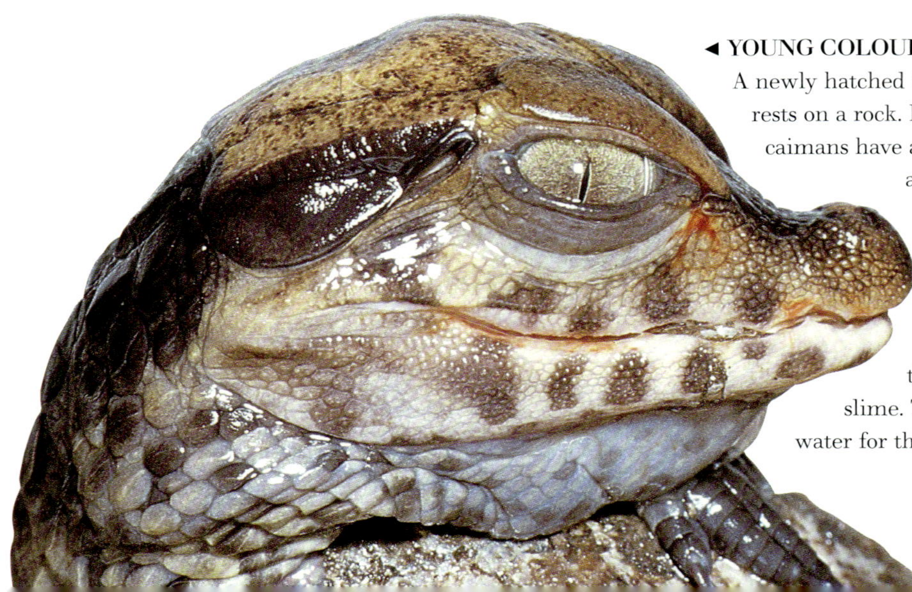

◄ **YOUNG COLOURS**
A newly hatched Cuvier's dwarf caiman rests on a rock. Hatchling dwarf caimans have a yellowish-brown skull and black or brown cross bands on the body and tail. This gives good camouflage. For the first couple of days, they are also covered in slime. Then they enter the water for the first time.

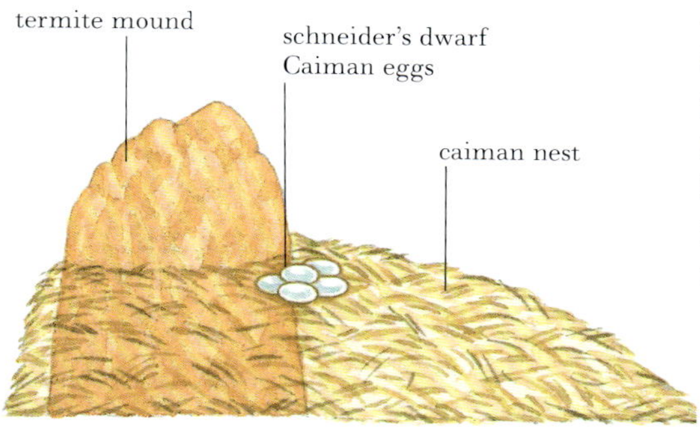

◀ HELPFUL NEIGHBOURS

Schneider's dwarf caiman lays its eggs beside termite mounds. Little sun reaches the forest floor, so the extra heat generated by the termites helps the caiman's eggs develop. Often, the termites cover the eggs with a rock-hard layer, so the parents must help their young break out.

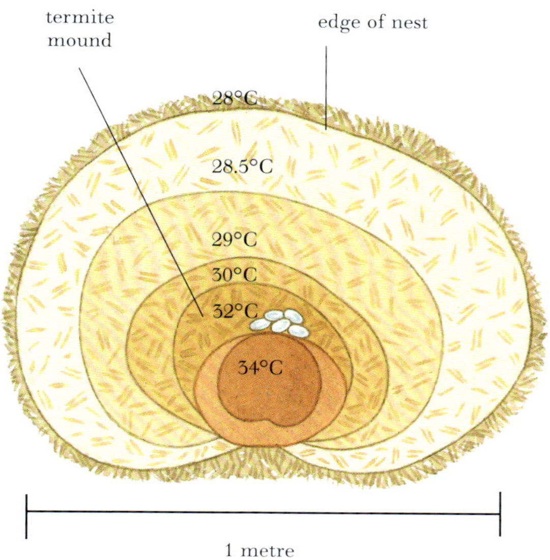

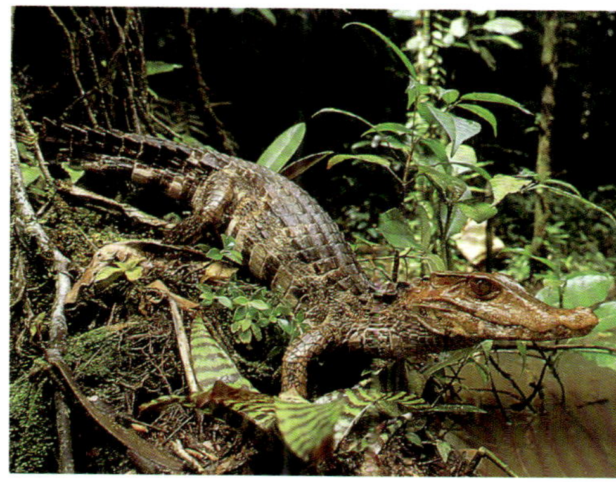

▲ NOSE TO TAIL

Unlike other caimans, dwarf caimans do not have bony ridges around the eyes and snout. Because of this they are also known as smooth-fronted caimans. Shown here is Cuvier's dwarf caiman. Its short snout is not streamlined for swimming and it has a short tail, which may help it to move more easily on land.

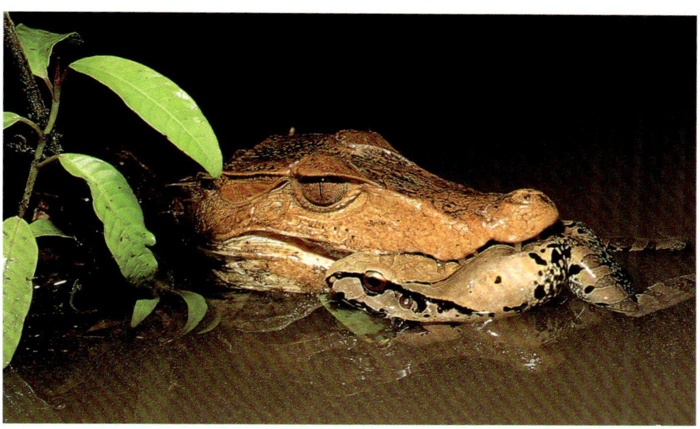

◀ TEETH AND DIET

The sharp, pointed teeth of Cuvier's dwarf caiman curve backwards in the mouth. This helps it grip the slippery skin of frogs or seize such prey as fish in fast-flowing waters. The Cuvier's diet is not well known, but it probably eats a variety of aquatic invertebrates (animals without a backbone), such as shrimps and crabs, as well as rodents, birds and snakes.

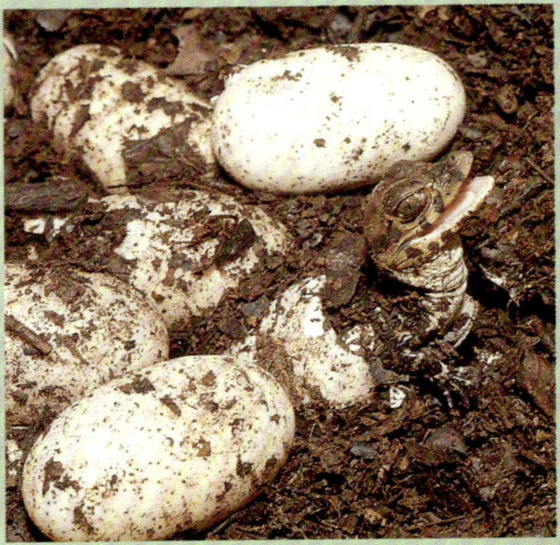

MARKINGS FOR LIFE
A black caiman hatches from its egg. Its mother laid up to 65 eggs in the nest, which hatched six weeks later. Its strong markings stay as it grows.

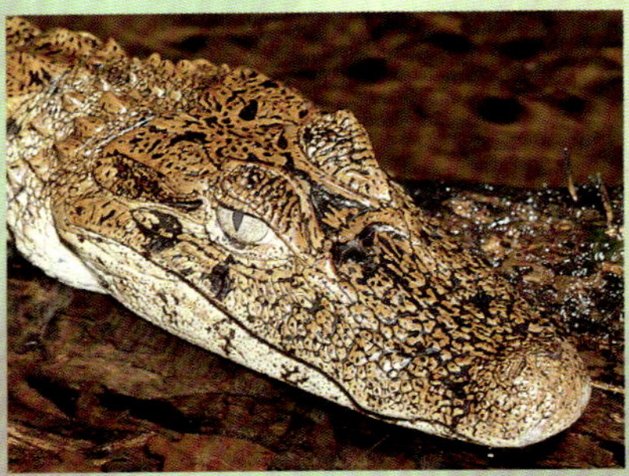

THE SPECTACLED CAIMAN
The spectacled caiman is so-called because of the bony ridges around its eye sockets and across the top of the muzzle. These look a bit like eye glasses and may help to strengthen its skull as it seizes and kills prey.

BIG HEAD
The broad-snouted caiman has the widest head of any crocodilian, with a ridge running down the snout. It is about 2m long and lives in marshes or small streams with dense vegetation.

Focus on

Caimans are mostly small, agile crocodilians that live in Central or South America. Most do not grow more than 2.4m long, but the black caiman can be bigger than an alligator (their closest relative). Caimans look like alligators because their lower teeth do not show when their mouths are closed. They have sharper, longer teeth than alligators and strong, bony plates on the belly and back, including eight bony scutes on the back of the neck. This bony armour helps to protect them from predators, even humans (as tough skin is unsuitable for leather goods). Many caimans are endangered, but some spectacled caimans are very adaptable. They have taken over habitats where American crocodiles and black caimans have been hunted to extinction.

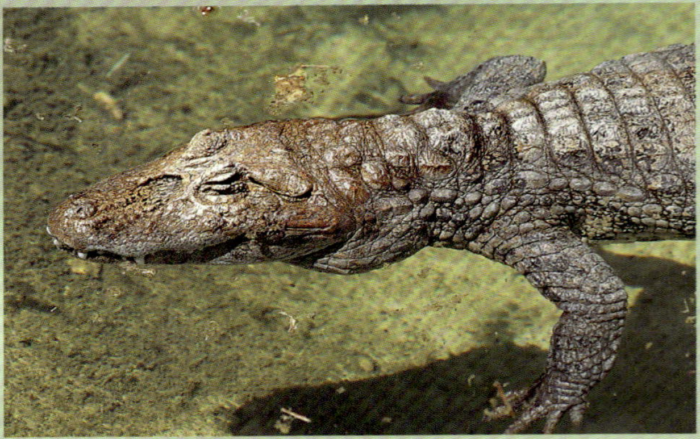

Caimans

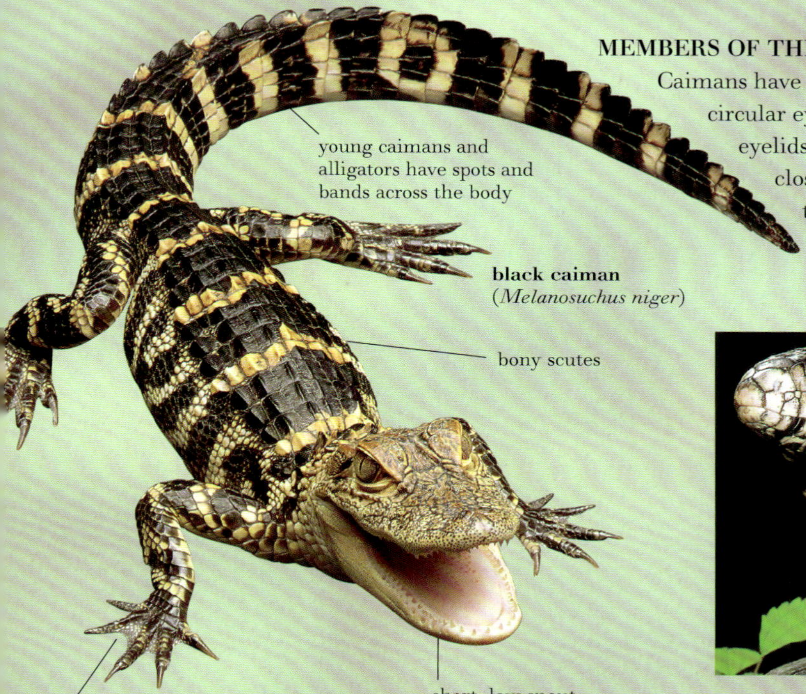
young caimans and alligators have spots and bands across the body
black caiman (*Melanosuchus niger*)
bony scutes
unusual webbed front feet
short, low snout with jaws lined with 64 teeth

MEMBERS OF THE GATOR CLAN
Caimans have short snouts, roughly circular eye sockets and wrinkled eyelids. Although caimans are closely related to alligators, they are quicker and move more like crocodiles.

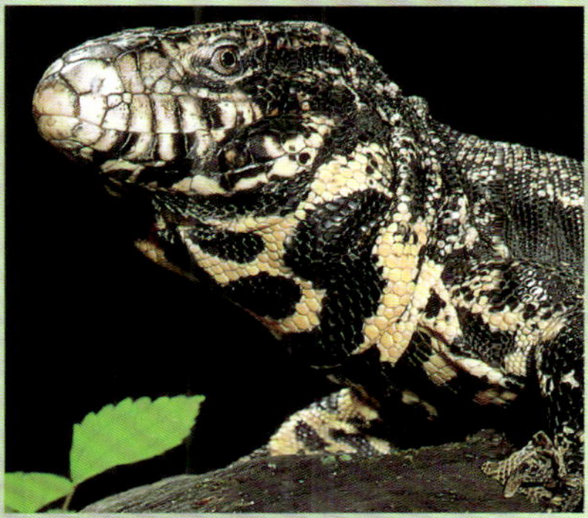

EGG THIEF
Tegu lizards eat caiman eggs. In some areas, over 80 per cent of the nests are destroyed by these large lizards. Female caimans may nest together to help defend their eggs.

CAPABLE CAIMAN
The black caiman is the largest of all caimans. The one shown here has just snapped up a piranha fish. Black caimans can grow to over 6m long and have keen eyesight and hearing. They hunt for capybaras (South American rodents) and fish after dusk. When black caimans disappear, the balance of life in an area is upset. Hunted for killing cattle, they are now an endangered species.

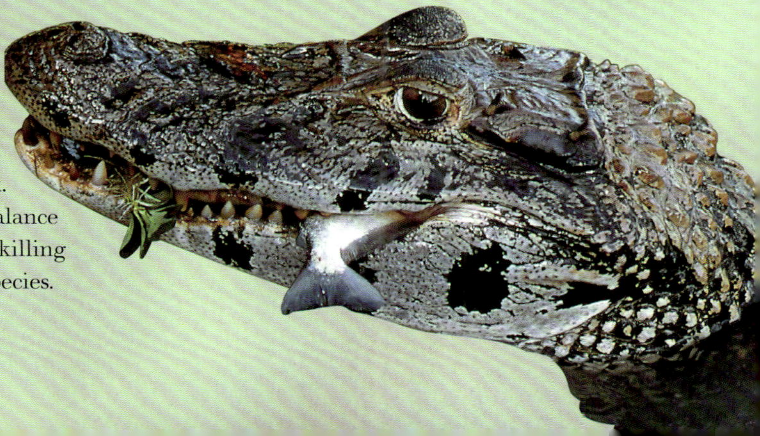

Saltwater Species

Most crocodilians live in fresh water, but a few venture into estuaries (the mouths of rivers), coastal swamps or the sea. American and Nile crocodiles and spectacled caimans have been found in saltwater habitats. The crocodilian most often seen at sea is the saltwater crocodile, also known as the Indopacific or estuarine crocodile. It is found over a vast area, from southern India to Fiji in the Pacific Ocean, and although usually found in rivers and lakes, it has been seen hundreds of kilometres from the nearest land. "Saltie" hatchlings are even reared in seawater. This species has efficient salt glands on its tongue to get rid of extra salt without losing too much water. It is a mystery why freshwater crocodiles also have these glands, but it may be because their ancestors lived in the sea. Alligators and caimans do not have salt glands.

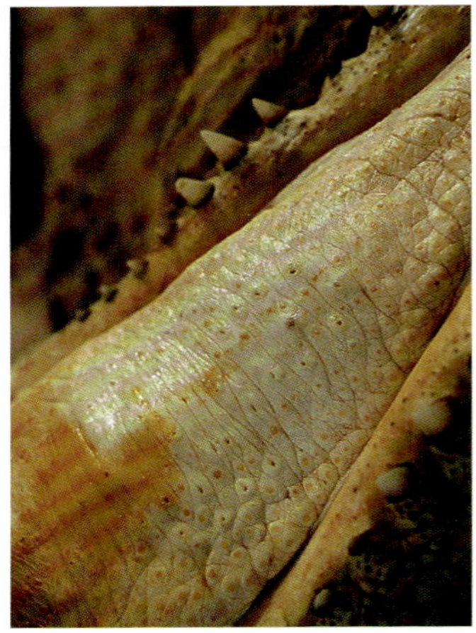

▲ **SALTY TONGUE**
Crocodiles have up to 40 salt glands on the tongue. These special salivary glands allow the crocodile to get rid of excess salt without losing too much water. These glands are necessary because crocodiles have kidneys that need plenty of fresh water to flush out the salt. At sea there is too little fresh water for this to happen.

► **SCALY DRIFTER**
Although it can swim vast distances far out to sea, a saltwater crocodile is generally a lazy creature. Slow, side-to-side sweeps of a long, muscular tail propel the crocodile through the water, using as little energy as possible. Saltwater crocodiles do not like to have to swim vigorously, so they avoid strong waves wherever possible. They prefer to drift with the tide in relatively calm water.

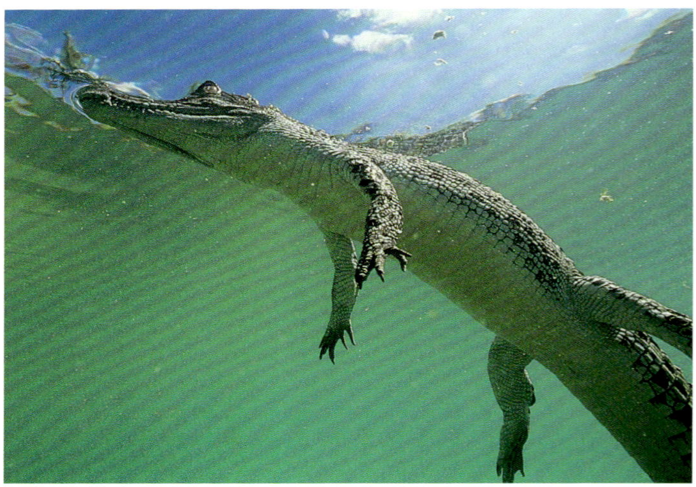

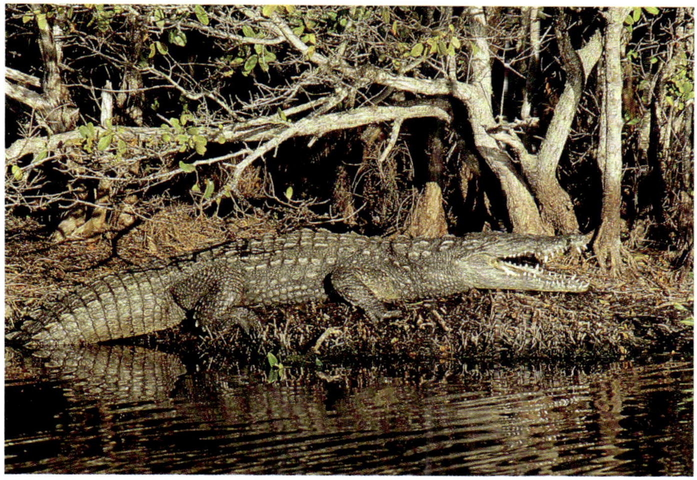

► NEW WORLD CROC
The American crocodile is the most widespread crocodile in the Americas, ranging from southern Florida, USA, to the Pacific coat of Peru. It grows up to 6m in length (3.4m on average) and lives in mangrove swamps, estuaries and lagoons as well as fresh and brackish (slightly salty) coastal rivers. It has the least armour (bony scutes) of any crocodilian and a hump on the snout between the eyes and nostrils.

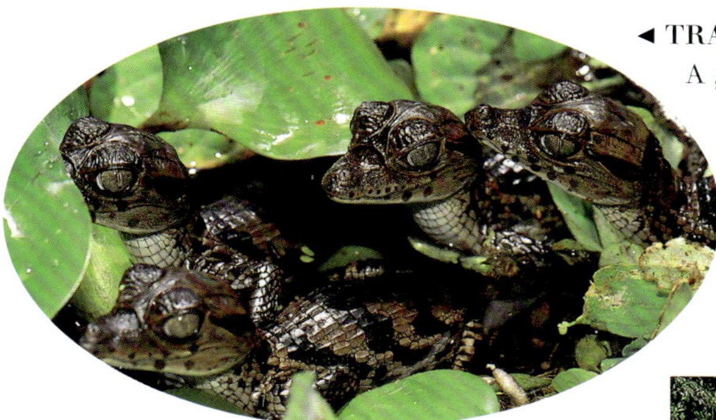

◄ TRAVELLING CAIMANS
A group of baby spectacled, or common, caimans hides among the leaves of aquatic plants. This wide-ranging species lives in all sorts of habitats, including saltwater ones, such as salt marshes. They even live on islands, such as Trinidad and Tobago in the Caribbean.

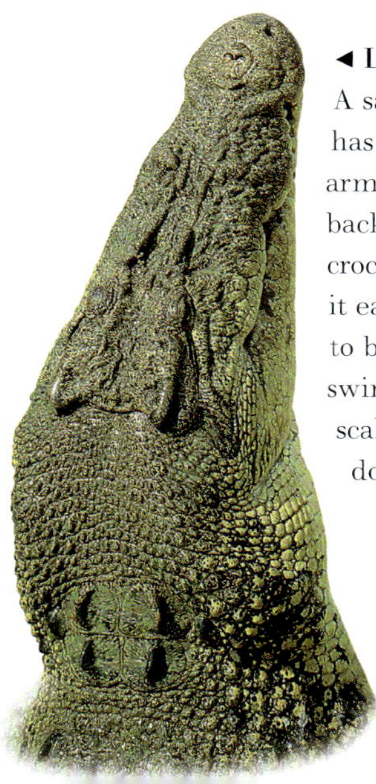

◄ LOST ARMOUR
A saltwater crocodile has less protective armour on the neck and back compared to other crocodilians. This makes it easier for the crocodile to bend its body when swimming. Thick, heavy scales would weigh it down too much at sea.

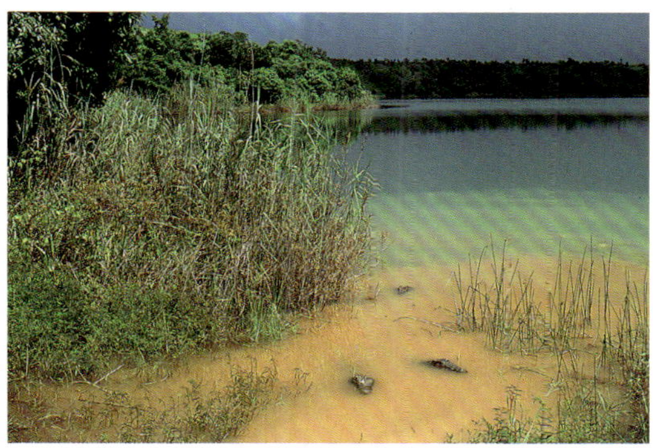

▲ NILE CROCODILE
Nile crocodiles typically live in rivers, but they also inhabit salty estuaries and mangrove swamps. Sometimes they are found on Kenyan beaches and may be swept out to sea. Some have reached the islands of Zanzibar and Madagascar.

Ancient Crocodiles

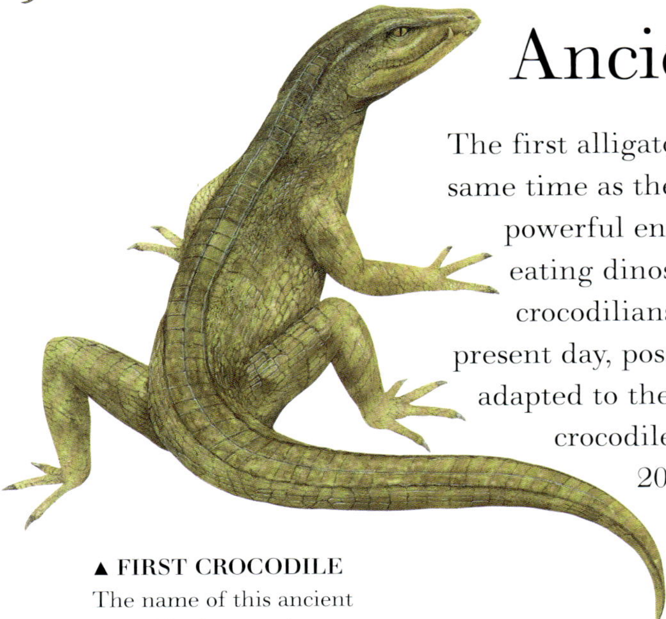

The first alligators and crocodiles lived at the same time as the dinosaurs. Some were even powerful enough to kill the biggest plant-eating dinosaurs. Unlike the dinosaurs, the crocodilians have managed to survive to the present day, possibly because they were so well adapted to their environment. The first crocodiles, the protosuchians, lived about 200 million years ago. They were small land animals with long legs and short snouts. From 200 to 65 million years ago, long-snouted mesosuchians lived mainly in the sea, while the dinosaurs dominated the land. The closest ancestors of today's crocodilians were the early eusuchians, which developed about 80 million years ago. They looked rather like gharials, with long snouts, and probably lurked in the shallow fresh water of rivers and swamps. Like today's crocodilians, the eusuchians could breathe through their nostrils even when their mouths were open underwater. This made it possible for them to catch their prey in the water.

▲ FIRST CROCODILE
The name of this ancient crocodile, *Protosuchus*, means first crocodile. It lived about 200 million years ago in Arizona and looked rather like a lizard. *Protosuchus* was small, probably no more than 1m long, with a small, flat skull and a short snout.

▼ BACK TO THE SEA
Swimming along the shores and estuaries in Jurassic times, from about 200 to 145 million years ago, the most widespread crocodilian was *Stenosaurus*. It looked rather like modern-day gharials, although it is not related to them. *Stenosaurus* had a flexible body and a powerful tail, which allowed it to swim after fast-moving prey.

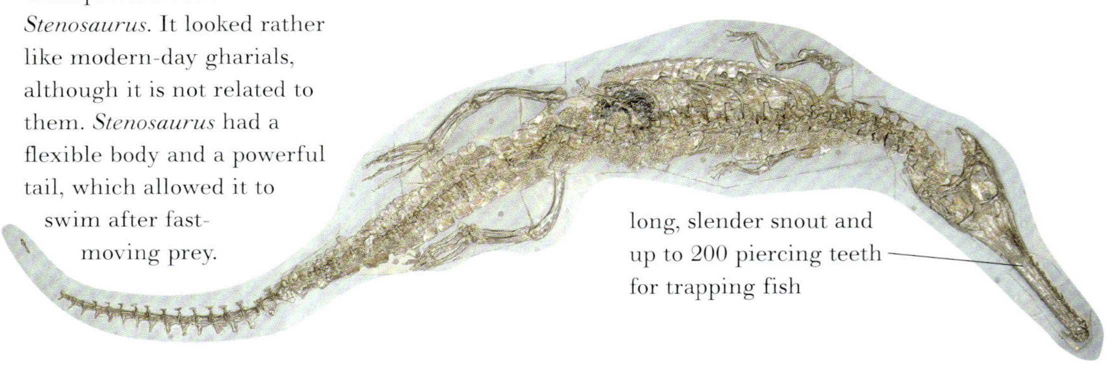

long, slender snout and up to 200 piercing teeth for trapping fish

► **DINOSAUR DAYS**

Goniopholis, shown here, was more dependent on land than many of its fellow mesosuchians. It looked rather like a broad-snouted crocodile of today. *Goniopholis* had two or more rows of armour on its back and well-developed armour on its belly as well. Most mesosuchians lived in the sea. They were long-snouted with many piercing teeth for catching fish.

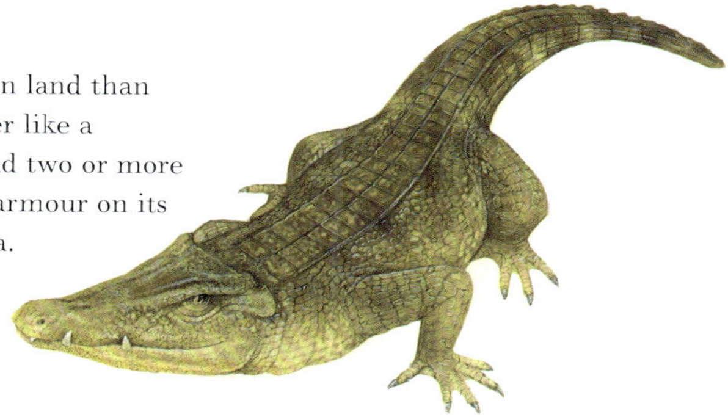

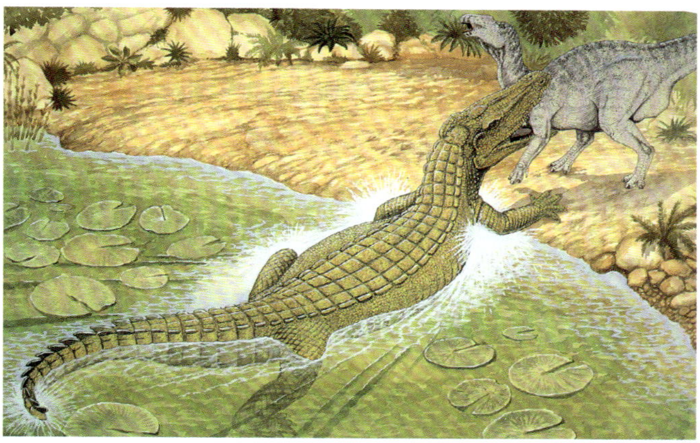

◄ **MONSTER CROCODILE**

Lurking in the rivers and lakes of 70 million years ago was a gigantic crocodile called *Deinosuchus*, which grew perhaps 15m long. It was a similar size to *T. rex* and big enough to eat quite large dinosaurs, such as the duck-billed dinosaurs. It had strong teeth and legs, vertebrae (spine bones) that were each 30cm long and heavy protective scales shielding the body and the tail.

► **SURVIVORS**

Crocodilians are survivors of a world inhabited by dinosaurs. However, the origins of both dinosaurs and crocodilians date back much further, to a group of animals called thecodontians, which lived some 200 million years ago.

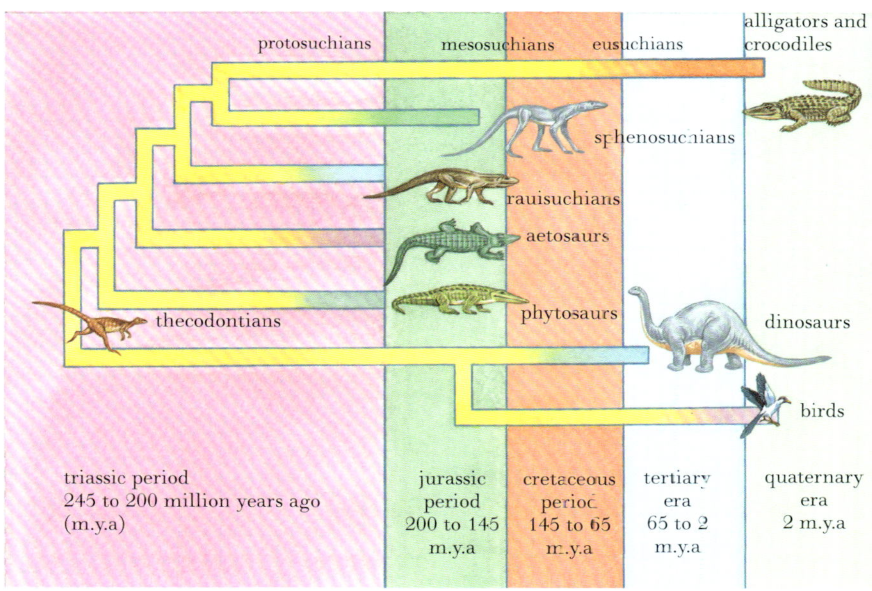

Living Relatives

Although it seems strange, birds are probably the closest living relatives of crocodilians. Crocodilians and birds have a long outer ear canal, a muscular gizzard to grind up food and a heart made up of four chambers. They both build nests and look after their young. The next closest living relatives of crocodilians are the group of reptiles called lepidosaurs, which includes the tuatara of New Zealand, lizards and snakes. The skin of lepidosaurs is usually covered by overlapping scales made of keratin (the substance fingernails are made of). Crocodilians and lepidosaurs both have two large openings on the cheek region of the skull, called a diapsid skull. Crocodilians are also more distantly related to the other main group of reptiles, turtles and tortoises.

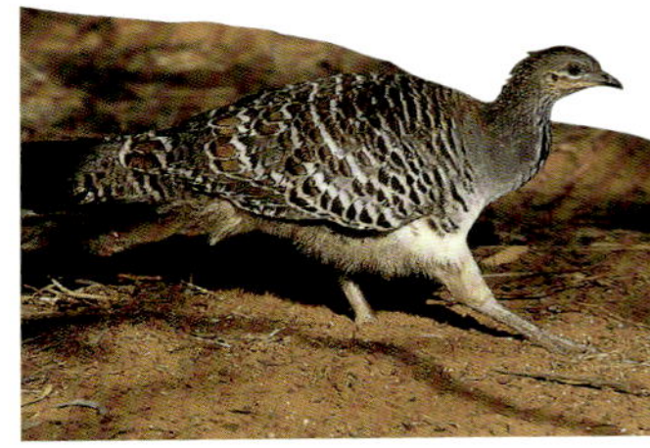

▲ **NESTING HABITS**
The nests of some birds, such as this mallee fowl, are very similar to those of crocodilians. The mallee fowl builds a huge mound of wet leaves and twigs covered with wet sand. The female then lays her eggs in the middle of the mound.

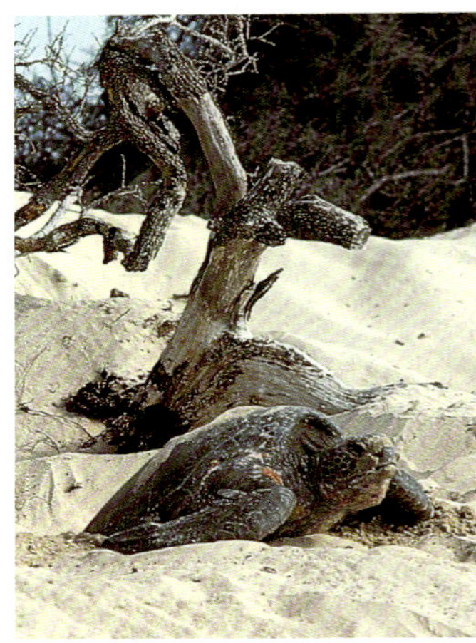

▲ **A SANDY NEST**
Green turtles live in the sea, but lay their eggs on sandy beaches. The female drags herself up the beach and digs a hole in which to lay her eggs. Then she returns to the sea, leaving the baby turtles to fend for themselves when they eventually hatch.

▼ **DINOSAUR SURVIVOR**
The rare tuatara is found only on a few islands off the north coast of New Zealand. Here there are no rats or dogs to eat their eggs and hatchlings. They have hardly changed in appearance for millions of years and first appeared before dinosaurs lived on Earth.

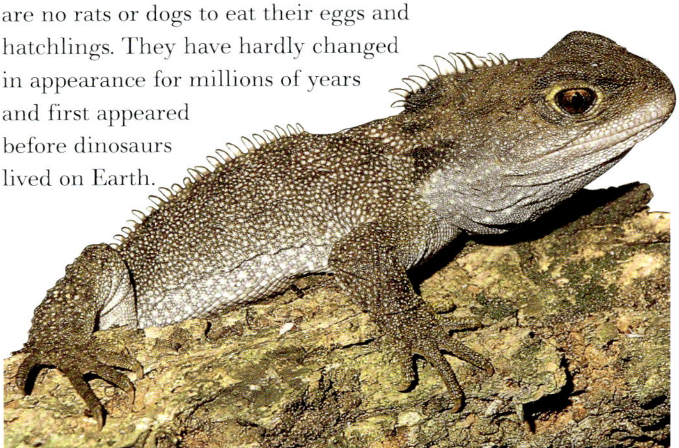

► DIAPSID SKULLS

Crocodilians, and lizards such as iguanas, both have two large openings on each side of the skull behind the eye sockets. One of these windows is high on the roof of the skull, the other is down on the side of the cheek. These openings may be to make the skull lighter. They also provide areas for the jaw muscles to join on to the skull, making it stronger and more powerful. In birds, the two openings have largely disappeared. Mammals have only one opening on each side not two, while turtles have no openings at all.

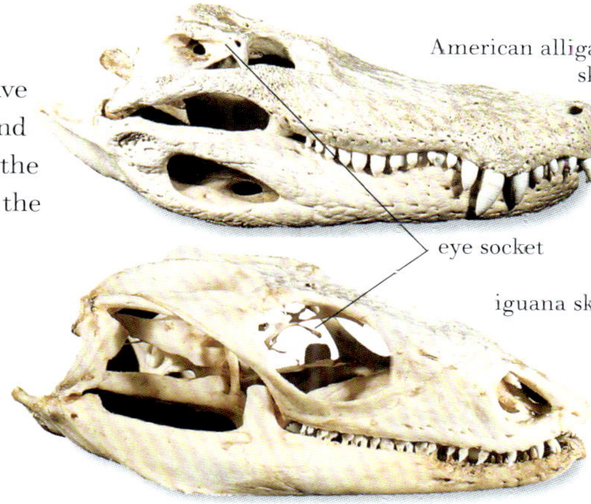

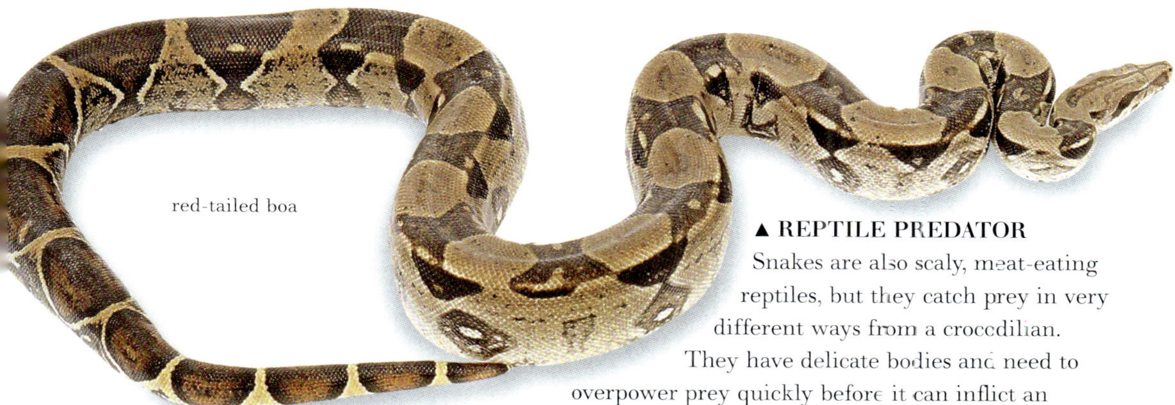

▲ REPTILE PREDATOR

Snakes are also scaly, meat-eating reptiles, but they catch prey in very different ways from a crocodilian. They have delicate bodies and need to overpower prey quickly before it can inflict an injury. Some, such as this boa, squeeze their prey to death in their powerful coils. Others kill their prey with a poisonous bite.

Did you know? The sex of baby turtles is also controlled by temperature.

► MONSTROUS LIZARD

The gila monster of North America is a lizard with small, bead-like scales. It is one of the world's two poisonous lizards and its bright colours are a warning sign of its poisonous nature. The poison is produced in glands in the bottom jaw and chewed into both predators and prey. Crocodilians have much larger scales than lizards, and none are poisonous.

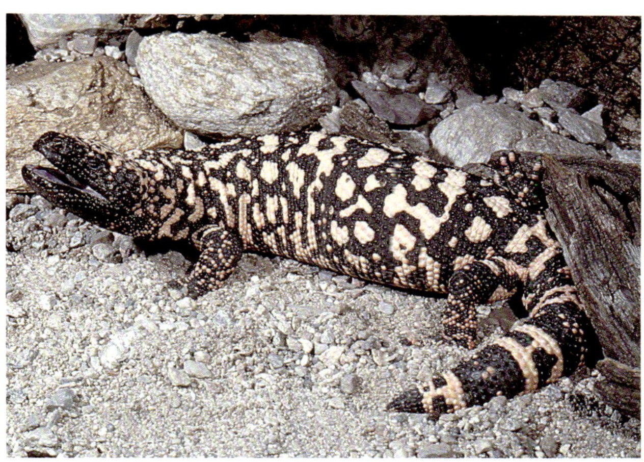

Living with People

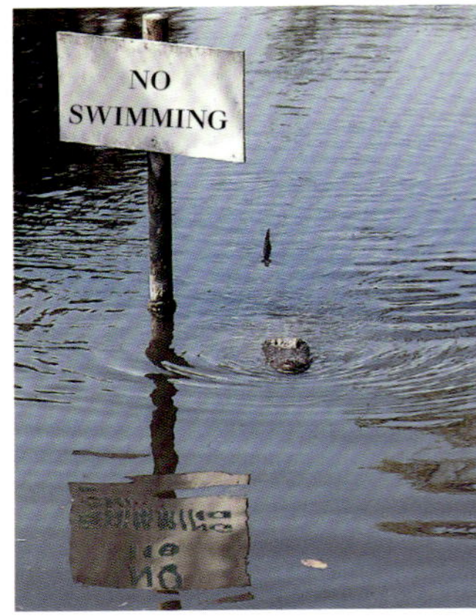

▲ **ALLIGATOR DANGER**
The just-seen head of an American alligator reinforces why swimming is not allowed. Alligators lurking under the water do occasionally attack people. This usually only happens when humans have invaded its habitat or disturbed its nests or hatchlings.

Many people only ever see a crocodile or an alligator in a story book, on the television or at the cinema. These crocodilians are often huge, fierce monsters that attack and eat humans. Such images have given crocodilians a bad name. A few large crocodiles, such as Nile and saltwater species, can be very dangerous, but most are timid creatures that are no threat to humans. Some people even keep baby crocodilians as pets. Humans are a much bigger threat to crocodilians than they are to us. People hunt them for their skins to make handbags, shoes and belts. Traditional oriental medicines are made from many of their body parts. Their bones are ground up to add to fertilizers and animal feed. Their meat and eggs are cooked and eaten, while perfume is made from their sex organs, musk and urine.

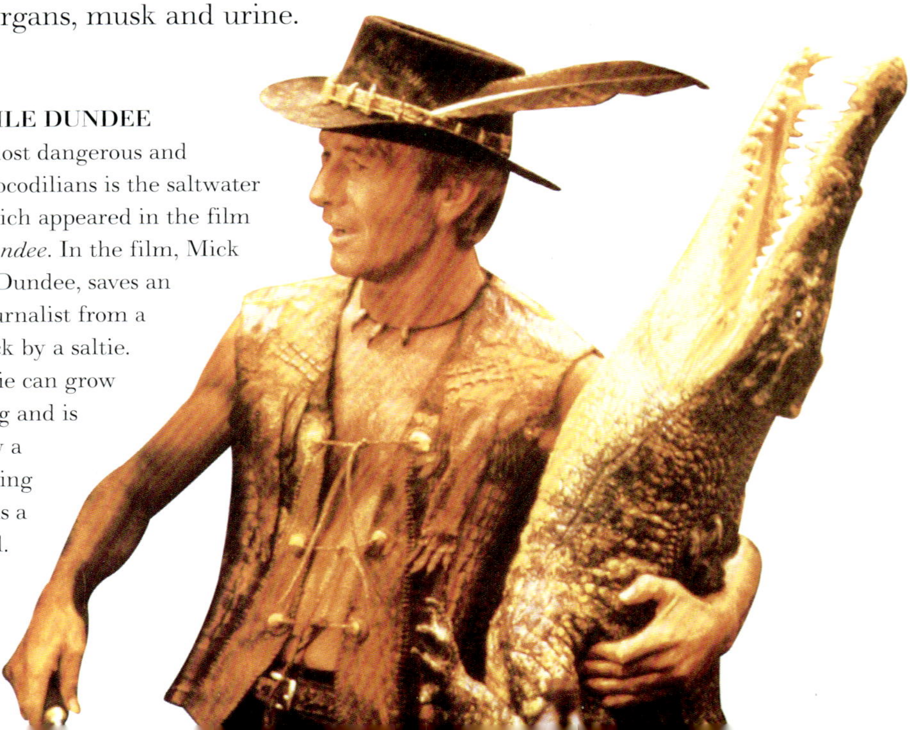

► **CROCODILE DUNDEE**
One of the most dangerous and aggressive crocodilians is the saltwater crocodile, which appeared in the film *Crocodile Dundee*. In the film, Mick "Crocodile" Dundee, saves an American journalist from a surprise attack by a saltie. An adult saltie can grow up to 7m long and is likely to view a human entering its territory as a possible meal.

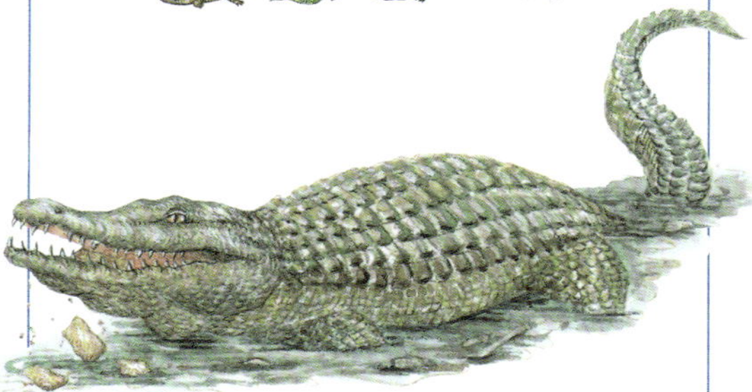

Krindlekrax

In Philip Ridley's 1991 story, Krindlekrax, *a baby crocodile from a zoo escapes into a sewer and grows enormous on a diet of discarded toast. It becomes the mysterious monster Krindlekrax, which lurks beneath the pavements of Lizard Street. It is eventually tamed by the hero of the book, weedy Ruskin Splinter, who wedges a medal down the crododile's throat. He agrees to take the medal away if Krindlekrax will go back to the sewer and never come back to Lizard Street again.*

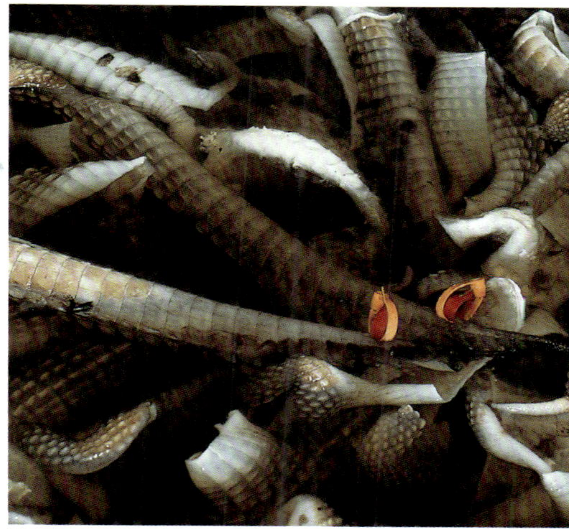

▲ SKINS FOR SALE
These saltwater crocodile skins are being processed for tanning. Tanning converts the hard, horny, preserved skin into soft, flexible leather that can be made into bags, wallets, shoes and other goods. Some of the most valuable skins come from saltwater crocodiles, because they have small scales that have few bony plates inside.

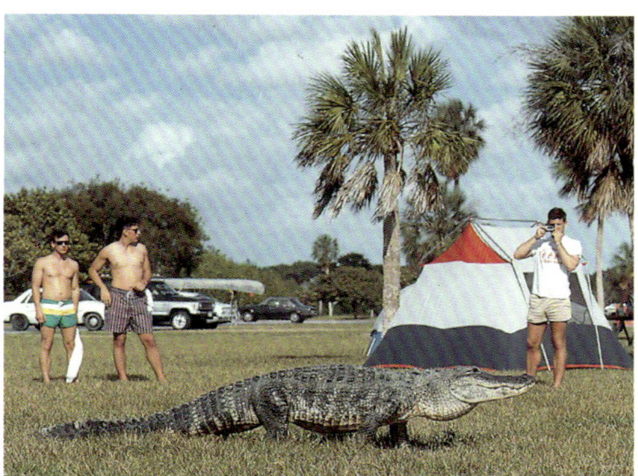

▲ ALLIGATOR WALKABOUT
An American alligator walks through a campsite, giving the campers a close-up view. Attacks out of the water are unlikely – the element of surprise is lost and alligators cannot move fast. Meetings like this are harmless.

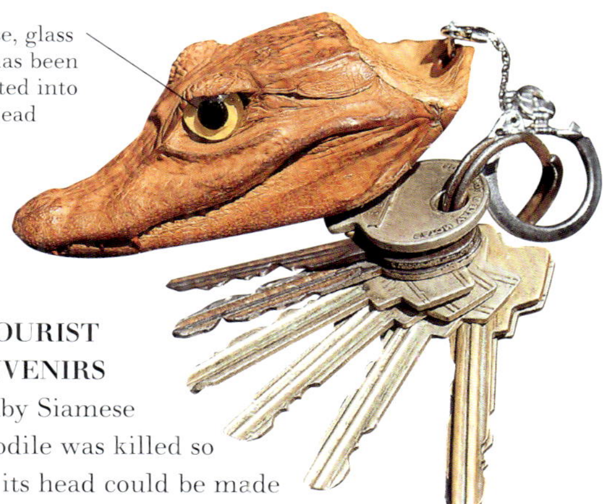

► TOURIST SOUVENIRS
A baby Siamese crocodile was killed so that its head could be made into a key ring as a tourist souvenir. Most tourists never manage to see a wild crocodilian, but if they buy souvenirs such as this, it means more animals will be killed for a cruel trade.

Rare Crocodilians

Almost half of all of crocodilian species are endangered, even though there is much less hunting today than in the past. Until the 1970s, five to ten million crocodilians were being killed each year – far too many for them to reproduce and build up their numbers again. Today, the loss of habitat is a greater threat than hunting for most crocodiles. Other problems include illegal hunting, trapping for food and medicine, and the harvesting of crocodile eggs. Many species are not properly protected in national parks and there are not enough crocodilians being reared on farms and ranches to make sure each species does not disappear for ever. The four most endangered species are the Chinese alligator, the Philippine, Siamese and the Orinoco crocodiles. Other species that only live in small populations are the Cuban crocodile, black caiman and the gharial.

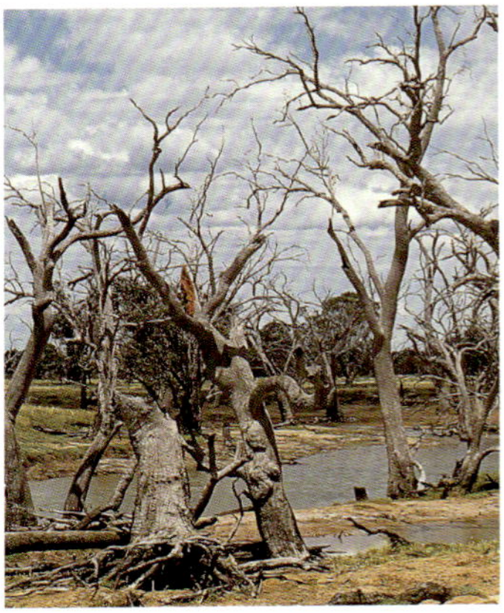

▲ HABITAT DESTRUCTION
The trees beside this billabong in Australia have died because there is too much salt in the water. Farmers removed many of the bush plants, which used to trap salt and stop it sinking down into the ground. Now much of the land is ruined by high levels of salt and it is difficult for crocodilians and other wildlife to live there.

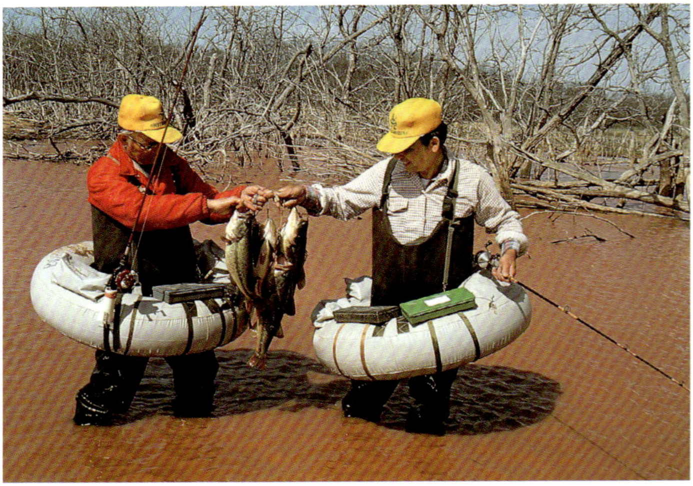

► FISHING COMPETITION
People fishing for sport as well as for food create competition for crocodilians in some areas. They may also accidentally trap crocodilians underwater in their fishing nets so that they cannot come up for air, and drown. In waterways that are used for recreation, such as angling, bathing and boating, crocodilians may be killed by the blades of a motorboat's engine and because they pose a threat to human life.

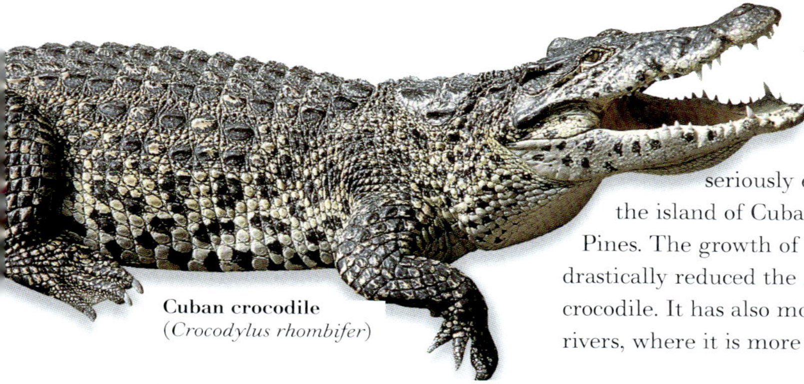

Cuban crocodile
(*Crocodylus rhombifer*)

◄ CUBAN CROCODILE

This crocodile has the smallest range of any living crocodilian and is seriously endangered. It lives only on the island of Cuba and the nearby Isle of Pines. The growth of charcoal burning has drastically reduced the habitat of the Cuban crocodile. It has also moved into coastal areas and rivers, where it is more in danger from hunters.

► SIAMESE CROCODILE

This endangered crocodile has almost died out in the wild. It was once found over large areas of South-east Asia, but wild Siamese crocodiles now live only in Thailand. They have become so rare because of extensive hunting and habitat destruction. They now survive mainly on crocodile farms.

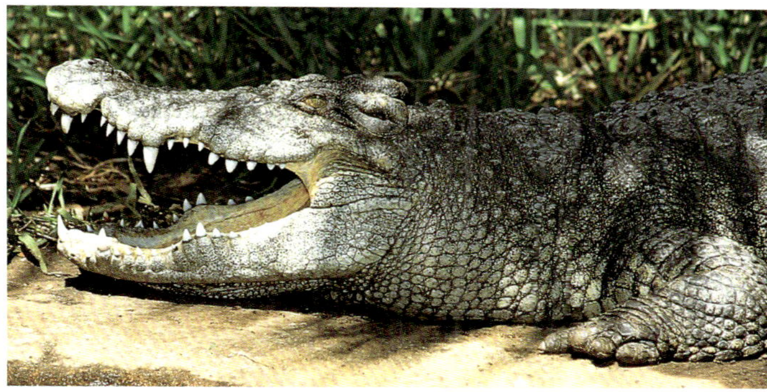

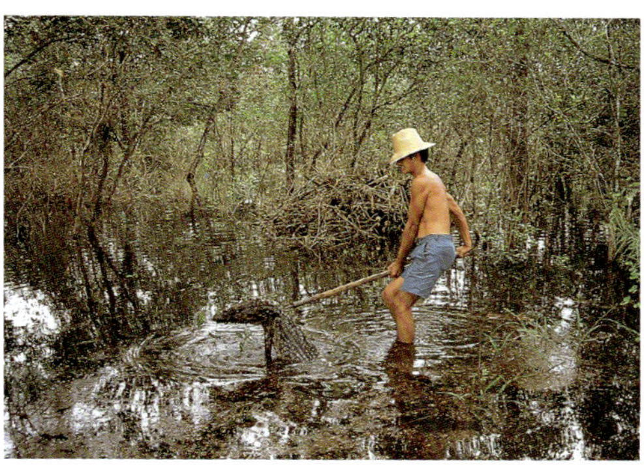

▲ ILLEGAL HUNTING

This poacher has speared a caiman in the Brazilian rainforest. Hunting crocodilians is banned in many countries, but people still hunt illegally in order to make money. Their hides are so valuable that, even though this caiman's skin contains many bony scutes, it is still worthwhile taking the soft parts.

▼ UNWANTED CROCODILE

A small saltwater crocodile that strayed into somebody's garden is captured so it can be returned to the wild. Its jaws are bound together with rope to stop it biting the ranger. One of the biggest problems for crocodilians is the fact that more and more people want to live in the same places that they do.

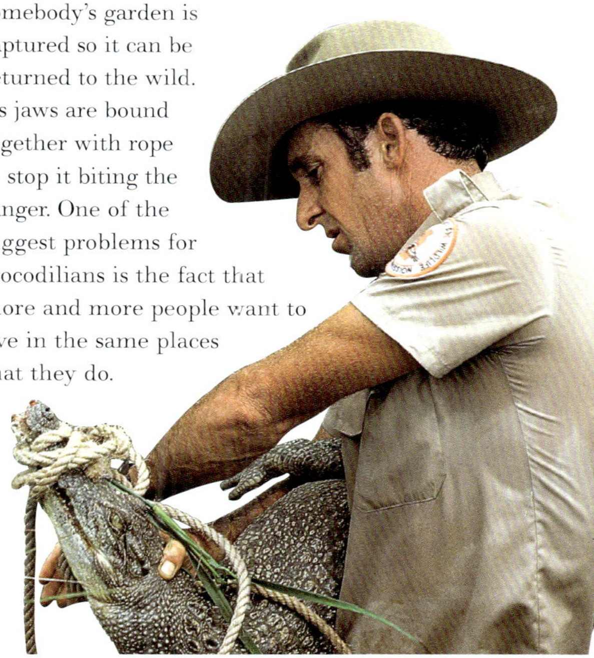

Focus

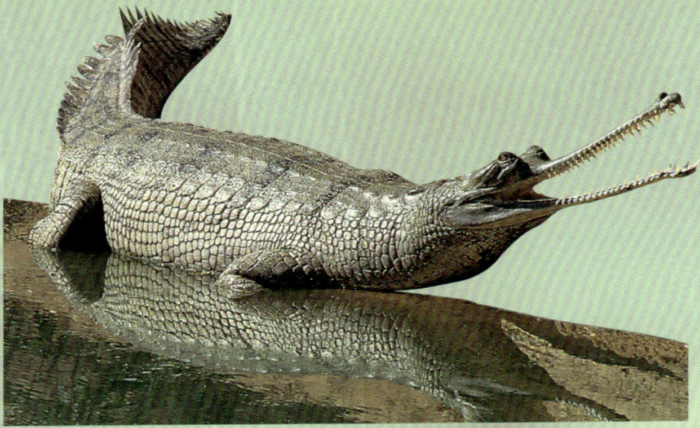

WELL ADAPTED
Gharials have a light-coloured, slender body with extensive webbing between the toes on the back feet. Their long back legs are relatively weak. Gharials are well adapted for life in the water but are not fast swimmers.

The gharial of northern India and the false gharial of South-east Asia are both endangered species. Their numbers have fallen due to hunting for their skins, habitat loss and competition for their main food, fish. Many of the fast-flowing rivers in which they live have been dammed to provide water for crops and to generate electricity. Dams flood some areas and reduce the flow of water in others, as well as damaging the river banks where gharials nest. People collect their eggs for food and believe them to have medicinal properties. To save the gharial, young are reared in captivity and released into the wild. The false gharial, however, does not breed well in captivity.

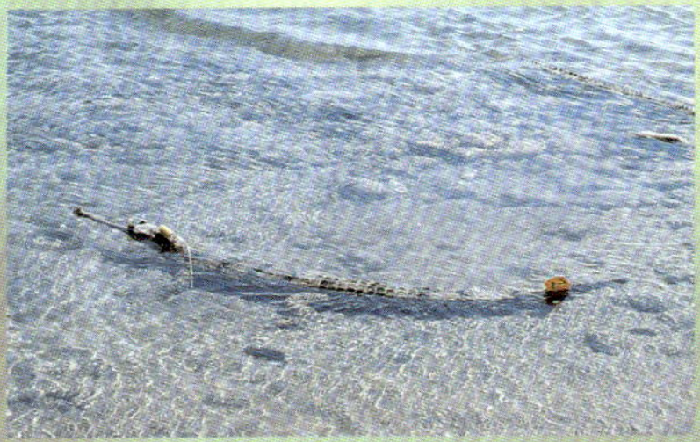

CAPTIVE SURVIVAL
This gharial was bred in captivity and has been released into the wild. It has a radio tag on its tail so that scientists can follow its movements. In the 1970s, there were only about 300 wild gharials left. Captive breeding has increased numbers to over 1,500.

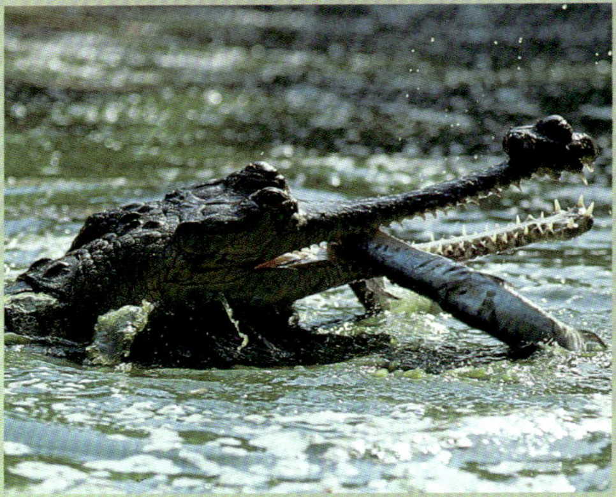

MEAL TIME
A gharial lunges sideways to snap up a meal from a passing shoal of fish. Predatory catfish are a favourite meal. When gharial numbers went down, more catfish survived to eat the tilapia fish that local villagers caught for food.

on Gharials

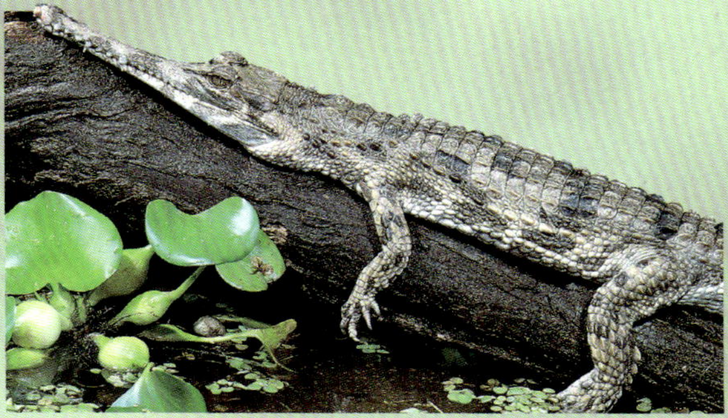

FALSE IDENTITY
The false gharial looks like the true gharial and is probably related to it. It lives farther south than the true gharial, from southern Thailand to Borneo and Sumatra. In the wild, adults do not seem to help young escape from the nest and many die as they fend for themselves after hatching. Habitat loss and an increase in land used for rice farming have made false gharials rare. In Indonesia, over-collection of juveniles for rearing on farms may also have reduced numbers.

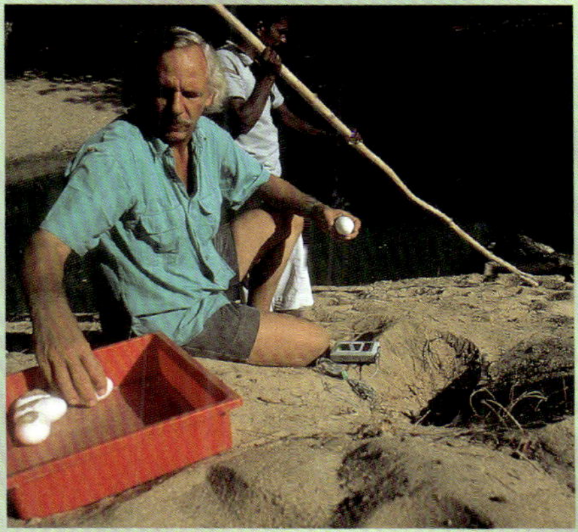

SAFE HOUSE
A scientist collects gharial eggs so that they can be protected in a sanctuary. There no predators will be able to get at them and the temperature can be kept just right for development. In the wild, about 40 per cent of eggs are destroyed by predators. Only about 1 per cent of the young survive to adulthood.

WATER SPORT
In the dry, low-water months of winter, gharials spend a lot of time basking on sand banks. Even so they are the most aquatic crocodilian. They move awkwardly when leaving the water and do not seem able to do the high walk like other crocodilians. Female gharials do not carry their young to the water. This is probably because their snouts are too slender and delicate and their teeth too sharp.

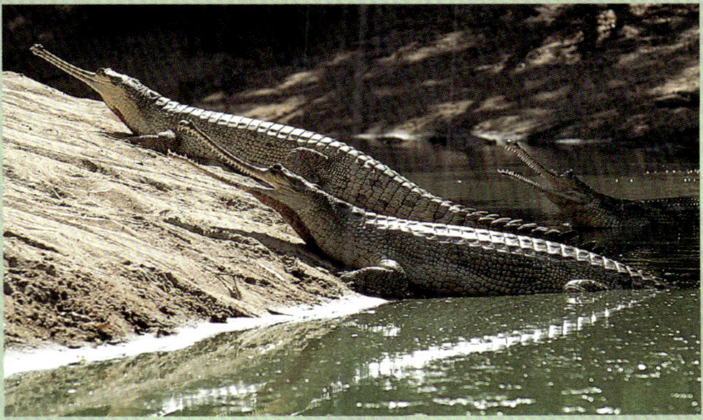

Conservation

Although people are frightened of crocodilians, they are a vital part of the web of life in tropical lands. They dig water holes that help other animals survive in dry seasons and clean up the environment by eating dead animals. Scientists find them interesting because they are good at fighting disease and rarely develop cancers. They are also fascinating to everyone as survivors from a prehistoric lost world. We need to find out more about their lives in the wild so we can help them to survive in the future. Some species, such as the American alligator, the saltwater crocodile and Johnston's crocodile of Australia and the gharial have already been helped by conservation measures. Much more work needs to be done, however, such as preserving their habitats, stopping illegal poaching and smuggling, breeding rare species in captivity and releasing them into the wild.

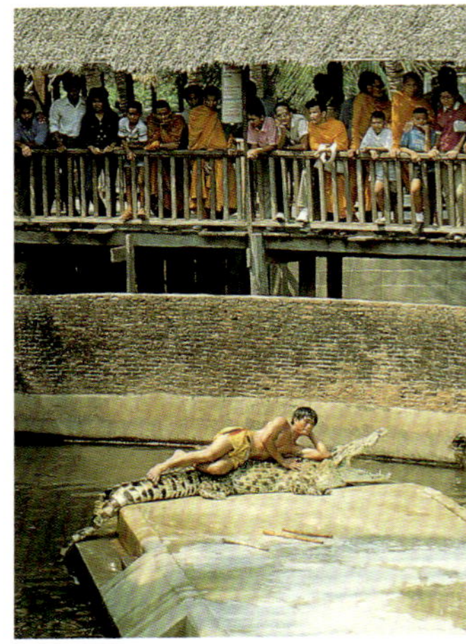

▲ **CROCODILE FARMS**
Tourists watch a wrestler show off his skill at a crocodile farm. The farm breeds crocodiles for their skins, attracting tourists as extra income. Farms help stop crocodiles being taken from the wild. The Samutprakan Crocodile Farm in Thailand has helped to save the rare Siamese crocodile from dying out by breeding them in captivity.

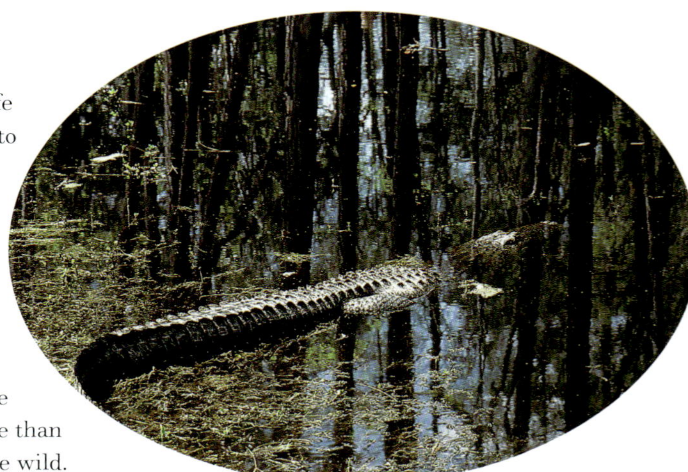

► **RESEARCH REFUGE**
Research at the Rockefeller Wildlife Refuge in Louisiana, USA, helped to work out the best way of rearing American alligators in captivity. They are brought up in special hothouses where temperature, humidity, diet, space and disease can be controlled. They have piped music so they will be less disturbed by outside noises. In these conditions, the alligators grow more than 1m a year – much faster than in the wild.

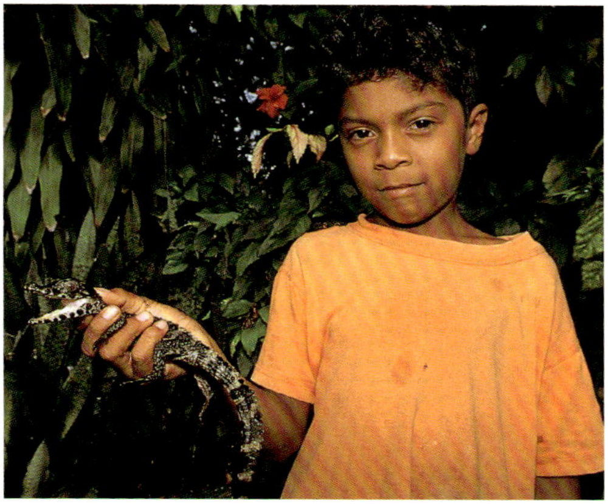

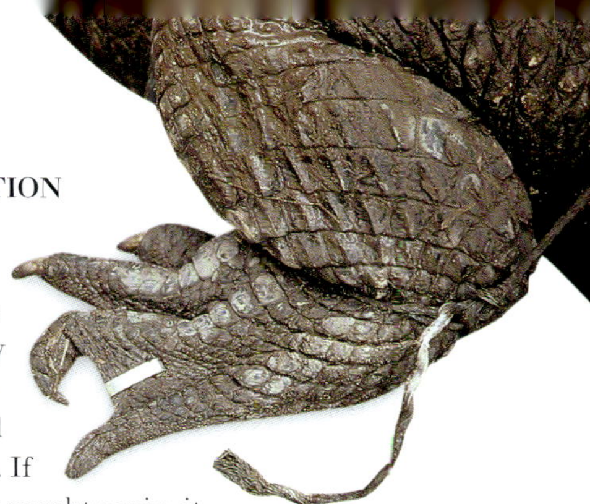

▶ CAIMAN CONSERVATION

The tag on the foot of a black caiman helps identify it once it has been released into the wild. If the animal is caught again, it can be measured and weighed and the figures compared with previous records. This shows how well the animal is surviving in the wild.

▲ INTO THE FUTURE

This boy from Guyana is holding a baby dwarf caiman. Small numbers of caimans are sold as exotic pets. If people are paid more money for a living specimen than a dead one, they are less likely to kill crocodiles for skins. Educating people about why crocodilians are important is an important way of ensuring their future.

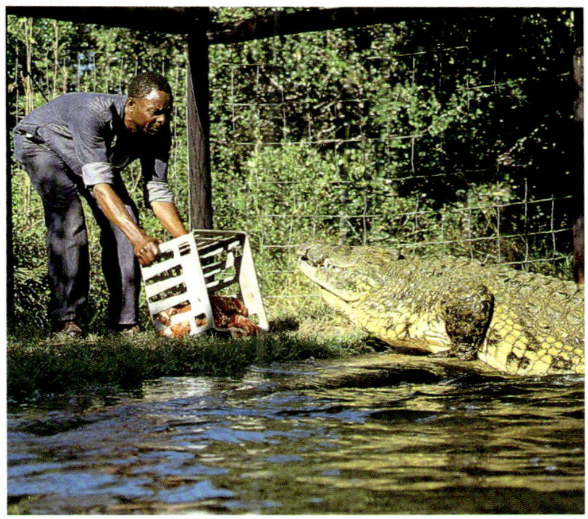

▶ RANCHING AND FARMING

A Nile crocodile is fed at a breeding station in South Africa. Crocodilians grow well on ranches or farms where they are fed properly. These places also provide information about the biology, health and feeding patterns of the reptiles.

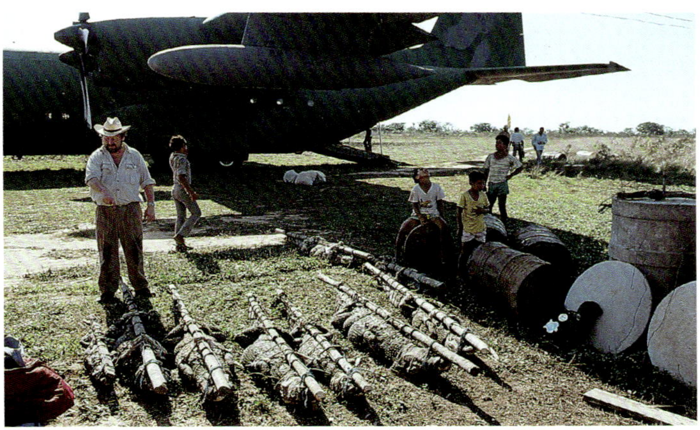

◀ A NEW HOME

A row of black caimans, saved from a ranching scheme in Bolivia, wait to be flown to the Beni Biosphere Reserve, where they will be protected. The number of black caimans has dropped dramatically, and the animals they used to eat have increased as a result. This has caused problems for people, such as capybaras eating crops and piranhas attacking cattle.

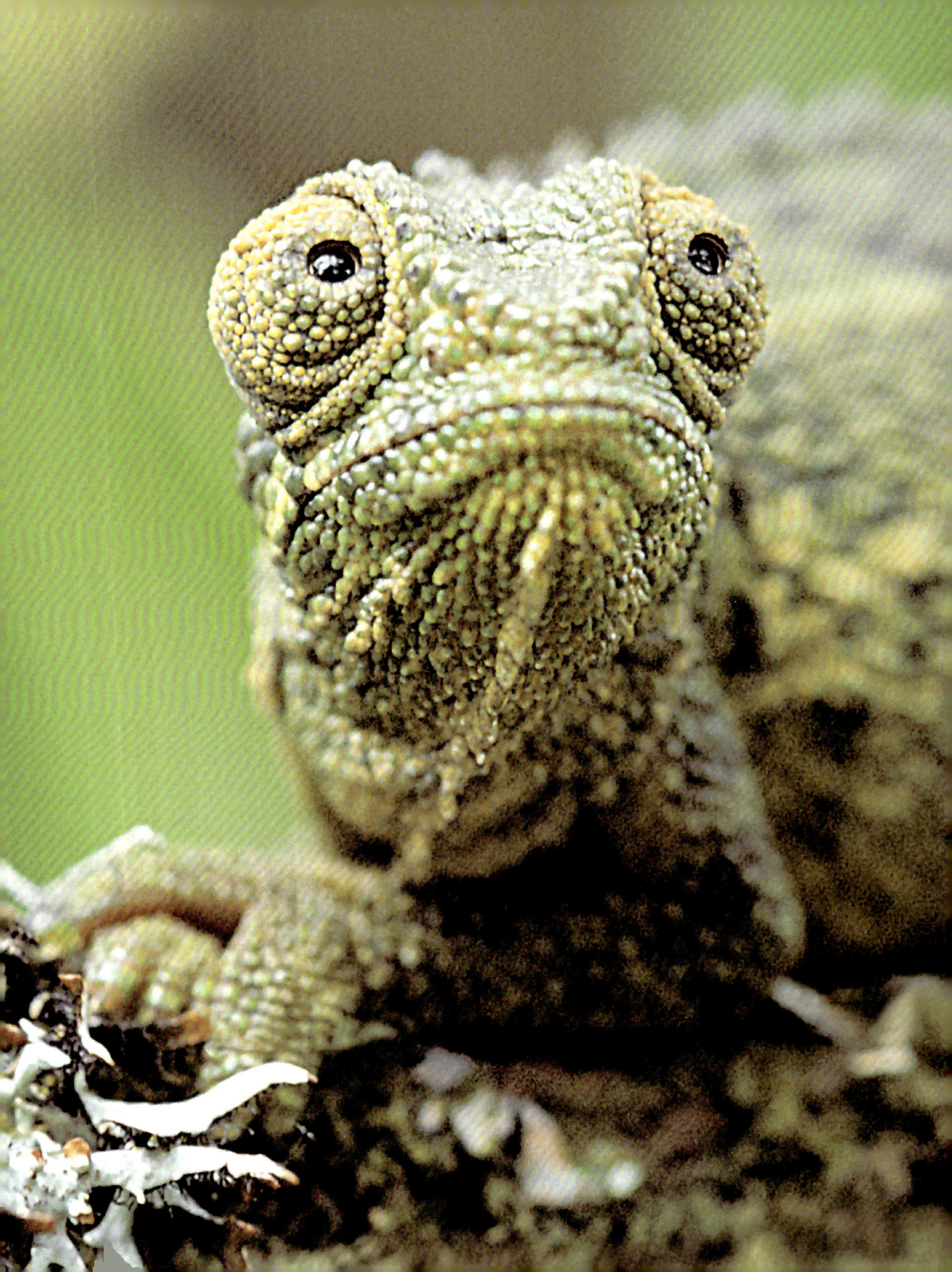

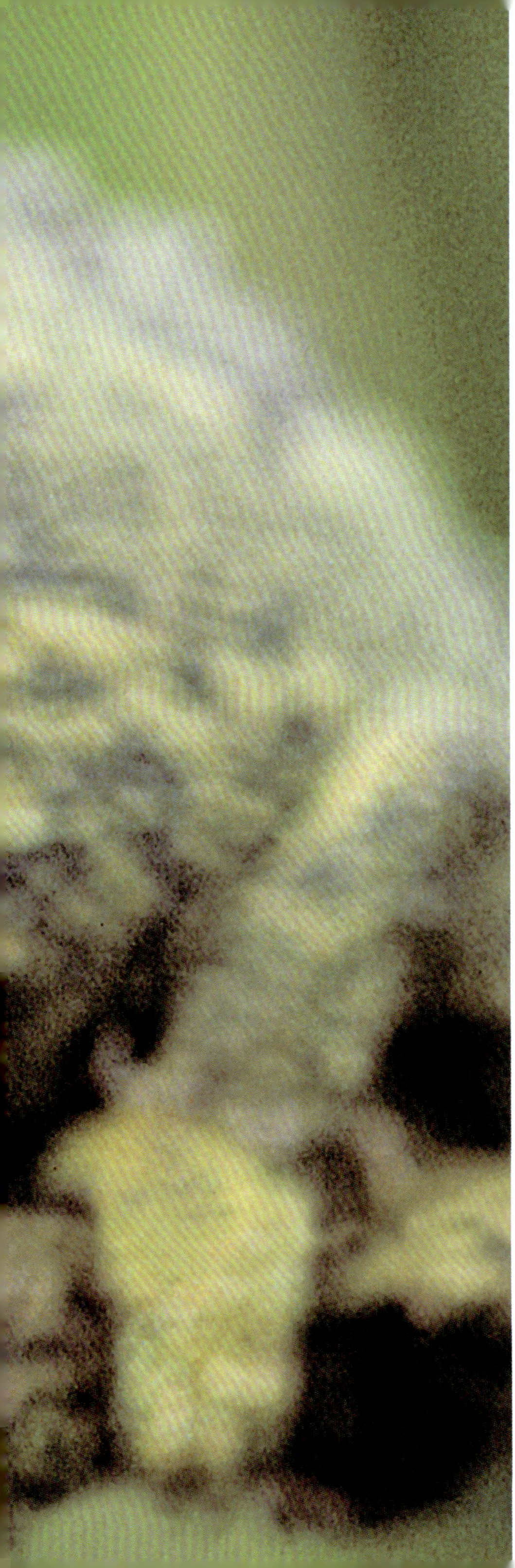

LIZARDS

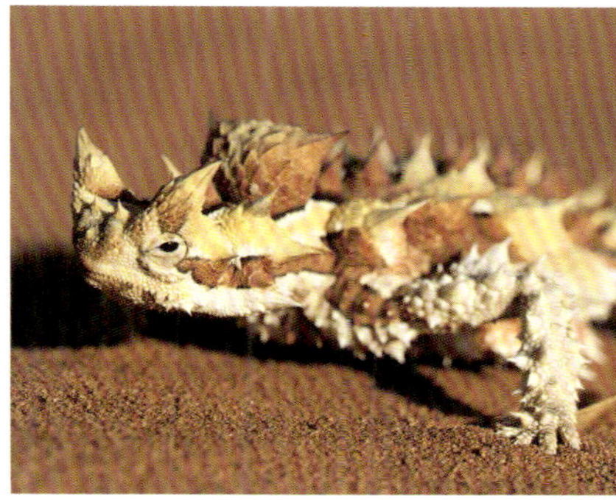

Lizards first appeared on Earth more than 260 million years ago, and today there are almost 4,000 different known species, making them the largest group of reptiles. They come in a great variety of shapes and sizes, from giant Komodo dragons and tiny geckos to colour-changing chameleons and slow-worms with no legs at all. Lizards live nearly everywhere—from rocky mountains and Arctic tundra, to arid desert and the forest canopy. The only true ocean-going lizard is the marine iguana of the Galapagos Islands. Most lizards are small and vulnerable to predators, but their large numbers, fast movement and thorny spines help to protect them.

Top Reptiles

Lizards form the largest group of reptiles, with almost 4,000 different species known. They are found in more places than any other type of reptile, living everywhere from deserts to the Arctic tundra, and exposed mountain slopes to isolated islands. A lizard's habitat can be anything from the highest branches in a forest's trees to the soil beneath its leaf-litter. Like all living reptiles, lizards are cold-blooded, which means that their body temperature varies with that of their surroundings. Most are small and feed on insects, but some have become large, dangerous carnivores. A few eat only plants. Lizards are very varied in shape and colour. The majority have four legs but some have lost their legs entirely and look like snakes.

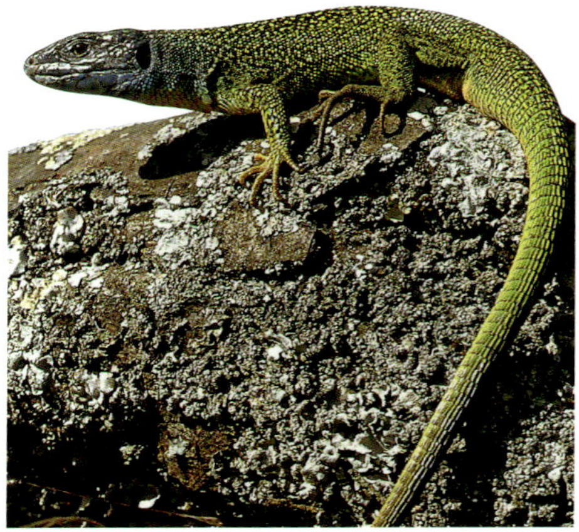

▲ FIVE TOES, FOUR LEGS
This green lizard is a typical lizard. It is active by day and has four legs, each with five toes. Most lizards are fairly small; in the food chain they sit between insects and the predatory birds, mammals and snakes.

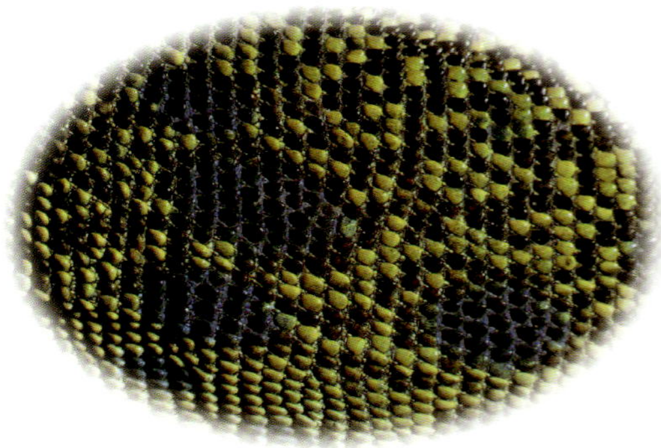

▲ SCALY SKIN
Lizards are covered in scales made of a substance called keratin, which is also the basis of human hair. Lizard scales vary in size from the tiny grain-like scales on geckos to the large, fingernail-like scales, or scutes, of plated lizards. Scales offer protection against injury and drying out.

▼ LIZARD EGGS
Reptiles lay their eggs on land. Their eggs are cleidoic, which means 'closed-box' – the baby develops inside the egg, isolated from the outside world and often protected by a tough, leathery shell. Nutrition is supplied by the yolk sac, and waste products are stored in a membrane called the allantois. The amnion, a protective, fluid-filled membrane, surrounds the growing baby lizard and the yolk sac.

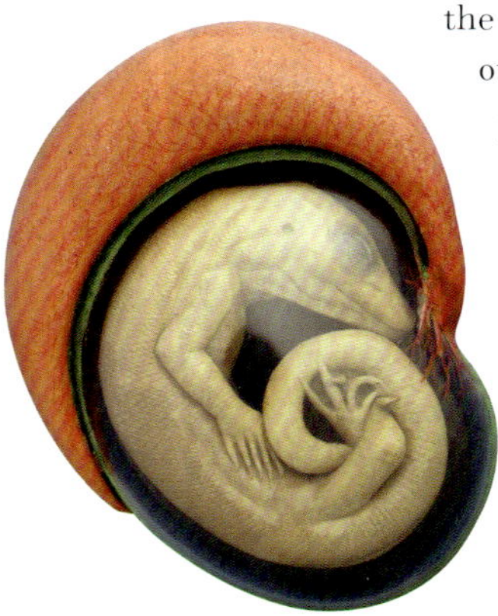

MEGA MONITORS ►

Lizards first appeared 100–150 million years ago. *Megalania priscus* was a giant Australian monitor lizard that would have made a Komodo dragon, the world's largest living lizard, look quite puny. Adults grew to 7m and may have weighed more than half a tonne. They probably ate prehistoric kangaroos and giant wombats. *Megalania* lived until 25,000 years ago and may have met Australia's first humans.

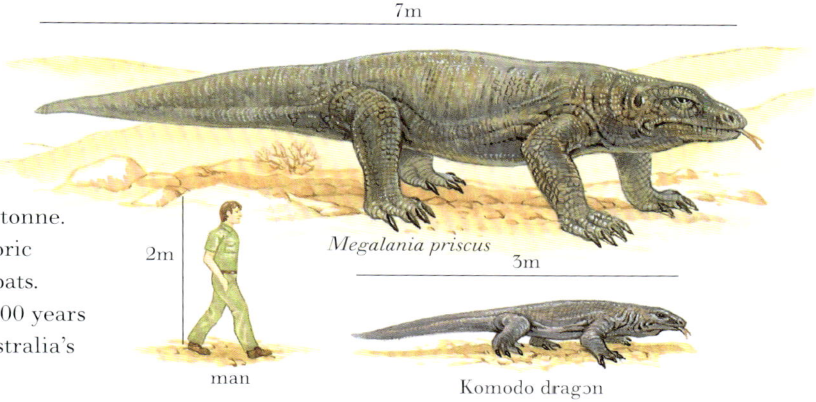

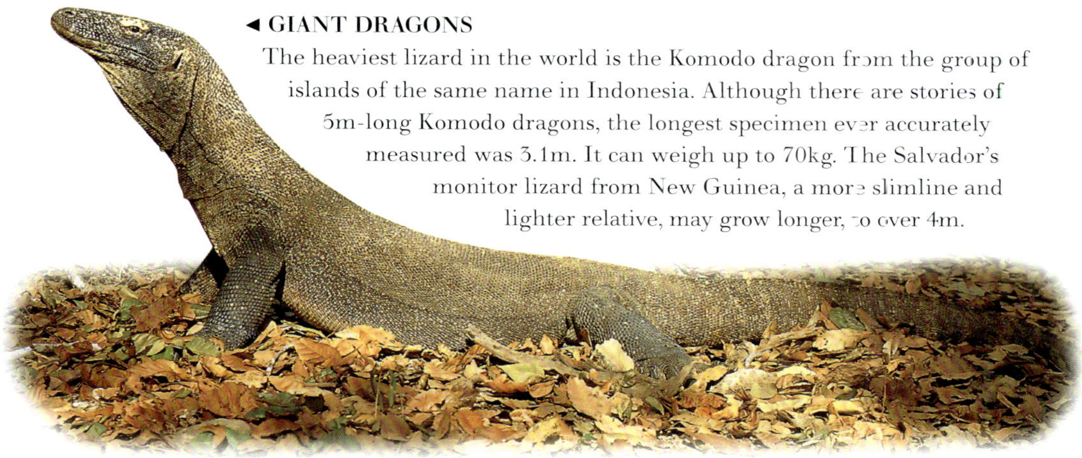

◄ GIANT DRAGONS

The heaviest lizard in the world is the Komodo dragon from the group of islands of the same name in Indonesia. Although there are stories of 5m-long Komodo dragons, the longest specimen ever accurately measured was 3.1m. It can weigh up to 70kg. The Salvador's monitor lizard from New Guinea, a more slimline and lighter relative, may grow longer, to over 4m.

MINI MARVELS ►

The Nosy Be pigmy chameleon from northern Madagascar grows to no more than 3.4cm long, but it is not the smallest living lizard. Even smaller is the Jaragua gecko from the Dominican Republic in the Caribbean. It grows to a maximum length of just 1.6cm and was discovered in 2001. Not only is it the world's smallest lizard, it is also the smallest land-living vertebrate (animal with a backbone) known to science.

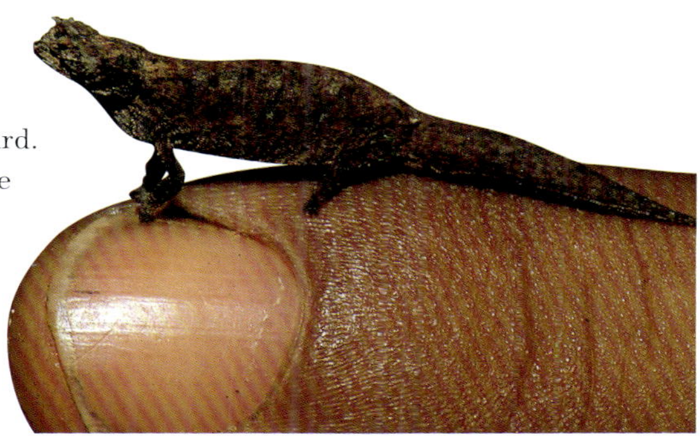

Lizard Relatives

The first reptiles appeared on Earth over 260 million years ago. Most types that lived in the distant past, such as dinosaurs and flying pterodactyls, are extinct today. Even so the Class Reptilia currently contains over 7,000 living species, ranging from turtles to crocodiles and geckos to snakes. All reptiles have scaly or leathery protective skin, which allows them to survive in salty, hot or dry conditions that would kill many other animals. Most lay leathery-shelled eggs, but a few lizards and snakes bear live young – an adaptation to living in colder climates where eggs would die. This versatility makes reptiles excellent survivors. Even though we now live in the Age of Mammals, reptiles are still a very successful group.

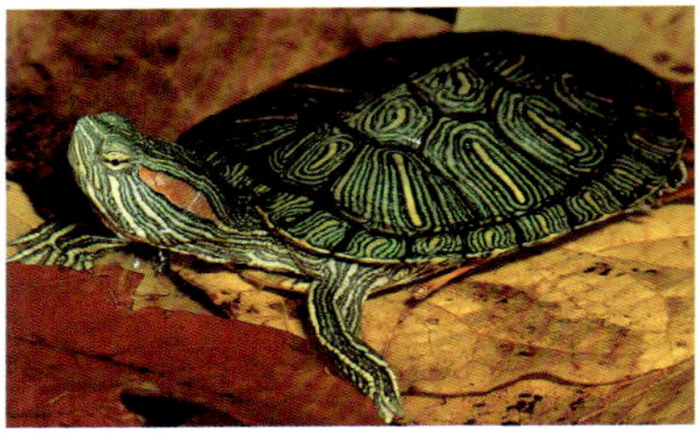

▲ **RELATION WITH A SHELL**
Turtles and tortoises belong to an ancient order of reptiles that split from the main reptile line shortly after the ancestors of mammals did. They are distantly related to other modern reptiles – in fact, lizards are related less to turtles and tortoises than they are to dinosaurs or birds. Turtles live in the sea and fresh water, while tortoises live on land.

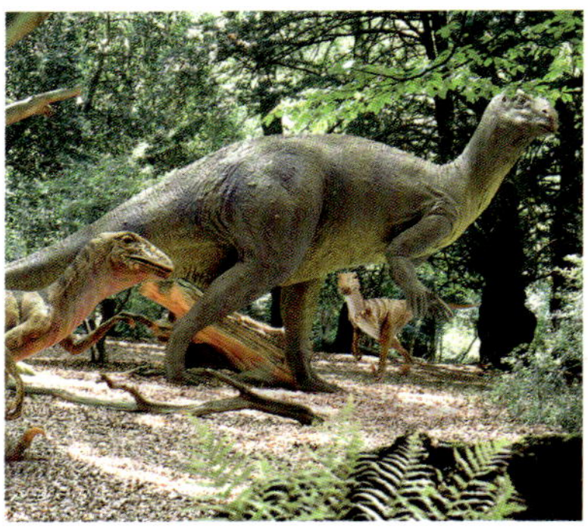

▲ **DINOSAUR DINNER**
In this reconstruction, a plant-eating *Iguanodon* is being stalked by two meat-eating *Deinonychus*. Although dinosaurs might look like giant lizards they were more closely related to crocodiles and birds. Unlike modern reptiles, many dinosaurs walked on two legs. Most of these ancient reptiles were plant-eaters but some ate meat.

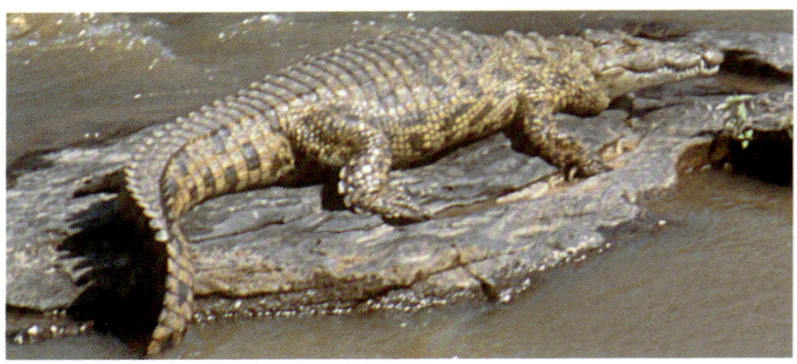

▲ **FIERCE HUNTER**
Crocodiles and alligators include the largest reptiles alive today. Nile crocodiles such as this can grow to 6m long and weigh almost a tonne, and the Indo-Pacific crocodile is even larger. Crocodilians eat meat and spend most of their time in water. They are distantly related to lizards and, like all egg-laying reptiles, they lay eggs on land.

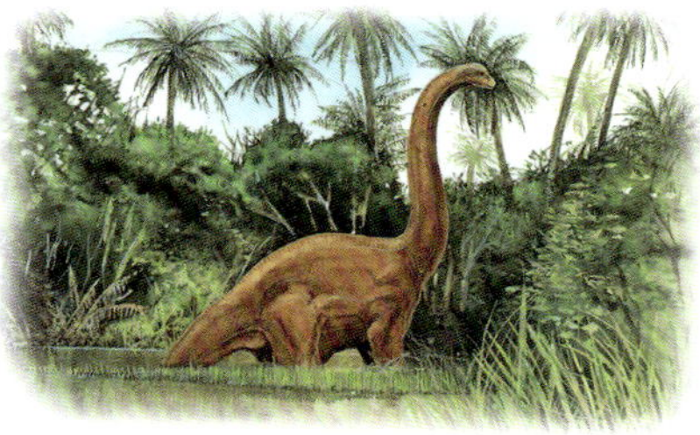

Congo Monster
People living in the Congo rainforest claim it is inhabited by a giant Diplodocus*-like creature that they call Mokele-mbembe. Do dinosaurs still walk the Earth or could the monster be a large monitor lizard standing on its hind feet and stretching out its long neck? Several expeditions have set out in search of Mokele-mbembe but the mystery remains unsolved.*

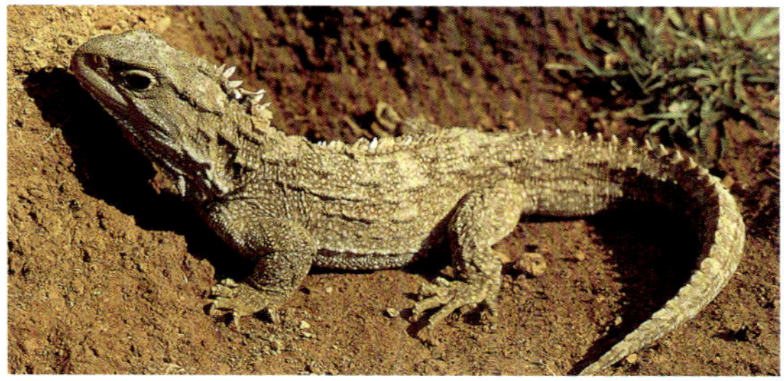

▲ TWO TUATARAS
These reptiles live on islands off the coast of New Zealand. Although they look like lizards, they have their own reptile group. They have hardly changed their appearance and behaviour since dinosaurs walked the Earth. Only two species of tuatara are alive in the world today.

▼ LEGLESS LIZARDS

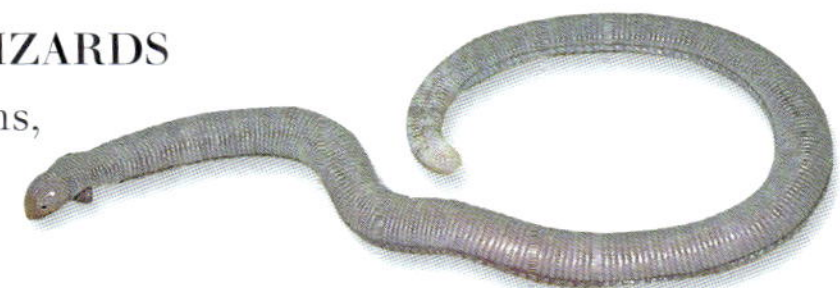

Amphisbaenians, or worm-lizards, are legless reptiles that evolved from lizards. There are around 130 species, living in Florida, north-western Mexico, the West Indies, South America, Africa and Mediterranean Europe. Burrowers in soil and sand, amphisbaenians feed on earthworms and other invertebrates.

THE FAMILY TREE ▼
As this tree shows, reptiles are a very diverse group. Turtles split away from the main reptilian line millions of years ago. Reptiles then divided into two main groups. The Archosauria (ancient reptiles) became dinosaurs, crocodilians and birds. The Lepidosauria (scaled reptiles) includes tuataras, and modern lizards, snakes and amphisbaenians (worm-lizards).

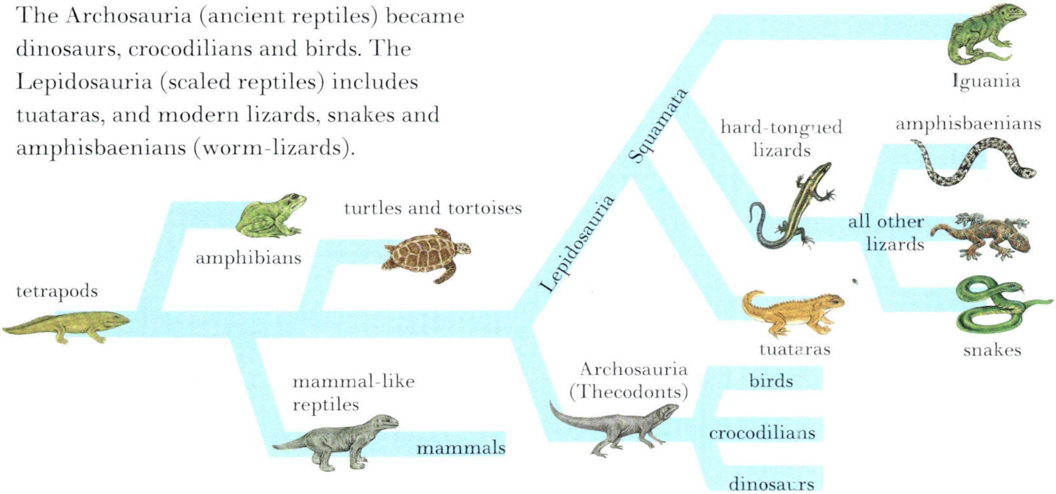

The Iguania

Lizards are split into two main groups. The first of these is known to scientists as the Iguania, and contains over 1,300 species, including iguanas, agamas, chameleons, anoles, swift lizards, lava lizards, basilisks and spiny lizards. The Iguania is an ancient group of reptiles dating back almost 100 million years. It is split into two smaller groups because agamas and chameleons have different teeth and live on different continents to iguanas and most of their relatives. Although some agamas look like iguanas, this is because they have become alike as a result of having similar lifestyles, and not because they are closely related.

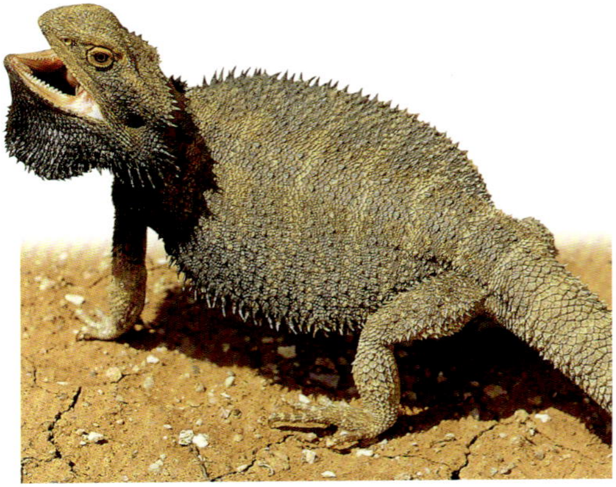

▲ **AMAZING AGAMAS**
There are around 300 species of agama, living in south-eastern Europe, Asia, Africa and Australia. Many agamas are sun lovers, and include desert-dwellers such as the frilled lizards and this eastern bearded dragon. This family also contains the tiny flying lizards of South-east Asia and the secretive rainforest dragons of New Guinea and Queensland in Australia.

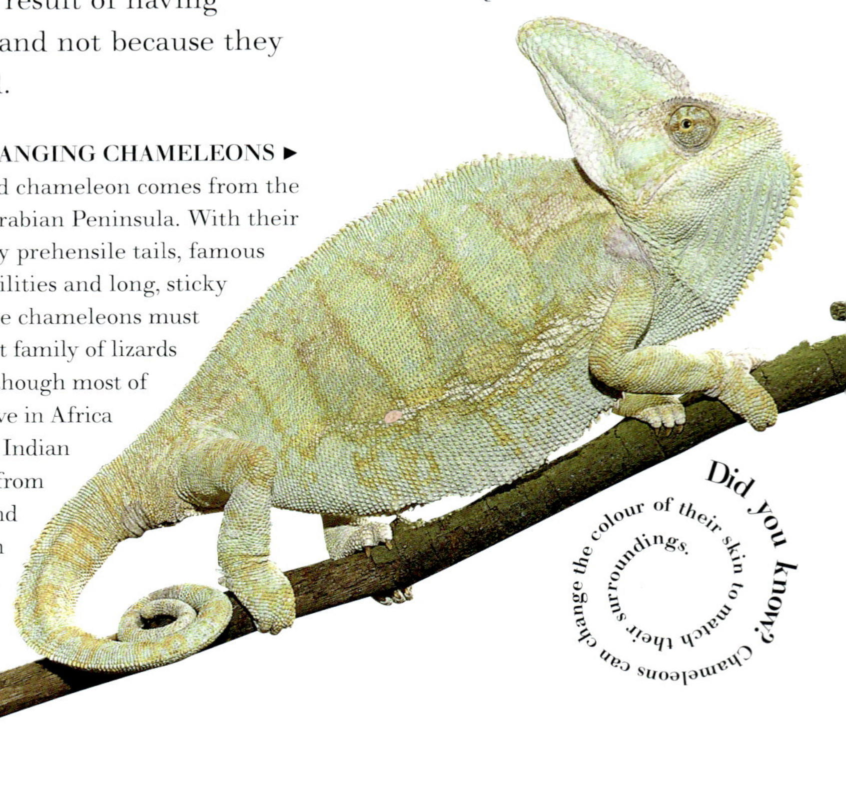

COLOUR-CHANGING CHAMELEONS ▶
This veiled chameleon comes from the Yemen, on the Arabian Peninsula. With their 'turret-eyes', curly prehensile tails, famous colour-changing capabilities and long, sticky tongues, the chameleons must be the strangest family of lizards in the world. Although most of the 160 species live in Africa or Madagascar, the Indian chameleon comes from southern Asia and the European chameleon is found in southern Spain and Crete.

Did you know? Chameleons can change the colour of their skin to match their surroundings.

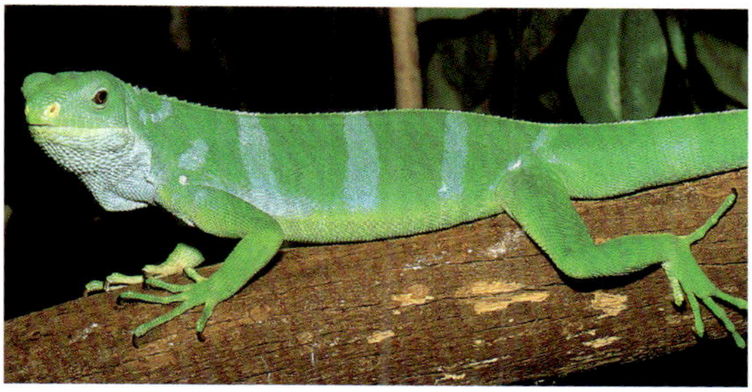

IGUANAS AND CHUCKWALLAS ▶
Most iguanas, and their close relatives the chuckwallas, live in the Americas. Many are found in the West Indies, including the powerful rhinoceros iguanas. The Central and South American green iguana is perhaps the most familiar lizard in the world, but not all iguanas are American. The iguana on the right is from Fiji, in the Pacific Ocean.

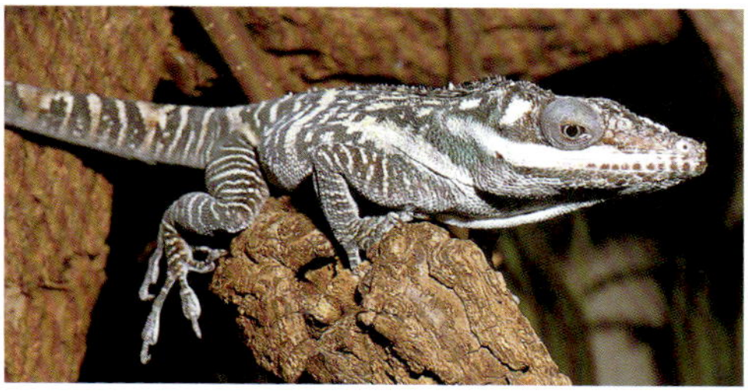

▲ NATIVE KNIGHTS
The knight anole is a native of Cuba, but it was introduced to southern Florida in 1952. There it hunts down the smaller green anole, which has become an endangered species in Florida, although it lives in many other parts of the world, including Hawaii. There are about 400 species of anoles in South America and the West Indies.

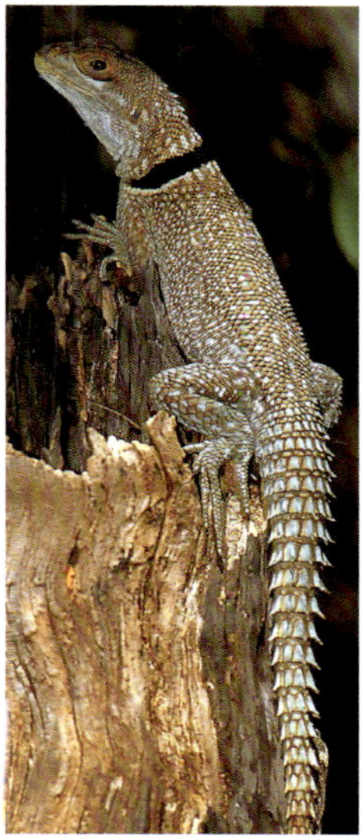

SWIFT SPECIES ▶
This Cuvier's Malagasy swift lives in the dry scrub and rocky outcrops of Madagascar, a large island off the eastern coast of Africa. In all, seven insect-eating species of small, tree- and rock-dwelling swifts live there. They lay four to six eggs. Another family of small fast-moving lizards known as swifts come from the Americas, from the USA down to Argentina.

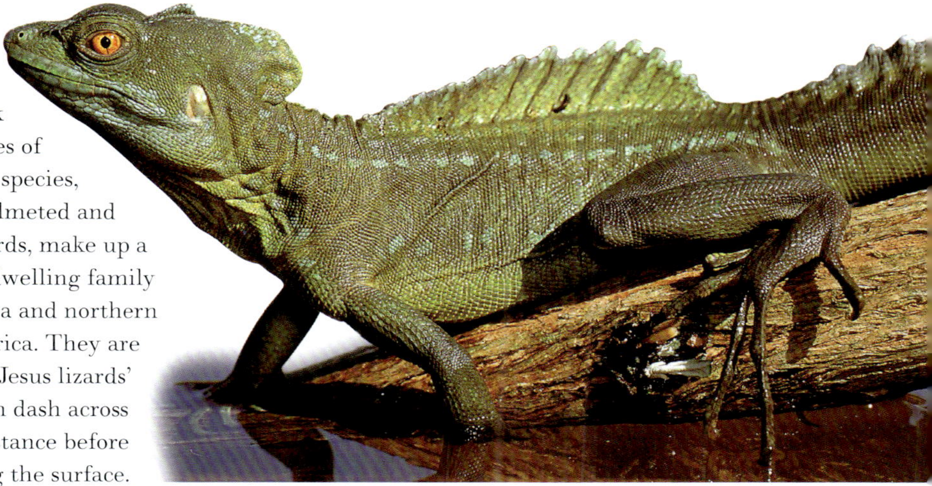

DASHING BASILISKS ▶
The plumed basilisk is the largest species of basilisk. The four species, together with the helmeted and cone-headed lizards, make up a small rainforest-dwelling family from Central America and northern South America. They are sometimes called 'Jesus lizards' because they can dash across water for some distance before breaking the surface.

Focus on

When most people think of a chameleon they imagine a big, colour-changing lizard with horns. This 'typical chameleon' image does not do justice to this diverse family of lizards. Most of the 160 or so species are split fifty-fifty between Africa and Madagascar, but there is also a species in southern Europe, one on the Arabian peninsula and another in India. Not all chameleons live in rainforests – many inhabit dry woodland and some are found in deserts. The idea of chameleons being green lizards that can change colour is also a generalization – some of the smaller species are brown and they cannot change their colour at all.

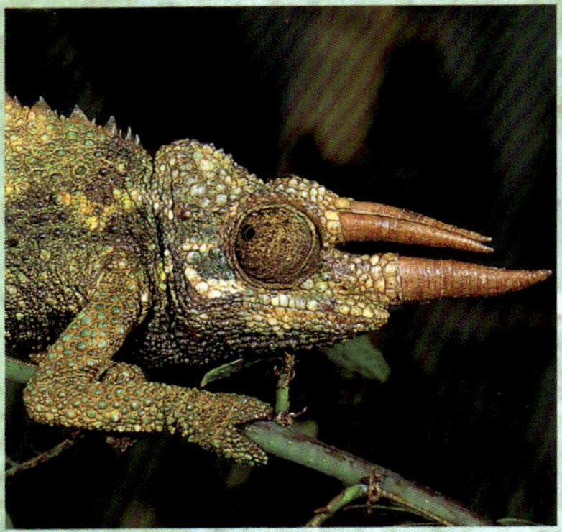

OUT OF AFRICA
Jackson's three-horned chameleon inhabits woodland on the slopes of Africa's Mount Kenya, but may also be found in the suburbs of Kenya's capital city Nairobi. Males have longer horns than females. Small populations have become established on the Hawaiian Islands after pet Jackson's chameleons were released.

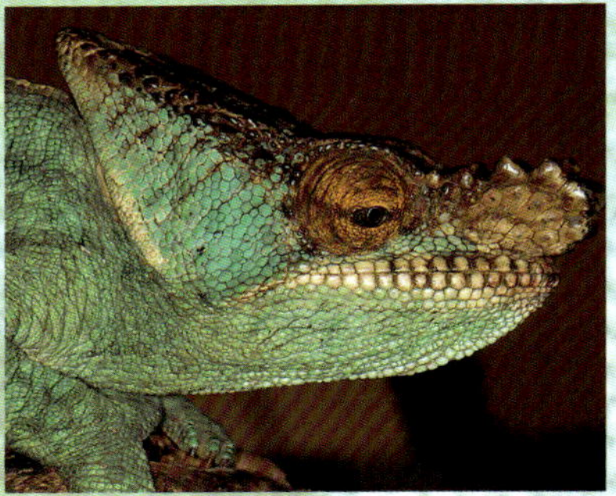

GIANT OF THE FORESTS
Parson's chameleon can reach 68cm long. This giant from Madagascar is the second-largest chameleon, after Oustalet's chameleon, which also comes from Madagascar. Parson's chameleon is an inhabitant of the island's wet eastern forest, and rarely changes colour.

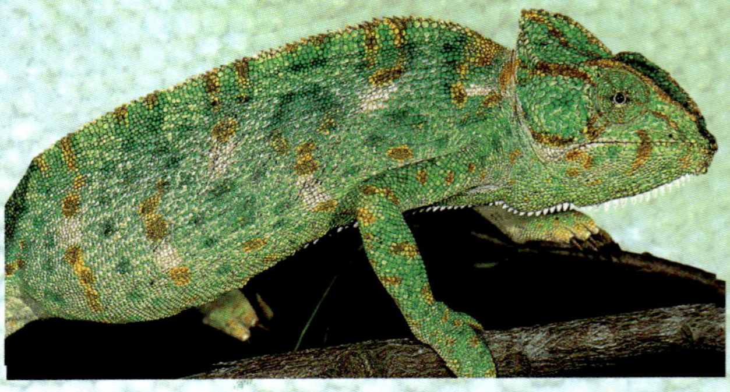

EASTERN COLOUR
The South-east Asian chameleon or Indian chameleon is found from Pakistan through India to northern Sri Lanka. The only truly Asian chameleon, it lives in dry forests and woodland. It lays up to 30 eggs in early winter. Although winter might seem a strange time to lay eggs, this is actually the dry season where this chameleon lives.

Chameleons

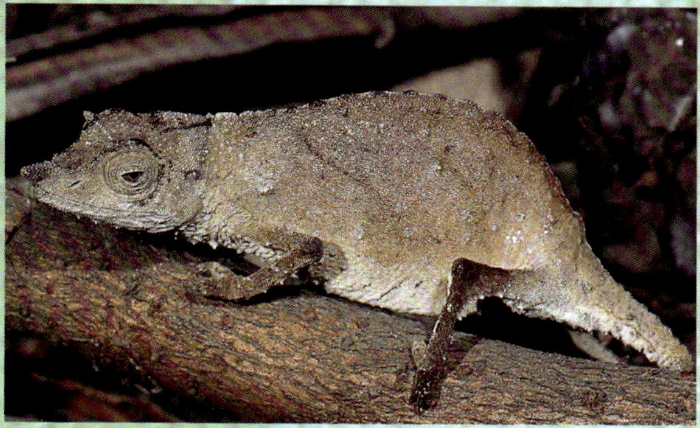

FIT TO DROP
Its short tail, brown pigmentation and dark lines make the West African leaf chameleon look like a dead leaf hanging from a twig. It does not change colour. If disturbed it simply falls to the ground and lies still, blending in with the dead brown leaves on the forest floor. This small lizard reaches maturity in three months and feeds on termites, which it finds on the short rainforest shrubs where it lives.

DESERT DWELLER
Chameleons are usually associated with rainforest or woodland, but some species live in the desert. The Namaqua chameleon is found in the arid regions of Namibia and western South Africa. It spends most of its time on the ground but will climb on to rocks or into bushes to keep cool. The Namaqua chameleon has a large mouth and eats all kinds of animals, from insects to small lizards and snakes.

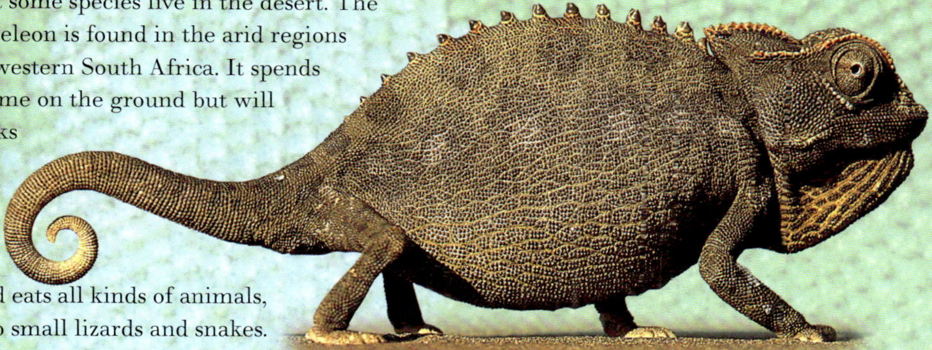

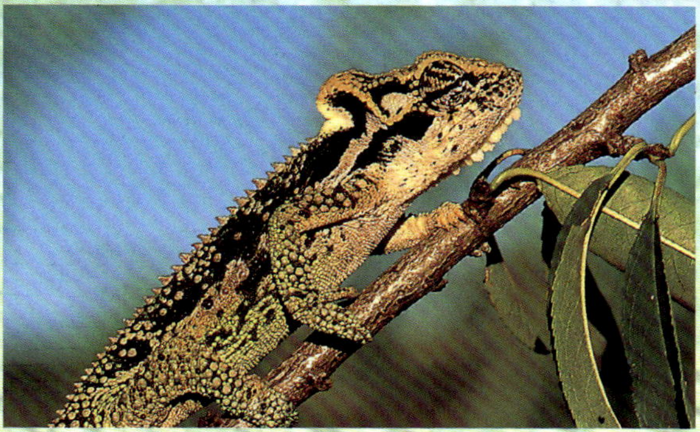

FAST DEVELOPERS
Natal dwarf chameleons live in dry thickets and gardens in South Africa. Males vary in colour and may be bright blue or red. Females and juveniles are grey, brown or green. The Natal chameleon gives birth to between eight and twenty live babies. These youngsters grow fast and can have babies of their own by the time they are nine months old. Such rapid development is a characteristic of many chameleons.

Hard Tongues

All lizards not contained in the Iguania belong to a group known as the Scleroglossa, or hard-tongued lizards. Their tongues are tough and flat. There are more than 2,700 species of hard-tongued lizard, ranging in size from the tiny insectivorous Caribbean least geckos to large carnivorous monitor lizards. Many of the 17 families have become burrowers and have lost their legs, after millions of years of them getting smaller and smaller to make burrowing easier. Hard-tongued lizards are the ancestors of amphisbaenians and snakes. They include a huge variety of species, among them geckos, lacertid lizards, zonures, skinks, anguid lizards and monitor lizards.

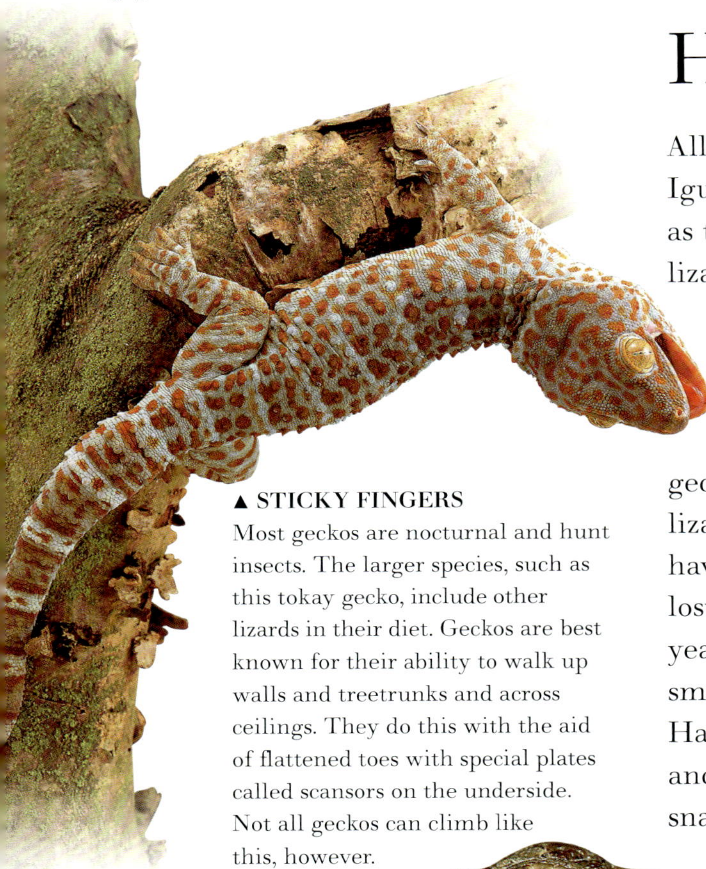

▲ STICKY FINGERS
Most geckos are nocturnal and hunt insects. The larger species, such as this tokay gecko, include other lizards in their diet. Geckos are best known for their ability to walk up walls and treetrunks and across ceilings. They do this with the aid of flattened toes with special plates called scansors on the underside. Not all geckos can climb like this, however.

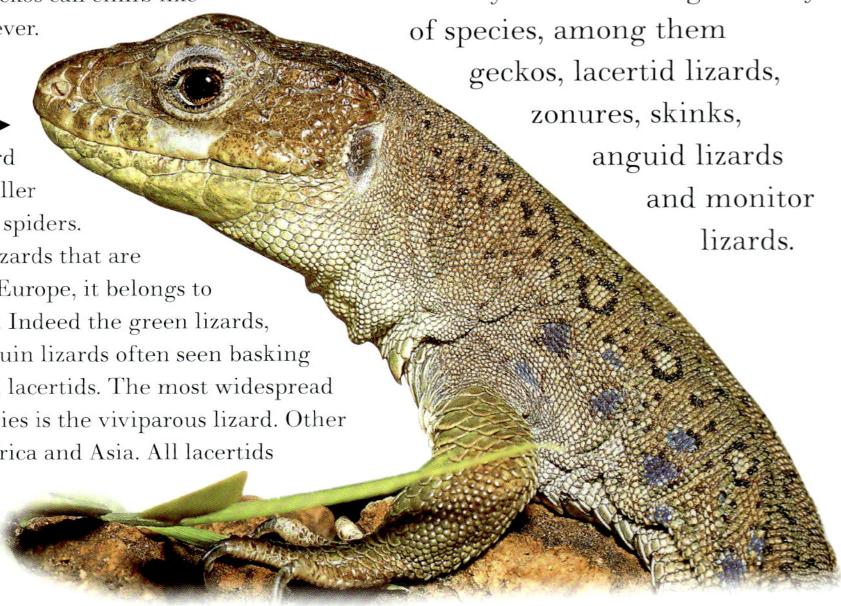

SUN LOVERS ►
Europe's eyed lizard preys on many smaller lizards, insects and spiders. Like most of the lizards that are commonly seen in Europe, it belongs to the lacertid family. Indeed the green lizards, wall lizards and ruin lizards often seen basking in the sun are all lacertids. The most widespread European species is the viviparous lizard. Other lacertids live in Africa and Asia. All lacertids are active and alert hunters of insects and spiders.

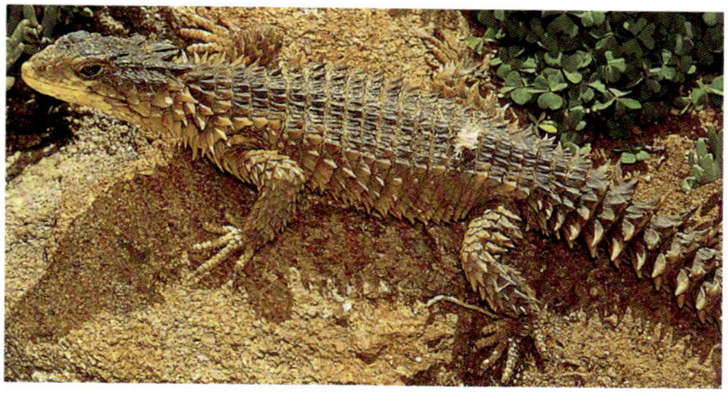

◄ **REAR GUARD**
The sungazer is the largest of the zonures, which are also called girdled lizards because their spiny scales are arranged in rings, or girdles, around the body. The sungazer has extremely spiny scales on its tail. The scales are used to defend the lizard when it dives head-first down a hole or wedges itself into a rocky crevice.

SMOOTHLY DOES IT ►
Most skinks, including this Müller's skink, have smooth shiny scales. Skinks make up the largest lizard family. Most skinks are small, active by day, live on the ground and eat insects. However, the Solomon's monkey-tail skink breaks all the rules by being a tree-living plant-eater that is active by night.

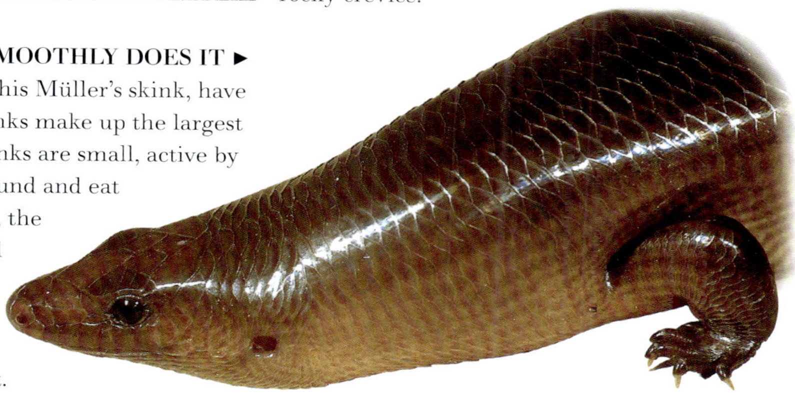

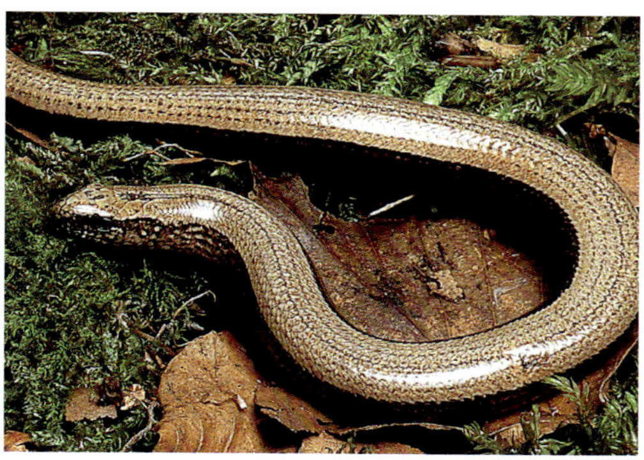

▲ **WORM, SNAKE OR LIZARD?**
The European slow-worm is a legless lizard that feeds on slugs and other soft-bodied creatures. It is the best-known anguid lizard, but not all anguids lack limbs – the American alligator lizards have short legs, though they still wriggle along. The longest anguid is the 1m European glass lizard. It looks like a snake but is a true lizard with eyelids and ear-openings.

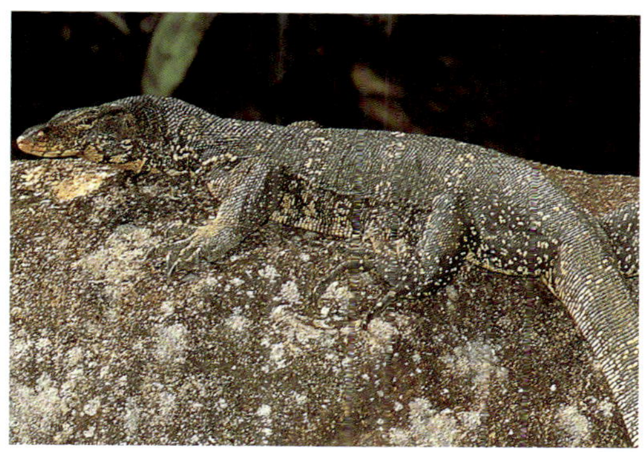

▲ **ALMOST INVISIBLE**
This Indo-Malay water monitor is almost invisible against the rock it is lying on. Like other monitor lizards, it is a good climber and swimmer. They are found in Africa and Asia, but most live in Australia, and range in size from the 25cm-long short-tailed monitor to the giant Komodo dragon. Most eat insects or vertebrates but Gray's monitor also eats fruit.

Amphisbaenians

The amphisbaenians, also known as worm-lizards, are a group of reptiles that evolved from lizards. Worm-lizards have tiny eyes covered by transparent scales and rely mainly on taste, smell and hearing to find their way around. They are found in Florida, the West Indies, Mexico, South America, southern Europe, the Middle East and Africa. Although they are widely distributed, worm-lizards are not very well understood because they are rarely seen. Secretive burrowers, they resemble earthworms. Although most species can discard their tails as a defence they are unable to grow new ones, unlike many true lizards. Most worm-lizards lay eggs, although a few bear live young. All feed on soft-bodied invertebrates, such as worms and insect larvae (young).

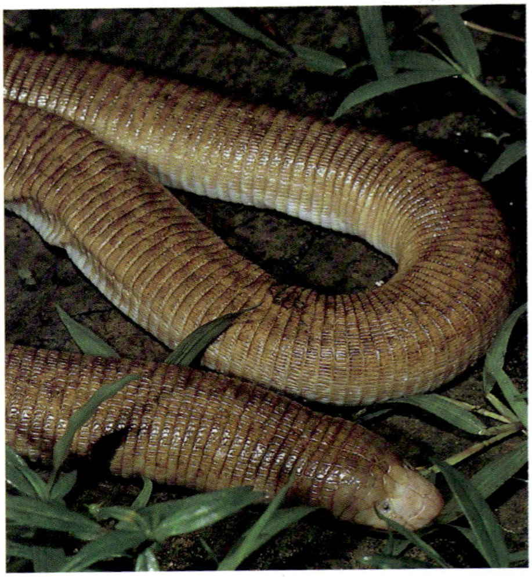

▲ **WHITE GIANT**
The largest amphisbaenian is the white worm-lizard of South America. It may grow to a length of at least 55cm and has a pointed snout and a blunt, rounded tail. It hunts deep in the nests of leaf-cutting ants. The white worm-lizard follows ant trails back to the nest and enters the refuse area deep below the ants' carefully cultured fungus gardens. Once there, it feeds on beetle larvae.

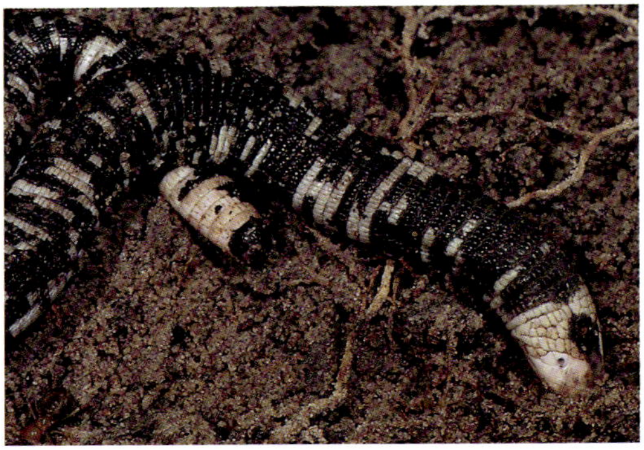

◄ **ANT EATER**
Black and white worm-lizards live in South America in the Amazon rainforest. It is a large species – like the white worm-lizard – and it can reach up to 30cm in length. The black and white worm-lizard's striking pattern contrasts with its light pink head, which is usually marked with a single central black spot. This species lives in ant nests, where it lays its eggs, and feeds mainly on ant larvae and pupae. It is seen above ground only after heavy rain.

WEIRD AND WONDERFUL ▼

The ajolates, or mole worm-lizards, are among the strangest of all reptiles. Like other worm-lizards, they have elongated bodies covered with rings of small rectangular scales. The three known species of mole worm-lizards also have a pair of front feet for digging. Mole worm-lizards inhabit sandy low-lying country in Mexico. Their bodies have a long fold running from one end to the other. This fold may allow the body to expand when feeding or breathing.

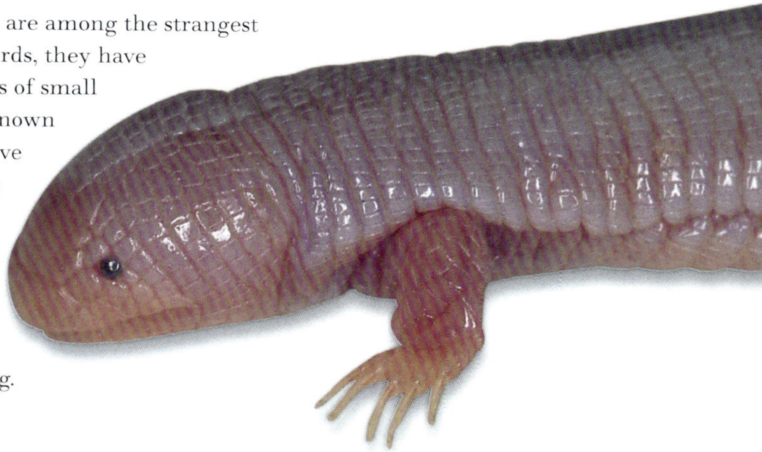

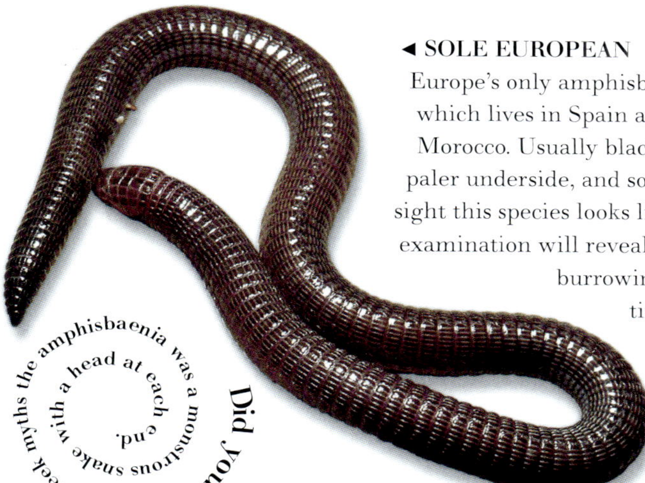

◄ SOLE EUROPEAN

Europe's only amphisbaenian is the Iberian worm-lizard, which lives in Spain and Portugal. It has close relatives in Morocco. Usually black, brown or yellow in colour with a paler underside, and sometimes speckled with pink, at first sight this species looks like an earthworm. However, a closer examination will reveal a specialized, pointed head for burrowing, a mouth with a short tongue and tiny, faint eyes. The body is ringed with rows of tiny, square scales. Rarely seen above ground, this species is found under flat stones and in leaf-litter in sandy woodland and feeds on a wide variety of insects.

Did you know? In Greek myths the amphisbaenia was a monstrous snake with a head at each end.

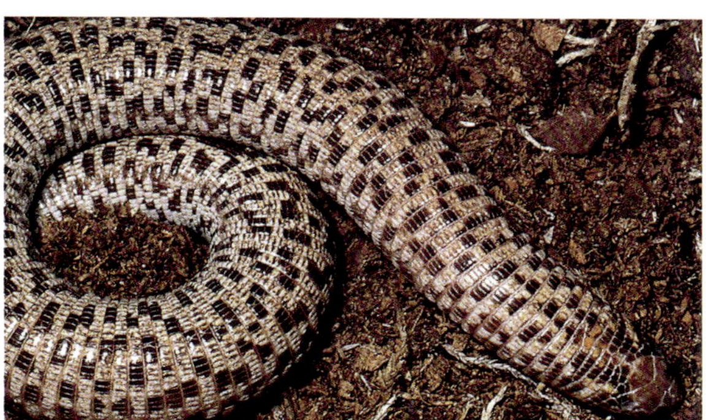

◄ TOP TUNNELLER

The chequered worm-lizard inhabits open rocky country and woodland in North Africa. It has a slightly pointed head and a stout body patterned with dark brown spots on a lighter background. When threatened, the chequered worm-lizard may roll into a ball. This species belongs to the most advanced family of worm-lizards, which have developed specialized techniques for tunnel excavation.

Where in the World

Lizards are the most numerous of all reptiles, and they are also among the most adaptable, living in regions where even snakes are absent. Lizards have adapted to cope with cold on mountains and inside the Arctic Circle and can endure the heat of any desert. They are excellent colonizers – especially those species that give birth to live young – able to adapt over time to feed on anything that is available. In fact, nearly everywhere you look on land, there is a good chance a lizard lives there. Unlike amphibians, which lived on Earth before reptiles, some lizards have learned to live in or near the sea and have adapted to deal with high levels of salt in their diets.

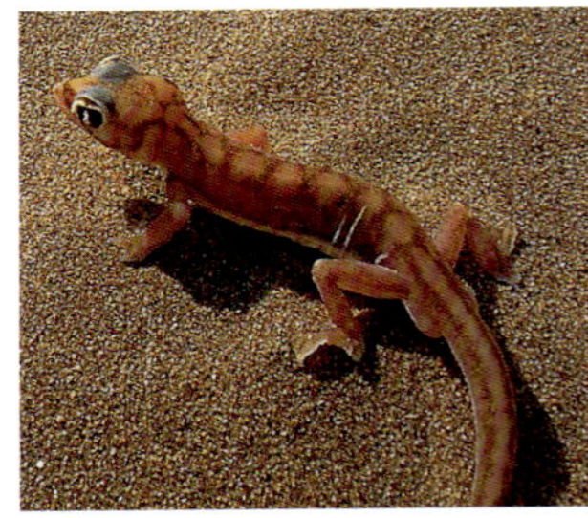

▲ DUSTY DESERT
Many lizards live in deserts but surviving there is hard. Desert lizards are often nocturnal to avoid the heat. They rarely drink, and many survive on the water they get from their food alone. Some desert lizards, such as this Namib gecko, have webbed feet or fringes on their toes to help them run over sand.

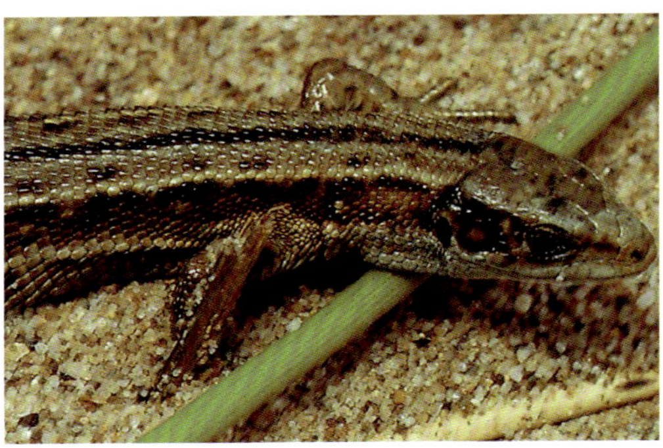

▲ ICY COLD
The Arctic is a far from ideal place for reptiles, but a few lizards do live in this cold region and are active in the short summers. The viviparous lizard is common throughout Europe but, unlike other European lizards, it is also found well inside the Arctic Circle. Viviparous means live-bearing, and most reptiles that live in cold climates give birth to live young.

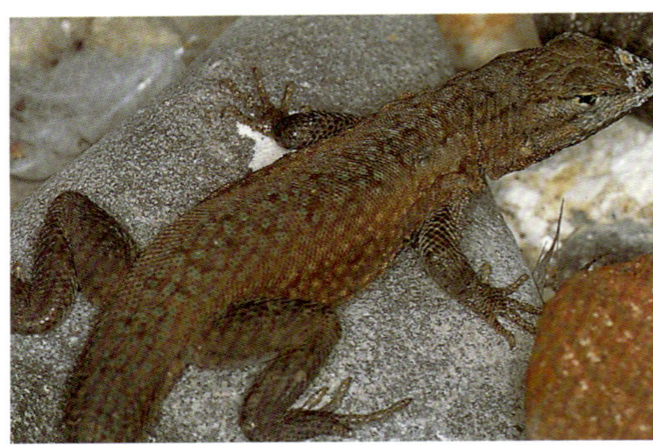

▲ SEASHORE SALT
The swollen-snouted side-blotch lizard is one of the few lizards to live on the seashore. It lives on the tiny island of Isla Coloradito off Mexico where it eats shore-living crustaceans, called slaters, and the sea-lice that infest the sea-lion colony. The salt level in its diet is 20 times the lethal level of any other lizard. Special glands in its nostrils help it get rid of some of the salt.

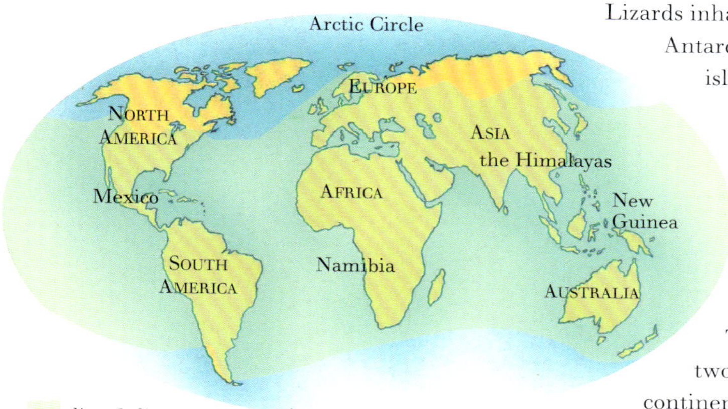

lizards live on every continent except the Antarctic

◄ **WHERE DO LIZARDS LIVE?**

Lizards inhabit every continent apart from Antarctica and have colonized most island groups. Some species, such as house geckos, have even used human transport to reach and colonize islands a very long way from land. Lizards are not found in areas of very high altitude and latitude, because it is too cold for them. The five species shown on these two pages are from different continents and different habitats. The only things these lizards have in common is that they all survive in difficult conditions.

MOUNTAIN HIGH ►

The mountains are tough places for reptiles, which rely on the sun to keep them warm and active. Few lizards can survive in these conditions, but one exception is the rock agama from the southern Himalayas. It is found as high as 2,300m, basking on rocks along the freezing rivers that pour off the glaciers. The rock agama hibernates in winter to save energy and avoid the worst of the cold.

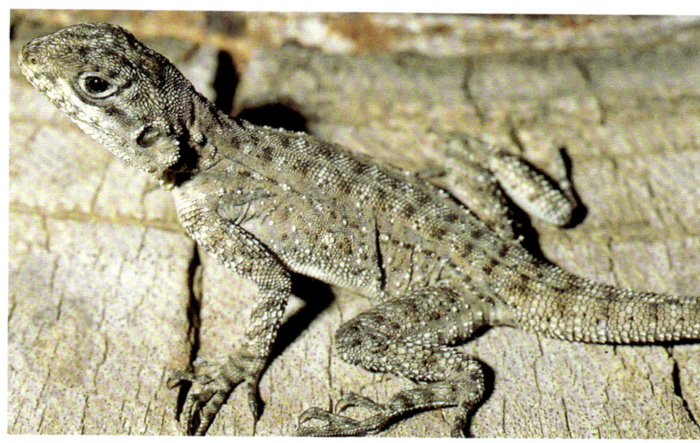

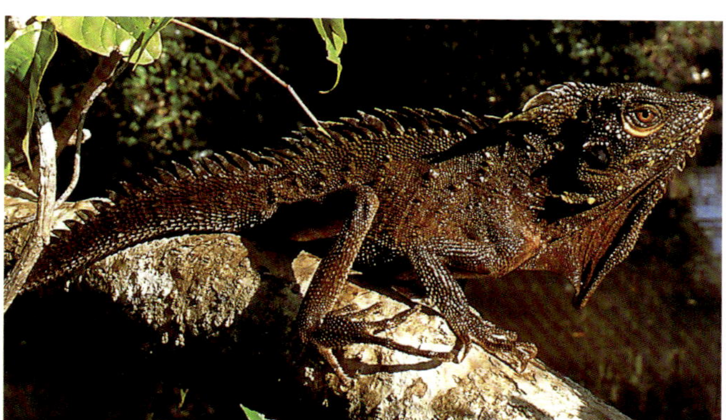

◄ **STEAMY RAINFOREST**

Lizards are everywhere in rainforests: in the canopy, on the tall trunks, down on the ground and underneath the leaf-litter. There is plenty of food in the forest but there are also plenty of predators so lizards have to be alert. New Guinea's twin crested anglehead lizard lives in rainforests but this particular lizard is seldom seen because it is well camouflaged.

A Marine

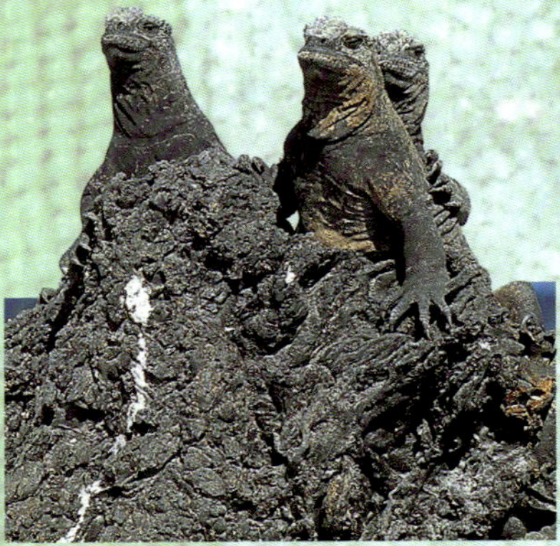

SUNBATHERS
Basking is very important to marine iguanas, especially the males, which dive into the cold waters to feed. Without basking, they would be unable to warm up enough for their bodies to digest their food. Basking marine iguanas must be alert for predators. Snakes and birds of prey will kill small iguanas if they can catch them.

The marine iguana of the Galapagos Islands off Ecuador is the only truly ocean-going lizard in the world. It lives its entire life along the coast, never venturing far inland, and it survives on a diet of seaweed and the droppings of seals and crabs, which provides bacteria to aid its digestion. This diet results in dangerously high levels of salt entering the lizard's body. To avoid being poisoned, marine iguanas regularly get rid of the salt with loud snorts, spraying the white particles of salt on to the rocks, themselves and their neighbours. A typical day for a marine iguana is spent mostly basking in the sun and feeding.

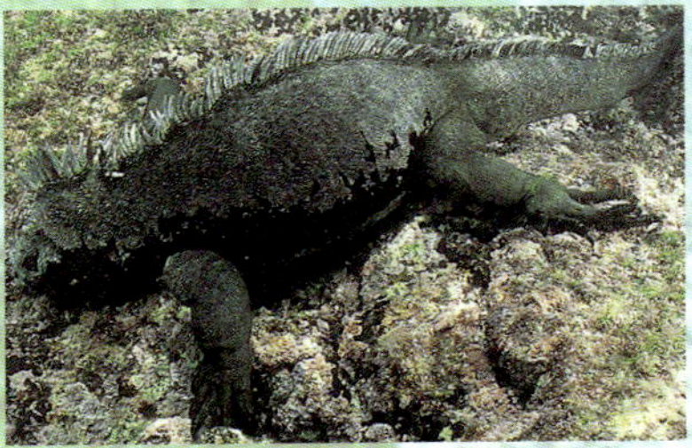

UNDERWATER BREAKFAST
Female and young marine iguanas forage for food on the exposed rocks at low tide, but the adult males are more adventurous. They dive into the water and swim down to the submerged seaweed beds to browse. Large males can dive as deep as 10m in search of a meal.

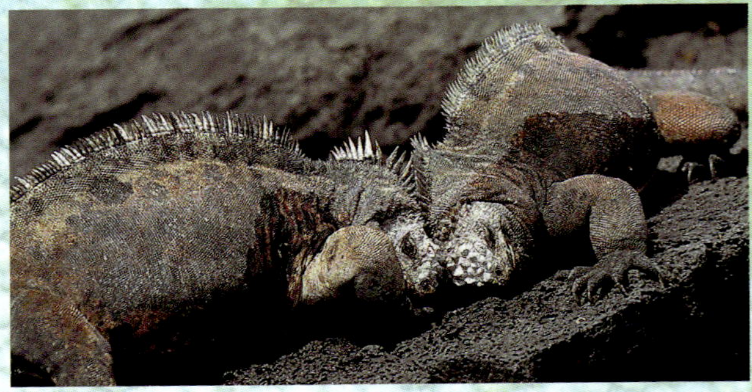

HEAD TO HEAD
Male marine iguanas do not fall out over feeding grounds but they do disagree over mating territories. A mating territory is an area where an adult male has a good chance of meeting and courting females. These small patches of rock are disputed with body postures, head-bobs, gaping mouths and head-butting until one male gives in and leaves.

Iguana's Day

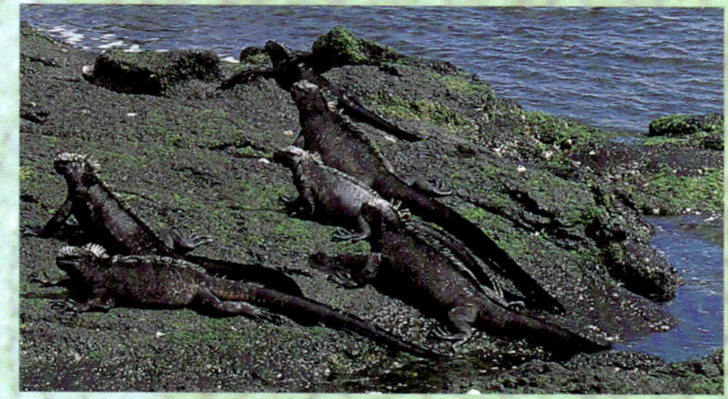

GROUP LIVING

Marine iguanas are unusual for large lizards, in that they gather together at night to sleep in groups, like sea lions. They even manage to sleep piled on top of one another. Marine iguanas are much less territorial than land iguanas, so fights do not break out over sleeping areas. By sleeping huddled together, they conserve energy and cool down more slowly than if they slept alone.

COURTSHIP FINERY

During the breeding season, the male marine iguana develops large patches of red, and sometimes green, skin, which contrasts strongly with his usual black or dark-grey coloration. At this time he is interested in mating with as many females as possible and spends a lot of his time trying to fend off smaller males and compete with larger males for mating territories.

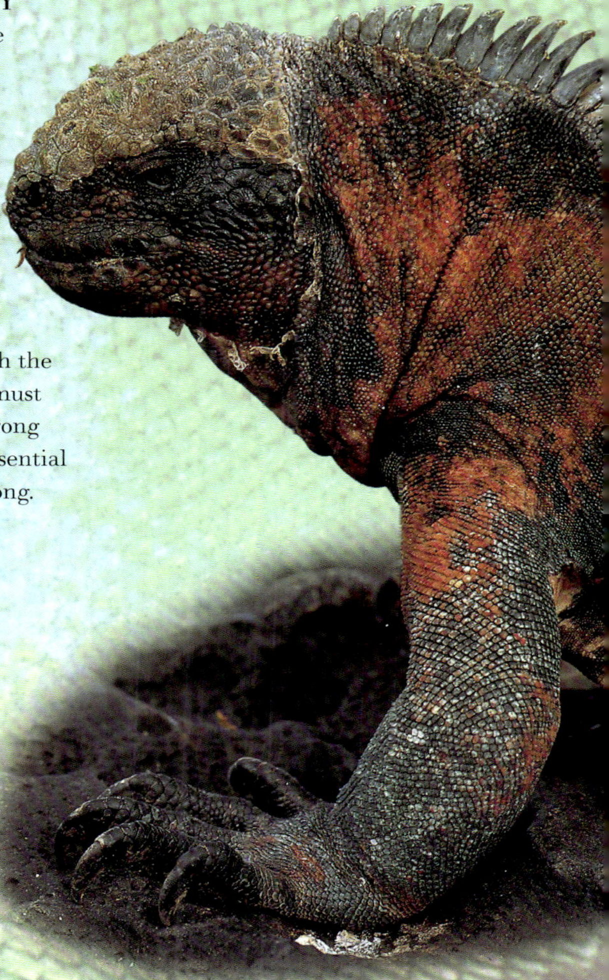

ALL AT SEA

To get from one rocky outcrop to another, or to reach the deeper, richer feeding grounds, the marine iguana must venture into the sea. These lizards are extremely strong swimmers, powered by muscular tails, and this is essential because currents around the Galapagos are very strong.

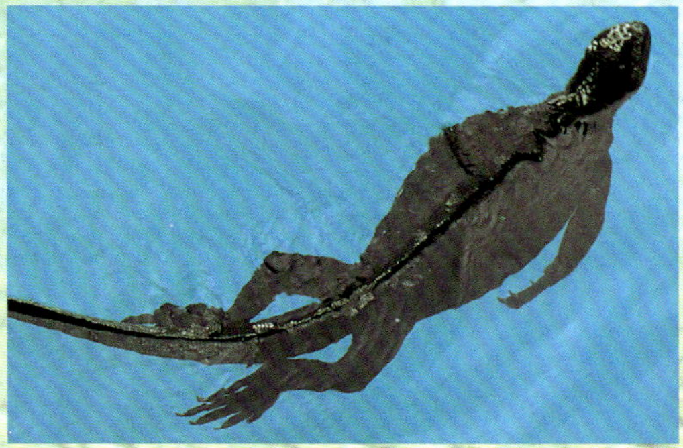

Bone and Cartilage

The scaffolding that supports a lizard's body is called bone. This is a living tissue that develops as a lizard matures from juvenile to adult. In hatchlings the body is supported by flexible cartilage. As a lizard ages, calcium is deposited in the cartilage and it hardens, thickens and becomes bone. Lizards obtain calcium from their food. Different lizards have different skeletons and scientists have divided lizards into families based mostly on skeletal features and the way bones develop.

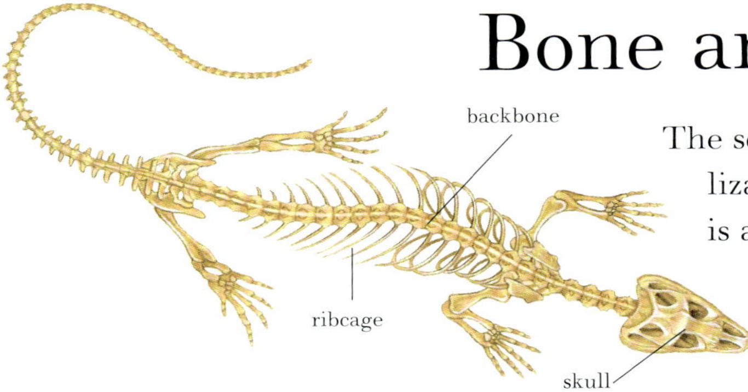

▲ LIZARD SKELETON
Most lizards have four legs, each ending in five toes. As with all reptiles, the body is supported by the backbone, which stretches from the neck to the tail. The backbone is actually not one bone but many small bones, or vertebrae. Important organs, such as the heart and lungs, are protected by the ribcage. The skull forms a tough case around the brain.

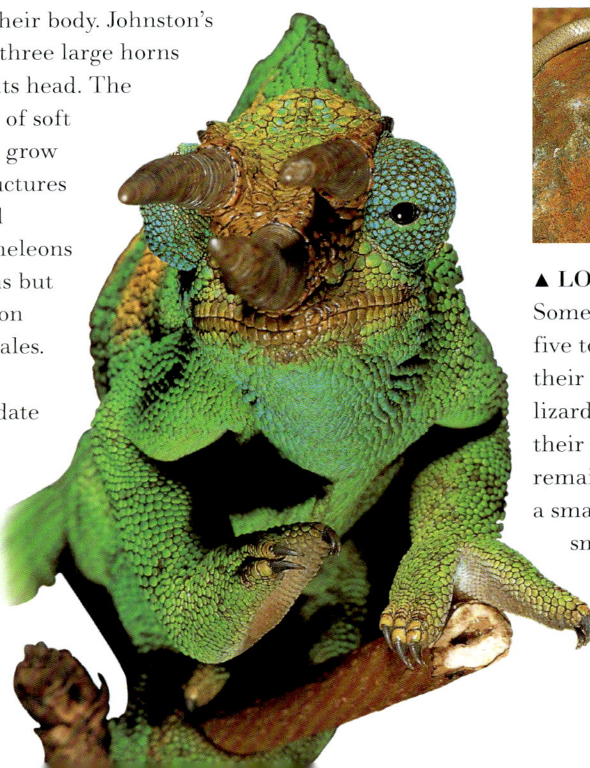

▼ IMPRESSIVE HEADGEAR
Many lizards have extra structures that stick out from their body. Johnston's chameleon has three large horns on the front of its head. The horns are made of soft tissue, and they grow from raised structures on the skull. All Johnston's chameleons have these horns but they are larger on males than females. Male use their horns to intimidate rivals and they may also be helpful in attracting a female mate.

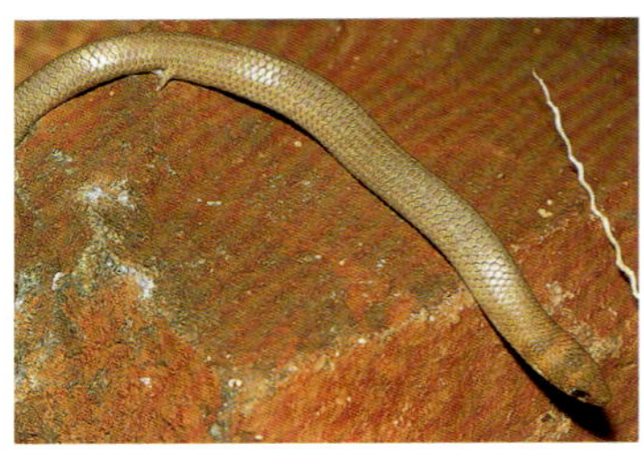

▲ LOST LIMBS
Some lizards have fewer than five toes and others have lost their limbs altogether. Scaly-feet lizards have completely lost their front legs, and all that remains of their hind limbs is a small scaly flap. Despite the small size of the scaly flaps, they are used for grip when moving over rock.

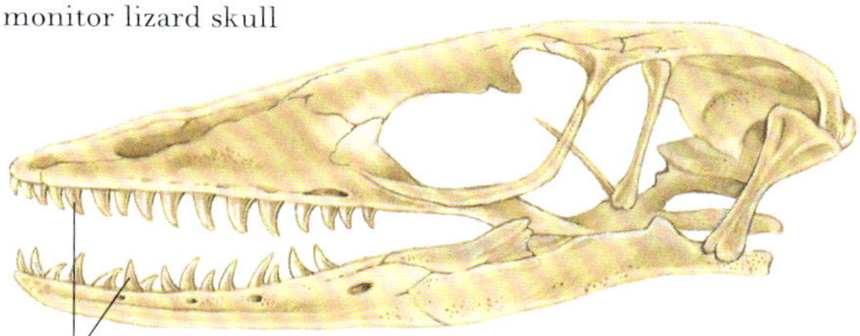

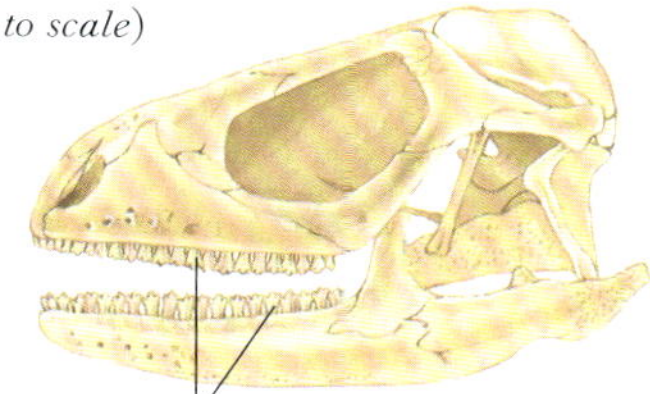

▲ **SKULL AND TEETH**

Monitor lizards, chameleons, iguanas and agamas have their teeth on top of the jawbone, which is known as acrodont. Other lizards, such as the monkeytail skink, have pleurodont teeth, positioned on the side of the jawbone. The lower jawbones are linked to the back of the skull by a ball and socket joint.

Did you know? Many lizards are classified by the structure of the bones in their skull.

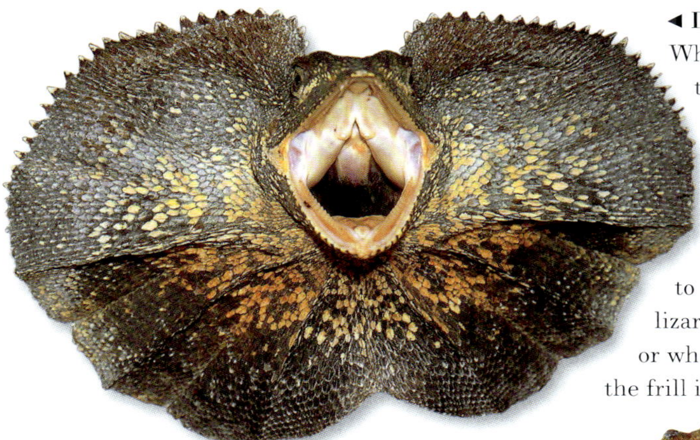

◄ **DEFENSIVE UMBRELLA**

When the Australian frilled lizard feels threatened it opens its mouth. This action causes a wide frill of skin around its neck to open out like an umbrella. The frill is supported by special bones but is poorly developed in juveniles. It is intended to frighten an enemy and give the lizard time to turn and run away. At rest, or when the lizard is running or climbing, the frill is folded along the body.

SPECIAL SAILS ►

Some lizards have a sail-like fin on their back. Supported by cartilage or bony extensions from the backbone, these fins may serve more than one purpose. In chameleons, they may aid balance or help with camouflage by making the lizard look more like a leaf. They also increase a lizard's body surface area to make it easier to warm up quickly in the sun.

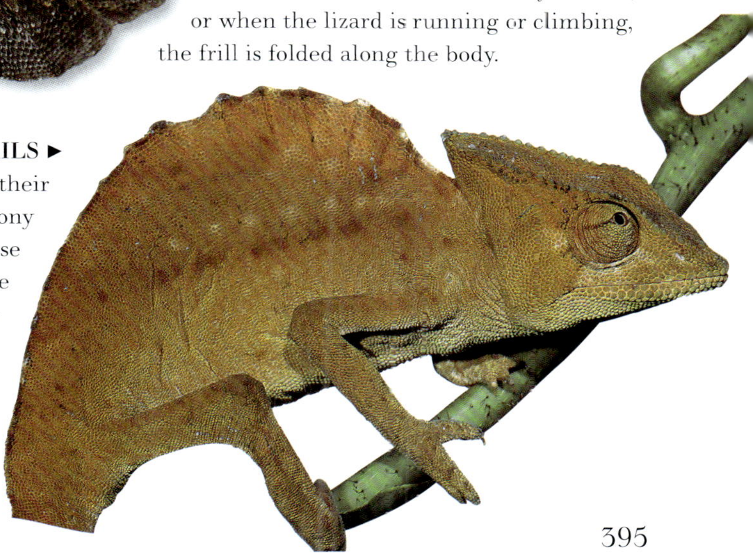

Internal Anatomy

Although on the outside, lizards look much like other living creatures, under the skin all kinds of peculiar anatomical adaptations help make them successful. Lizards have special breath-holding abilities, extra sensory organs and telescopic (extendable) tongues. A few species even have green blood to protect them from parasites. Internal anatomy covers everything beneath the skin, from the skeleton and muscles to the organs and blood. It includes not only the bones but also the muscles, tendons and ligaments that let the skeleton move, and soft-tissue organs such as the brain, thoracic and abdominal organs.

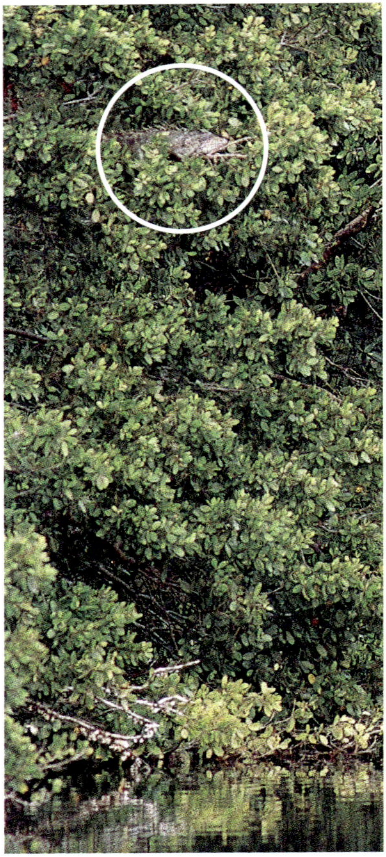

▲ TAKING A DIVE
When a green iguana basking over a river feels threatened, it may leap into the water, 10 or so metres below, swim to the bottom and stay there for up to 30 minutes. Iguanas are able to hold their breath and survive underwater like this by changing the flow of blood through the heart. Rather than sending blood from the body to the lungs, they can pump it back through the body and use up every bit of oxygen that is in it before they need to breathe again.

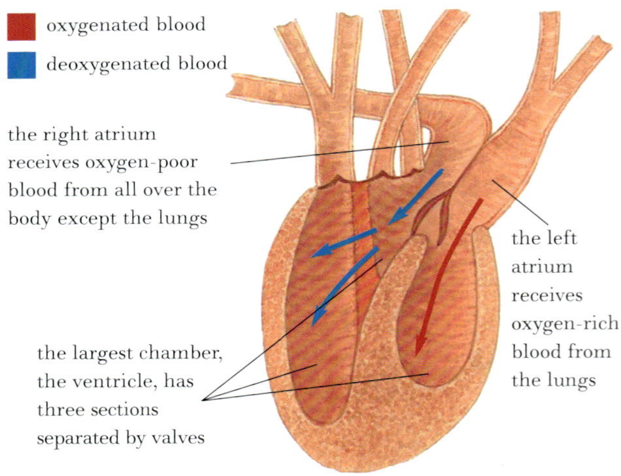

▲ THREE-CHAMBERED HEART
A lizard's heart has three chambers, unlike ours, which has four. Two chambers, called the atria, receive blood from the body. Oxygen-rich blood from the left atrium is kept separate from oxygen-poor blood from the right.

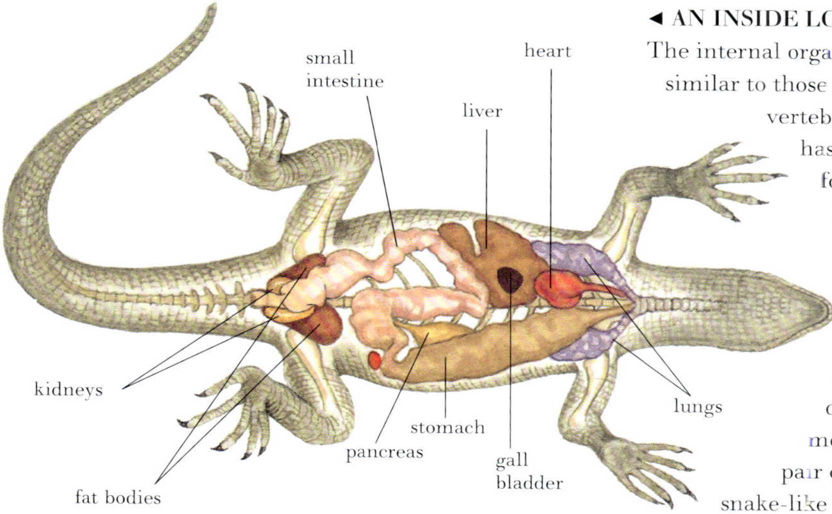

◄ AN INSIDE LOOK
The internal organs of a lizard are similar to those of most land-living vertebrates, but the heart has three, rather than four, chambers. Lizards store fat for energy in the fat bodies. The arrangement and size of internal organs can vary. Although most lizards possess a pair of lungs, in slender, snake-like lizards one lung may be much longer than the other.

TONGUE AND GROOVES ►
Lizards' tongues begin at the front of their mouths, as can be seen in this photograph of a fat-tailed gecko's mouth. Mammals' tongues begin at the back of the throat. The open airway or glottis can be seen in the gecko's mouth. Forked-tongued lizards, such as monitors, have an extra organ, known as Jacobson's organ, which they use to analyse scent particles. The lizard places the tips of its tongue in two grooves in the roof of the mouth, which lead to the organ above.

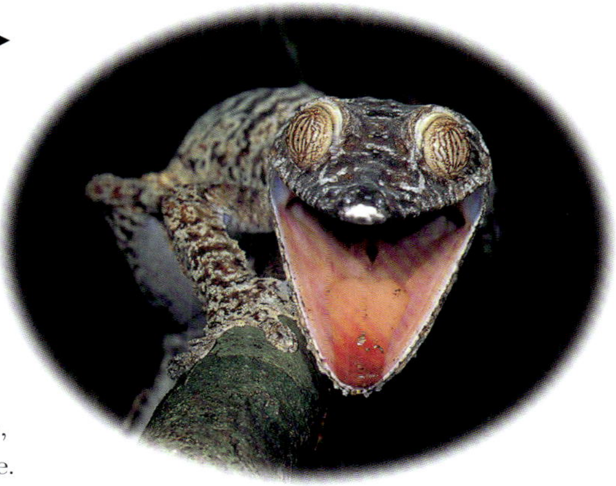

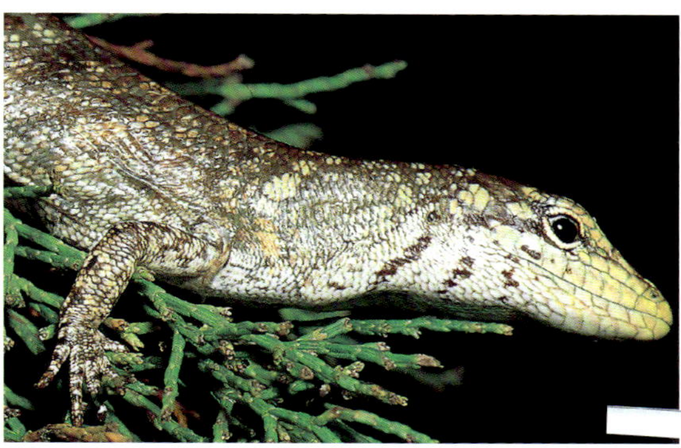

◄ PROTECTIVE PIGMENT
Most lizards have red blood but one unusual group has blood that is green. Green-blooded skinks have a green pigment in their blood that would be poisonous to most animals. In the past it was thought that the skinks had this so that they would be unpleasant to eat. It is now believed the green pigment protects the skinks from blood parasites, such as the ones that cause malaria.

Skin and Scales

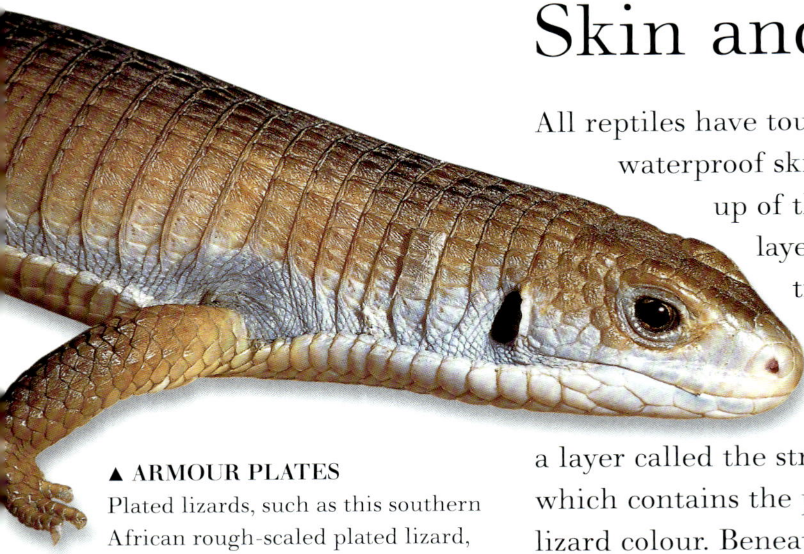

All reptiles have tough and almost entirely waterproof skin. Lizard skin is made up of three layers. The outer layer, or epidermis, is usually transparent and is shed, or sloughed, regularly as the lizard grows. Under the epidermis is a layer called the stratum intermediate, which contains the pigments that give the lizard colour. Beneath that is the inner layer, or dermis. In many hard-tongued lizards, this layer contains rigid plates known as osteoderms (literally 'bone skin'), which add strength to the skin. Scales vary greatly in shape and texture from the smooth, rounded scales of skinks to the sharp, keeled (ridged) scales of zonures. Lizards do not have sweat glands as mammals do, but they have specialized glands between the scales.

▲ ARMOUR PLATES
Plated lizards, such as this southern African rough-scaled plated lizard, possess rectangular plate-like scales arranged in regular overlapping rows around the body. These scales are strengthened by the presence of protective osteoderms (bony plates). Along each of the lizard's flanks is a long fold of skin containing small granular scales. This enables the plated lizard to expand its body when it breathes, in what would otherwise be a very constricting suit of armour.

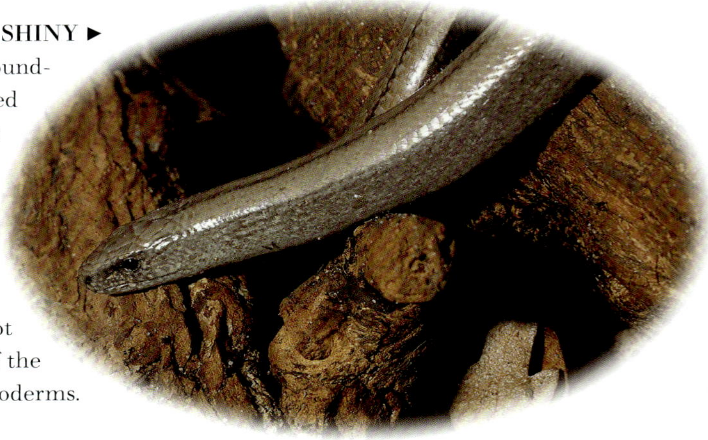

SMOOTH AND SHINY ►
This slow-worm and many ground-dwelling skinks have bodies covered in small, rounded, smooth scales that offer little resistance when the reptile is burrowing or moving underneath debris. The slow-worm is legless so when it sheds its epidermis, the entire layer often comes off in one large piece, not inside out like a snake. The skin of the slow-worm contains protective osteoderms.

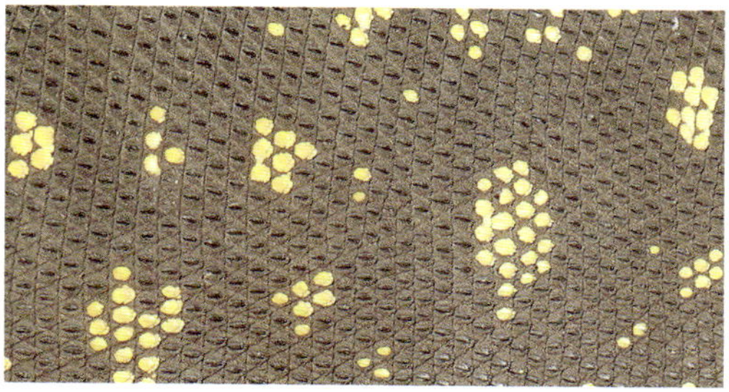

▲ **TINY BEADS**

The Salvador's monitor lizard, which is a large tree-climbing lizard from New Guinea, has numerous tiny scales. The smaller and more regular a lizard's scales are, the more flexible its body is. The Gila monster and beaded lizard have scales that look even more like beads.

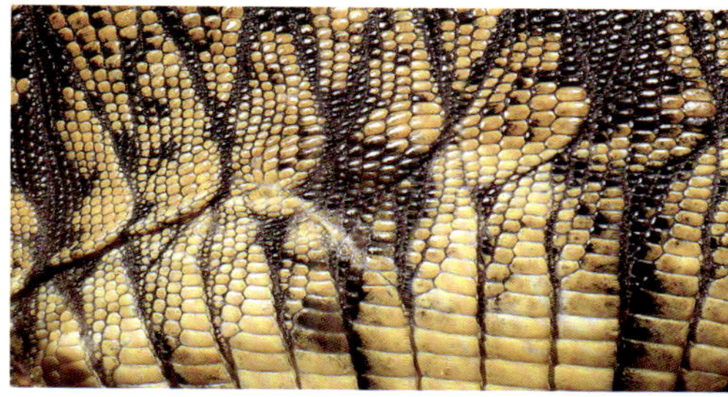

▲ **MOBILE FOLDS**

The small scales of South America's northern tegu are arranged in a series of overlapping triangular folds. The northern tegu is a speedy hunter, and this arrangement of scale-groups moving over one another as the lizard runs gives the tegu both protection and agility.

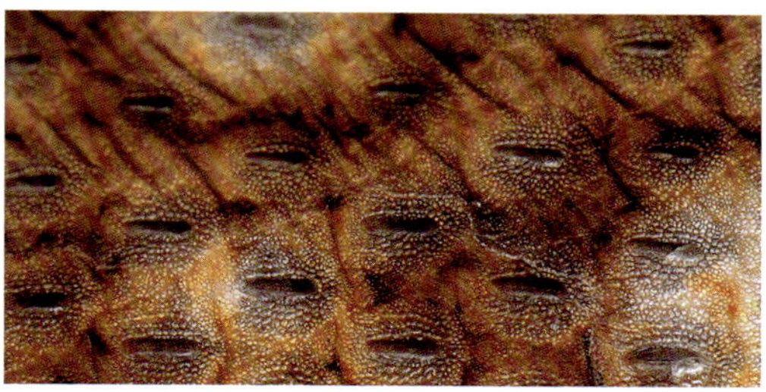

▲ **SHARP RIDGES**

The back of the Bosc monitor lizard from the African savannas has numerous interlocking but non-overlapping keeled scales. Those on the lizard's underside are smaller and not keeled. Keeled scales may help dew condense on the lizard's back at night, giving it water to drink in an otherwise arid environment.

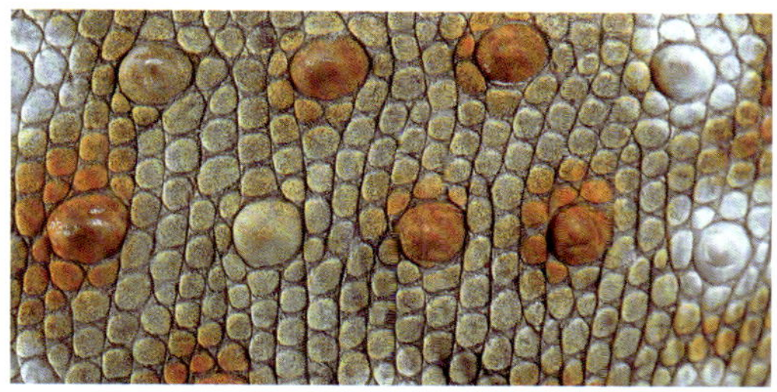

▲ **SCATTERED SCALES**

Geckos have granular, velvety or papery skin. The tokay gecko has scattered conical scales surrounded by smaller, granular scales. The skin of smaller geckos is usually much more fragile. One species from Madagascar sheds all three layers of its skin if grasped.

OFF WITH THE OLD ▶

Lizards must shed the outer layer of their skins in order to grow. Unlike snakes, they tend to shed their skin in pieces. This wonder gecko has begun to shed its old skin. Since the cells that produce pattern and colour are in the second layer, the old skin looks colourless. The original colours are visible in the newly emerged gecko.

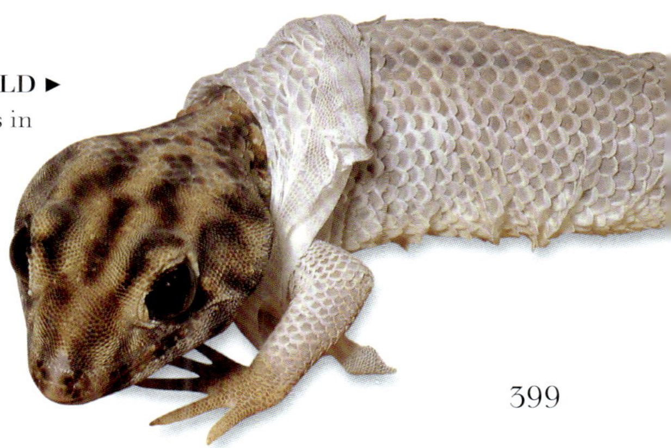

How Lizards

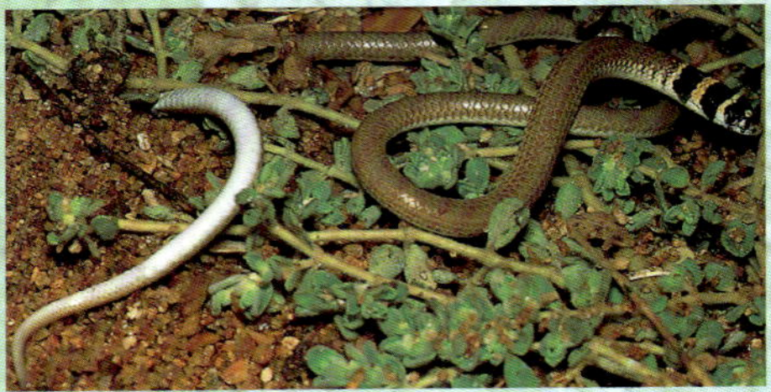

BROKEN GLASS
Many lizards are able to lose their tails for protection. This Australian scaly-foot has a long tail that can be quickly discarded if grasped. The European slow-worm got its scientific name *Anguis fragilis* from the fact that it is easily 'broken'. The scheltopusik got its other name, glass snake, because it is legless and has the habit of breaking its extremely long tail.

Small lizards often show their tails when threatened. Some species have brightly coloured tails that, combined with a tail-waving motion, attract a predator's attention and draw its attack away from the lizard's head and body. As a predator pounces on the lizard's tail, powerful muscular contractions in the tail cause it to snap off. The discarded tail then thrashes around, so that the predator's attention is further distracted and the lizard can escape. The muscles at the severance point collapse to seal the end of the tail and prevent blood loss. The wound soon heals and the lizard grows a new tail.

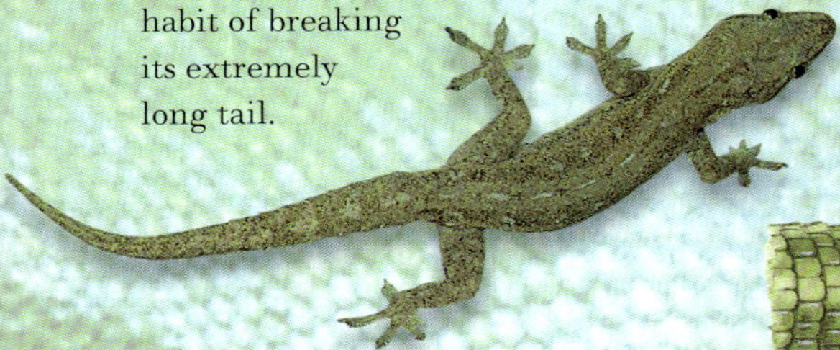

TAIL INTACT
The common house gecko has many enemies that would like to make a meal of it. This gecko has been lucky – it still has its original tail but would be prepared to sacrifice it in an instant if threatened by a predator. The original tail is patterned like the body and has different scales on the top from those underneath.

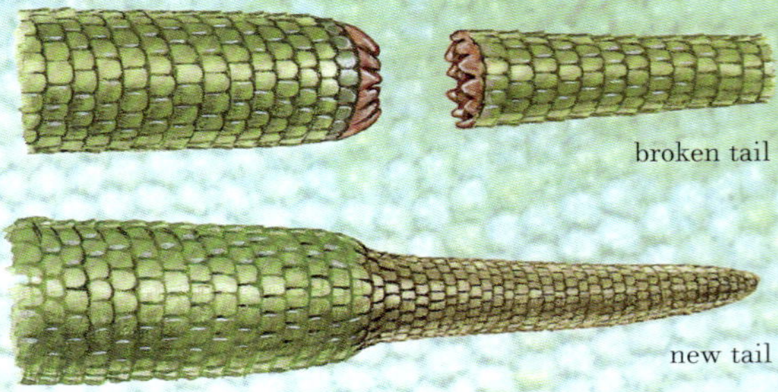

THE ESCAPE MECHANISM
Lizards that can lose their tails have special breaking points built into them. When the tail is grasped, powerful muscular contractions will cause a fracture right through the tail, severing it at that point. The muscles then close the wound preventing further loss of blood.

Grow New Tails

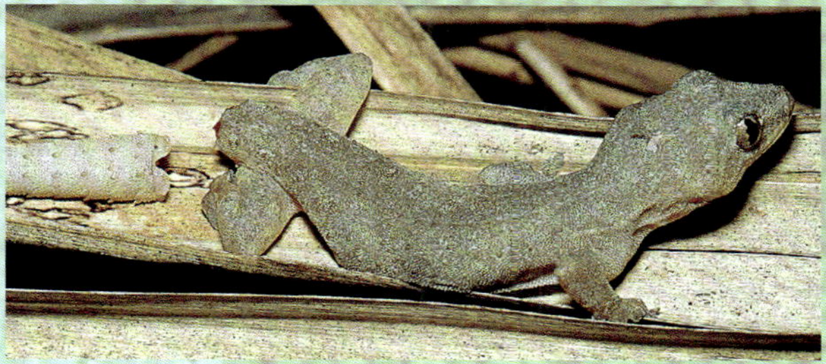

A LOST TAIL

A lizard may try to escape capture by losing its tail. At first, this house gecko's tail thrashes about vigorously but it is now still, and lying upside down. Since the muscle bundles in the injured base of the tail have collapsed to seal the wound, there has been little blood loss. Although the gecko may look strange without its tail, at least it is still alive and can escape from its enemy. It has survived its ordeal and can carry on life as before. Over time, a new tail will grow to replace the one that it has lost.

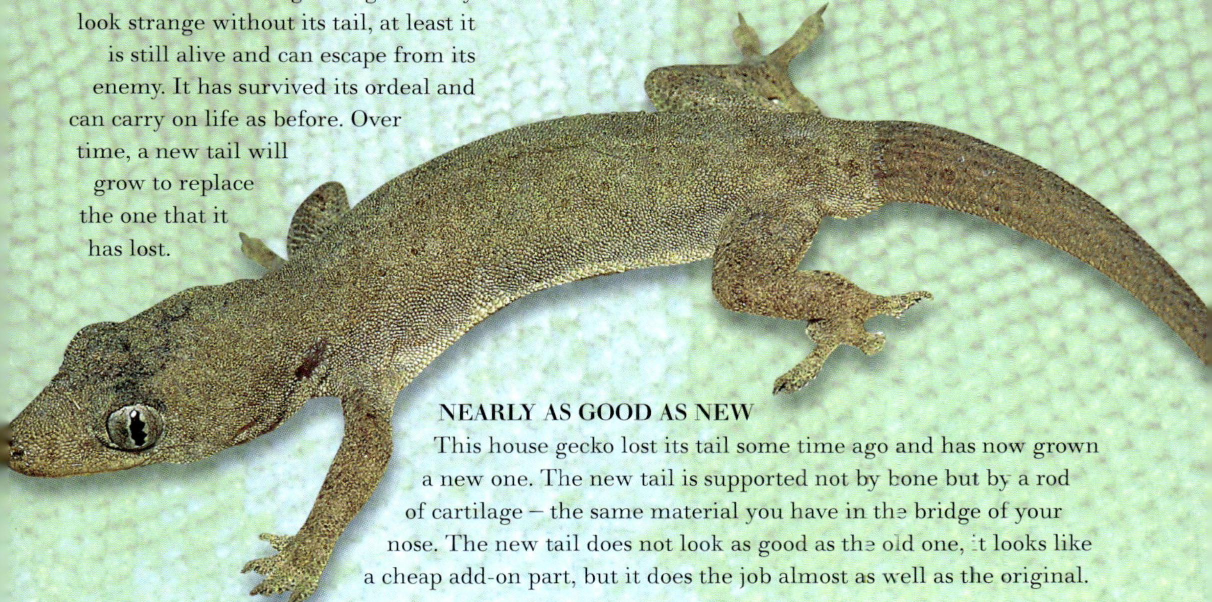

NEARLY AS GOOD AS NEW

This house gecko lost its tail some time ago and has now grown a new one. The new tail is supported not by bone but by a rod of cartilage – the same material you have in the bridge of your nose. The new tail does not look as good as the old one, it looks like a cheap add-on part, but it does the job almost as well as the original.

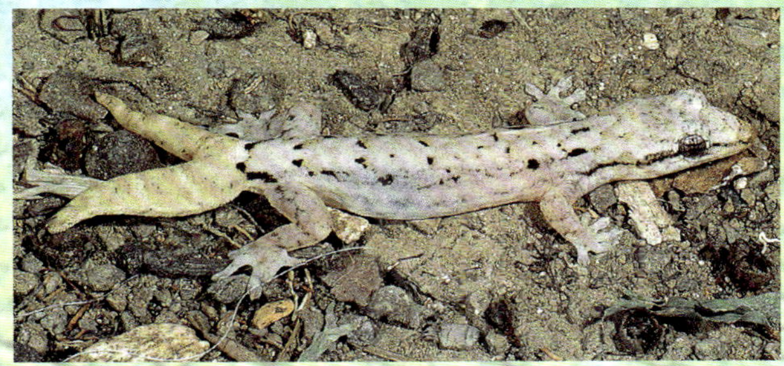

A LIZARD WITH TWO TAILS

When a lizard loses only part of its tail, it can grow what is called a bifurcated tail. This house gecko escaped, with the original tail loosely attached to the body. Since the blood vessels survived, the original tail recovered. But another tail grew out from the open wound, resulting in a curious fork-tailed gecko.

Getting Around

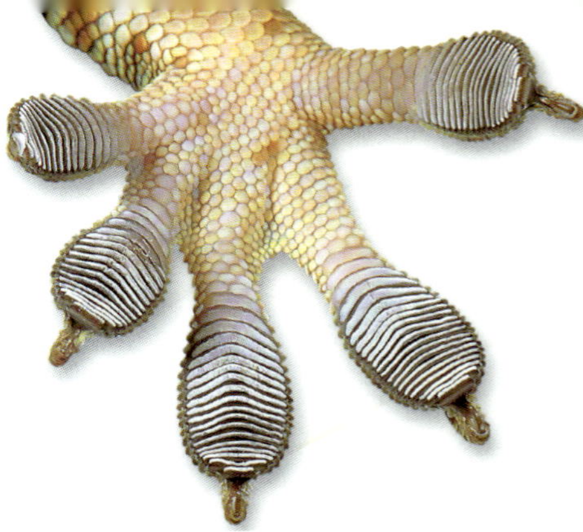

The typical lizard has four well-developed legs, each with five clawed toes. The legs stick out from the side of the body. This means that the body is thrown into S-shaped curves when the lizard walks or runs. Lizard backbones are flexible to let the lizard move easily as its stride lengthens. Some lizards run very fast on all fours. Others run even more quickly using just their hind legs with the front of the body raised and the tail for balance. In tree-dwelling species the feet and tail may be adapted for climbing.

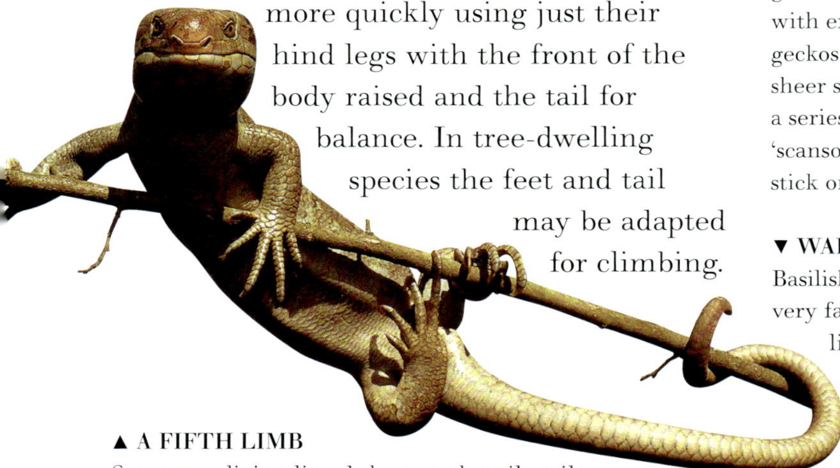

▲ SPIDER-MEN
Geckos are famous for their ability to run up walls and glass, but not all geckos can do this. Only the geckos with expanded digits, such as house geckos and tokay geckos, can climb sheer surfaces. Under their toes are a series of flattened plates called 'scansors', which mean they can stick on to almost any flat surface.

▲ A FIFTH LIMB
Some tree-living lizards have prehensile tails, which they can use when climbing. The monkey-tail skink is a large lizard from the Solomon Islands that uses its powerful tail when clambering in the forest canopy.

▼ WALKING ON WATER
Basilisks escape predators by running very fast on their long-toed hind-limbs. They can sprint across water for quite a way before they break the surface of the water and fall in. This unusual ability to run on water has earned them the nickname of 'Jesus lizard'. Some other long-legged lizards can also run on water.

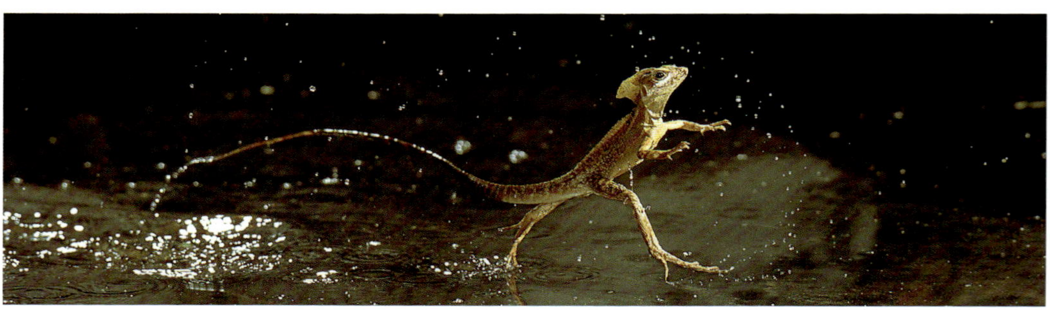

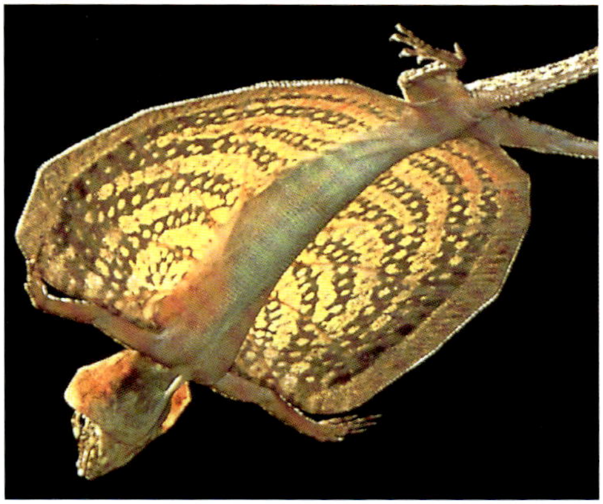

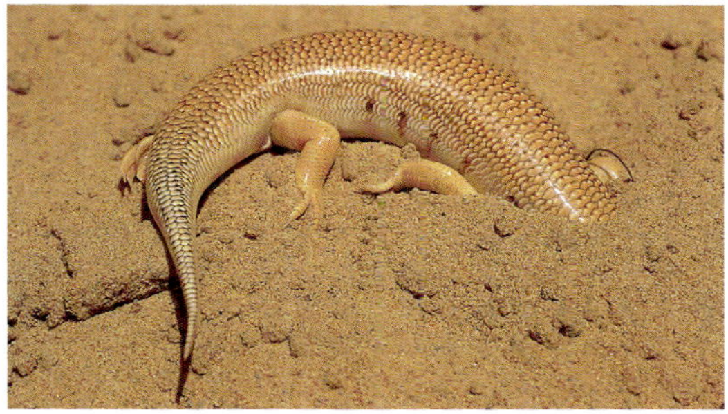

▲ LIFE UNDERGROUND
Many desert lizards spend part of their lives underground, escaping there from enemies or the heat of the sun. Africa's sand fish disappears into loose sand extremely rapidly, digging with its legs and flattened snout. Other lizards have developed an elongated body and lost their limbs so that they can swim through the sand like eels in water.

▲ LEAP FOR FREEDOM
Flying lizards and flying geckos do not actually fly but glide down from trees to avoid predators. The flying gecko has webs of skin between its toes and also along the side of its body to slow its descent, but this flying lizard is more elaborate. It has a pair of 'wings' spread out by false ribs to produce the lizard equivalent of a parachute.

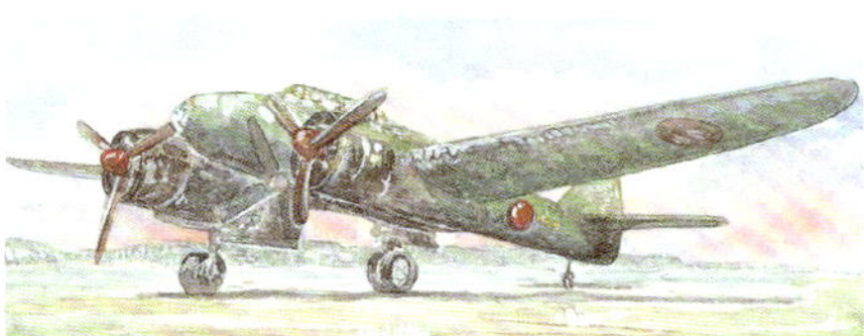

Night Fighters
'Gecko' is an onomatopoeic word – a word that sounds like what it describes. This comes from the Malay word 'gekok', which is derived from the noise that some geckos make when they call. The tokay gecko has another call which sounds like 'tow-kay'. Geckos are active after dark, and this led the Japanese to give the name 'Gekkoh' to their night-fighter aircraft in World War II.

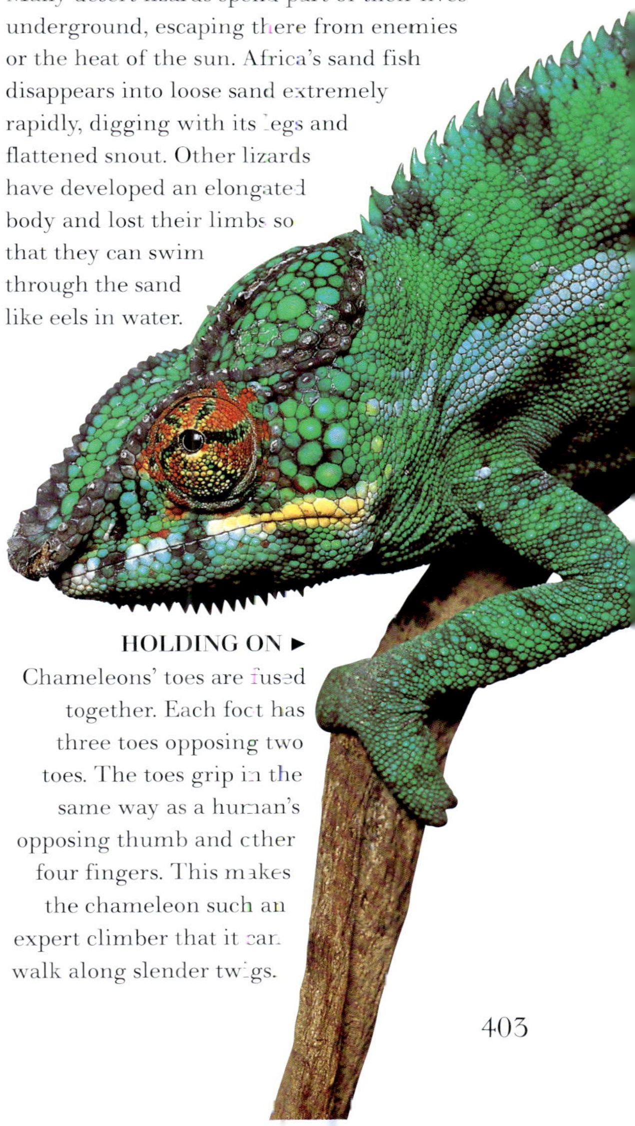

HOLDING ON ►
Chameleons' toes are fused together. Each foot has three toes opposing two toes. The toes grip in the same way as a human's opposing thumb and other four fingers. This makes the chameleon such an expert climber that it can walk along slender twigs.

Sensing the Surroundings

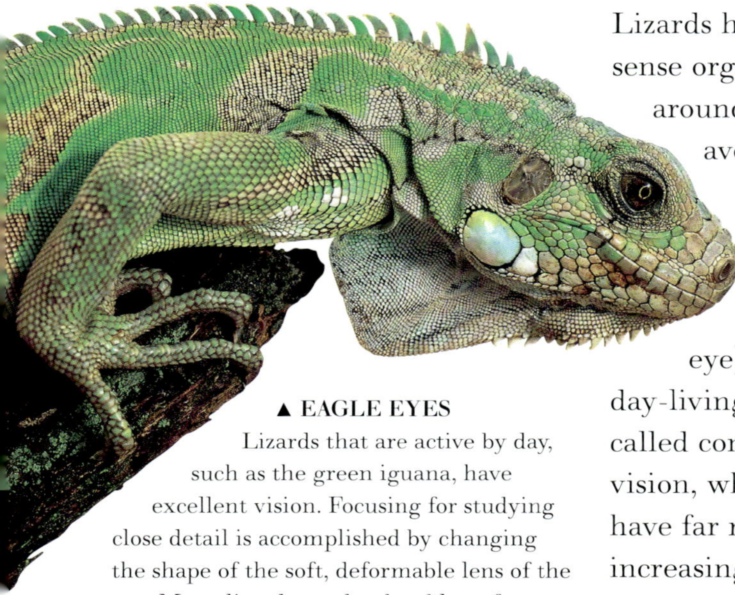

Lizards have a variety of finely tuned sense organs to enable them to move around, locate and capture prey, avoid predators and find a mate. Eye-sight is an important sense for most lizards but the structure of the retina (the back of the inside of the eye) varies greatly. The retinas of day-living lizards are dominated by cells called cones, giving them detailed vision, while those of nocturnal species have far more light-sensing rod cells, increasing their ability to see by moonlight. Lizards that are active at dusk and dawn have vertical pupils that close down to protect the sensitive retina from bright daylight. Day-living lizards may also possess colour vision.

▲ EAGLE EYES
Lizards that are active by day, such as the green iguana, have excellent vision. Focusing for studying close detail is accomplished by changing the shape of the soft, deformable lens of the eye. Many lizards need to be able to focus rapidly because they move around quickly and with agility so that they can catch fast-moving insects. Vision is also important for basking lizards as they must be able to spot approaching predators.

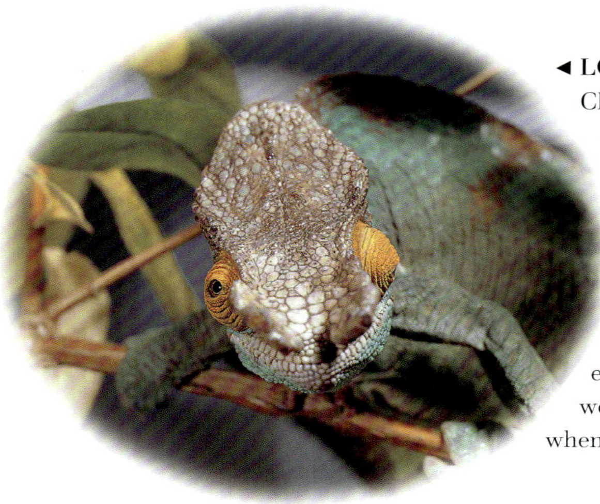

◄ LOOKING TWO WAYS AT ONCE
Chameleons are the only land vertebrates with eyes that move independently. This Parson's chameleon can use its turret-eyes to look in two directions at the same time as it seeks out prey. When an insect is located, both eyes converge on the prey and, working like a telephoto lens, they focus quickly and precisely to enlarge the image. The turret eyes and the long sticky tongue evolved to work together, making chameleons expert shots when they shoot out their tongues to capture insects.

▼ A THIRD EYE

Green iguanas and many other lizards have a small circular object in the centre of their heads. This is the pineal eye, a third eye with a lens, retina and a nerve feeding back into the brain, but it has no muscles, making it unable to focus. The pineal eye may help basking lizards to monitor how much sunlight they are receiving but the way in which it works is not yet fully understood.

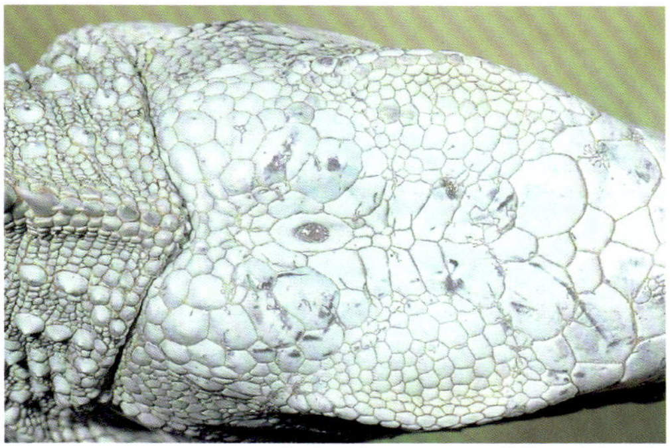

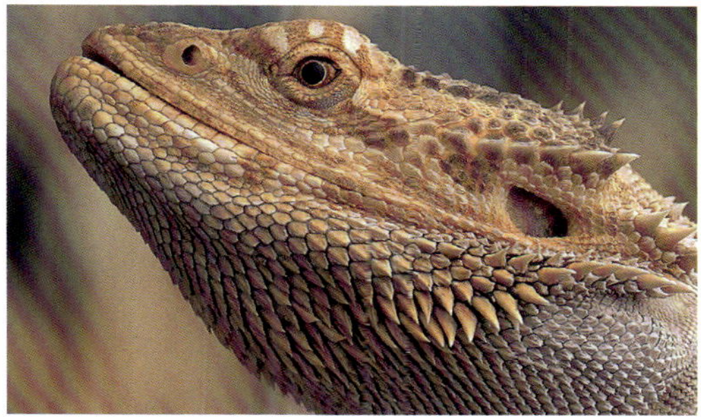

▲ LISTENING LIZARDS

Lizard ears are made up of three parts: the outer, middle and inner ear. The eardrum of this bearded dragon is clearly visible on the side of its head because the outer ear is absent. In other species the eardrum is hidden by a deep outer ear opening. Most lizards have external ears but some have scales over them and others have no eardrum at all.

SEEK WITH FORKED TONGUE ►

Some hard-tongued lizards have a Jacobson's organ that allows them to 'taste' the air and track prey from a long way away. The forked tongue of this water monitor lizard is picking up odour particles and delivering them to the Jacobson's organ to be analysed. The forks of the tongue help it tell direction – if more interesting particles are on the right fork the lizard turns right.

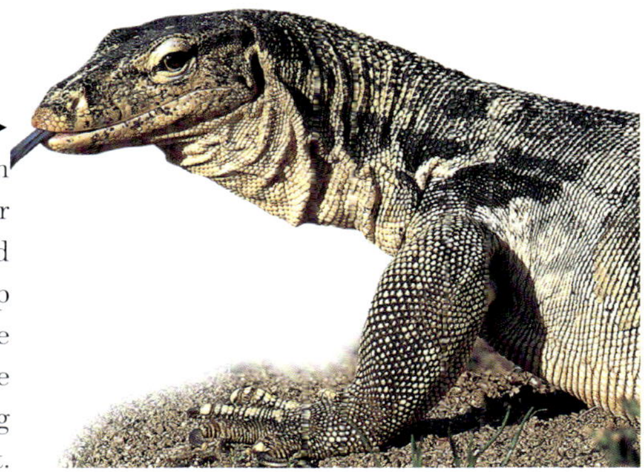

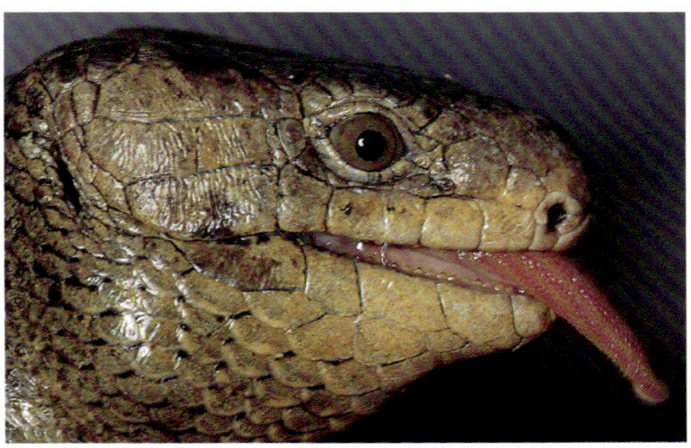

◄ PECULIAR TASTES

The herbivorous monkey-tail skink has a bulbous tongue with a slightly bi-lobed tip that contains many taste buds. This skink does not eat insects or meat so it does not have to track down any prey, but probably uses its sensitive tongue to discriminate between suitable and unsuitable leaves. Monkey-tail skinks are social lizards, and tongue-licking may also be a way of recognizing other members of the colony.

The Carnivores

Although the majority of lizards are either partly or entirely carnivorous (meat-eating), even plant-eating lizards will occasionally eat insects. Many lizards are active predators, hunting down their prey and capturing it with a lightning dash. Some meat-eating lizards take advantage of wounded, sick, dying or dead animals for an easy meal. Animals that feed like this are called scavengers. Many lizards have a strong sense of smell and are able to locate prey that is hidden or buried. Komodo dragons are said to be able to smell prey from up to 4km away. Other monitor lizards, and tegus, are experts at finding the eggs of turtles and crocodiles as well as those of other lizards.

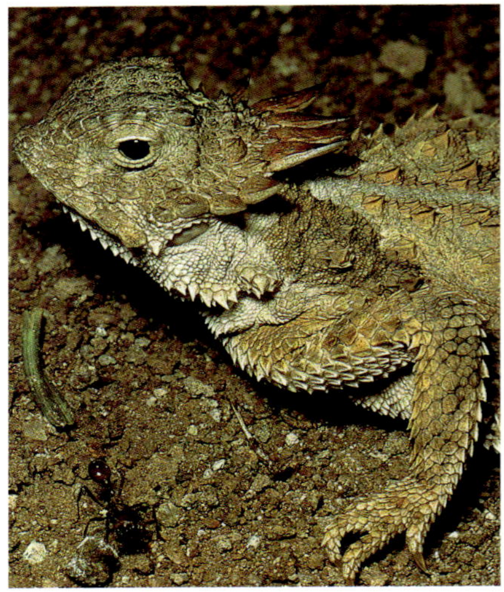

▲ MANY MINI MEALS
Ants are very small prey but some lizards specialize in eating them. The horned lizards of North America's deserts are squat spiny lizards that feed entirely on ants. Because ants are small, hundreds must be eaten at each meal. Fortunately for horned lizards, ants occur in large numbers and swarm together when their colony is attacked.

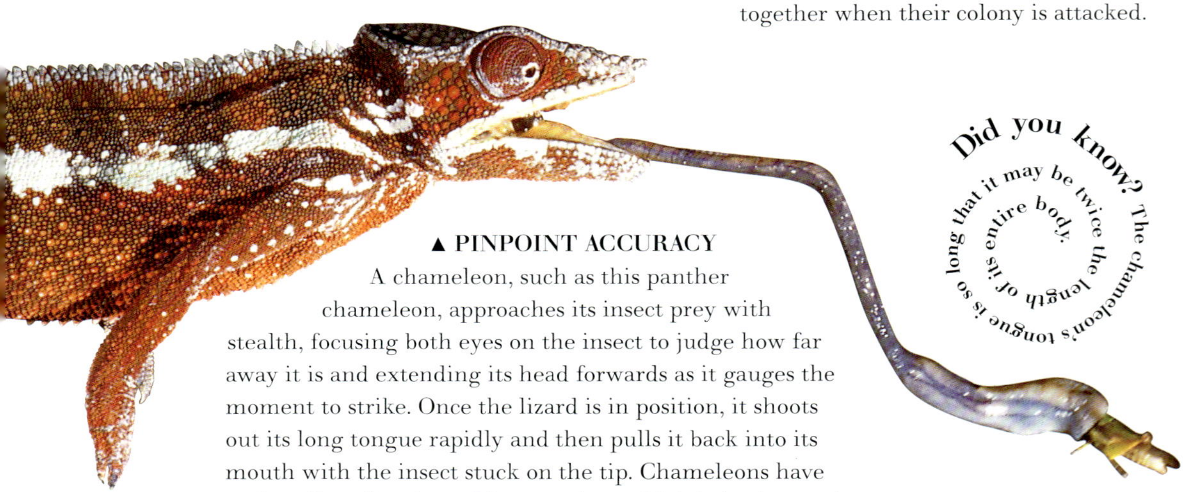

▲ PINPOINT ACCURACY
A chameleon, such as this panther chameleon, approaches its insect prey with stealth, focusing both eyes on the insect to judge how far away it is and extending its head forwards as it gauges the moment to strike. Once the lizard is in position, it shoots out its long tongue rapidly and then pulls it back into its mouth with the insect stuck on the tip. Chameleons have prehensile tails, adapted for grasping, which help them grip on to twigs and branches when they are hunting.

Did you know? The chameleon's tongue is so long that it may be twice the length of its entire body.

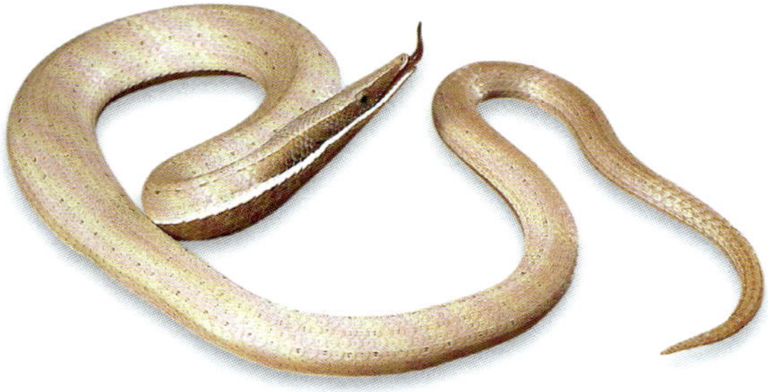

▼ CRUSHING BITE

The swamp-dwelling caiman lizard from the Amazon rainforest looks a little like a crocodile. An excellent swimmer, it hunts aquatic snails underwater. These are crushed between flat teeth in the caiman lizard's powerful jaws.

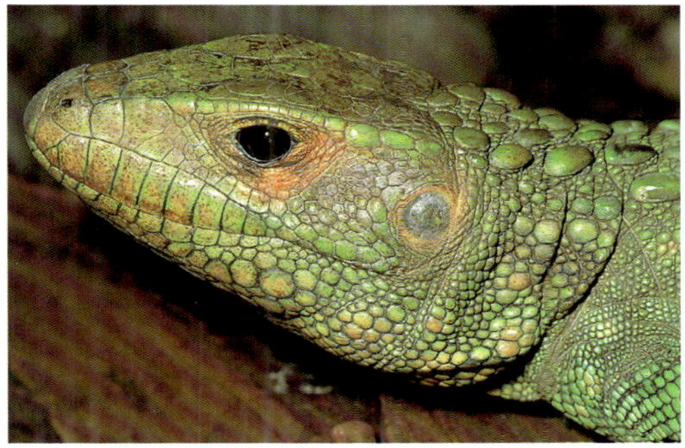

▲ DOWN IN ONE

Most legless lizards have tiny mouths and can eat only small prey. But Burton's snake-lizard, a relative of Australia's geckos, specializes in eating skinks. Its jaws are much more flexible than those of other lizards and its teeth curve backwards, allowing it to swallow prey whole and head first in the same way as a snake does.

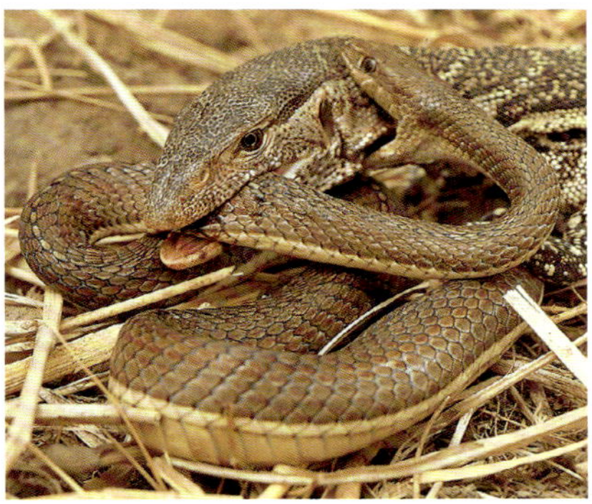

◄ FEARLESS KILLER

Most monitor lizards are true all-round carnivores, feeding on small mammals, scavenging the carcasses of lion kills and stealing eggs from crocodile nests. Unlike most other animals, large monitors are not even afraid of snakes, and often feed on them. This Nile monitor is killing a sand snake, which is helpless against the monitor lizard's crushing jaws.

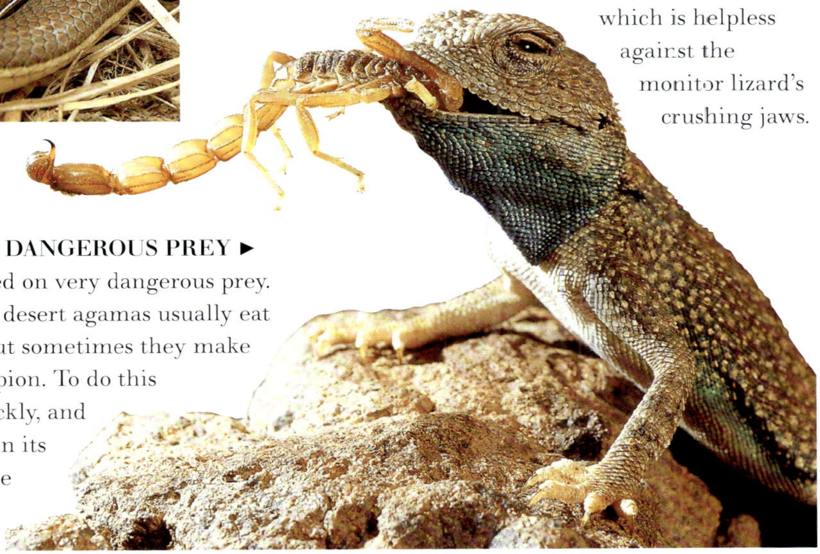

DANGEROUS PREY ►

Some lizards feed on very dangerous prey. North African desert agamas usually eat harmless insects but sometimes they make a meal of a scorpion. To do this it must act quickly, and crush the scorpion in its powerful jaws before its tail can deliver its deadly sting.

Vegetarian Lizards

Plant-eating reptiles are rare, and only tortoises, and a few turtles and lizards, have a truly vegetarian diet. Many lizards that eat vegetation also eat insects and so are really omnivores (animals that eat plants and meat). Some lizards start life eating insects and only turn vegetarian as they become adults. Most plant-eating lizards feed on leaves, which are easy to find but hard to digest. Many leaf-eating lizards select only fresh, new shoots, which are easier to digest. Eating fruit is easier but less common in lizards, and a few species feed on seeds, flower heads or nectar. One lizard, the marine iguana, eats seaweed.

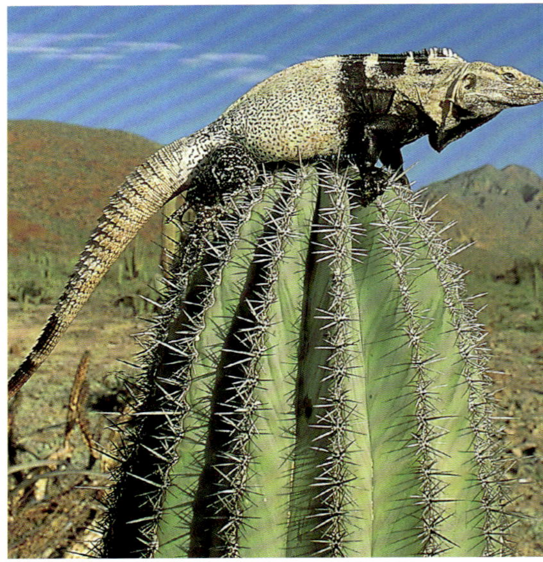

▲ BLOOMING TASTY
The San Esteban spiny-tailed iguana lives on an arid island in the Mexican Sea of Cortez and eats cactus flowers and other plants. Iguanas are the main group of leaf-eating lizards, but there may be few leaves in arid habitats, and desert island iguanas often feed on the flowers and fruit of cacti and other water-retaining succulents.

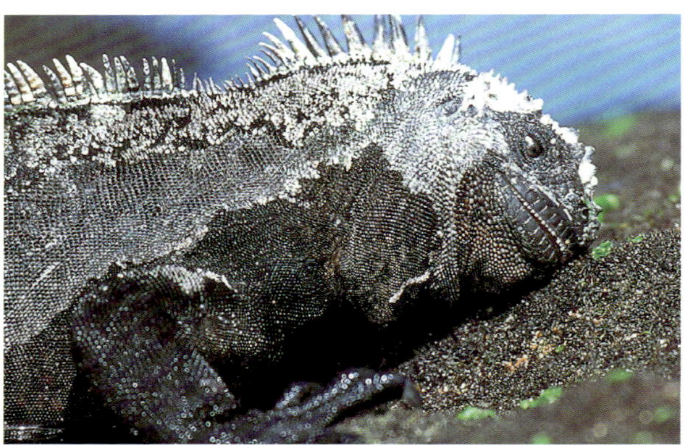

◄ SALTY FOOD
The Galapagos marine iguana is the only truly marine lizard. While its two Galapagos land iguana relatives have a rich diet of leaves and flowers, the male marine iguana must enter into the cold ocean to feed. Marine iguanas dive down to 10m to feed on seaweed before returning to bask on the rocks. There is so much salt in their food that they have special glands in their nostrils to get rid of it.

▼ FRUITY FEAST

This little Barbados anole is enjoying a feast of bruised mango fruit. Feeding on fruit is a much easier option than eating leaves. Fruit is easily digested, and it provides much more energy than leaves. However, fruit is seasonal, so lizards that like to eat fruit have to be prepared to eat other things as well, such as insects.

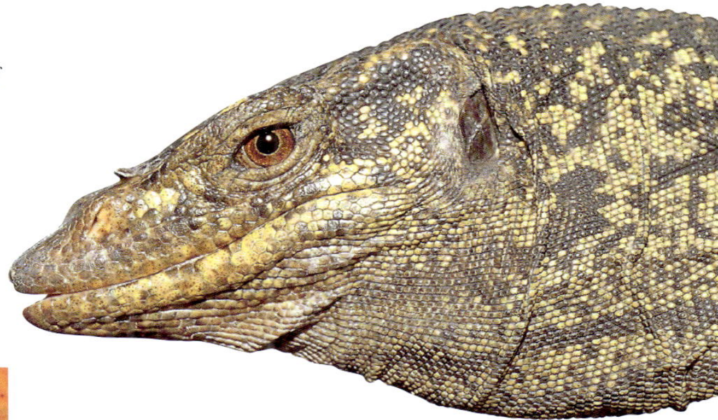

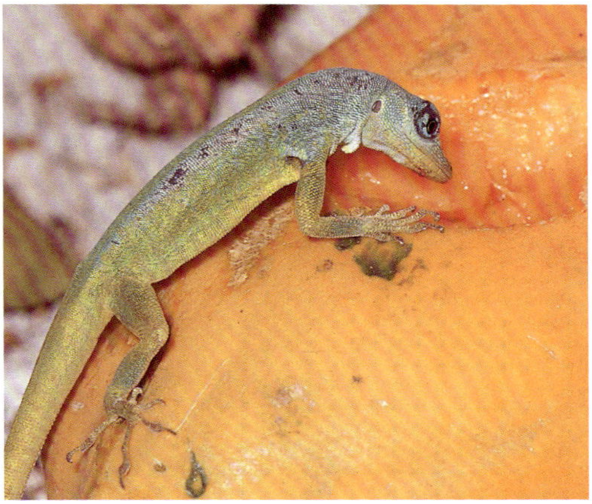

▲ VEG GIANT

Although most monitor lizards are meat-eaters, one species eats fruit more than anything else. Gray's monitor lizard from the Philippines habitually swallows whole fruit and is the world's only plant-eating monitor lizard. It also eats insects but fruit can make up almost 60 per cent of its diet. Other lizards, including the iguanas and chuckwallas of the Americas, eat leaves. Digesting leaves requires a large, specialized gut with valves to slow down the passage of leaves through the digestive system.

Did you know? Some lizards eat insects when young, then move to a diet of leaves as they get older.

▼ DRIED-OUT DIET

Lizards living in very dry deserts have little green vegetation available to eat. They bulk out their insect diets by feeding on seeds in the dry season when insects are scarce. In the arid Namib Desert of south-western Africa, the shovel-snouted lizard is perfectly able to survive on wind-blown seeds alone. It obtains not only its energy but also all of its water requirements from this incredibly dry diet.

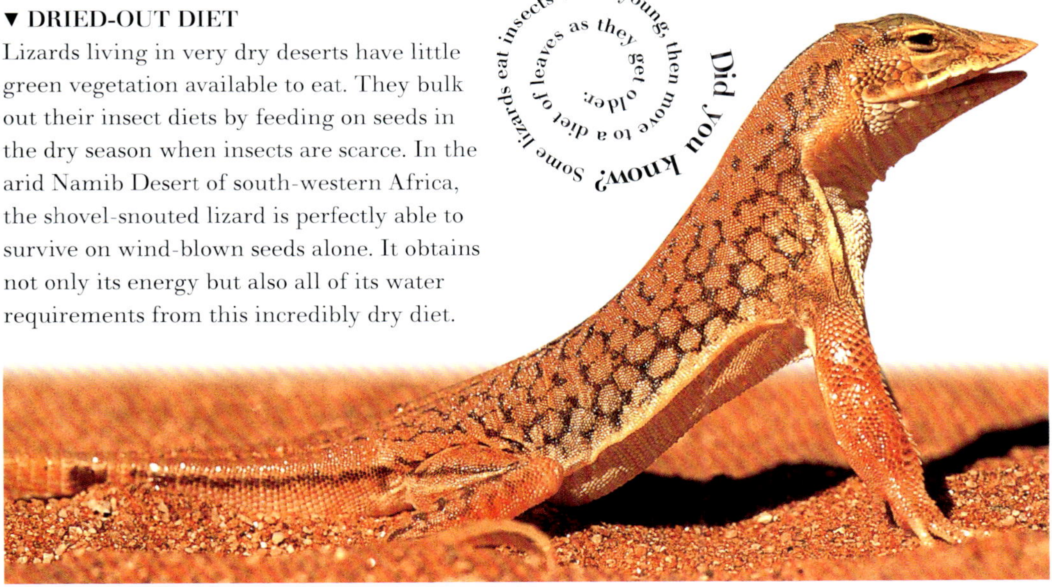

Focus on the

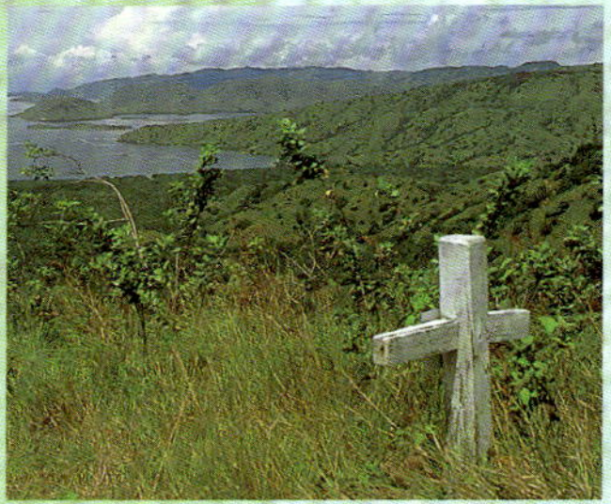

HUMAN PREY?
This is a view from Baron's Cross on Komodo Island. The Baron's Cross commemorates the Swiss naturalist, Baron Rudolph von Reding, who disappeared on the island in 1974, having strayed away from his tour group. No one knows for certain how he died, but all that was left of him were his glasses and camera, on the hill where the Baron's Cross now stands.

The Komodo dragon, or Ora as it is also known, is the largest lizard in the world and the only one believed to include humans in its diet. The size of the dragon has been exaggerated however – the maximum length for the dragon is not much more than 3m – and attacks on humans are very rare. The Komodo dragon is a type of monitor lizard that is confined to four small islands in Indonesia's Komodo group. It has one of the smallest geographical ranges of any of the large carnivores, and is classified as endangered. Komodo dragons feed mainly on large animals, such as deer, which they attack by ambush. Once bitten, the prey is doomed to die, even if it escapes. The Komodo dragon's saliva contains deadly bacteria that cause death through blood poisoning within a couple of days.

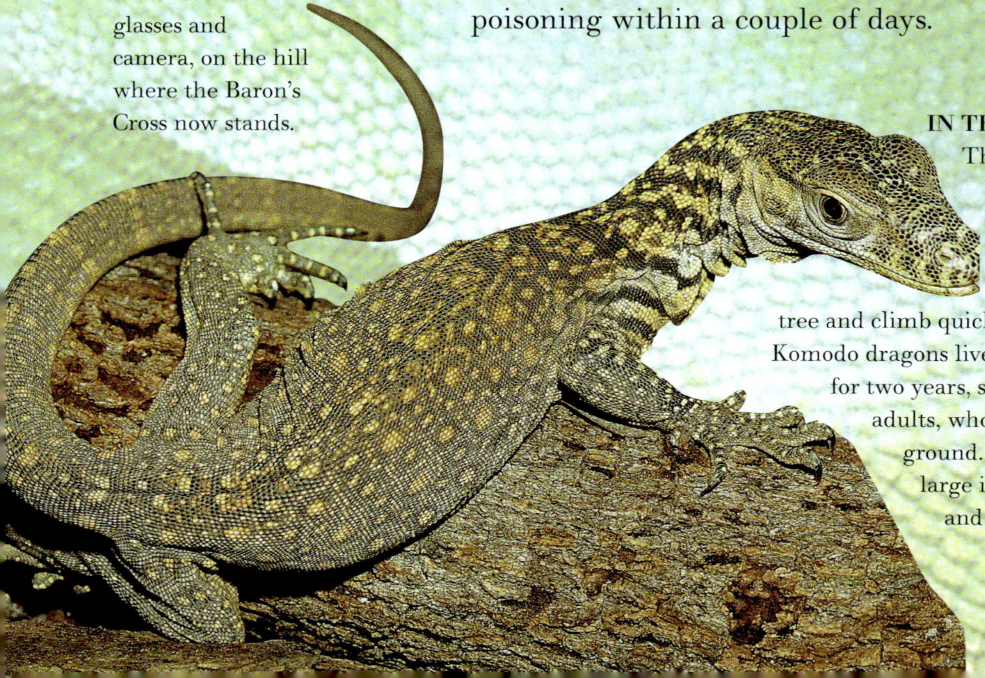

IN THE TREETOPS
The first thing a newly hatched Komodo dragon does is run for the nearest tree and climb quickly up it. Young Komodo dragons live in the treetops for two years, safe from the adults, who live on the ground. The young eat large insects, geckos and skinks.

Komodo Dragon

FIRST TO ARRIVE
Komodo dragons have an extremely good sense of smell and they can detect prey from a long distance. This large adult dragon on Rinca Island has been attracted by the smell of a dead goat. The lizard has powerful jaws and its muscular legs are armed with talon-like claws, enabling it to rip prey open and devour it very quickly.

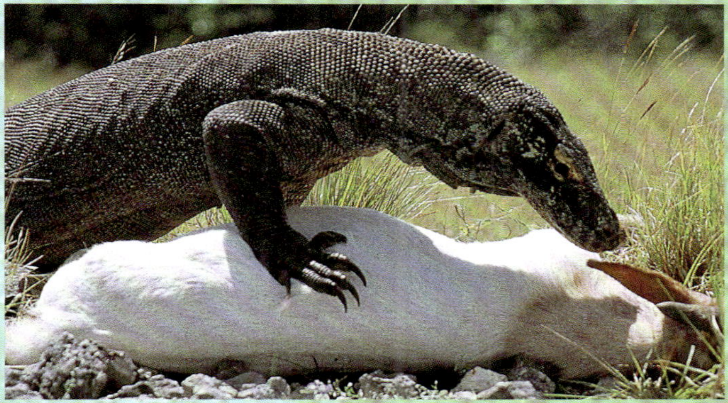

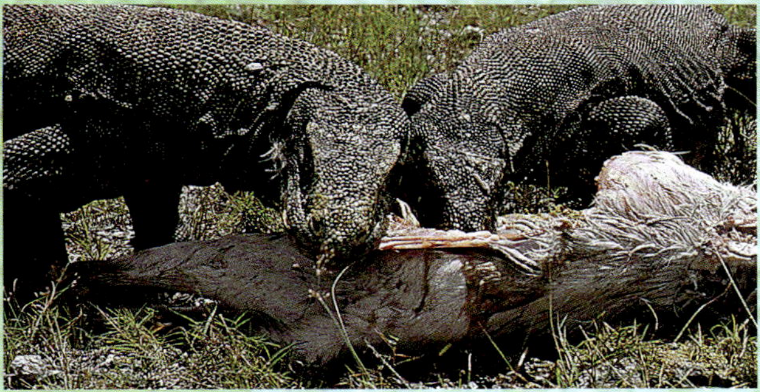

THREE'S A CROWD
Two more, slightly smaller, dragons arrive. Soon after this picture was taken a fight broke out. Eventually the largest dragon took the goat by the head and started to bolt down almost the entire carcass, while the other two ripped pieces of flesh away. Less than 20 minutes later, the goat had completely disappeared.

ARTIFICIAL GATHERING
In the past, park rangers used to attract Komodo dragons to a feeding station so that tourists could safely watch them. This practice is no longer carried out since the dragons were becoming reliant on the handouts and were beginning to think of tourists as a source of food. The dragons now act naturally again and seek out their own food.

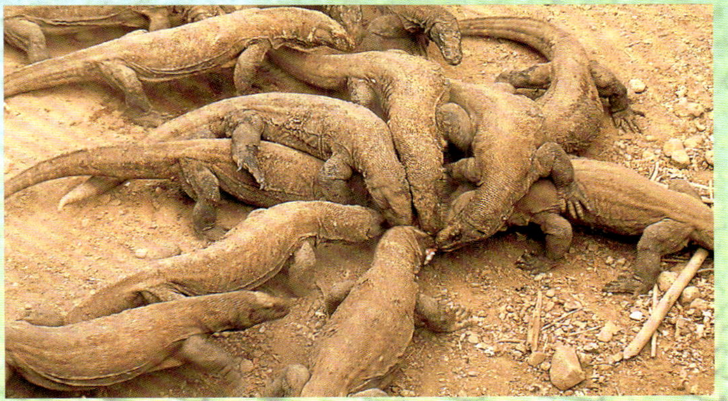

Water for Life

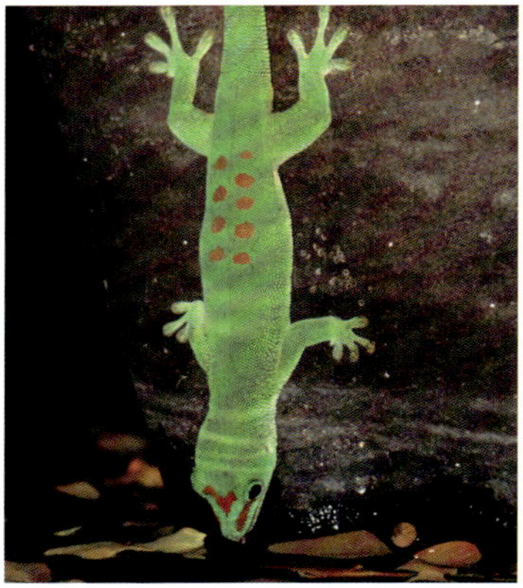

▲ **LAPPING IT UP**
Many lizards drink by lapping up water with their tongues. This Madagascan day gecko has climbed down a tree in order to drink from a puddle. Northern Madagascar, where this day gecko lives, is quite a wet region, with regular rainfall. For the majority of lizards, finding water to drink is not a problem.

Like all animals, lizards need water to survive. They obtain it in several ways, depending on the species and habitat. Many drink water from pools or puddles, or get it from dewdrops or condensed fog. Moisture can also be obtained from food. For some lizards, finding water is hard, and a few never drink at all. Lizards living in very dry places produce harder, drier droppings than those in rainforests, where water is in plentiful supply. This helps them conserve water that would otherwise be wasted. Some lizards use water produced inside their own bodies. 'Metabolic' water is created when food is broken down within the body. A few desert-adapted specialists use this 'metabolic water' so that they do not need to drink.

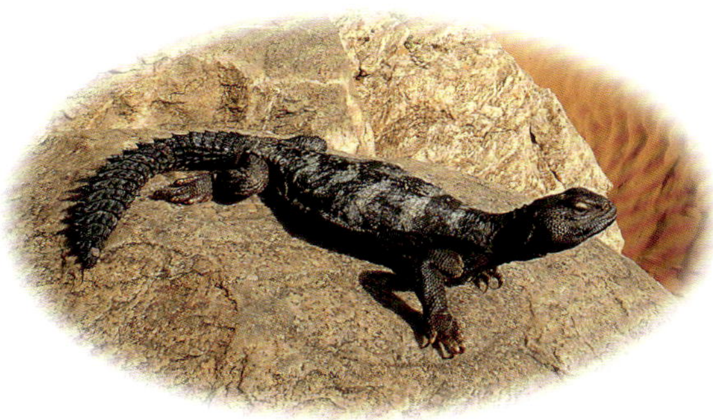

▲ **WATERPROOF COAT**
This Bell's dab lizard is basking in the sun. If an amphibian or mammal did this, it would lose a lot of water, either from its moist skin or by sweating, but lizards have tough, dry skin that keeps most water in. This is one reason why reptiles are so common in hot, dry places.

SHADY CHARACTER ►
The ornate tree lizard lives on large trees along riverbanks in the south-west of the USA. These trees have rough bark and broad leaves, which provide lots of shade. Rainfall is rare in this area, so the lizard must get all the water that it needs from its insect prey. An ornate tree lizard has to eat seven or eight insects a day to get enough water to survive.

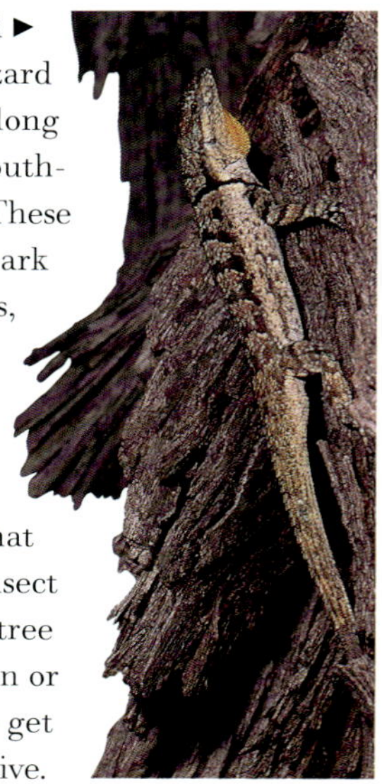

Stony Stare of the Basilisk

According to mythology, the basilisk's stare could turn people to stone or cause them to burst into flame. Also known as the Cockatrice or Royal Serpent, this mythological basilisk is shown as a type of dragon, sometimes as a snake-like creature, as in the novel Harry Potter and the Chamber of Secrets. *No one knows what the mythological basilisk looked like because anyone who saw one would never speak again! Real basilisks are harmless Central American lizards whose main claim to fame is that they can run across water.*

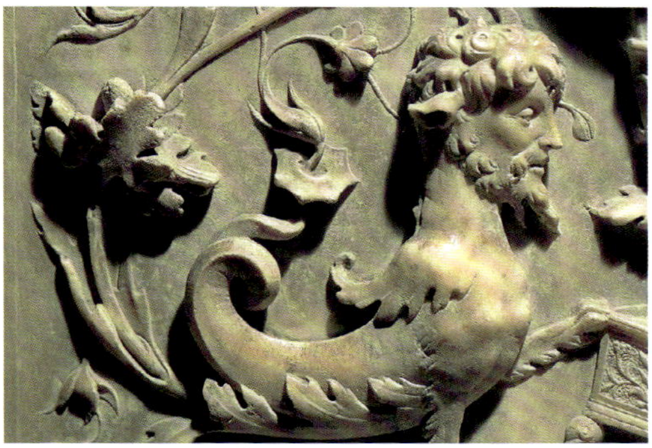

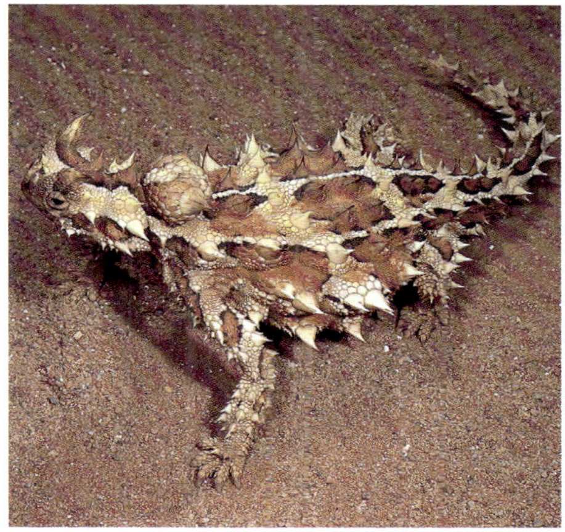

▲ DEVIL'S DEW

The thorny devil comes from the deserts of western Australia, where it hardly ever rains. But the thorny devil's diet of ants does not provide it with enough water to survive. The lizard gets around this problem by drinking any dew that condenses on its body at night. The dew trickles down channels between its 'thorns' and into the corner of its mouth.

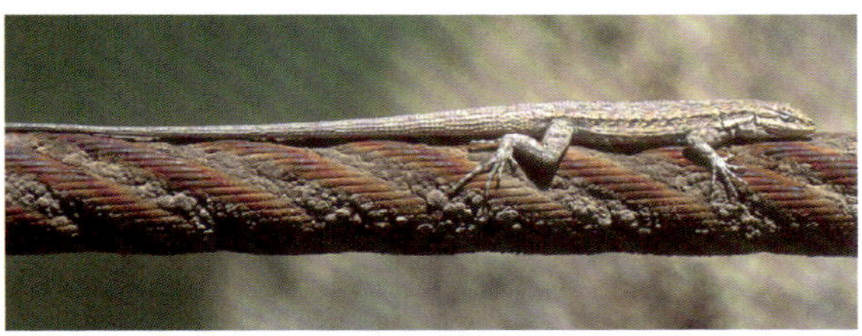

◀ OUT IN THE SUN

The western brush lizard is closely related to the ornate tree lizard but it lives in the sparse bushes and trees of the Sonoran Desert. With their small leaves and slender branches, these bushes offer little shade from the sun. The brush lizard loses much more water than the tree lizard and must eat 11 or 12 insects a day to keep its water levels topped up.

▼ WATER FROM FAT

Some desert geckos, such as Australia's Kimberley fringe-toed velvet gecko, store fat in their tails to help them survive. This fat is mainly used to provide energy when food is short, but it can be broken down to make water. One gram of fat produces just over one gram of water.

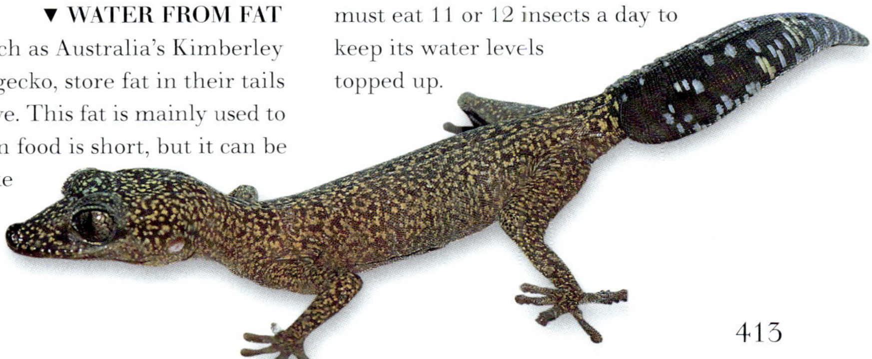

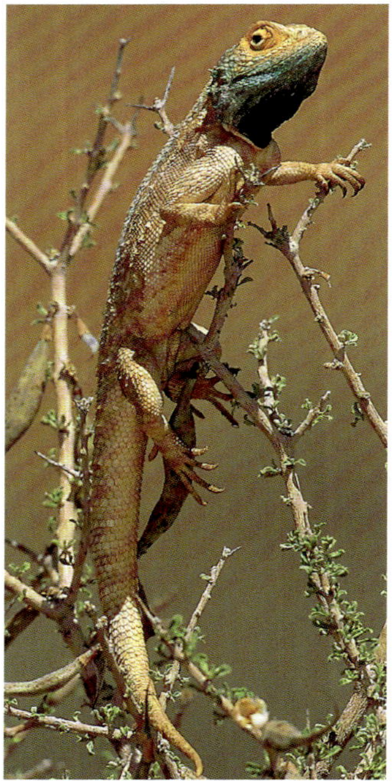

Body Temperature

A lizard's body temperature depends on the temperature of its surroundings. Unlike birds or mammals, which produce their own body heat, cold-blooded lizards need to bask on hot surfaces such as sun-heated rock or have warm air around them. In the hot tropics, lizards can be active day or night. Elsewhere, they need the heat of the sun to raise their body temperature. Most lizards speed up this process by basking. Although they need the sun, lizards must be careful not to get too hot.

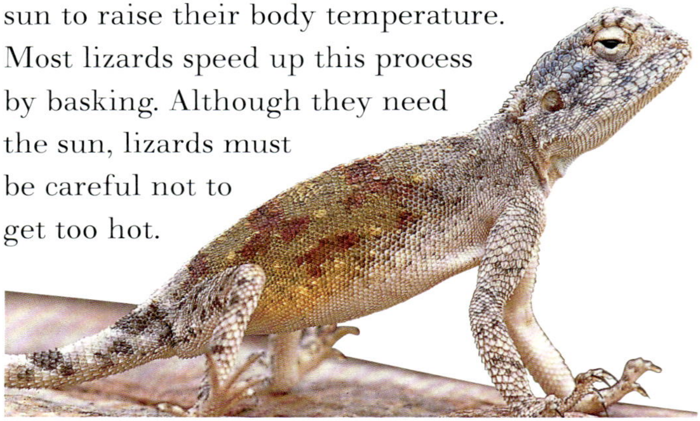

▲ ON GUARD
A lizard in the sun has to keep its eyes open for predators. Birds of prey are a particular threat to this African ground agama – the slightest shadow will send it dashing back to its refuge, a hole at the base of the bush. A basking lizard may look like a dozing sunbather, but it will usually be alert.

▲ TOO HOT TO HANDLE
If you have ever walked barefoot on sand in the summer you know how hot it can be. Desert lizards have to deal with this problem every day. The African ground agama gets around it by standing on the balls of its feet. Other species do a balancing act, standing on two feet with two raised, before swapping over.

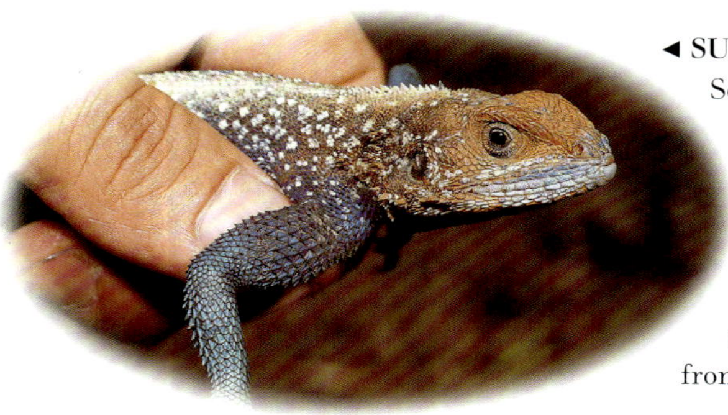

◄ SUN-POWERED COLOUR
Some male lizards adopt very bright colours to attract a female. The male common agama is bright blue and red, but only during the daytime. At night the sleeping lizard is much drabber and duller, but it rapidly becomes more colourful as it warms up. After a minute or so of basking in the sun, the lizard changes from grey to glowing red and blue again.

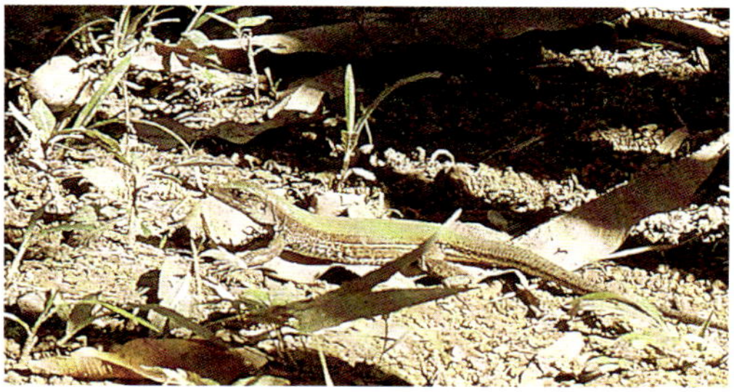

▲ BASKING IN THE RAINFOREST
Not much sunlight reaches the ground in a rainforest, yet some lizards warm up by basking on the rainforest floor. When a rainforest tree falls, it creates a natural gap in the canopy, and a patch of sunlight appears on the ground. In tropical America, ameivas seek out these sunny patches, and are usually the first lizards to arrive after a tree has fallen.

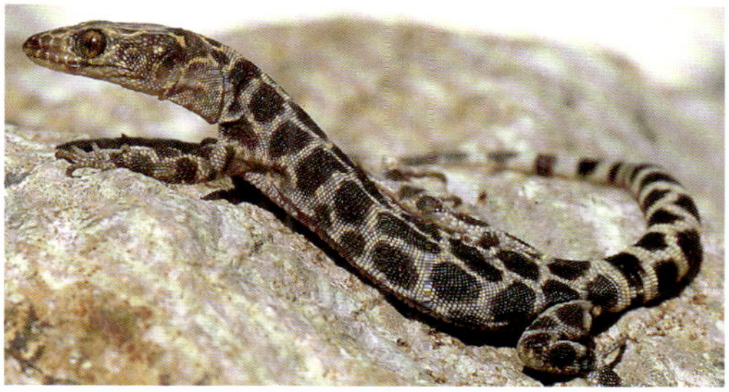

▲ WARM AT NIGHT
Lizards that hunt at night still need to be warm to be active. The granite night lizard from California spends the day in a rocky crevice, venturing forth to capture insects and scorpions only after dark. It manages to do this by seeking out spots where the rocks are still warm from the sun's rays. It is also able to remain active at temperatures too low for most lizards.

CATCHING THE RAYS ►
So that they can warm up quickly, basking lizards flatten themselves to expose as much of their bodies to the sun or the warm ground. They do this by expanding their ribs outwards and making themselves more rounded. Some desert lizards are naturally rounded and can present almost half their body surface to the sun.

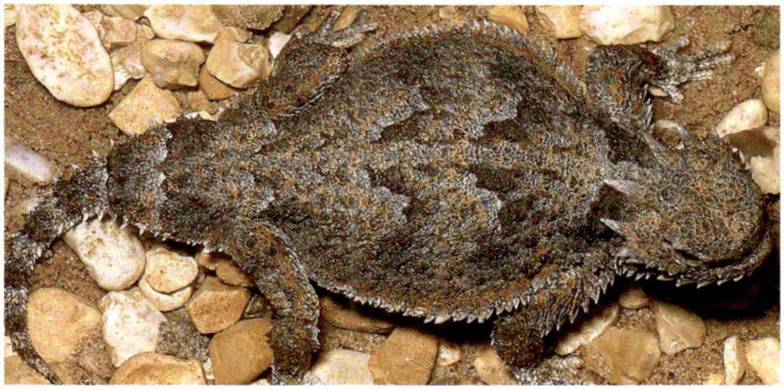

ON TIPTOES ►
This northern desert horned lizard is round and flattened – the ideal shape for basking since it can present a large surface area to the sun. When it gets too hot, it lifts the underside of its body and tail off the sand so that it does not burn. Horned lizards spend long periods of time almost motionless, waiting for the ants that they feed on to swarm into reach.

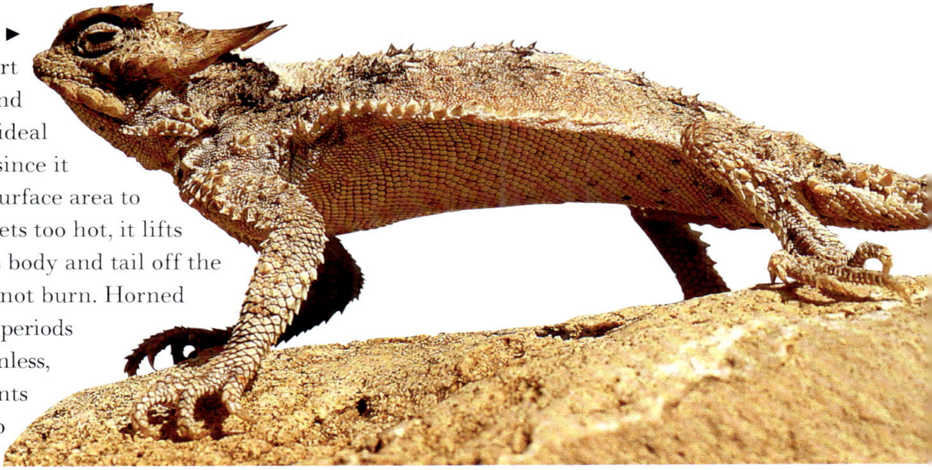

Mating Time

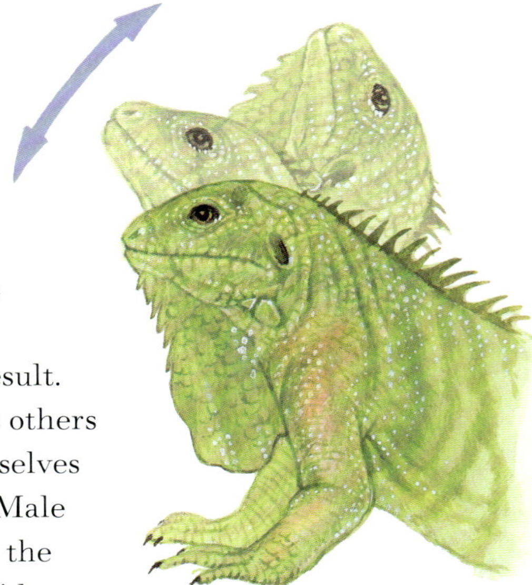

In nearly every lizard species the male courts the female rather than the other way around. Male lizards go to great lengths to attract a mate and often put themselves in danger as a result. Some become brightly coloured while others change their behaviour, making themselves as obvious to predators as to females. Male lizards may even go without eating as the urge to mate or defend a female overrides their hunger for food. Males of most lizard species will mate with more than one female if they get the chance. Very few lizards stay with one partner through a mating season, though some Australian shingleback skinks stay together for life. A few lizard species do not need males to reproduce, and females of these species produce offspring without the need to mate.

▲ GIVING THE NOD
Male green iguanas use the dewlaps hanging down from their chins to settle disputes over mating territories. The dewlap is green, but dominant males develop a paler coloured head and orange pigment on their shoulders. The dewlap draws attention to the signature bob display.

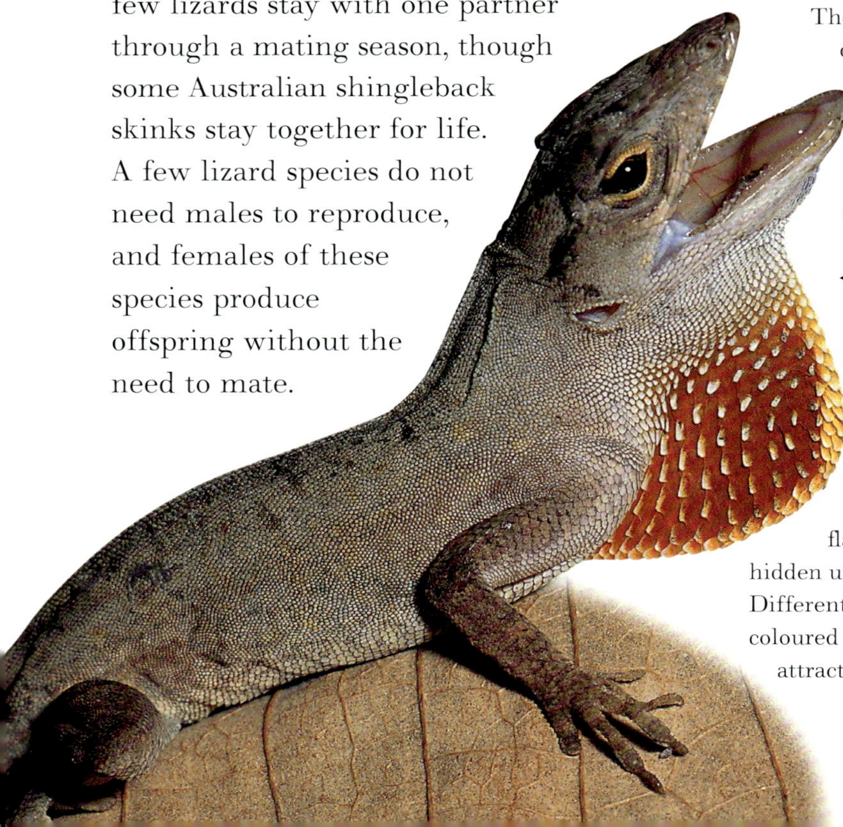

◄ WAVING A FLAG
Anole lizards are well camouflaged from predators but have a trick that makes them obvious when they want to attract a mate. Anoles possess a brightly coloured throat flag, or dewlap, which remains hidden until erected for display. Different species have different coloured dewlaps so that males do not attract females of the wrong species.

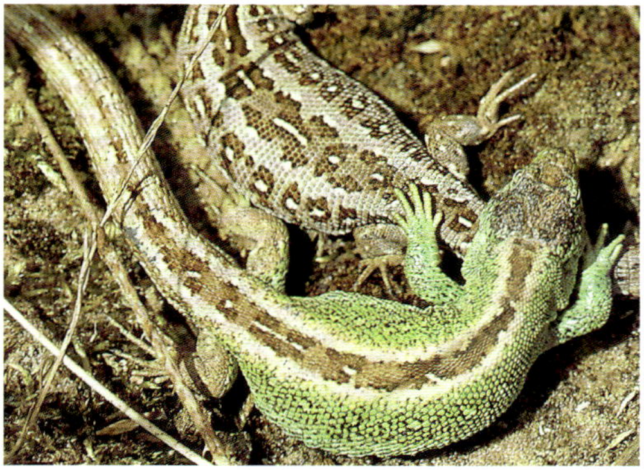

▲ PUTTING ON A SHOW

In many species of lizard the males develop brightly coloured skin to attract females during the breeding season. The European sand lizard is a good example since the males become bright green on the flanks in spring and summer while the females remain grey-brown.

▼ TEST OF STRENGTH

If a visual display fails to deter a rival, some of the larger lizards, such as these Gould's monitor lizards, will resort to brute force. Fights between male monitors look aggressive as they rear up and try to grapple each other to the ground, but it is rare for either combatant to be injured. Instead, the defeated lizard will break away from the fight and run off.

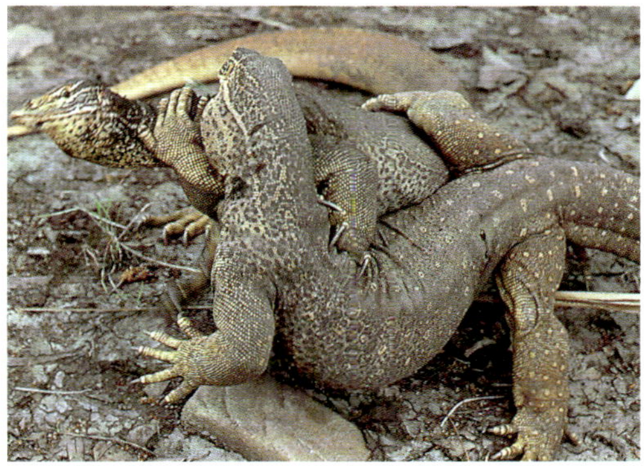

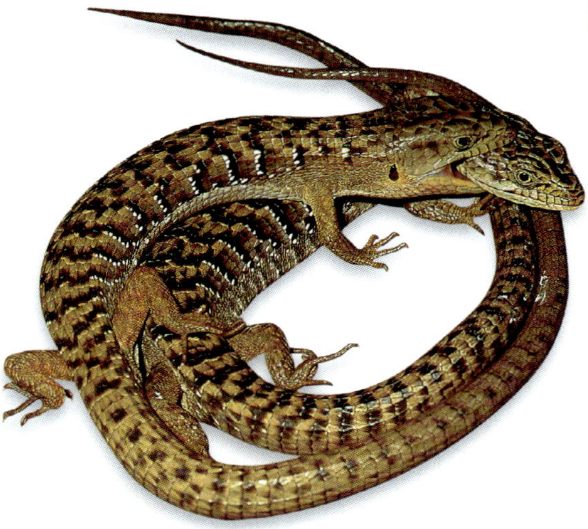

◄ DANGEROUS LIAISONS

Once a male lizard has courted a female and chased off any rivals, he will try to mate with her. In the early stages he rubs his chin on her neck or nudges her until she lifts her tail and allows him to mate. Some animals, such as these Californian alligator lizards, may mate for a long time, so the female looks out to spot enemies.

VIRGIN BIRTH ►

Some lizards can produce offspring without mating. When this happens, the babies are identical clones of their mother. Lizards that can give birth without mating include the Indo-Pacific house gecko. Such species are good colonizers of islands, since a single arrival can start a colony all on her own.

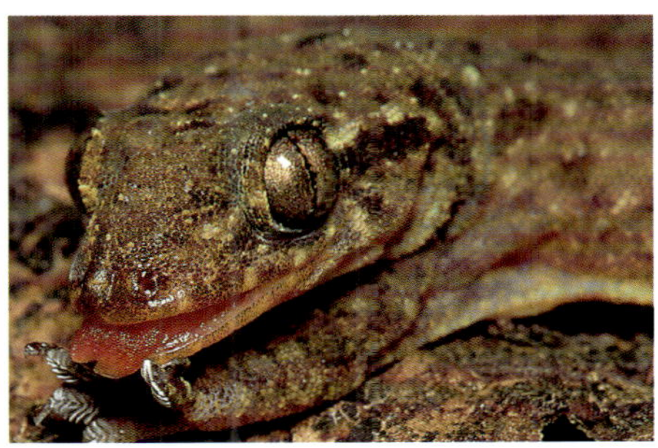

Egg Layers

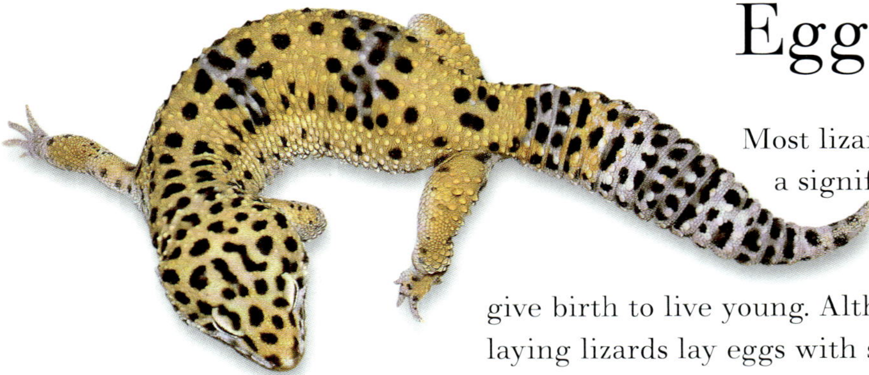

Most lizards lay eggs, but a significant minority, particularly in colder climates, give birth to live young. Although most egg-laying lizards lay eggs with soft, leathery shells, some geckos lay eggs with hard shells like those of birds. Few lizards show interest in their eggs or young, generally leaving after laying or giving birth. Some larger species, however, such as iguanas or monitor lizards, may guard the nest site for a short time after laying. Baby lizards are independent from birth or hatching. As soon as they are born they face a wide range of predators and few juveniles survive to adulthood.

▲ SPOTTED MOTHER
Leopard geckos inhabit grassland from Iran to India. A female leopard gecko can breed at the age of two and continue to breed for 14 years. Females lay two leathery-shelled eggs one month after mating. A female may produce eight clutches (16 eggs) in a year, potentially producing over 160 eggs in her life.

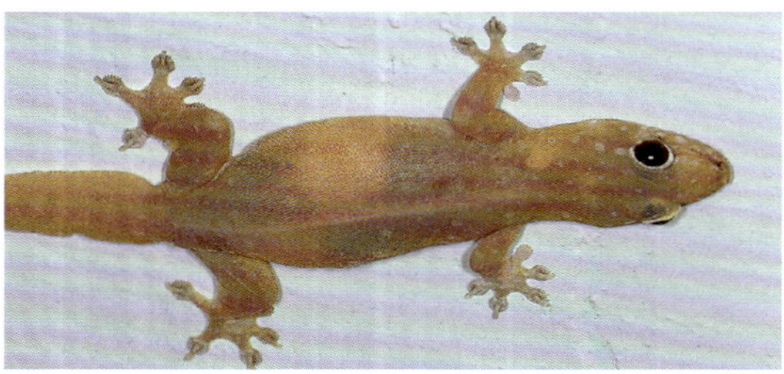

◄ BEFORE LAYING
Eggs can be seen in the body of this female house gecko. Most lizards lay eggs rather than give birth to live young. Geckos have clutches of only one or two eggs. Pale areas in the gecko's neck contain a substance called calcium carbonate, which is used to strengthen the eggshell before the eggs are laid.

INDEPENDENT BABY ►
Hatchling leopard geckos measure 8–9cm and have a much bolder ringed pattern than the adults. During its first few days, the baby survives on its absorbed yolk reserves. When these reserves run out, it will start to hunt for insects.

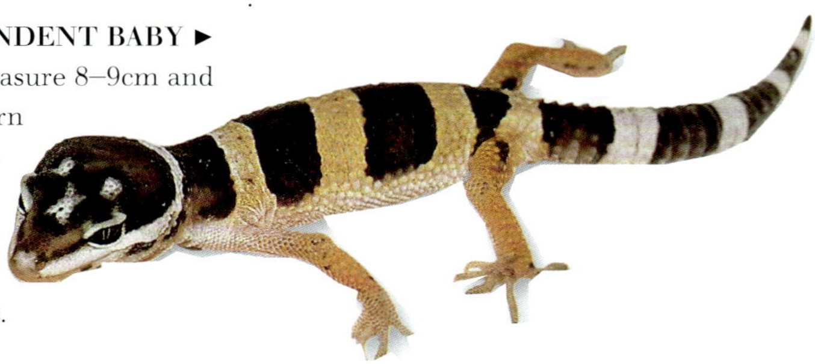

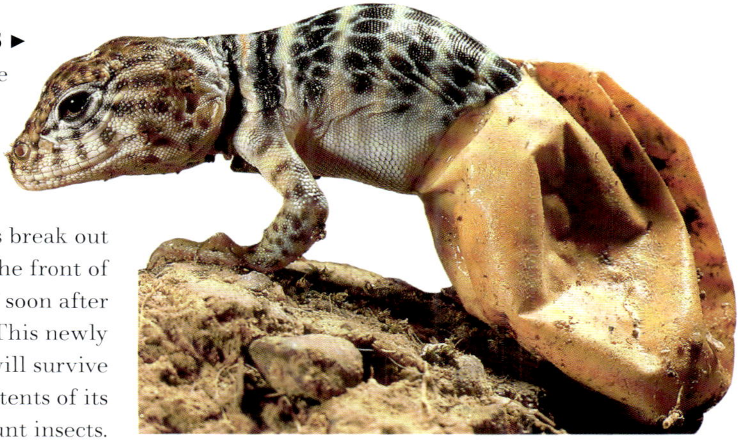

SOFT-SHELLED EGGS ►

The eggs of most lizards have soft, leathery shells, and they are vulnerable to drying out, so they are usually laid in moist sand or soil. Hatching lizards break out using a small 'egg tooth' in the front of the mouth, which drops off soon after the lizard has hatched. This newly emerging collared lizard will survive for days on the absorbed contents of its yolk sac before it needs to hunt insects.

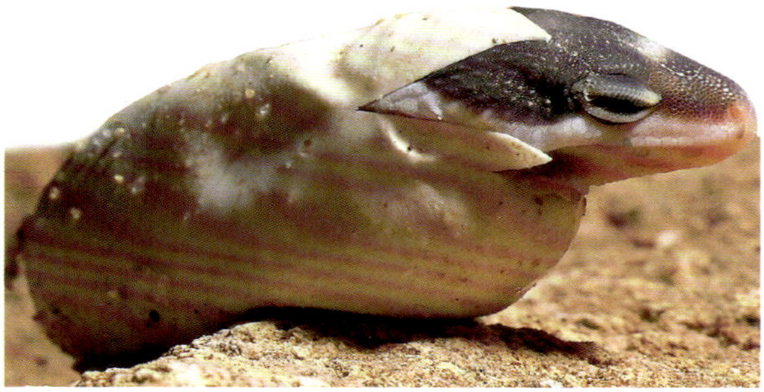

◄ MAKING A BREAK FOR IT

Unlike the hard-shelled eggs of most other geckos, leopard gecko eggs have leathery shells. After 6–12 weeks the infant gecko is ready to hatch. It cuts a small hole in the eggshell using a small egg tooth on the front of its jaw. Once it has absorbed the last of the yolk from its yolk sac and learned how to breathe using its lungs, it breaks out of the shell.

Did you know? A baby lizard's egg tooth drops off soon after it has slit a hole in the egg and hatched.

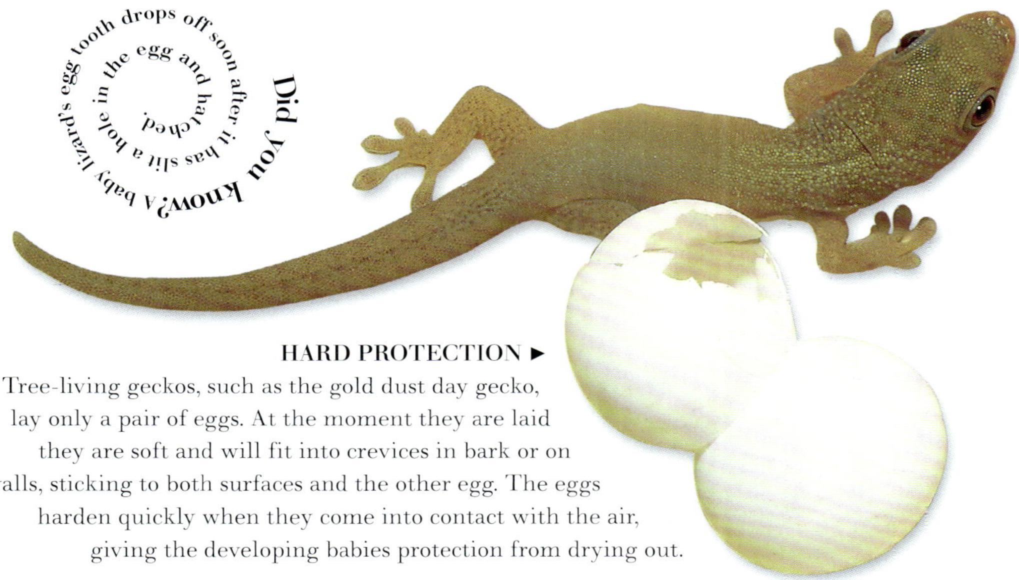

HARD PROTECTION ►

Tree-living geckos, such as the gold dust day gecko, lay only a pair of eggs. At the moment they are laid they are soft and will fit into crevices in bark or on walls, sticking to both surfaces and the other egg. The eggs harden quickly when they come into contact with the air, giving the developing babies protection from drying out.

Birth and Hatching

Some species of lizards lay eggs while others give birth to live young. Female lizards who give birth carry their offspring for less time than a female who lays eggs. Most lizards in warm climates lay eggs, but those living in colder habitats, such as Scandinavia, Patagonia or Tasmania, usually give birth to live young. Such females can protect their young. They can seek out the sun and avoid enemies until the babies are ready to be born. Once born, their mother rarely takes care of them. Whether they are born or hatch from eggs, the juvenile lizards exist for a short time on the nutrients absorbed from the yolk sac, but they must soon become predators of insects and other small animals, or they will be eaten by larger creatures than themselves.

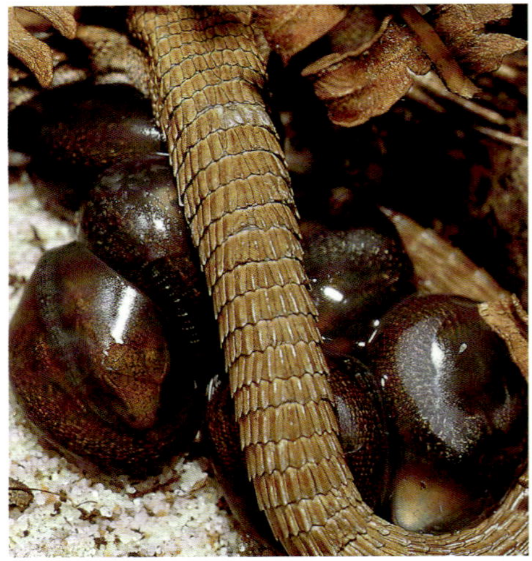

▲ LIVE YOUNG
About one in five lizard species give birth to live young. The babies are born wrapped in thin, transparent sacs from which they soon escape, taking a first breath in the process. Many live-bearing lizards live where it would be too cold for eggs to incubate. The common lizard has live young and lives as far north as Scandinavia inside the Arctic Circle.

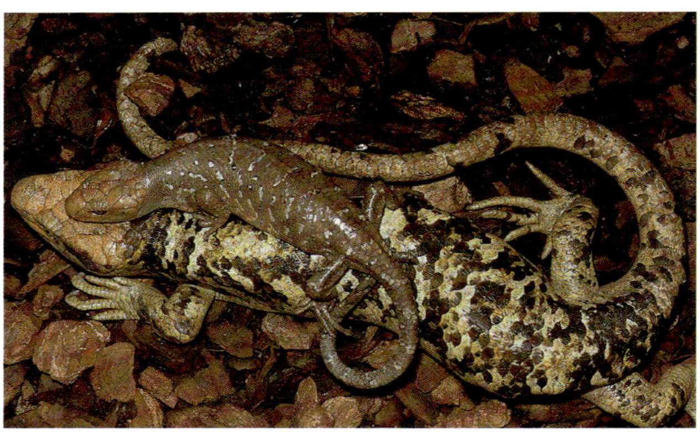

◄ PROTECTIVE MOTHER
Only one lizard guards its young, the Solomons monkey-tail skink. Females usually give birth to a single infant, which never strays far from its mother and will seek shelter underneath her if it is threatened. Since the skink is a plant-eater, it is important that the baby eats some of its mother's droppings to obtain the microbes needed for it to digest leaves.

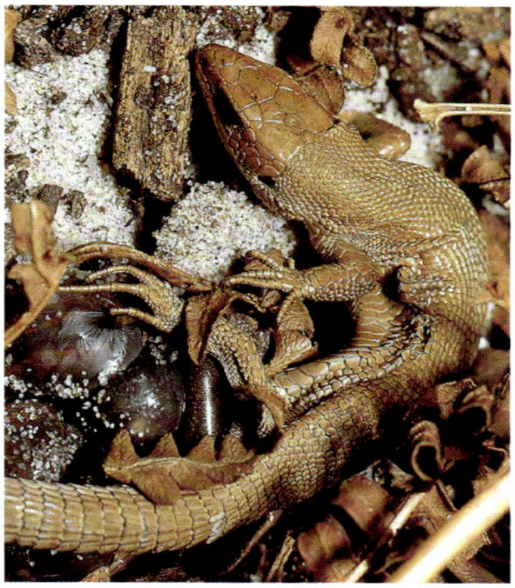

▲ GIVING BIRTH

Adult common lizards mate from March to June depending on their location. The embryos take up to three months to develop inside the female, and she gives birth to a single litter between July and September. The average size of a litter is seven or eight, but large females may give birth to up to 11 offspring. The babies are born in a membranous sac from which they escape within seconds. In warmer parts of the world, the common lizard may lay eggs. All baby common lizards have an egg tooth, even those that are born rather than laid in eggs.

Beware of Lizards

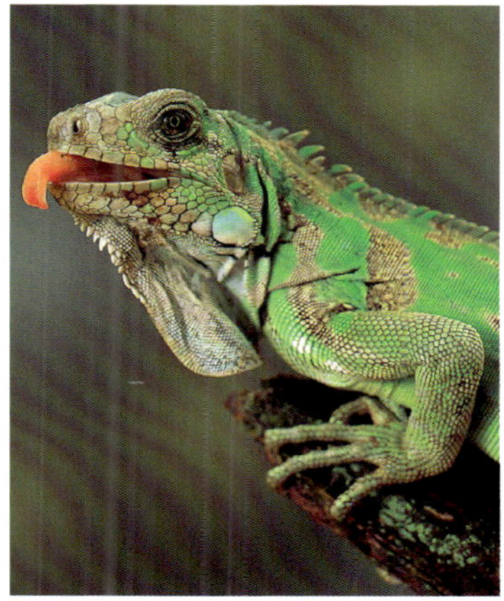

Iguanas might look cute when they are small, but these little green lizards can grow to two metres in length. All iguanas need to have special lighting and follow a special diet if they are to keep healthy. When they are three years old, male green iguanas may become quite aggressive in the breeding season, biting and using the tail as a whip. Female iguanas often become eggbound in captivity because they have not been allowed to mate and lay eggs. An eggbound lizard may die. You should never buy a lizard on impulse or because it looks cute. Even baby Komodo dragons look cute – but they have a nasty bite.

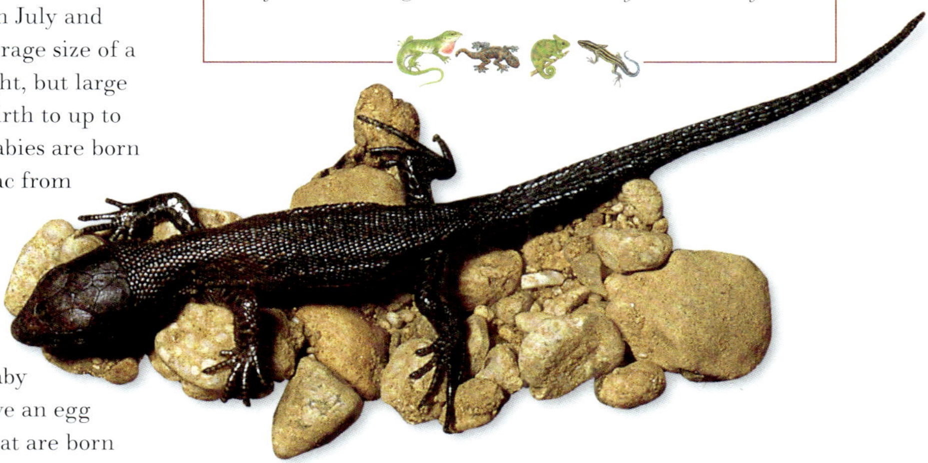

▲ FAST WARM UP

Baby common lizards measure just under 4cm long. They are independent from birth and must find their own food and avoid numerous predators if they are to survive to adulthood. In Britain, newborn common lizards are much darker than adults. They may even be black, a colour that helps them warm up faster in the sun in order to hunt and be alert enough to avoid being captured.

Did you know? Green iguanas guard their eggs to stop others digging them up and laying their own.

Lizards under Attack

Snakes, birds of prey and mammals such as mongooses and meerkats are all enemies of lizards, and they are capable of catching even the most alert, fast-moving species by day or night. More unusual predators include other lizards and various large invertebrates including spiders, scorpions and centipedes. Many predators are opportunistic and include lizards as only part of their diet. But others are more specialized and regularly prey on them – snakes in particular. Lizards have evolved all sorts of ways of escaping from predators but the main reason that they survive as species is that they are simply so abundant. A single lizard can have dozens of offspring in a lifetime, and only a few of those offspring have to survive long enough to breed for the species to continue.

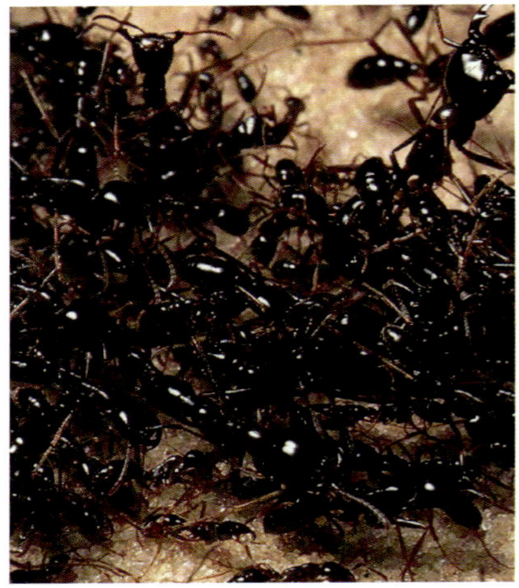

▲ STRENGTH IN NUMBERS
A single army ant would be a small snack for most lizards but a swarm of army ants is another story. These fierce insects march across the rainforest floor in South America and overpower anything that gets in their way. Most of their prey is made up of other insects but sometimes they kill and eat small lizards, too.

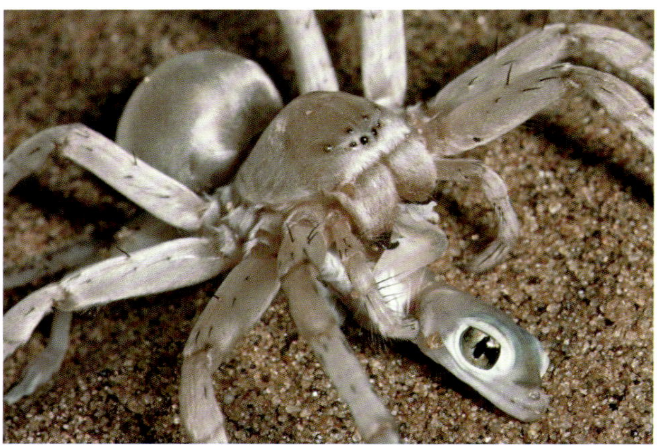

◄ EIGHT-LEGGED ENEMY
Invertebrates are animals without a backbone. Many species of lizards feed on invertebrates but sometimes large invertebrates turn the tables and make the lizards their prey. In many parts of the world, arachnids such as scorpions and large spiders hunt and kill small lizards. This wheel spider is eating a web-footed gecko that it has caught among the dunes of south-west Africa's Namib desert.

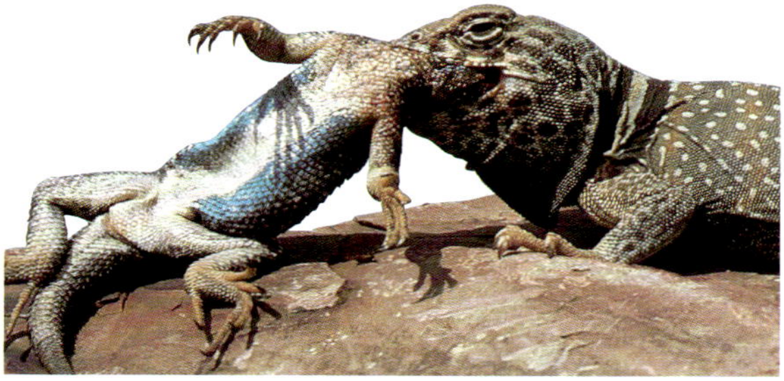

◄ **EATING EACH OTHER**

A few lizards specialize in eating other lizards. For example, the slender pygopodid snake-lizards are specialist predators of skinks. In the deserts of North America small spiny lizards are the main prey of larger lizard species. Here a black-collared lizard has caught a spiny lizard that was basking among the rocks.

CAUGHT UP IN THE COILS ►

A huge number of snakes prey on lizards and some feed on very little else. The common Asian wolf snake is one species that specializes in hunting lizards. Active at night, often inside houses, it will search underneath baskets, boxes or boards for small lizards, which are then grabbed and constricted before they are eaten. This wolf snake has a house gecko in its coils.

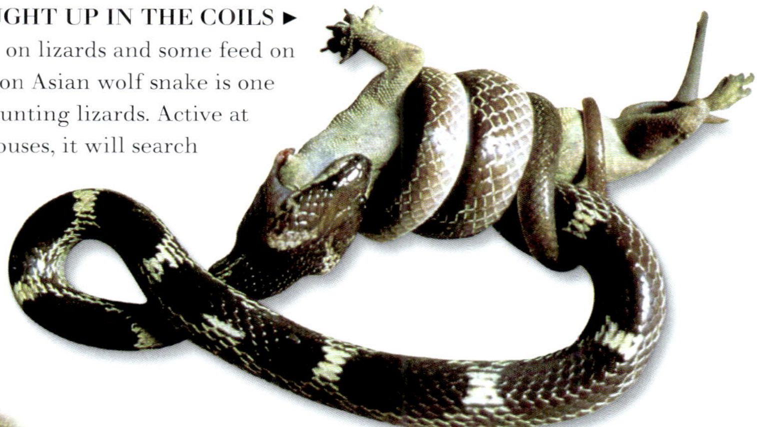

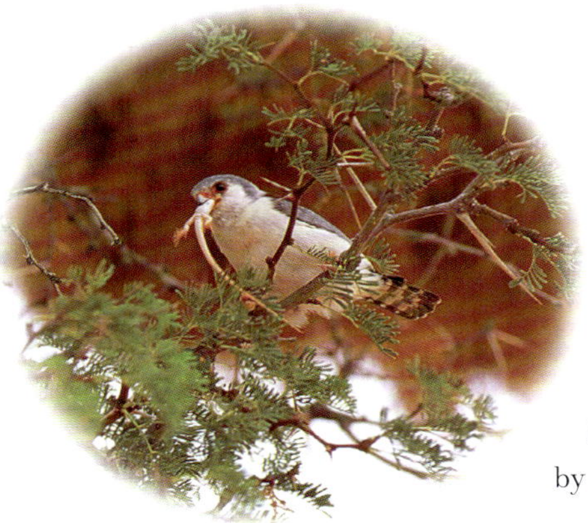

◄ **DEATH FROM ABOVE**

A few birds, such as secretary birds and the kookaburra, specialize in killing and eating snakes and lizards. Many other birds, including this black-shouldered kite from Namibia, will eat any basking lizard that is not paying attention to the threat from the skies. Small lizards will be swallowed head first and whole, while larger ones are torn apart by beak and claw to be eaten in chunks.

STRAIGHT FOR THE HEAD ►

The reptile-eating habits of some mammals are well known. Meerkats are small members of the same family as the cobra-killing mongooses. Smaller than a mongoose, the meerkat feeds on roots and small animals, including lizards. The meerkat's long canine teeth make short work of lizards, especially since the head is targeted first.

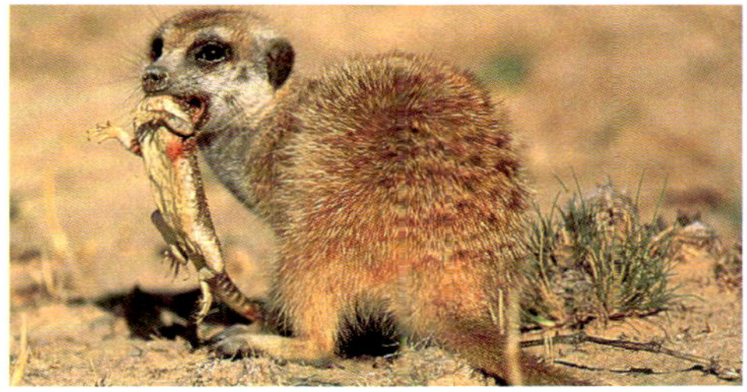

Defence Methods

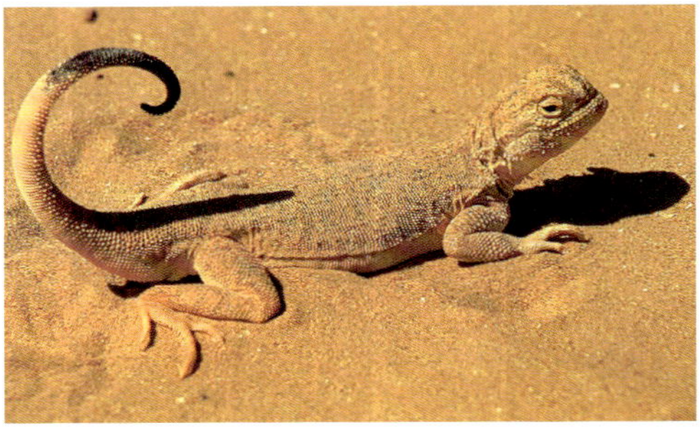

▲ **BOLD DEFENCE**
The toad-headed agama of Iran and southern Russia puts on a bold defence display. When threatened, it raises the front of its body, opens its mouth wide and extends flaps at either side to make it look threatening. It then hisses, waves its tail like a scorpion, and jumps towards its enemy.

Many lizards are small and looked upon as food by other animals. To escape being eaten, lizards have evolved a wide array of defensive mechanisms. One of the most effective is simply being well camouflaged and staying still to avoid detection. When this fails, the lizard may have to adopt a more active method of defending itself. Running away, diving off a branch or even gliding to freedom are all simple escape procedures. But many lizards have evolved more elaborate defensive behaviour, including displays intended to intimidate or confuse potential predators. Some of these are among the most extreme seen anywhere in the animal kingdom.

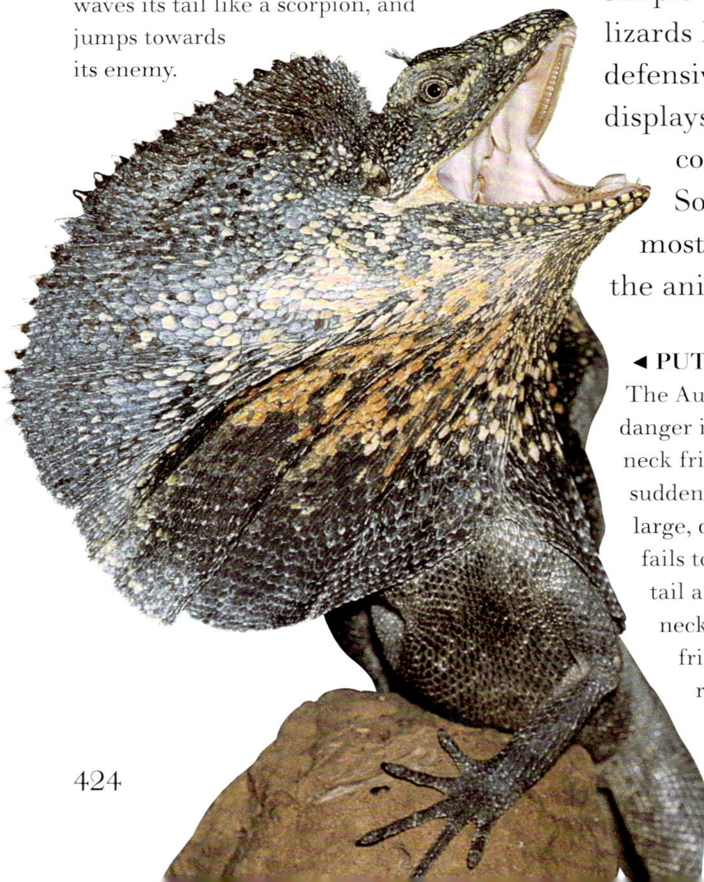

◄ **PUTTING ON A SHOW**
The Australian frilled lizard's first reaction to danger is to open its mouth wide to spread its neck frill. All of this makes the lizard seem suddenly less like an easy meal and more a large, dangerous opponent. If this display fails to scare off a predator, the lizard turns tail and runs, the frill trailing around its neck like a partially closed umbrella. The frilled lizard uses its display to scare rivals as well as predators.

THREATENING DISPLAY ►

The shingleback skink from Australia tries to frighten predators by opening its mouth and sticking out its bright blue tongue. These lizards have short legs so they cannot run away and must stand their ground. The rolling tongue, combined with a flattening and curving of the body, and a hiss, is enough to intimidate most animals.

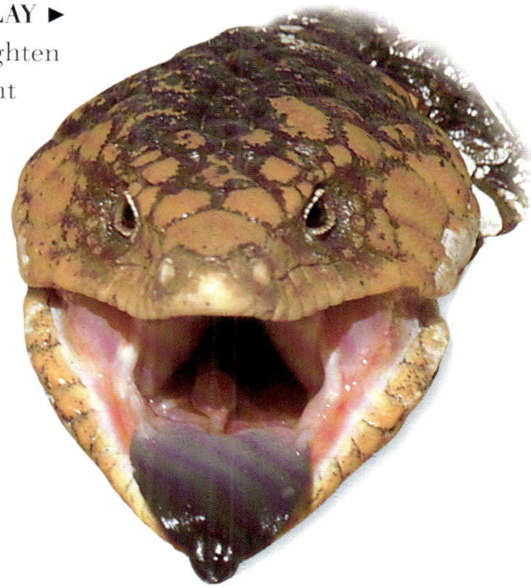

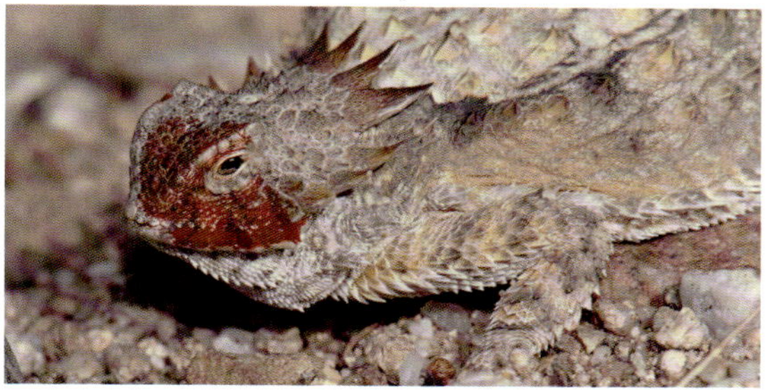

▲ SEEING RED

The horned lizards of Mexico and the USA have one of the strangest defence mechanisms of any animal – they squirt foul-tasting blood from the corners of their eyes. They use this defence only against large predators. Birds and rodents are usually seen off by the lizard's prickly spines.

▼ FIGHTING TINY ENEMIES

New Guinea's green-blooded skinks have a pigment in their blood that makes it bright green. This is thought to be a defence against the tiny blood parasites that cause a disease called malaria. Lizards suffer from seven types of malaria. The skinks' blood is believed to be so toxic the malarial parasite cannot survive.

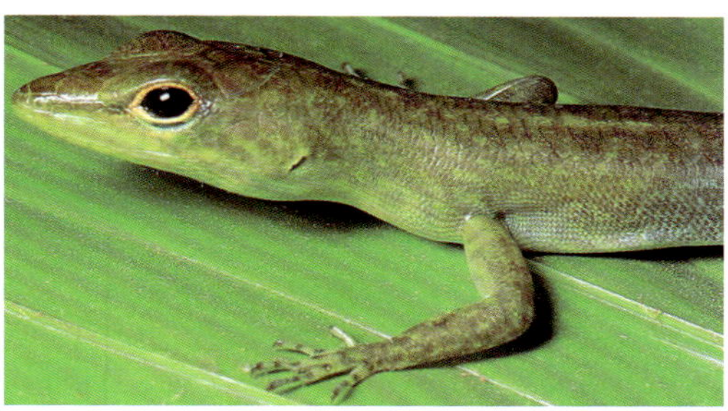

▼ CHAMPION WRESTLER

Monitor lizards have powerful jaws, which can deliver a painful bite. They use their tails as whips, dealing rapid blows to their enemies. When the argus monitor is threatened, it makes itself look bigger by standing on its hind feet and inflating its throat. If this fails, it attacks, wrestling fiercely until its opponent flees.

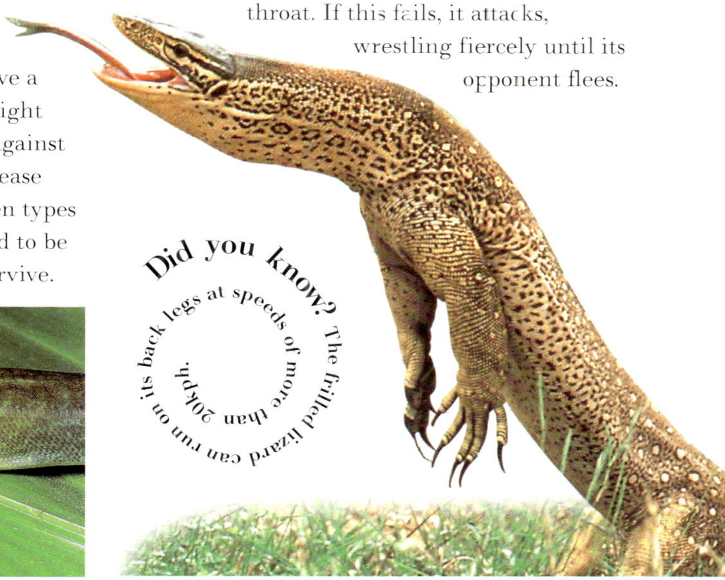

Did you know? The frilled lizard can run on its back legs at speeds of more than 20kph.

Colour and Camouflage

A lizard's colour is usually dictated by the habitat in which it lives: most desert lizards are sandy brown, most tree-living species are bark-coloured or green. By matching themselves to the colour of their background they become well camouflaged, which protects them from animals that want to eat them. Some lizards take camouflage one step further and actually look like objects from their surroundings. Colour is also important socially. Many male lizards adopt bright colours in the mating season, or change colour or expose bright parts of the body when confronted by a rival.

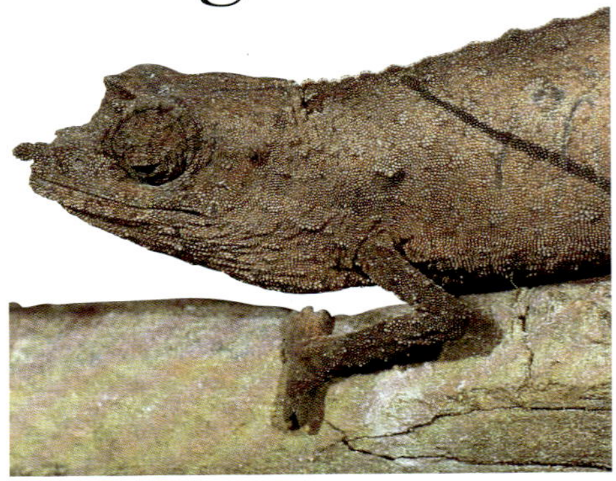

▲ DEAD LEAF
Not all chameleons are green or camouflaged like living leaves. The West African pygmy chameleon lives in low vegetation in forests and is a drab brown with a series of darker lines making it look like a dead leaf. When the pygmy chameleon feels threatened, it simply falls to the forest floor and lies still, disappearing among the leaf-litter.

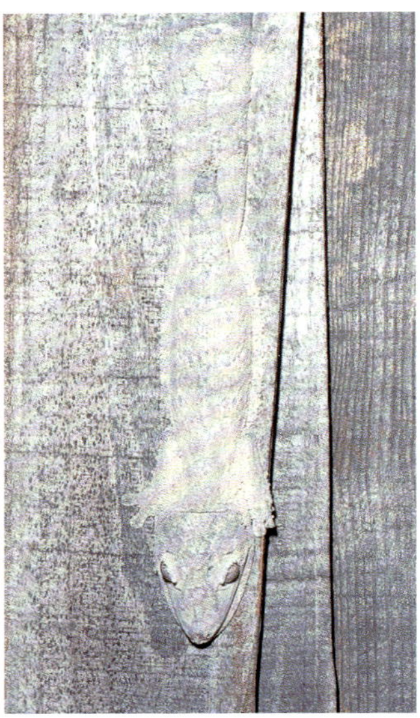

◄ WOODEN PERFORMANCE ►
Chameleons are not the only lizards capable of changing their pattern or colour. The Malagasy flat-tailed gecko is also able to alter its appearance, as here to match the wooden planks of a hut (left) and the bark of a tree (right). By combining camouflage with a flattened body edged with thin fringes of skin, this nocturnal gecko can sleep unseen during the day. Its gripping toes mean that it can merge into the background on vertical surfaces or even the undersides of branches. At night it wakes up again to feed.

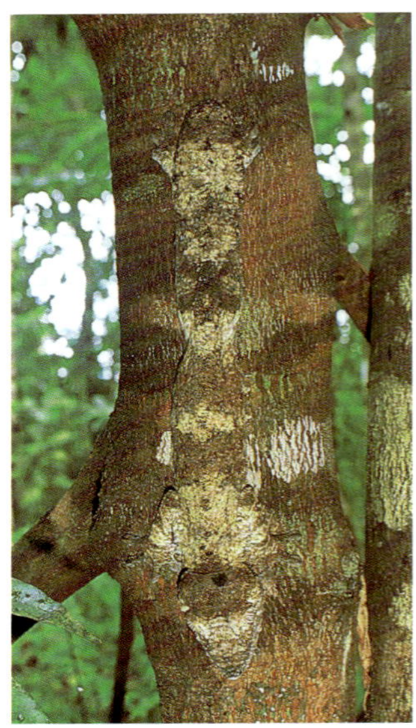

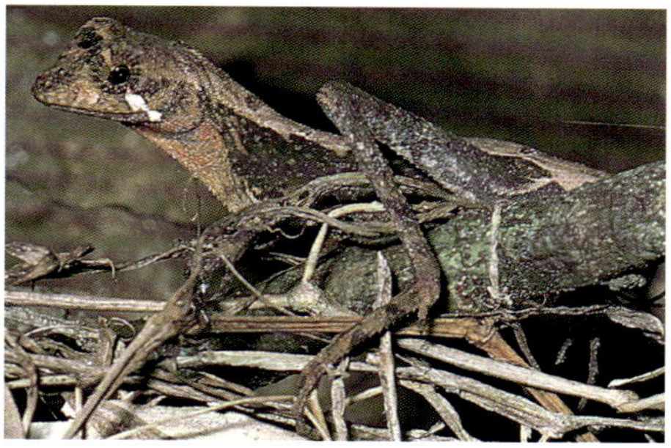

▲ **LEGS LIKE STICKS**

The Sri Lankan kangaroo lizard has legs that resemble fine twigs and a body and head patterned to look like a dead leaf or fern frond. When approached by a predator, the kangaroo lizard skips quickly across the forest floor and then disappears into the dead leaves. Often found near forest streams, it can also run across water.

Omen of Evil

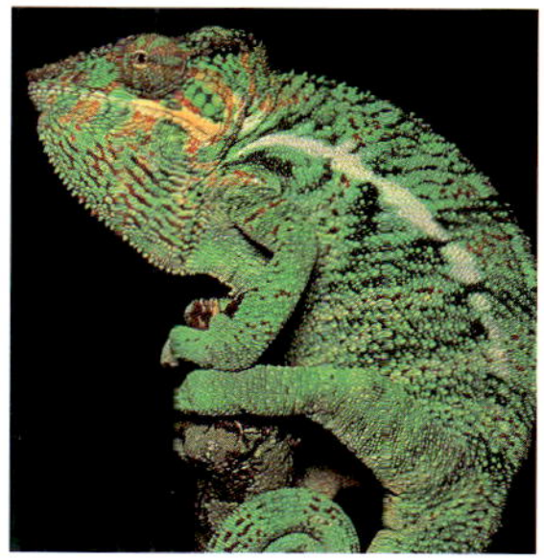

Chameleons are considered evil omens in Africa but nowhere are they feared as much as on the island of Madagascar, where the giant panther chameleon is avoided at all costs. Drivers who would not think twice about hitting a dog or a chicken swerve to avoid chameleons, preferring to risk a serious accident rather than incur the wrath of an angry spirit. Chameleons are also believed by some Malagasy people to be poisonous, so are never handled or eaten even when other meat is scarce.

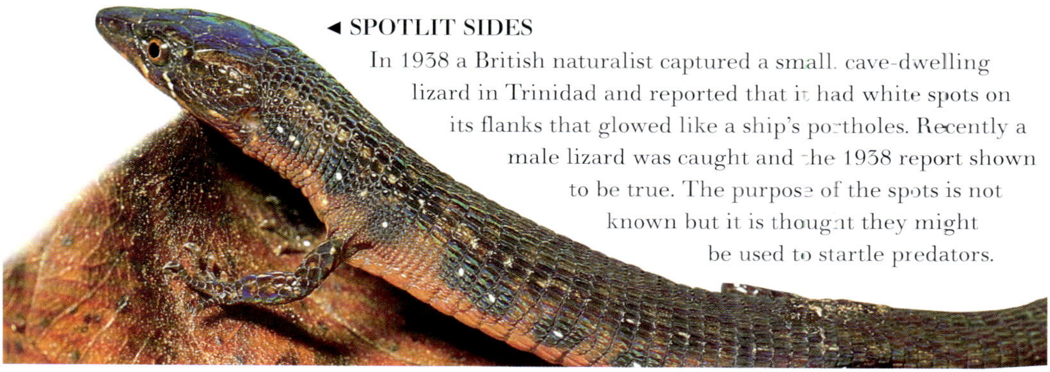

◄ **SPOTLIT SIDES**

In 1938 a British naturalist captured a small, cave-dwelling lizard in Trinidad and reported that it had white spots on its flanks that glowed like a ship's portholes. Recently a male lizard was caught and the 1938 report shown to be true. The purpose of the spots is not known but it is thought they might be used to startle predators.

STANDING OUT ►

Four-fingered skinks are usually brown and blend in with the leaf-litter, but this individual is an albino. Being born an albino can make life more dangerous. Albinos lack coloured pigment and stand out from their surroundings, making them easy targets for predators. Not only are they more likely to be eaten, they are also thought to be vulnerable to sunburn.

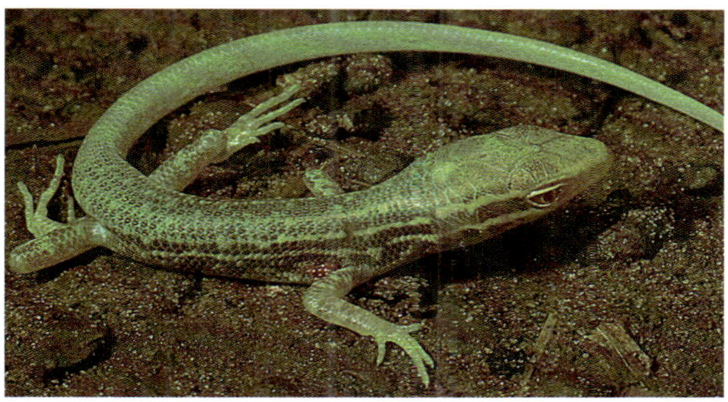

Focus on

The beaded lizard and the Gila monster are the world's only venomous lizards. They are found from south-western USA through western Mexico to Guatemala in Central America. Both feed on eggs, fledgling birds and newborn rodents, such as rats or mice. Since they do not need venom to deal with such harmless prey, it is thought the lizards' poison is mainly for defence. They hang on when they bite, forcing more venom into the wound. Their poison causes great pain, but there are no records of people being killed by these lizards.

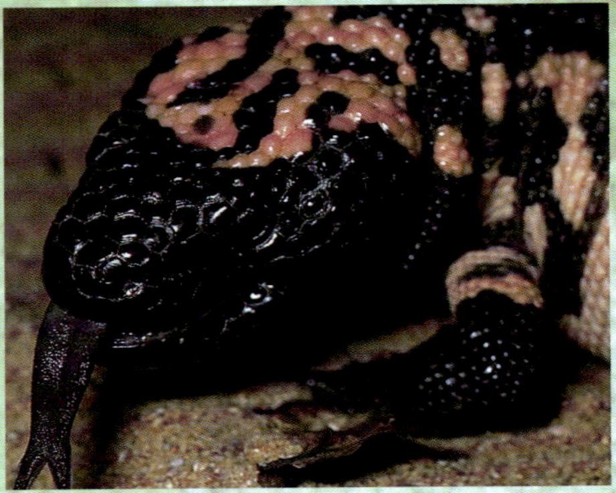

RIVER MONSTER
Named after the Gila River, where it was first encountered by settlers, the Gila monster is a spectacular lizard. Its rounded head is covered in large, stud-like scales a little larger than those on its body. Bulges in the rear of the powerful lower jaw indicate the position of the bulbous venom glands.

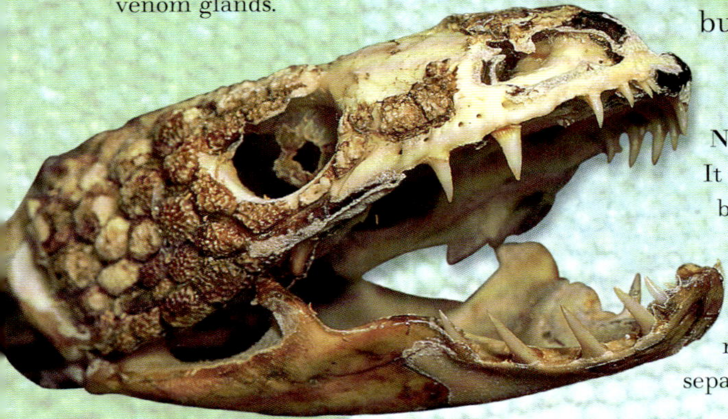

NO RELATION
It was once thought the Gila monster and beaded lizard might be related to snakes. But the snake has its venom glands and fangs in the upper jaw, while the lizard's venom teeth are in the lower jaw of its skull. This means venom has evolved in these lizards separately from its evolution in snakes.

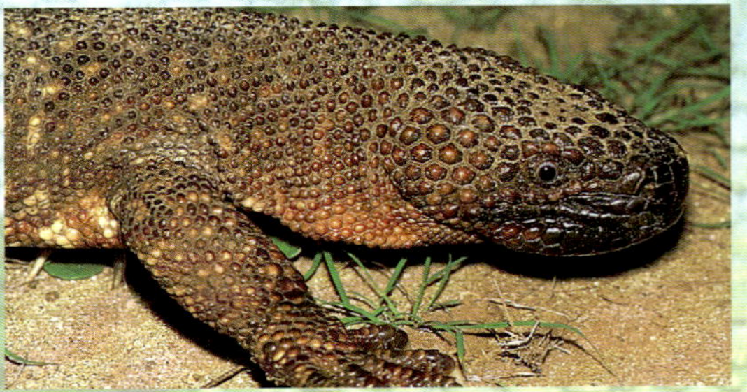

BEADED BEAST
When seen close up, the beaded lizard is easily distinguished from its northern relative. It is less colourful than the Gila monster, and its yellow and brown skin camouflage it well. Its head is longer and more squarish, and the neck is longer. The beaded lizard, so called because of its bead-like scales, is larger but less aggressive than the Gila monster.

Venomous Lizards

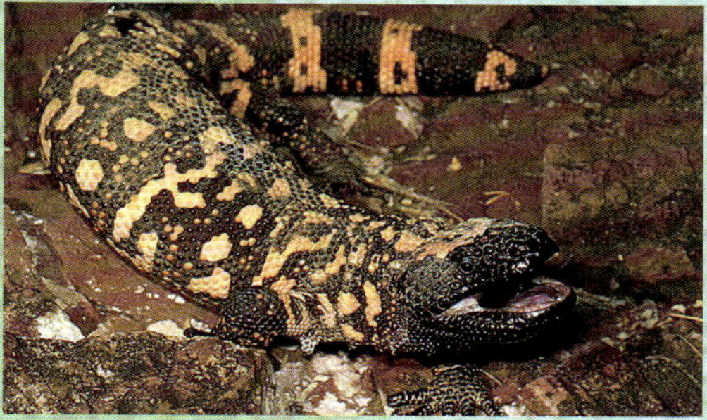

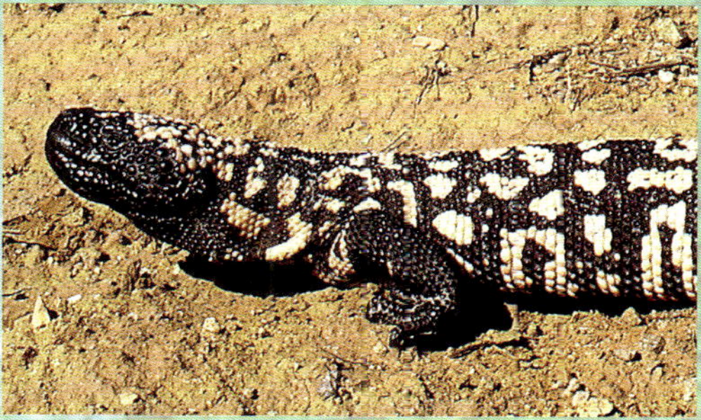

VENOMOUS WARNING

When it feels threatened, the Gila monster opens its mouth like a large blue-tongue skink. But the Gila monster has more to back up its threat than most lizards. Its bite is not only painful but can result in a venomous bite bad enough to require urgent medical attention.

DESERT DWELLER

The Gila monster is most at home in saguero cactus desert. Its bright pink and black warning colours give out a strong message to potential predators, "Mess with me at your own risk." It may look sluggish, but the Gila monster can move remarkably quickly.

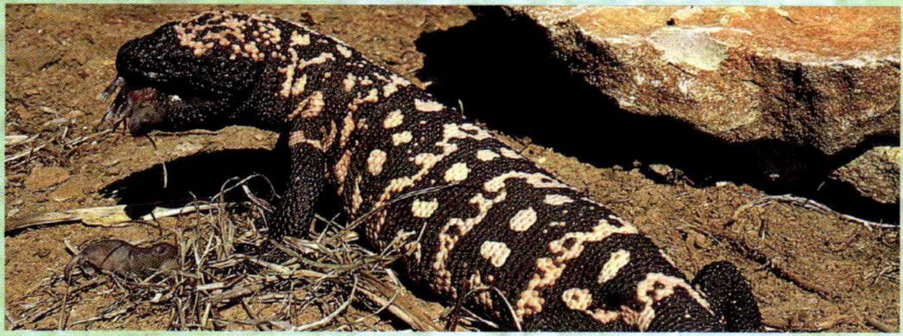

WHERE DO THEY LIVE?

Found in south-west USA and north-west Mexico, from Utah to north Sinaloa, the Gila monster spends much of its life underground, hunting in rodent burrows. It is rarely seen except at dusk or after nightfall

AT HOME IN THE WOODS

The beaded lizard lives in woodland and scrub in Guatemala, west Mexico and south Sonora. With a longer neck, tail and legs than the Gila monster, it can reach almost 1m. Although it is in the main a ground-dweller, it can climb trees.

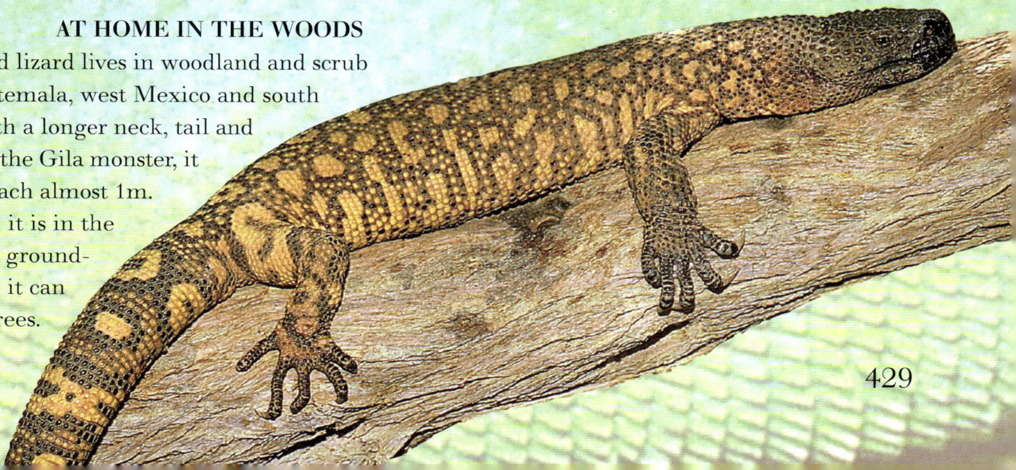

Watching Lizards

There are many more lizards in the tropics than in other parts of the world, but lizard watching can be carried out anywhere there are lizards. When watching lizards you are likely to see more if you move slowly and quietly, and stop often to look around. Avoid casting a shadow ahead of you and try to wear drab clothes because some lizards have colour vision. The best time to see lizards in temperate countries is in the early morning when they come out to bask and are slightly less alert. In the tropics you can find lizards everywhere and at all times of day and night. If you really enjoy lizard watching you might like to go to university and become an herpetologist (a scientist who studies reptiles).

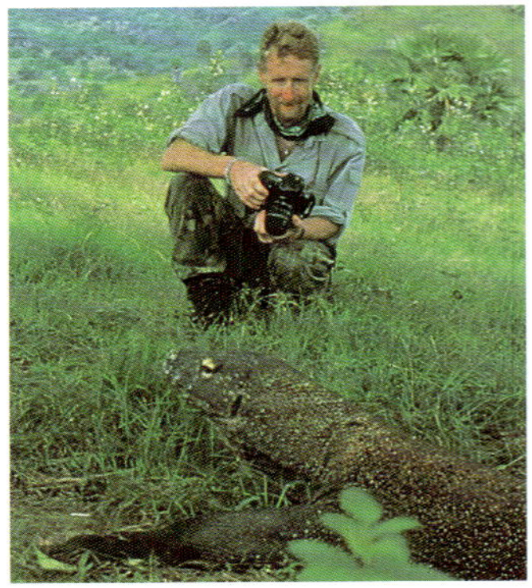

▲ CAUGHT ON CAMERA
Photography is a very satisfying way to record the lizards you find, although not all lizards are as large and impressive as this Komodo dragon, which the author is photographing. A macro lens and a flash gun help capture all the detail in small lizards.

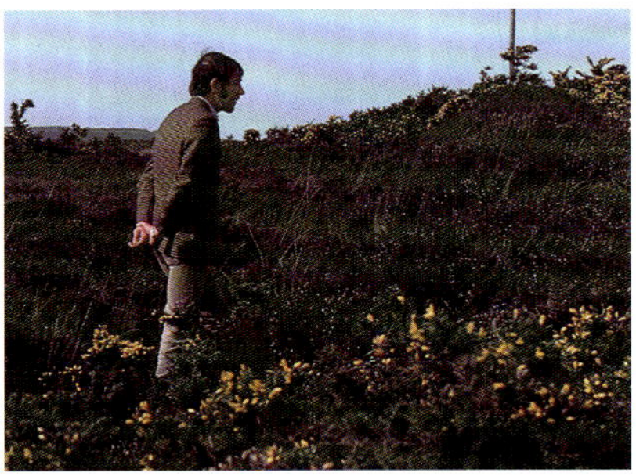

▲ QUIET CONTEMPLATION
Observations from a short distance away must be made without disturbing the lizards. Approach very quietly and slowly and avoid casting your shadow across them, like this herpetologist who is watching sand lizards in Dorset, England.

KEEPING WATCH ►
Lizards are very common in the tropics and they can be found in many places. These two herpetologists are searching for green-blooded skinks high on Mount Wilhelm, the tallest mountain in Papua New Guinea. Binoculars help you scan branches for small species but you will still have to look very hard and be able to identify what you are looking at when you find it.

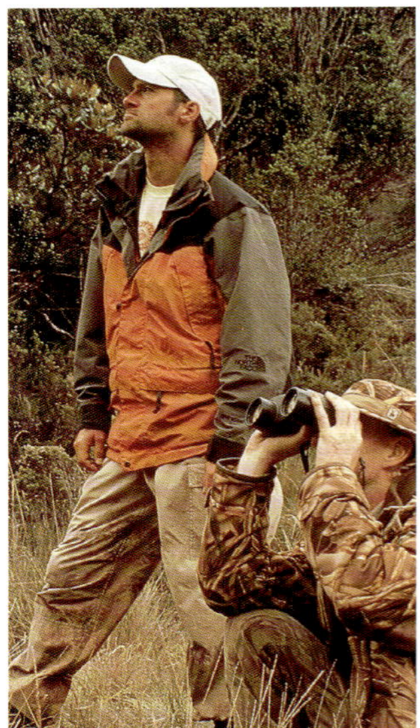

SPOTTERS' GUIDE ►

Lizards include many different families and a lizard watcher must learn how to identify them. A knowledge of head shape, size of scales and so on is often helpful. Closely related species may look very similar, but looking at markings or counting the number of the scales on the head helps make an accurate identification.

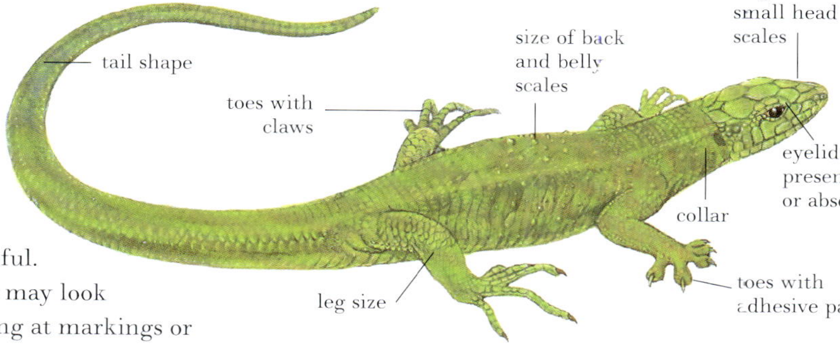
tail shape
toes with claws
size of back and belly scales
large or small head scales
eyelids present or absent
collar
toes with adhesive pads
leg size

This drawing shows features from several lizards

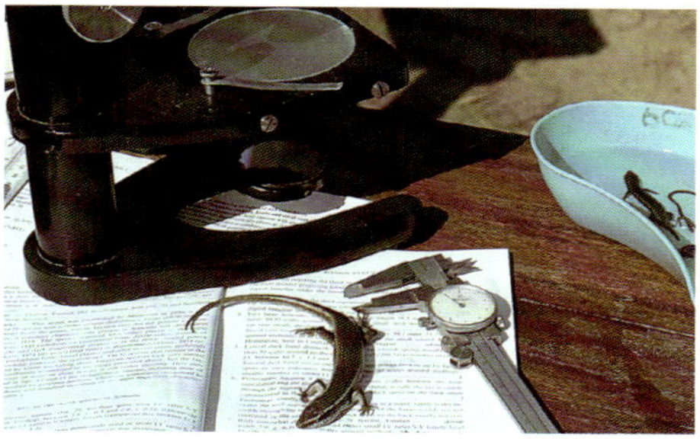

◄ IN THE FIELD

The ultimate lizard watching must be carrying out fieldwork in the tropics. Working in a reserve studying all the lizards found there is very satisfying. This sort of fieldwork requires a good background knowledge and equipment such as a microscope to examine scales in order to identify species. Herpetologists often discover new species when working in remote parts of the world.

▼ HOW TO HOLD LIZARDS

When holding lizards it is important to support them so that they cannot fall or injure themselves trying to escape. Lizards can bite and scratch. This young green iguana is being held so that it cannot bite and its legs are secured beside its body. You should never grab a lizard by its tail.

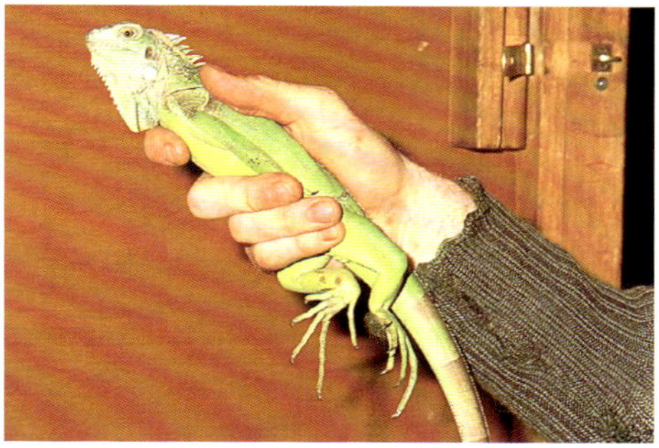

Great Gecko

There is just one Delcourt's giant gecko at the Natural History Museum in Marseilles in France. Collected some time between 1833 and 1869, it went unnoticed until 1979 when experts examined it and found it was a new species. More than 60cm long, it is twice the size of any other gecko. No one is sure where it came from, but it may have come from New Zealand.

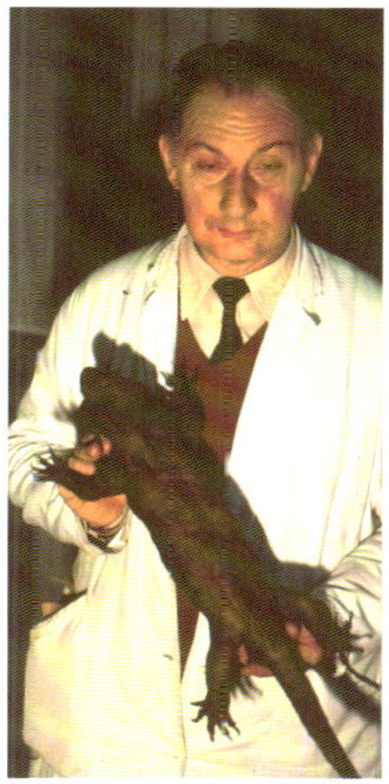

Human Threats

Wild lizards are threatened by humans in many varied ways. People collect and kill them for their meat, their skins, their eggs and their internal organs. They are also caught to be sold as pets, particularly the rarer and more exotic species. Many lizards are killed out of fear – chameleons and geckos are considered devils by some native peoples, for example. Many lizards die simply because they make the mistake of looking for insects on a busy road. Less obvious threats include habitat destruction and the introduction of new predators, such as cats or rats. Island lizard species are particularly vulnerable to introduced predators since they usually have only small populations and may be found nowhere else. Other introduced animals, such as goats, may destroy lizards' habitats, leaving them with nowhere to live.

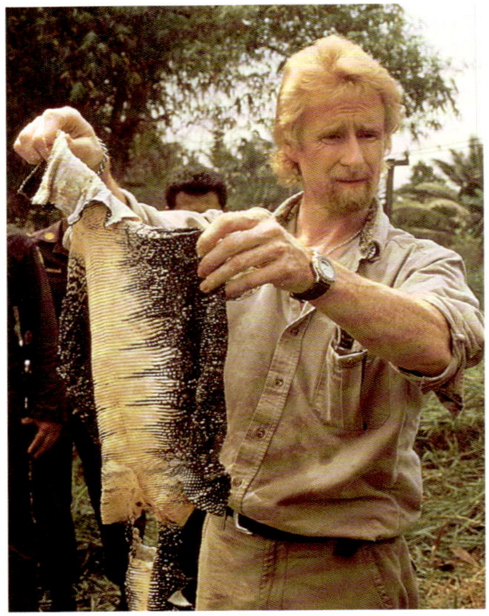

▲ **KILLED FOR FASHION**
This monitor lizard skin was found by the author when he joined a police raid on one of the large illegal factories in Asia in which wild reptiles are killed and skinned in huge numbers. Lizard-skin handbags, shoes, belts and coats are still popular fashion items. The police found sacks of skins from monitor lizards and pythons, and they rescued and released live reptiles.

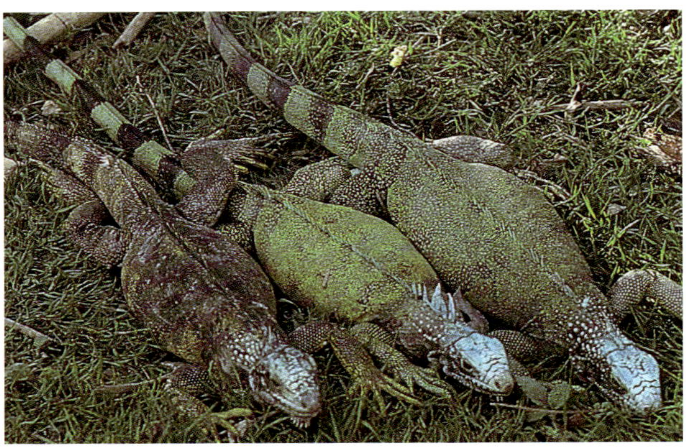

◄ **CAUGHT FOR THE POT**
Tribal rainforest people have always eaten reptiles and other animals. Such small-scale hunting does no real damage but when hunters start supplying markets in the towns it becomes a serious problem. These green iguanas are alive but in shock. Keeping them alive means that their meat stays fresh for the customer.

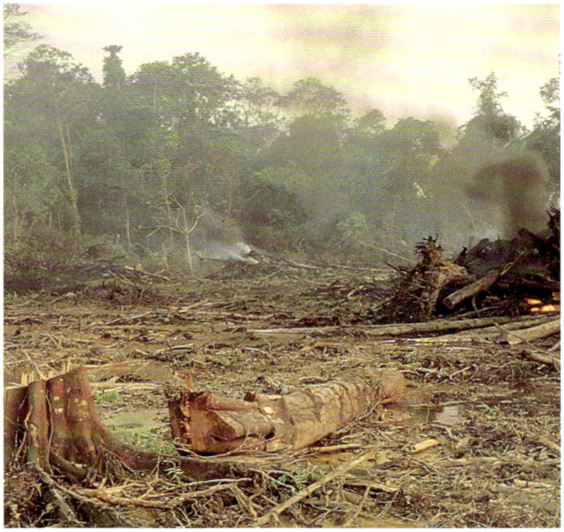

▲ HABITAT DESTRUCTION
Tropical rainforests have been shrinking for many years due to 'slash and burn' farming and clearance of trees for timber. The result is massive loss of habitat and the disappearance of many forest species.

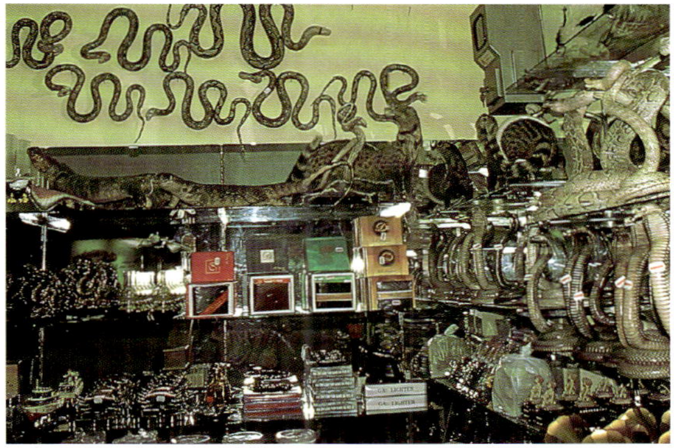

▲ GORY SOUVENIRS
Although endangered species are protected by international laws, in some countries they can still be found for sale to tourists. This shop is selling stuffed monitor lizards, pythons and cobras, reptiles that are all becoming very rare in the wild. Buying this type of souvenir may lead to the buyer being prosecuted when they return to their own country.

▼ TERRIBLE CONSEQUENCES
Introducing destructive animals to a new place can have catastrophic results. When the brown tree snake was introduced to the island of Guam, it began eating the native geckos, skinks and flightless birds. Now the lizards are very rare and most of the flightless birds have become extinct.

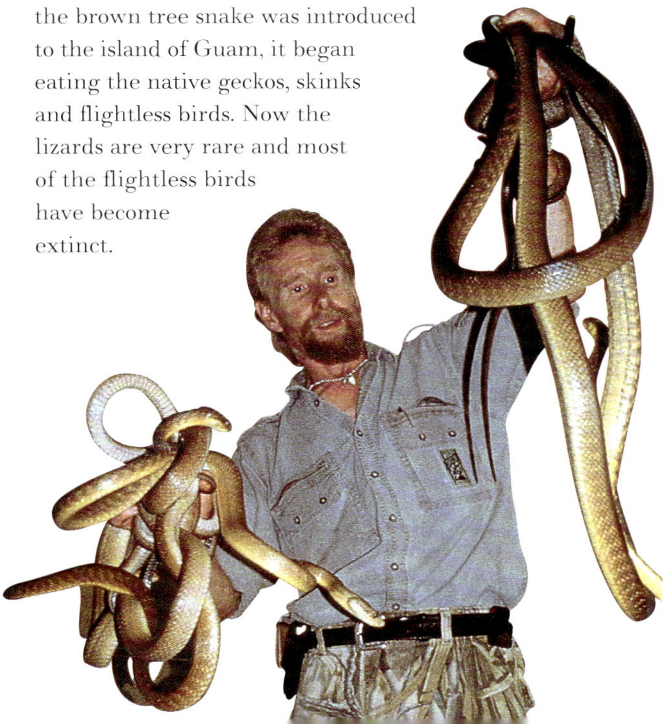

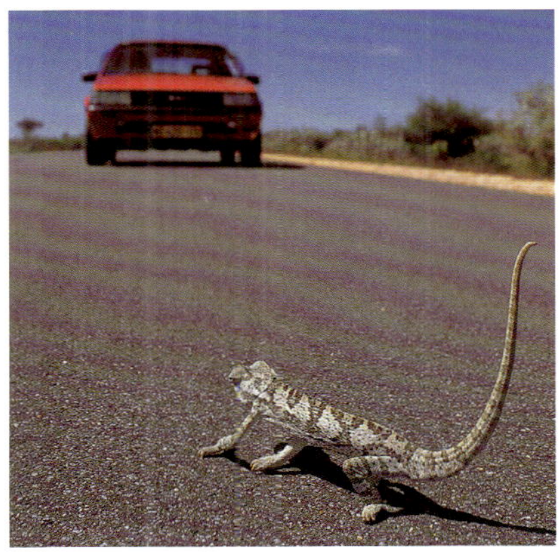

▲ DANGER ON THE ROAD
Lizards cross roads to hunt, find mates or move to new areas. Many, such as this Namibian flapneck chameleon, are too slow to get out of the way of cars. The death toll in some areas is huge. Near many busy towns, wildlife has been almost wiped out.

Conservation

Individual species can be protected and so can habitats. Conservation means all the ways there are of protecting and looking after wildlife for the future. Breeding endangered species in captivity is an important part of conservation as is education of people in places where animals are threatened. The education of young people is very important because one day they will be the decision-makers with the power to decide what happens to threatened species. Conservation also involves fighting against illegal trade and the smuggling of animal skins, meat and live reptiles for the pet trade.

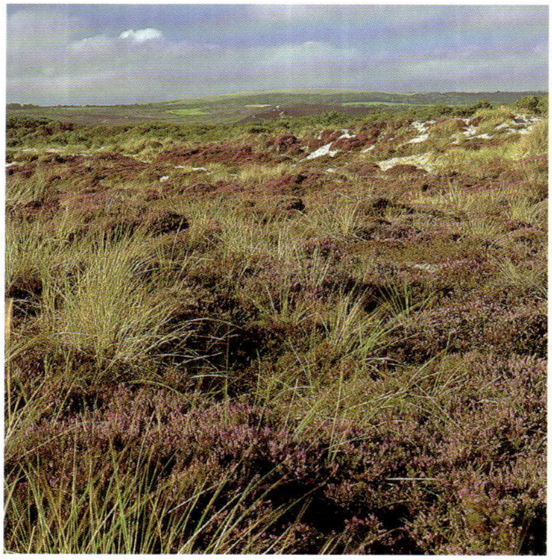

▲ LOOKING AFTER THE LAND
There is no point protecting a species if the habitat in which it lives is not also protected. Unique habitats such as this heathland often contain species found nowhere else. If the habitat is threatened the species may become extinct. Many habitats are destroyed and their species lost before anything has been done to save them.

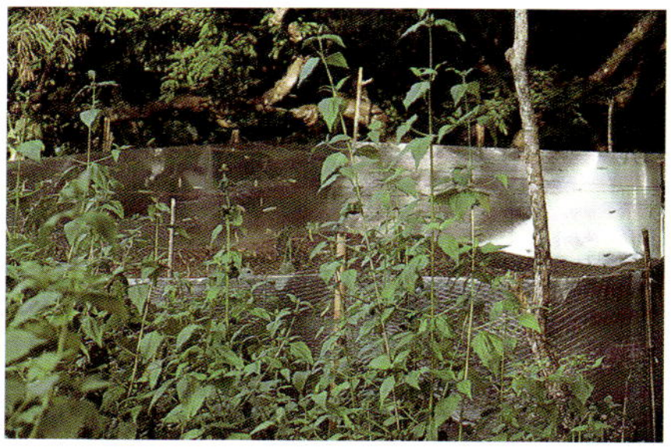

▲ PROTECTIVE PENS
Conservation usually involves fieldwork. Biologists on Komodo are monitoring the hatching of baby Komodo dragons. They must catch all the hatchlings soon after they emerge from the nest. The metal screening around the nest protects the dragons.

▼ CAPTIVE BREEDING
One way to help endangered species is to breed them in captivity. The monkey-tail skink was threatened in its native Solomon Islands, so zoos in the USA and Europe began breeding them in captivity. Researchers have learnt a lot about these lizards and the unusual maternal behaviour of the females. Populations built up in projects like this can be used to provide animals for reintroduction into the wild in the future.

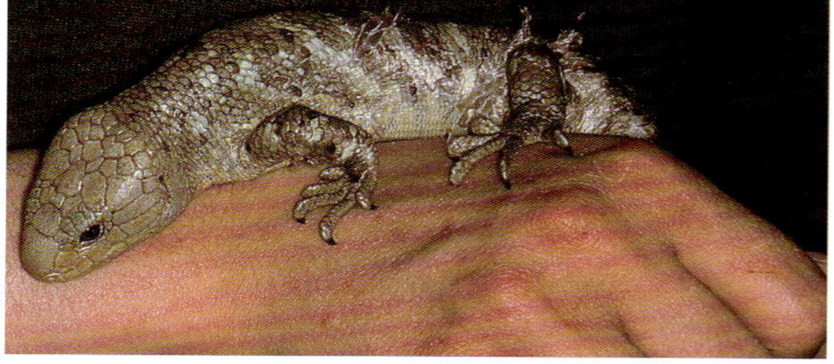

CENTRE OF LEARNING ►

Education is an important part of conservation. If people do not know about animals they are less likely to care if they become extinct. Education helps people to see how interesting their local wildlife is. This centre in the New Forest tells people about British reptiles. Wildlife can also be valuable – Komodo islanders earn their livings from tourists who come to see the dragons.

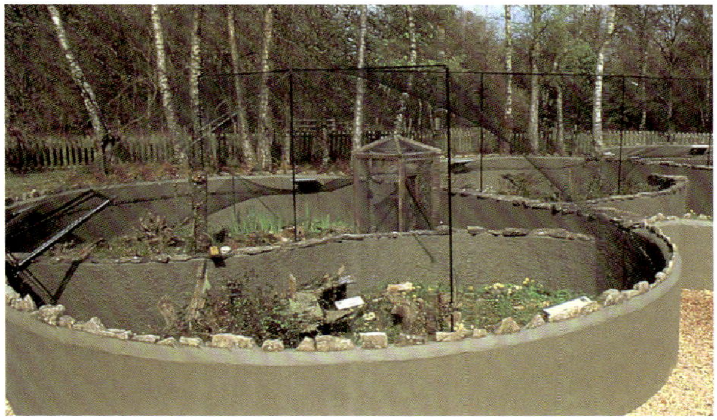

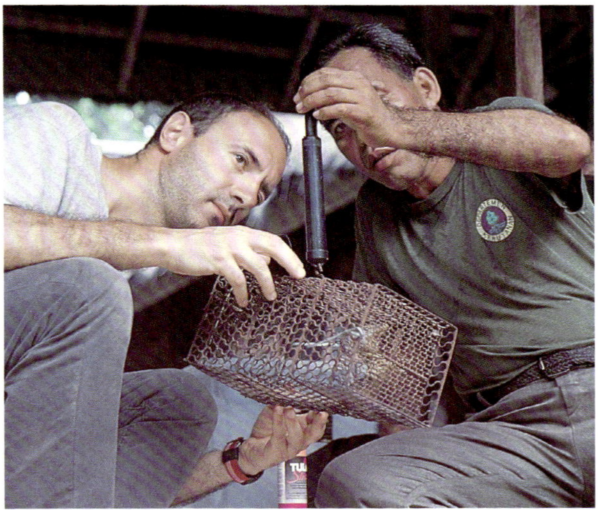

◄ KEEPING TRACK

Baby Komodo dragons have been captured and are being weighed inside a little cage. A few of them will be fitted with radio-tracking devices so that researchers can follow their daily activity in the forest once they have been released. The dragons spend the first two years of life in the trees and without transmitters it would be impossible to find them, let alone follow them.

Did you know? The sand lizard is Britain's rarest lizard. Destruction of habitat threatens its survival!

DRIFT FENCE ►

Many lizards live in leaf-litter and the top layers of soil. Drift fences are used to capture burrowing lizards. They come to the surface at night after rain and bump into the fence. They travel along it and fall into buckets buried along its length. By looking at what ends up in the buckets, scientists can find out which species live on the forest floor.

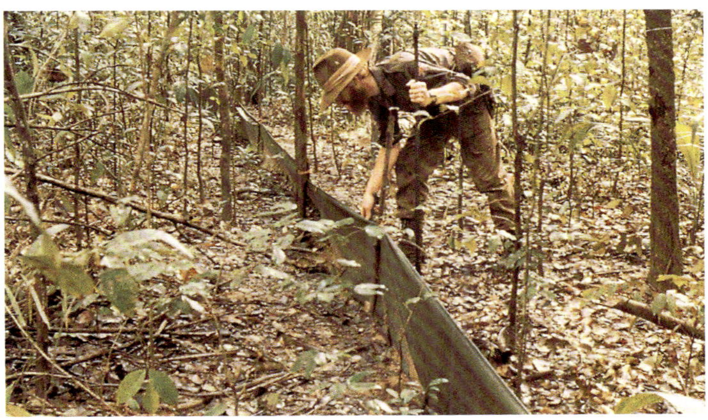

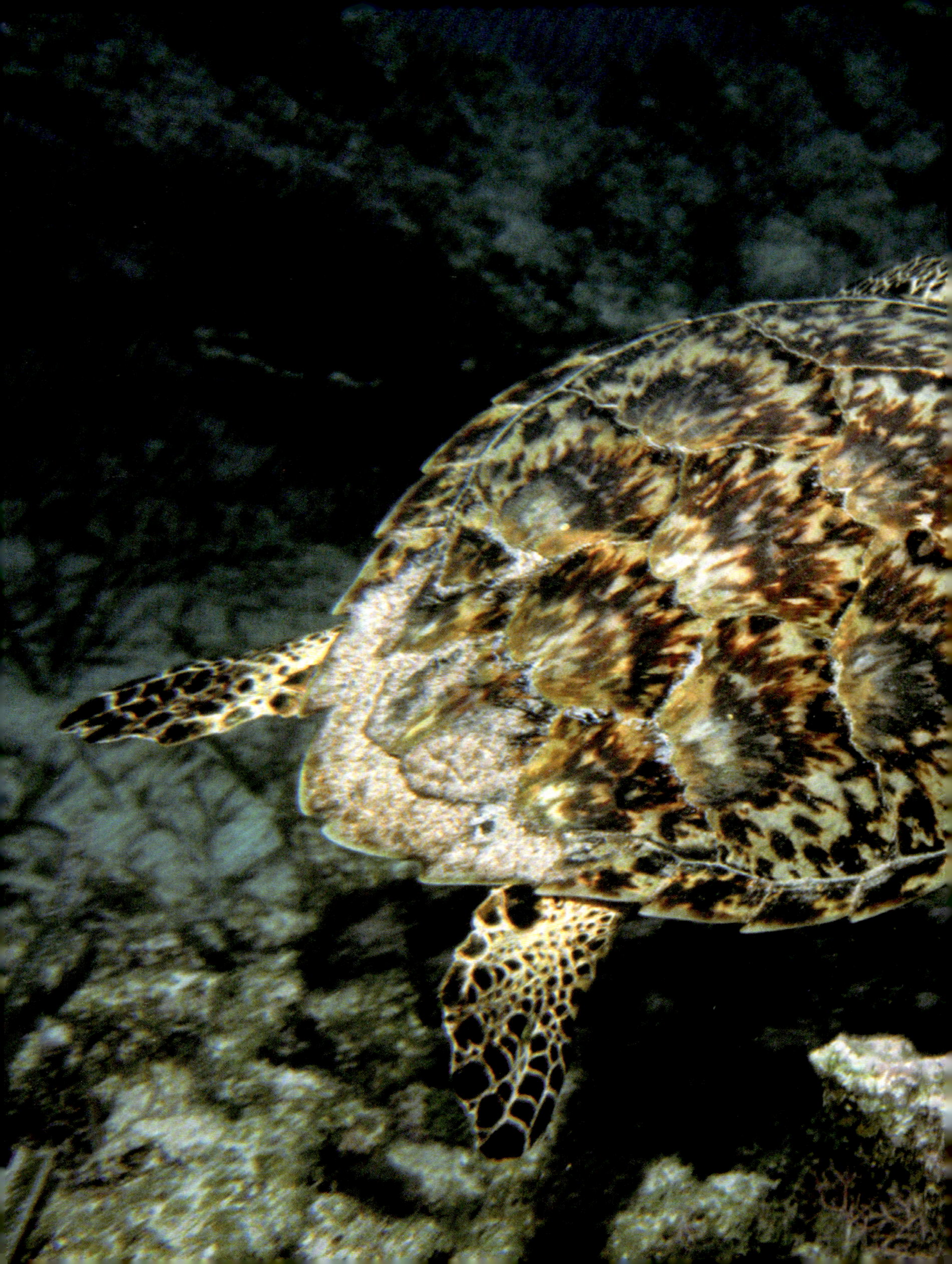

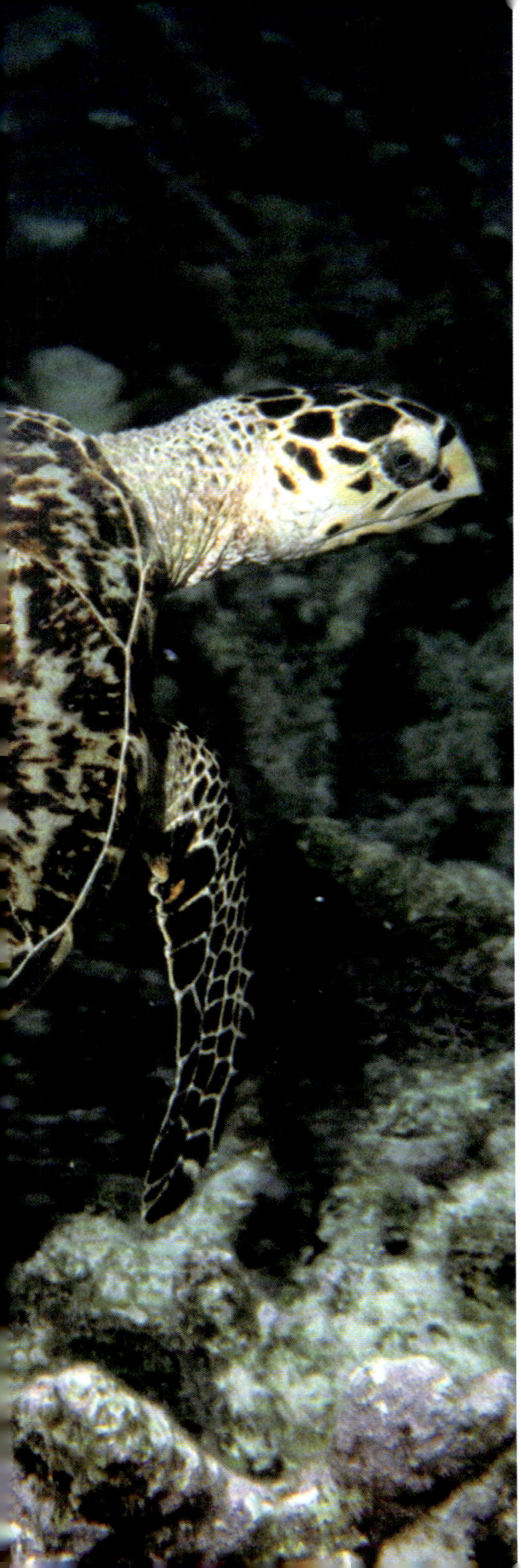

TURTLES

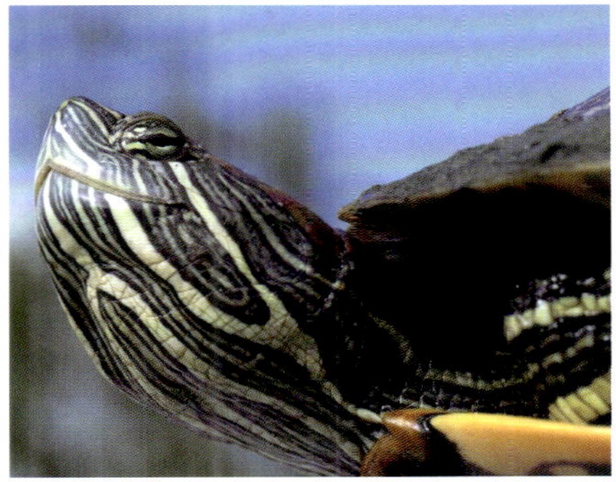

The most ancient reptiles are turtles, tortoises and terrapins (known as chelonians), and they have lived on the Earth since the time of the dinosaurs. Their generally slow, plodding movement and distinctive shell make them easier to see and recognize than many other reptiles, yet much of their lives remain mysterious. With more than 300 species, chelonians range from softshells, snapping turtles and the pig-nosed turtle to stinkpot turtles, the spider tortoise and giant tortoises, which can live for hundreds of years. They can be found in warm climates all over the world, where they live in the sea, in fresh water and on land.

What Are Turtles and Tortoises?

Turtles, tortoises and terrapins make up a group of reptiles called chelonians. They have lived on the Earth for more than 220 million years, since the days of the earliest dinosaurs.

There are about 300 different kinds of chelonian, living in warm places all over the world. Those types that live in the sea are called turtles. Other types of chelonian have different names in different countries. In the UK, for example, those that live on land are tortoises, and those that live in fresh water are called terrapins. In the USA, however, most freshwater chelonians are called turtles, while in Australia they are called tortoises.

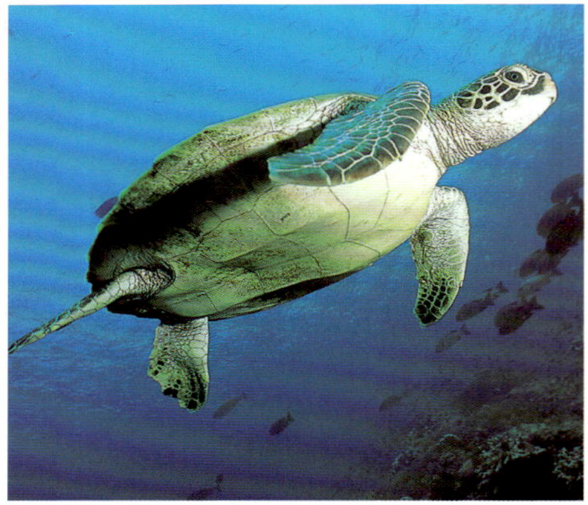

▲ OCEAN FLYERS
The green sea turtle is the largest of the sea turtles with hard shells. There are seven types of sea turtle, and they all have flattened, streamlined shells and powerful front flippers. They 'fly' gracefully through the water but move clumsily on land, and cannot pull their head and neck back into the shell as many land chelonians can.

STAR TURN ▼
With its high, domed shell, this Indian star tortoise looks like a walking tank. Only the head, legs and tail stick out of the shell, which has a top and a bottom part and goes right around the body. The stumpy legs are strong, like an elephant's, to support its weight. Land chelonians usually have these pillar-like legs. Those that live in water usually have webbed toes or flippers.

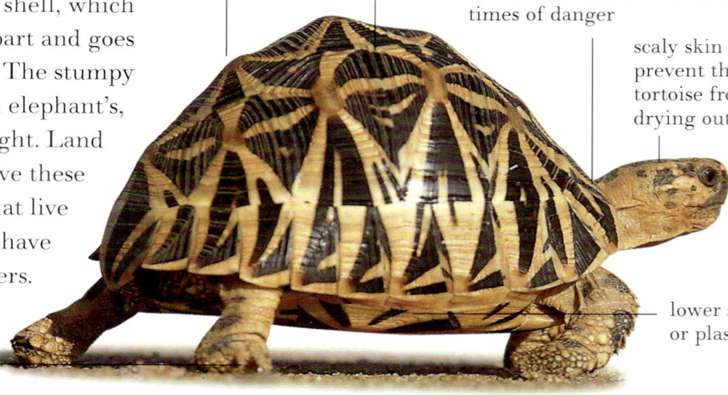

upper shell, or carapace, provides protection from predators
large scales, called scutes, cover the bone of the shell
flexible neck muscles and loose skin allow the tortoise to pull its whole neck inside its shell at times of danger
scaly skin helps prevent the tortoise from drying out
lower shell, or plastron
claws used for digging and climbing

Turtle Who Taught Us

In the children's book Alice's Adventures in Wonderland, *by Lewis Carroll, Alice meets a character called the Mock Turtle, who is often upset and cries easily. He tells Alice a story about his school days, when he had an old turtle as a teacher. Alice is puzzled as to why the old turtle was called Tortoise. The Mock Turtle explains that the teacher was called Tortoise because he 'taught us'.*

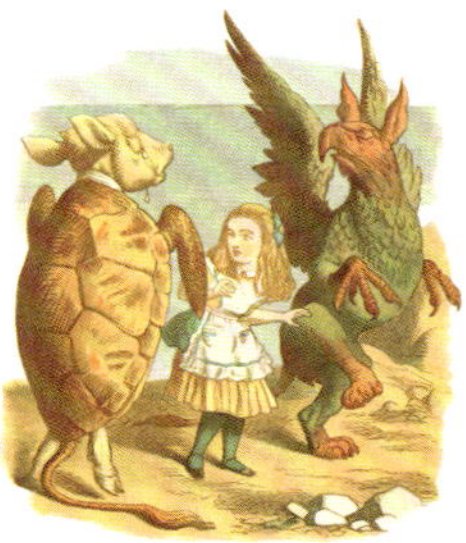

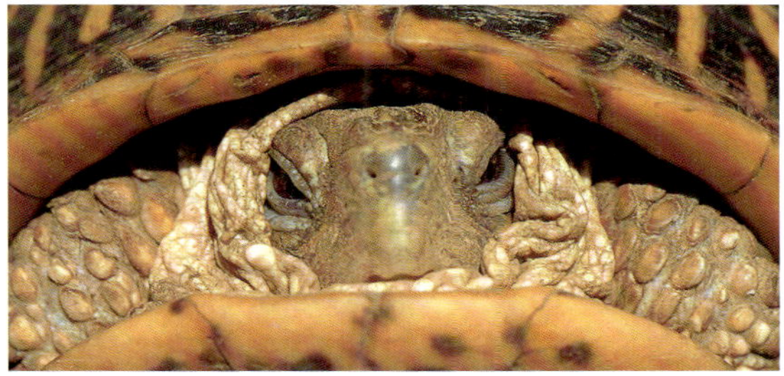

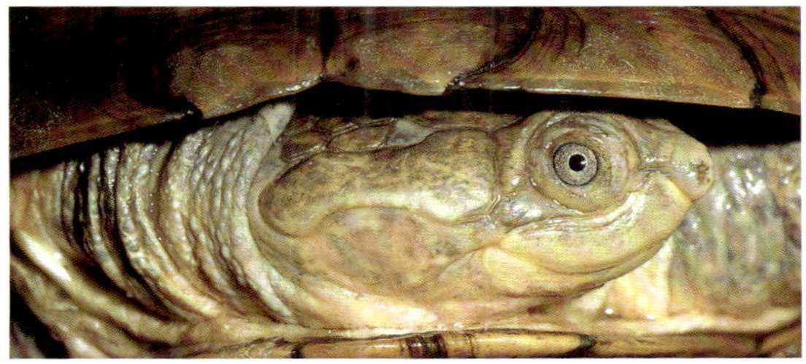

▲ STRAIGHT BACK OR SIDES

Chelonians are divided into two groups according to the way they tuck their head inside their shell. Some fold the neck straight back on itself in a tight S-shape (top). The others bend their neck sideways under the lip of the top shell, leaving the neck and head slightly exposed at the front (bottom).

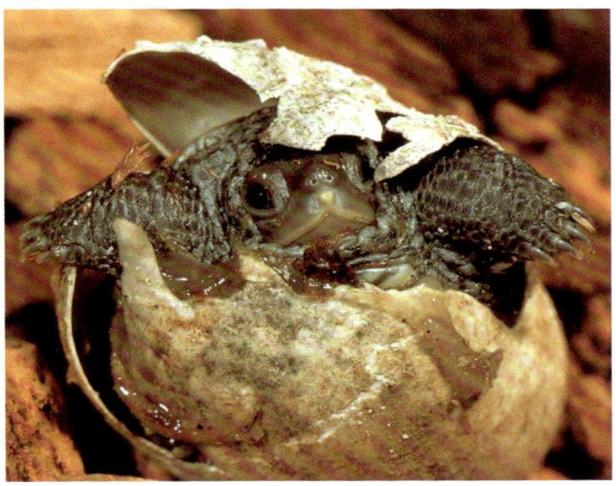

▲ BRAVE NEW WORLD

All chelonians lay shelled eggs on land, even those that live in the sea. This is because the young need to breathe oxygen from the air. When the baby chelonian is ready to hatch, it uses an egg tooth on its snout to cut through the shell. The egg tooth is a hard scale, not a real tooth. Even with the help of the egg tooth, escaping from the shell is a slow process.

▼ TASTY TERRAPIN

The diamond-backed terrapin lives in the shallow marshes along North America's Atlantic coast, where fresh water and salt water mix together. For a hundred years or so, this terrapin was hunted for its tasty meat. Much of its habitat was also destroyed, and the terrapin almost became extinct. Today, thanks to conservation and changes in eating habits, numbers are recovering.

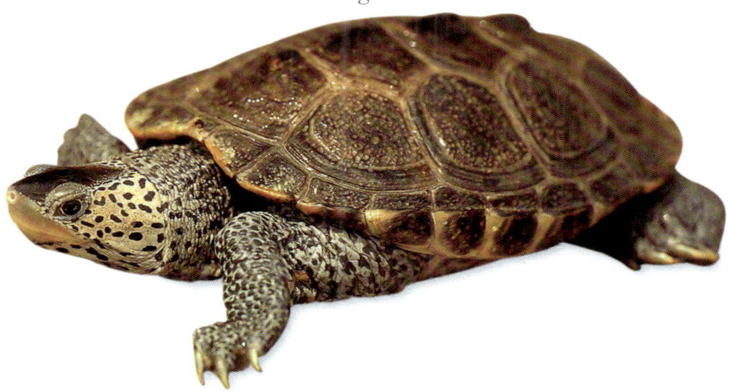

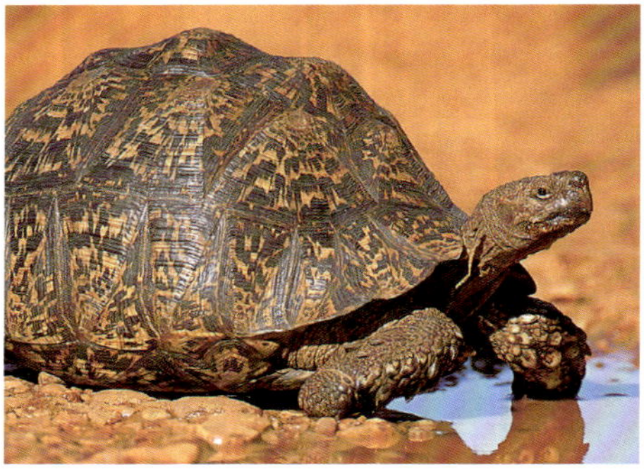

Familiar Faces

There are hundreds of different kinds, or species, of chelonian. These are grouped into twelve families, based on the features that they have in common. The biggest of these families has about 90 species, but four families contain only one species because there are no other chelonians that are quite like them. Chelonians such as land tortoises and sea turtles may be quite familiar to you. The largest and smallest chelonians belong to these families. The largest is the leatherback sea turtle, which tips the scales at 680kg or more, while the tiny speckled padloper tortoise weighs less than 220g and would easily fit on your hand.

▲ LAND TORTOISES
Land tortoises, such as this leopard tortoise, belong to the family Testudinidae. This is the second largest family, with more than 50 species, living mainly in hot areas of Africa, India, South-east Asia and South America. A few species live in cooler areas of southern Europe, western Asia and southern North America. The land tortoise family includes the giant tortoises of the Galapagos Islands and Aldabra. Land tortoises generally have a domed, bony shell and strong, stocky legs equipped with claws for digging. They eat mainly plants.

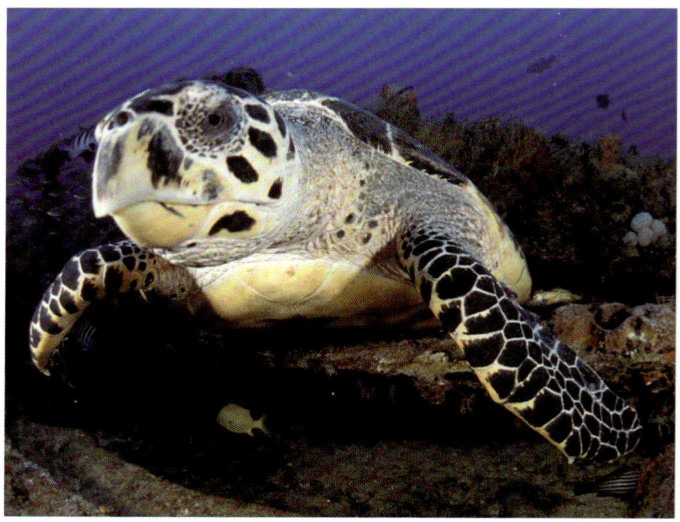

SEA TURTLES ►
Six species of hard-shelled sea turtle belong to the Cheloniidae family. These are the hawksbill (right), green, flatback, loggerhead, Kemp's Ridley and olive Ridley turtles. The giant leatherback turtle, with its soft, leathery shell, is so unusual that it is placed in a separate family. Sea turtles spend most of their lives in the ocean, but females lay their eggs on land. Their legs are shaped like flippers, and they cannot pull their head and neck back inside their shell.

POND TURTLES ►

This slider, or red-eared terrapin, belongs to the largest and most varied group of chelonians, the Emydidae. There are more than 90 species in this family of pond turtles, members of which live on all continents except Australia and Antarctica. The top shell is shaped like a low arch, and some species have a movable hinge in the bottom shell. The legs of pond turtles are developed for swimming, and some are slightly webbed between the toes.

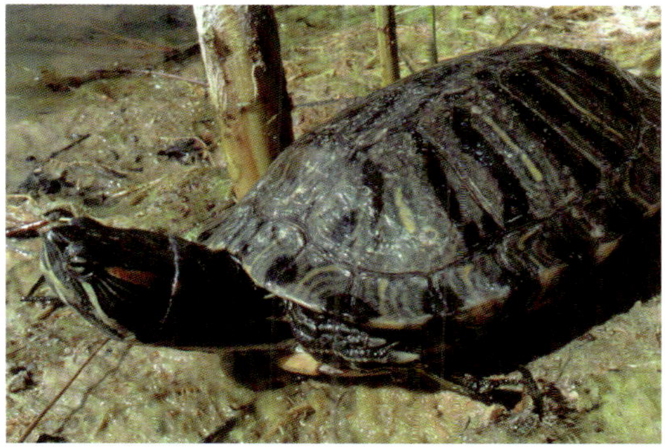

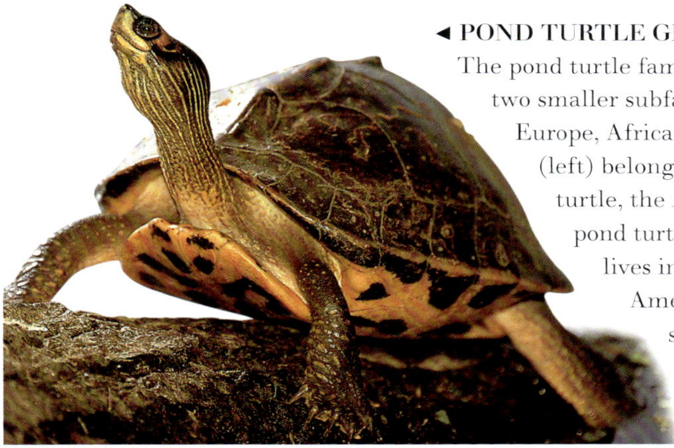

◄ POND TURTLE GROUPS

The pond turtle family, the Emydidae, is divided into two smaller subfamilies. The Batagurinae live in Europe, Africa and Asia. The Indian black turtle (left) belongs to this group, as does the spiny turtle, the Asian leaf turtle and the European pond turtle. The other group, the Emydinae, lives in parts of North, Central and South America. It includes species such as the slider, the spotted turtle, the wood turtle, the ornate box turtle and the painted turtle.

MUD OR MUSK TURTLES ▼

Members of the mud or musk turtle family, including the loggerhead musk turtle (below), live in an area ranging from Canada to South America. These small chelonians are named after the musky-smelling substances they produce when they are disturbed. These strong smells drive away any enemies. These turtles live in fresh water and one of their special characteristics is webs between their toes. Their legs are specially adapted for crawling along the muddy bottom of marshes, swamps and rivers. The bottom shell may have one or two movable hinges.

Did you know? The green turtle is named after the colour of its body fat.

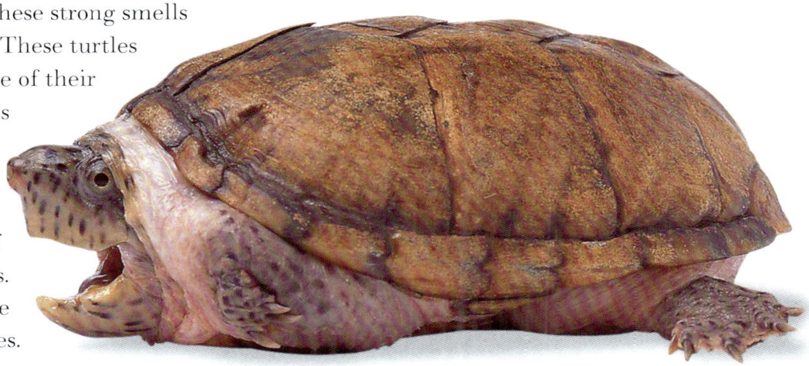

Strange Species

Did you know that there is a turtle with a face like a pig? This is just one of the many strange and surprising species of chelonians. They include the formidable snapping turtles and unusual softshells, and a turtle with a head too big for its own shell. There are also the strange side-necked turtles, which bend their neck sideways under their shell. Side-necked turtles were more common in the past, and one extinct species may have been the largest freshwater turtle that ever lived. It grew to a length of 230cm, which is twice as long as the largest side-necked turtle alive today – the Arrau river turtle.

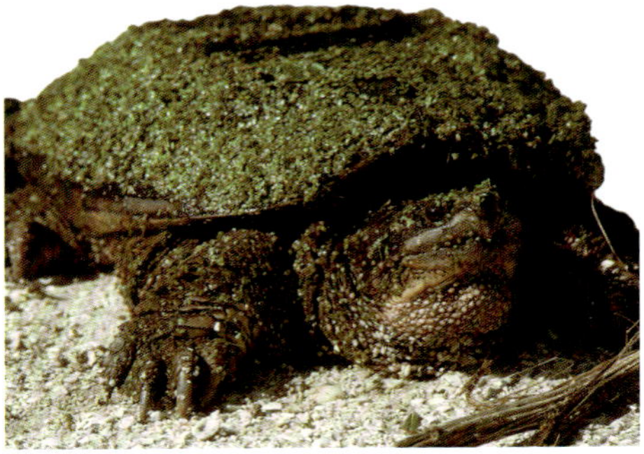

▲ **SNAPPING TURTLES**
The two types of the North American snapping turtle are the only chelonians that can be dangerous to people. They are named after their powerful, snapping jaws, and have terrible tempers when provoked, which makes them very hard to handle. The bottom shell of snapping turtles is small and shaped like a cross, which makes it easier for them to move their legs in muddy water and among thick water plants.

Did you know? pig-nosed turtles in Australia have been known to eat giant fruit bats.

▼ **SOFTSHELL TURTLES**
The 22 species of softshell turtle have a flattened top shell covered with a leathery skin instead of a hard, horny covering. Their aggressive nature makes up to some extent for the poor protection given by their softer shells. Softshell turtles are agile, expert swimmers, with legs like paddles. The tip of their nose is a long tube with the nostrils at the very end. This means they can stay under water and breathe by just pushing their nostrils above the water's surface. Softshell turtles live in Africa, Asia and North America.

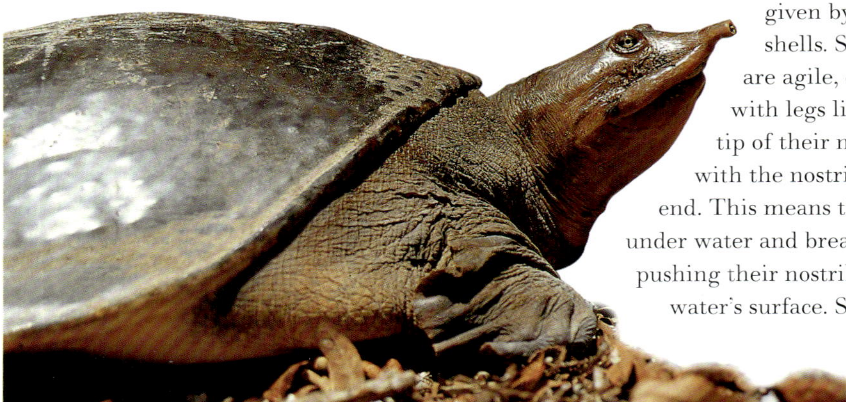

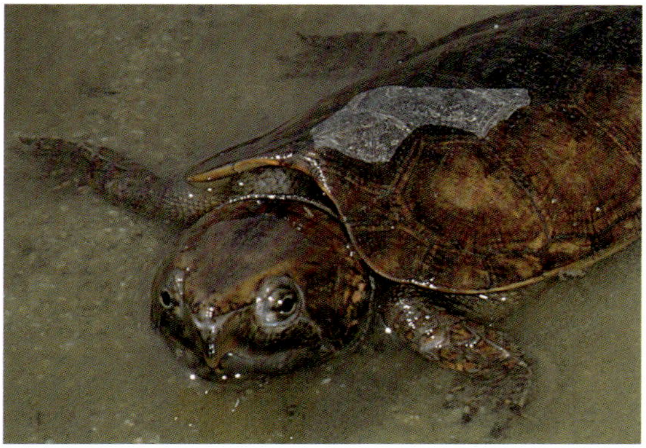

◄ BIG-HEADED TURTLE

The unique big-headed turtle is the only member of its family, Platysternidae. Its huge head is almost half the width of its top shell, far too big to be drawn back inside the shell. The skull has a solid bony roof for protection, and the head is covered by an extra-tough horny layer. Living in cool mountain streams in South-east Asia, the big-headed turtle comes out at night to catch small fish and other water creatures in its hooked jaws.

PIG-NOSED TURTLE ▼

The weird pig-nosed turtle has a snout that sticks out, like softshell turtles, but its nose is shorter, wrinkled and has the nostrils at the side, making it look like a pig. Another extraordinary feature is its front legs, which look like the flippers of sea turtles. The pig-nosed turtle lives in the rivers and lakes of Papua New Guinea and northern Australia. One river it inhabits is called the Fly River, so it is also named the Fly River turtle. It is the only member of the Carettochelyidae family.

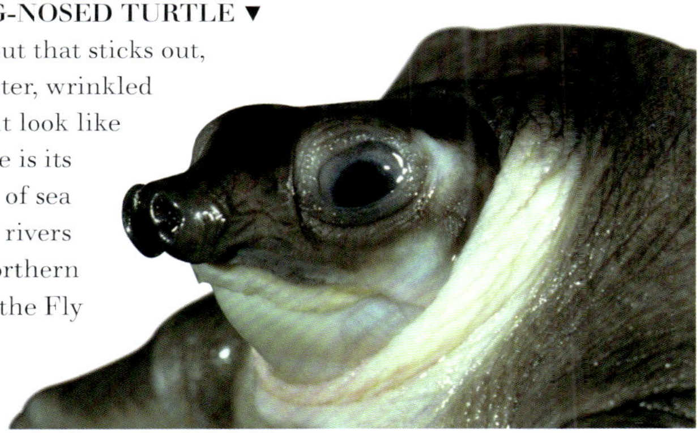

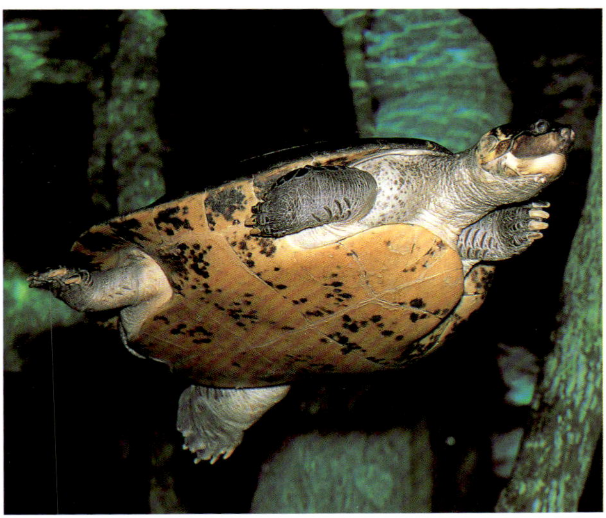

◄ SIDE-NECKED TURTLES

There are about 60 species of side-necked turtles, such the yellow-spotted Amazon River turtle (left). Some of them have such long necks that they are called snake-necked turtles. Side-necked turtles are divided into two groups. One group, Pelomedusidae, lives only in South America, Africa and on some of the Indian Ocean islands. The other group, Chelidae, inhabits South America and the Australian region. They all live in freshwater habitats, such as streams, rivers, lakes and swamps, and their back feet are strongly webbed for swimming.

Focus on

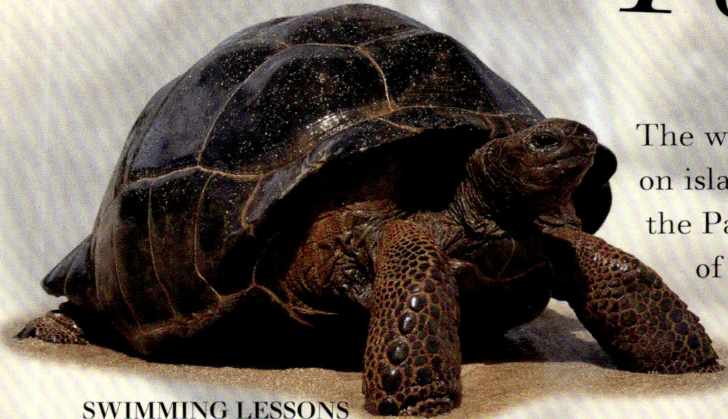

The world's largest tortoises all live on islands – the Galapagos Islands in the Pacific Ocean and the coral atoll of Aldabra in the Indian Ocean. The Galapagos tortoises are up to 130cm long, and they can weigh as much as 275kg – that is as heavy as three men. It is likely that these giant tortoises reached the islands by floating over the ocean on rafts of plants or debris. The Aldabra tortoise probably came from Madagascar, while the Galapagos tortoises came from the mainland of South America.

SWIMMING LESSONS
Aldabra tortoises sometimes swim out to sea. This one is just climbing up the beach after swimming. In the water, the tortoise bobs up and down among the waves like a cork but does not swim very well.

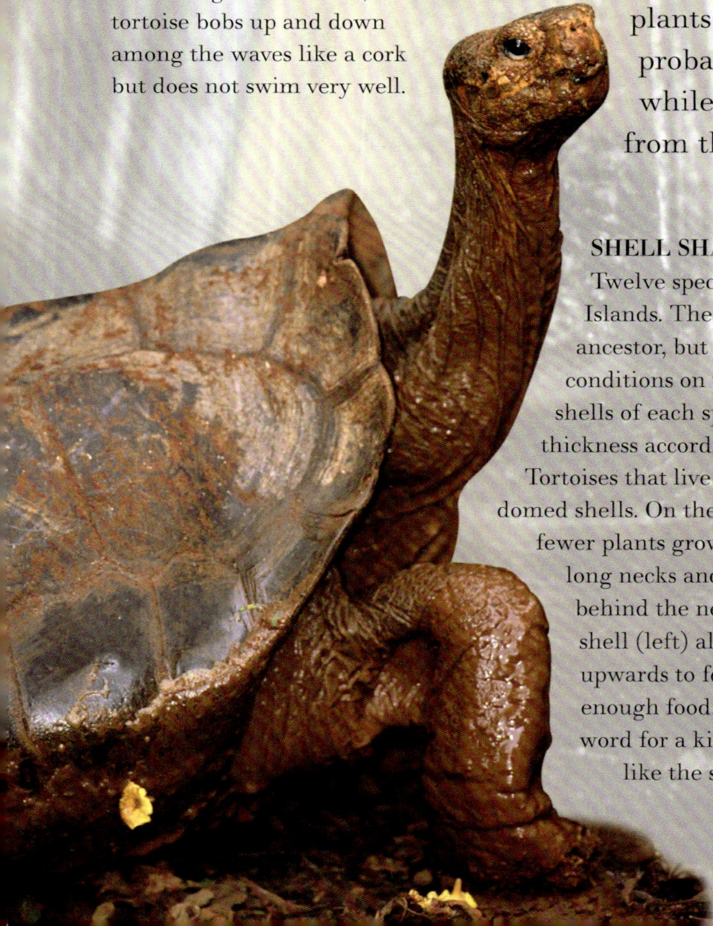

SHELL SHAPES
Twelve species of giant tortoise live on the Galapagos Islands. These probably all evolved from a common ancestor, but each species then adapted to the different conditions on the different islands. For example, the shells of each species have a certain shape, colour and thickness according to the habitat in which they live. Tortoises that live on the large and wet islands have thick, domed shells. On the smaller islands, which are drier and have fewer plants growing on them, the giant tortoises have long necks and legs and a shell that turns upwards behind the neck like a horse's saddle. This 'saddleback' shell (left) allows the tortoises to stretch their necks upwards to feed on taller plants, so they can collect enough food. The word *galapagos* is an old Spanish word for a kind of saddle that is turned up at the front, like the shells of the saddleback tortoises.

Island Giants

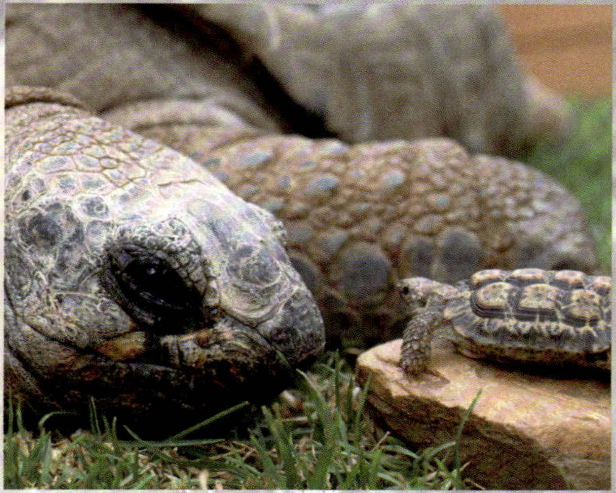

LITTLE AND LARGE
This Aldabra tortoise looks absolutely vast next to the world's smallest tortoise, a speckled padloper (roadwalker), or Cape tortoise. The speckled padloper has a shell as small as 10cm long, whereas the Aldabra tortoise has a shell up to 105cm long and weighs as much as 120kg.

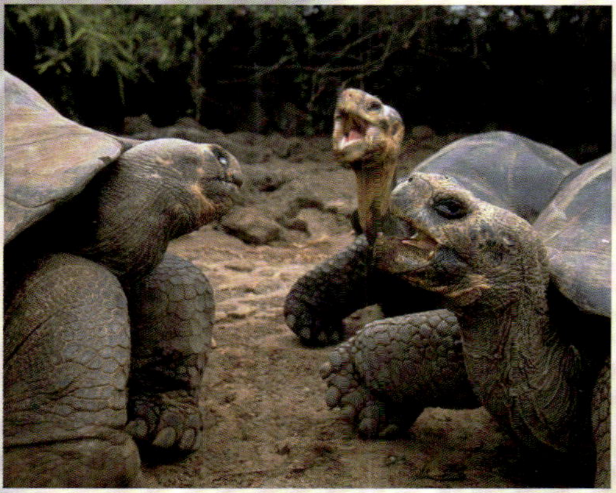

TORTOISE COMPETITION
During the breeding season, male Galapagos tortoises are noisy while they are courting females, making loud roaring noises. They are also aggressive towards other males, charging and butting them with their heads. Saddleback males even have neck-stretching contests, to see which of them can reach the highest.

BATH-TIME
These giant Galapagos tortoises are soaking themselves in a muddy pool. This helps them to cool down, because large tortoises cannot lose heat as efficiently as smaller ones. Compared with the large volume of their bodies, the giants have a relatively small surface area through which their body heat can escape. Soaking in pools may also help the tortoises to get rid of ticks, mites and other parasites living on the outside of their bodies.

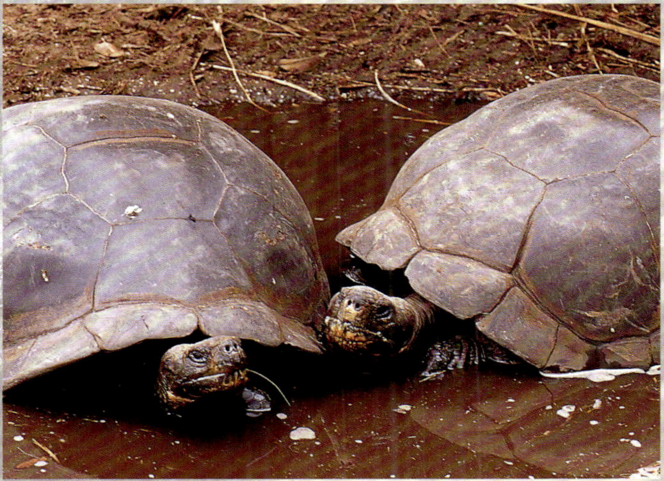

The Turtle Shell

No other animal has body armour quite like a chelonian's shell. The shell protects the animal from the weather and also from predators, and it will regrow if it is damaged. It also supports soft muscles and organs, such as the heart and lungs, inside the body. The shell is made of bony plates, which are covered by giant scales called scutes. Land chelonians typically have high-domed or knobbly shells to protect them from predators. Water chelonians have lighter, streamlined shells.

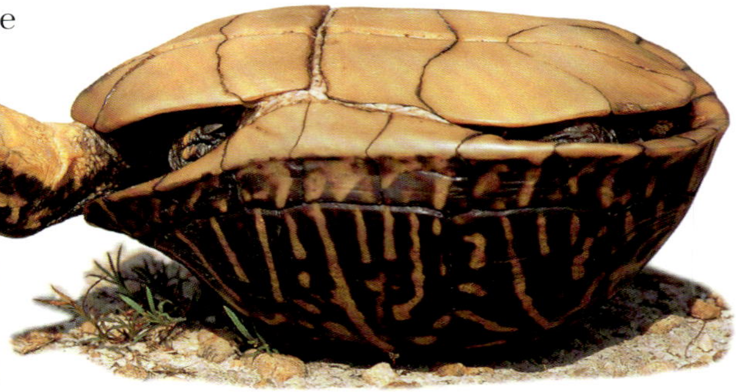

▲ TOPS AND BOTTOMS
Every turtle shell has a top part, known as the carapace, and a bottom part, the plastron. You can clearly see these on this upside-down Florida box turtle. The two parts of the shell are locked together on each side by bony bridges.

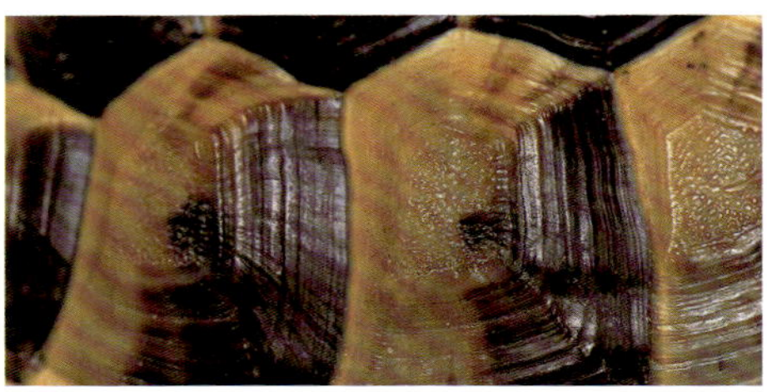

◄ HOW OLD?
Many chelonians have growth rings on their scutes. The rings represent a period of slow growth, such as during a dry season. It is not a very reliable method, however, to work out the age of a chelonian by counting the rings, because more than one ring may form in a year, and some rings may be worn away.

SOFTSHELLS ►
Named after their soft, leathery shells, softshell turtles also have a bony shell underneath. The bones have air spaces in them, which help the turtle float in water. Their flat shells make it easier for softshells to hide in soft mud and sand as they lie in wait for their prey.

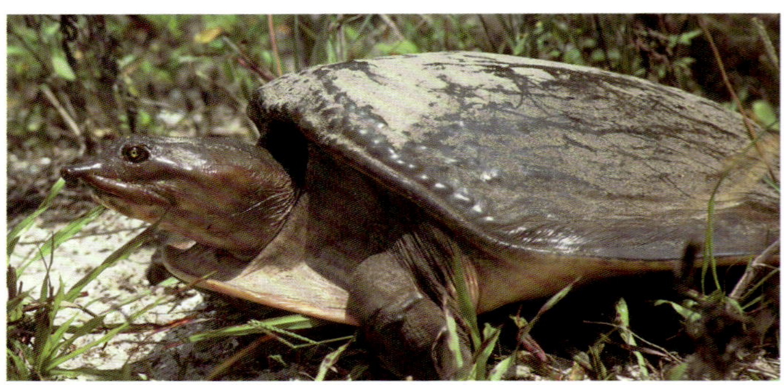

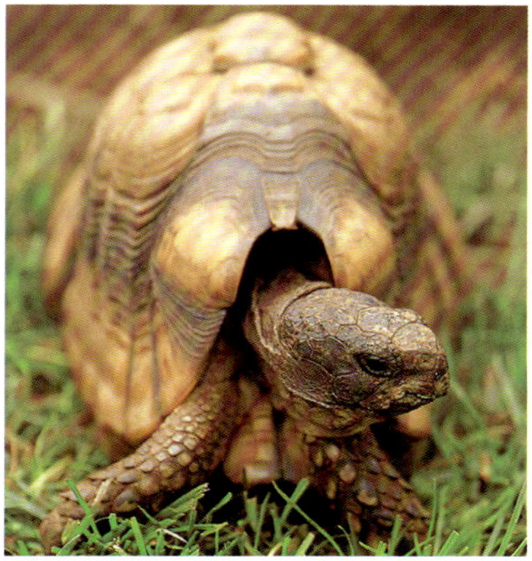

▲ **SHELL PROBLEMS**
This young marginated tortoise has a deformed shell because it has been fed on the wrong food. Pet chelonians should be given mineral and vitamin supplements as well as the correct food in order to keep them healthy.

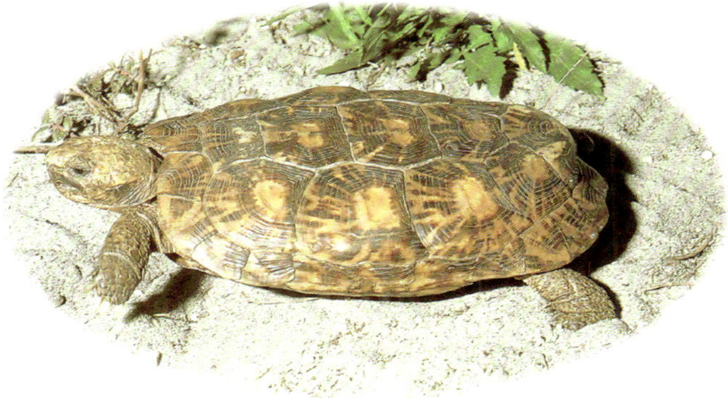

▲ **FLAT AS A PANCAKE**
The shell of the African pancake tortoise lives up to its name, being much flatter than those of other land species. This allows the tortoise to squeeze into narrow crevices under rocks to avoid predators and the hot sun. The flexible carapace also helps with this, and the tortoises use their legs and claws to fix themselves firmly in position. Once the tortoise has wedged itself in between the rocks, it is extremely difficult to remove it.

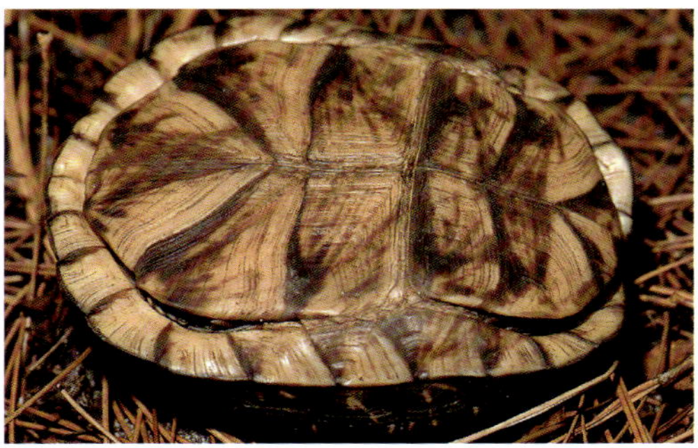

▲ **TURTLE IN A BOX**
Some chelonians, such as this box turtle, have a hinge on the plastron. This allows them to pull the head, legs and tail inside and shut the shell completely. In some species, this gives protection from predators, but protection against loss of moisture may also be important. African hinge-back tortoises have a hinge on the carapace rather than on the plastron.

Turtle World
Turtle shells are very strong. The strongest ones can support a weight over 200 times heavier than the body of the turtle – that's like you having nine cars on your back! According to Hindu beliefs, the Earth is supported by four elephants standing on the back of a turtle that is floating in the Universal Ocean.

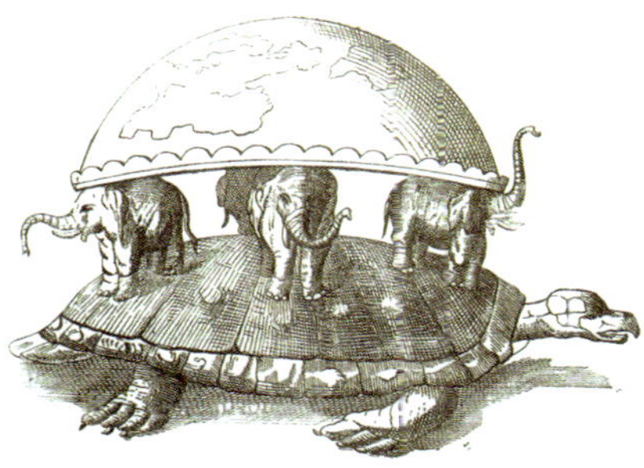

How the Body Works

Chelonians have a skeleton both inside and outside their bodies. There is the bony shell on the outside, and on the inside there is a bony skeleton made up of the skull, backbone and ribs, and the leg, hip and shoulder bones.

Just like humans, chelonians use oxygen from the air to work their muscles, and this gets into the blood through the lungs. When we breathe in, our chest moves out to draw air into our lungs, but chelonians' ribs are fused to their shell, so they cannot expand their chest in this way. Instead, they use muscles between the front legs to force air in and out of the body.

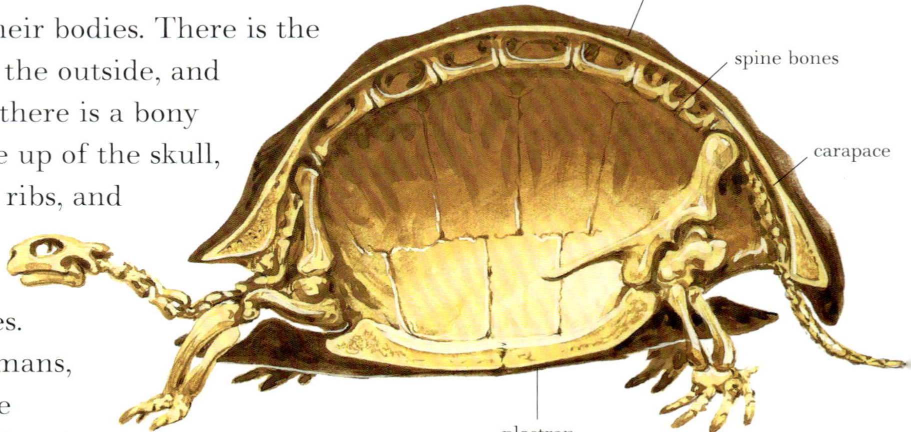

▲ SPECIAL SKELETON
The shell of a chelonian is its outside skeleton, while inside the body is a framework of bones that provides an anchor for the muscles and protects the delicate internal organs. Apart from in the leatherback turtle, the spine bones and ribs are fused to the carapace (the top part of the shell).

SWIMMING BONES ▼
The most obvious features of a sea turtle's skeleton are the extremely long toe bones that support the front flippers. The toe bones of the back feet are also long and slim. Chelonians have eight neck bones (mammals have seven) and between 40 and 50 bones in their backbone (you have 33 of these bones). You can see how the shoulder and hip bones fit inside the ribs so the shell can cover the whole body. Most other animals have their shoulder and hip bones outside their ribs.

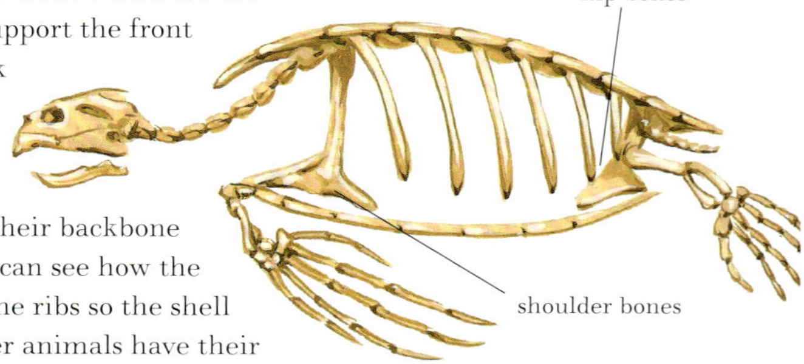

WINDOW ON THE BODY ▸
If you could see inside a chelonian's body, you would be able to see its heart, lungs and other internal organs. A three-chambered heart pumps the blood around the body. (Most reptiles have hearts with three chambers, while mammals, have four heart chambers.) The digestive system works fairly slowly, and food takes days to pass through the body. The digestive, excretory and reproductive systems all end in one chamber called the cloaca. The hole where the cloaca opens to the outside may be called the cloaca, anus or vent.

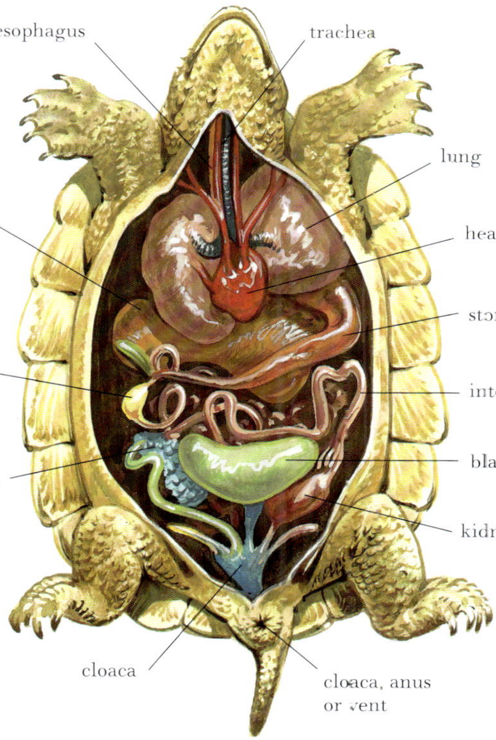

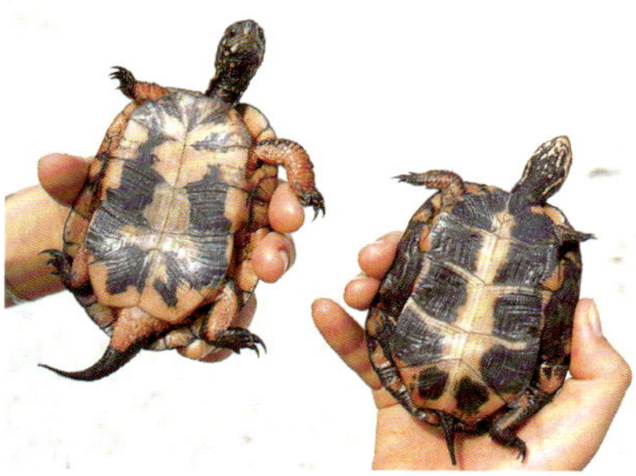

◂ TURTLE TAILS
Chelonian tails come in a variety of lengths and thicknesses, and are particularly long in snapping turtles. The big-headed turtle also has a long tail, which it uses as a brace to help it climb. Male chelonians (shown here on the left) often have longer and heavier tails than females (on the right), which usually have short, stubby tails. This is one way of telling the sexes apart.

SNORKEL NOSE ▸
Some freshwater chelonians, such as this snake-necked turtle, have a long neck and a tube-like nose that works like a snorkel. They can stay under water and just push their nostrils up above the surface to breathe air. As well as breathing air into their lungs, some freshwater chelonians also extract oxygen from the water. The oxygen is absorbed through areas of thin skin inside the throat and rear opening, or cloaca.

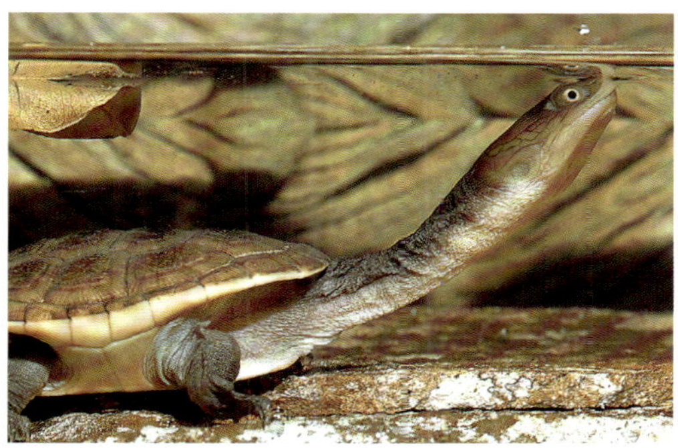

Temperature Check

Chelonians are cold-blooded. This does not mean that chelonians are cold. They need heat to keep their bodies working properly, but they cannot produce this heat themselves as mammals and birds do. Instead, their body temperature rises and falls with that of their surroundings. They control body temperature by basking in the sun to warm up and moving into the shade or water to cool down. In places with very cold or very hot seasons, chelonians may take shelter and go into a long sleep.

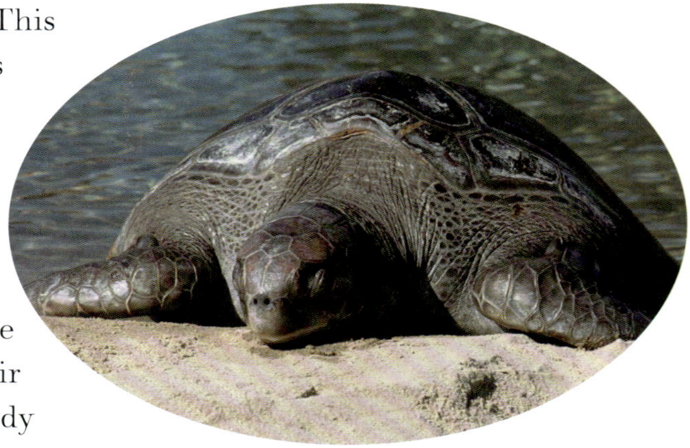

▲ CHILLY SWIMMER
The leatherback sea turtle swims farther into the cold northern and southern oceans than any other sea turtle. It has special ways of keeping warm in the cold water. Its dark body probably helps it to absorb the Sun's heat. The leatherback's muscles also produce heat, and this is trapped in the body by its thick, oily skin, which has a layer of fat underneath it. These turtles also have an ingenious system that keeps their flippers colder than the rest of the body, so heat is not lost as the turtle swims.

▼ SUNBATHING
On sunny days chelonians, such as these side-necked turtles, often bask in the sun to warm up. The extra warmth from the sunlight can speed up digestion and may help turtles to make Vitamin D, needed for healthy bones and shells. Females bask more than males because they need extra warmth for making eggs.

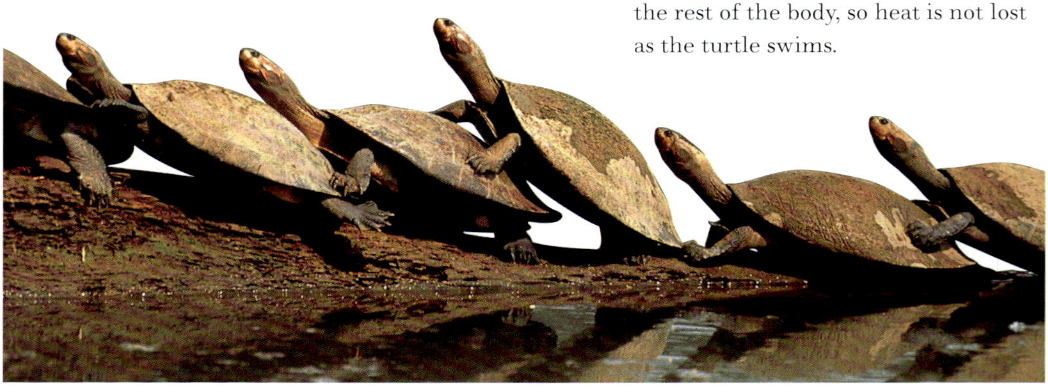

SUN SHELTER ►

In hot climates, many land tortoises, such as this Mediterranean tortoise, need to shelter from the heat of the Sun. They seek out the shade cast by bushes or trees, or retreat into underground burrows. The tortoises dig out the burrows with their front legs, often making large chambers for resting or sleeping. Sometimes they sleep in their burrow throughout a hot season – this is called aestivation. The cool, moist tortoise burrows may also provide a refuge for other animals, such as mice, frogs and lizards.

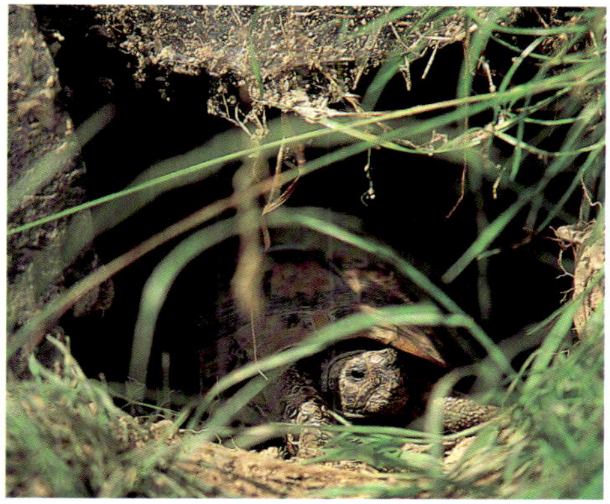

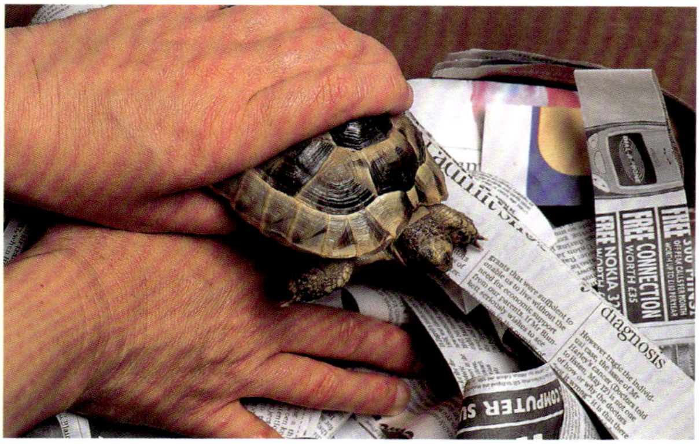

◄ HOW TO HIBERNATE

Tortoises that sleep throughout the cold season in the wild also need to do so when in captivity. This deep winter sleep is called hibernation. Before hibernating your pet tortoise, make sure it is fit, has enough body fat and that there is no food in its gut. During hibernation, the tortoise must be dry and neither too hot nor too cold. To find out more, contact an organization such as the Tortoise Trust.

DRYING IN THE SUN ►

A basking yellow-bellied turtle stretches its neck and legs and spreads its toes wide to soak up as much sunshine as possible. Basking makes a turtle drier as well as warmer. This may help it to get rid of algae and parasites growing on its shell. A thick covering of algae would slow the turtle's movement through the water, and it could also damage the shell.

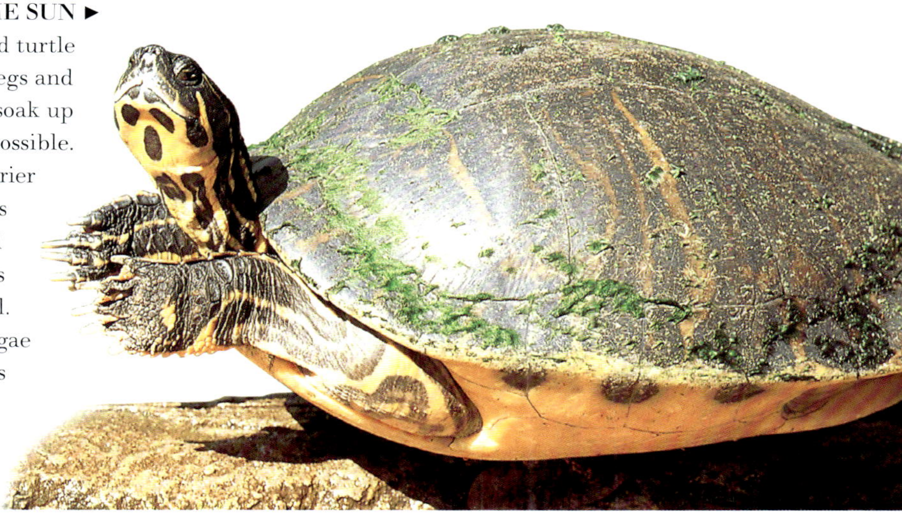

Plodders and Swimmers

From slow, plodding land tortoises to graceful, swimming sea turtles, chelonians have developed a variety of types of legs and feet to suit their surroundings. On land, the heavy shell makes running impossible. It takes a land tortoise about five hours to walk just 1.6km! Sea turtles, with their powerful flippers, can reach the greatest swimming speeds of any living reptile. Some swim as fast as 30kmh, which is as fast as humans can run on land. Freshwater chelonians have webbed feet for speed in swimming. Some chelonians make regular migration journeys to find food or nesting places.

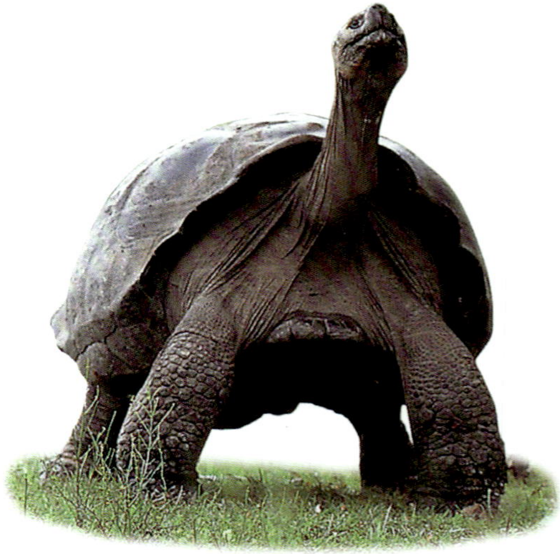

▲ ELEPHANT LEGS
Land chelonians, such as this giant tortoise, have back legs like sturdy columns, which help to support them. The front legs may be like clubs or flattened and more like shovels, which helps with digging.

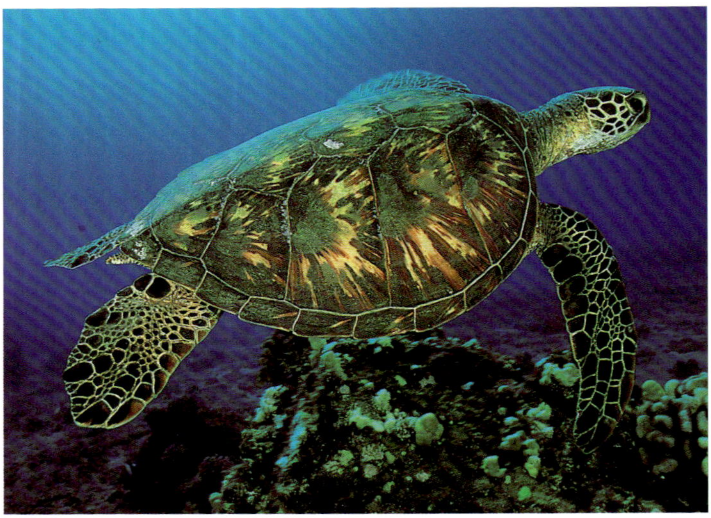

◄ FLIPPER FEET
The strong, flat flippers of sea turtles have no toes on the outside, although inside the flippers are five long toe bones bound together into one stiff unit. The front flippers are used to propel the turtle through the water, while the back ones act as rudders and brakes. There are only one or two claws on each flipper, and leatherback turtles have no claws at all. This makes the flippers more streamlined.

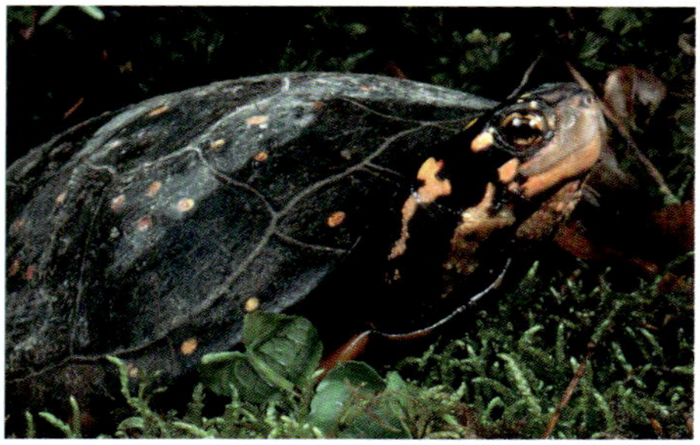

◄ SEASONAL WALKABOUT

Some freshwater chelonians, such as the spotted turtle (left) and wood turtle of North America, migrate on to land in the summer for feeding and nesting. In winter they return to swamps, pools and rivers to hibernate during the cold weather. On these short migrations, the turtles often have to cross roads. They run the risk of being run over, especially as they move so slowly.

WEBBED TOES ►

The feet of freshwater turtles have long toes joined together by webs, creating a bigger surface area to push against the water. They use all four legs to paddle along, but the back ones provide most of the pushing power. Freshwater chelonians also have gripping claws for walking on land and on the bottom of ponds and streams.

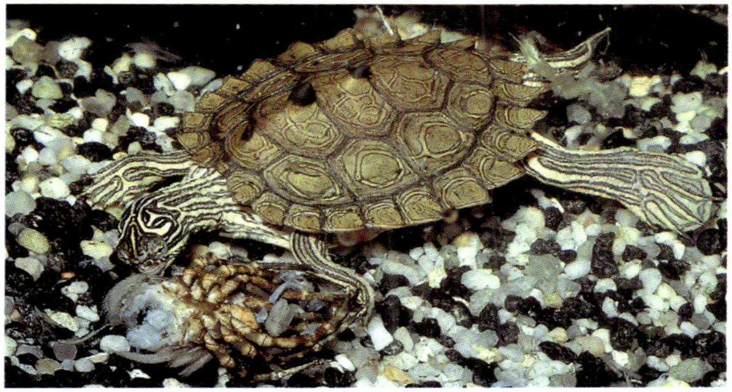

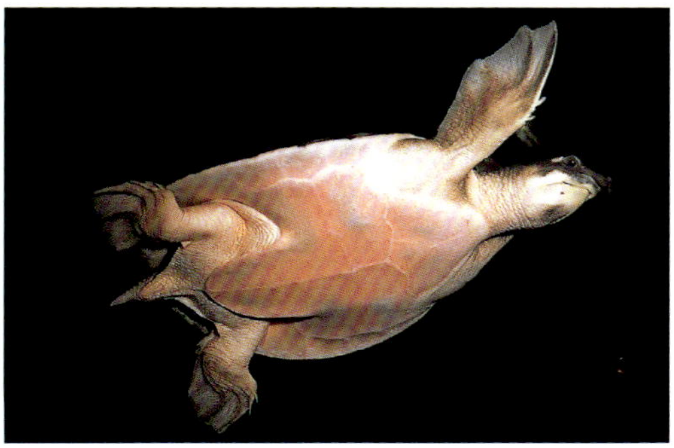

▲ FRESHWATER FLIPPERS

The pig-nosed turtle is the only freshwater turtle with flippers. Like a sea turtle, it flies through the water, moving both front flippers at the same time. Other freshwater turtles mainly use their back legs to swim, and move their front legs alternately. The pig-nosed turtle has two claws on the edge of each paddle-like leg. The back claws are used for digging nests.

Slow and Steady Winner

In Aesop's fable The Hare and the Tortoise *a speedy hare boasted about how fast he could run. He made fun of the tortoise, with his short feet and slow walk. But the tortoise just laughed and challenged the hare to a race. The hare thought there was no need to hurry because the tortoise was so slow. Instead of racing, he took a nap by the side of the road. The tortoise just kept plodding slowly along. As the tortoise approached the finish, the loud cheering woke up the hare, but he was too late to win the race.*

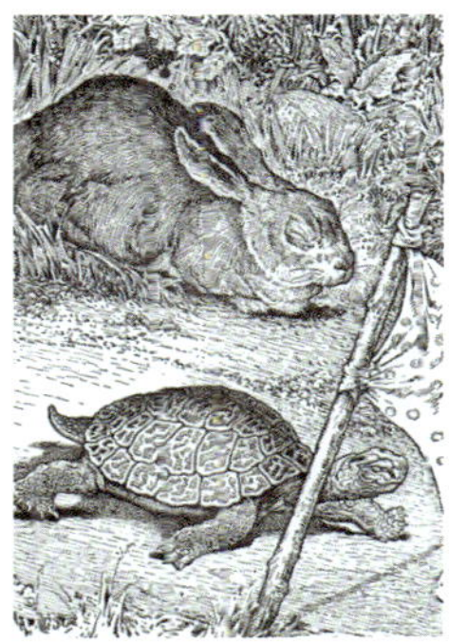

Eyes, Ears and Noses

A chelonian's most important senses are sight, taste and smell. The shell and skin are also sensitive to touch. Chelonians probably do not hear very well, although they can pick up vibrations through an ear inside the head. They do not have an ear opening on the outside of the head, as we do. Their eyesight is best at close-range, and they can see in colour. Good eyesight is useful for finding food, avoiding predators and navigating on long journeys. As well as smelling through their noses, chelonians have a structure in the mouth called the Jacobson's organ. This allows them to detect tiny chemical particles in the air.

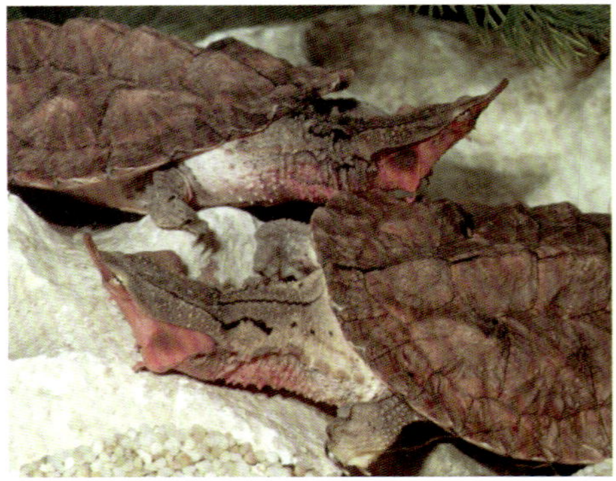

▲ VIBRATION DETECTORS
The extraordinary matamata lives in murky waters where it is hard to see clearly. Its eyes are very small, and it does not seem to detect its prey by sight. Instead, it relies on the flaps of skin on its head, which have lots of nerve endings and are very sensitive to vibrations in the water. The flaps pick up signs of prey as the matamata moves through the water, and this helps it to get ready to attack.

Did you know? A chelonian can feel pressure on its shell just as you can on your fingernails.

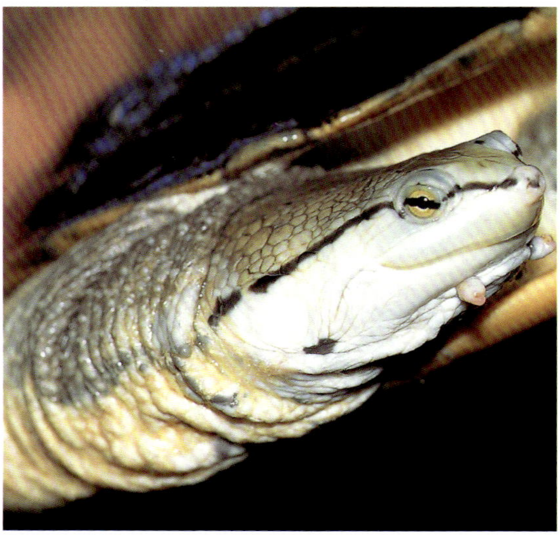

◄ ON THE CHIN
Many freshwater turtles, such as this side-neck turtle, have fingers of skin, called barbels, dangling under their chins. Snapping turtles have four pairs. Scientists are not sure exactly what the barbels are for, but they seem to be sensory structures. Some Australian side-necks touch each other's barbels during their courtship display.

Robot Turtle
These girls are joining the electrical leads to a robot called a Turtle. Schoolchildren are able to program the Turtle robot to make simple movements and draw lines and patterns across a large sheet of paper. Inside the Turtle's see-through shell are the wheels it uses to move about. Working with the Turtle robot helps children learn how computers work and how to give them simple instructions.

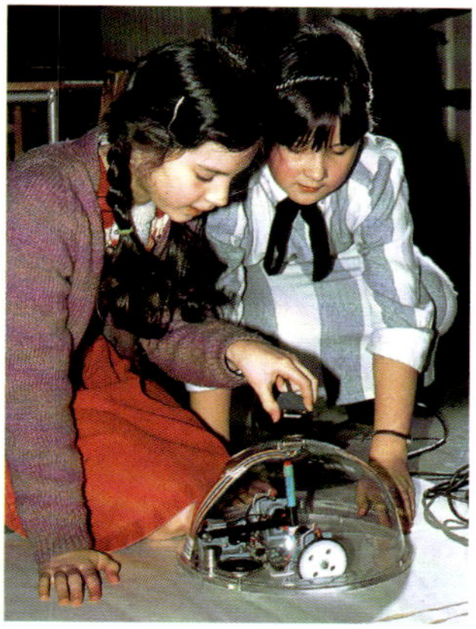

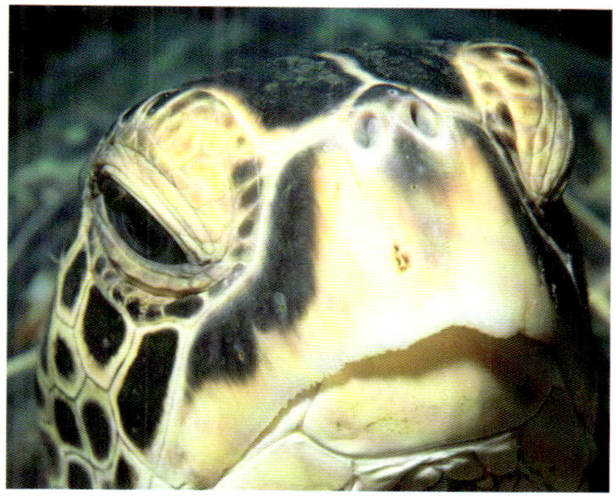

▲ **THE EYES HAVE IT**
Sea turtles have good vision under the water but are short-sighted on land. Their large upper eyelids protect the eyes while they are swimming. Chelonians also have a third eyelid, called a nictitating membrane. This cleans the eye and keeps it moist, protecting it like a pair of goggles.

▼ **TASTY TONGUE**
A chelonian's tongue is broad and flat and firmly attached to the bottom of the mouth, which stops it from moving around. Taste buds on the tongue and in the throat are used for tasting food, although the sense of taste is also linked to the sense of smell. This leopard tortoise comes from Africa, and in the wild it eats grasses, prickly pear cacti and thistles.

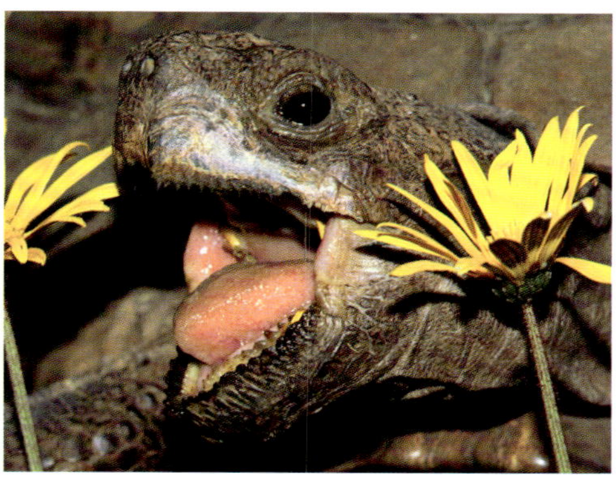

▼ **MR RED-EYE**
Adult male box turtles often have red eyes, while the eyes of the females are yellow or brown. A few females also have red eyes, but they are less bright than the males'. Scientists have shown that turtles seem to prefer certain colours, such as orange and blue. Japanese turtles can even be trained to tell the difference between red and blue.

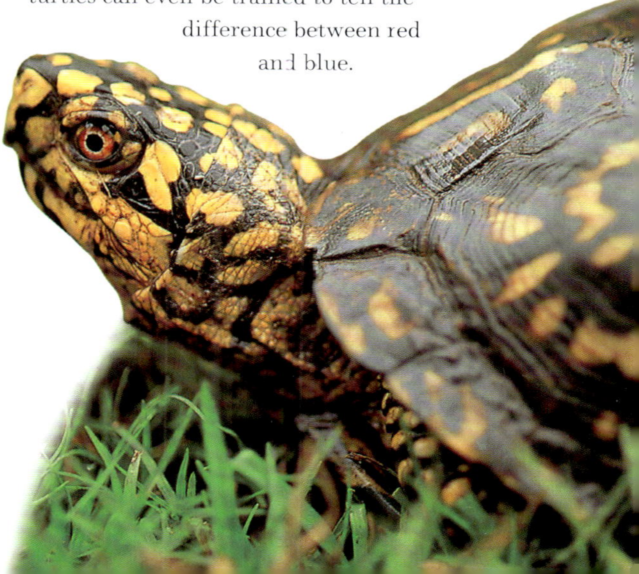

What Chelonians Eat

Chelonians may be herbivores (plant-eaters) or carnivores (meat-eaters), but many of them are omnivores, which means they eat all kinds of food. Some herbivores, such as the cooters of North and Central America, have jaws with jagged edges. This helps them to crush plant food, such as stems and fruits.

The diet of omnivores often changes with age. Young ones tend to eat more insects, while adults either eat more plants or have a more specialized diet. Many chelonians pick up extra nutrients by feeding on dung or dead animals. Also, after eggs have hatched, female offspring may eat the eggshells to help them build a store of calcium for producing the shells of their own eggs.

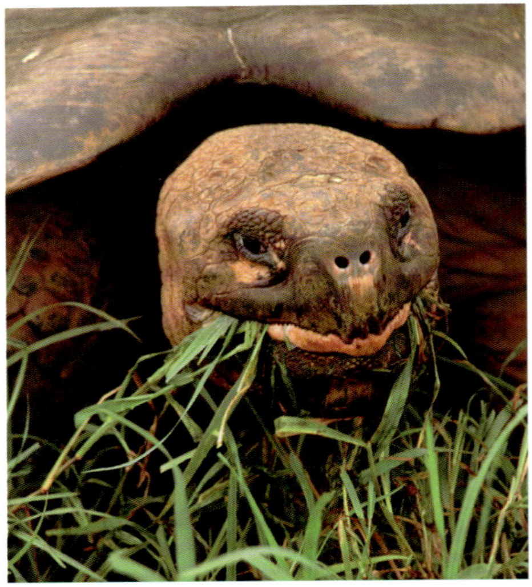

▲ GRASS FOR LUNCH
A giant Galapagos tortoise uses its horny jaws to bite off pieces of grass. Galapagos tortoises also eat other plants, such as cacti and other fleshy, water-filled plants. In the dry season, these tortoises have to get all their water from their plant food.

NOT A FUSSY EATER ►
The hawksbill sea turtle is an omnivore that seems to prefer invertebrates (animals without backbones) such as coral, sponges, jellyfish, sea urchins, shrimp and molluscs. Plants in its diet include seaweeds and mangrove fruits, leaves, bark and wood. The hawksbill has a narrow head with jaws meeting at an acute angle. This helps it to reach into narrow cracks in coral reefs and pull out food.

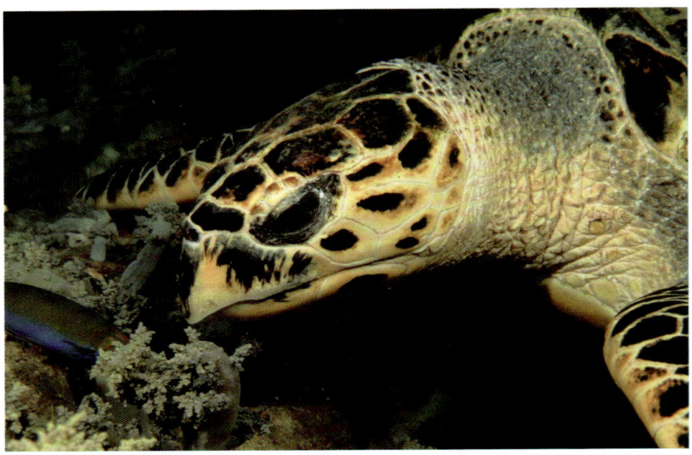

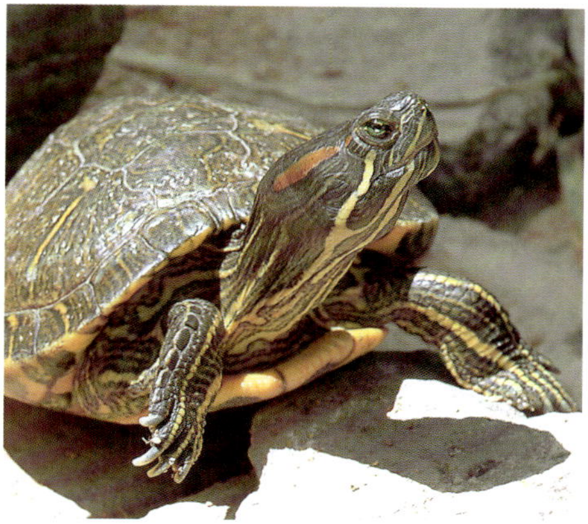

▲ CHANGING DIET

Many chelonians, such as this slider, change their diet as they grow up. Young sliders eat more insects, while adults feed on mainly plants. Some chelonians switch to a whole new diet when they reach adulthood. When males and females are different sizes, they may also have different diets. Female Barbour's map turtles are more than twice the size of the males. They eat mainly shellfish, whereas the males feed mostly on insects.

Feeding Pets

Feeding pet tortoises or turtles is not as simple as you might think. An incorrect diet can lead to growth problems such as soft or deformed shells, and eggs with thin walls that break during laying. It is best to find out what your pet eats in the wild and try to feed it a similar, and varied, diet. Land chelonians eat mostly plants, while those that live in water have more animal food in their diets. High-fat foods, such as cheese, will make your pet overweight, and this is not good for its health. Ask the advice of an organization such as the Tortoise Trust (see page 495) for more information. Most pet chelonians need extra vitamins and minerals to make up for those missing in the prepared foods available in shops. Water is also important. Without enough to drink, your pet chelonian may suffer from kidney problems.

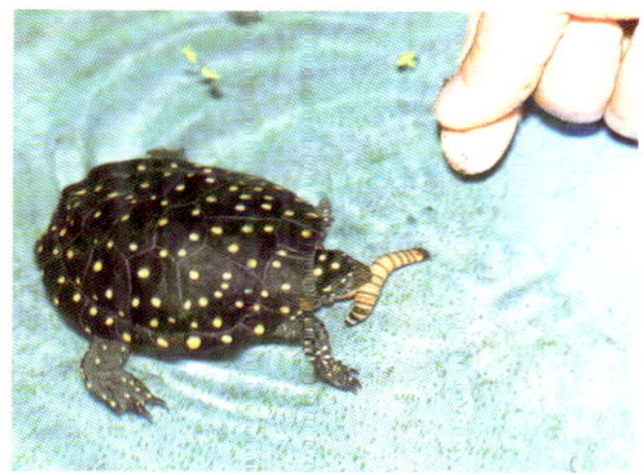

OPEN WIDE ▶

Chelonians never need to visit the dentist, because they do not have teeth! Instead of teeth, their jaws are lined with hard keratin – the material fingernails are made of. The keratin is either sharpened into cutting edges or broadened into crushing plates. Cutting edges slice through animal bodies, while plates are used to grind plant food. Some ancient turtles had a set of teeth on the roof of their mouth, but did not have proper ones along the edges of the jaws, like most reptiles and other vertebrates.

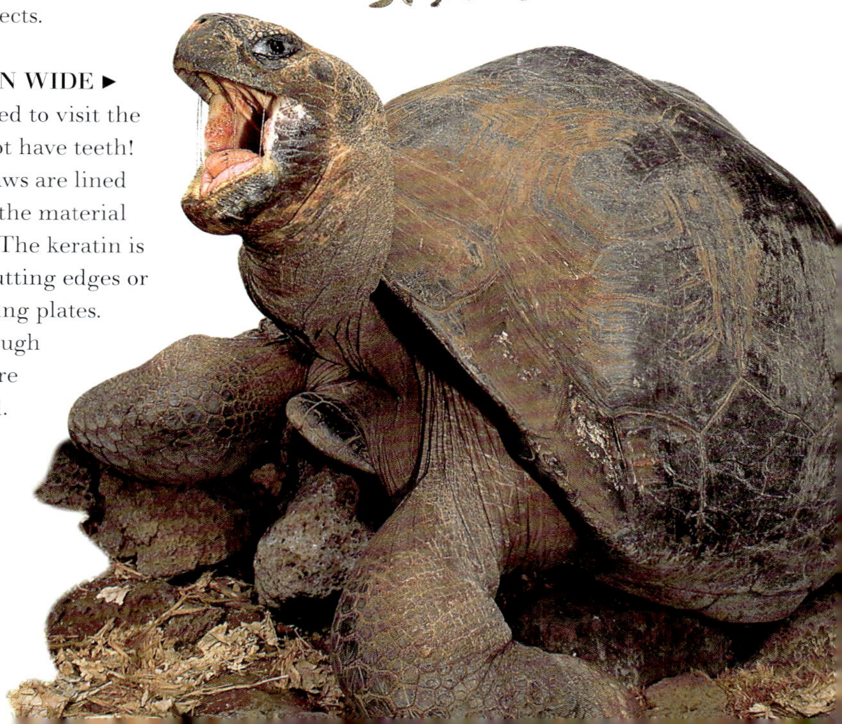

Turtle Hunters

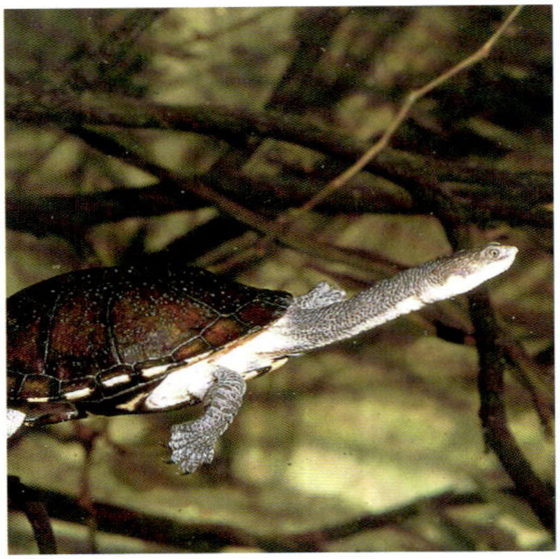

▲ **SNAKE STRIKE**
The common snake-necked turtle is named after its very long neck, which looks a little like a snake. The neck is more than two-thirds the length of the shell, which measures up to 28cm long. The snake-necked turtle creeps up on its prey and then lunges forward with its long neck, grabbing small creatures such as fish, frogs and worms, before they have time to escape.

Some chelonians have developed special hunting methods, such as lying in wait to ambush their prey or luring their prey towards them. Ambush hunters are usually well camouflaged and have long, muscular necks that can shoot out to grab a meal. Some turtles hide by flipping sand over their bodies or by burying themselves in soft mud. Most chelonians that live in water capture prey by opening their mouth wide and sucking in food and water.

The alligator snapping turtle lures its prey with a worm-like structure on its tongue. Common snapping turtles are more active hunters, grabbing small water birds. Other hunters herd fish into shallow water to make them easier to catch.

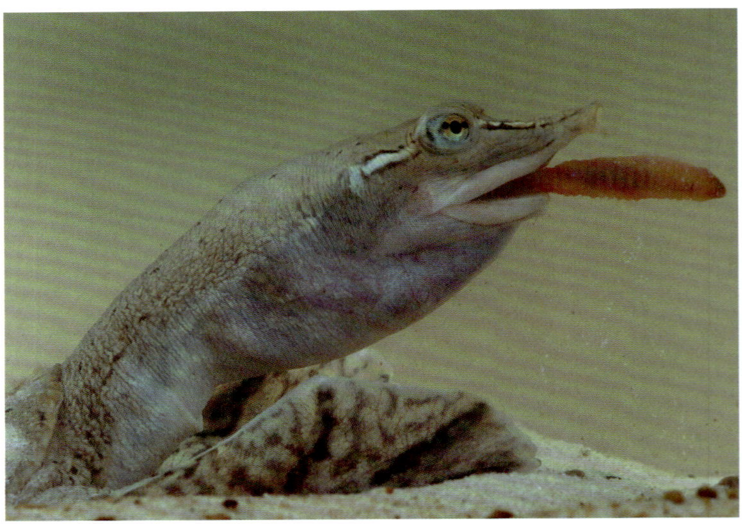

BEWARE – AMBUSH! ►
The spiny softshell turtle often buries itself in mud or sand with only its long head and neck showing. When small animals pass close by, the spiny softshell quickly shoots out its neck and gulps down its meal. To grab large prey, it may almost leap out of its hiding place, showering sand or mud everywhere. Spiny softshells feed on smaller water creatures, such as worms.

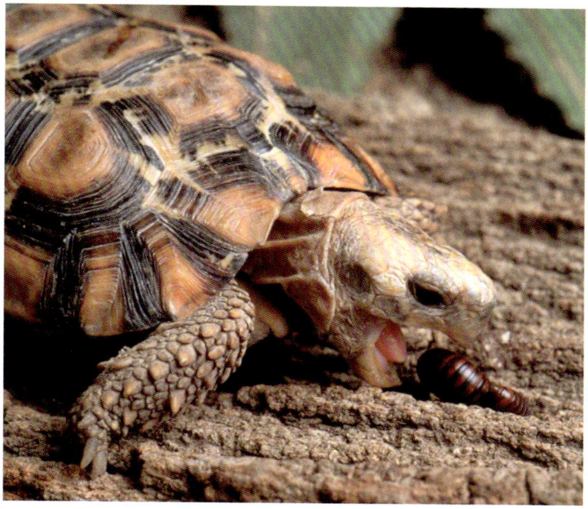

▲ SLOW FOOD

Few chelonians have the speed or agility to catch fast-moving prey. They usually eat slow-moving creatures, such as worms, insect grubs, caterpillars and molluscs. This Natal hinge-back tortoise is eating a millipede, which is not a speedy creature, despite having lots of legs. The long skull of this tortoise, with its sharp, hooked top jaw, helps it to reach out and grab prey.

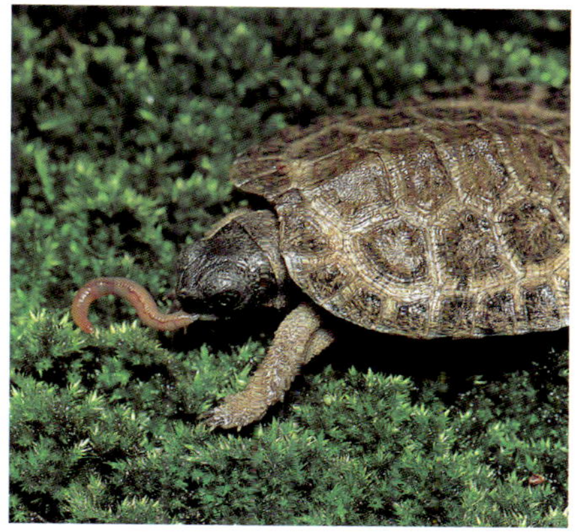

▲ WORM DANCE

The wood turtle's omnivorous diet includes earthworms, which come to the surface of the ground after rain. Some wood turtle populations draw earthworms to the surface by stomping their feet to imitate the rain falling on the ground. A stomping turtle stomps with one foot and then the other at a rate of about one stomp per second for about 15 minutes or more. The loudest stomps can be heard several metres away.

VACUUM MEALS ▼

The bizarre matamata from South America is a 'gape-and-suck' predator. It lies on the bottom of muddy rivers, moving so little that a thick growth of algae usually forms on its rough shell. It is so well camouflaged that small fish do not see it. When a fish swims close by, the turtle suddenly opens its huge mouth and expands its large throat, sucking the fish inside. All this happens at lightning speed, too fast for a human to see. The matamata then closes its mouth to a slit, flushing out the water but trapping its meal inside.

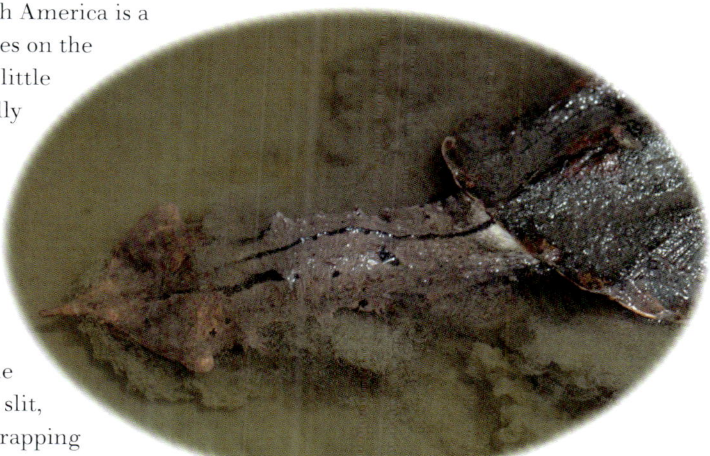

Focus on

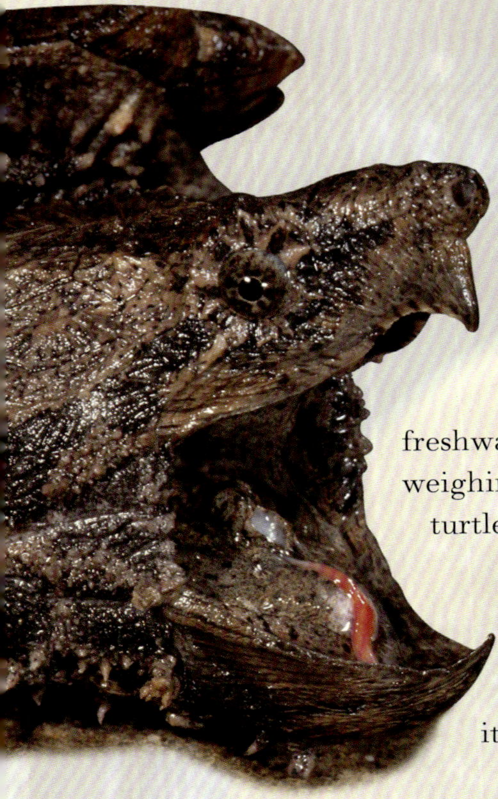

Can you imagine savage turtles with bad tempers and jaws strong enough to bite off your fingers? The two kinds of snapping turtles of the Americas are just like this. The alligator snapping turtle is the heaviest freshwater turtle, growing to a length of 66cm and weighing as much as 80kg. The common snapping turtle is smaller, but still grows a carapace as long as 47cm. Both kinds of snapping turtle live at the bottom of rivers and lakes. The common snapper is a prowling predator, stalking its prey with a slow-motion walk before grabbing it with a rapid strike. The alligator snapper sometimes hunts like this, but it usually sits with its mouth open and waits for food to swim into its jaws. Both of the snapping turtles are omnivores, eating algae and fruit, as well as lots of animals, from insects and crabs to fish and muskrats.

LURING PREY
The alligator snapping turtle has a red worm-like lure on its tongue. The turtle wriggles this 'worm' so that it looks alive. Hungry fish swim into the huge jaws to investigate the bait. The turtle then swallows small fish whole or pierces larger ones with the hooked tips of its strong jaws.

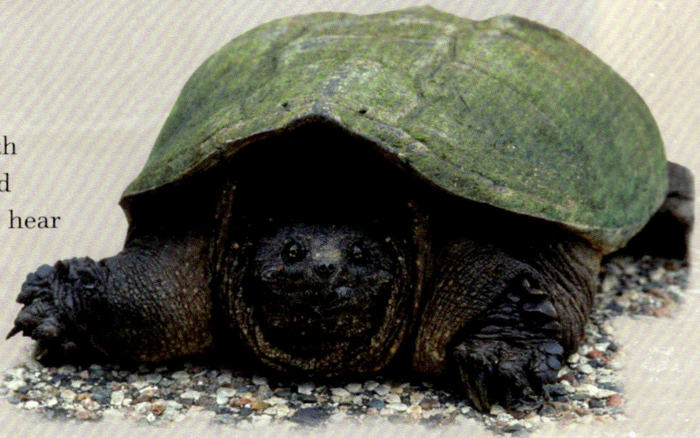

HANDLE WITH CARE
The common snapping turtle strikes with amazing speed, shooting out its head and biting with its sharp jaws. You can often hear the crunching sound as the jaws snap shut. It should only ever be approached by an expert, who will handle it only if absolutely necessary. When handled, these turtles also give off a musky scent.

Snapping Turtles

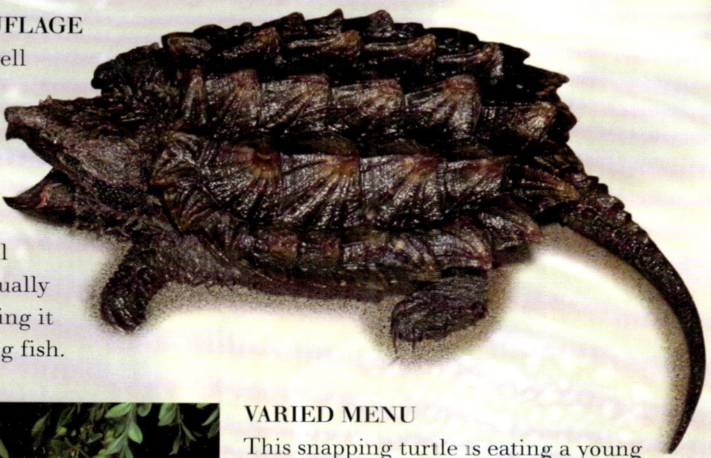

CRAFTY CAMOUFLAGE

The alligator snapping turtle is well camouflaged by its muddy-brown shell and skin. The bumps and lumps on its shell also help to break up its outline, so it is hard to see on the bottom of dark, slow-moving rivers. It keeps so still that a thick growth of algae usually grows on its rough shell, making it almost invisible to passing fish.

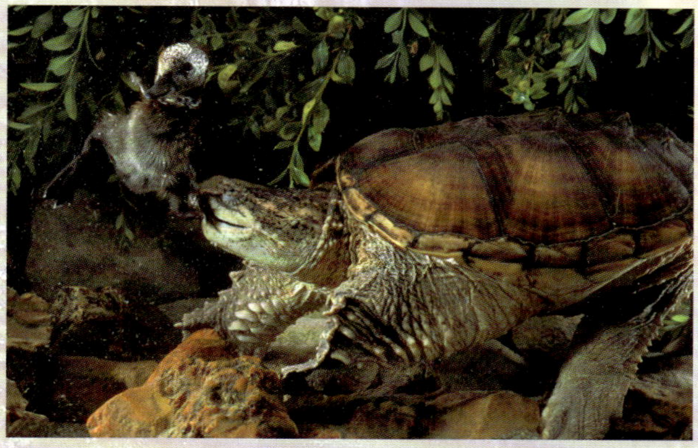

VARIED MENU

This snapping turtle is eating a young duck, but it is also strong enough to seize larger water birds by the feet and drag them under the water. Snapping turtles have a varied diet, which includes fish, dead animals, small water creatures and a surprising amount of plant material. The stomach of one snapping turtle caught in Columbia, South America, contained the remains of 101 freshwater snails.

BASKING BY DAY

During the day, the snapping turtle often floats beneath the surface of the water, with only its eyes and nostrils above the surface. It may also bask like this to warm up. If it is disturbed, the turtle can react with surprising speed. It is more active by night than during the day.

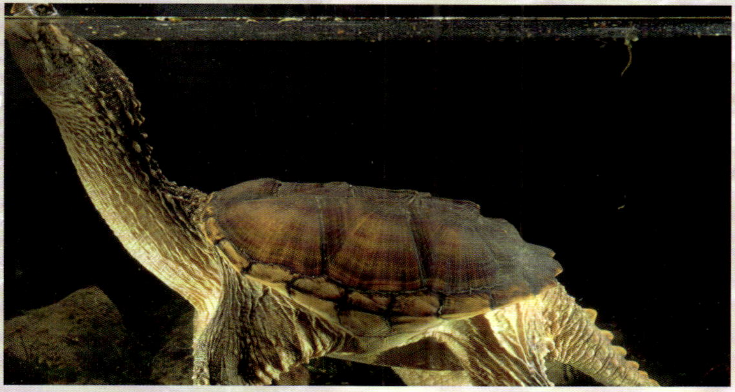

Courtship

Chelonians usually live on their own and meet only for mating. Depending on the environment, mating may occur all year round or just during favourable seasons. The sexes are often difficult to tell apart, though they may be of different sizes or have tails of different lengths. Some males develop brighter colours on their body during the breeding season. Males seem to find their mates largely by sight, although some females, such as musk turtles, release scents to attract males. Some males bob their heads up and down or stroke the faces of females in an attempt to persuade them to mate. Females may also take part in the courtship dance.

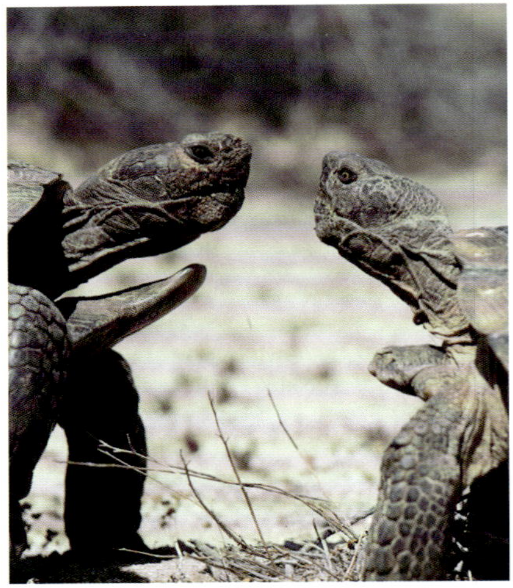

▲ FIGHTING FOR FEMALES
Chelonians are aggressive fighters, and rival males, such as these desert tortoises, fight over females. They push, shove, bite and kick, sometimes wounding each other, until one gives up and beats a retreat. Sometimes one male flips his rival right over on to his back. It is difficult for upside-down chelonians to turn the right way up again. More often, the weaker male decides to beat a retreat rather than risk being injured by a stronger rival.

▼ SIZE DIFFERENCE
In this picture, which do you think is the male and which is the female? For many chelonians, the males and females are almost the same size. However, for nearly all land-living tortoises, females are larger than males. The small male leopard tortoise in the photograph is in fact chasing the larger female. In the case of giant tortoises and alligator snapping turtles, however, males are much larger than the females.

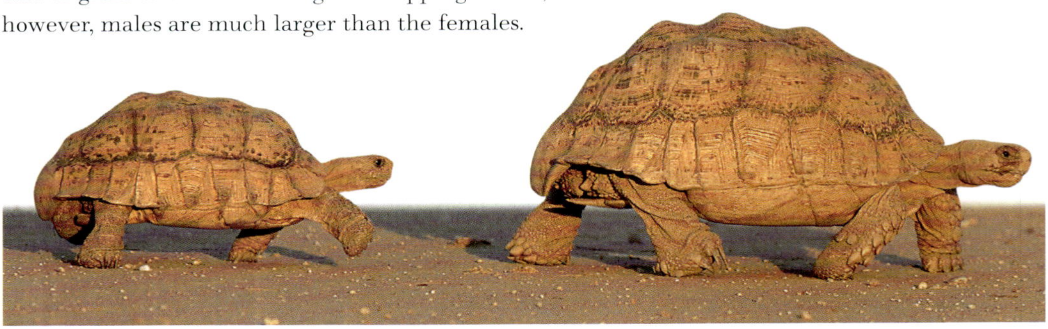

COURTSHIP DISPLAY ▼

Before chelonians mate, they may take part in a courtship dance. A male gopher tortoise, for example, bobs his head up and down and circles around the female. He bites her shell and legs (right) and crashes into her to try to force her to stand still for mating.

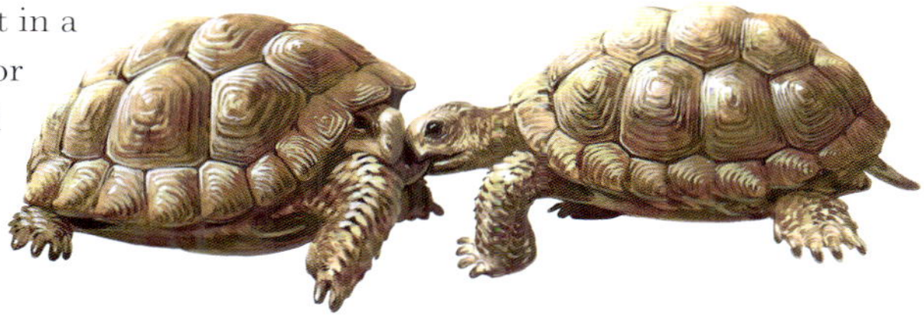

▼ MATING TIME

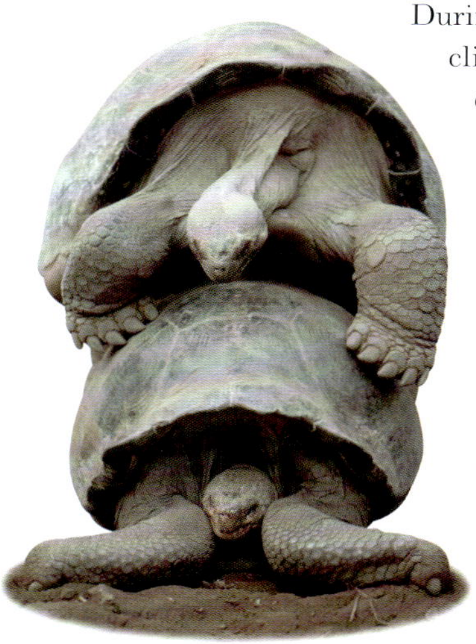

During mating, the male climbs on top of the carapace of the female. Males of many species have a hollow in the bottom of their shell, which fits around the female's shell. The male uses its claws to grip the female's shell. Many chelonians, such as these giant Galapagos tortoises, bellow and grunt during mating. In this case, the male is larger than the female and finds it difficult to heave himself into a mating position.

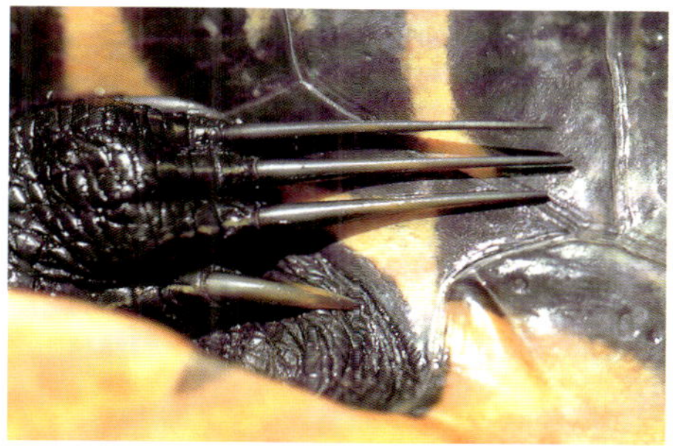

▲ CURIOUS CLAWS

Some male turtles, such as painted turtles, have three long claws on their front feet. Courtship begins with the male chasing the female through the water. When he overtakes her, the male turns to face the female and strokes her face with his claws. If the female wants to mate, she strokes the male's legs. The male then attempts to make the female follow him. She will sink to the bottom, where the pair mate.

LOOK AT ME ►

In the breeding season a few males become more colourful to help them attract females. For example, male wood turtles develop bright orange skin on their neck and front legs. They pose in front of the females to show off their breeding colours, stretching out the neck and turning the head from side to side. Wood turtles also carry out a dance before mating. This involves walking towards each other and swinging their heads from side to side. The dance may go on for as long as two hours.

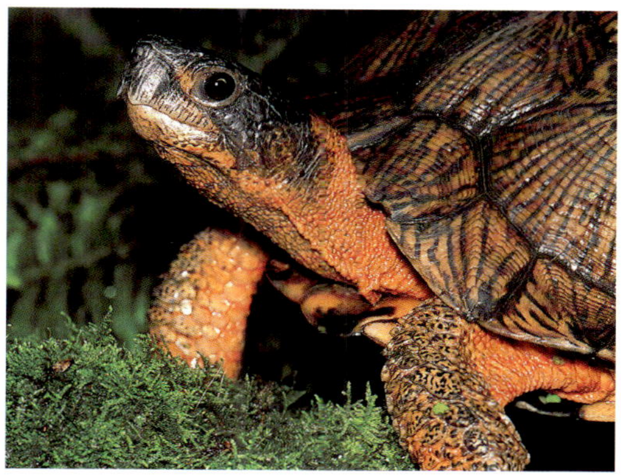

Eggs and Nests

All chelonians lay eggs on land because their young need to breathe oxygen from the air. Females usually dig a nest in sand, soil or rotting leaves. Apart from one species, the females do not stay to look after their eggs. The size and number of eggs vary enormously from species to species. Female African pancake tortoises lay one egg at a time, and giant Galapagos tortoises lay less than 15 eggs, but many sea turtles produce more than 100 eggs at a time. Several species may lay two or more clutches of eggs in one breeding season. The smallest eggs are less than 2.5cm in diameter, while the largest measure up to 7.6cm.

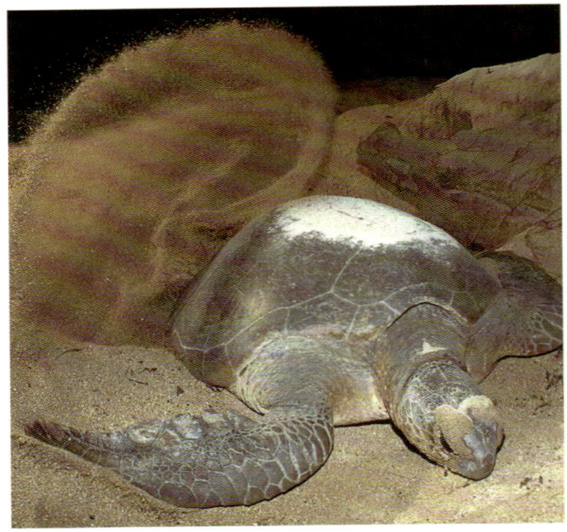

▲ SANDY NESTS
Female sea turtles dig nests for their eggs on sandy beaches. Their eggs are soft and flexible, which means there is less danger of them cracking when they are dropped into the nest. Soft shells also use up less calcium and can absorb moisture. Young grow faster in soft shells than those in harder ones, which allows them to escape before beaches are flooded by the sea. Flooding kills the eggs because it cuts off the oxygen supply to the young.

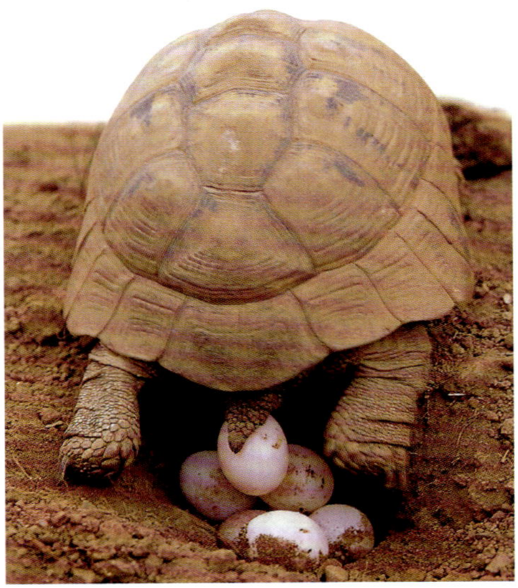

◄ EGG LAYING
This Hermann's tortoise is laying her eggs in a hollow she has dug in the ground. The eggs have to fit through the opening at the back of her shell, so they cannot be too large. Larger females can lay bigger eggs. Many chelonians use their back legs to arrange the eggs as they are laid, sometimes into two or three layers separated by thin partitions of soil.

Did you know? A hawksbill turtle once laid as many as 258 eggs in just one clutch!

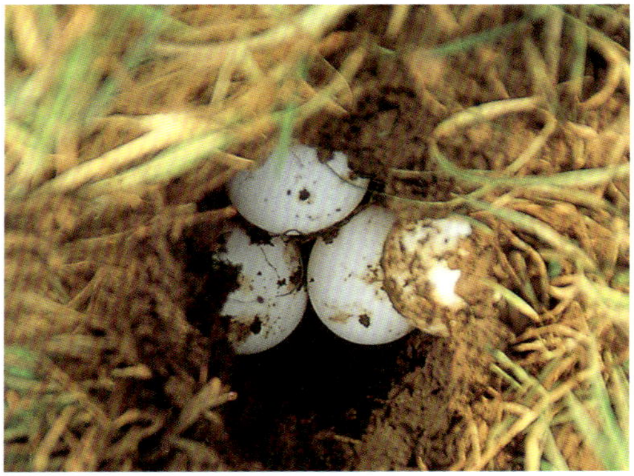

◀ **ROUND EGGS**

The red-footed tortoise lays round eggs with hard shells. Eggs with hard shells do not lose water as easily as those with soft shells. The round shape also helps to reduce water-loss because it has the minimum possible ratio of surface area to volume. In other words, there is less surface from which the liquid inside can leak out. Hard-shelled eggs are brittle, however, and are more likely to crack than soft-shelled ones. Giant tortoises produce sticky slime around their eggs to cushion the impact as they fall into a deep nest.

▼ **GUARD DUTY**

The Asian brown, or Burmese, tortoise is the only land species known to defend its nest. The female builds a large nest mound of dead leaves by sweeping the material backwards for up to 4m around the nest. After she has laid her eggs, the female guards the nest for up to three days, which helps to protect the eggs from predators.

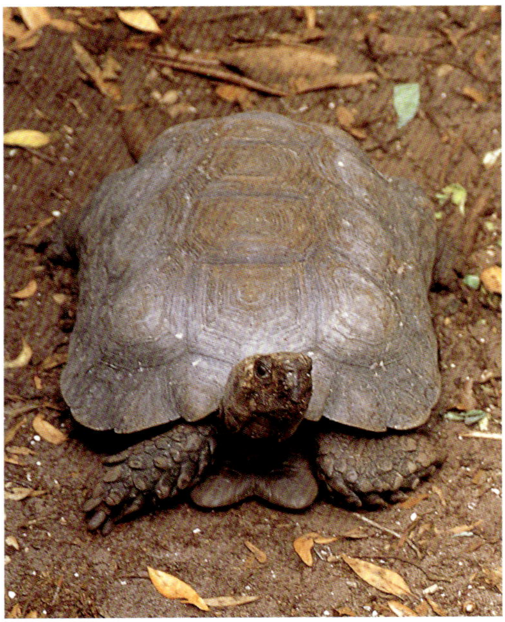

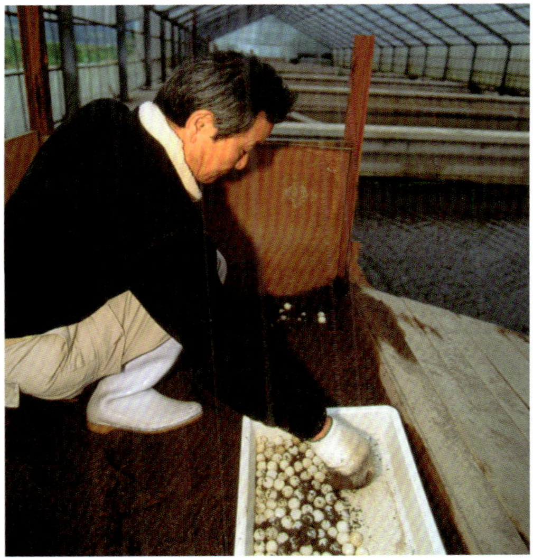

▲ **CAPTIVE BREEDING**

Many chelonians are bred in captivity. Most of these animals are sold as pets or for food so that they do not need to be taken from the wild. Captive breeding is also a good way of increasing the numbers of rare chelonians. Artificial incubators (above) copy the conditions inside nests, keeping the eggs warm and moist enough for proper development. In the case of chelonians, such as box turtles and most tropical tortoises, the developing embryo will die or be deformed if the eggs dry out too much.

Focus on Green

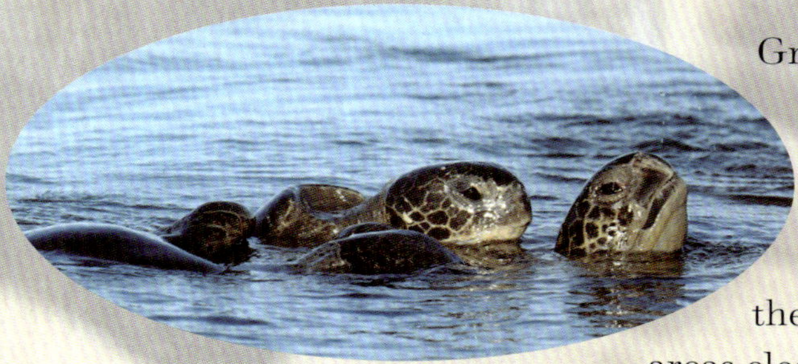

Green turtles breed for the first time when they are between 25 and 50 years old. When they are ready to mate, both males and females migrate from their feeding grounds to courtship areas close to nesting beaches. Nesting beaches are in warm places around the world, from Central America and the Pacific islands to the shores of Africa and South-east Asia. For some, this journey may be as much as 2,000km.

Green turtles nest every two or three years. They lay several clutches during a nesting year, about two weeks apart. A female comes ashore in the cool of the night to lay eggs, dragging herself slowly up the beach. After digging a pit with her flippers, she lays her eggs in it. Then she sweeps sand over her eggs and heads back to the sea.

MATING IN WATER
These green turtles are mating in water. Mating in the water is easier than on land because the water supports the weight of the male's body. This means he is not as heavy on top of the female. Males of many sea turtles have hook-like claws on their front flippers to grip the front edges of the female's carapace and help them stay in position while they mate.

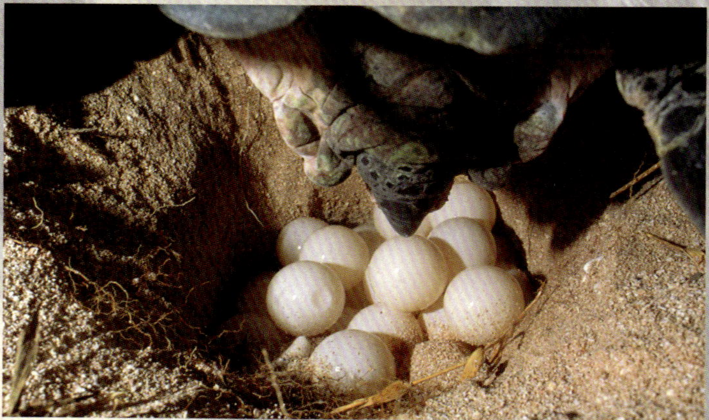

DIGGING THE NEST
A female green turtle digs her nest on her own, using her front flippers at first to throw sand out of the way, then her back flippers to scrape out a hole. The nest is as deep as the length of the her back flipper. She lays about 120 eggs, which are the size of ping-pong balls. The whole process takes up to four hours, as many false nests may be dug and abandoned.

Turtle Nests

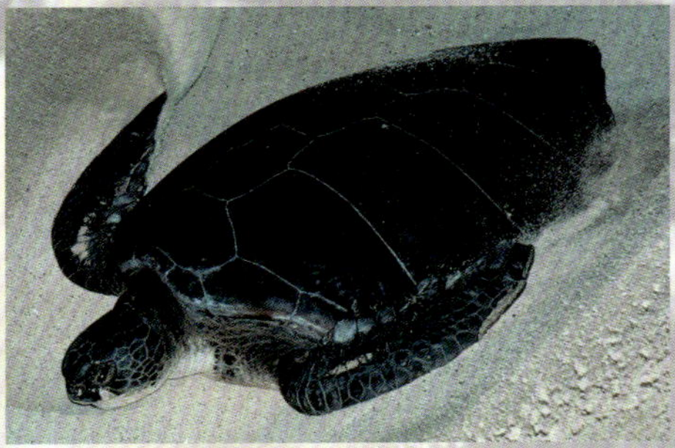

COVERING THE EGGS
When the female green turtle has finished laying her eggs, she disguises the nest chamber by sweeping sand into the hole. She uses all four flippers to do this, making a mound of sand. After kneading the sand mound for some time, the female throws sand over the spot again to make it hard for predators to find.

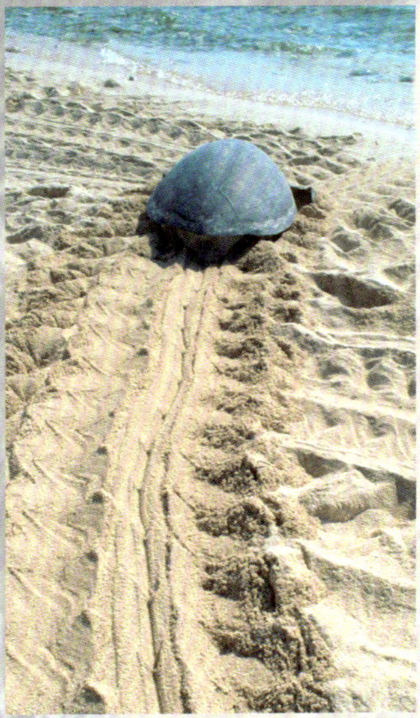

BACK TO THE SEA
After the female has hidden the nest as well as she can, she hauls her heavy body back down the beach to the sea, taking regular rests. She will have to crawl a long way because the nest must be far up the beach so that it is on dry sand, out of reach of the high tides.

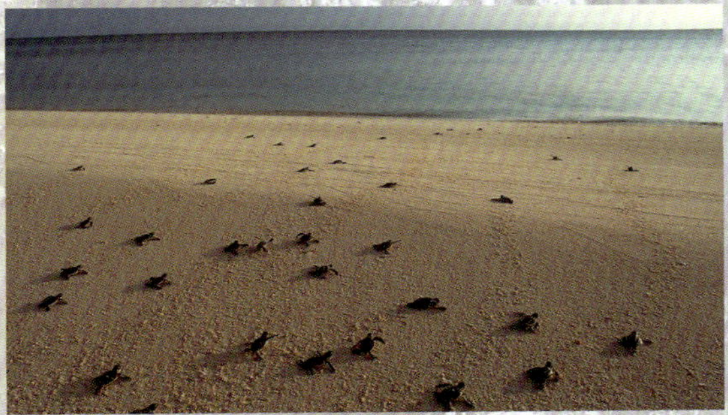

HATCHING OUT
About two months after they are laid, the eggs hatch. The baby green turtles work together to dig out of the nest. It takes them three days to struggle out. Eventually, on a cool evening, the babies rush down to the sea, hoping to avoid falling prey to predators, such as raccoons.

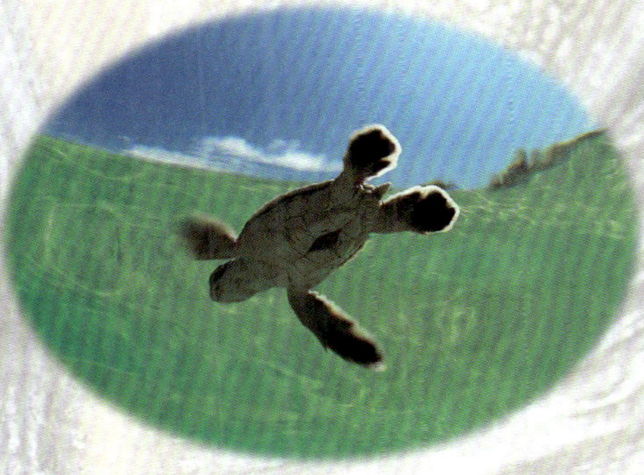

SWIMMING BABES
Hatchlings that do manage to reach the sea dive into the waves and ride the undertow out to sea. They swim continuously for 24–48 hours until they reach deeper water, where they are less at risk from predators, such as sharks. Only one or two out of the clutch live long enough to breed.

Hatching and Young

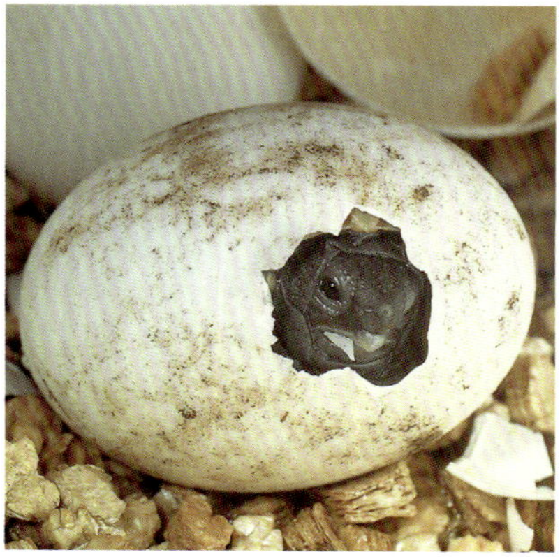

▲ **BREAKING FREE**
The trigger for a baby chelonian to hatch is the need for more oxygen. A hatching turtle makes a hole in its shell using a sharp little scale called an egg tooth, on the tip of its snout. This falls off within a few weeks. As well as pushing at the shell with its egg tooth, the hatchling bites pieces from the shell and pushes with its legs. Escape can be a slow process, taking several hours.

The amount of time it takes for chelonian eggs to hatch varies enormously, but warmer temperatures speed up the process. For many chelonians, the temperature in the nest also determines the sex of the hatchlings. Higher temperatures tend to lead to more females being born. For some species, such as snapping turtles, however, both higher or lower temperatures than average produce more females. Species from cooler climates usually take from two to three months to hatch, whereas tropical species take from four months to over a year. The shortest incubation times are for the Chinese softshell (40–80 days) and the giant South American river turtle (50 days). The chelonian with the longest incubation time is the leopard tortoise of Africa. Its eggs take over a year to hatch.

A QUICK REST ►
Once a hatching chelonian has opened the shell to allow oxygen to enter, it often stays in the egg for a day or more. This gives it time to grow stronger before escaping from the shell. A yolk sac, which has kept the baby alive during its development, provides a food reserve. You can see the pink yolk sac inside this shell. This is gradually absorbed into the hatchling's body in a few hours or days, giving it extra energy. Then the hatchling is able to move about easily.

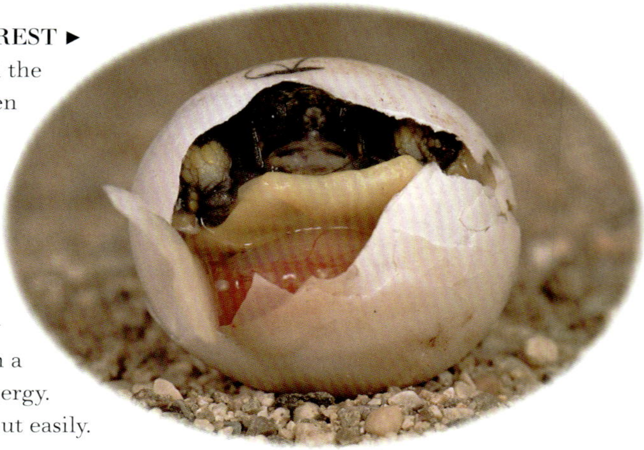

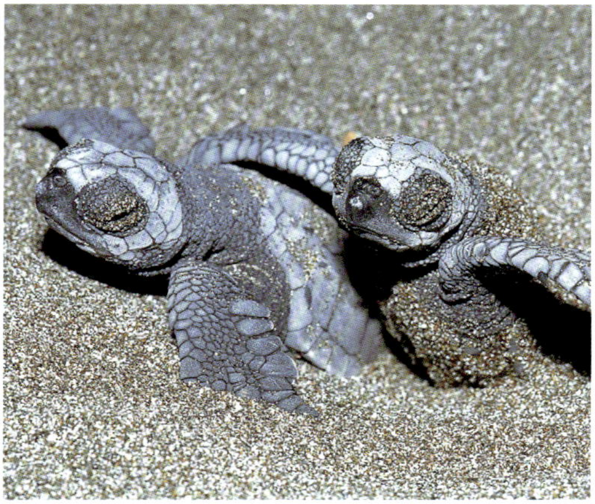

▲ **ESCAPE TUNNEL**
For turtles that hatch in an underground nest, such as these olive Ridley sea turtles, the first thing they have to do is to reach the surface. Hatchling turtles are good at digging, but it may take the efforts of all the hatchlings in a nest to break free into the open air.

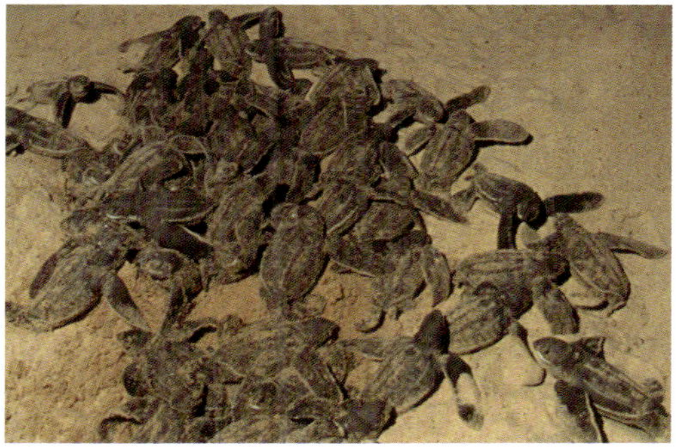

▲ **FREE AT LAST**
All hatchlings look like small adults and have to fend for themselves as soon as they hatch. When they are free of the nest, they have to find their way to a suitable habitat. For these leatherback turtle hatchlings, this is the sea. Freshwater turtles sometimes take several days to reach water. Both Blanding's turtle and wood turtle hatchlings follow the trails of others, perhaps picking up their scent.

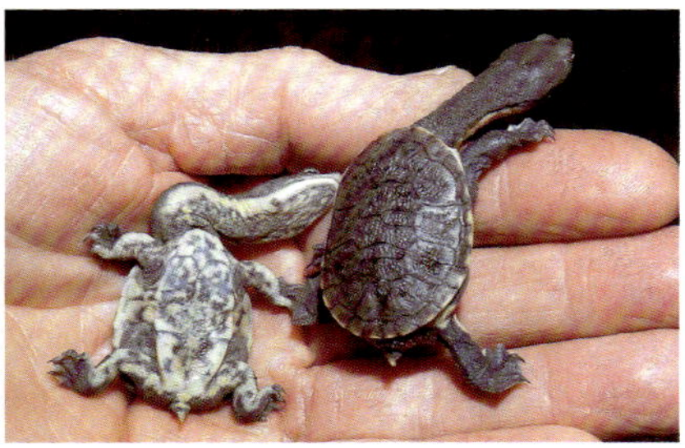

▲ **A BABY IN THE HAND**
Baby chelonians are very tiny when they first hatch out. Most are just 30–40mm long. These Australian snake-neck turtle hatchlings will easily fit on a person's hand. The one on the left is upside down and the one on the right is the correct way up.

▼ **WHAT AN ARMFUL!**
From left to right these young tortoises are: a red-footed tortoise, an Indian star tortoise, a leopard tortoise and an African spurred tortoise. Different species should not actually be kept together, since they have different habitats and diets and could give each other diseases they would not normally get in the wild. The African spurred tortoise will eventually grow much bigger than all the others – over twice as big as the star tortoise. Some chelonians stop growing when they become adults, but others keep growing throughout their lives.

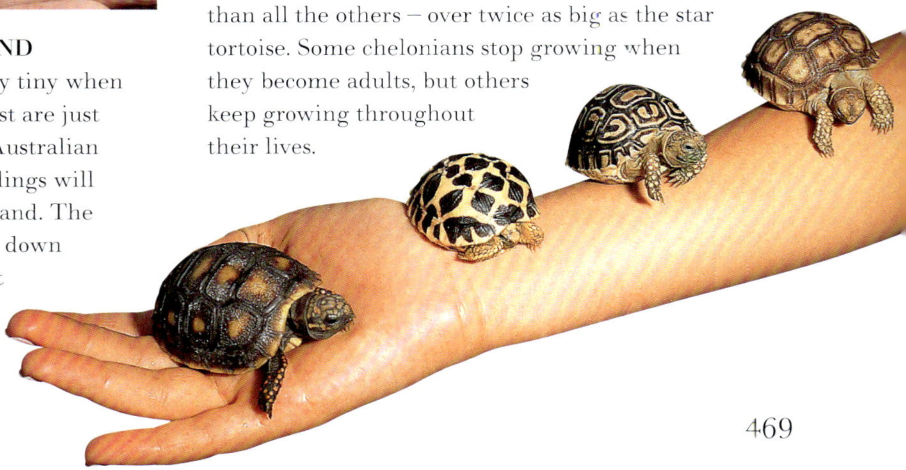

Survival Games

Humans are probably the greatest threat to chelonians, but other predators include alligators, otters, eagles, bears, raccoons, lizards and crabs. Big turtles, such as alligator snappers and Mexican giant musk turtles, also eat some of the smaller mud and musk turtles. Chelonians have many ways of defending themselves against predators. The most obvious ways are withdrawing into the shell, hiding or running away. Vibrations in water or through the ground warn of an approaching enemy, and some chelonians can move away quickly if necessary. Some young chelonians, with their softer shells, have protective spines around the edge of the shell. Few chelonians make it to adulthood, but those who do can live for a long time. Giant tortoises may live for more than 200 years.

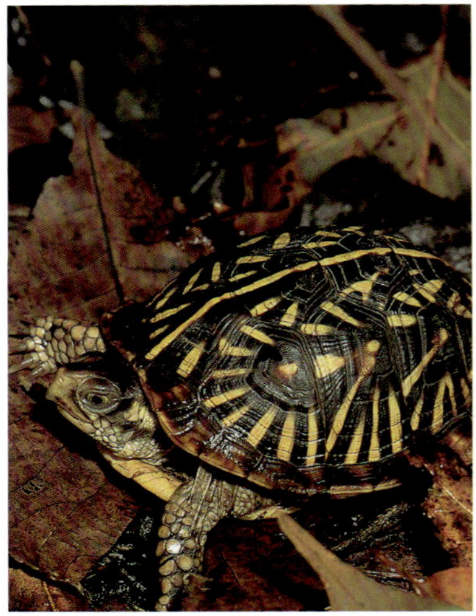

▲ STRONG SHELL
The ornate box turtle lives on the vast grasslands or prairies of central North America. It sometimes eats the insects in cattle dung and risks being trampled by cattle hooves as it searches for food. Its high, domed carapace makes the shell stronger, so it is harder to crush than a more flattened shell.

CLEVER CAMOUFLAGE ►
The pattern on a chelonian's shell often provides good camouflage, which helps it to blend into the surroundings and hide from predators. This Central American wood turtle is very hard to spot among the surrounding brown leaves. Even brightly marked tortoises blend into their natural background surprisingly well, especially when they keep still.

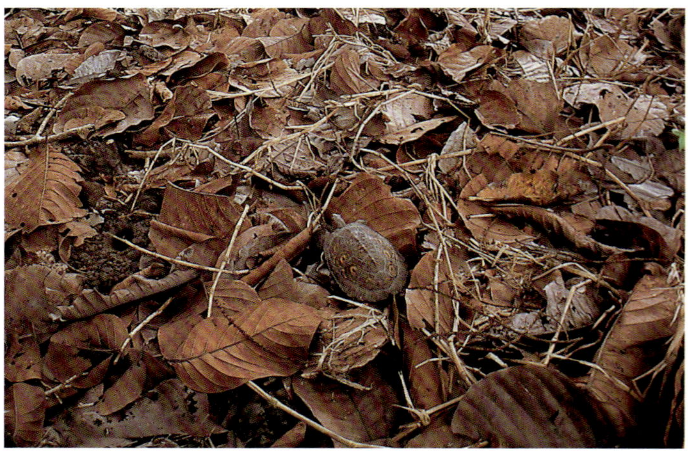

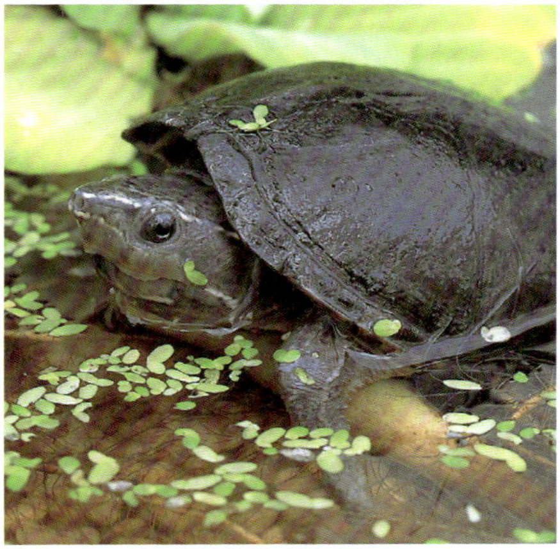

▲ **STINKY TURTLE**
Stinkpot turtles discourage predators by giving off foul-smelling chemicals from their musk glands – hence their name. Other chelonians that use stinky scent as a form of defence include common snapping turtles, musk turtles, helmeted terrapins and the gibba turtle from South America.

Did you know? During hibernation, some species spend weeks under water without coming up for air.

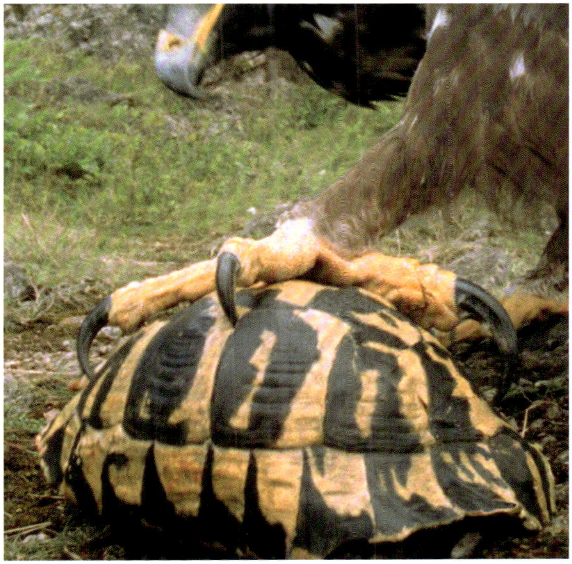

▲ **SHELL OPENER**
Birds of prey, such as this golden eagle, have developed a clever way of breaking open the tough shell of tortoises. They pick the tortoises up in their strong talons (claws) and drop them from a great height on to hard stones or rocks. The force with which the tortoises hit the hard surface may break their shell open. The bird can then eat the soft fleshy body inside the shell.

BUMPS AND SPINES ►
Some turtles, such as sawback turtles and spiny turtles (right), have bumps and spines on their shells. The bumps of the sawbacks help the turtles tilt the shell to one side if they are flipped over on to their back. This makes it easier for the sawback to right itself again. The spines along the edge of the shell of spiny turtles, especially young ones, probably help with camouflage by breaking up the regular shape of the shell. They also make it very difficult for predators, such as snakes, to swallow them.

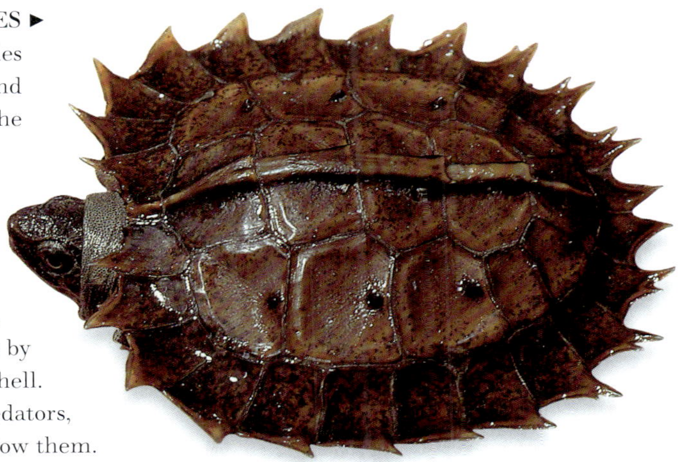

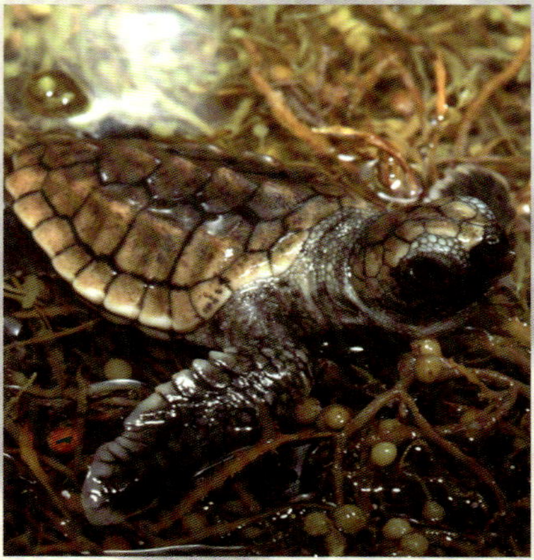

Focus on

Of the seven species of sea turtle, six have hard shells. These are the green, flatback, hawksbill, loggerhead, Kemp's Ridley and olive Ridley turtles. Most of these gentle and mysterious creatures are found in warm waters worldwide. The seventh sea turtle is the leatherback. This soft-shelled giant swims in both warm and cold ocean waters. Sea turtles use their strong flippers to 'fly' through the water. Only the females come on to land to lay their eggs. A male sea turtle may never touch dry land again after hatching from its egg and heading out to sea. In a few places, such as Hawaii, green turtles bask in the sun on beaches.

MYSTERIOUS LIVES
Once a loggerhead hatchling reaches the sea, its movements are not well known. In places such as Florida, they seem to rest on mats of floating seaweed (above). The babies are reddish brown above and below, which gives them good camouflage among the brown seaweed. This helps them to hide from predators.

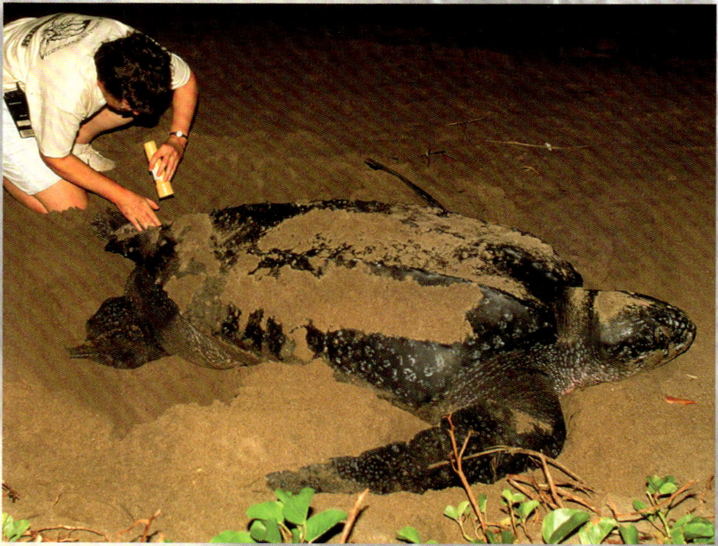

BIGGEST CHELONIAN
This nesting turtle is being observed by a conservation scientist. The enormous leatherback is as long as a tall person and weighs around 659kg. It is the fastest growing of all chelonians, increasing its body weight by about 8,000 times between hatching and growing into an adult. A leatherback's shell has no horny scutes. Instead, it has a leathery skin with thousands of small bones embedded in it. It feeds on soft prey such as jellyfish.

Sea Turtles

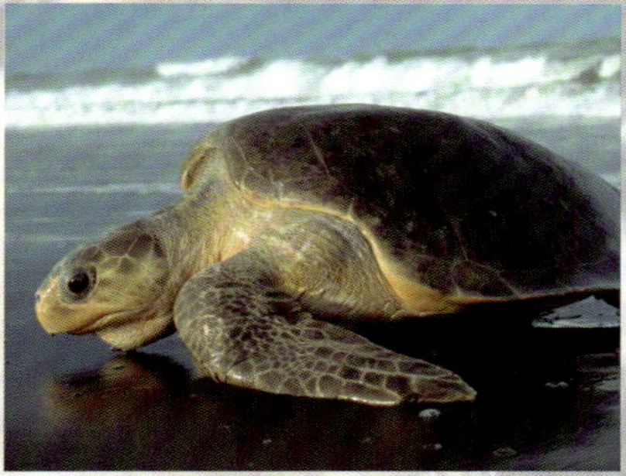

NESTING TOGETHER
This olive Ridley turtle will join a large group for nesting. More than 100,000 females nest each year on the east coast of India alone. Most sea turtles nest alone or in small groups.

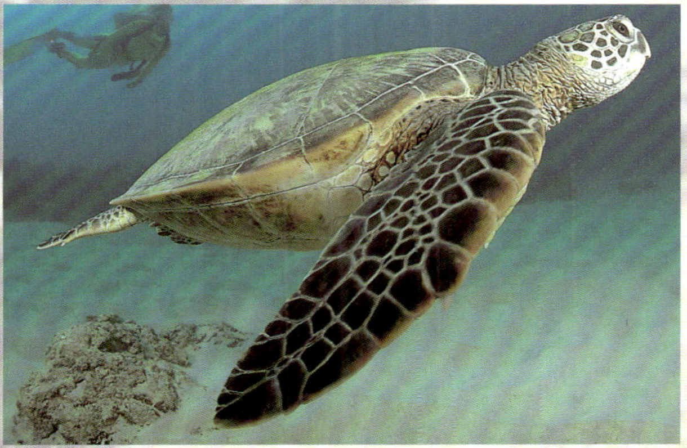

STREAMLINED SHELL
Sea turtles, such as this green sea turtle, have a very streamlined shell to allow the water to flow smoothly over it. They do not have the overhang at the front of the shell, into which other chelonians withdraw their heads, as a ridge would slow a sea turtle down. Instead, its head is protected by thick, horny scales and the solid bony roof of the skull.

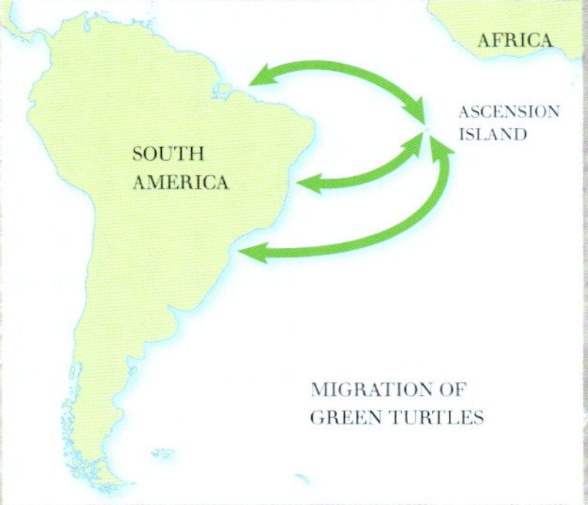

MIGRATIONS
Sea turtles, both young and adults, swim along ocean migration routes as they move to new feeding sites. Adults also travel to beaches to mate and lay eggs. Scientists are not sure how the turtles find their way. They may smell their route, find their way by the Sun or stars, or use Earth's magnetism.

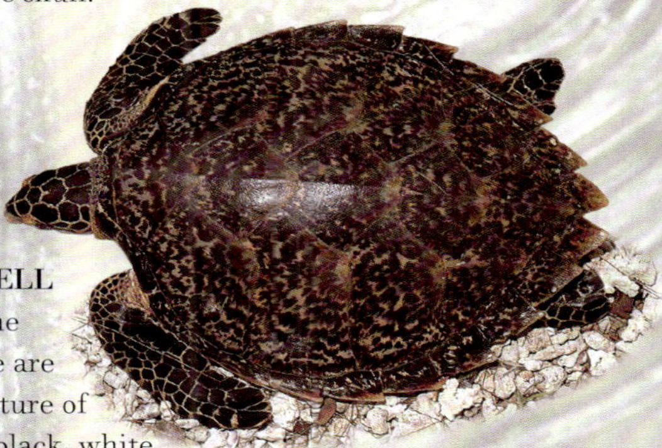

TORTOISESHELL
The scutes of the hawksbill turtle are a beautiful mixture of amber, brown, black, white, red and green. It is these scutes that are used to make 'tortoiseshell' combs, jewellery and spectacle frames. Sadly, the turtle is usually killed before the scutes are removed. This practice is entirely unnecessary, especially now that so many man-made alternatives are available.

Europe and the Mediterranean

Many tortoises from the area around the Mediterranean Sea belong to the *Testudo* group. This name comes from the Latin word for 'tortoise'. *Testudo* tortoises usually have five claws and all species except *Testudo horsefieldi* have a weak hinge on the plastron. Most tortoises in this group live in dry habitats, although some, such as the European pond turtle and the Spanish turtle, live in water habitats.

The Mediterranean region is a crowded part of the world, and the survival of many of the chelonians in this region is affected by the human population. They are threatened by habitat destruction, disturbance, pollution, summer fires and collection for the pet trade.

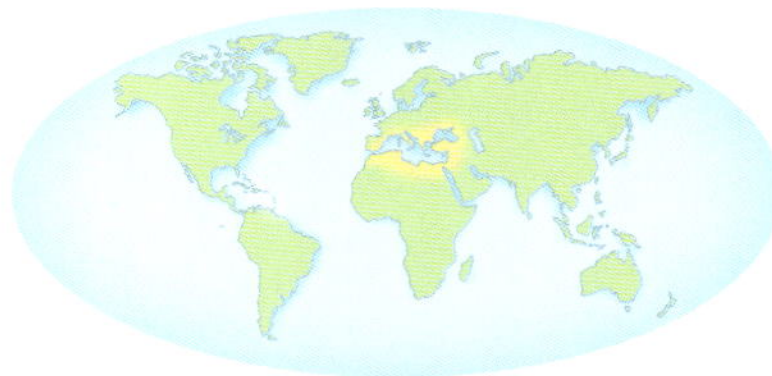

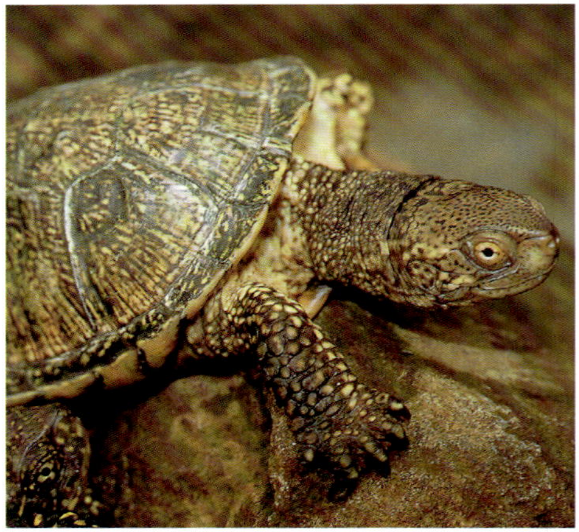

▲ POND LURKER
The European pond turtle is the only turtle to be found across Europe. A shy omnivore, the pond turtle lives in slow-moving waters with muddy bottoms and overhanging plants. Males have red eyes and longer tails than the yellow-eyed females.

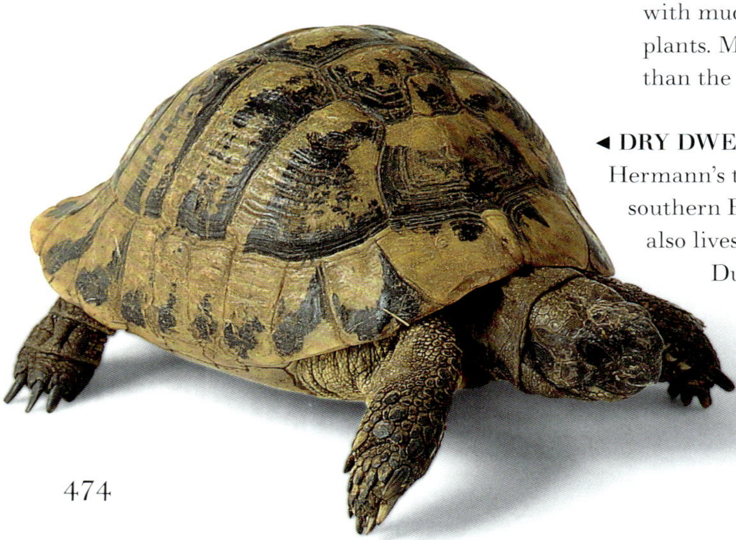

◄ DRY DWELLER
Hermann's tortoise is found in dry places across southern Europe, from Spain to Turkey. It also lives on several Mediterranean islands. During the breeding season, rival males may become very aggressive and have shell-ramming contests with each other. The tortoises hibernate between October and April.

SCALY LEGS ►

The spur-thighed tortoise is found around most of the Mediterranean region and in eastern Europe. In the cooler, northern parts of its range, the tortoise hibernates through winter. In warmer areas, it may be dormant in the hot summer. This is one of the most popular tortoises in the European pet trade, and many have been collected from the wild. Laws have now been passed to try to control this trade.

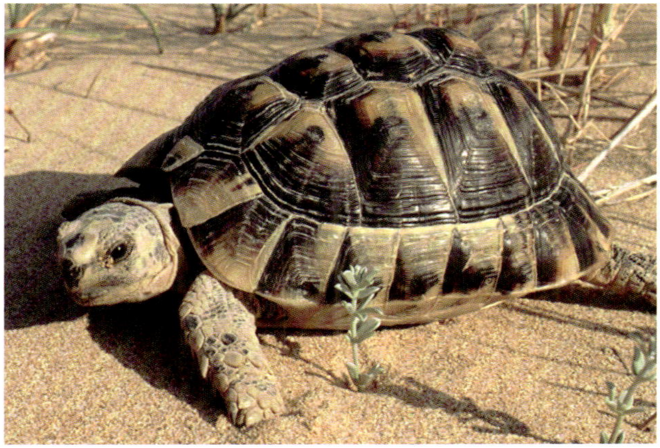

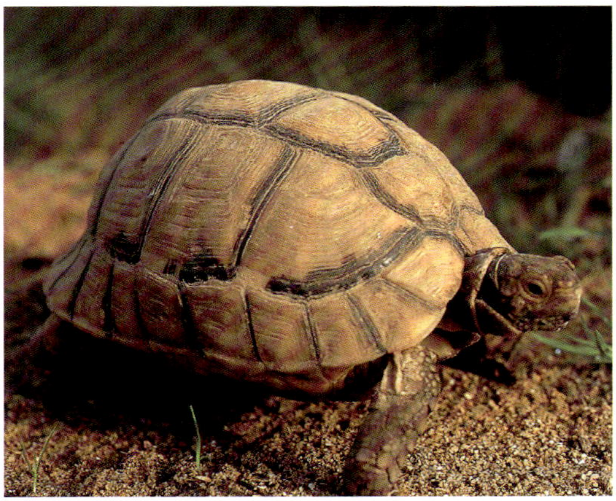

◄ MIDDLE EASTERN

The Egyptian tortoise lives in the deserts and scrublands of Libya, Egypt and Israel. It shelters from the heat in burrows. This is a very small species, with males having a carapace length of just 10cm and females being 13cm long, less than half the size of the marginated tortoise (below). Egyptian tortoises have a yellowish shell and spiky scales on each heel.

Did you know?

Legend says that the Greek god Hermes made the first lyre from a tortoise shell.

LOOKING EDGY ▼

The marginated tortoise lives only in southern Greece and on some of its offshore islands. It has been introduced to Sardinia by people. This is the largest of the *Testudo* tortoises, with adults having a carapace length of up to 30cm. Adults have a very distinctive fringe of flat scutes around the carapace, hence the name 'marginated', meaning 'around the edges, or margins'. Little is known about the habits of this tortoise, but it probably hibernates during the winter in cooler areas.

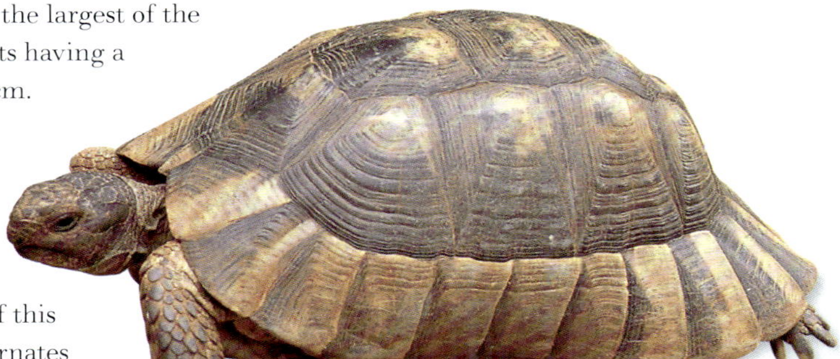

Africa and Madagascar

About 50 species of chelonian live in Africa south of the Sahara Desert and on the island of Madagascar, which lies off the East African coast. Madagascar is home to some interesting and rare tortoises that are found nowhere else in the world, such as the spider tortoise. Unusual chelonians from mainland Africa include the pancake tortoise, hinge-back tortoises and tent tortoises, with their unique shells. These tortoises are adapted to live in dry climates. Africa is also home to many side-necked turtles and softshell turtles, which live in ponds, rivers and marshes.

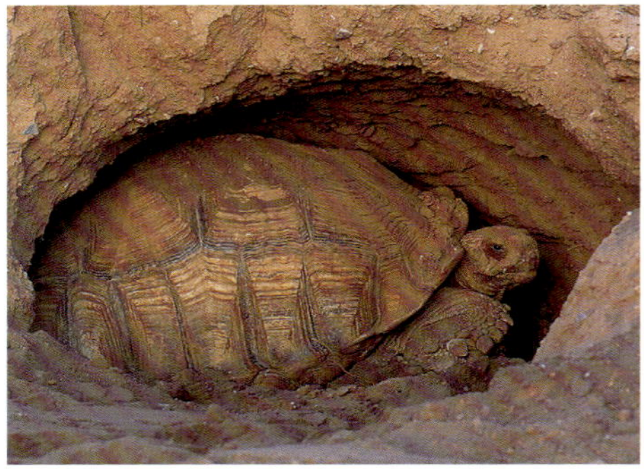

▲ BIG BURROWER
The African spurred tortoise has a shell that is 75cm long. Only the giant tortoises of the Galapagos Islands and Aldabra are larger. It lives along the southern edge of the Sahara Desert, in dry grasslands. To avoid the heat and dry air, it hides in burrows during the day and comes out at dusk and dawn, when it is cooler. This tortoise gets most of its water from its food.

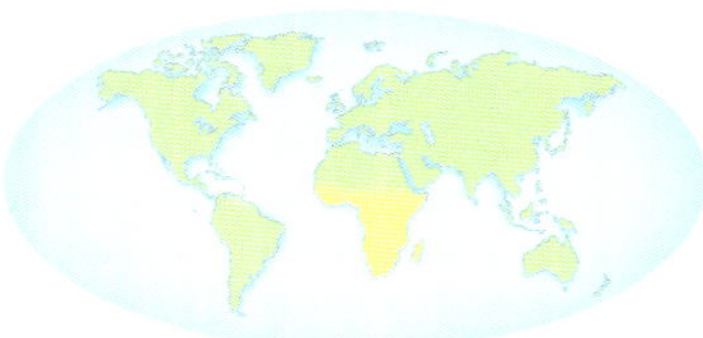

▼ PRETTY PATTERNS
The beautiful radiated tortoise lives only in the dry woodland and scrublands of southern Madagascar. It is a relatively large species, growing up to 40cm long, with a highly domed carapace and a yellowish head. This tortoise lives a long time, with some individuals known to be well over 100 years old. Radiated tortoises are threatened by habitat destruction and other forms of interference, but they are being protected by law and bred in zoos around the world.

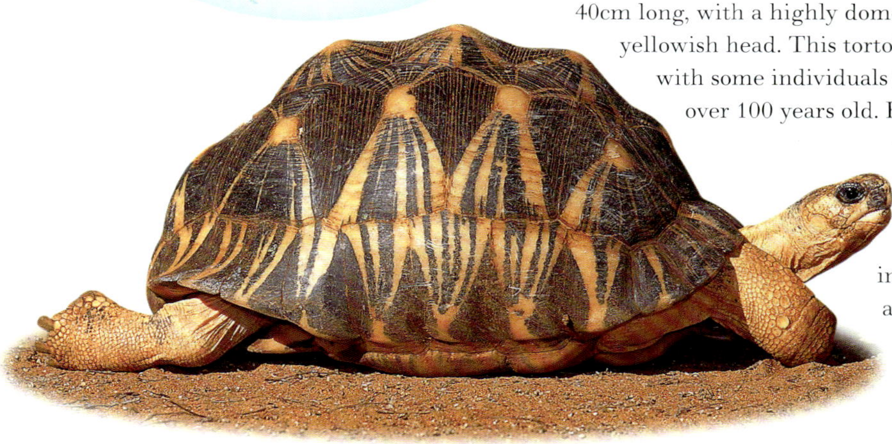

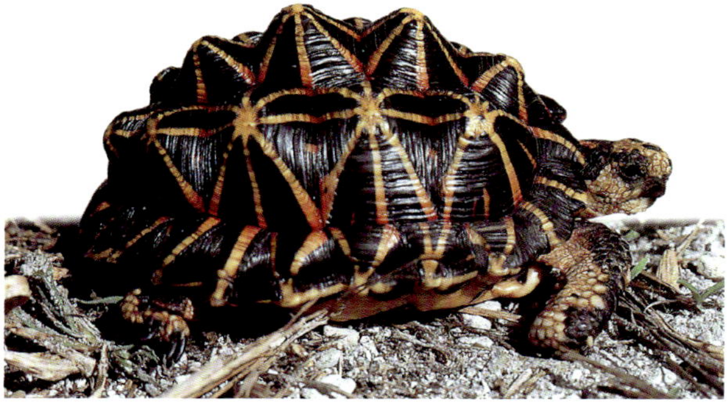

◄ A BUMPY ROOF
The spectacular African tent tortoise lives in southern Africa. It survives in various habitats ranging from sandy desert to bushy woodland. The shell varies in colour and shape. One sub-species catches rain by tipping up the back part of its shell and stretching its front legs and head. Rain flows through the ridges of the shell into the mouth.

▼ CREEPY CRAWLIES
The little Malagasy spider tortoise is named after the pattern of yellow lines on its domed shell that looks like a spider's web. It is the only tortoise with a hinge at the front of the plastron so it can almost close the front of its bottom shell. The spider tortoise lives in forests along the south coast of Madagascar. It is a plant-eater, and it grows up to 15cm long.

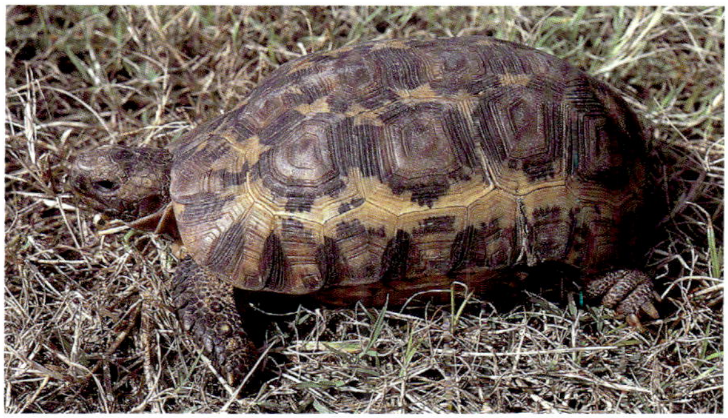

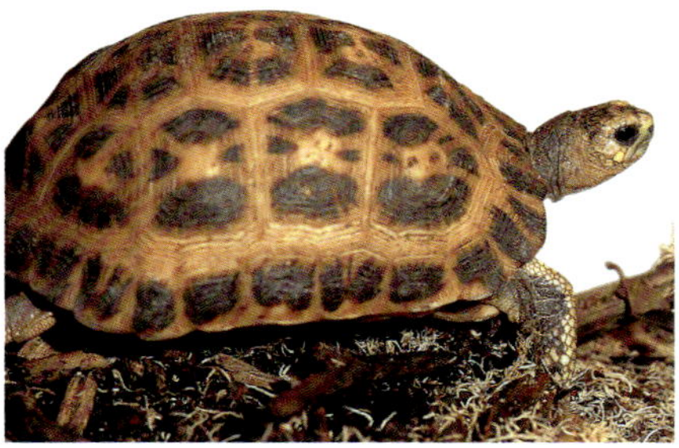

▲ SPECIAL ARMOUR
African hinge-back tortoises, such as this Bell's hinge-back, can clamp down the back part of the shell tightly to protect their body if they are in danger, often hissing as they do so. Bell's hinge-back lives in dry grasslands where there are wet and dry seasons. It aestivates (stays inactive) during dry seasons, buried in the mud at the bottom of waterholes.

GLORIOUS MUD ►
The West African mud turtle is a side-necked turtle and protects its head by tucking it to the side under its shell. This species lives in a variety of watery habitats, such as rivers, marshes and lakes. If the water dries up for part of the year, these turtles aestivate buried under the mud. The only turtles known to hunt in groups, they will attack and eat water birds.

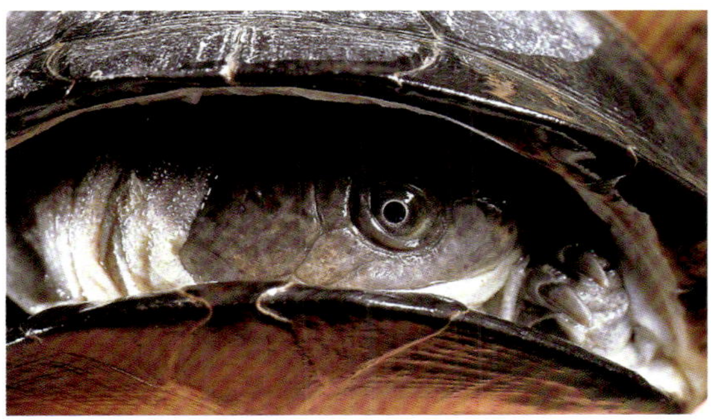

Asian Chelonians

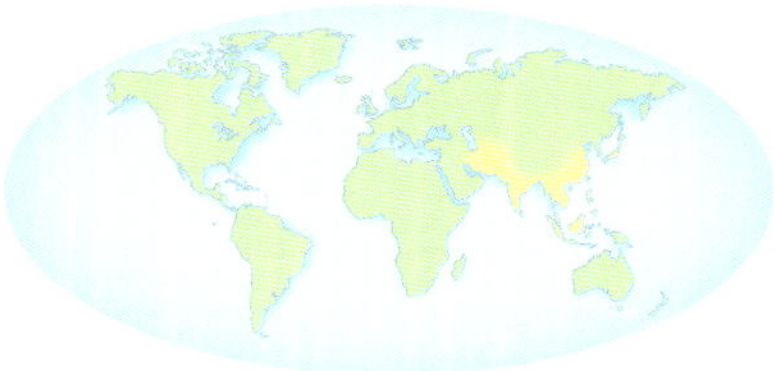

In many Asian cultures, chelonians are symbols of long life, strength, good fortune and endurance. Live tortoises were presented as gifts to Chinese emperors, and freshwater turtles still live in many temple ponds. Asians also hunt turtles and tortoises for food and for their bones. The bones are used in traditional remedies, especially in China. Unfortunately, many species of chelonians are now close to extinction because too many of them have been collected from the wild for use in these remedies, as well as for food or for sale as pets. Even though protected areas have been set up recently and wildlife protection laws are being enforced more strictly, Asian chelonians still face big survival problems in the future.

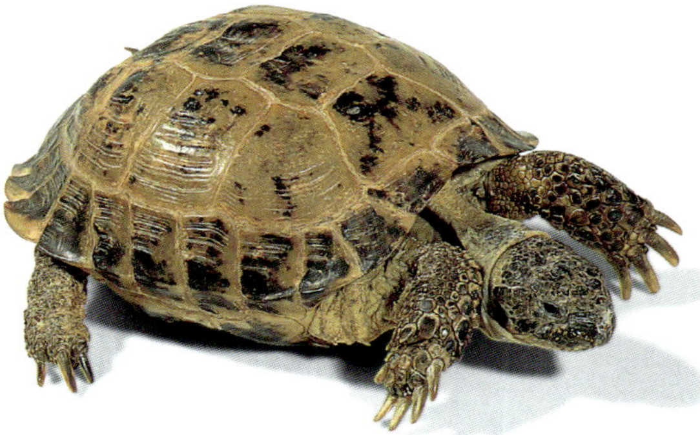

▲ DIGGING
Horsfield's tortoise lives further north than any other Asian tortoise. It ranges from Russia to Pakistan, in habitats that are hot in summer but freezing cold in winter. These tortoises dig burrows for shelter with their strong claws. There are laws protecting these tortoises, but they are still sold as pets in many parts of the world.

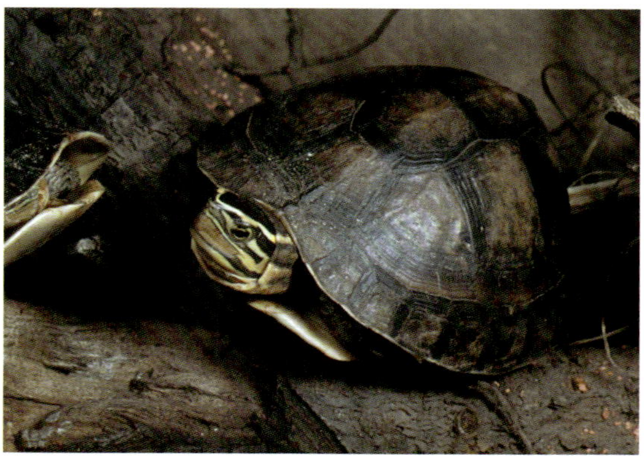

◄ TURTLE IN A BOX
The shy Malayan box turtle is found throughout South-east Asia. It lives in wetter habitats than the American box turtles, in ponds, marshes and flooded rice fields. This is one of the world's most popular pet species, and so many turtles have been captured from the wild that its numbers have been greatly reduced. This turtle feeds on both plant and animal foods when in captivity, and most likely lives on plants, small fish, water snails and insects in the wild.

▼ ROOFS AND TENTS

The Indian tent turtle belongs to a group of seven species with a carapace that looks like a tent or roof. It is shaped like an arch with a ridge, or keel, running along the middle, with points sticking up from the keel in several species. These Asian tent and roofed turtles look rather like the American sawback turtles. Their toes are webbed for swimming.

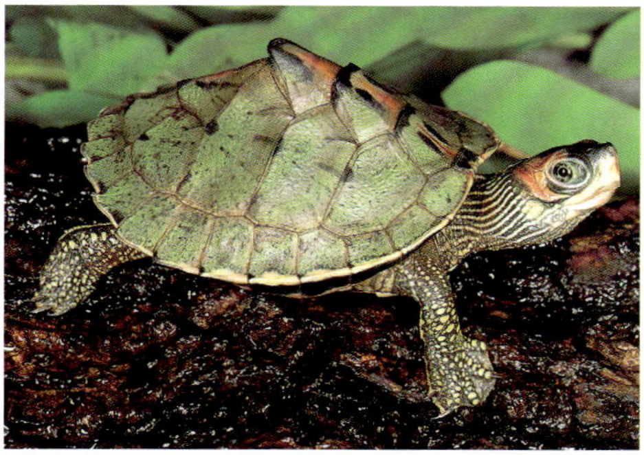

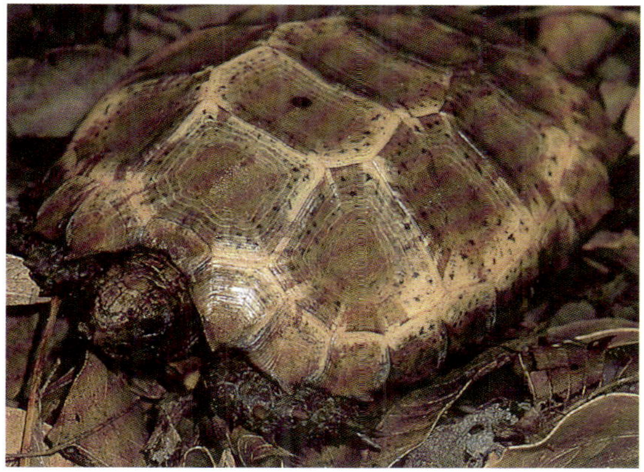

▲ RARE IMPRESSIONS

The rare impressed tortoise has an unusual flat carapace covered with scutes that have a dip in the middle. It lives in dry forests on hills in South-east Asia and China. These tortoises rely on heavy dew or wet plants for drinking water. They are very difficult to keep in captivity and are endangered due to hunting as well as habitat destruction.

▼ INDIAN FLAP-SHELL TURTLE

Hunted for its meat and for the pet trade, the Indian spotted flap-shell is gravely endangered. It is one of the smallest of the softshell turtles; males are only 15cm long. As with all softshells, there are three claws on each foot. This species lives in the shallow and still waters of rivers, marshes, ponds, lakes and canals. It aestivates during dry periods.

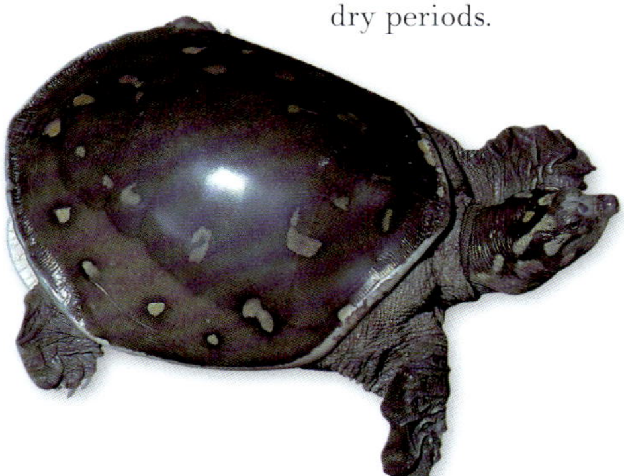

Tortoise Guardian

This bronze sculpture of a tortoise is in the Forbidden City in Beijing, China. The tortoise symbolized long life, wisdom and happiness for the emperors who ruled China. In Chinese mythology, the tortoise is one of four spiritual creatures, each guarding a direction of the compass. The tortoise is guardian of the north, a bird guards the south, a dragon guards the east and a tiger guards the west. These four animals also represent the four seasons – the tortoise represents winter. For over 4,000 years, tortoise shells have been used in Chinese rituals to foretell the future.

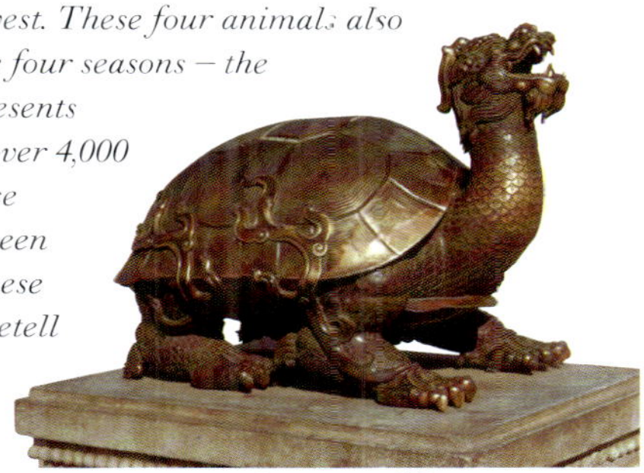

American Chelonians

North, Central and South America are home to a vast variety of chelonians, ranging from common species, such as cooters and sliders, to rarer species, such as the Arrau river turtle and the matamata. One species, the Central American river turtle, looks just like its relatives that lived millions of years ago. It is so well adapted to its underwater environment that it has not needed to change over time.

As with chelonians in many other places, American ones are threatened by hunting and habitat destruction. Galapagos tortoises have the added problem of goats, which were introduced to the islands by humans and compete with the tortoises for food.

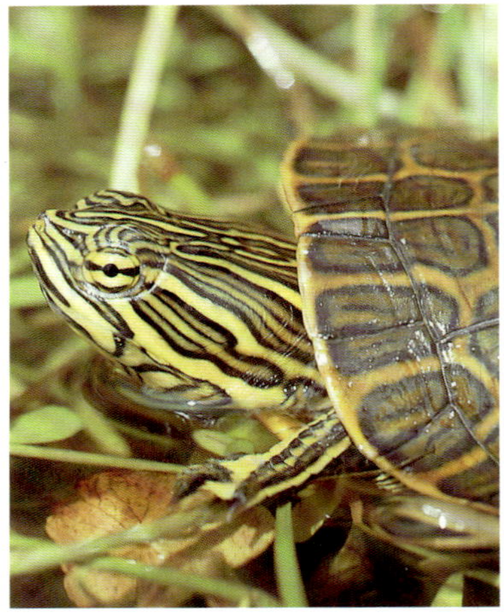

▲ TASTY TURTLE
The chicken turtle used to be a favourite food in the southern United States and gets its popular name from its succulent flesh. It is common in still water, such as ponds and swamps. In the wild, its shell often becomes thickly coated with algae.

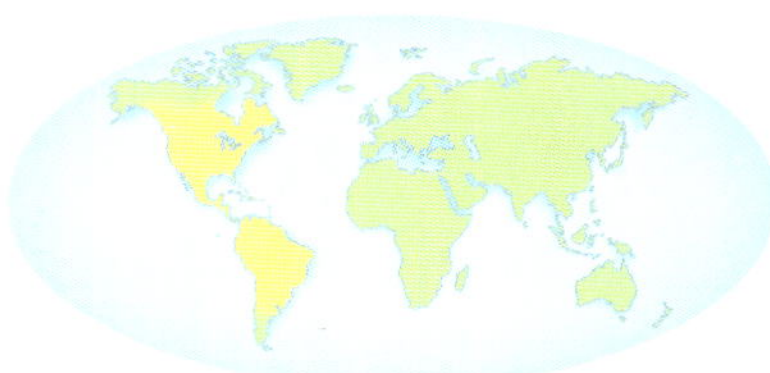

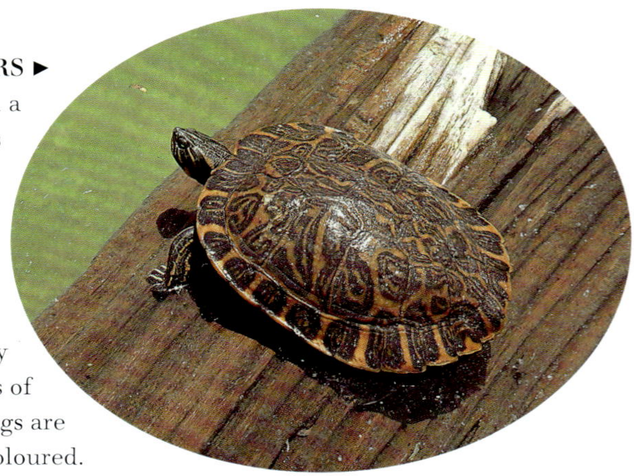

COMMON COOTERS ►
Cooters are large freshwater turtles with a carapace measuring up to 40cm long. Males are slightly smaller and flatter than females. They have long claws on the front feet which they use for stroking the female during their courtship display. Florida cooters like to bask in the sunshine, and groups of as many as 20 or 30 individuals may bask together. Each female lays two clutches of about 20 eggs each year, and the hatchlings are very brightly coloured.

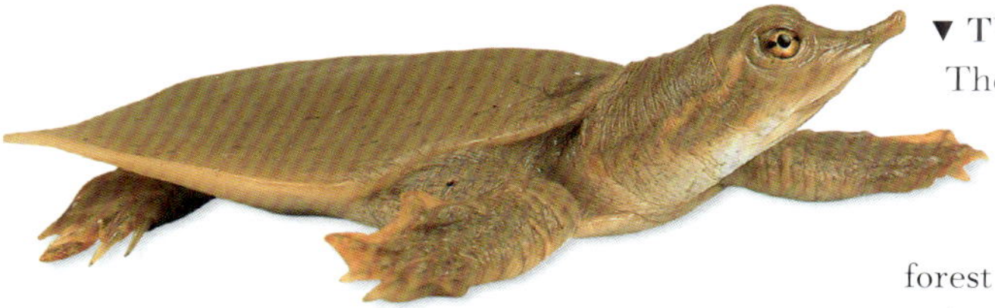

▼ TWIST-NECKED TURTLE

The twist-necked turtle from northern South America is a side-necked turtle and lives in shallow rainforest streams and pools. It also wanders about the forest floor after rain. Since it is a poor swimmer, it does not live in large, fast-flowing rivers. The female does not dig a nesting hole, but lays one egg at a time under rotten leaves on the ground.

▲ SPINY SOFTSHELL

The habitat of the strange-looking spiny softshell turtle ranges across most of North America and down into Mexico. The round carapace measures about 50cm long and has a rough, leathery covering. The spiny softshell turtle spends most of its time in the water, often burying itself in sandy river bottoms. In shallow water, it may be able to stretch out its neck to breathe at the water's surface, while remaining hidden in the sand. Its prey includes fish, frogs and crayfish.

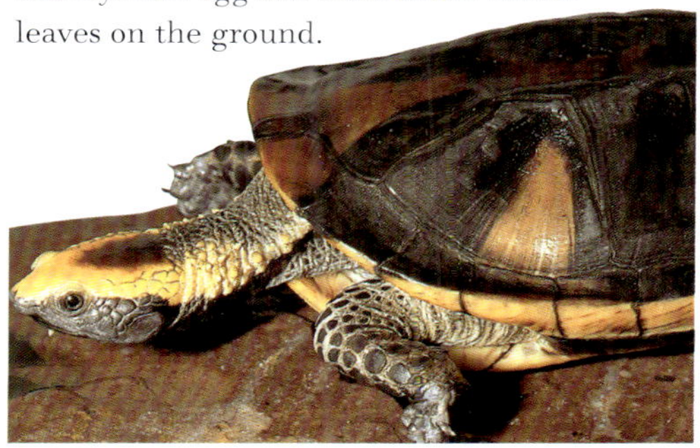

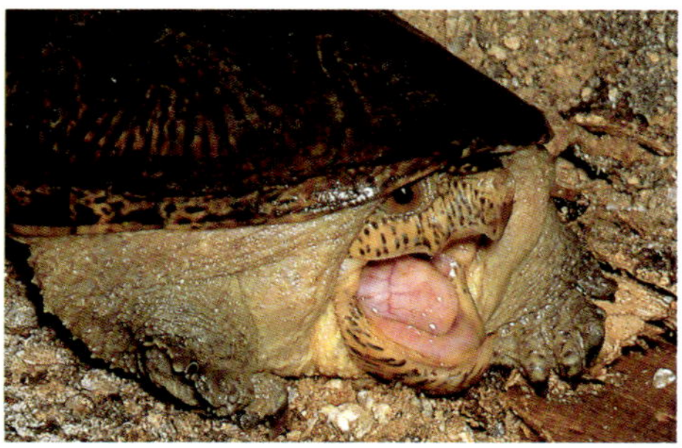

◄ HOOKED JAWS

The narrow-bridge musk turtle, from Central America, has several unusual features. One of the most obvious is the long hook on the bottom jaw and the tooth-like points on the top jaw. These formidable jaws help it to catch prey, such as frogs, fish and worms. Although quite shy, this turtle can give people a nasty bite if provoked. There are hardly any scales on the skin, and the plastron is very small, with only seven bones.

RED-FOOTED TORTOISE ►

Unlike most tortoises, the South American red-footed tortoise is very colourful, with bright red scales on the head, legs and tail and yellow spots on the shell. Males have longer, thicker tails than females. They also have a dip in the plastron, which helps them to climb on top of the more rounded female's carapace to mate. During mating, the males make clucking sounds.

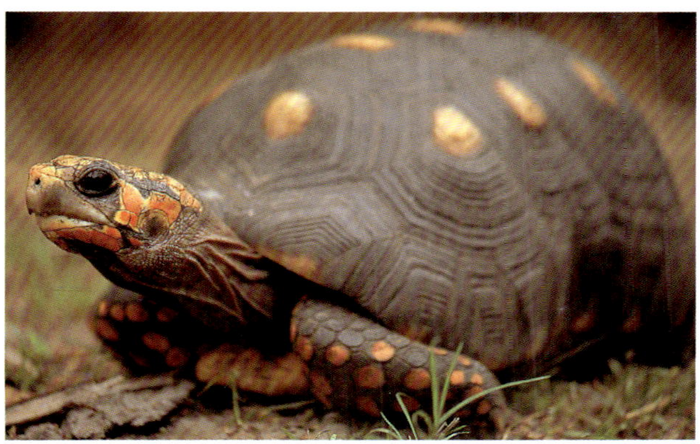

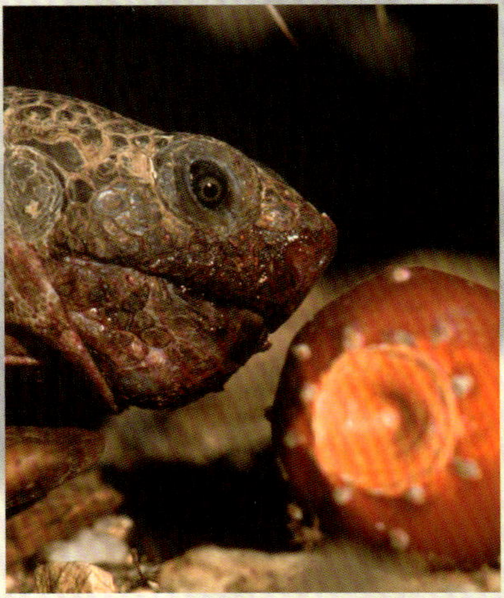

Focus on

Tortoises living in the deserts of North and Central America and Africa get most of their water from the plants they eat. They may also catch rainwater on their shell or dig basins to collect rainwater during showers. If water is not available, desert tortoises can absorb some of the water stored in their bladder. They may also survive a year or more without water. They tend to be active in the cool of the morning and evening. The hottest times of day, and very hot or cold seasons, are spent resting, aestivating or hibernating in underground burrows. These burrows are more moist and cooler than the surface of the desert.

FOOD WITH DRINK
This desert tortoise is eating the fruit of a prickly pear cactus, a plant with a lot of water stored inside. Desert tortoises also eat wildflowers and grasses, often sniffing or sampling plants before they bite. Sometimes they eat soil, which provides the bacteria needed to help them break down their food. They swallow small stones, called gastroliths, which crush plant food as they churn round in the tortoise's stomach.

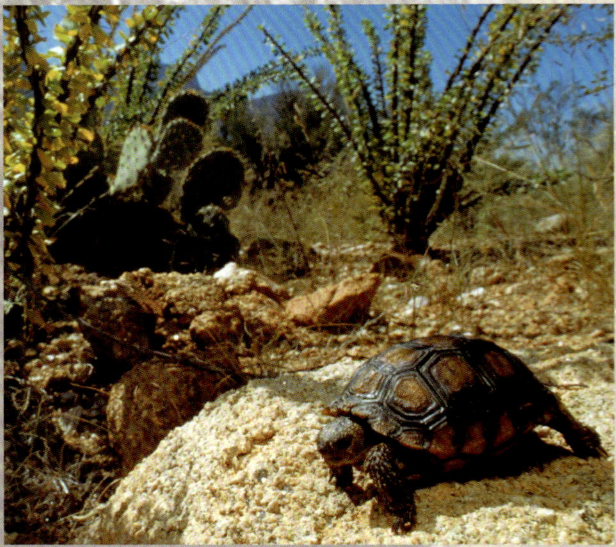

AMERICAN DESERTS
The desert tortoise of North and Central America lives in the Mojave and Sonoran deserts of south-eastern California, Arizona and Mexico. Today its habitat is under threat from land development, off-road vehicles and grazing farm animals. Many non-desert plants have taken root in the area. This is not good news for the tortoises, which need to feed on native plants to stay healthy.

Desert Tortoises

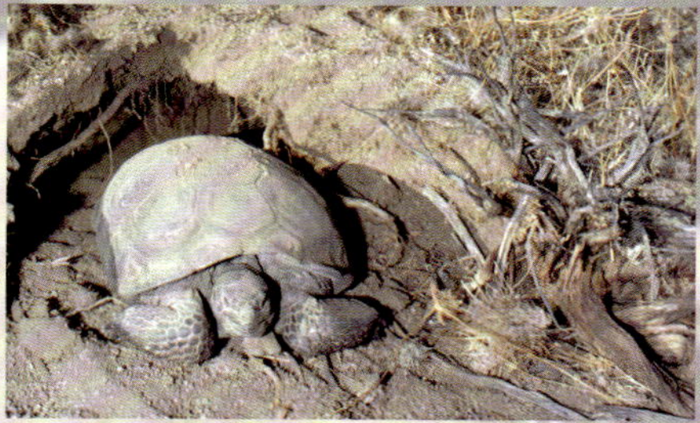

SUMMER SIESTA

The North American desert tortoise spends hot summer seasons, when food and water are hard to find, asleep in its burrow. During this 'summer sleep', or aestivation, the tortoise's body processes keep working normally, even though it hardly moves at all. This is different from its 'winter sleep', or hibernation, when its body processes slow down.

BORROWED BURROWS

The little Egyptian tortoise does not dig its own burrows, but uses burrows dug by rodents. This helps it to avoid hot temperatures. The Egyptian tortoise is rare, because it is threatened by the disturbance of its habitat. There are fewer and fewer bushes remaining, which are needed by desert rodents. This means there are fewer rodent burrows for the tortoise to shelter in.

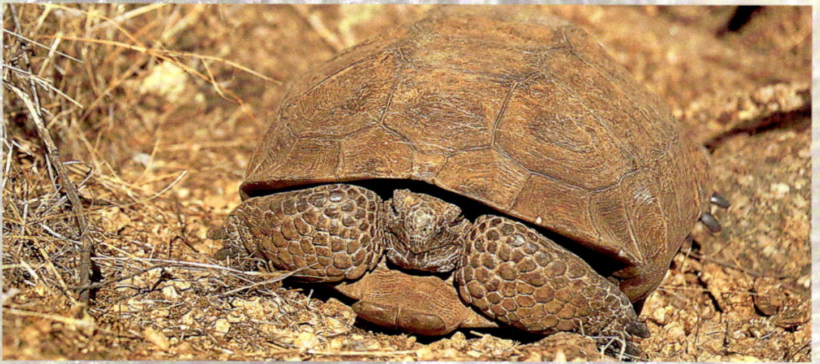

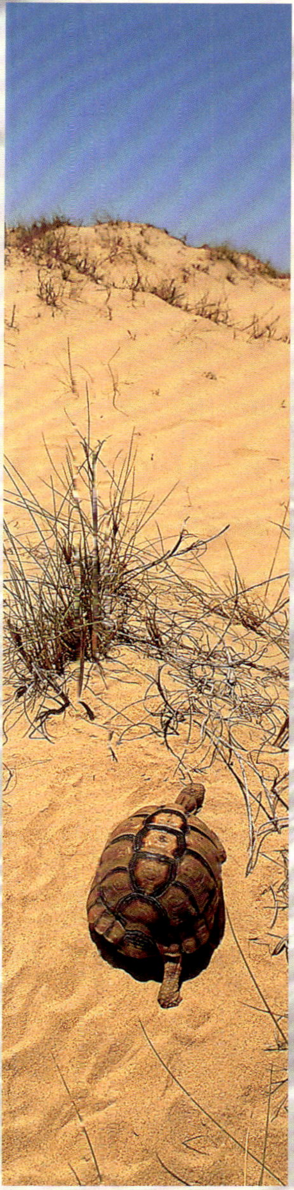

CHAMPION DIGGER

The flattened, muscular front legs of the desert tortoise are brilliant tools for digging burrows that can be over 10m long. The female uses her back legs for digging nest holes, too. She digs by scraping at the soil first with one leg and then the other. When the hole becomes deep enough, the tortoise turns around and pushes the dirt out with her shoulders.

Australasian Chelonians

Australia has been isolated from the rest of the world for millions of years, and this has allowed some rare and unusual species of chelonians to develop. The pig-nosed turtle is found only in this region, as are snake-necked turtles. Other chelonians in the same family as the snake-necked turtles include the river turtles and the snapping turtles of Australia and New Guinea. As with chelonians elsewhere in the world, many Australasian ones are very rare, but two species are especially so. The western swamp turtle lives only in pools near Perth, and the Fitzroy River turtle lives in only one river system in Queensland.

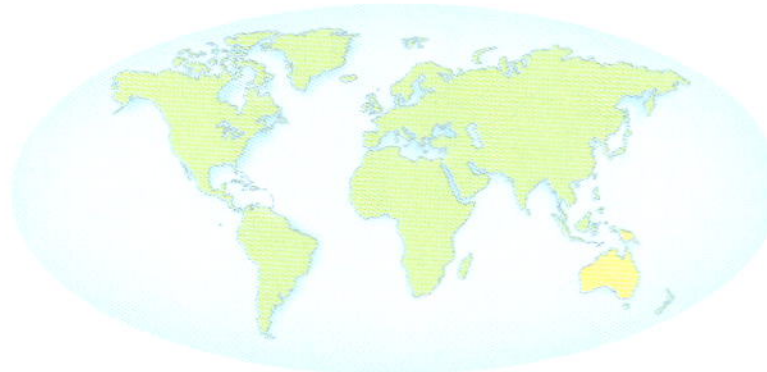

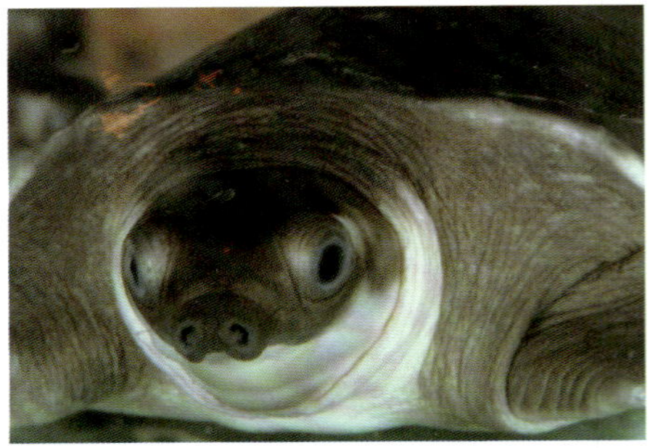

▲ SWIMMING PIG
An agile swimmer, the pig-nosed turtle has many unique features, including a pointed nose, a leathery shell and flipper-like limbs. It also has crescent-shaped scales along the top of its tail. The pig-nosed turtle rarely leaves the water but may bask on floating objects. It has a varied diet, including plants, insects and fish.

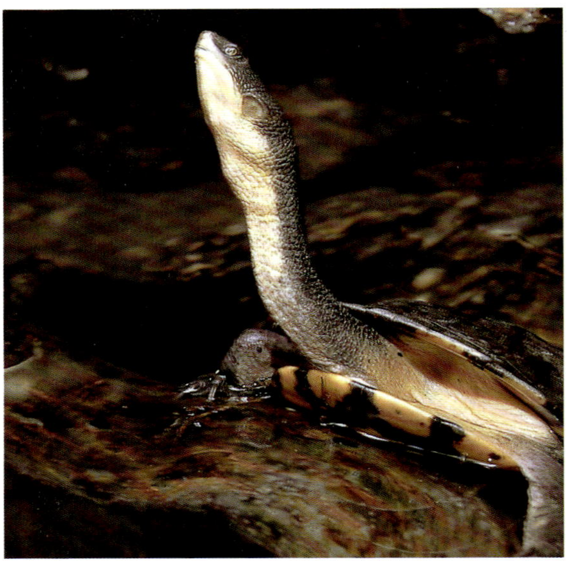

◄ SNAKE-NECKED TURTLES
With their extraordinary long necks, snake-necked turtles make rapid, snake-like strikes at their prey. They are active and very efficient predators, catching prey such as fish, shrimps, tadpoles and frogs. Some even manage to catch water birds. Like all side-necked turtles, snake-necked turtles tuck their long neck sideways under their shell to avoid danger or intense heat.

EASTERN TURTLE ►

Basking on a log in the sun are two eastern river turtles, also called Brisbane short-necked turtles. They live in the east of Australia. Eastern river turtles have sensitive chin barbels and a yellow spot on each side of the chin. Adult males have flatter carapaces than females and longer, thicker tails.

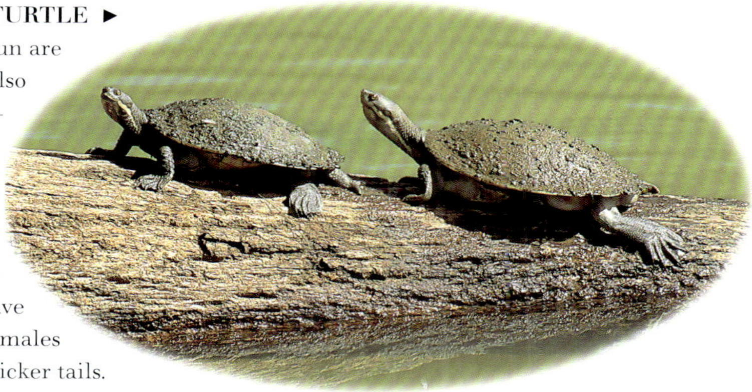

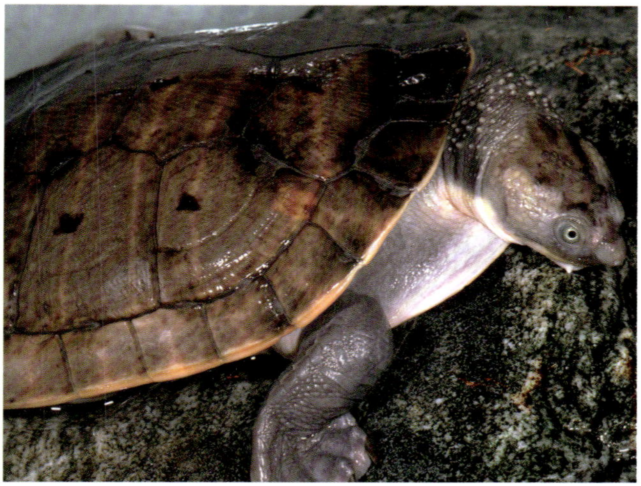

◄ SERRATED SNAP

Beware of the serrated snapping turtle! It defends itself by snapping and biting and may also release a foul-smelling liquid from its musk glands. The serrated part of its name comes from the jagged edge on the back of its carapace. Younger ones have a ridge, or a keel, along the top of their shell. The serrated snapping turtle is a side-necked turtle, but it has a much shorter neck than its close relatives the snake-necked turtles. Males have much longer tails than females.

Aboriginal Art

This tortoise was painted on the rocks by Aboriginal people in Kakadu National Park, northern Australia. Aboriginal rock art can be up to 40,000 years old and was painted for a number of reasons, such as to ensure a successful hunt, to record ceremonies, to change events and people's lives through sorcery and magic, and to tell stories about the Creation Ancestors. Long ago, during the 'Dreamtime', these ancestors were believed to have created the landscape and every living creature before changing into land forms, animals, stars or other objects. The act of painting puts artists in touch with their Creation Ancestors and is seen as an important and powerful experience in itself.

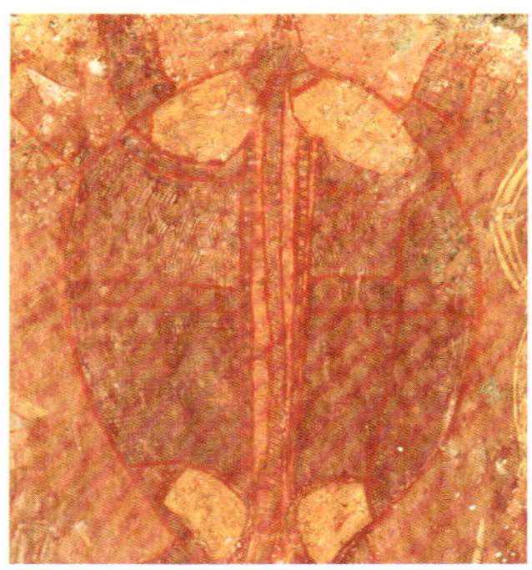

Ancient Chelonians

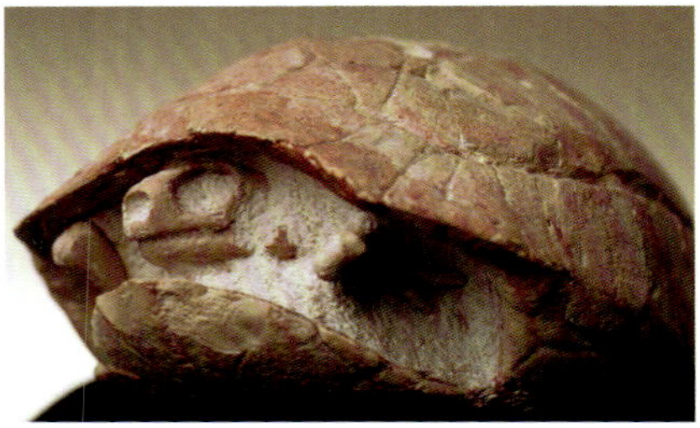

▲ **FORMING FOSSILS**
This fossil tortoise was found in the badlands of South Dakota, in the United States. It lived about 35 million years ago, when that area was covered in a shallow sea. Rock and minerals have filled in the spaces inside the tortoise's shell and then turned into hard stone, preserving the tortoise's body for millions of years.

Scientists have different ideas about which group of animals chelonians evolved from. The oldest known chelonian, called *Proganochelys*, lived about 220 million years ago, but this ancient turtle probably did not give rise to modern chelonians. These are most likely to have developed from a group called the Casichelydia, which lived between 208 and 144 million years ago. Ancient chelonians lived alongside the dinosaurs – giant reptiles that roamed the Earth until 65 million years ago, when they all died out. Unlike the dinosaurs, many chelonian species survived and are still around today.

► **LARGEST TURTLE**
About 100 million years ago there was an ancient turtle called *Archelon*, which was bigger than a rowing boat. It swam in an inland sea that once covered the grassy prairies of North America. *Archelon* looked like modern leatherback turtles, with a leathery, streamlined carapace and wing-like front flippers. It had very weak jaws and may have fed on jellyfish and other animals with soft bodies, such as squid. The most complete fossil of *Archelon* is of an animal that was about 100 years old when it died. It measured 4.5m long and 5.25m from one outstretched front flipper to the other.

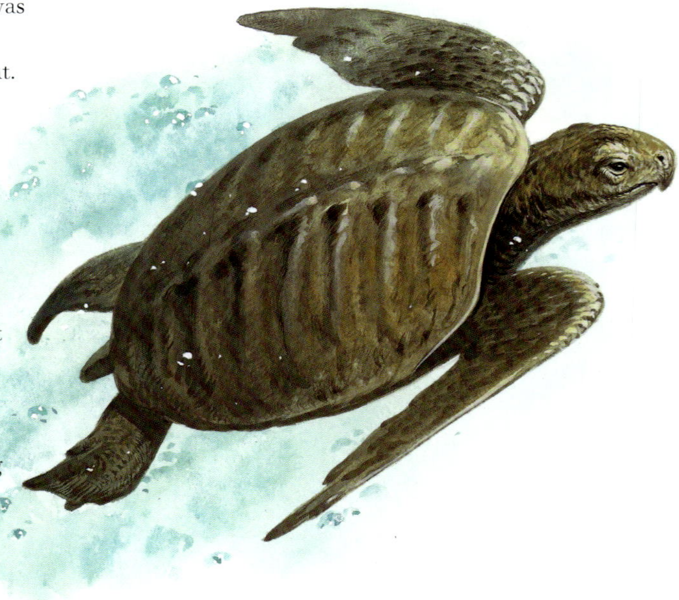

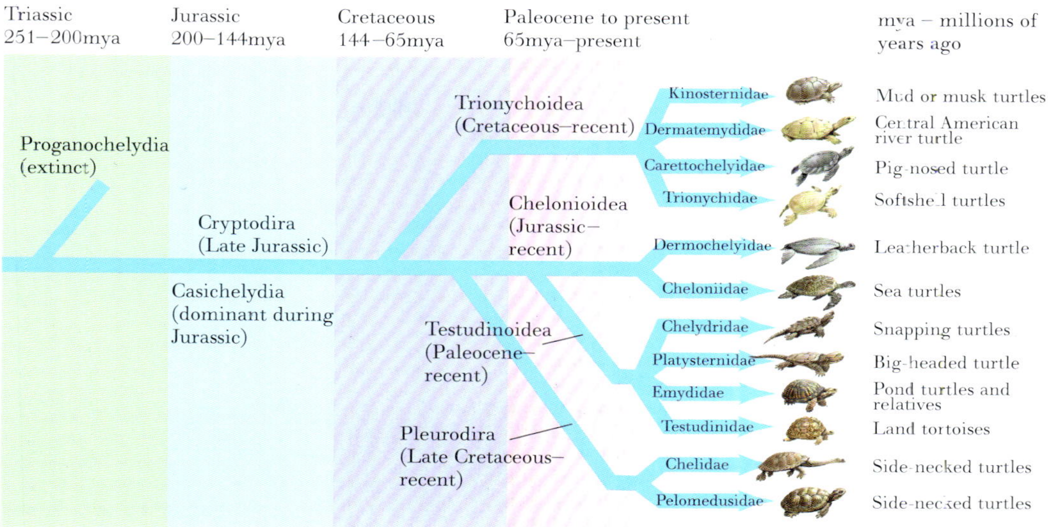

▲ EVOLUTION PATHWAYS

This diagram shows how chelonians may have evolved over a period of 220 million years. A group called the Casichelydia became dominant about 208 million years ago and gave rise to the 12 families of chelonians alive today. They are listed to the top right of the chart above.

Island Evolution

On the Galapagos Islands the English scientist Charles Darwin found some of the most important evidence for his theory of how evolution happens. During his visit in 1835 he collected information about how the giant tortoises and other animals varied between islands. He suggested that these differences had come about because the animals had adapted to suit the unique conditions on each island. The best-adapted animals survived to produce the next generation, an idea that Darwin called 'natural selection'.

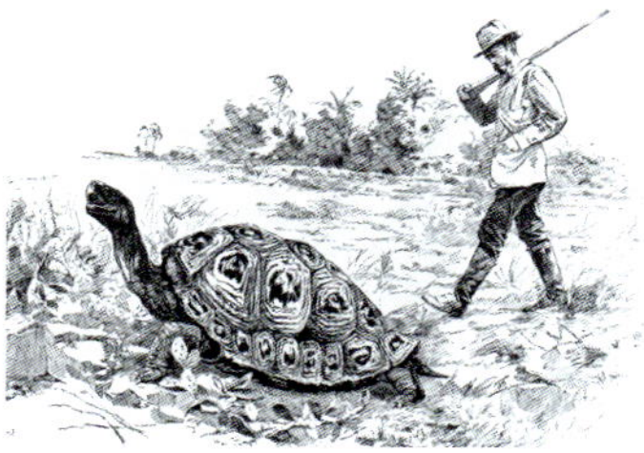

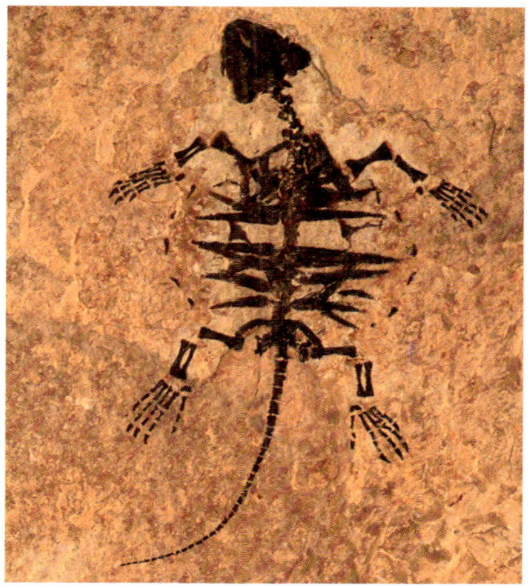

▲ SNAPPING FOSSILS

This is a fossil of a young snapping turtle that lived between 58 and 37 million years ago. You can see the outline of its shell and its long tail. From fossils, we know that there were more species of snapping turtles in the past. Today only the common snapping turtle and the alligator snapping turtle are still alive.

Living Relatives

The closest relatives of chelonians alive today are other reptiles, a name that means 'creeping creatures'. Reptiles have a bony skeleton, a backbone and scaly skin. They rely on their surroundings for warmth and are most common in warmer places. Reptiles lay eggs with waterproof shells or give birth to live young. The main groups of living reptiles are: turtles and tortoises, lizards and snakes, and crocodiles and alligators. Chelonians look very different from other reptiles. They also have no holes in the roof of their skull, while all other reptiles have two openings there.

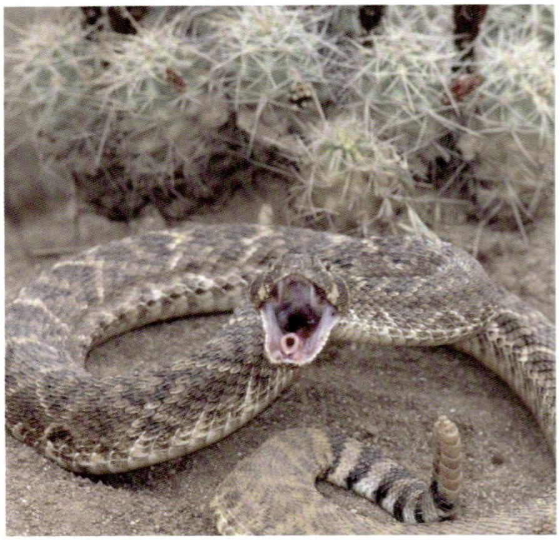

▲ LEGLESS WONDER
With their long and slender, bendy bodies, snakes, such as this rattlesnake, look nothing like chelonians, despite evolving from a common ancestor. They have no legs, no eyelids and no external ears. Snakes have a forked tongue for tasting and for smelling the air. All snakes are meat-eaters and swallow their prey whole. They evolved much later than chelonians, between 100 and 150 million years ago, but have developed into many more species – about 2,700 different kinds in total.

▼ AMAZING ALLIGATORS
Alligators are large and fierce predators that belong to the crocodilian group of reptiles, which includes 13 species of alligator, crocodile, caiman and gharial. These long-snouted monsters have powerful jaws lined with sharp teeth. They are all meat-eaters, tackling prey of all sizes from fish to zebras. Although they live in or near fresh water or the sea, crocodilians must lay their eggs on land, just like chelonians.

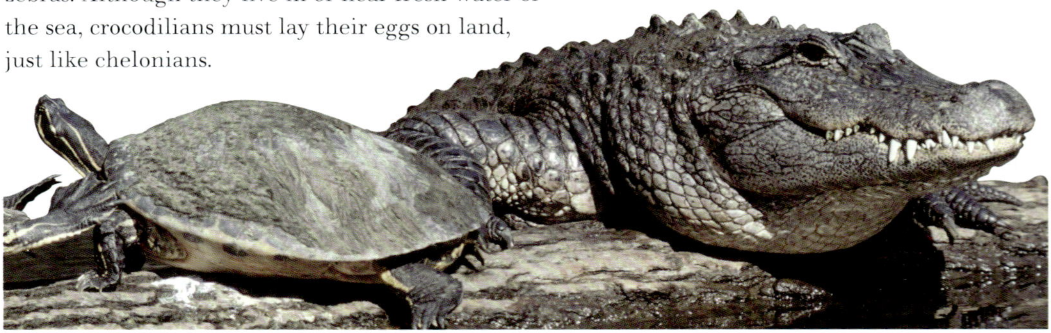

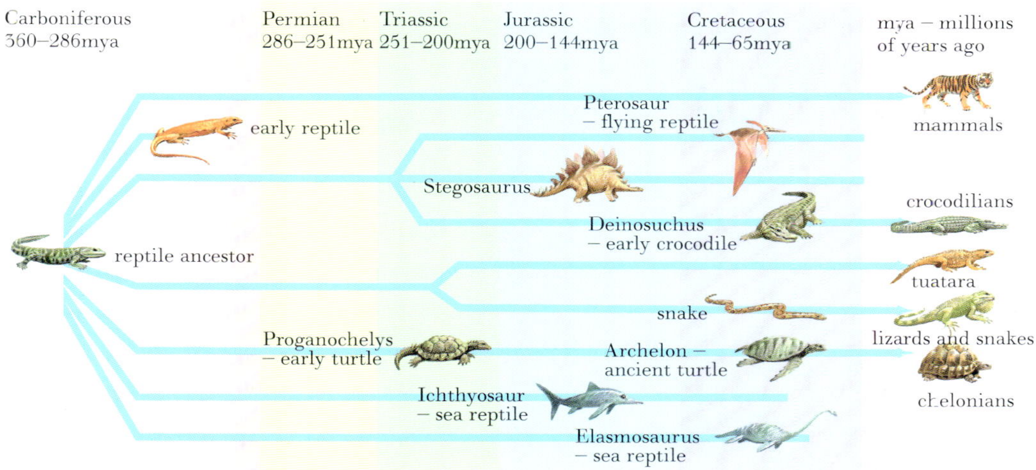

▲ REPTILE EVOLUTION
The first reptiles evolved from amphibians about 300 million years ago and looked like small lizards. About 220 million years ago, chelonians appeared and branched away from the other reptiles. These others then divided into two main groups: snakes and lizards, and the archosaurs, which includes dinosaurs, crocodiles and extinct flying reptiles called pterosaurs.

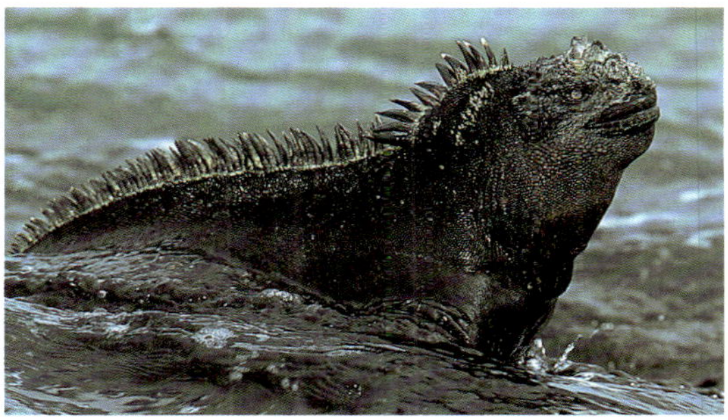

▲ LOTS OF LIZARDS
There are more species of lizard than any other group of reptiles – over 4,000 of them. This is a very unusual lizard from the Galapagos Islands. It is an iguana that lives on the seashore and dives under the water to graze on seaweed.

LIVING FOSSIL ▼
The tuatara is an unusual reptile that has changed so little since the days of the dinosaurs that people refer to it as a 'living fossil'. Today there are just two species of tuatara, living on islands off the coast of New Zealand. They are burrowing reptiles that live in coastal forests and come out at night. Tuataras live for a long time, probably over 100 years. This long lifespan is something they have in common with chelonians.

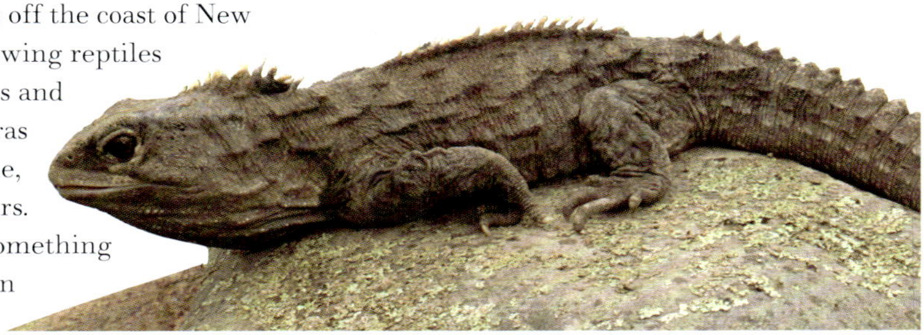

Chelonians and People

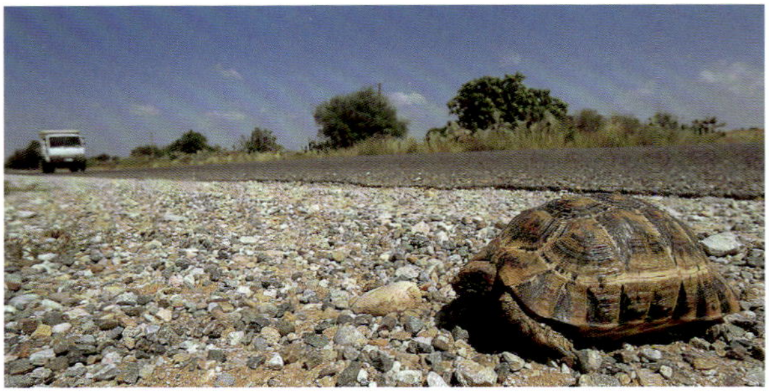

People are not good news for chelonians. They destroy, build on and pollute the places where these reptiles live. People also often introduce new animals into their habitats, such as goats and rats, that eat all the chelonians' plant food or eat their eggs. Chelonians are also caught for food or killed in fishing nets by accident. Their shells and skins are used to make trinkets, and other body parts are used in medicines. When people handle chelonians, they may pass on diseases that kill them. Catching wild chelonians to sell as pets reduces the numbers left in the wild, and many die before they reach the shop. Some pets are also neglected and do not live long.

▲ NO PLACE TO LIVE
The places where chelonians once lived are fast disappearing, as human populations expand rapidly and towns, roads and farms replace natural habitats. Many chelonians are run over as they plod their way slowly across roads. Desert tortoises are threatened by off-road vehicles. Even in the oceans, oil rigs and boat traffic badly affect sea turtles.

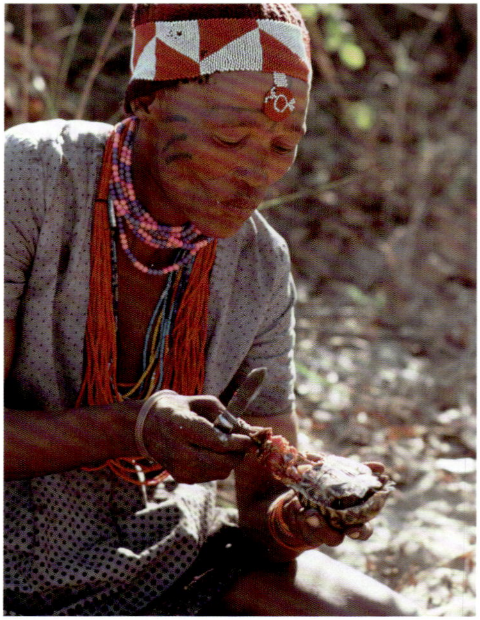

FOOD AND HUNTING ►
Chelonians are relatively easy for people to catch as they move so slowly. Some traditional hunters, such as this San woman from southern Africa, use the meat as an important food source for their families. Catching small numbers is not a problem, however, as enough survive to replace those caught. Over-hunting to sell chelonians for high prices as gourmet food, for tortoiseshell or as live specimens to animal collectors is still a big problem. Much of the hunting is illegal and hard to control.

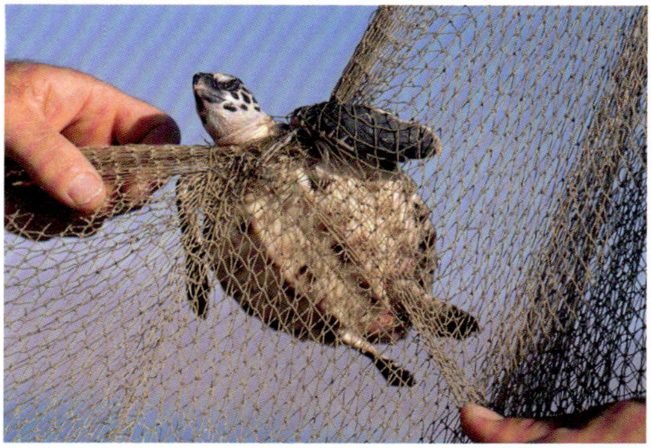

◄ CAUGHT IN THE NET

Commercial fishing nets often scoop up sea turtles, such as this baby hawksbill, as they are pulled through the oceans. The turtles become entangled in the nets and are strangled or drown, since they cannot reach the surface to breathe air. In 1999, 150,000 turtles were killed in this way by the shrimp-fishing industry all over the world. Sea turtles also get tangled up in long-lines, which are deep-water fishing lines many kilometres long with thousands of baited hooks.

PET CHELONIANS ►

Many people like to keep chelonians, such as land tortoises or terrapins, as pets. This is, however, not a decision to be taken lightly, as they can live for a very long time. They also need to be treated with care and respect and given appropriate food and housing. People can also pick up some diseases from chelonians, and vice versa. Most turtles in the pet trade are still taken from the wild, although some are bred in captivity, such as these baby wood turtles.

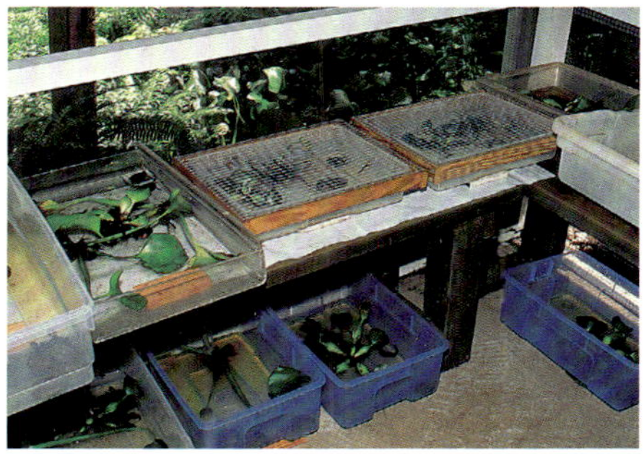

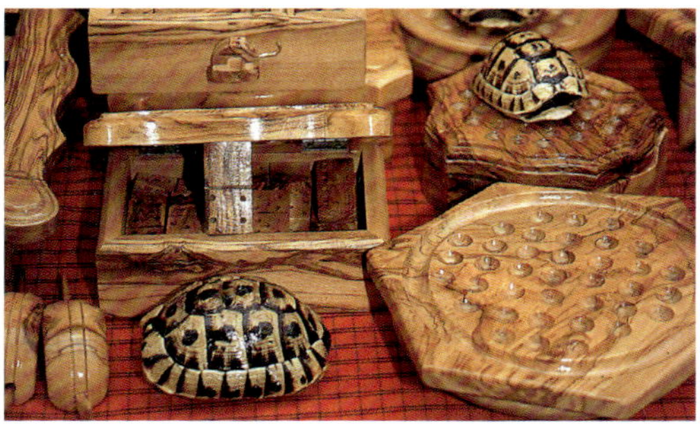

▲ TOURIST SOUVENIRS

In some countries, turtles and tortoises are still killed and their shells are made into souvenirs. The skin of Pacific and olive Ridley turtles is used to make soft leather items. The rest of the turtle is thrown away or used for pet food, hot dogs or fertilizer. If people stopped buying products made from turtles and tortoises, then this sad, and often illegal, industry would end.

▼ EGGS FOR SALE

These green-turtle eggs are being sold in a market in Malaysia. They cost more than chicken eggs, and in some areas they are used in love potions. If too many eggs are taken from the wild, there will not be enough baby turtles for the future.

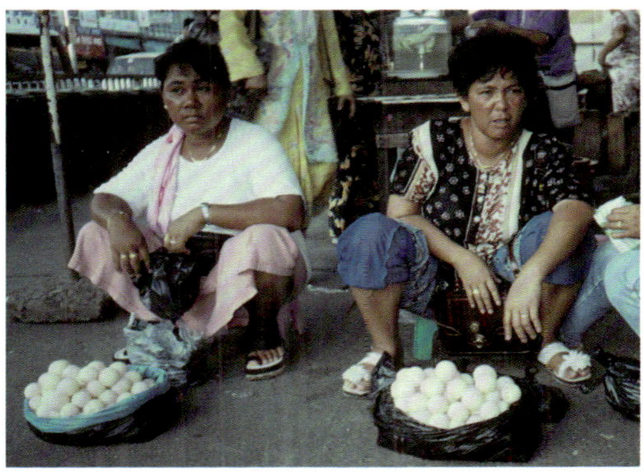

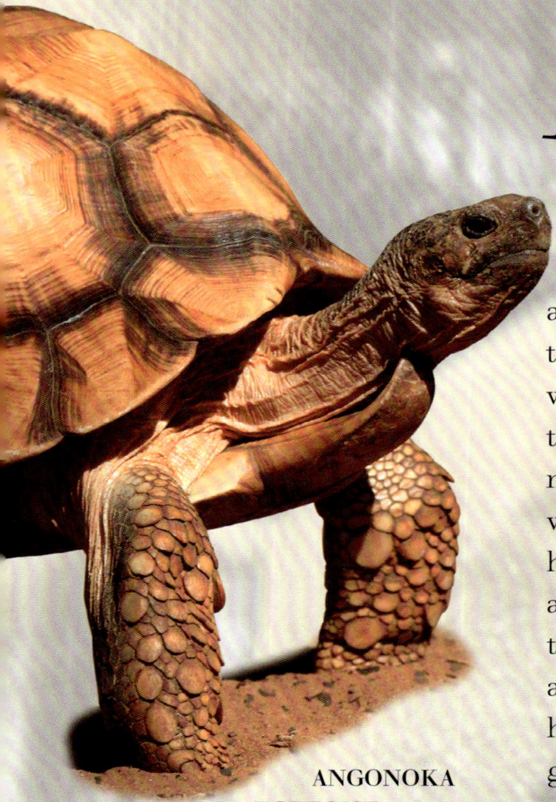

Focus on

Turtles and tortoises are in terrible trouble. Populations nearly everywhere are shrinking, and many species are threatened or vulnerable. Over half of the world's chelonians are currently facing the threat of extinction, and unless we do more to save them now, countless species will be lost in the near future. Chelonians have no way of defending themselves against people, and they are too easy for us to catch. Females nest only in certain areas and at regular times, so people can easily harvest their eggs and young. Since they grow so slowly and take a long time to mature and reproduce, it is difficult for chelonians to build up their numbers again once they have been reduced to low levels.

ANGONOKA TORTOISE
This is one of the most endangered species in the world. Only a few hundred individuals survive in one area of Madagascar. These rare animals are now being bred in zoos around the world.

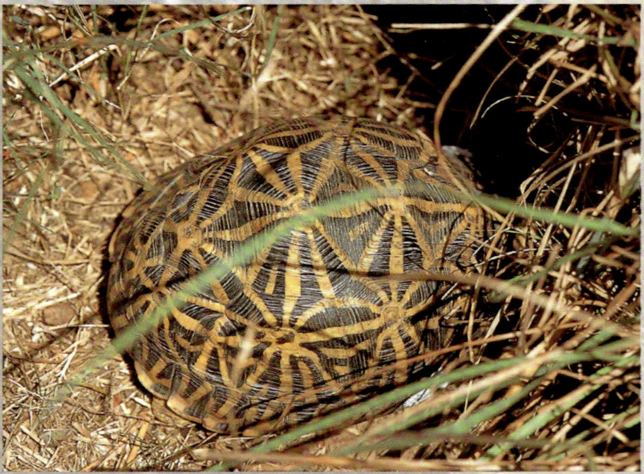

AFRICAN RARITY
The beautiful geometric tortoise has lost 96 per cent of its habitat because of agriculture, development and frequent wildfires. It was once more widespread but now lives in the south-western tip of South Africa. Here it inhabits isolated patches of a unique mixture of grasses and short, dry shrubs, which grow on acidic, sandy soils.

Rare Chelonians

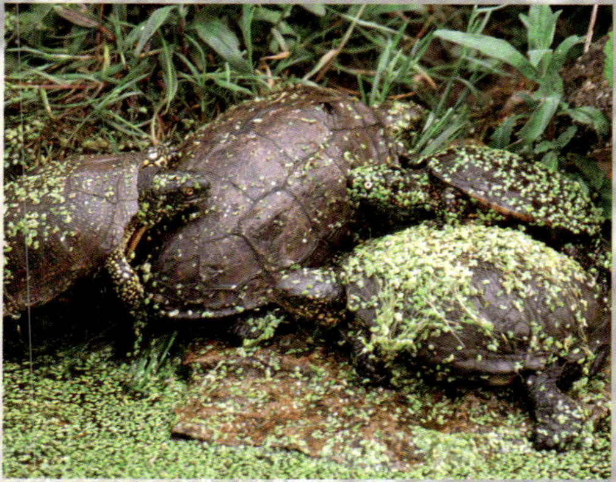

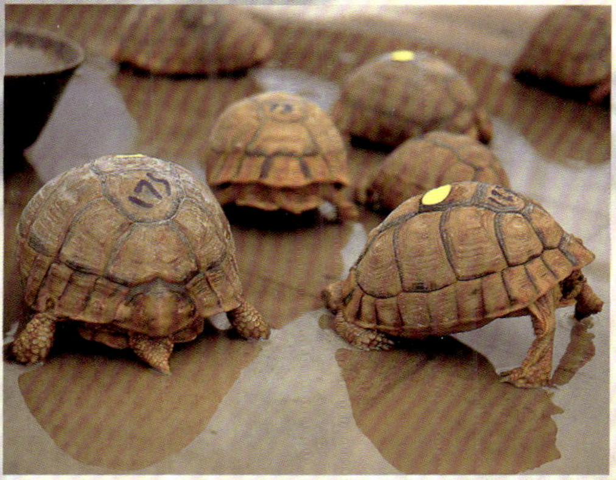

ENDANGERED EUROPEAN

For centuries European pond turtles have been captured for food or destroyed because people considered them harmful to fish. Recent problems facing these turtles include pollution and the building of embankments along waterways, which stop the turtles from moving about freely to find food or mates.

SMUGGLING TORTOISES

Despite its name, the Egyptian tortoise is almost extinct in Egypt. Even though there are laws banning selling these tortoises, smuggling still occurs. This tortoise is rare not only because of habitat destruction and disturbance but also because of pet traders collecting them from the wild.

PROTECTING PANCAKES

The increasingly rare pancake tortoise lives only in Kenya and Tanzania in East Africa. It is threatened by people using its habitat for farming and by poaching for the pet trade. Even though these tortoises are protected by law and Kenya bans their export, smuggling occurs. Many of these unusual tortoises have died on journeys to other parts of the world. Since pancake tortoises lay only one egg at a time, it is hard for them to replace their numbers if too many are taken from the wild.

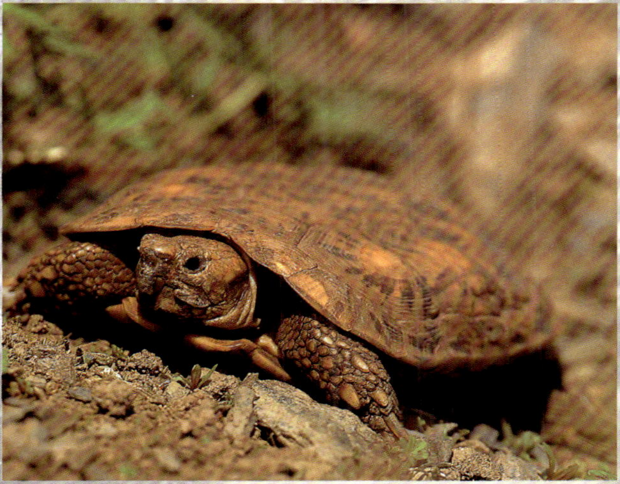

Conservation

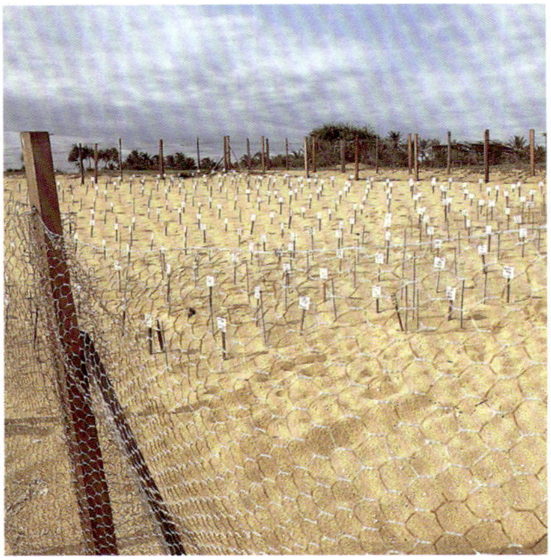

▲ **PROTECTED BREEDING**
On this Malaysian beach, the sticks mark the positions of leatherback turtle eggs buried in the sand. Within this protected area, the eggs are cared for and the hatchlings are helped on their journey to the sea. Populations of leatherbacks have declined drastically. The causes include people taking eggs from nests, and adults being caught in fishing nets at sea.

Even though chelonians have survived on the Earth for hundreds of millions of years, their future survival is uncertain. We need to find out much more about how they live in the wild, so that we can work out the best ways to help them. One thing we do know for sure is that they need all the help they can get. Conservation measures to help chelonians include preserving their habitats, stopping illegal poaching and smuggling, controlling the pet trade, and breeding rare species in captivity so that they can be released back into the wild. Many countries have laws to protect chelonians, but these are difficult to enforce, especially in developing countries with fewer resources.

GATHERING DATA ►
The loggerhead migrates thousands of miles each year, but scientists are not sure how it finds its way. The transmitter fixed to the shell of this loggerhead turtle will allow scientists to track its movements through the ocean. Every time the turtle comes to the surface for air, a signal is sent via a satellite to a research centre. This tells the scientists where the turtles are, what the water temperature is and so on. Transmitters fixed to land chelonians are also providing information about how these tortoises live. The data gathered can be used to help protect species and preserve their limited habitats.

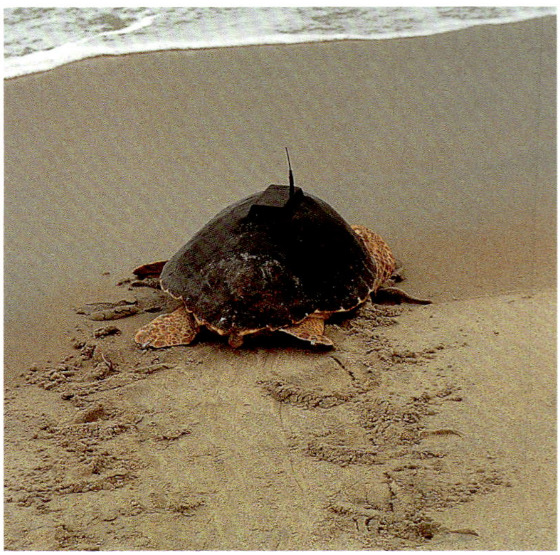

TORTOISE TRUST ►

Organizations such as the Tortoise Trust campaign for the protection of turtles and tortoises around the world. The Tortoise Trust is the world's largest chelonian organization, active in more than 26 countries. It gives advice on how to care for pet chelonians, promotes research and helps to find good homes for turtles and tortoises in need.

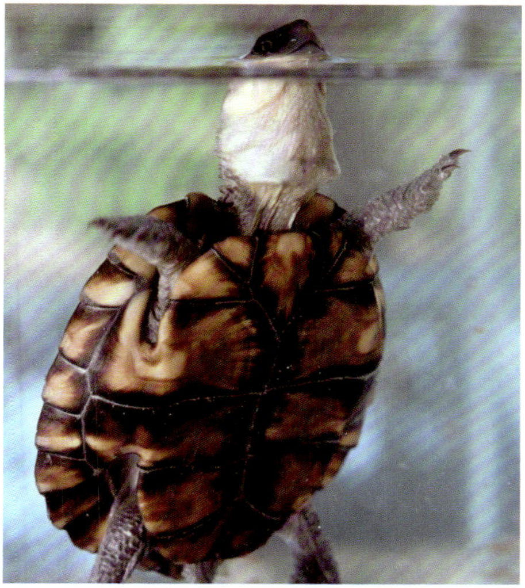

▲ BROUGHT UP SAFELY

Captive breeding of seriously endangered species, such as this Australian western swamp tortoise, may be the only way to save them from extinction. It is not always easy to breed chelonians in captivity, as they may suffer from stress and disease. Even if the breeding programme is a success, there may not be a suitable area of their wild habitat left to release them into once they are mature.

▼ ECO-TOURISM

In some places tourists can help to save rare chelonians by going to watch them, as these tourists are doing in the Galapagos Islands. The money they pay can go towards conservation programmes. These tourists must be carefully controlled so they do not upset the chelonians or pass on any diseases. Unfortunately, the noise and disruption from tourists on sea turtle nesting beaches can confuse and disturb females so that they go back to sea without laying their eggs.

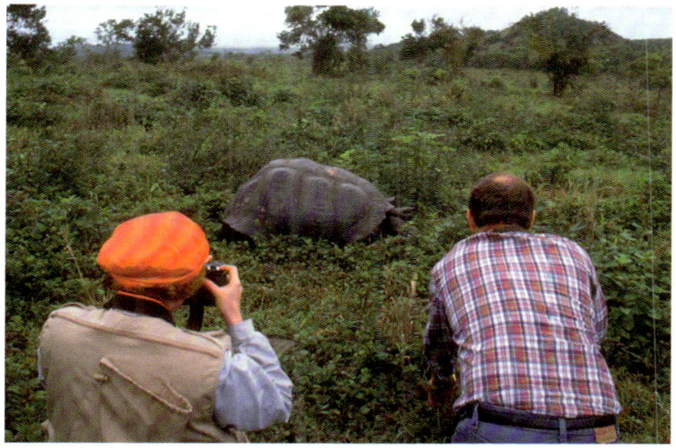

▼ CONTROLLING TRADE

The international pet trade condemns many chelonians to a slow and miserable death after collecting them from the wild. They are often packed tightly together in crates, such as this one seized by customs officials in Vietnam. With hardly any space, and no food or water, a large number of animals die during their journey.

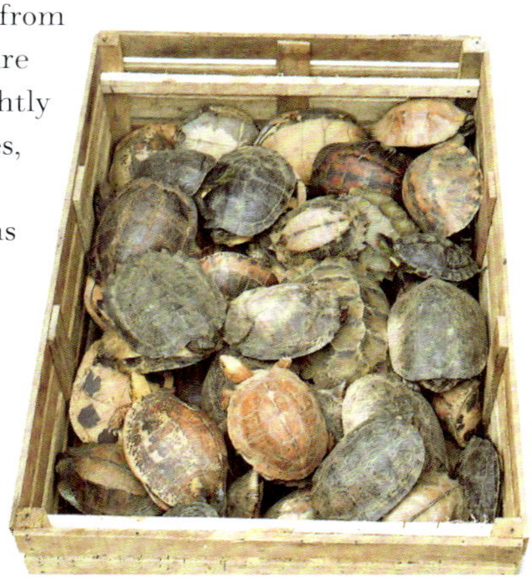

GLOSSARY

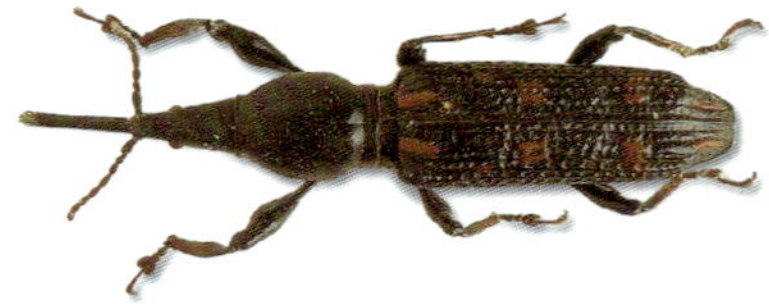

abdomen
The rear part of an insect's body. This section contains the reproductive organs and part of the digestive system.

adapt
When an animal, or group of animals, changes in order to survive in new conditions.

aestivation
A period of rest during heat and drought, similar to hibernation.

albino
An animal that lacks colour on all or part of its body and which belongs to a species that is usually coloured.

amber
A type of fossilized tree resin, which is often used to make jewellery.

ambush
To hide and wait, and then make a surprise attack.

amphisbaenian
A legless reptile that has evolved from the lizards.

anaconda
A type of boa.

androconia
Androconia are the special scales on a male butterfly's wings that release scent to attract female butterflies.

antenna
The plural of antenna is antennae. Antennae are the two long projections or 'feelers' on top of an insect's head, which it uses to smell, touch and taste. These feelers are the insect's most important sense receptors. Some antennae may even pick up taste and changes in temperature.

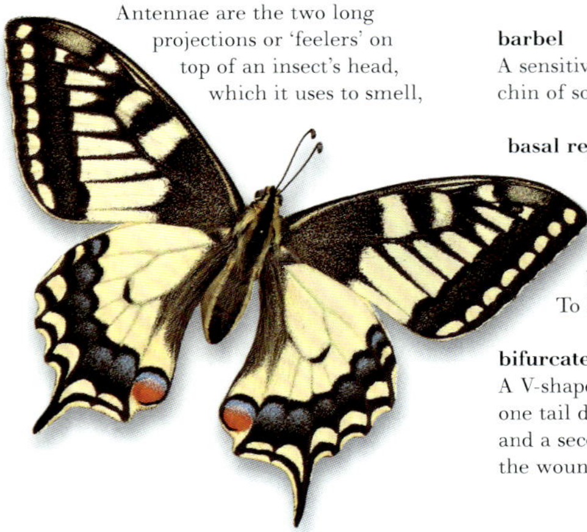

antivenin
A substance made from snake venom and/or the blood of mammals that is used to treat snakebites.

arachnid
Member of a group of small meat-eating animals with simple eyes and eight legs. They include spiders, mites, ticks and scorpions.

araneidae
The family of spiders that usually build orb webs.

araneomorph
A typical or true spider with jaws that can close together sideways.

arid
Very dry.

arthropod
An animal without a backbone that has many jointed legs and an exoskeleton on the outside of its body. Arthropods include spiders, insects, crabs and woodlice.

bacteria
A large group of microscopic, single-celled living organisms.

ballooning
When spiders float away on strands of silk blown by the wind.

barbel
A sensitive finger of skin under the chin of some chelonians.

basal region
The basal region is the part of a butterfly's wing that lies closest to its body.

bask
To lie in the warmth of the sun.

bifurcated tail
A V-shaped tail that is formed when one tail does not fully come off and a second tail then grows from the wound.

billabong
Branch of a river that comes to a dead end in a backwater or stagnant pool.

bird of prey
A predatory bird with sharp claws and a hooked beak, such as an eagle or falcon, that hunts animals.

boas
A group of snakes that live mainly in North and South America. They give birth to live young and kill by squeezing their prey.

book lung
An organ in a spider's body that takes oxygen from the air. Most spiders have one pair of book lungs found in the abdomen with an air-filled cavity filled with layers (like the pages of a book). The blood that flows through the layers takes in oxygen.

brille
A transparent scale covering a snake's eye. It is also called a spectacle.

brood cells
The cells inside a bees' or wasps' nest in which the young insects grow and develop.

camouflage
The colours and patterns on an animal's body that blend in with its surroundings. This helps an animal to hide from its enemies or creep up on its prey.

canine
A sharp, pointed tooth next to the incisors that grips and pierces the skin of prey.

carapace
The shell-like covering over the front part of a spider's body, the cephalothorax.

carcass
The dead body of an animal.

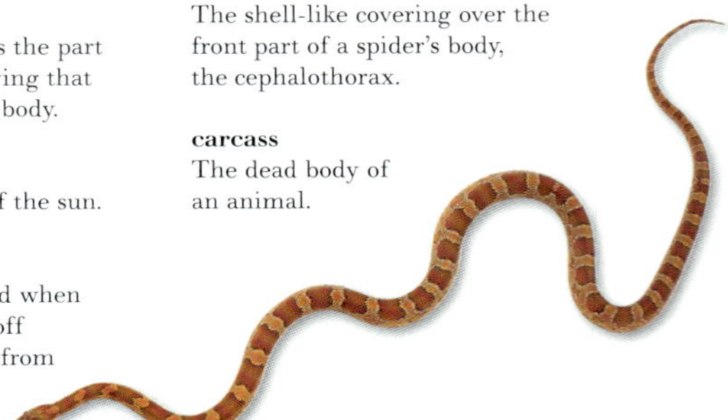

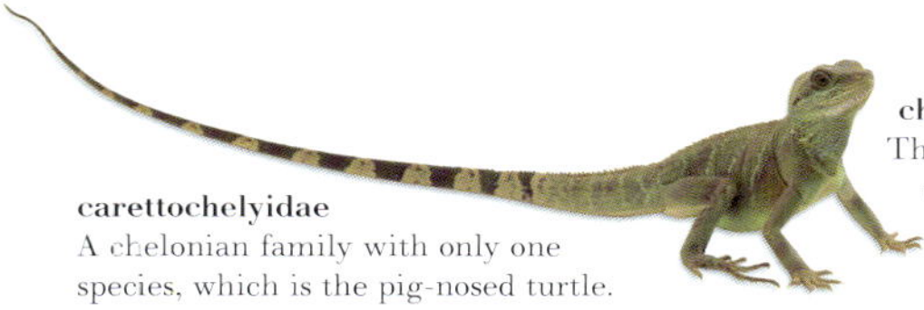

carettochelyidae
A chelonian family with only one species, which is the pig-nosed turtle.

carnivore
An animal that feeds on the flesh of other animals.

carrion
Remains of a dead animal.

caste
A particular type of insect within a colony, which performs special tasks.

caterpillar
The second or 'larval' stage in the life of a butterfly or moth, after it has hatched. A caterpillar has a long tube-like body with 13 segments, powerful biting jaws and many legs. It has no wings and may be brightly coloured, hairy or spiny.

cells
(1) The six-sided containers inside a bees' or wasps' nest, in which the young insects grow and where bees store their food. (2) Any area of a butterfly's wing that is enclosed by veins – but especially the oval cell near the middle of the wing, which is called the discal cell.

cephalothorax
The front part of a spider's body, to which the legs are attached.

chelicerae
The jaws of a spider.

chelidae
A family of side-necked turtles from South America and the Australia-New Guinea region.

chelonians
Reptiles with bony shells and sharp, horny jaws. The term includes all turtles, tortoises and terrapins.

cheloniidae
A chelonian family that contains six species of sea turtles: green, flatback, loggerhead, Kemp's Ridley, olive Ridley and hawksbill.

chelydridae
A family of snapping turtles, which contains two species: the alligator snapping turtle and common snapping turtle.

chrysalis
The third or 'pupal' stage of many butterflies' lives, when they transform into adults, often inside hard, bean-shaped shells.

classification
Grouping of animals according to their similarities and differences in order to study them. This also suggests how they may have developed over time.

cloaca
Combined opening of the end of the gut, the reproductive system and the urinary system in reptiles, amphibians and birds.

clutch
A set of eggs that are laid and incubated together.

cobras
Poisonous snakes in the elapid family, with short, fixed fangs at the front of the mouth.

cocoon
(1) A bag or shelter spun from silk thread by some caterpillars, especially those of moths, in which they pupate into an adult. (2) A silky covering or egg case made to protect a spider's eggs. (3) Another term for a pupa.

cold-blooded
An animal whose temperature varies with that of its surroundings.

colony
A large group of animals/insects of the same species living together.

colubrids
Mostly harmless snakes. These snakes make up the biggest group nearly three-quarters of the world's snakes.

comb
The flat sheets inside a bees' or wasps' nest made up of hundreds of cells joined together.

compost heap
A pile of layers of garden plants, leaves and soil. Compost gives off heat as it rots down and can eventually be dug into the soil to make it rich.

compound eyes
The large eyes found on wasps, bees, butterflies, moths and other insects, which are made up of many lenses.

conservation
Protecting living things and helping them to survive.

constrictor
A snake that kills by coiling its body tightly around its prey to suffocate it.

courtship
Ritual displays that take place before mating.

crab spiders
Ambushing spiders in the family Thomisidae that do not usually build webs and are often shaped rather like crabs.

cribellum
A plate through which a special kind of fine, woolly silk is produced in a group of spiders known as the cribellates (lace-web weavers). The plate is just in front of the spinnerets at the back of the abdomen.

crocodilian
A member of the group of animals that includes crocodiles, alligators, caimans and gharials.

crop
A part of the digestive system that some insects use to store food. In honey bees this is known as the honey stomach.

crustacean
A type of invertebrate such as crabs, slaters or woodlice.

cuticle
The tough substance that forms the outer skin of an insect.

daddy-longlegs spiders
Spiders in the family Pholcidae. They have very long legs and build untidy webs under stones, in caves or the corners of rooms.

dewlap
A flap of skin under the chin, often brightly coloured and used for display.

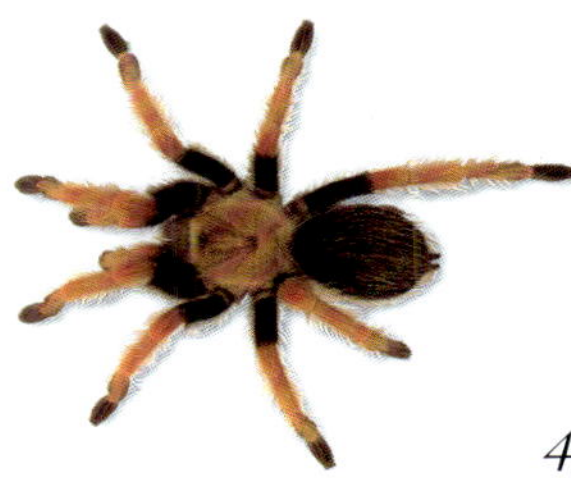

dermochelyidae
A chelonian family that has only one species, the leatherback sea turtle.

diaphragm
A sheet of muscle separating the chest cavity from the abdominal cavity, the movement of which helps with breathing.

diapsid
A type of skull with two openings on either side, behind the eye socket.

digestion
The process by which food is broken down so that it can be absorbed into the body.

diet
The range of food and drink that an animal eats.

digestion
The process by which food is broken down so it can be taken into the body.

digit
Finger or toe at the end of an animal's limb.

dinosaur
An extinct group of reptiles that lived from 245 to 65 million years ago and dominated life on Earth.

discal cell
see cell (2).

dominant animal
An animal that the other members of its group allow to take first place.

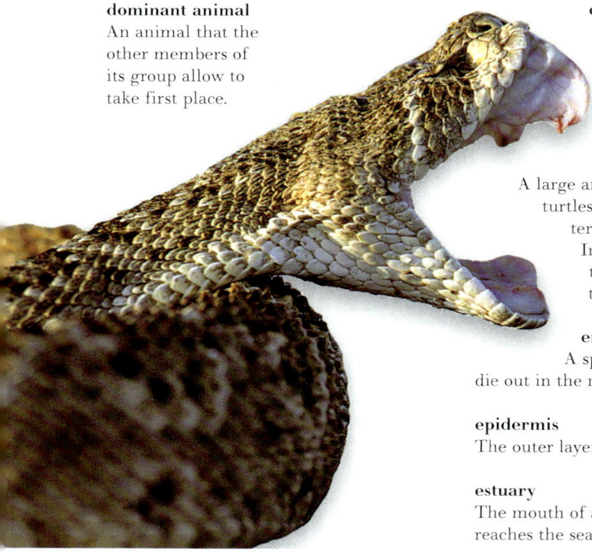

dragline
The line of silk on which a spider drops down, often to escape from danger, and then climbs back up once the danger has passed.

drone
A male bee.

eardrum
Part of the ear that vibrates when sound hits it.

ecdysis
When caterpillars moult (shed their skin) as they grow, the process is known as ecdysis.

ectotherm
A cold-blooded animal.

egg tooth
A small tooth in the front of a baby reptile's mouth, which helps it to break free from its eggshell.

elapids
A group of poisonous snakes that includes the cobras, mambas and the coral snakes. Elapids live in hot countries.

elytra (singular: elytron)
The hardened wing cases of a beetle that have evolved from the insect's front wings. When the beetle is on the ground, the elytra fold over and protect its delicate back wings.

embolus
A structure at the end of a male spider's palp that is used to transfer sperm to the female.

emydidae
A large and varied family of pond turtles including: the painted terrapin, spiny turtle, Indian tent turtle, wood turtle and diamond-back terrapin.

endangered
A species that is likely to die out in the near future.

epidermis
The outer layer of the skin.

estuary
The mouth of a large river where it reaches the sea.

evolve
An animal species is said to evolve when it changes gradually, over many generations, thus becoming better suited to the particular conditions in which it lives.

evolution
The process by which living things adapt over generations to changes in their surroundings.

exoskeleton
The hard outer skin of an insect that protects the soft parts inside.

extinct
An animal or plant species is said to be extinct when it dies out completely.

family
A scientific classification grouping together related animals or plants. Families are sub-divided into genera.

fang
A long, pointed tooth that may be used to deliver venom.

fertile
An animal that is able to produce young after mating. In social insects, the only fertile female is the queen.

fertilization
The joining together of a male sperm and a female egg to start a new life.

flipper
A leg that has adapted into a flat blade for swimming.

food plant
Any particular plant on which a caterpillar or other insect is known to feed.

fossil
The preserved remains of an animal or its prints, which are often found in rock but are also found in amber.

frenulum
The hook-like bristles that hold the forewing of a moth to its hindwing.

gall bladder
A small organ attached to the liver.

gastroliths
Hard objects, such as stones, swallowed by crocodilians, that stay in the stomach permanently to help crush food.

gator
A shortened name for an alligator, commonly used in the USA.

genus (plural: genera)
A scientific classification grouping together related animals or plants. Genera are sub-divided into species.

gill
Part of an animal's body, which it uses to help it breathe under water. An insect's gills are often feathery.

gizzard
A muscular chamber in an animal's gut that grinds large lumps of food into small pieces or particles.

gland
An organ in an animal's body that produces a substance, often a liquid, that has a particular use. Spiders have silk glands for spinning silk and poison glands linked to fangs for making and storing poison.

grub
The legless larva of an insect such as a wasp or bee.

habitat
The particular place in which an animal species lives, such as a rainforest or a desert.

halteres
The balancing organs of flies. Halteres are the remnants of the hind wings and look like tiny drumsticks.

hard-tongued lizards
All lizards not contained in the group Iguania.

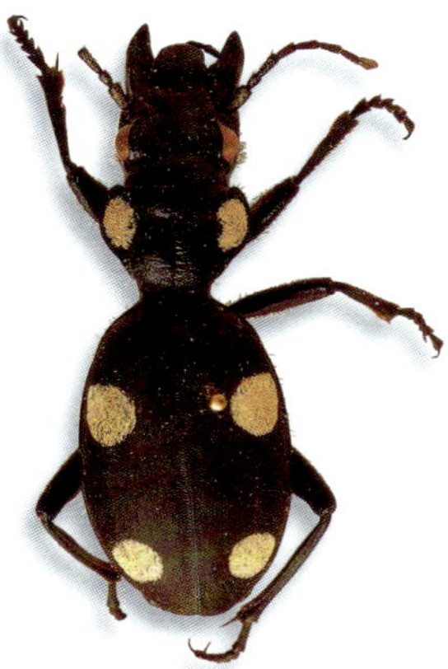

herbivore
An animal that eats only plants.

hibernation
A long period of inactivity when all body processes are slowed down in very cold weather.

honeydew
A sweet fluid given off by such sap-sucking insects such as aphids, and eaten by some types of ants.

honey stomach
The organ in a honeybee's body where nectar is stored. It is also known as the crop.

hub
The central circle of an orb web made by a spider.

Iguania
The name given to the group of lizards containing iguanas, agamas, chameleons, anoles, swift lizards, lava lizards, basilisks and spiny lizards.

imago
The scientific name for the adult stage in the life of a moth or butterfly, when it has wings.

incubation
Using heat to help eggs develop.

infrasounds
Very low sounds that are too low for people to hear.

insect
One of a group of invertebrate animals (ones with no backbone). An insect has three body parts – head, thorax and abdomen – with six legs and usually one or two pairs of wings.

instar
A stage in the life of a butterfly or moth between any two moults or dramatic changes. The first instar is the newly hatched caterpillar. After its first moult, it enters the second instar. The final instar is the adult stage.

intestines
Part of an animal's gut where food is broken down and absorbed into the body.

invertebrate
An animal without an internal skeleton. Insects with an exoskeleton, are invertebrates.

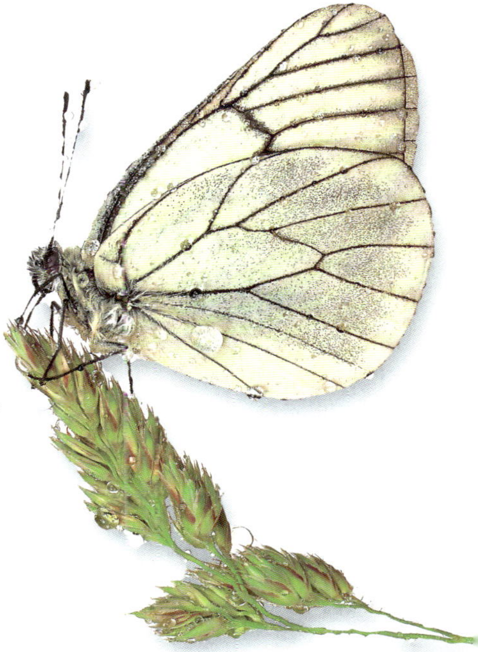

Jacobson's organ
A sensitive organ in the roof of the mouth into which the tongue places scent particles.

jumping spiders
Spiders in the family Salticidae that are curious, daytime hunters with two stout front pairs of legs

juvenile
A young animal before it grows and develops into a mature adult.

keratin
A horny substance that makes up the scales of lizards, snakes and tuataras.

king
The fertile male termite who fertilizes the queen's eggs.

kinosternidae
A chelonian family of mud and musk turtles including: the loggerhead musk turtle and narrow-bridged musk turtle.

larva
The plural of larva is larvae. The young of insects that undergo complete metamorphosis, such as beetles, butterflies and true flies.

leaf litter
The top layer of a forest floor, generally consisting of dead and decomposing leaves.

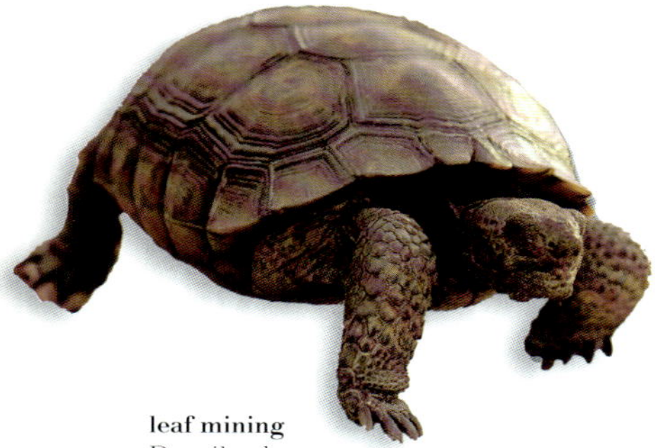

leaf mining
Describes how small caterpillars eat tunnels through the insides of leaves.

lens
Part of an animal's eye, which helps it to see.

Lepidoptera
The scientific name for the group of insects made up of butterflies and moths. Lepidoptera comes from Ancient Greek and means 'scaly wings'.

life cycle
A series of stages in the lives of animals such as insects, as they grow up and become adults. There are four stages in a beetle's life cycle – first as an egg, then as a larva or grub, as a pupa and as an adult. A bug passes through three stages in its life cycle – as an egg, a nymph and an adult. There are four stages in the life cycles of butterflies and moths – egg, caterpillar or larva, pupa and adult butterfly or moth.

lynx spiders
Spiders in the family Oxopidae that hunt on plants. They have pointed abdomens, spiny legs and fairly large eyes. Females fix their egg cases to plants and guard them until they hatch.

lyriform organs
Sensory organs, especially on a spider's legs, that sense vibrations when an insect is trapped in a web.

malpighian tubes
Tubes leading into the junction of an insect's mid and hind gut, involved in urine formation.

mammal
An animal with fur or hair and a backbone, which can control its own body temperature. All female mammals feed their young on milk.

mandibles
A pair of jaws at the sides of an insect's mouth, which are used for biting, crushing and cutting food.

marine
Sea-living or sea-going.

mating
When a male and female animal come together to produce young.

mature
Developed enough to be capable of reproduction.

maxillae
The pair of weaker, lower mouthparts or jaws of an insect. Spiders use these to turn prey into a liquid pulp.

membrane
A thin film, skin or layer.

metamorphosis
The transformation of a young insect into an adult. Bees, ants and wasps have a four-stage life cycle – egg, larva, pupa and adult. They are said to exhibit complete metamorphosis. Termites have a three-stage cycle – egg, nymph and adult. They are said to exhibit incomplete metamorphosis. Beetles have four stages in their life cycle: egg, larva, pupa and adult. This is called complete meta-morphosis. Bugs have only three stages in their life cycle: egg, nymph and adult. They undergo incomplete metamorphosis.

microbes
Living things such as bacteria too small to see with the naked eye.

migration
A regular journey to find food, water or a place to breed or lay eggs.

migration
The regular journeys made by butterflies and moths to follow seasonal changes in the weather. Butterflies are unlike birds in that most migrate one way and do not return to their original homes.

mimicry
When a spider or other insect copies the shape of another animal or an object such as a bird dropping or stick. Spiders use mimicry to hide from their enemies and prey.

minibeasts
Insects and similar small animals such as spiders, woodlice, scorpions and centipedes.

molar
A chewing and grinding tooth at the side of the jaw.

molluscs
Invertebrates with hard shells, such as mussels, clams or snails.

moult
When a young, growing insect sheds its skin and grows a new, larger one, inside which there is room for it to grow.

moulting
The process by which a snake sheds its skin.

mygalomorph
A primitive spider with jaws that strike downward. They have two pairs of book lungs and no tracheae. Most species are large, hairy and live in burrows, such as trapdoor spiders and tarantulas.

navigating
Finding the way to a certain place.

nectar
A sweet liquid found in flowers is eaten by insects such as wasps and bees. Plants produce nectar to encourage insects to visit the flower and pollinate it.

nictitating membrane
A third eyelid that can be passed over the eye to keep it clean or shield it.

nocturnal
An animal that rests by day and is active during the night. Many moths and other insects are nocturnal.

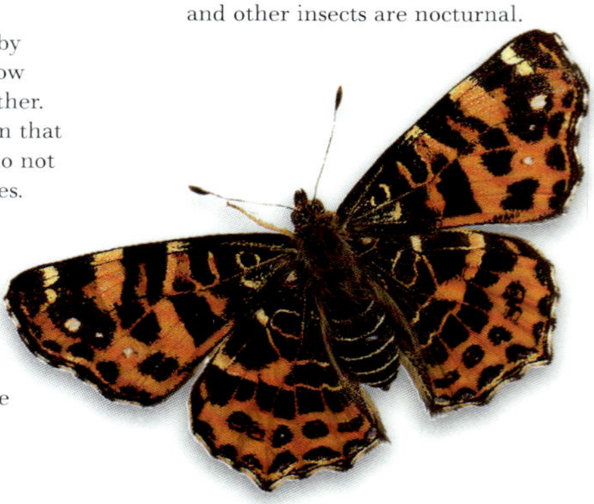

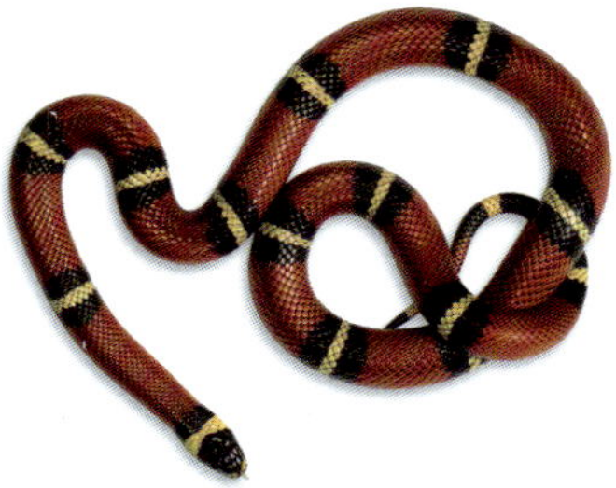

nursery-web spiders
Pisauridae spiders who carry egg cases in their jaws.

nymph
The young of insects which undergo incomplete metamorphis, such as bugs, grasshoppers and dragonflies. Newly hatched bugs are called nymphs and look like tiny adults, but they are wingless.

omnivore
An animal that eats all kinds of food, both plants and animals.

order
A scientific category, such as insects, describing a group of animals with a range of shared characteristics.

osteoderms
Rigid plates that add strength to a lizard's skin.

ovipositor
The tube through which a female butterfly or moth pushes her eggs on to a leaf.

palate
The roof of the mouth. An extra or secondary bony palate separates the mouth from the breathing passages.

palps
Short feelers on an insect's mouth that help it to find and guide food into the mouth. They act as sense detectors and play an important part in finding food and food plants.

paralyse
To make an animal powerless and unable to move, although it is still alive.

parasite
A living thing that lives on or inside another living thing and does not benefit its host.

parthenogenesis
The process by which some female insects can reproduce without mating with a male.

pelomedusidae
A family of side-necked turtles found in South America, Madagascar, Africa and the Seychelles, including: the West African mud turtle, African forest turtle and giant South American river turtle.

pheromones
Special scents given off by animals at certain times in order to communicate with others of their species; often used in order to attract a mate.

pigment
Coloured matter in the skin.

pits
Heat sensors located on either side of a snake's head.

plastron
The flat, bottom part of a chelonian's shell.

platysternidae
A chelonian family with just one species, the big-headed turtle.

poaching
Capturing and/or killing animals illegally and selling them for commercial gain.

pod
A group of young crocodilians just out of their eggs.

pollen
The dust-like yellow powder produced by plants. Bees use pollen, together with honey or nectar, to feed their larvae. When they collect pollen, bees fertilize flowers in a process called pollination.

pollination
The transfer of pollen from the male part of a flower to the female part, so that the plant can be fertilized and produce seeds.

predator
An animal that hunts and eats other animals for food.

prehensile
Able to grip.

prehistoric
Dating from long ago, before people kept historical records.

prey
An animal that is hunted and eaten by a predator.

proboscis
The long, thin tongue of a butterfly or moth. It is used to suck up nectar from flowers.

propolis
A sticky tree resin used by worker honeybees to repair cracks in their nest. It is also known as 'bee glue'.

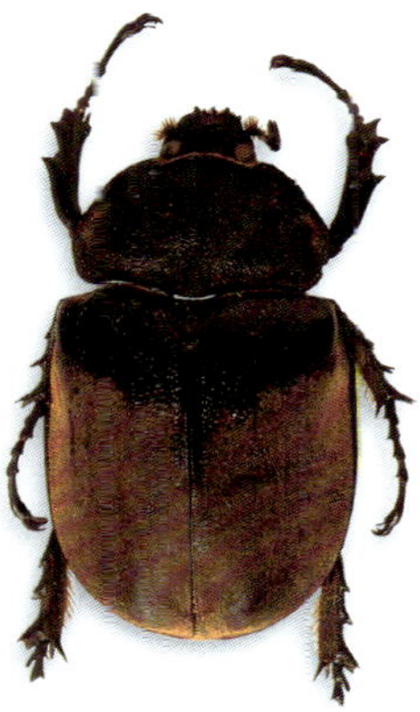

puddling
When a butterfly or moth drinks from a muddy pool or puddle.

pupa
The plural of pupa is pupae. The third stage in the lives of insects such as wasps, ants and bees before they become adults. This is the third major stage in the life of a butterfly or moth, when it changes from a caterpillar to an adult – often inside a cocoon.

pupation
The change from caterpillar to pupa or chrysalis.

pupil
The dark opening in the middle of the eye that allows light to enter.

python
A group of snakes that lives mainly in Australia, Africa and Asia. Pythons lay eggs. They kill their prey by a method called constriction.

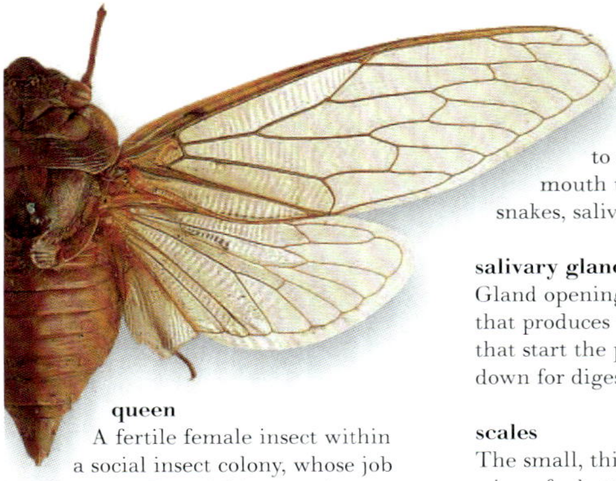

queen
A fertile female insect within a social insect colony, whose job is to lay eggs. In social insects, the only fertile female is the queen.

rainforest
The tropical forest that grows near the equator, where it is hot and wet all year round.

range
The maximum area in which an animal roams.

rattlesnakes
Snakes that live mainly in the south-western United States and in Mexico. They have a warning rattle made of empty tail sections at the end of the tail.

recluse spiders
Spiders in the family Loxoscelidae that are very poisonous to people and often spin webs in buildings.

reptile
A scaly, cold-blooded animal with a backbone, including tortoises, turtles, snakes, lizards and crocodiles.

retinaculum
The catch that holds the frenulum. It is used to hook together the forewing and hindwing of a moth.

rodent
An animal such as a rat, mouse or squirrel, with chisel-shaped incisors (front teeth) used for gnawing.

roosting
Sleeping in a safe place.

rostrum
The long snout of a weevil. The beetle's jaws, and sometimes its eyes, are found at the tip of the long snout. The antennae are often positioned halfway down the beetle's rostrum.

saliva
A colourless liquid produced by glands in the mouth. Saliva helps to slide food from the mouth to the throat. In some snakes, saliva also aids digestion.

salivary gland
Gland opening into or near the mouth that produces the fluids in the mouth that start the process of breaking food down for digestion.

scales
The small, thin plates that cover the wing of a butterfly or moth.

scavenger
An animal that feeds on rubbish, recycling waste by consuming dead plants and the remains of animals or eating food humans do not consider edible, such as clothes, woollen carpets, wooden furniture or animal dung.

scopula
A dense brush of hairs on the feet of some spiders that helps them to grip smooth surfaces.

scutes
Scales that cover the shells of chelonians and the bodies of crocodilians.

simple eyes
The small, bead-like eyes possessed by insects such as wasps, which can detect the level of light.

slash and burn
Cutting down and burning forests to create farmland.

sloughing
Shedding skin. Lizards slough when a new layer of epidermis has grown beneath the old skin.

social
Living with others of its species in a co-operative group. The colonies of social insects contain different castes and at least two generations. All the insects help to rear the colony's young.

solar panel
An electric device that turns heat and light from the sun into electric power.

soldier
A caste of insects within a social insect colony, who defend their nestmates and the nest.

species
A group of animals or plants that share similar characteristics and can breed with one another to produce fertile young.

sphragis
The horny pouch that male Apollo butterflies ooze on to a female to prevent her mating again.

spiderling
A young spider that looks more or less like the fully-grown adult.

spinneret
(1) The organ of a caterpillar through which silk emerges. (2) An opening at the end of a spider's abdomen through which silk is pulled out.

spiracles
The tiny holes in an insect's exoskeleton, through which air passes into breathing tubes, allowing it to breathe.

spitting spiders
Spiders in the family Scytodidae with a domed carapace and large venom glands that produce glue as well as venom.

spurs
Leg bones attached to the hip bones, which are found in boas and pythons and used during courtship displays to attract a mate.

stabilimentum
A band of white silk, placed across the centre of some spiders' webs.

streamlined
A smooth, slim shape that cuts through air or water easily.

stridulate
When an insect produces sound by rubbing different parts of the body together.

succinct pupa
A pupa or chrysalis that is held pointing up by a silken thread.

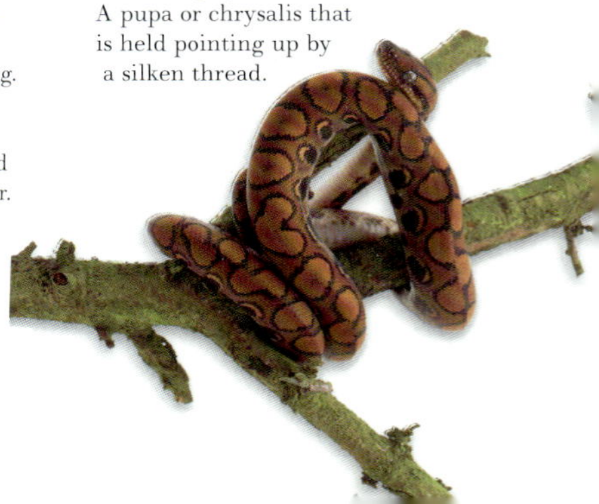

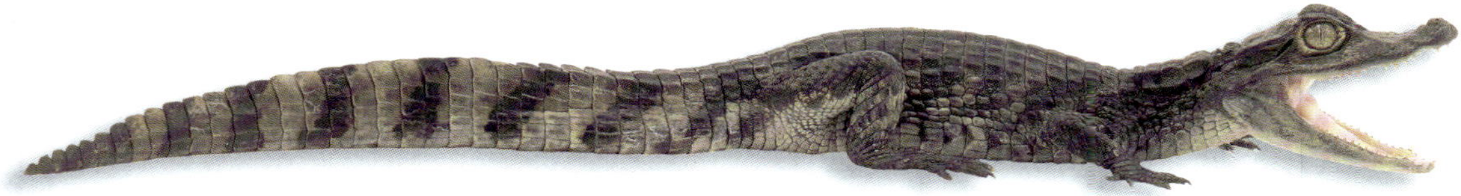

succulent
A plant that stores water in its stem or leaves.

suspended pupa
The pupa or chrysalis of a butterfly or moth, which hangs down from a small pad of silk.

swamp
A waterlogged area of land or forest, such as the mangrove swamps that are found in Florida, USA.

tarantula
One of the giant, hairy spiders belonging to the family Theraphosidae. In Australia, it is often the name given to the huntsman spiders. The true tarantula is a wolf spider from the genus *Lycosa* found in southern Europe.

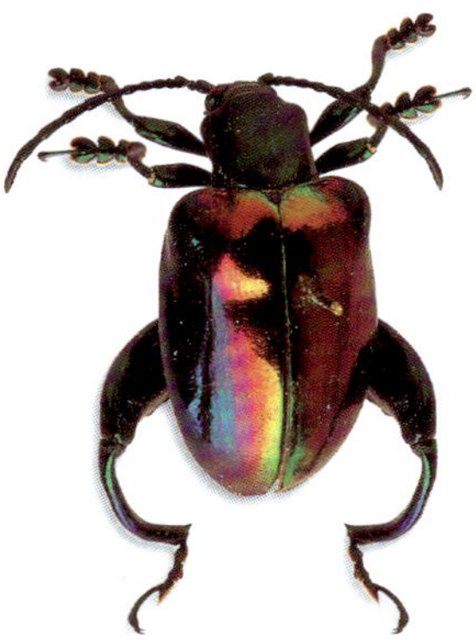

tarsi
The feet of a butterfly or moth. The tarsi often contain important taste organs.

territory
An area that an animal uses for feeding or breeding. Animals will defend their territory against others of its species.

testudinidae
A chelonian family of land tortoises, including: the leopard tortoise, impressed tortoise, Galapagos giant tortoise and radiated tortoise.

thorax
The middle part of the three body sections of an insect to which the wings and legs are attached. The thorax is packed with strong muscles that move the wings and legs.

trachea
The plural of trachea is tracheae. Fine tubes through which air is carried around a spider's body. They open to the outside through holes called spiracles.

trichobothrium
The plural of trichobothrium is trichobothria. It is a fine hair on a spider's leg that detects vibrations. Also called a touch-at-a-distance receptor.

trionychidae
A chelonian family of soft-shelled turtles, including: the Florida softshell turtle, spiny softshell turtle and Zambezi flapshell turtle.

tropics
The hot regions or countries near the equator and between the Tropic of Cancer and the Tropic of Capricorn.

tuataras
Lizard-like animals that have their own separate reptile group. Today there are only two living species in New Zealand.

tympanal organs
The 'ears' on the abdomen or thorax of an insect.

uloboridae
Feather-legged spiders that are the only spiders without venom.

veins
The thin, hollow tubes which support an insect's wings. The pattern of veins is often used to classify butterflies and moths.

venom
Poisonous fluid produced by two lizards, the Gila monster and the beaded lizard, for defence from predators. This is also produced in the glands of some snakes to kill their prey.

vertebrate
An animal with a backbone.

vipers
A group of very poisonous snakes with fangs that fold. Some vipers have heat pits on their faces. Most vipers give birth to live young.

viviparous
Gives birth to live young rather than laying eggs.

vocal cords
Two folds of skin in the throats of warm-blooded animals that vibrate and produce sound when air passes through them.

warm-blooded
An animal that can maintain its body at roughly the same warm temperature all the time.

warning colours
Distinctive colours, often combinations of red, yellow and black, which are common to many foul-tasting or poisonous animals, and which warn predators away.

windpipe
In air-breathing animals, the breathing tube that leads from the mouth opening to the lungs.

wolf spiders
Members of the family Lycosidae.

worker
The non-breeding insects in a social insect colony who perform many tasks for the group

yolk sac
A bag of food that is rich in protein and fats, located inside an egg. It nourishes a developing embryo.

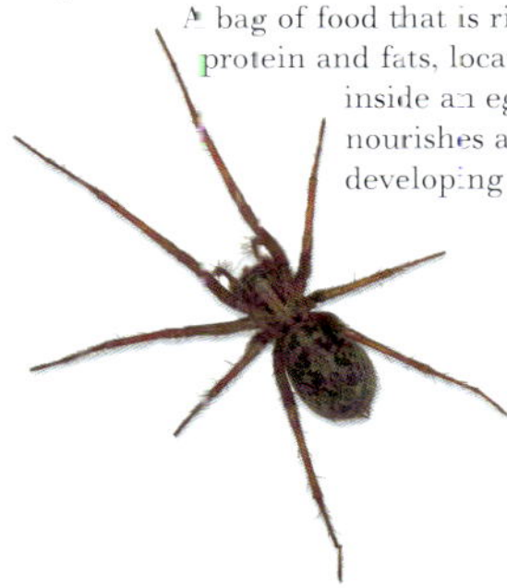

INDEX

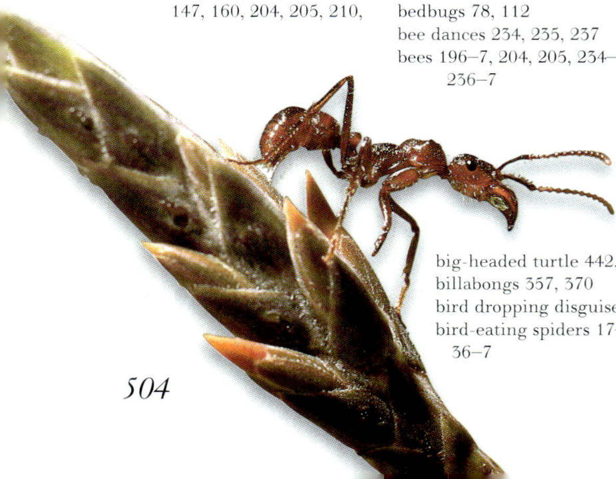

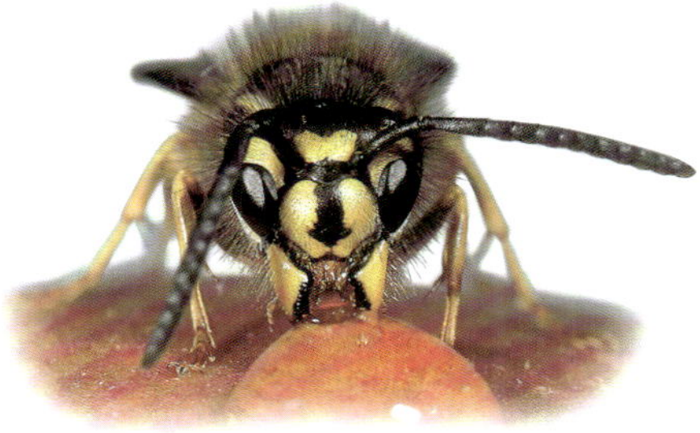

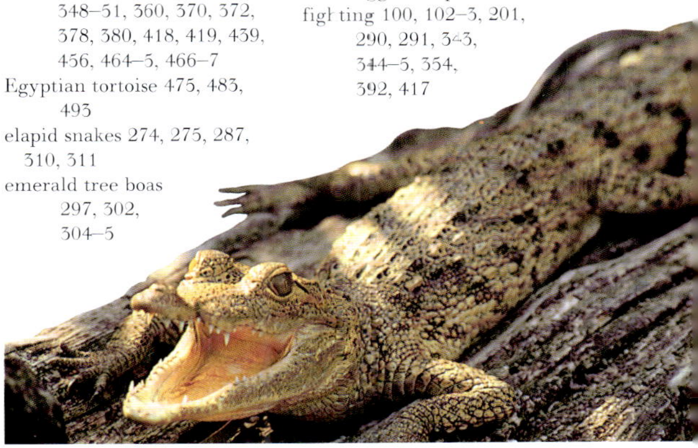

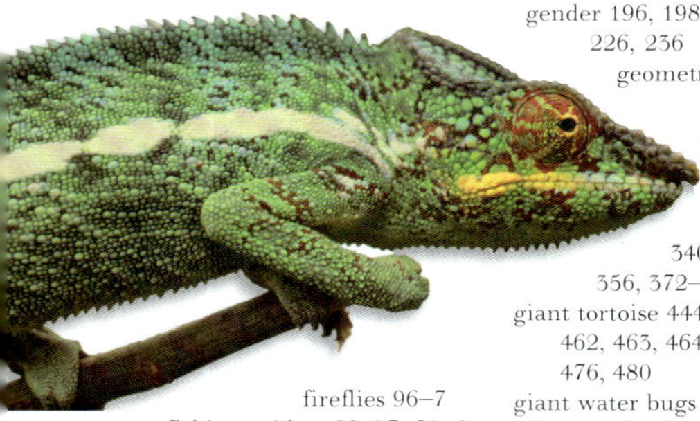

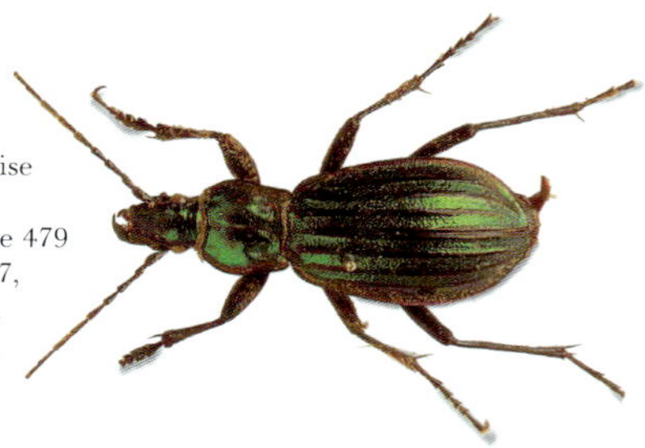

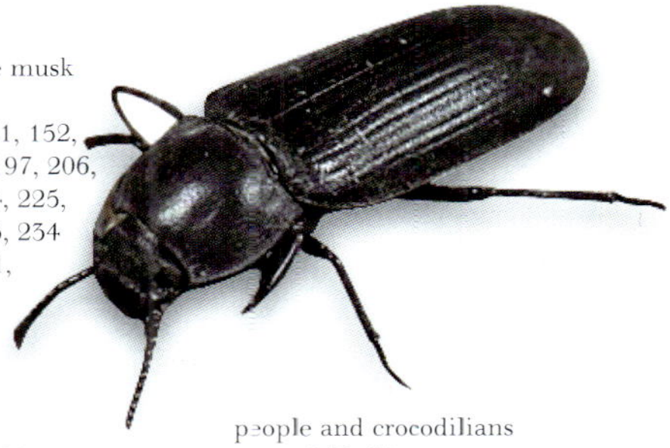

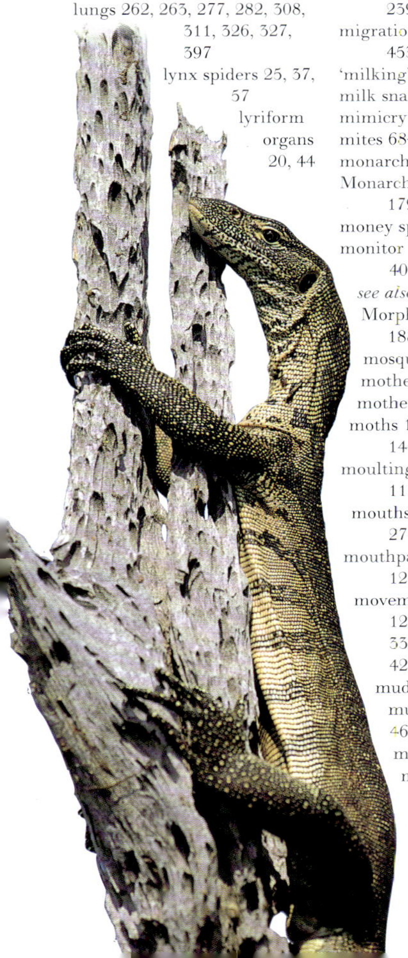

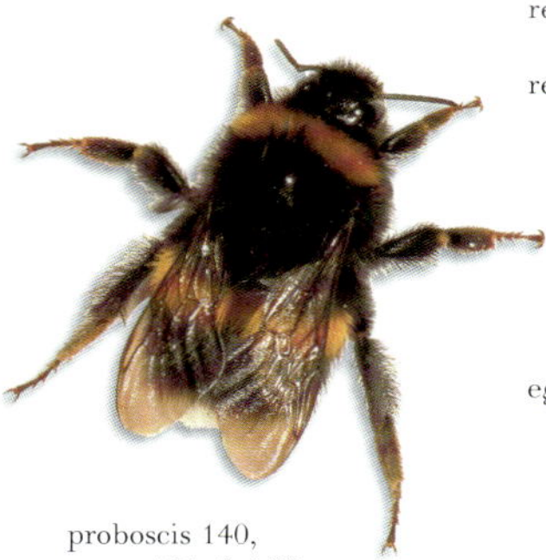

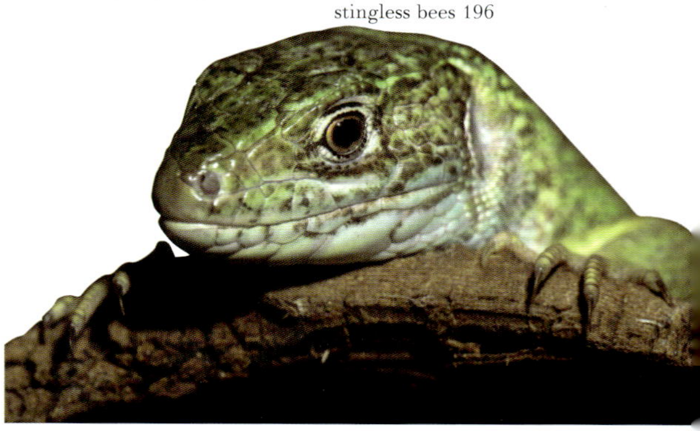

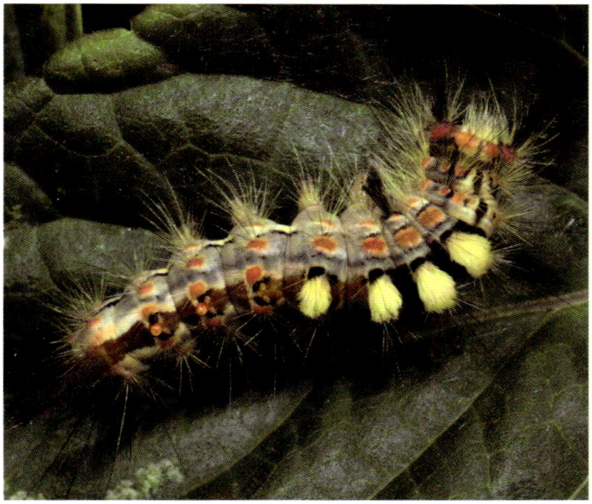

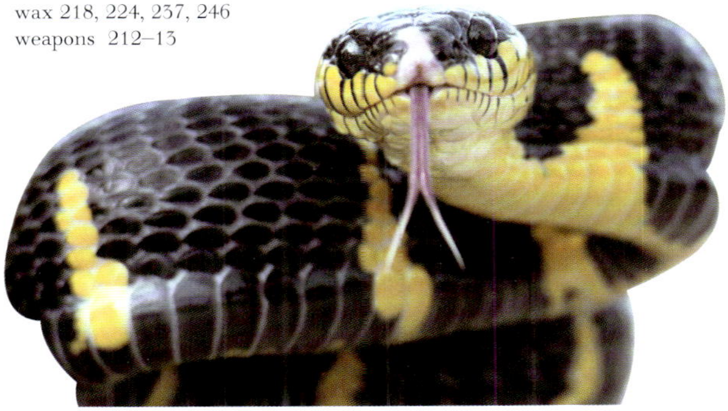

ACKNOWLEDGEMENTS

PICTURE CREDITS
b=bottom, t=top, c=centre, l=left, r=right

SPIDERS
AKG: 26bl, 42br. Heather Angel: 31bl. Bridgeman Art Library: 21b. BBC Natural History Unit/G. Doré: 33b; /Premaphotos: 53b; /Doug Wechsler: 22bl. Bruce Coleman Ltd/Jane Burton: 27tr, 65t; /John Cancalosi: 19c; /Gerald Cubitt: 24t; /Adrian Davies: 58br; /A. Dean: 61b; /Jeremy Grayson: 33t, 61t; /Carol Hughes: 64t; /Janos Jurka: 20br; /George McCarthy: 37t, 58bl; /Dieter and Mary Plage: 63tr; /Andrew Purcell: 62b; /John Shaw: 16t; /Alan Stillwell: 23c, 26t, 58t, 60t, 61c; /Jan Taylor: 40t, 47br; /Kim Taylor: 25b, 36b, 38bl; /John Visser: 27tl, 45t; /Rod Williams: 17tr. Mary Evans Picture Library: 15c, 31cr; /Arthur Rackham: 71cr. Michael and Patricia Fodgen: 18bl, 42bl, 46t & b, 47t, 57b. FLPA: 27br, 65br; /Chris Mattison: 50c; /L. Lee Rue: 43br; /Roger Tidman: 64b; /Larry West: 41b, 53t, 63c; /Tony Wharton: 65bc; /Terry Whittaker: 71t; /Roger Wilmshurst: 69br. Fortean Picture Library: 68t. Microscopix Photolibrary: 23b, 24b; /A Syred: 28c. Natural Science Photos: 32b, 37b, 66t, 69tr. Nature Photographers Ltd: 22br, 30bl, 37c, 57cr, 65bl. NHPA: 41tr, 52b, 66bl, 70t. Oxford Scientific Films: 35t, 47bl, 53c, 56b, 71cl. Papilio Photographic: 21t, 30br, 36t, 55tr, 57t, 63tl, 70b. Planet Earth Pictures/Gary Bell: 69bl; /D. Maitland: 20t, 41tl; /Brian Kenney: 60br. Ken Preston-Mafham/Premaphotos Wildlife: 16bl, 17b, 18br, 25tl & tr, 31cl, 33cl, 34b, 35c, 38t & br, 39b, 40b, 44l & r, 45bl & r, 48t & br, 49tr & b, 50t & b, 51t & c, 52t, 54t,bl & br, 56t, 57cl, 59b, 62t, 63b, 67bl & br, 69tl. Dr Rod Preston-Mafham/Premaphotos Wildlife: 16br, 26br, 27bl, 32t, 33cr, 42t, 48bl. Ron Brown/ Premaphotos Wildlife: 59t. Warren Photographic/Jane Burton: 20bl, 29t, 51b, 55bl, 66br; /Jan Taylor: 15tl, 23tl, 49tl & c, 67t; /Kim Taylor: 15tr & b, 17c, 22t, 23tr, 30t, 31t, 39t, 43tl & tr, 55tl & br, 59c, 68b.

BEETLES AND BUGS
Heather Angel: 76tr . Art Archive: 79br, 111tl. BBC Natural History Unit: 92t, 127tl, 131. Corbis: 115tl. Ronald Grant Archive: 75tr. Kobal Collection: 125tr. NHPA: 76br, 77bl, 82c, 84t & bl, 85b, 86c, 89tr & bl, 90t, 91tl & br, 92b, 97t, 98c, 99b, 107b, 109tr, 112t, 113br, 120t, 121b, 122, 123tl & b, 128, 131br. Oxford Scientific Films: 75tl & br, 77t, 79t & bl, 81c, & br, 85t & c, 87, 88r, 89br, 91tr & bl, 92c, 93b, 94b, 95t & bl, 96b, 97c & b, 99t & c, 100t, 101, 105tl & br, 107c, 108c, 109tl, 111tr & b, 113t, 114t, 115tr, 116b, 117t, 118l, 121t & c, 123tr, 125b, 126b, 127tr, 129t & br, 130, 131bl. Papilio Photographic: 89tl, 120br, 125tl, 127br. Kim Taylor: 74t, 75bl, 78br, 80, 82t, 83t & b, 84br, 86t, 88l, 93t, 94t, 96t, 107tr, 112b, 118r, 119t. Volkswagen: 81bl. Warren Photographic: 74b, 78bl, 81t, 82b, 83c, 84b, 90b, 93c, 95br, 96c, 98t & b, 100b, 102, 103, 104, 105tr & bl, 106, 107tl, 108t & b, 109c & b, 110, 113bl, 114b, 115b, 116t, 117c & b, 119b, 120bl, 126t, 127bl, 129bl, 131t.

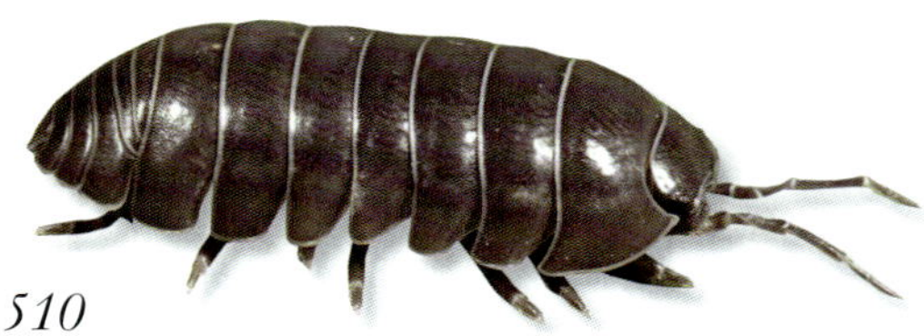

BUTTERFLIES AND MOTHS
Heather Angel: 147bl & r. Ardea London/P. Morris: 190tr. Bridgeman Art Library: 134cr ('The Legend of Cupid and Psyche' by Angelica Kauffman [1741–1807], Museo Civico Rivoltello); 185bl ('Etain, Helen, Maeve and Fand, Golden Deirdre's Tender Hand', illustration from 'Queens' by J.M. Synge by Harry Clarke [1890–1931] Private collection). M. Chinery: 156tl, 161cl, 166tr, 169cl, 176tl, 177bl, 178tl, 190bl. Bruce Coleman/I. Arndt: 170bl, 180c; /J. Brackenbury: 165bl; /B. Coleman: 184bl; /G. Cubitt: 166cr; /G. Dore: 180bl; /P. Evans: 175bl, 181bl; /M. Fogden: 146tl, 174bl; /B. Glover: 163cl; /Sir J. Grayson: 153tl; /D. Green: 160bl; /F. Labhardt: 140cr, 179tc; /G. McCarthy: 138br, 169bl; / L. Claudio Marigo: 174br, 190cr; /A. Purcell: 138bl, 163tr, 173tr, 183br, 184br, 185cl; /M. Read: 191tl; /J. Shaw: 158tl; /J. Taylor: 179tl; /K. Taylor: 139cl, 151br, 153br, 157tl & cr, 180tr, 182br, 191bl; /C. Varndell: 185tr; /C. Wallace: 183tr, 191cr; /W. C. Ward: 178br; /R. Williams: 182bl. Mary Evans: 143cr, 153cl, 157cl, 161tl. FLPA/R. Austing 170br; /B. Borrell: 142bl; /R. Chittenden: 177tl; /C. Newton: 177tr; /F. Pölking 164tr; /I. Rose: 171cr; /L. West: 142cl, 177br /R. Wilmshurst: 167cl. Garden/Wildlife Matters/S. Apps: 188tr; /M. Collins: 165br; /J. Fowler: 150ct; /C. Milkins: 182tl. Nature Photographers/Paul Sterry: 185br. NHPA/S. Dalton: 162cr; /D. Heuclin: 137cl. Papilio: 138tr, 160tr. Planet Earth/P. Harcourt Davies: 151tr; /G. du Feu: 141bl, 149cl, 152br, 154tl, /W. Harris: 137tr, 151cl; /S. Hopkin: 147ct, 152bl; /K. Jayaram: 139tl; /B. Kennery: 153cr; /A. Kerstitch: 163bc; /D. Maitland 150br. Premaphotos Wildlife/K. Preston-Mafham: 134tr, 140cl, 146bl, 162bl, 165cr, 168tl & br, 169tr & cl, 173cl, 175tr, 179bl, 183c, 189br. Kim Taylor: 134bl, 135ct, 136bl, 139cr, 140tl & bc, 142br, 143cl, 148tl, 149tr & br, 151bc, 152tl, 156br, 161tr & bl, 167br, 173br, 186tl, bl & r, 187tr. Visual Arts Library/Artephot, Roland: 181br. Warren Photographic/J. Burton: 136br, 146br, 151tl, 155tr & br, 162, 166cl, 172bl & r, 175tl, 176br, 184tl; /K. Taylor: 135cb, 137cr & br, 139br, 141tc, 142tl & tr, 143cb, 148bl & br, 149tl, 154bl & r, 155tl, 156bl, 157tl & br, 158bl & r, 159tl, tr & cb, 161cr, 164bl & cr, 167tr, 169cr, 171tl, cl & br, 172tl, 174tl, 175br, 178bl, 179br.

SOCIAL INSECTS
Ancient Art and Architecture/Ronald Sheridan: 194b; /Mary Jelliffe: 197tr. BBC Natural History Unit/Premaphotos: 201tr, 219br. BBC Natural History Unit: 236cl; /Pete Oxford: 225tl, 240tr; /Hugh Maynard: 229tl; /Jeff Foott: 232tr; /Premaphotos: 232cl, 238cl, 242bl, 247tr; /Mike Wilkes: 243tl; /Doug Wechsler: 246bl; /David Shale : 249cr. BBC Wild/Dietmar Nill: 199br; /John Downer: 203br. Bruce Coleman/J. Brackenbury: 195c; /Kim Taylor: 198c, 207cr, 222bl, 243c; /Jane Burton: 208br; /Christer Fredriksson: 211tr; /John Shaw: 234bl; /Gunter Ziesler: 240bl; /Natural Selection Inc: 243tr. Corbis: 207br, 232bl. Ecoscene/Kjell Sandved: 233cl. Heritage and Natural History Photography/Dr John B. Free: 197c, 213tr,

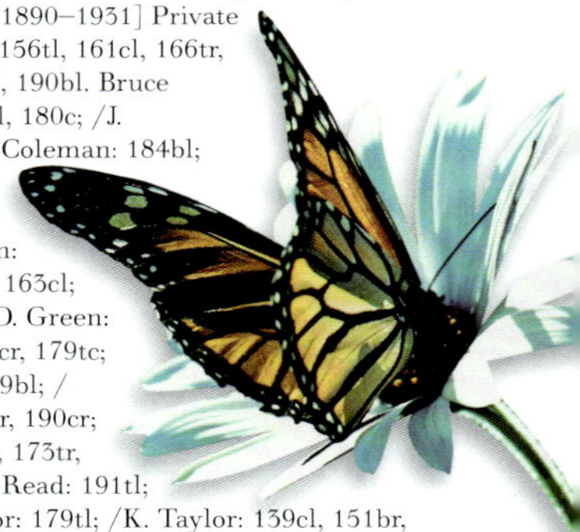

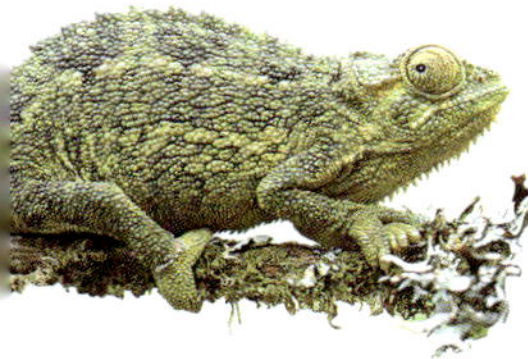

218br, 220tr, 221c, 225tr, cr, tr & bl, 226tr, 231cr, 235br, 246tr, 249tr & bl, 251cl & tr. The Kobal Collection: 213tl. Mary Evans Picture Library: 205bl, 248tl. Nature Picture Library: 219bl. NHPA/G.I. Bernard IN: 209tr, 211br, 216tl. 232r; /Daniel Heuclin: 215cl; /Image Quest: 213br; /Dan Griggs: 219tl; /Steve Robinson: 227tl; /Anthony Bannister: 230cl, 242cr; /N.A. Callow: 230br; /Anthony Bannister: 239cr; /Norbert Wu: 247tl. OSF /Mantis Wildlife Films: 201cl; /Kjell B. Sanoved: 202c; /Satoshi Kuribayashi: 202br; /Carol Farnett PTF: 203tr; /David M. Dennis: 216bl; /J.A.L. Cooke: 216br; 217tl, 240br; /D.J. Stradling: 217bl; /Waina Cheng: 221tr; /N.M. Collins: 227cr; /M.P.L. Fogden: 228tr; /Densey Clyne: 218cl; /Barrie Watts: 231bl; /Kjell Sandved: 233cr; /Donald Specker: 239bl; /Rebecca Thomas: 247cl; /Paulo de Oliveira: 251cr. Papilio/Michael Maconachie: 209bl; /Robert Pickett: 217cr, 219tc. SPL: 224br, 229tr, 247br; /Dr. Morley Read: 196tr; /Dr. John Brackenbury: 198tr, 229cl; /Claude Nuridsany and Marie Perennou: 199tl, 235tr; /Andrew Syred: 206br, 210tr, 212tr, 241cr;/ Dr. Jeremy Burgess: 214tr; /J.H. Robinson: 215tl; /Michael Abbey: 215br; /David Spears: 208tr; /David Scharf: 210bl; /Kazuyoahi Nomachi: 243b; /Sinclair Stammers: 244tr; /J. Koivula: 245tl; /John Walsh: 245br; /J.C. Teyssier, Publiphoto Diffusion: 250tr. Warren Photographic: 228br, 237tr; /KimTaylor: 194c, 195tl & c, 197tl, 199cl, 200bl & br, 201br, 205br, 206tr & bl, 209tl, 212cl & br, 214cl & b, 218tr, 222br, 223tl, tr, br & bl, 224tl, 226bl, 227bl, 229br, 230tl, 231tl & tr, 234cr, 236br & tr, 238tr, 241bl, 242ct; /Jane Burton: 199cr, 201tl, 203tl & bl, 211tl, 237br.

SNAKES
Jane Burton/Warren Photographic: pages 283c, 294–5 and 302tr; Bruce Coleman Ltd: pages 260bl, 262bl, 268br, 269r, 270tl, 271tl, 272tl, 273cr, 274cl, 274tr, 274br, 275tr, 275bl, 276br, 281br, 282t, 283b, 284br, 285t, 287cr, 287bl, 287r, 288bl, 290c, 291bl, 293br, 298cl, 298br, 300bl, 300br, 302tr, 302cr, 302b, 304cr, 304b, 307tr, 308bl, 310bl, 310cr, 313br, 314tr and 315b; Ecoscene: pages 271cr and 313tl; Mary Evans Picture Library: pages 299tr and 307br; FLPA: pages 265cr, 265cl, 270c, 272bl, 277tl, 277tr, 280tl, 280c, 285cr, 286–7, 289tr, 289bl, 292cr, 293t, 293bl, 294–5, 297tr, 299cl, 299br, 302cl, 303bl, 304–5, 306b, 306r, 309tl, 311bl and 314br; Holt Studios International: pages 276tl, 300tr and 312tl; Nature Photographers: page 284bc; NHPA: pages 261bl, 262tl, 263tr, 263bl, 265tl, 268tl, 272br, 273tl, 273br, 276bl, 277bl, 277br, 285cl, 290–1, 291tr, 291cr, 292bl, 296cl, 301tl, 301cl, 301bl, 303cl, 303r, 304tl, 305t and 307c; Oxford Scientific Films: pages 260tc, 266–7, 278–9, 296t, 297b and 310br; Planet Earth Pictures: pages 282b, 286cl, 286br, 286tr, 292tr, 296br, 297c, 308tr, 308br, 309cr, 311cr, 314cl, 315tl and 315tr; Visual Arts Library: pages 259br, 265br and 281bl; Zefa Pictures: page 305br. Special photography: Kim Taylor/Warren Photographic: pages 258–9, 261tr, 264bl, 264bc, 265tr, 266–7, 268–9, 270cl, 270bl, 278–9, 281tr, 283t, 285bl, 288tl, 288–9, 289cr, 290bl, 291r, 306cl, 310tr, 311t, 312b, 313c, 307bl.

CROCODILES
ABPL: 349t/C Haagner, 319c, 336b/C Hughes, 342b/M Harvey, 319tl, 332bl/R de la Harper, 350b, 351t/S Adev, 337b; Ancient Art & Architecture Collection, 356br;
BBC Natural History Unit: /A Shah, 339t/J Rotman, 324bl/M Barton, 322bl/P Oxford, 363br/T Pooley, 349c; Biofotos: /B Rogers, 357t; Adam Britton: 327br, 331bl, 337cl, 340tr, 341cl, 343cr, 349br, 362tr; Bruce Coleman: /Animal Ark, 361tl/CB&DW Frith, 369br/E&P Bauer, 370b/G Cozzi, 352b /J McDonald, 361c/LC Marigo, 353bl, 355br, 360t, 363c/M Plage, 366c/R Williams, 320br; CM Dixon: 322br; e t. archive: 340bl; FLPA: /G Lacz, 345tl/W Wisniewski, 330b; Heather Angel: 333cr, 374b; M&P Fogden: 328t, 335bl, 342t, 360c, 347cl, 361b, 372t; Mary Evans Picture Library: 318bl, 334br, 355bl; Natural History Museum, London: 364b, 365c; Nature Photographers Ltd/EA James, 324br/R Tidman, 323b/SC Bisserot, 340br; NHPA: 352t, 366t/D Heuchlin, 325c 337t, 348t, 351c, 359(both), 372b, 373tr, 373b, 375tl/E Soder, 369bl/H&V Ingen, 321bl/ J Shaw, 363t/K Schafer, 341t/M Harvey, 334bl/M Wendler, 319tr, 355c, 371cr, 376tr, 375b/N Wu, 341b/NJ Dennis, 353cl, 375c/O Rogge, 330tl/P Scott, 372c/ S Robinson, 329br; Oxford Scientific Films/A Bee, 369tr/B Wright, 325tr/Breck P Kent, 373tl/E Robinson, 318tr, 344b/ER Degginger, 321cr/F Ehrenstrom, 320tr/F Schneidermeyer, 329cl/F Whitehead, 354t/J Macdonald, 323c/J McCammon, 370t/J Robinson, 334tl/K Westerkov, 366b/M Deeble & V Stone, 331tl, 333cl, 336cl, 343t, 343b, 347b, 350t, 353cr/M Fogden, 329tl/M Pitts, 362b, endpapers/M Sewell, 322t/O Newman, 355t/R Davies, 357b/S Leszczynski, 329cr, 367b, 371t/S Osolinski, 320bl, 326tr, 344c, 345cl, 357c/S Turner, 363bl/W Shattil, 335t; Planet Earth: /A&M Shah, 339c/B Kenney, 348b/C Farnetti, 346b/D Kjaer, 353tl/D Maitland, 354b/DA Ponton, 333b/G Bell, 337c/J Lythgoe, 346t/J Scott, 331tr, 338bl, 339b, 345bl/JA Provenza, 332tr/K Lucas, 318–19, 325bl, 358t, 367tl(both), 371cl,/M & C Denis-Huot, 328cl/N Greaves, 338tl/P Stephenson, 374t/R de la Harper, 347tl, 356t, 360b; Survival Anglia: /F Koster, 358b/M Linley, 368t/M Price, 356bl/V Sinha, 323t, 347cr; Twentieth Century Fox: 368b; G Webb: 323tl, 331c, 335c, 371b.

LIZARDS
Art Archive/Dagli Orti: 413tl; Aaron Bauer: 431br; Chris Brown: 415tr; Corbis: 422b; Ecoscene: 392t, 423cr; Bill Love: 379b; Chris Mattison: 384bl, 387bl, 390t, 392br, 393br, 399cl, 403b, 416, 418bl, 419b, 420t, 421t, 423cl; Natural History Museum: 378b; NHPA: 378t, 378c, 381t, 382t, 383cr, 383b, 384t, 385c, 385b, 387t, 390bl, 391b, 392bl, 393t, 394l, 397t, 397br, 399cr, 402c, 402b, 403tl, 403tr, 405tr, 405c, 406b, 407tl, 407c, 407b, 409tr, 409b, 411b, 412bl, 413tr, 414t, 415b, 417tl, 417tr, 417bl, 419t, 419c, 422t, 423t, 423b, 424t, 426br, 427tr, 429tr, 429c, 434t; Nature Picture Library: 412t, 425tl; Papilio: 379t, 383cl, 398t; RSPCA: 433tl, 433br, 435t; Science Photo Library: 380t, 393bl, 408b; John Sullivan/Ribbit Photography: 380b, 413bl; Jane Burton/Warren Photographic: 409tl; Kim Taylor/ Warren Photographic: 380c, 386t, 404, 414c, 421tr, 425tr. All other photographs supplied by the author.

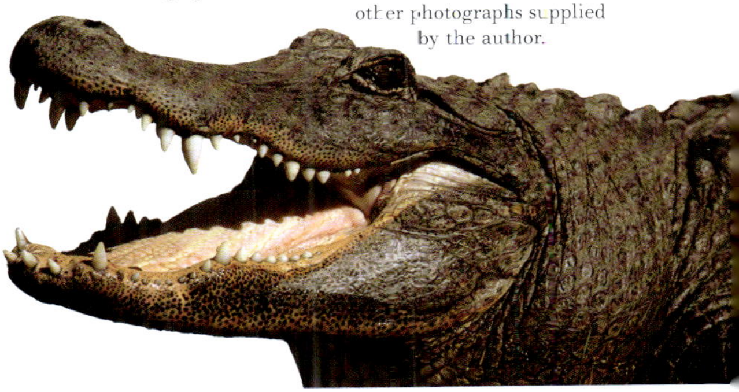

TURTLES

Corbis: 442t, 443t, 443c, 445l, 445tr, 446b, 450t, 453tl, 453br, 454t, 455bl, 458b, 459tl, 459b, 463l, 465c, 467tl, 472b, 479br, 484t, 485c, 485b, 486, 487l, 490b, 492t, 493tl, 495bl, 495tr; Bill Love: 442b, 443b, 447tr, 449l, 453bl, 453tr, 457t, 457c, 469bl, 469br, 471b, 477t, 479l, 480, 481bl, / courtesy of Marc Cantos, Burgundy Reptiles 463br, 491tr; Mary Evans Picture Library: 439tl, 447br; Chris Mattison: 439cr, 441b, 446c, 449r, 451c, 459tr, 476t, 489t, 494t; Natural History Picture Agency: 438t, 440b, 441t, 455tr, 460t, 461, 473l, 476b, 477br, 478b, 481tl, 482b; Nature Picture Library: 439tr, 441c, 444, 456, 457b, 460b, 462, 464t, 466t, 467b, 468b, 469tl, 471tr, 472t, 475t, 482t, 487r, 488b, 489b, 491tl, 491br; Mark O'Shea: 473br; Oxford Scientific Films: 438b, 439bl, 440t, 450b, 451b, 452, 467tr, 469tr, 473tr, 485t, 488t; Science Photo Library: 446t, 455tl, 458t, 466b, 494b; Tortoise Trust: 439br, 445b, 447tl, 447bl, 451t, 454b, 455br, 463tr, 464b, 465t, 465b, 468t, 470, 471l, 474t, 475c, 475b, 477bl, 479tr, 481tr, 481br, 483, 484b, 490t, 491bl, 492b, 493tr, 493b, 495tl; Turtle Conservation Centre (Vietnam): 495b.

ETHICAL TRADING POLICY

At Anness Publishing we believe that business should be conducted in an ethical and ecologically sustainable way, with respect for the environment and a proper regard to the replacement of the natural resources we employ.

As a publisher, we use a lot of wood pulp to make high-quality paper for printing, and that wood commonly comes from spruce trees. We are therefore currently growing more than 750,000 trees in three Scottish forest plantations: Berrymoss (130 hectares/320 acres), West Touxhill (125 hectares/305 acres) and Deveron Forest (75 hectares/185 acres). The forests we manage contain more than 3.5 times the number of trees employed each year in making paper for the books we manufacture.

Because of this ongoing ecological investment programme, you, as our customer, can have the pleasure and reassurance of knowing that a tree is being cultivated on your behalf to naturally replace the materials used to make the book you are holding.

Our forestry programme is run in accordance with the UK Woodland Assurance Scheme (UKWAS) and will be certified by the internationally recognized Forest Stewardship Council (FSC). The FSC is a non-government organization dedicated to promoting responsible management of the world's forests. Certification ensures forests are managed in an environmentally sustainable and socially responsible basis. For further information about this scheme, go to www.annesspublishing.com/trees

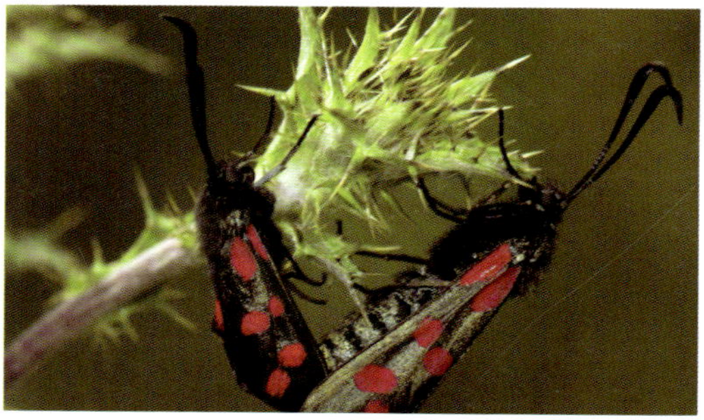

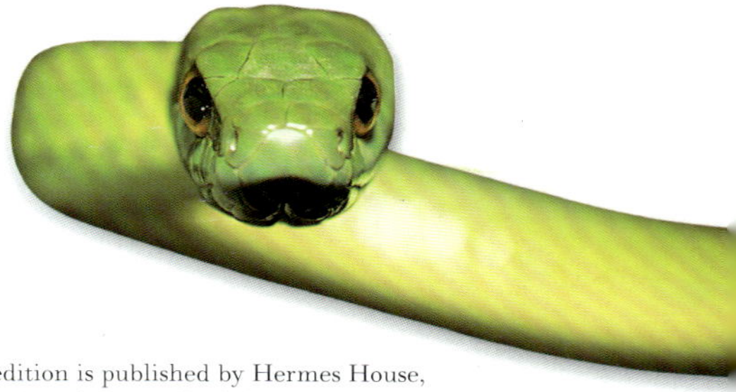

This edition is published by Hermes House, an imprint of Anness Publishing Ltd, Hermes House, 88–89 Blackfriars Road, London SE1 8HA
tel. 020 7401 2077
fax 020 7633 9499

www.hermeshouse.com; www.annesspublishing.com

Anness Publishing has a new picture agency outlet for images for publishing, promotions or advertising. Please visit our website www.practicalpictures.com for more information.

Publisher: Joanna Lorenz
Senior Managing Editor: Conor Kilgallon
Compendium Editors: Lucy Doncaster, Elizabeth Woodland, Joy Wotton
Consultants: Michael Chinery, Dr Sarah A Corbett, Matthew Frith, Dr Richard A Griffiths, Andy and Nadine Highfield
Designers: Vivienne Gordon, Jill Mumford, Mirjana Nociar, Linda Penny, Ann Samuel, Traffika Publishing Ltd, Sarah Williams, Rita Wuthridge, Simon Wilder
Illustrators: Linden Artists, Julian Baker, Vanessa Card, Stuart Carter, John Francis, Stuart Lafford, Rob Sheffield, David Webb, Stuart Webb
Maps: Anthony Duke
Production Controller: Lee Sargent

A CIP catalogue record for this book is available from the British Library.

PUBLISHER'S NOTE

Although the advice and information in this book are believed to be accurate and true at the time of going to press, neither the authors nor the publisher can accept any legal responsibility or liability for any errors or omissions that may be made.

Previously published in two separate volumes, *The Big Bug Book* and *The Great Big Book of Snakes and Reptiles.*